Paracelsusmedizin

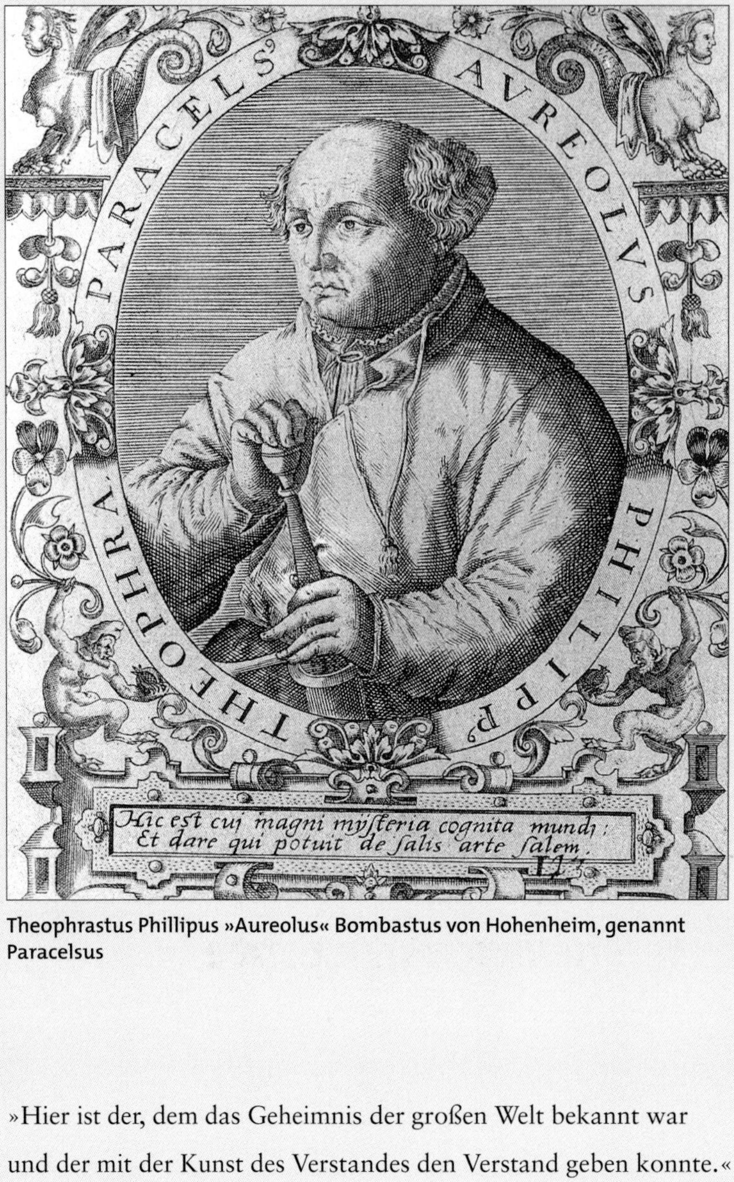

Theophrastus Phillipus »Aureolus« Bombastus von Hohenheim, genannt Paracelsus

»Hier ist der, dem das Geheimnis der großen Welt bekannt war und der mit der Kunst des Verstandes den Verstand geben konnte.«
(Übersetzung des lateinischen Lobspruches;
zit. nach Lucien Braun, 1988)

Olaf Rippe
Margret Madejsky
Max Amann
Patricia Ochsner
Christian Rätsch

Paracelsusmedizin

Altes Wissen in der Heilkunst von heute

- Philosophie
- Astrologie
- Alchimie
- Therapiekonzepte

at VERLAG

Wichtiger Hinweis

Trotz sorgfältiger Überprüfung sind die in diesem Buch aufgeführten Hinweise, Rezepte, Dosierungsangaben und Applikationsformen ohne Gewähr. Eine Garantie bzw. Haftung übernehmen daher weder der Verlag noch die Autoren. Alle Benutzer sind angehalten, die Beipackzettel der verwendeten Handelspräparate zu prüfen und gegebenenfalls mittels Rücksprache mit einem Arzt oder Heilpraktiker festzustellen, ob die Empfehlungen für Dosierungen oder die angeführten Kontraindikationen gegenüber den Angaben in diesem Buch abweichen. Jede Dosierung oder Applikation erfolgt auf eigene Gefahr und muss in jedem Fall individuell angepasst werden. Geschützte Warennamen (Warenzeichen) sind nicht speziell gekennzeichnet.

Zu den Rezepten

Der Arzneimittelmarkt unterliegt ständigen Veränderungen. Daher kann es vorkommen, dass genannte Firmenpräparate oder Rezeptbestandteile nicht mehr lieferbar sind. Bei den Mischrezepten ist es oft möglich, sich mit der nächsten lieferbaren Potenzstufe zu behelfen. Sollte dies nicht möglich sein, kann man in der Regel von den anderen Bestandteilen mehr nehmen. Sich die Rezepte, sofern es sich um apothekenpflichtige Stoffe handelt, von den genannten Firmen mischen zu lassen ist für den Endverbraucher günstiger. Am billigsten ist es jedoch, sich die Substanzen über die Apotheke einzeln zu besorgen und diese dann in einer Braunglasflasche nach Bedarf selbst zu mischen.

Bei Fragen zur Rohstoffbeschaffung und zur Rezepterstellung können Sie sich wenden an: Roland Andre, Lindenapotheke; Kellerstraße 38–40, D-85276 Pfaffenhofen, Tel. 0049 (0)8441 76464 (Fax 83958), linden.apo@freenet.de. Er hat Erfahrungen mit den genannten Mischrezepten nach Paracelsus und versendet die Mischungen auf Anfrage.

Mischrezepte kann man sich auch anfertigen und zusenden lassen von:
- Klösterl-Apotheke; Waltherstraße 32a, D-80337 München
  Tel. 0049 (0)89 5434321, www.kloesterl-apotheke.de.
- Eversbusch-Apotheke, Eversbuschstraße 92, D-80999 München,
  Tel. 0049 (0)89 812 21 59 (Fax 8123328).
- Für die Schweiz wenden Sie sich für Informationen, Beratung und Herstellung der Mischrezepte an: Apotheke Ryser, Peter Ryser, Lyssachstrasse 17, 3400 Burgdorf, Tel. 0041 (0)34 422 20 13, info@apotheke-ryser.ch, www.apotheke-ryser.ch.

8. Auflage, 2026

AT Verlag AG, Aarau, Schweiz
Lithos: AZ Grafische Betriebe AG, Aarau
Druck und Bindearbeiten: Westermann Druck, Zwickau
Printed in Germany

ISBN 978-3-85502-692-0

Für Herstellung und Einfuhr in die EU:
AT Verlag AG, Bahnhofstraße 41, 5000 Aarau, Schweiz, info@at-verlag.ch;
AT Verlag Deutschland, c/o Liberté Buchservice GmbH, Fruchthof, Gotzinger Straße 52b, 81371 München, Deutschland, info@atverlag.de

Der AT Verlag wird vom Bundesamt für Kultur für die Jahre 2026–2028 mit einem Strukturbeitrag unterstützt.

Inhaltsverzeichnis

Vorwort

von Olaf Rippe

Paracelsus, eine der bedeutendsten Persönlichkeiten der Medizingeschichte, hat die abendländische Heilkunst für alle Zeiten geprägt. Obwohl er bereits vor fast 500 Jahren gestorben ist, fasziniert er noch heute, und sein Wissen ist aktueller denn je. Die Homöopathie, die Spagirik und die anthroposophische Medizin sind ohne ihn undenkbar, aber auch die moderne Pharmazie und die Chemie verdanken ihm viel.

Über die Person Paracelsus gibt es inzwischen unzählige Bücher, nur wenige dagegen über die heilkundliche Anwendung seines Wissens. Ein Grund für dieses Manko ist sicher sein komplexes metaphysisches Weltbild, das bis heute für viele ein Buch mit sieben Siegeln geblieben ist. Außerdem sind die meisten Paracelsusautoren keine Heilkundigen, sondern Schriftsteller, die sonst ganz andere Themen bearbeiten, oder Philologen, die sich mit Medizingeschichte befassen und nicht mit der Umsetzung paracelsischen Wissens in der heutigen Praxis.

Deshalb wollen wir dem schon vorhandenen Bücherberg nicht noch ein weiteres biografisches oder medizinhistorisches Werk hinzufügen. Das vorliegende Buch stellt die praktische Seite in den Vordergrund. Vor allem wollen wir von unseren eigenen Erfahrungen mit der Heilkunst nach Paracelsus berichten, denn sein Wissen ist nicht Geschichte, sondern ein zeitloses Medizinsystem, das noch heute seine Berechtigung hat.

Es ist auch unsere Absicht, Paracelsus einem größeren Leserkreis zugänglich zu machen, wie das mit der mittelalterlichen Klostermedizin bereits geschehen ist (man denke nur an die Werke der Hildegard von Bingen). Nun ist die Zeit reif, dass auch die paracelsische Heilkunst einer breiteren Öffentlichkeit bekannt wird, vor allem, weil sie tiefgründiger und vielschichtiger ist und unserer Zeit viel näher steht als die Klostermedizin, die einige hundert Jahre älter ist.

Was schon beim ersten Durchblättern der paracelsischen Schriften beeindruckt, sind die Vielseitigkeit und der enorme Umfang des Werks, immerhin einige tausend Seiten. Wenn man bedenkt, dass Paracelsus nur 48 Jahre alt wurde, ist dies wirklich erstaunlich. Eher ein Universalgenie als ein einfacher Arzt, zeigt er sich dem Leser abwechselnd als Erneuerer der Medizin, Naturforscher, Mystiker, Philosoph, Prophet, Astrologe, Alchimist und Magier. Er war aber auch ein Feldforscher der traditionellen Volksmedizin Europas, der die Heilkunst unter anderem von Zigeunern, Bauern und Badern erlernte. Außerdem war Paracelsus ein tief religiöser Mensch, der sich dem Wohl des kranken Menschen verpflichtet fühlte.

Einerseits wollte er als Mystiker die wahre Natur des Menschen und dessen Beziehung zum Kosmos begreifen. Andererseits war er als Naturforscher auf der Suche nach Wegen zur Herstellung wahrhaft heilender Arzneien, die er »Arkana« nannte und mit deren Hilfe er im Menschen eine Harmonie mit den kosmischen Kräften erzeugen wollte.

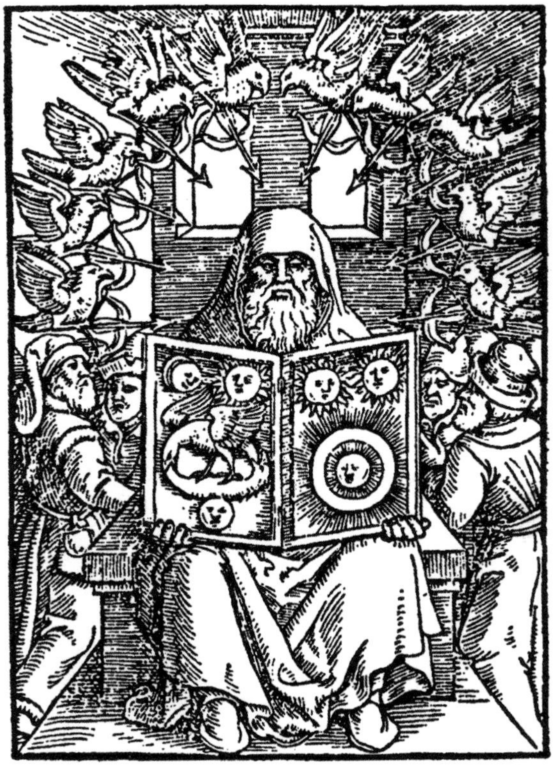

Hermes Trismegistos, Begründer der Hermetik und der Alchimie. Holzschnitt von 1566.

Die Wurzeln seines Weltbildes reichen bis zu den jahrtausendealten Lehren des Hermes Trismegistos zurück. Manche vergleichen diesen ägyptischen Eingeweihten mit dem ibisköpfigen Gott Thot, den man in ägyptischen Mysterienkulten als Totengeleiter, Hüter der Weisheitssuchenden und Gott der Initiation verehrte. Die Griechen nannten ihn Hermes, die Römer Merkur. Als Götterbote brachte er den Menschen die Schrift und das Wissen über Philosophie, Musik, Dichtung, Astrologie, Alchimie und Medizin.

Will man sich mit der Heilkunst des Paracelsus beschäftigen, bedeutet dies also, dass man sich gleichzeitig mit Hermetik befassen muss, die bis vor nicht allzu langer Zeit nur Eingeweihten vorbehalten war.

Einst sahen Hermetiker in Harpokrates, dem mystischen Gott des Schweigens, ihren Meister. »Wisse, wolle, wage und schweige«, war ihr Motto. Es gibt noch immer viele unter ihnen, die aus ihrer Arbeit ein Geheimnis machen. Mit dem »Zeitalter des Wassermanns« hat jedoch eine Epoche begonnen, in der hermetisches Wissen zum Allgemeingut werden sollte – und wird.

In dieser Epoche wird auch eine neue Art der Heilkunst entstehen, die in Wahrheit uralt ist und sich ungebrochen bis in unsere Tage erhalten konnte, wenn auch häufig im Verborgenen. Tierversuche oder Gentechnik zur vermeintlichen Rettung der Menschheit sind dieser etwas anderen Art des Heilens genauso unbekannt wie eine Profitmaximierung auf Kosten Kranker.

Weil unser derzeitiges Gesundheitssystem kurz vor dem Kollaps steht und schon lange nicht mehr hält, was es verspricht, dringt die Notwendigkeit alternativer Wege des Heilens seit einigen Jahren zunehmend ins Bewusstsein der Öffentlichkeit. Indizien dafür sind das stetig steigende Interesse an Kräuterheilkunde, Homöopathie und anderen traditionellen Medizinsystemen wie Ayurveda und chinesische Heilkunst.

Sucht man nach Alternativen, dann sind auch die Schriften des Paracelsus eine unerschöpfliche Quelle der Inspiration. Zumindest sofern man die Scheuklappen der »rationalen« Wissenschaft ablegen kann, was auf jeden Fall lohnend ist.

Je länger man sich mit dem paracelsischen Weltbild beschäftigt, desto mehr taucht man ein in eine Weltenharmonie, die den Betrachter nicht nur seelisch verändert. Diese Harmonie bewirkt auch eine neue Weltsicht und ermöglicht damit neue Einsichten in die Zusammenhänge von Mensch und Natur – vorausgesetzt, man kann und will sich auf eine Ideenwelt jenseits des Messbaren einlassen.

Durch sein Wissen, seine Beobachtungsgabe und seine schöpferischen Ideen wurde Paracelsus zum Wegbereiter des Neuen in der Medizin. Dieses Neue ist eine »philosophische« Heilkunde, deren Vertreter in der Natur kein Rohstofflager, sondern ihre Lehrmeisterin sehen und ihr daher mit Liebe und Respekt begegnen. Weil sie sich außerdem der Bedeutung der Tradition bewusst sind, integrieren sie das Wissen vergangener Zeiten, anstatt es als veraltet zu missachten. Denn ohne die Weisheit der alten Meister wie Paracelsus ist alles andere auf Sand gebaut …

Die »Tabula smaragdina« des Hermes Trismegistos

(zit. nach Gebelein/Burckhardt, 1991; Text in Klammern von Olaf Rippe)

1. »In Wahrheit, gewiss und ohne Zweifel: Das Untere ist gleich dem Oberen und das Obere gleich dem Unteren, zu wirken die Wunder eines Dinges.«
(Die Schöpfung – Natura naturata – ist ein Spiegelbild der Schöpferkraft – Natura naturans.)
2. »So wie alle Dinge aus einem und durch die Betrachtung eines einzigen hervorgegangen sind, so werden auch alle Dinge aus diesem Einen durch Abwandlung geboren.«
(Jede Form der Existenz ist mit den anderen geistig verwandt und alles hat eine Beziehung zu seinem geistigen Ursprung.)
3. »Sein Vater ist die Sonne, und seine Mutter ist der Mond. Der Wind trug es in seinem Bauche, und seine Amme ist die Erde.«
(Die Stoffwerdung der Quintessenz = Logos; Anspielung auf die Tria Principia und die vier Elemente.)
4. »Es ist der Vater aller Wunderwerke der ganzen Welt.«
(Die Quintessenz in den Naturreichen bewirkt jede Art von Eigenschaft.)
5. »Seine Kraft ist vollkommen, wenn es in Erde verwandelt wird.«
(Die Einheit von Geist und Materie.)
6. »Scheide die Erde vom Feuer und das Feine vom Groben, sanft und mit großer Vorsicht.«
(Scheidekunst = Alchimie; Lösen des Geistartigen aus der Materie.)
7. »Es steigt von der Erde zum Himmel empor und kehrt von dort zur Erde zurück, auf dass es die Kraft der Oberen und der Unteren empfange. So wirst du das Licht der ganzen Welt besitzen, und alle Finsternis wird von dir weichen.«
(Alchimistische Operationen wie Destillation und Sublimation; solve – lösen und coagula – niederschlagen; Erkenntnis durch die Arbeit im Labor.)
8. »Das ist die Kraft aller Kräfte, denn sie siegt über alles Feine und durchdringt das Feste.«
(Die vollendete Arznei = Arkanum; der Stein der Weisen.)
9. »Also wurde die kleine Welt nach dem Vorbild der großen Welt erschaffen.«
(Das Arkanum enthält die angereicherte Quintessenz und wirkt ordnend auf den Mensch als Mikrokosmos; die Gestirne sind dabei zu beachten.)
10. »Daher und auf diese Weise werden wunderbare Anwendungen bewirkt.«
(Transmutation – Verwandlung des Groben/Krankheit in das Feine/Gesundheit durch die Heilung.)
11. »Und darum werde ich Hermes Trismegistos genannt, denn ich besitze die drei Teile der Weisheit der ganzen Welt.«
(Harmonie von Körper, Seele, Geist oder Sal, Sulfur, Mercurius.)
12. »Vollendet ist, was ich vom Werk der Sonne gesagt habe.«
(Die Sonne ist der Logos und der erwachte Mensch.)

Der Lebensweg des Paracelsus

Von Max Amann

Das Umfeld

Die Epoche, in der Paracelsus (1493–1541) lebte, war in Europa eine Zeit gewaltiger Umwälzungen in Denkweise und Gesellschaftssystem. Die schmerzliche Geburt der Neuzeit, hervorgegangen aus dem Mittelalter, nennt man Renaissance – Wiedergeburt. Berühmte Zeitgenossen des Paracelsus waren beispielsweise Martin Luther, Nikolaus Kopernikus, Nostradamus, Agrippa von Nettesheim, Leonardo da Vinci, Albrecht Dürer und Michelangelo.

Damals waren schon seit etwa hundertfünfzig Jahren moderne kulturelle Impulse aus Italien in den deutschsprachigen Raum gekommen, verstärkt durch antikes Wissen, das die byzantinischen Gelehrten nach dem Fall ihrer Heimatstadt in ihr neues Refugium mitbrachten. Außer philosophischer Literatur verbreitete sich die Kenntnis des Griechischen und spätantiker Texte der Medizin und Alchimie in Italien und bald auch in Deutschland. Bereits im Mittelalter hatte antikes Wissen aus dem Osten, durch die Kreuzzüge, Europa erreicht, zum einen direkt aus dem Nahen Osten, zum anderen aus dem islamischen Kulturkreis über den Mischbereich maurischer und christlicher Kultur in Sizilien und schließlich aus dem maurischen Spanien.

Diese Quellen lieferten nicht nur antike Texte, sondern etwas noch Wertvolleres: Die wichtigsten arabischen Werke zu Medizin und Alchimie gelangten in lateinischer Übersetzung nach Europa. Im mittelalterlichen Spanien gab es im islamischen Machtbereich eigene Übersetzungsbüros. Die Vermittler waren in den meisten Fällen jüdische Ärzte, die des Arabischen kundig waren und europäische Sprachen beherrschten. Dank der Toleranz des Islam gegenüber der jüdischen Religion konnte sich eine Kaste hochangesehener jüdischer Ärzte bilden, deren Dienste auch von den christlichen Machthabern und Geistesgrößen gern genutzt wurden. Während des ausgehenden Mittelalters standen lesekundigen Bessersituierten die medizinischen Werke von Avicenna und Averrhoes in lateinischer Übersetzung zur Verfügung, insbesondere auch die verschiedenen alchimistischen Schriften, die unter dem Namen des Geber (Jabir ibn Hayyan) zusammengefasst wurden, sowie die des Rhazes.

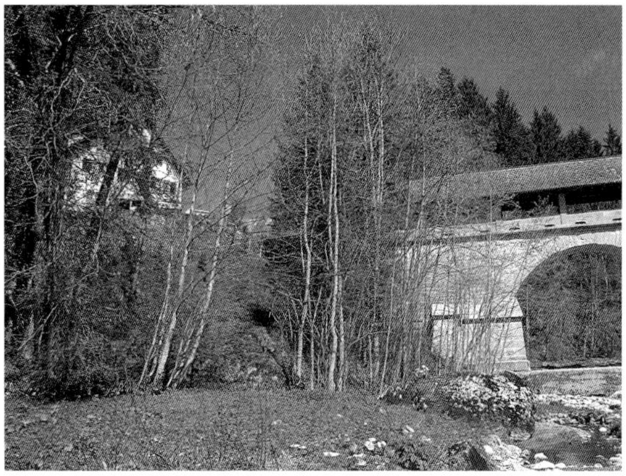

Das Geburtshaus des Paracelsus an der Teufelsbrücke bei Einsiedeln (Foto: O. Rippe).

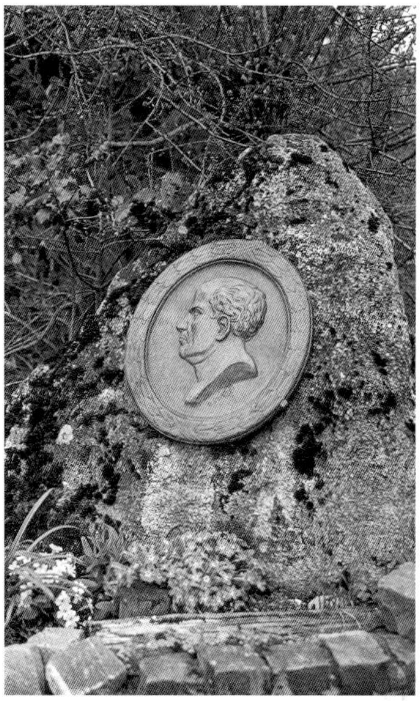

Gedenkstein am Geburtshaus des Paracelsus (Foto: O. Rippe).

Antikes Medizinwissen, etwa die Werke von Hippokrates, Plinius, Dioskurides und Galen, war im Gebiet des ehemaligen weströmischen Reiches auch dank der kulturellen Tätigkeit des Benediktinerordens erhalten geblieben. Die genannten Bücher bildeten die Basis der mittelalterlichen Klostermedizin.

Die Erfindung des Buchdrucks machte das Wissen außerdem auch weniger gut Betuchten sehr viel leichter zugänglich. Der Vater des Paracelsus soll über eine gut bestückte Bibliothek verfügt haben. Hier konnte sich der junge Theophrast, der sich später Paracelsus nannte, seine ersten Kenntnisse in Philosophie, Naturkunde, Medizin und Alchimie aneignen.

Theophrast Bombast von Hohenheim als Lehrling und reisender Geselle

Theophrast Bombast von Hohenheim wurde 1493 bei Einsiedeln in der Schweiz geboren. Sein Vater, Wilhelm Bombastus von Hohenheim, entstammte einem verarmten Zweig eines schwäbischen Adelsgeschlechts. Er wirkte als Landarzt in Einsiedeln. Die Mutter, vermutlich eine geborene Ochsner, war eine Leibeigene des Klosters Einsiedeln.

Das Geburtshaus des Paracelsus lag direkt am Jakobspilgerweg nach Santiago de Compostela. Einsiedeln ist noch heute wegen der dort verehrten Schwarzen Madonna eine wichtige Pilgerstation, die schon zu Lebzeiten des Paracelsus jährlich Zehntausende von Pilgern anzog. Viele von ihnen suchten heilkundlichen Rat bei Theophrasts Vater, war er doch einer der wenigen Ärzte in der Umgebung.

Vermutlich 1502, nach dem Tod der Mutter, übersiedelten Vater und Sohn nach Villach in Kärnten, wohin der Vater von den Fuggern (bedeutende Kaufmannsfamilie) als Dozent an die Bergschule berufen worden war. Gleichzeitig ließ sich Wilhelm von Hohenheim als Lizentiat[1] der Medizin nieder. Der junge Theophrast bekam so Gelegenheit, von seinem Vater die Grundlagen der medizinischen Praxis und des Berg- und Hüttenwesens zu erlernen. Das war gleichzeitig sein erster Kontakt zur Alchimie.

In seinem Buch »Die große Wundarznei« zählte Theophrast, der später als Pseudonym den Namen Paracelsus verwendete, die Lehrer seiner Jugend auf. Als wichtigsten und zuverlässigsten nennt er seinen Vater, danach eine Reihe österreichischer Bischöfe, die er sicher nur zum Teil persönlich gekannt hat, und »viele Äbte«, darunter den geheimnisvollen Johannes Trithemius, Abt von Sponheim (1462–1516), den er wie auch Agrippa von Nettesheim möglicherweise noch selbst zum Lehrer gehabt hatte.

Vermutlich durch die Vermittlung seines Vaters hatte Paracelsus Gelegenheit, in den metallurgischen Laboratorien des Fuggerkonzerns zu arbeiten, und zwar in Schwaz und in Fuggerau in Kärnten. Die Fugger hatten um 1500 einen erheblichen Teil der europäischen Kupfer- und Silberbergwerke in Österreich und Ungarn an sich gebracht. Paracelsus meinte später, er habe beim »Fueger von Schwaz« (Sigmund Fugger) die »Kunst Alchymiam« erlernt.

1 Früher gebräuchliche Bezeichnung für einen Arzt, der die Erlaubnis hatte, Heilkunde an dem entsprechenden Ort ausüben zu dürfen.

Später ging sein gutes Verhältnis zur Familie Fugger in die Brüche, da er zwei Bücher über die Syphilis schrieb, in denen er sich vernichtend über das Guajakholz äußerte, das damals wichtigste Mittel zur Behandlung dieser Krankheit. Die Fugger als Hauptimporteure sahen sich handfest in ihren Geschäftsinteressen geschädigt.

Zwischen 1509 und 1515 studierte Paracelsus nach eigenen Angaben Medizin an deutschen, italienischen und französischen Hochschulen. Seine Studienorte waren möglicherweise Tübingen, Heidelberg, Mainz, Köln, Freiburg, Wien und Leipzig. Sicher ist, dass er länger in Ferrara studiert hat. Wahrscheinlich wurde er dort im Jahr 1515 zum Doktor beider Arzneien (innere Medizin und Chirurgie) promoviert.

Wie ein fahrender Schüler oder ein Handwerker auf der Walz war Paracelsus danach bis 1524 in ganz Europa unterwegs. Solche Lehr- und Wanderjahre waren damals durchaus üblich, allerdings eher in handwerklichen als in medizinischen Berufen.

Nach eigenen Angaben bereiste Paracelsus Spanien, Portugal, England, Brandenburg, Ostpreußen, Litauen, Polen, Ungarn, die Walachei, Siebenbürgen und Kroatien. Namentlich führt er Städte wie Lissabon, Granada, Salerno, Montpellier, Paris, Moskau und Venedig auf – alles Orte mit einem intensiven Kultur- oder Hochschulbetrieb. Als Feld- und Naturforscher erschloss er sich aber noch andere Wissensquellen: »Ich habe über 80 Bauern gekannt, die die Kräuter nur wegen ihrer Form und Anatomie [Signaturen] mit den Krankheiten verglichen haben, und sie haben vor meinen Augen damit wunderbar und gut geholfen. Denn wenn man dies beim Lichte besieht, gelangten die sichersten Künste fast alle vom gemeinen Manne und unachtbaren Leuten an uns. Würden alle derartigen Erfahrungen ungefälscht durch Rezepte und Rezeptenmacher in ein einziges Büchlein geschrieben werden, dann wäre mir das lieber als alle Kommentare des Galenus und Avicenna« (Paracelsus I/672). Es ist daher kein Wunder, dass er sich bei vielen Ärzten und Apothekern durch seine unorthodoxen Ansichten, Methoden und Verschreibungsweisen unbeliebt machte.

Bei drei Feldzügen war Paracelsus als Feldscher (Wund- und Militärarzt) tätig. Daher stammte wohl auch sein großes Interesse an Wundarzneien. Durch außerordentliche Heilerfolge gewann er 1519 die Gunst von König Christian II. von Dänemark, der ihn zum Leibarzt ernannt haben soll. Zu dieser Zeit entstanden seine ersten Schriften, darunter das Werk »Paramirum«.

Von Schweden kommend, geriet er in Südrussland in tatarische Gefangenschaft, während der er aber große therapeutische Erfolge erzielen konnte. Wieder in Freiheit, gelangte er über Südosteuropa nach Venedig, von dort via Apulien und Griechenland nach Ägypten, Palästina, Zypern, Rhodos und Konstantinopel. Von hier reiste er schließlich durch den Balkan zurück nach Venedig. Seine Reisebeschreibungen sind gespickt mit zahlreichen Details, die er kaum nur vom Hörensagen her kennen konnte.

Der Meister Paracelsus, Arzt und Begründer der Chemiatrie

1524 ließ sich Paracelsus in Salzburg als Arzt nieder und richtete sich ein Labor ein. Die alchimistische Bearbeitung von Naturstoffen zur Herstellung von Arzneien, die so genannte Iatrochemie, beschäftigte ihn immer mehr. Er war nicht nur ein Meister auf diesem Gebiet, sondern gilt sogar als Begründer dieser Wissenschaft.

Im Zuge der Reformation kam es in Salzburg zu bürgerkriegsartigen Zuständen. Erzbischof Lang wurde monatelang von aufrührerischen Bauern auf seiner Festung belagert. Paracelsus ergriff wie üblich Partei für die Machtlosen und musste Ende 1525 fliehen.

Wieder begann eine weitere Etappe seines Wanderlebens. Er besuchte Ingolstadt und hielt Vorlesungen in Tübingen und Freiburg. In Straßburg gelangen ihm Aufsehen erregende Heilerfolge, was ihm die Feindschaft der ansässigen Ärzte eintrug. Während dieser Wanderzeit entstanden wichtige Schriften, darunter der »Herbarius«, die Bücher über die tartarischen Krankheiten, die Bücher über das lange Leben und die Archidoxis.

1527 ernannte die Stadt Basel Paracelsus zum Stadtarzt, womit gleichzeitig eine Dozentur an der Universität und die Oberaufsicht über die Apothekerzunft verbunden war. Sein ungewöhnlicher Unterrichtsstil wie Kräuterexkursionen, aber auch sein Unterricht in deutscher Sprache – zu einer Zeit, als sonst nur in Latein unterrichtet wurde – zogen Medizinstudenten von nah und fern an, bei denen er überaus beliebt war. Wie gewohnt übte Paracelsus heftige Kritik an Ärzten und Apothekern und machte sich diese zu erbitterten Feinden.

Sein Quartier schlug er im Armenviertel auf, in dem auch der Henker hauste. In den dortigen Kaschemmen verkehrte er mit Vertretern der unteren Gesellschaftsschichten, Fuhrleuten und gesellschaftlichen Außenseitern, von denen er nach eigenen Angaben mehr lernte als auf allen Hochschulen. Die Oberschicht verärgerte er noch mehr, als er und seine Studenten zu Johanni 1527 die Schriften von Galen, Avicenna und anderen Klassikern ins Sonnwendfeuer warfen.

Nach Streitigkeiten mit einem Domherrn von Basel, der ihm sein Honorar nicht zahlen wollte, kam es zur Gerichtsverhandlung. Paracelsus verlor den Prozess, weil er sich angeblich nicht an die üblichen Methoden eines Arztes gehalten hatte. Seine öffentlichen Proteste machten das Maß voll, und er musste Basel überstürzt verlassen, um nicht im Gefängnis zu landen, was ihn wahrscheinlich den Kopf gekostet hätte.

Erneut zwangen ihn die Umstände, sein Brot als wandernder Arzt zu verdienen. Von Colmar ging er über Esslingen nach Nürnberg (1529). Dort gelangen ihm wiederum sensationelle Heilerfolge. Er fand auch einen Verleger für die ersten beiden Bücher über die Syphilis. Der Druck des dritten Buches wurde dann aber von den Behörden verboten, wohl auf Betreiben der Fugger. Am bittersten für Paracelsus war, dass es danach kaum mehr ein Verleger in Deutschland wagte, Schriften von ihm zu drucken. Fast alle seine wichtigen Werke wurden erst nach seinem Tod veröffentlicht.

Weiter führte ihn sein Lebensweg nach Regensburg. Auf Schloss Beratzhausen, dem Sitz eines seiner Gönner, konnte er 1530 das Buch »Paragranum« schreiben. In den folgenden Jahren verbrachte er sein unruhiges Wanderleben in Bayern, Schwaben, Tirol und der Schweiz. In dieser Zeit (1531–1535) entstanden das Werk »Paramirum« und die Bücher von der Bergsucht. 1536 fand Paracelsus in Ulm endlich einen Verleger, der die »Große Wundarznei« zu drucken wagte. Das Buch wurde ein Bestseller.

1537–1540 hielt er sich im östlichen Österreich auf, hauptsächlich in Kärnten. In dieser Zeit schrieb er die Philosophia Sagax, die wiederum niemand veröffentlichen wollte.

1540 zog er erneut nach Salzburg, das seine letzte Lebensstation werden sollte. Der amtierende Erzbischof, Herzog Ernst von Baiern, war einer seiner Gönner. Hier fand Paracelsus endlich Frieden. Und hier nahm sein Leben am 24. September 1541 ein Ende.

Ob der Meister eines natürlichen Todes starb, ist umstritten. In Salzburg kursierten seinerzeit drei Versionen der Todesursache: Die erste ging davon aus, dass Paracelsus von seinen Feinden vergiftet worden war. Konkrete Beobachtungen oder gar Beweise für diese Vermutung fehlten jedoch. Laut der zweiten war Paracelsus Alkoholiker und

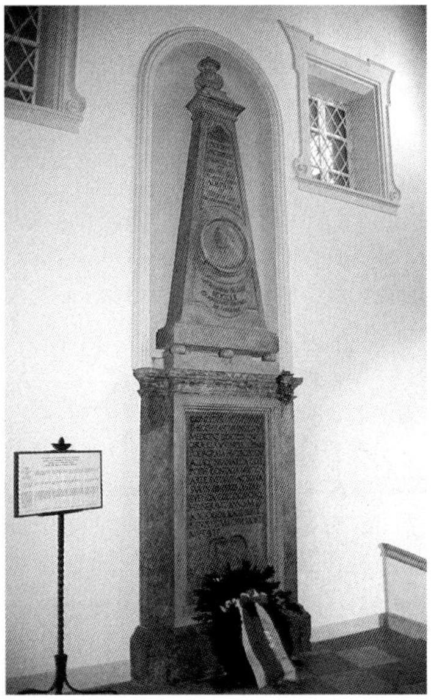

Grabmal des Paracelsus in Salzburg (Foto: O. Rippe).

soll im Vollrausch die Treppe hinuntergestürzt sein. Die dritte Version schließlich vermutete, Paracelsus sei von den Knechten der Salzburger Ärzteschaft die Treppe hinuntergestürzt worden. Woran immer Paracelsus gestorben sein mag: Er konnte als Sterbender zwar noch sein Testament diktieren, hat sich aber nicht zur Todesursache geäußert.

Etwa um 1960 wurden die sterblichen Überreste des Paracelsus forensisch begutachtet. Es fand sich, wie schon seit 1811 bekannt, eine Zertrümmerung des Schädels an der linken Schläfe. Laut dem neuen Gutachten wurde diese Verletzung dem lebenden Paracelsus zugefügt. Dies spricht für eine der beiden letztgenannten Todesursachen.

Die offiziellen Biografien des vorigen Jahrhunderts gaben als Todesursache Leberkrebs oder Leberzirrhose infolge Arbeiten mit Quecksilber und Arsen an, ohne dass Gründe für diese Annahme aufgeführt werden. Was die Theorie der Vergiftung angeht, so kann man davon ausgehen, dass der Verfasser der Bücher vom langen Leben und von der Bergsucht sich vor den als Todesursachen angegebenen Krankheiten sehr wohl hätte schützen können.

Ganz gleich, weshalb die Lebenszeit des Meisters derart beschränkt war: Sein früher Tod war und ist ein großer Verlust für die Menschheit.

»Ich will mehr nach meinem Tode wider euch ausrichten, als vorher, und ob ihr schon meinen Leib fresset, so habt ihr nur einen Dreck gefressen, der Theophrastus wird mit euch streiten ohne den Leib.« (Paracelsus I/397)

Nach seinem Tod

Endlich war man also den lästigen Paracelsus losgeworden, doch sein Geist war einfach nicht totzukriegen. Zum Zeitpunkt seines Todes war Paracelsus in Europa bereits recht bekannt, und die Zahl seiner Anhänger, Freunde und Gönner war keineswegs klein. Nachgelassene Handschriften, Zettel von Mitschriften seiner Vorlesungen und die wenigen bereits gedruckten Werke verbreiteten sich rasch.

Schon wenige Jahre nach seinem Tod begannen seine Anhänger, die Paracelsisten, mit der Herausgabe von zahlreichen alchimistischen Werken, in denen sie Rezepte ihres Lehrers veröffentlichten. Diese fanden auch Eingang in die amtlichen Arzneibücher und Arzneitaxen der Zeit. Im weitesten Sinn sind Paracelsisten alle, die von Paracelsus seine laborantischen Techniken, die Chemiatrie, die Spagirik und die Lehre von den drei Prinzipien übernommen haben. Zudem auch die mehr an den philosophischen Lehren des Meisters Interessierten, wie Jacob Böhme (1575–1624) oder Giordano Bruno (1548–1600).

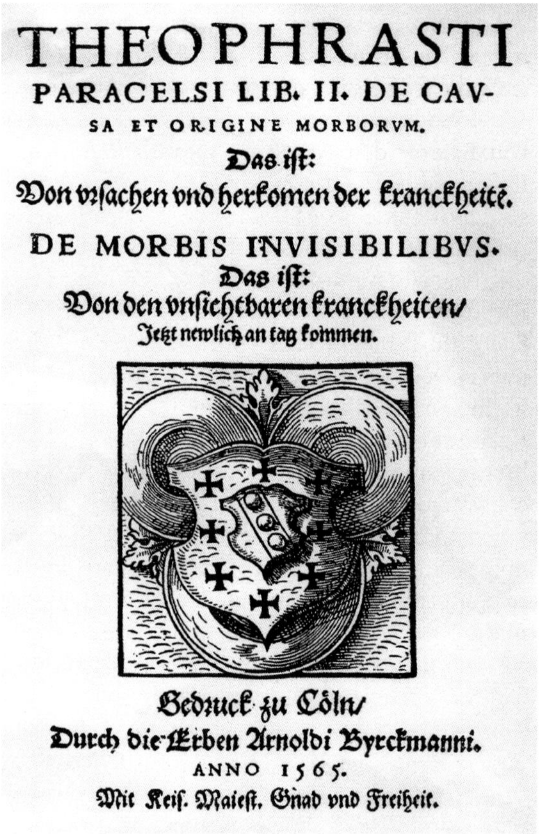

THEOPHRASTI
PARACELSI LIB. II. DE CAVSA ET ORIGINE MORBORVM.
Das ist:
Von vrsachen vnd herkomen der kranckheitē.
DE MORBIS INVISIBILIBVS.
Das ist:
Von den vnsichtbaren kranckheiten/
Jetzt newlich an tag kommen.

Gedruckt zu Cöln/
Durch die Erben Arnoldi Byrckmanni.
ANNO 1565.
Mit Keis. Maiest. Gnad vnd Freiheit.

Titelblatt der Abhandlung des Paracelsus »Von den unsichtbaren Krankheiten« mit Wappen der Hohenheims, 1565.

Inzwischen hatte die Gegenreformation begonnen und Paracelsus als Ketzer abgestempelt. Die Kirche setzte 1559 deshalb sämtliche Werke auf den »Index librorum prohibitorum«, den Index der verbotenen Bücher. Für Verleger, aber auch für Besitzer seiner Bücher und bekennende Paracelsisten wurde der Meister somit zu einem echten Risiko, schließlich tobten damals, besonders in Deutschland, die Hexenverfolgungen in einem noch nie gekannten Ausmaß. Schon zu Paracelsus' Lebzeiten wurden nicht weniger als 21 seiner Schüler hingerichtet.

Die Polarisierung zwischen Anhängern und Gegnern von Paracelsus wurde immer größer. Für seine Anhänger war er jetzt der geheimnisvolle Eingeweihte, sein Name in einer Rezeptbezeichnung galt als Gütesiegel.

Ab 1560 begannen die Paracelsisten Adam von Bodenstein, Michael Toxites und Gerhard Dorn gegen den Widerstand der Kirche mit der Herausgabe der paracelsischen Schriften. Sie verfassten auch so genannte Onomastica, Bücher zur Erklärung der von ihm verwendeten Begriffe: »Onomastica I« und »Onomastica II« des Toxites 1574, »Onomasticon Theophrasti« von Bodenstein 1575, »Dictionarium Theophrasti Paracelsi« von Dorn 1583. Heute befasst sich das Medizinhistorische Institut in Zürich mit einer ähnlichen Aufgabe (siehe Literatur und Internetadressen).

1585 beauftragte der Kölner Erzbischof Ernst von Baiern[2] den Arzt und Paracelsisten Johann Huser, die Werke des Paracelsus zu sammeln. Dieser veröffentlichte 1589–1591 eine zehnbändige Ausgabe der gesammelten Werke.

Nach Erscheinen seiner Hauptwerke wurde Paracelsus sehr schnell in ganz Europa bekannt. Die Zahl der Paracelsisten nahm stark zu, nicht nur in Deutschland, sondern beispielsweise auch in England. Nicholas Culpeper, der bedeutendste Kräuterkundige dieses Landes, wurde als englischer Paracelsus tituliert. Wenn man die Lehrbücher der Chemie und Pharmazie studiert, die zwischen 1550 und 1790 erschienen sind, stößt man immer wieder auf den Namen Paracelsus und auf seine Rezepte. Dies sind die Bücher der Iatrochemie oder Chemiatrie, die Wurzel der modernen Wissenschaft Chemie.

2 Nicht zu verwechseln mit dem vorher genannten Herzog Ernst von Baiern. Hier handelt es sich um einen weiteren Wittelsbacher, der Paracelsus schätzte.

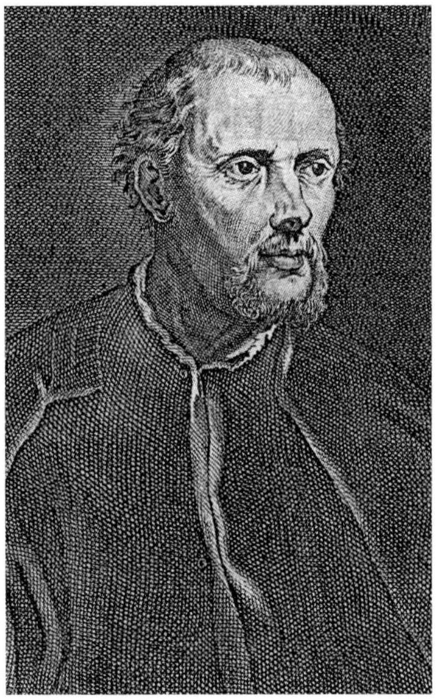

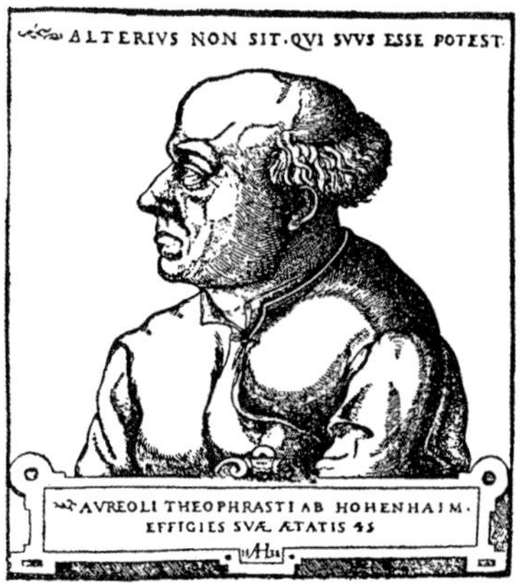

Porträts des Paracelsus von Augustin Hirschvogel, 1538 (oben) und von F. Chauveaux, 1658 (links).

Allgemeines zur Person des Paracelsus

Paracelsus war klein, hatte einen Buckel und stotterte. Dem Meister fehlten ferner einige Eigenschaften, die das Überleben erleichtern: opportunistische Demut vor Mächtigen, Geduld mit verstandesschwachen Emporkömmlingen, Anbetung des Gottes Mammon, gepflegte, modische Kleidung ... Kurz: Er war der Großmeister der politischen Unkorrektheit und somit völlig ungeeignet zur Teilnahme am offiziellen Kulturbetrieb als Hochschullehrer oder im öffentlichen Dienst.

Paracelsus war ein tief religiöser Mensch und eigenständiger Denker – eine Kombination, die einen Menschen unter sämtlichen Regimes aller Zeiten und Länder in höchste Gefahr bringen kann. Dass er nicht den Feuertod sterben musste wie knapp zwei Dutzend seiner Schüler oder einige Paracelsisten wie Giordano Bruno, hatte er wohl seinen zahlreichen Gönnern zu verdanken.

Die vielen Anfeindungen seiner Zunftgenossen und die Schmähungen einiger seiner Schüler, die er wenig schmeichelhaft »Erzbescheißer« nannte und vor denen man sich seiner Meinung nach hüten solle, aber auch die ständige Heimatlosigkeit während der Inquisition führten zeitweise zu einer regelrechten Verbitterung. Davon zeugen die zahlreichen Schimpftiraden und Verteidigungsreden in seinen frühen Schriften. Später, als er hauptsächlich religiöse Texte schrieb und seinen Lebensunterhalt teilweise sogar als Wanderprediger verdiente, verwandelte sich sein Stil und wohl auch seine geistige Haltung gegenüber den Kritikern. Paracelsus wurde in seiner Ausdrucksweise immer friedlicher, aber auch mystischer. Er brauchte sich nicht länger auf das Niveau seiner Feinde herabzulassen. Er wusste bereits zu Lebzeiten, dass sein Ruf unsterblich sein würde.

Der Naturforscher, Lehrer und Mystiker Paracelsus

Trotz der Genialität des Meisters, seines klaren, oft zynischen und erheiternden Stils und trotz der vielen Schriften, die bereits über Paracelsus existieren, fällt es Anfängern, aber auch Fortgeschrittenen schwer, seine Schriften zu verstehen, und zwar aus folgenden Gründen:

1. Seine Werke sind vor fast fünfhundert Jahren entstanden. Die Sprache hat sich seither stark verändert. Seine deutschen Texte sind im alemannischen Dialekt verfasst.

2. Die Denkweise des Paracelsus zeigt deutlich eine Durchdringung des mittelalterlichen Weltbilds mit (seinen) neuzeitlichen Ideen. Viele Bezeichnungen musste er neu schaffen, weil er noch kein Wort für diesen Begriff in der Literatur vorfand. Hierzu verwendete er Wörter aus verschiedenen Sprachen oder veränderte die Bedeutung existierender Begriffe. Die Verfasser der Glossarien taten sich dementsprechend schwer.

3. Begriffe, die im Grunde eindeutig sind, kommen bei den Paracelsisten, aber auch bei Paracelsus selbst unter verschiedenen Namen vor. Ein typisches Beispiel sind die drei Prinzipien, die auch als Stoffe oder Elemente bezeichnet werden. Ein verwendeter Begriff kann zudem Verschiedenes bedeuten, ohne genaue Hinweise auf die Zusammenhänge.

4. Paracelsus war ein enthusiastischer Redner und Schriftsteller. Seine Ausdrucksweise ist alles andere als ausgefeilt, sie ist spontan. Viele Querverweise durchbrechen den linearen Gedankengang.

5. Zahlreiche Texte sind Mitschriften seiner Reden, aufgezeichnet von Schülern und wahrscheinlich nur selten von Paracelsus korrigiert, sodass sich zwangsläufig einige Unklarheiten einschleichen mussten. Paracelsus schrieb über seine Arbeit: »Jeder weiß, dass meine gegenwärtige Bücherei nicht 6 Blätter oder weniger enthält, sodass ich nicht einmal einen Bogen abschreiben könnte. Überdies können es meine Sekretäre bezeugen, dass ich mündlich diktiere und dass es bekannt ist, dass ich während 10 Jahren kein Buch gelesen habe)« (Paracelsus II/488). Es ist zu vermuten, dass Paracelsus sehr rasch diktierte; ein Hinweis darauf sind die Variationen in den erhaltenen Texten.

6. Man muss seine Werke aufmerksam studieren, um die Homogenität seines Weltbildes zu erkennen. Das Studium seiner religiösen und philosophischen Schriften ist hierbei unentbehrlich. Hat man die Möglichkeit, auch die von ihm benutzten medizinphilosophischen und alchimistischen Bücher seiner Vorgänger sowie die paracelsistischen Texte seiner Nachfolger zu lesen, versteht man ihn wesentlich leichter.

7. Für den Nichtspezialisten ist nur das Studium neuhochdeutscher Übersetzungen sinnvoll. Hierbei gibt es zwei Varianten: Die einen sind philologisch präzise, zum Beispiel die Ausgabe von Karl Sudhoff, die anderen wollen dem Therapeuten möglichst den Textinhalt verständlich machen. Die Erstellung von Übersetzungen des zweiten Typs erfordert lange Berufserfahrung in einem Heilberuf und solide Kenntnisse der zeitgenössischen Naturwissenschaften. Für Therapeuten ist deshalb die Verwendung der Paracelsusübersetzung von Bernhard Aschner sinnvoll.

8. Es ging Paracelsus nie darum, alles bis ins kleinste Detail darzustellen. Er wollte Grundsätzliches aufzeigen, und seine weiteren Ausführungen waren immer nur beispielhaft. Außerdem verstand er sich als Lehrer für Fortgeschrittene: »Ich rede und schreibe für die, die die Grundbegriffe haben und nicht mehr Schützen sind« (Paracelsus I/618).

9. Wie viele andere Alchimisten ließ Paracelsus seine Schriften an zahlreichen Stellen absichtlich unvollkommen, damit ihn nur Eingeweihte verstehen konnten (I/693, III/3). Mehrmals sagte er sogar, dass es ihm nicht erlaubt sei, noch mehr Wissen preiszugeben (III/313). Dies lässt vermuten, dass Paracelsus, wie damals unter Alchimisten üblich, Mitglied einer geheimen Bruderschaft gewesen ist. Vielleicht hat er aber auch nur seinem Gewissen das Versprechen gegeben, die endgültige Wahrheit für sich zu behalten. Er wollte zwar die Medizin erneuern, doch lautet ein wichtiger hermetischer Lehrsatz: »Du musst alles selber tun!« Ein Meister kann seine Schüler nur zum wahren Wissen hinführen, sehen müssen sie selbst.

10. Wir sind alle vom rationalen Weltbild der Naturwissenschaften und der dazugehörigen materialistischen Philosophie stark geprägt. Es kostet Willensstärke, Fleiß und viel Zeit, aus der Enge dieses Weltbilds auszubrechen.

Die Geisteswelt des Paracelsus ist charakteristisch für die Schnittstelle von Mittelalter und Neuzeit. Die religiösen Vorstellungen, die sein Denken durchziehen, sind noch stark vom Weltbild des

Mittelalters geprägt. Dieses ist eine Einheit, umfasst sowohl Weltliches als auch Geistliches, Natur als auch Kunst. Der Grenzgänger Paracelsus ist aber bereits ein Renaissancemensch: Er ist Theologe, Philosoph, Arzt, Alchimist, Pharmazeut, Dozent, Propagandist und Mystiker in einer Person. Sieht man ihn ausschließlich als Religionsphilosophen, Arzt oder Alchimisten, so wird sein Weltbild unverständlich und seine historische Bedeutung unfassbar.

Arbeitet man sich durch die überraschend voluminöse Sekundärliteratur, so stellt man fest, wie viele verschiedene Paracelsuspersönlichkeiten dort vorgestellt werden. Die Werke wurden mehrheitlich von Kulturhistorikern geschrieben. Die besonderen Leistungen des Arztes und Alchimisten Paracelsus werden eher am Rand erwähnt. Die Theorien des Meisters zu Medizin und Naturwissenschaft gelten in diesen Büchern als überholt. Alles Negative, was die Paracelsusgegner zu Papier brachten, wird dagegen ausführlich und getreulich wiedergegeben.

Als Heilkundiger sollte man sich hüten, den gleichen Spezialistenfehler zu machen und in Paracelsus nur einen genialen Arzt zu sehen, der das Arzneiwesen in der Medizin erneuert hat. Er war ein Universalist höchsten Ranges, ein in ärztlicher Kunst und Ethik hoch stehender Vielwisser und Vielkönner, der von vielen seiner Zeitgenossen auch so eingestuft wurde.

Wer schon mit medial veranlagten Personen zu tun hatte oder selbst Erfahrungen dieser Art besitzt, kann bei Paracelsus sofort das »Channeling-Phänomen« erkennen. Dies ist eine Gottesgabe, über die viele wahrhaft bedeutende schöpferische Menschen verfügen (Inspiration durch geistigen Kontakt mit anderen Menschen oder Geistwesen). Eine solche Persönlichkeit war auch Hildegard von Bingen. Ihre Schriften umfassen ebenfalls ein erstaunliches Spektrum von Themen – Religion, Kunst, Musik, Medizin, Naturkunde und praktische Ratschläge zu vielerlei Problemen.

Von der Eingebung zurück zu seinen rationalen Wissensquellen: Seine Lehrer wurden bereits genannt. Bekannt waren ihm des Weiteren die wichtigeren antiken, arabischen und mittelalterlichen Schriften zur Medizin allgemein, zum System des Galen, zur Pharmazie und zur Alchimie. Insbesondere war er vertraut mit den alchimistischen Büchern von Rhazes und Geber. Ein besonderes Glück war für Paracelsus, dass er dank den Beziehungen des Vaters früh Kontakt zur Arbeit im Labor, zu Berg- und Hüttenwesen bekam. Dies verschaffte ihm solide Kenntnisse der Naturstoffe und ihrer chemischen und pharmazeutischen Eigenschaften.

Von frühester Jugend an war der Meister von unstillbarem Wissensdurst erfüllt, wobei das Spektrum seiner Interessen extrem breit war. Über seine Wissensquellen hat er sich wiederholt mit großer Dankbarkeit geäußert, wobei er besonders den väterlichen Unterricht nannte, aber auch Ratschläge von Bischöfen, Äbten und den Leuten aus dem Volk. Bald kam das Lernen durch Erfahrung dazu, im Labor und bei der Patientenbehandlung.

Die vielen Reisen des jüngeren Paracelsus finden jetzt eine überraschende Erklärung: Es waren in erster Linie Studienreisen. Sobald der fleißige

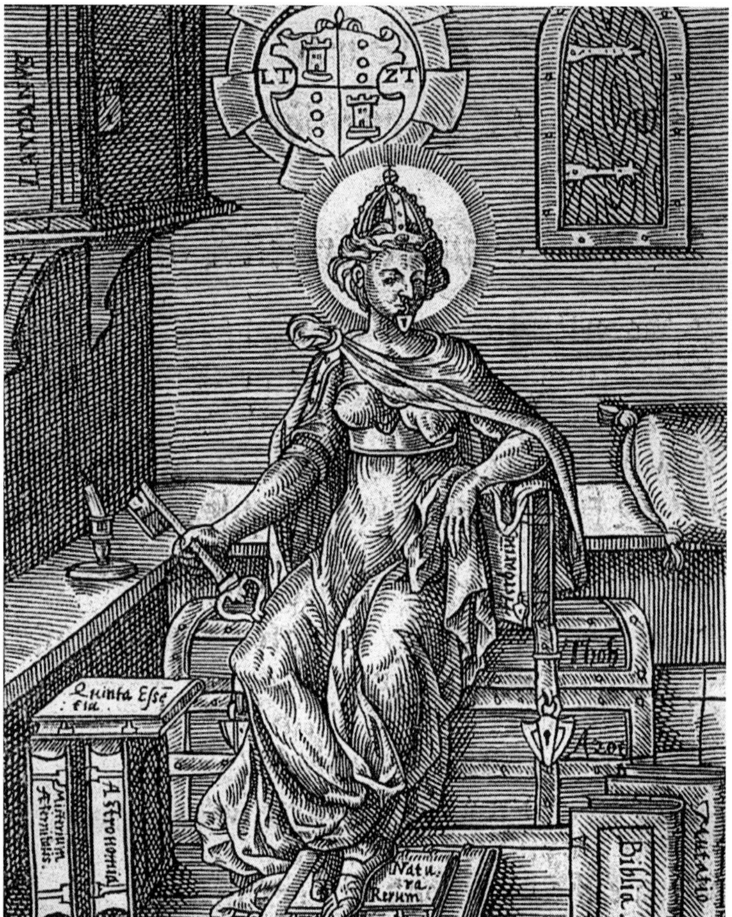

»Wir wollen nur mit den Unseren reden, und für diese ist es genügend verständlich geschrieben. Wir schreiben nicht für die Allgemeinheit der Völker. Wir wollen nämlich unseren Sinn, unsere Gedanken, unser Herz und unser Gemüt nicht den Tauben zeigen und geben; deshalb schließen wir sie mit einer guten Mauer und einem Schlüssel ab. Nichtsdestoweniger wird es den Unseren genügend verständlich sein)« (Paracelsus III/3). Abbildung aus: »Quinta essentia« von Leonhard Thurneisser, 1570.

Student begriffen hatte, dass einer der Wege zur Erkenntnis der Weg des Wissens ist, wurde sein Wissensdrang zur Sucht.

Mit zunehmender Erfahrung entdeckte unser Student, dass es verschiedene Tricks gibt, um sich Wissen anzueignen. Unterricht und Lektüre waren plötzlich nicht mehr die primären Wissensquellen, ins Zentrum rückten die eigenen Ideen. Diese entstanden aus der Integration von Erlerntem, eigenen Beobachtungen und auch »Offenbarungen«.

Zur Beobachtung gehört vor allem, die Dinge im »Lichte der Natur« zu sehen und zu begreifen. Darunter verstand Paracelsus das Studium der Natur als eine Offenbarung des Göttlichen.

»Ihr wisset durch die Kunst der Signatur, dass jedes Ding nach dem, aus dem es ist und zu dem es gehört, gezeichnet wird, damit es immer gleich gefunden werde, wie es die Kunst der Signatur anzeigt, die der Arzt kennen soll, um dies zu verstehen.« (Paracelsus I/581)

Hierbei hilft vor allem die Signaturenlehre weiter. Paracelsus sah in Gott eine Kraft, die alles Existierende durch besondere Merkmale auszeichnet, damit man aus den Zeichen erkennen kann, wofür sich das Gezeichnete eignet. Als Urweg der Heilmittelerkenntnis belebte Paracelsus die Lehre von den Signaturen neu. Je länger man sich mit ihr befasst, desto mehr kommt es beim Talentierten zu »Eingebungen«. Voraussetzung ist ein gutes Verhältnis zu den höheren Mächten, das man mit den Worten Frömmigkeit oder Religiosität umschreiben kann.

Von denen, die Erkenntnis gewonnen haben, wollen nicht wenige ihr Wissen weitergeben. Sie erteilen Unterricht aus dem innigen Wunsch heraus, ihren Schatz mit anderen zu teilen. Bei didaktischem Erfolg kann Unterricht süchtig machen. Der Lehrer ist sehr oft seinen Schülern dankbar, weil Lehren und Lernen immer ineinander übergehen und der Lehrer während des Unterrichts am meisten lernt. Paracelsus war ein leidenschaftlicher Lehrer.

Die Kernelemente seiner Lehren sind die Folgenden:

1. Die Lehre vom quintessenziellen Charakter der gereinigten Materie, die aus den vier Elementen darstellbar ist.
2. Die Lehre von den vier Säulen der Heilkunst: Philosophie, Astrologie, Alchimie und Tugend.
3. Die Lehre von den fünf Entien: fünf Krankheitsursachen, fünf Heilswege, fünf Arzttypen.
4. Die Lehre von den zwei Wegen der Behandlung: antipathisch und sympatisch, wobei nur die sympathische Behandlung zur wirklichen Heilung führen kann. Paracelsus' Ideen führten später zur Entdeckung der Homöopathie durch Samuel Hahnemann, den man ebenfalls zu den Paracelsisten zählen kann, obwohl er sich nie zu seinem geistigen Lehrer bekannte und die Signaturenlehre ablehnte.
5. Die Lehre von den drei Prinzipien, die sich in der Materie manifestieren. Die Entdeckung des Prinzips »Sal« und der Beziehung der Prinzipien untereinander ist die bedeutendste Leistung des Paracelsus. Die Anwendung der Prinzipienlehre zur Krankheitserklärung, zur Auffindung der Heilwege und zur Herstellung der Arzneien hat die alchimistische Welterklärung und ihre Medizin bis zur Gegenwart geprägt.

In der zeitgenössischen Naturwissenschaft und Medizin ist es üblich, die Bedeutung einer Person und seiner Werke danach einzustufen, wie oft sie von anderen Autoren zitiert werden. Legt man diesen Maßstab an, so ist der Philosoph und Naturforscher Paracelsus eine der gewaltigsten Gestalten der Geistesgeschichte.

Die fünf Wege des Heilens: Über die Entienlehre des Paracelsus

von Olaf Rippe

»Alle Erkenntnis der Welt, die wir Menschen auf Erden besitzen, stammt nur aus dem Lichte der Natur. Dieses Licht der Natur reicht vom Sichtbaren zum Unsichtbaren und ist hier so wunderbar wie dort. Im Lichte der Natur ist das Unsichtbare sichtbar.« (Paracelsus I/221)

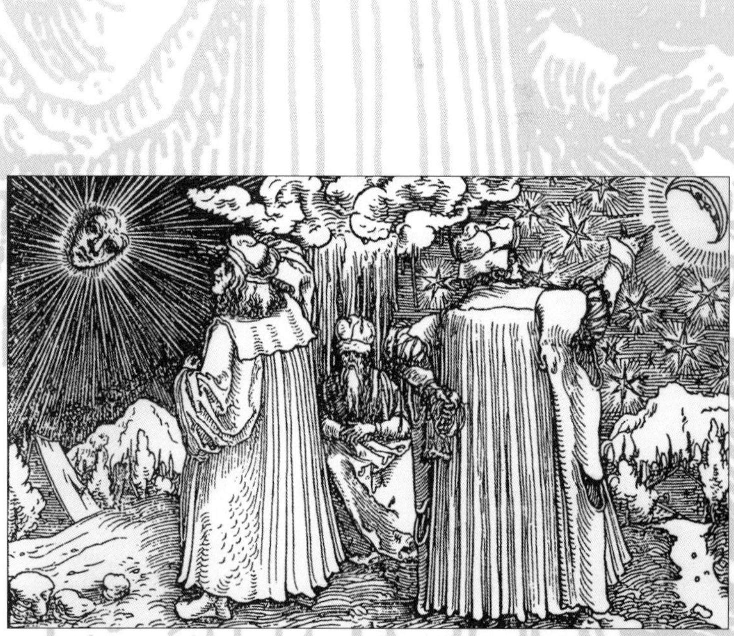

Astrologen betrachten das Firmament, Holzschnitt, 16. Jahrhundert.

Die Gewalten über den Menschen

Alter, Krankheit und Tod gehören zu den unausweichlichen Erfahrungen menschlichen Daseins. Von diesen dreien ist die Krankheit vielleicht das Bedrohlichste, weil sie einem schmerzhaft die eigene Unzulänglichkeit spüren lässt und weil sie mit einem Gefühl des Getrenntseins, des Andersartigen und des Zweifels verbunden ist. Krankheit und Unglück sind Geschwister. Es verwundert daher nicht, dass sich der Mensch schon immer vornehmlich nach Gesundheit sehnte, denn Gesundsein bedeutet Glück, Harmonie und Geborgenheit. Da die Suche nach Glück der menschlichen Natur entspricht, ist die Frage nach dem richtigen Weg der Heilung vielleicht die wichtigste überhaupt.

Einst waren es im Abendland von den Göttern erwählte Schamanen und Priesterärzte, die mit äußerst bescheidenen Mitteln heilten. Für sie bestand die Ursache von Krankheit in einem Zwist zwischen dem menschlichen Streben und den göttlichen Mächten. Heilung war für sie gleichbedeutend mit Versöhnung und Erlösung. Später kamen Medizinphilosophen und betrachteten Krankheiten logisch und modellhaft. Sie suchten die Ursache für Krankheiten vor allem im inneren Kosmos des Menschen. Für sie war Heilung eine Regulation gestörter Körperenergien, die aber noch immer in einer geheimen Beziehung zu unsichtbaren kosmischen Kräften standen.

Heute sind es Akademiker, die mit einem ungeheuren technischen und finanziellen Aufwand den Krankheiten den Krieg erklären. Für sie ist die Ursache etwas Messbares und völlig unabhängig von geistartigen und kosmischen Kräften. Sie sind davon überzeugt, dass Krankheiten eine technische Fehlleistung des Körpers sind, die man nur mit Technik bezwingen kann. Vor allem aber sind sie davon überzeugt, dass ihr Weg der bisher beste ist, und jede neue Erfindung bestärkt sie in ihrem Optimismus. Worauf sie zu Recht stolz sein können, sind vor allem die Fortschritte in der Chirurgie und der Notfallmedizin.

Betrachtet man die Geschichte der Medizin, stellt man auch fest, dass sich die Lebenserwartung durch die Jahrhunderte tatsächlich ständig verbessert hat und dass man die eine oder andere Krankheit inzwischen bändigen kann. Doch dafür kommen ständig neue, vor allem chronische Krankheiten wie Alzheimer, Krebs und Autoimmunleiden hinzu. Auch Infektionskrankheiten, die Geißeln der Menschheit, werden in Wahrheit nicht weniger, man denke nur an Aids und Hepatitis. Mediziner sprechen bereits von einem Siegeszug der Viren im 21. Jahrhundert. Manchmal hat man das Gefühl, dass der Kampf gegen Krankheiten dem Kampf Don Quichotes gegen die Windmühlen gleicht, vor allem deshalb, weil nach wie vor völlig unklar ist, wie Krankheiten überhaupt entstehen und warum der Mensch sie erdulden muss.

Bis vor wenigen Generationen sah man die Ursache einer Krankheit ausschließlich in einer falschen Säftemischung, heute – nicht viel anders – in genetischen und enzymatischen Defekten oder in Infektionen durch Erreger. Im Sinne des Paracelsus bilden aber weder Säfte noch Erreger die wirkliche Ursache von Krankheiten, sie sind nur deren Wirkung. Damit ein Erreger eine Krankheit auslösen kann, muss er ein bereits geschwächtes Milieu antreffen. Denkt man weiter, stösst man irgendwann auf die »Meta-Ursache« und man bekommt eine Vorstellung davon, was Paracelsus als den eigentlichen Ursprung jeder Krankheit ansah, denn für ihn war letztlich jedes Phänomen und damit auch jede Krankheit metaphysisch bedingt.

Seine Vorstellungen über die Ursachen von Krankheiten finden wir vor allem in seinem Buch »Paramirum«. Er ging davon aus, dass es fünf mögliche Ursachen gibt, die jede Form von Krankheit auslösen können – er nannte sie die fünf Entien: »Merket wohl, es gibt fünf Entia, die alle Krankheiten schaffen und verursachen. Die fünf Entia bedeuten fünf Krankheitsursprünge, das heißt also, dass es fünf Ursachen gibt, von denen eine jede alle Krankheiten mit Macht zu schaffen und hervorzubringen vermag, so viele Krankheiten je auf der Welt waren, sind und sein werden« (Paracelsus I/8).

Es gibt also fünf mögliche Ursachen von Grippe und nicht, wie heute behauptet, die Virusinfektion als einzige: »So wisset denn, dass es fünferlei Pestilenz gibt, nicht mit Bezug auf ihre Natur, ihr Wesen, ihr Form oder Gestalt, sondern bezüglich ihrer Entstehung, mögen sie sich auch später in jeder beliebigen Weise äußern. Es gibt nämlich (...) fünferlei Gelbsucht, fünferlei Fieber, fünferlei Krebs und so fünf Arten jeder Krankheit« (Paracelsus I/9).

Was Paracelsus als Ens bezeichnete, ist das Wesen, die Idee, das Sein von etwas, »das die unbeschränkte Macht über den Leib besitzt« (Paracelsus I/9). Jede Krankheit ist also zunächst etwas Geistartiges, das den sichtbaren Körper irgendwann leiden macht. Eine ähnliche Ansicht vertrat Samuel Hahnemann: »Krankheiten sind dynamische Verstimmungen unseres geistartigen Lebens in Gefühlen und Tätigkeiten; das sind unmaterielle Verstimmungen unseres Befindens.«

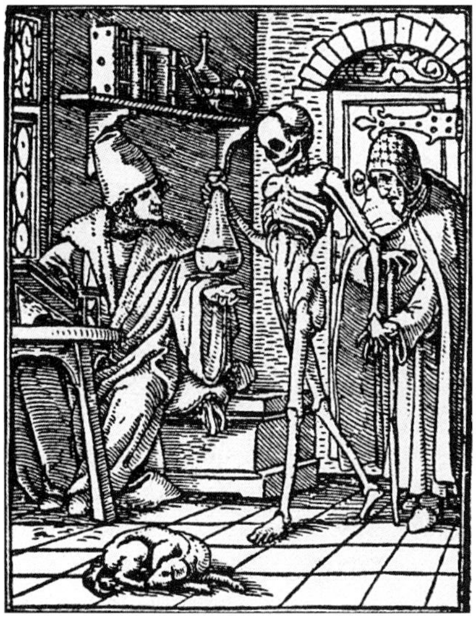

Der Tod führt einen Kranken zum Arzt, Holzschnitt von H. Holbein, 16. Jahrhundert.

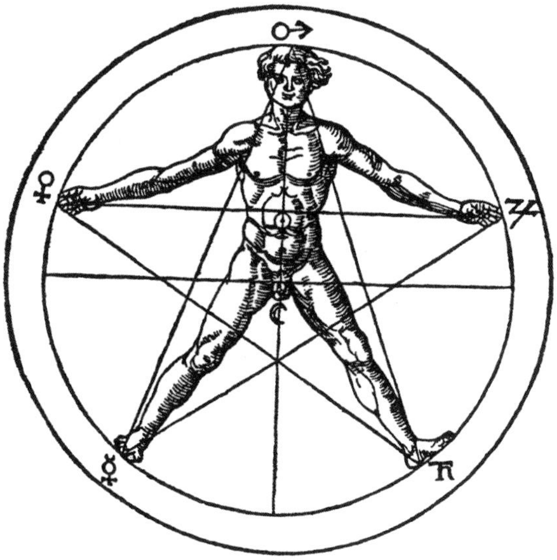

Das Pentagramm als Symbol des Menschen. Aus: »De occulta philosophia« von Agrippa von Nettesheim, 1533.

Die Entien sind wie »fünf Gewalten«, die das Pentagramm des Menschen ausmachen, deren Harmonie Gesundheit und deren Entartung Krankheit bedeutet (Elise Wolfram). Die Zahl fünf ist daher auch der Schlüssel zum Verständnis des Menschseins. Wenn wir das Pentagramm Mensch entziffern wollen, dann müssen wir lesen lernen, was die okkulte Sprache im »Volumen Paramirum« dem Schüler entschleiert und dem Laien verhüllt (Elise Wolfram).

Die fünf möglichen Ursachen von Krankheit

Die Entien sind in zwei Gruppen unterteilt. Die erste umfasst drei Ursachen von Krankheiten, die auf das Somatische wirken.

Zunächst ist dies das »Ens astrale« (lat. astrum = Stern). Wie der Name schon andeutet, beschreibt dieses Ens »die Kraft und das Wesen der Gestirne und ihre Gewalt über den Leib« (Paracelsus I/10). Moderner ausgedrückt, sind dies krankmachende Umweltfaktoren wie Klima, geologische Einflüsse, chemisch-physikalische Noxen (krankmachende Ursachen) wie Strahlungen oder Radioaktivität sowie Infektionskrankheiten. Allerdings sind diese Phänomene laut Paracelsus abhängig von kosmischen Gegebenheiten, denen sich der Mensch, wenn überhaupt, nur sehr schwer entziehen kann.

Die zweite Ursache bildet das »Ens veneni« (lat. venenum = Gift). Hier liegt der krankmachende Einfluss in unserer Lebensweise und der Wirkung von Giftstoffen, mit denen wir täglich konfrontiert sind. Unser Organismus kann endogene und exogene Toxine zwar größtenteils verstoffwechseln und entgiften, doch wehe, die entsprechenden Organe erlahmen in ihren Funktionen oder die Ausscheidungsvorgänge funktionieren nicht richtig! Das Ergebnis wäre dann laut Paracelsus eine »innere Fäulung«, die zu jeder Form von Erkrankung führen kann.

Die dritte Ursache, das »Ens naturale« (lat. natur = Veranlagung), beschreibt Paracelsus mit den Worten: »Wenn unser eigener Leib uns krank macht durch seine Verwirrung und dadurch, dass er sich selbst schädigt« (I/10). Anders ausgedrückt, sind hier die genetische Konstitution und die aus ihr resultierenden Dispositionen die Ursache von Krankheit. Nur stand für Paracelsus die menschliche Natur in Beziehung zu den Sternen und den Kräften der Elemente. Der Mikrokosmos Mensch erkrankt also in Analogie zum Makrokosmos.

Die zweite Gruppe von Entien umfasst die beiden Ursachen von Krankheit, die auf den Geist wirken.

Beim »Ens spirituale« (lat. spirituell = geistig) sind es »die Geister, die unseren Leib krankmachen« (Paracelsus I/10). Damit meinte Paracelsus aber keine Spukgestalten, sondern psychosoziale und psychosomatische Einflüsse auf die Gesundheit. Allerdings dachte er dabei auch an die Wirkung von Magie und Hexerei, die für ihn eine unbestreitbare Realität waren.

Die vier bisher genannten Entien bezeichnete Paracelsus als heidnische, weil sie für Menschen aller Glaubensrichtungen in Betracht kommen. Das fünfte Ens, das »Ens dei« (lat. deus = Gott), nannte er dagegen christlich. Hier liegt die krankmachende Wirkung im unergründlichen Wirken Gottes. Da die heidnischen Götter aber ebenfalls nicht immer lieb und nett sind, werden auch Nichtchristen hier fündig.

Gott will, dass wir seine Zeichen tragen – Krankheiten des »Ens dei« sind das Fegefeuer, das die Seele läutert. Dieses letzte Ens, das die Themen Schicksal und Karma behandelt, ist in jedem Fall etwas ganz Besonderes. Es entzieht sich der Logik unseres Denkens und ist ausschließlich metaphysisch zu begreifen. Die Medizin kennt diesen Aspekt nicht mehr und überlässt solche Probleme gerne Seelsorgern. Nach Paracelsus sollte sich ein Heiler aber auch in Glaubensfragen auskennen.

Neben diesen fünf Ursachen ließ er keine anderen gelten: »Denn fünf Einwirkungsmöglichkeiten gibt es für jeden einzelnen Menschen. Wer nun etliche davon vergisst, und mit anderen kommt, der mag wohl ein falscher Prophet sein« (Paracelsus I/28).

Besonderen Wert legte Paracelsus auf die Feststellung, dass man zur vollständigen Betrachtung einer Krankheit immer alle fünf Entien gleichzeitig beachten muss (I/28). Dies hat weitreichende Konsequenzen, denn wenn sämtliche Entien zur Erklärung von Krankheit wichtig sind, dann bilden auch fünf unterschiedliche Heilwege zusammen das Therapiekonzept für jede Erkrankung.

Die Entien und ihre Heilverfahren

In seinem Buch »Paramirum« ging es Paracelsus nicht nur um die Ursachen von Krankheiten, sondern auch um die Grundlagen der praktischen Heilkunst. Eigentlich wollte er die notwendigen Heilverfahren in einem gesonderten Buch beschreiben, doch kam er leider in seinem kurzen Leben nicht mehr dazu. In seinem Gesamtwerk findet man aber zahlreiche Anregungen.

»Was bringt den Doktor um sein Brot?
A: die Gesundheit, B: der Tod.
Darum hält der Arzt, auf dass er lebe,
uns zwischen beiden in der Schwebe.«
(Eugen Roth)

Wichtig ist die Feststellung, dass jedes Ens eine andere Therapie erfordert: »Ich muss besonders darauf aufmerksam machen, dass nicht die Krankheiten so behandelt werden müssen, als stammten sie aus einer Quelle, sondern man hat je nach den fünf Entien ein verschiedenes Verfahren anzuwenden (I/61). Die Behandlung des Giftes soll nicht für die Krankheit, die aus dem Ens der Gestirne entspringt, gebraucht werden. Die geistige Behandlung soll nicht für die Krankheit aus dem Ens Naturale gebraucht werden. Die Krankheit aus dem Ens Deale reimt sich auch nicht mit der geistigen Behandlung« (Paracelsus I/709).

Diese Ansicht war zu seiner Zeit völlig neu. Die scholastische Medizin des ausgehenden Mittelalters kannte eigentlich nur eine Ursache von Krankheit, nämlich die falsche Säftemischung oder Dyskrasie und entsprechend nur eine bescheidene Auswahl an Therapieverfahren. Nichts hasste Paracelsus aber mehr als dogmatische Eingleisigkeit in der Heilkunst und die damit verbundene therapeutische Phantasielosigkeit.

Seine Grundeinstellung zur Therapie ist allerdings zunächst überraschend. Die ärztliche Kunst ist nämlich gar nicht immer notwendig, denn »der

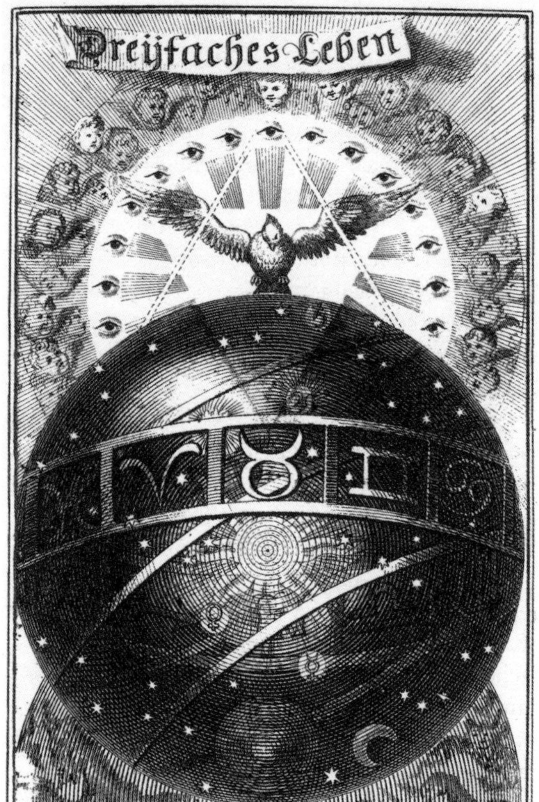

Der Mensch trägt in sich drei Lebensbereiche, das Reich Gottes, das Höllenreich und das Reich kosmischer Kräfte. Durch Initiation und eigenes Bemühen soll sich der Geist auf die Erkenntnis Gottes ausrichten, hierzu muss er in die Geheimnisse der Gestirne eingeweiht sein. Jacob Böhme, »Dreyfaches Leben«, 1682.

Therapiemethoden nach den fünf Entien

Die fünf Entien	Therapiemethoden
Ens astrale	Unspezifische Immuntherapie; roborierende Therapie (Energie aufbauend); Tonika und Stimulanzien (Anregung der Vitalfunktionen); Lebenselixiere; Räucherungen. Heute auch Umstimmungs- und Reiztherapien wie Eigenblutbehandlung.
Ens veneni	Amara (Bitterstoffdrogen zur Anregung der Verdauung); Entgiftungstherapie mit Diaphoretika (Schweiß), Diuretika (Harn), Laxanzien (Stuhl), Cholagoga und Choleretika (Galle), Emmenagoga (Menses), Resolvenzien (Auflöser), Antidyskratika (Säfteverbesserer). Ausleitungsverfahren wie Aderlass, Schröpfen, hautreizende Therapien. Reaktionsmittel bei Status nach Unterdrückung.
Ens naturale	Individuelle Therapiekonzepte vor allem mit Metallen nach astromedizinischen Gesichtspunkten; Therapie nach der Elementenlehre; Spagirik. Heute auch konstitutionell ausgerichtete Homöopathie mit Einzelmitteln und höheren Potenzen sowie mit potenzierten Organmitteln.
Ens spirituale	Geistheilung; Suggestivtherapie; Hypnose; Gegenzauber, z.B. mit Verschrei- und Berufskräutern (Kräuter mit psychischer Wirkung) oder mit Amuletten. Sympathie- und Bildmagie; Seelenbalsame; Sedativa (beruhigende Mittel), Nervina (nervenstärkende Mittel), Räucherungen; Aromatherapie; Psychotherapie. Heute auch Homöopathie mit psychogen wirkenden Stoffen
Ens dei	Bewusstwerdung der metaphysischen Hintergründe von Krankheit; Geistheilung; Wunderheilungen.

äußere Arzt beginnt erst, wenn der innere unterliegt, verzweifelt und ermüdet« (Paracelsus I/521).

Die erste Aufgabe des Heilers ist es daher, diesen »inneren Arzt« zu schützen, also prophylaktisch tätig zu werden, zum Beispiel mit Lebenselixieren: »Wird die Natur nur geschützt, so ist sie es selbst, die alle Krankheiten heilt, denn sie weiß, wie sie sie heilen soll. Der Arzt kann es nicht wissen und daher besteht seine Aufgabe nur darin, die Natur zu schützen« (Paracelsus I/108).

Wenn der innere Arzt nicht weiter weiß, gibt es fünf unterschiedliche Wege der Heilung. Da im Prinzip immer alle Entien an einem Krankheitsgeschehen beteiligt sein können, muss man analog auch alle fünf Therapiewege miteinander verknüpfen. Als Ergebnis erhalten wir fünf Säulen, auf denen jedes sinnvolle Therapiekonzept aufbauen sollte.

Diese bestehen zusammengefasst aus: Prophylaxe, Regeneration, Zuführen von Lebensenergie (Ens astrale), Entgiftung und Verbesserung der Stoffwechselleistung (Ens veneni), Konstitutions- und Psychotherapie (Ens naturale und spirituale), karmische Bewusstwerdung des Patienten (Ens dei).

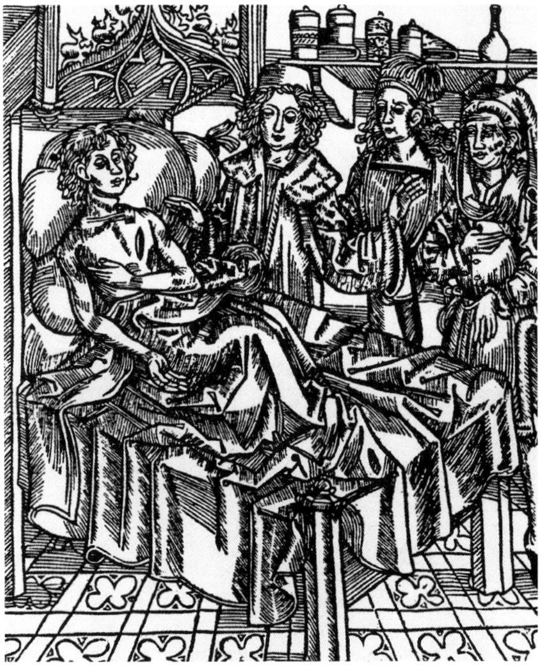

Arzt mit Gehilfen am Krankenbett. Aus: Paracelsus' »Grosse Wundartzney«, 1536.

Letzteres ist heute vielleicht der befremdlichste Aspekt paracelsischer Heilkunst. Als religiöser Mensch, der sich von Gott zum Heilen berufen fühlte, verstand Paracelsus unter einem Arzt nicht nur einen Heilkundigen, sondern auch einen Priester, der dem Kranken eine Erkenntnis höherer Welten ermöglichen sollte. Priesterärzte gab es in Europa aber nur in früheren Kulturen. In den Mysterienkulten der Antike war die Heilkunde noch ein Einweihungsweg in die Geheimnisse der Schöpfung. An diese Tradition wollte Paracelsus mit seiner Heilkunst anknüpfen.

Sieben Wege zum Wissen

Nach Paracelsus sollte man gewisse Regeln befolgen und sieben Wege kennen, um sich das notwendige Wissen für die Heilkunst anzueignen.

Die erste Regel ist ein lebenslanges Studieren (I/408), denn das Leben ist kurz und die Kunst ist lang. Wer glaubt, ausgelernt zu haben, hat das Wesentliche nicht begriffen.

Die zweite Regel ist der Respekt vor dem Wissen und der Erfahrung anderer. Paracelsus meinte, »dass der Arzt nicht alles, was er können und wissen soll, auf den Hohen Schulen lernt und erfährt, sondern er muss auch zeitweise zu alten Weibern, Zigeunern, Schwarzkünstlern, Landfahrern, alten Bauersleuten und dergleichen mehr unachtsamen Leuten in die Schule gehen und von ihnen lernen. Denn diese haben mehr Wissen von solchen Dingen als alle Hohen Schulen« (Paracelsus IV/325).

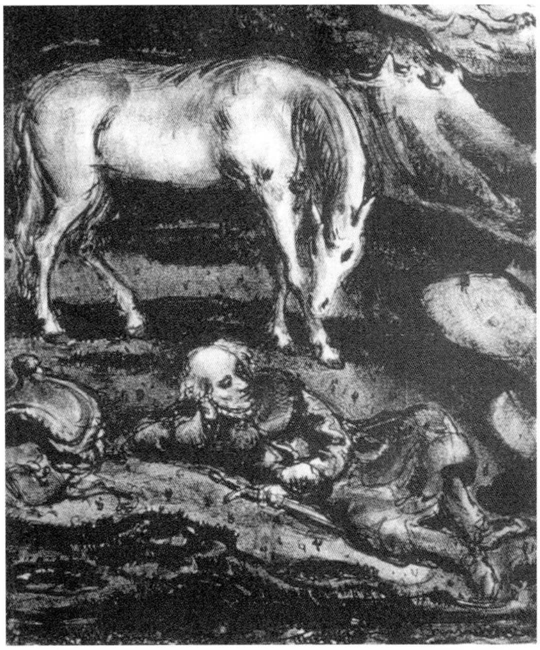

Paracelsus auf Reisen. Lithografie von A. Paul Weber, um 1950.

Um solchen Menschen zu begegnen, muss man allerdings sein Studierstübchen verlassen und sich auf Wanderschaft begeben, »weil keinem der Meister im Hause wächst und weil keiner seinen Lehrer hinter dem Ofen hat. Nicht alle Künste sind im Vaterland eines Menschen verschlossen, sondern sie sind in der ganzen Welt verteilt« (I/480).

Die dritte Regel ist die Lebensweise. Sie sollte nicht nur bescheiden, sondern so weit wie möglich im Einklang mit den kosmischen Gesetzen sein. Dabei ist nicht wichtig, ob einem dies bereits gelungen ist, wichtig ist, dass man sich bemüht. Außerdem sollte man jede Art von Exzessen meiden.

Dies widerspricht den vielen Vorurteilen gegenüber Paracelsus, die sich über die Jahrhunderte hartnäckig gehalten haben. Ein derber Geselle, der keiner Schlägerei aus dem Weg ging, und ein Trunkenbold soll er gewesen sein. Seine Schriften habe er nachts im Vollrausch diktiert, und natürlich sei der Teufel sein Verbündeter gewesen. Diese Vorurteile gehen vor allem auf die Schmähungen seines eifersüchtigen Schülers Johannes Oporinus zurück, die dieser aber später zurücknahm.

Die vierte, letzte und wichtigste Regel ist die Erfahrung, denn nur sie macht den Heiler zu einem Meister. Erfahrung hat bei Paracelsus allerdings nichts mit »Trial and error« zu tun. Erfahrung ist vielmehr »die Kenntnis von dem, was mit Wissen erprobt wird« (I/516). Dieses Wissen kann man sich auf sieben verschiedene Weisen aneignen, denn »sieben Wege gibt es, auf welchen wir kunstreich werden« (Paracelsus II/309).

Der erste Weg ist zugleich der geheimnisvollste, denn hier sind es Geistwesen, also körperlose Bewusstseinsformen, die einem das Notwendige beibringen. Durch die Kunst der Magie kann man das Erscheinen dieser Geistwesen bewirken und sie dazu bewegen, ihr Wissen preiszugeben.

Manchmal nehmen sie aber von sich aus Kontakt mit uns auf. Dann offenbaren sie sich in Träumen, Visionen und als innere Stimme. »Neudeutsch« nennen wir dieses Phänomen heute »Channeling«. »Gib daher auf deinen inwendigen Garten acht, denn wie immer der innere Mensch geschaffen ist, er horche nur mit dem äußeren auf sich selbst, dann wird er lernen, was ihn niemand lehren kann, und jeder wird sich seinetwegen wundern müssen« (Paracelsus II/309).

Paracelsus meinte beispielsweise, Hildegard von Bingen träume ihr Heilwissen; solche Träume kämen durch die Engel direkt von Gott. Hierin sah er auch den Ursprung des Wissens überhaupt, denn: »Wir haben keinen Menschen, der uns lehrt und keinen Menschen, der die Kräuter von selbst weiß und kennt. Er muss es von anderen haben, die mehr oder anders als Menschen sind« (Paracelsus II/313).

Der zweite Weg, sich Wissen anzueignen, ist die Überlieferung von Mensch zu Mensch, mit vielen möglichen Fehlerquellen, der dritte die eigene Erfahrung, die leider viel zu oft nur auf Zufall gründet. Man denke nur an die zufälligen Entdeckungen dank des Studiums der Alchimie und Astrologie.

Die Voraussicht (Divination), die durch den Kontakt zu Elementarwesen wie Nymphen oder Zwergen geschieht, und die magische Kunst der Radiästhesie, speziell mit Wünschelrute und Pendel, sind die vierte Möglichkeit, sich Wissen anzueignen. Allerdings muss man hierzu Erfahrung mit den Ordnungskräften des Unsichtbaren haben, da dieser Weg ansonsten zur Sackgasse werden kann, denn Elementarwesen sind zwar weise, führen einen aber auch gerne in die Irre.

Die letzten drei Wege sind zusammengefasst in der Lehre von den Signaturen (siehe Texte von Margret Madejsky). Da ist zunächst die »Chiromantie«, die auf spezielle Zeichen achtet, durch die man auf einen eventuellen Nutzen schließen kann. Ferner die »Physionomie«, durch die man aus dem Äußeren einer Substanz auf ihre potenzielle Wirkung schließt. Der letzte und wichtigste Weg ist das Begreifen der Formensprache einer Substanz in ihrer Gesamtheit, womit alle Wesensmerkmale eines Stoffs gemeint sind, also auch unsichtbare, wie Geruch und Geschmack oder die Korrespondenz mit den Planetenkräften.

Die vier Säulen der Heilkunst

In seinem Buch »Paragranum« formulierte Paracelsus die vier Säulen, auf denen die Heilkunst beruhen sollte: Philosophie, Astronomie, Alchimie und – als tragende Säule – Tugend.

Grundlegend zum Verständnis sind vor allem die ersten zwei Säulen, die Philosophie und die Astronomie, die Paracelsus als Einheit ansah. Sie beruhen auf dem jahrtausendealten Wissen der »Eingeweihten«, dessen Wurzeln man bis zu den ägyptischen Mysterienkulten zurückverfolgen kann.

Heute fällt einem beim Thema Philosophie vielleicht der kategorische Imperativ Kants oder die Seinsfrage Heideggers ein. Dass auch die Heilkunst philosophisch ist, darauf kommt man nicht so schnell, schließlich umfasst das heutige Medizinstudium nicht eine einzige Philosophiestunde. Nach Paracelsus muss der Arzt aber gleichzeitig ein Philosoph sein, denn »wer die Philosophie nicht studiert hat (...), der gibt einen Arzt ab wie ein Kaminfeger einen Bäckerknecht« (Paracelsus III/680).

Für Paracelsus war Philosophie ein Weg zum Begreifen des Unsichtbaren, das in der Natur wirkt. Philosophie ist das Wissen über »das Licht in der Natur« (Paracelsus), und sie ist »die Liebe zum Geist in der Natur« (Rudolf Hauschka). Sie ist »die Erkenntnis der Gewächse der Erde und des Wassers, ihrer Natur und ihrer Kraft. Der ist auch ein Philosoph, der den Lauf des Menschen kennt, ihn erfahren hat und ihn erkundet« (Paracelsus II/534).

Philosophie ist also eine Schule der geistigen und sinnlichen Wahrnehmung der Welt. Die Erkenntnisse über die Schöpfung muss man in eine Beziehung zum Menschen bringen, einerseits, um seine wahre Natur zu begreifen, andererseits, um eine Vorstellung von den Bedingungen zu bekommen, die ihn bestimmen und die er verursacht. Paracelsus wollte das Göttliche und das Wesen des Menschen begreifen, indem er die unsichtbaren Ordnungskräfte der Natur erforschte, die sich in allen Erscheinungen manifestieren, wie etwa die Wirkung der Elemente und der Gestirne. Hinter diesen Kräften vermutete er eine geistartige Urkraft, die in der Materie spiegelbildlich als heilkräftige »Quintessenz« unsichtbar verborgen ist.

»Geheimnisvoll am lichten Tag
Lässt sich Natur des Schleiers nicht berauben
Und was sie deinem Geist nicht offenbaren mag,
Das zwingst du ihr nicht ab mit Hebeln und mit Schrauben.«
(Johann Wolfgang von Goethe, »Faust I«)

»Wie oben so unten, wie unten so oben; wie im Kleinen, so im Großen; wie innen so außen, wie außen so innen«, lautet eine Botschaft der Eingeweihten. Da der Weltengeist in allem vorhanden ist, hat er auch allem seine Bedeutung gegeben. Darauf wollte Paracelsus hinaus, wenn er meinte, das alles von der Natur gekennzeichnet ist und dass man durch die Zeichen erkennen kann, was im Inneren der Dinge verborgen ist und wofür sie sich eignen.

Das Studium der Natur zeigte Paracelsus, dass sich die Vielfalt der Heilmittel mit ihren besonderen Merkmalen in den unterschiedlichen Krankheitsbildern widerspiegelt. Dies kann man nur ent-

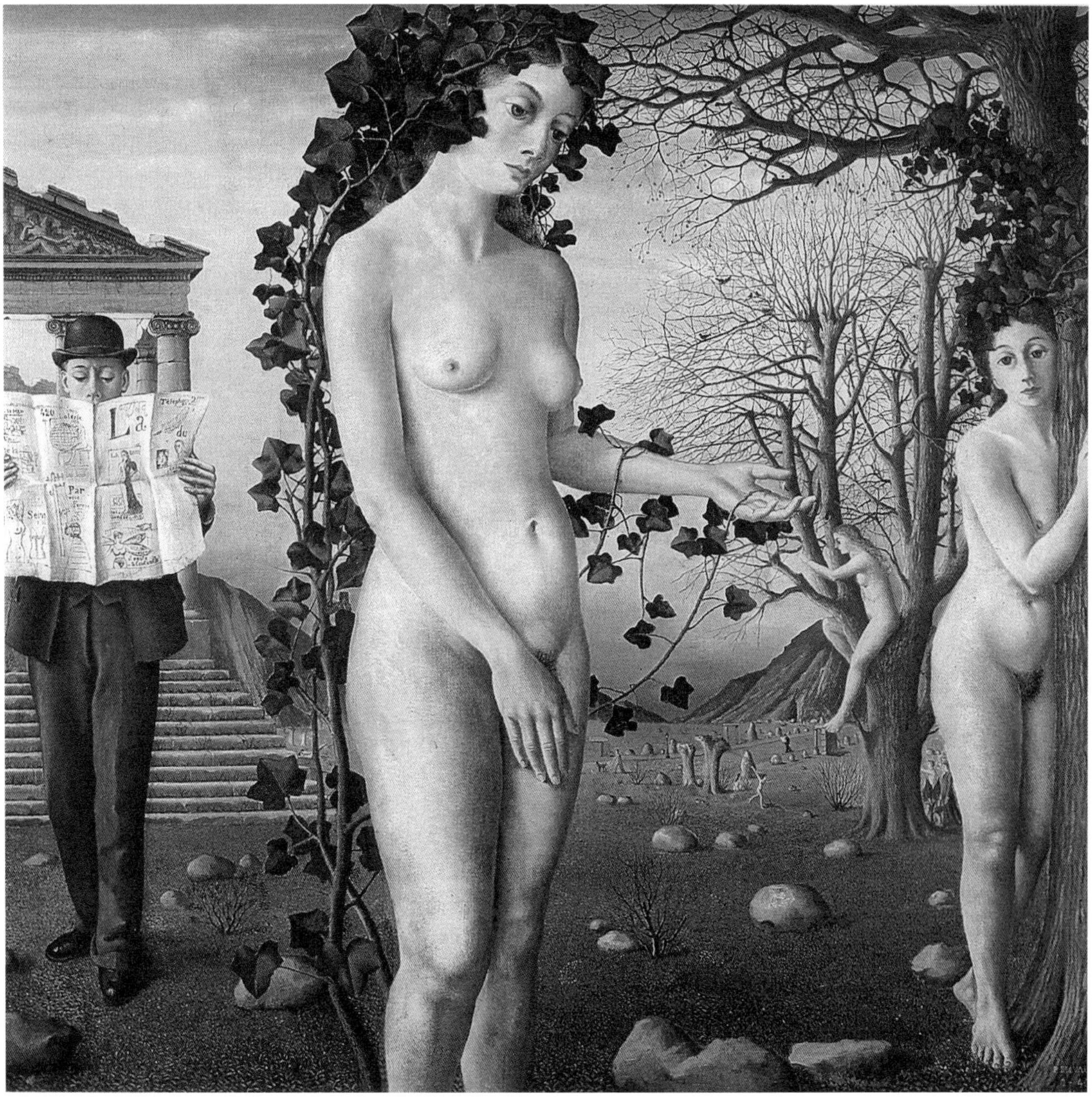

Die wahre Erkenntnis gewinnt man durch das Lesen im Buch der Natur. »Der Mann auf der Straße« von Paul Delvaux, 1940 (© Musée d'Art Wallon, Lüttich).

decken, wenn man die Natur mit allen Sinnen erforscht. Manche Heilmittel enthüllen dem aufmerksamen Betrachter ihr heilkräftiges Wesen durch ihre spezifische Farbe und Zeichnung, andere durch ihre Form, ihren Geruch oder ihren Geschmack. Zu den Zeichen gehörten für Paracelsus auch die chemischen Eigenschaften eines Stoffs und seine Wirkungen als Arznei oder die unsichtbaren Kräfte der Gestirne.

Diese Zeichen muss man nun mit Krankheitsbildern und Menschentypen vergleichen. Je mehr sich die Zeichen von Pflanzen, Mineralien oder Tieren mit der zu behandelnden Krankheit decken, desto wahrscheinlicher ist es, dass man eine potenzielle Arznei gefunden hat. Hierzu schrieb Paracelsus: »Betrachtet beispielsweise die Rose oder Lilie. Zu welchem Zweck hat Gott ihnen ihre Form gegeben? Und allen anderen Dingen ebenso. Er hat den Arzt geschaffen und lässt ihm die Medikamente aus der Erde wachsen, und zwar in einer Weise, dass er die Anatomie dieser Erdgewächse erkennt. Dann soll sich der Arzt den Krankheitsanatomien zuwenden. Er wird dann eine Übereinstimmung von Krankheiten und Heilmitteln finden und erkennen, welche zueinander gehören. Aus der Parallelität dieser beiden Anatomien erwächst der Arzt, ohne sie ist er nichts. (...) So sollen wir Gott in seinen Wunderwerken erkennen und in uns ermessen, dass alle sonderbaren Bildungen, die es gibt, von der gleichen Natur sind, wie die seltsamen Krankheitsbilder« (Paracelsus I/82).

Die Welt der Heilmittel und Erscheinungen nach den Zeichen zu beurteilen, das ist die Lehre von den Signaturen, die Paracelsus zwar nicht erfunden, aber zu neuem Leben erweckt hat (siehe

Text von Margret Madejsky). Erst wenn man das Verursachungsprinzip als kosmische Dimension versteht und die Ähnlichkeiten zwischen scheinbar Unterschiedlichem als universelle Gesetzmäßigkeit wahrnimmt, wird man die Gedanken des Paracelsus verstehen.

Auf dieser Vorstellung baut auch die zweite Säule der Heilkunst auf, die Astrologie. Keineswegs ist darunter ein Aberglaube zu verstehen. Im 16. Jahrhundert gab es zwischen Astronomie und Astrologie noch keinen Unterschied. Berühmte Astronomen wie Nikolaus Kopernikus oder Johannes Kepler verstanden sich ebenfalls als Astrologen. Während sie als Astronomen die Himmelsbewegungen erforschten, erläuterten sie als Astrologen deren Bedeutung für das Schicksal. Diese Kunst lässt sich bis in babylonische Zeiten zurückverfolgen. Schon vor über 5000 Jahren kannte man die Bedeutung von Sonne und Mond und der fünf Wandelplaneten Merkur, Venus, Mars, Jupiter und Saturn, deren Bahnen man mit bloßem Auge beobachten kann.

Die Wahrnehmung der Himmelskräfte war ein wichtiger Schritt in der Entwicklung menschlichen Bewusstseins. Es war der Beginn der Metaphysik, denn von nun an erhob man unsichtbare kosmische Urgewalten zum Schöpfungsprinzip. Die Kenntnis des Himmels wurde zu einem Weg der Erkenntnis des Göttlichen. Zuvor kannte der Mensch nur die elementaren Gewalten der irdischen Natur, nun aber auch die Abhängigkeit natürlicher Prozesse von kosmischen Kräften.

Für Paracelsus waren die Gestirne geistige Lehrer, die dem Menschen ein Bewusstsein über seine wahre Natur ermöglichen, die mit der Erkenntnis Gottes gleichzusetzen ist (IV/451). Er sah in der Astrologie die Mutter aller magischen Künste und der wahren Heilkunde (IV/407).

Liest man seine Schriften, stellt man überrascht fest, dass er zwar die Astrologie als wichtige Säule der Medizin ansah und auch viele Angaben zu ihrer heilkundlichen Nutzung machte, aber nahezu vollständig auf Horoskopinterpretationen verzichtete. Er nutzte für die Heilkunde weniger das Geburtshoroskop als vielmehr die Harmonien des Kosmos, die er spiegelbildlich in der Natur und im Menschen verkörpert sah. Die Aspektlehre trat dabei in den Hintergrund.

Um die Ideen des Paracelsus zu verstehen, muss man wissen, dass in der hermetischen Astrologie die Planeten alles durchdringende kosmische Sphären sind, die man sich nicht räumlich oder zeitlich vorstellen darf. Den Ursprung der Planetenwelten bildet die Verschmelzung von Leere und Unendlichkeit, die zusammen, als dunkles Chaos, das Licht gebären. Das Licht ist die kosmische Ordnung. Die Trinität von Leere, Unendlichkeit und Licht nennt man Weltengeist, Archetypus, Logos, Gott oder das Namenlose.

Das kosmische Licht teilt sich wie durch ein Prisma in sieben geistartige Strahlen, auch Intelligenzien genannt, deren Eigenschaften eine universelle Gültigkeit haben und nicht auf unser Sonnensystem beschränkt sind. Für uns verkörpern sie sich allerdings in den Planeten unseres Sonnensystems (III/832).

Die zwei Lichter Sonne und Mond bilden die Grundlage des Lebens. Die Sonne verkörpert das

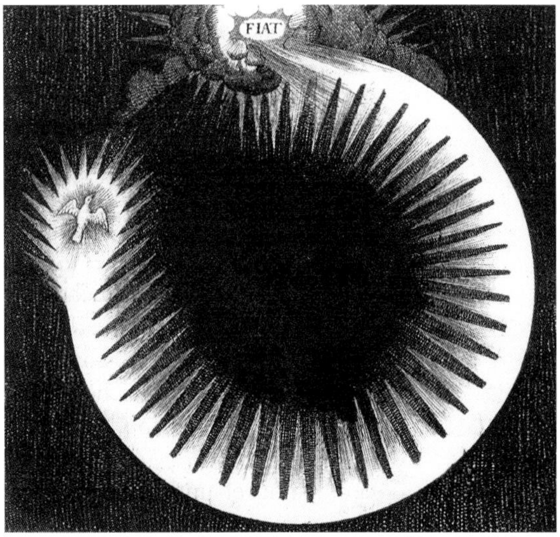

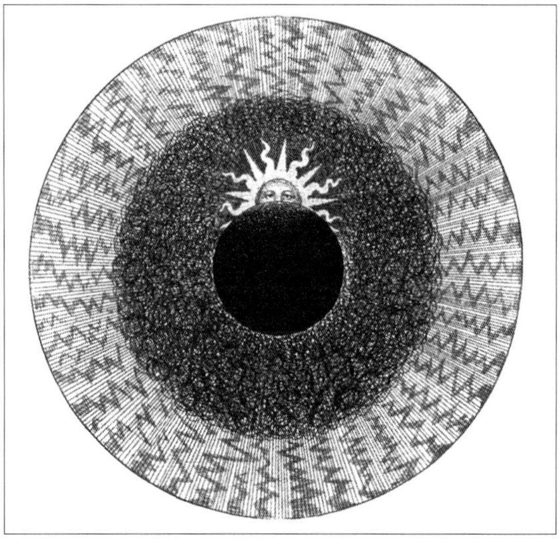

Darstellung der Genesis: Die Entstehung des Lichts am Anfang der Schöpfung. Die Taube symbolisiert den Geist Gottes, die Sonne die göttliche Ordnung, die alle Finsternis überwindet. Aus: »Utriusque Cosmi« von Robert Fludd, 1617.

Bewusstsein, das Männliche und das Zeugende. Sie beseelt die Leere. Der Mond steht dagegen für die Erinnerung, das Weibliche und das Gebärende. Seine Kraft begrenzt die Unendlichkeit. Mars ist das auflösende und Venus das erhaltende seelische Prinzip im Universum. Jupiter und Saturn sind dagegen mit dem Stofflichen verbunden. Jupiter stellt das Prinzip der Formkräfte dar, während Saturn die materielle Struktur symbolisiert. Gleichzeitig verkörpert Saturn als Gott der Zeit den Tod und die Vergänglichkeit. Merkur finden wir, als vielleicht wichtigste Planetenidee, im Chemismus wieder (Gesamtheit der chemischen Vorgänge bei Stoffumwandlungen); damit ist er auch für alle Wechselwirkungen verantwortlich, ohne die ein Leben niemals möglich wäre. Als Götterbote trägt Merkur das kosmische Licht ins ganze Universum.

Eine besondere Rolle hat der Saturn, der am weitesten entfernte der damals bekannten Planeten, den man auch den »Hüter der Schwelle« nennt. Er empfängt die unsterbliche Seele des Menschen bei ihrer Inkarnation aus den unendlichen Weiten des Kosmos und er ist die letzte Hürde nach dem Tod. In der Magie besitzt er die größte Macht und gilt als höchste Einweihungsstufe.

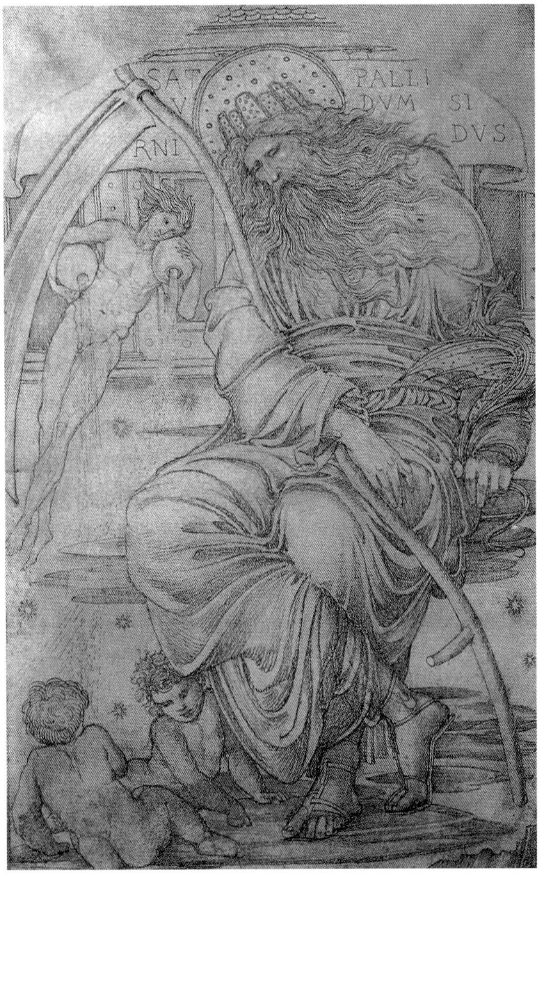

Kronos/Saturn, Hüter der Schwelle zur kosmischen Welt, Lichtbringer und geheimer Regent der irdischen Welt. Bleistiftzeichnung von Sir Edward Burne-Jones, 1879.

Er verkörpert die Berufung des Menschen. Die Kenntnis des saturnalen Prinzips bedeutet das Wissen um die Bestimmung, das Begreifen der Materie und der Gesetze der Inkarnation. Er steht aber ebenso für die Erkenntnis des Überirdischen. Er ist der Schatten des göttlichen Lichts, der geheime Regent der materiellen Welt und wird daher auch »dunkle Sonne« genannt.

Zwar verkörpert Saturn etwas Dunkles im metaphysischen Sinne, dennoch bildet er, zusammen mit Sonne und Mond, die Trinität des Lichts. Während die Sonne unser Ich-Bewusstsein und das Licht des Tages darstellt, der Mond dagegen unser Ahnenwissen und das Licht der Nacht, ist der Saturn das kosmische Licht der Erkenntnis.

Die drei transsaturnalen Planeten kannte man im 16. Jahrhundert noch nicht. Sie gelten heute als höhere Schwingungsebenen der damals schon bekannten Planeten. Sie kündigen ein neues und globales Bewusstsein im Zeitalter des Wassermanns an. Der Uranus steht dabei in Beziehung zum Merkur, der Neptun zur Venus und der Pluto zum Mars, sodass man noch immer von sieben Grundkräften spricht. Auch wenn die neuen Planeten in der modernen Astrologie von großer Bedeutung sind, ist es daher möglich, bei den weiteren Ausführungen auf sie zu verzichten.

Wie der Saturn hat auch die Sonne eine bevorzugte Stellung unter den sieben kosmischen Kräften. Paracelsus nannte sie den Lebensodem der Natur (IV/493). »Von der Sonne als unserem natürlichen Vater empfangen wir das natürliche Licht der Weisheit durch alle Planeten und Gestirne« (Paracelsus I/758). Das Sternzeichen, in dem zum Zeitpunkt der Geburt die Sonne steht, ist der Stern, unter dem wir geboren werden. Die Sonne verkörpert unser wahres Wesen, das Sternzeichen dessen Qualität in der jetzigen Inkarnation.

Als Spiegel der Sonne und Trabant der Erde ist der Mond die kosmische Kraft, durch deren Sphäre alle kosmischen Strahlen hindurch müssen, um auf die Erde zu wirken. Daher ist bei allen Unternehmungen auf den Mond zu achten, denn der Mond gibt die Rhythmen des Lebens vor (II/212).

Merkur ist die Kraft, die alle Planeten miteinander in Beziehung bringt. Als Götterbote stellt er das Prinzip der Kommunikation und der Umwandlung dar.

Die Venus verkörpert die sexuelle Anziehung und unsere Liebesfähigkeit, der Mars dagegen den Lebenstrieb und unsere Willenskraft. Der Jupiter gibt nicht nur unserem Körper eine Form, sein Kraftpotenzial ist auch für die Ausgestaltung unseres Lebens und unserer Denkweise zuständig.

Die sieben Kräfte spiegeln sich als Signaturen in allen Phänomenen wider. Somit lassen sich Menschentypen, Organe, Organprozesse – auch pathologische – und sämtliche Heilmittel den sieben Kräften zuordnen. Dies ist die Lehre von den Korrespondenzen, die man auch »Goldene Ketten« nennt. Besonders die Kapitel über das »Ens astrale« und das »Ens naturale« befassen sich mit diesem Thema.

Neben den Gestirnen gehört zum metaphysischen Weltbild des Paracelsus auch das Wirken der Elementenkräfte: Feuer, Wasser, Erde und Luft. Dabei handelt es sich ebenfalls um kosmische Kräfte, die sich den Sinnen als Signaturen offenbaren. Neben diesen vier Elementen kennt man seit der Antike noch die Quintessenz. Sie ist der geistige Ursprung der Elemente, den Paracelsus auch Gott nannte. Spiegelbildlich verkörpert sich die Quintessenz im Menschen als Vernunft und in den Stoffen als das Heilkräftige.

In »geheimer« Beziehung zu den Elementen stehen die drei Prinzipien »Sulfur«, das Beseelte, »Mercurius«, das Vergeistigte, und »Sal« oder Salz, das Geformte. Diese drei Prinzipien bezeichnet man in der Hermetik als »Tria Principia« (siehe auch Seite 99). Für Paracelsus waren diese drei Kräfte eine Widerspiegelung Gottes, der nur als Trinität zu begreifen ist. Beispiele sind die christliche Vorstellung Gottvater, Sohn und heiliger Geist, die hinduistische Trinität Brahma, Vishnu und Shiva oder die altägyptische Weltvorstellung von Isis, Osiris und Horus.

Die Kunst der Alchimie, die dritte Säule der Heilkunst, befasst sich mit Umwandlungsprozessen der Materie. Durch geeignete Verfahren will man die geistartigen, quintessenziellen Kräfte aus den Stoffen befreien und als Heilmittel nutzen (siehe auch die Texte von Max Amann). Die Arznei soll aber nicht nur Krankheit in Gesundheit verwandeln, sondern dem Menschen einen Zugang zu seiner göttlichen Vernunft ermöglichen, also Erkenntnis bewirken und Untugenden in Tugenden verwandeln.

Mit der Tugend kommen wir zur vierten und wichtigsten Säule der Medizin, denn sie trägt die anderen drei. Laut Paracelsus ist ohne sie alles andere auf Sand gebaut, was für Erkenntnisse man durch Philosophie, Astronomie und Alchimie auch immer gewonnen haben mag.

Unter der vierten Säule verstand Paracelsus die Integrität des Heilers und sein Können beziehungsweise seine Virtuosität. Daher bezeichnet die Tugend auch die verschiedenen Möglichkeiten des Heilens.

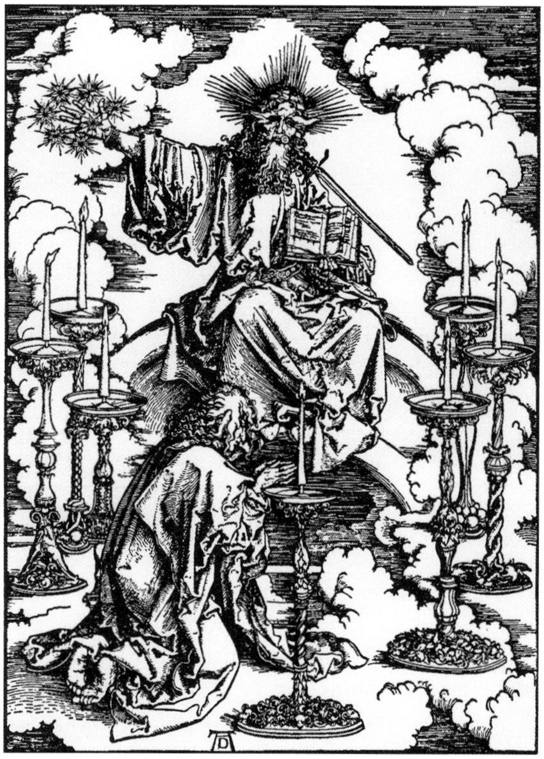

Der wahre Heiler ist von Gott berufen. Die Kerzen und die Sterne in der Hand symbolisieren die sieben kosmischen Kräfte. Die Krone Gottes hat drei Strahlen (= Tria Principia). Albrecht Dürer, 1498.

Nach Paracelsus gibt es drei Wege, um ein guter Therapeut zu sein: Entweder wurden einem die Fähigkeiten in die Wiege gelegt, oder man hatte einen guten Lehrer, der dritte und wahre Weg ist jedoch die Berufung durch Gott (II/289).

»Die Werke machen den Meister und Doktor, nicht Kaiser, nicht Papst, nicht Fakultät, nicht Privilegia, noch eine hohe Schule. (...) Es ist noch nie ein Arzt von den Hohen Schulen hervorgegangen, auch nie einer, der imstande gewesen wäre, mit wahrem Wissen die Ursache der wenigsten Krankheiten darzulegen.« (Paracelsus I/339)

Um berufen zu sein, muss man durch eigenes Bemühen die Nächstenliebe in sich entwickeln. Sie ist die Grundlage des Heilens und nicht das Streben nach Ruhm oder Geld. Mit Reichtum, schönen Kleidern und anderen Statussymbolen hatte Paracelsus nicht viel im Sinn: »Die in weichen Kleidern und in Frauengemächern erzogen werden und wir, die wir unter Tannenzapfen aufwachsen, verstehen einander nicht gut« (Paracelsus I/ 488). Im Gegensatz zu anderen seiner Zunft lebte Paracelsus immer bescheiden, und er behandelte weniger betuchte Patienten prinzipiell umsonst oder gegen Kost und Logis (III/706 und 707). Paracelsus ging sogar so weit, seinen ohnehin kärglichen Besitz zu veräußern, um damit Armen zu helfen.

Die vier Säulen der Heilkunst

»Den Grund, auf den ich baue und aus dem meine Schriften hervorgehen, setze ich auf vier Säulen, nämlich die Philosophie, die Astronomie, die Alchemie und die Tugend.« (Paracelsus I/333)

Astronomie (Luft und Feuer/Sulfur)
- Das übersinnlich Wahrnehmbare.
- Erkenntnis der Qualität der Zeit.
- Interpretation der energetischen Strukturen des Kosmos in Analogie zum irdischen Geschehen (Sternzeichen, Planeten).
- Korrespondenzen zwischen kosmischen Phänomenen und den Naturreichen.
- Oben – Himmel – Vater – Sonne.

Philosophie (Erde und Wasser/Salz)
- Das sinnlich Wahrnehmbare.
- Erkenntnis der Materie als beseelte Natur.
- Kenntnis der Ordnungskräfte, aus denen sich die Natur aufbaut (Vier-Elementen-Lehre; Tria Principia).
- Heilmittelerkenntnis durch Interpretation der Naturerscheinungen (Signaturenlehre).
- Unten – Erde – Mutter – Mond.

Alchimie (Quintessenz / Mercurius)
- Die Kunst, mit den Elementenkräften zu arbeiten.
- Nachahmen natürlicher Prozesse und Vervollkommnung der Natur durch deren alchimistische Verwandlung im Labor (Transmutation).
- Spagirik: Auflösen materieller Strukturen und Freisetzen des Geistartigen (Quinta Essentia) aus der Materie sowie dessen Anreicherung zur Herstellung hochwirksamer Arzneien (Arkana).
- Einweihung in die Wandlungsprozesse von Körper, Seele und Geist, analog der Laborarbeit.

Tugend/Virtus (sie trägt die anderen drei Säulen)
- Integrität und Virtuosität des Heilers.
- Tätige Nächstenliebe.
- Wege des Heilens – Anwendung der Arkana zur Vervollkommnung des Menschen.

Neben Bescheidenheit, Nächstenliebe und einer gesunden Portion Optimismus muss man als Heiler auch demütig vor Gott sein: »Du musst einen ehrlichen, redlichen, starken, wahrhaftigen Glauben an Gott haben, mit all deinem Gemüt, Herz, Sinn und Gedanken, mit aller Liebe und allem Vertrauen« (Paracelsus I/402).

Auch wenn Paracelsus zutiefst an Gott glaubte, ein praktizierender Christ, wie ihn die Kirche liebt, war er nicht, wie viele Textstellen belegen: »Ich behaupte und sage, es sei nützlicher, wenn man den Armen ihre Schäden wäscht, wenn deren Wunden verbunden werden, als wenn man in der Messe steht, um in der Prim und in der Terz in Vesper und Complet zu plärren. Ihr saget, ich sei deshalb unchristlich und handle gegen den christlichen Glauben. Ich habe es jedoch von Christus, der sagt: ›Du sollst speisen, tränken und kleiden‹, an die Messe hat er aber nicht gedacht« (Paracelsus II/330). Seiner Meinung nach schaut Gott in die Herzen der Menschen, ihre Tempel und Rituale dagegen bedeuten ihm nichts. Gott war für ihn in der Natur verkörpert, und das wahre Gebet war die Liebe zur Schöpfung – dafür braucht es weder eine Kirche, noch Worte oder Devotionalien.

Die fünf Arzttypen

Analog zu den Entien kannte Paracelsus fünf verschiedene Arzttypen, die mit ihren unterschiedlichen Verfahren den therapeutischen Anforderungen gerecht werden können. Seine Einteilung ist vor allem deshalb interessant, weil sie eine grundsätzliche Polarität in der Methodik aufzeigt – das Heilen nach antipathischen und sympathischen Gesichtspunkten.

Den ersten Arzttyp nannte Paracelsus »Naturalis«, weil sich seine Behandlungsweise auf Beobachtungen der Natur stützt: »So heilen sie je nach Übereinstimmung Kaltes durch Warmes, Feuchtes durch Trockenes, Völle durch Entlee-

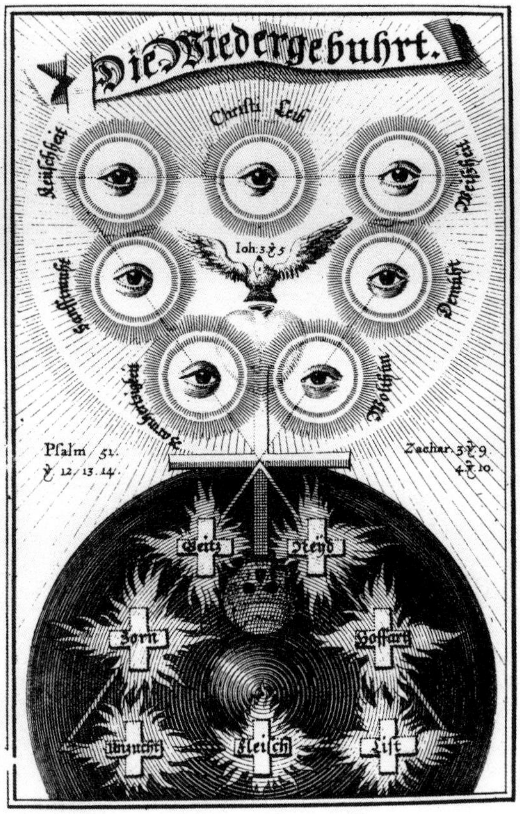

Durch eigenes Bemühen beziehungsweise die richtige Arznei soll der Mensch seine Untugenden in Tugenden verwandeln, um eine geistige Wiedergeburt zu erlangen. Jacob Böhme, 1682.

rung, das Nüchterne durch Anfüllung, und dergleichen, wie die Natur alles durch seinen Gegensatz vertreiben lehrt« (Paracelsus I/5).

Krankheiten behandelt der »Naturalis« also mit ihrem Gegensatz – dies ist der antipathische Weg, der noch heute oft begangen wird. Zur Anwendung genügen die Kenntnis von der Wirkung der eingesetzten Arzneien und eine gute Beobachtungsgabe. Wissen über die spezifische Natur der Mittel ist nicht unbedingt notwendig. Samuel Hahnemann nannte diese Methode im 19. Jahrhundert »Allopathie«. Das antipathische Heilen, zu seiner Zeit unumstritten, lehnte Paracelsus wegen des dogmatischen Charakters ab. Seine Abneigung kam auch daher, weil man durch antipathisches Heilen das Wesen der Krankheit nicht begreifen kann: »Wer Warmes mit Kaltem, Trockenes mit Feuchtem heilen will, versteht das Wesen der Krankheiten nicht« (Paracelsus I/80).

Die antipathische Methode eignet sich vor allem zur Linderung akuter Leiden und sollte immer mit den nachfolgenden Methoden kombiniert werden. Ansonsten kann diese Therapieform sogar gefährlich sein, weil sie den Krankheitsausdruck lediglich unterdrückt, wodurch nicht selten schlimmere Folgekrankheiten auftreten. »Es treibt die Krankheit zurück und lässt andere Übel daraus entstehen« (Paracelsus I/79). Im Kapitel über das »Ens veneni« kommen wir auf diesen Gesichtspunkt noch einmal zurück.

»Contraria a contrariis curantur (Alles wird durch seinen Gegensatz geheilt). Das ist: Heißes vertreibt Kaltes. Das ist falsch in der Arznei, nie ist es so gewesen, sondern also: Arkana und Krankheiten, das sind Contraria. Arcanum ist die Gesundheit und die Krankheit ist der Gesundheit entgegengesetzt. Diese zwei vertreiben einander, jedes das andere.« (Paracelsus I/361)

Es ist jedenfalls kein Wunder, dass Paracelsus eine gegenteilige Methode bevorzugte, denn »nie ist eine heiße Krankheit mit Kaltem geheilt worden und nie eine kalte mit Heißem. Doch das ist geschehen, dass Gleiches seinesgleichen geheilt hat« (Paracelsus II/494). Diese Methode wendet der zweite Arzttyp an, den Paracelsus »Specificus« nannte. Darunter verstand er Empiriker (»Experimentatores«), also Therapeuten, die aus ihrer Erfahrung heraus, je nach Ursache, ein entsprechendes Verfahren anwenden.

Sie heilen durch die »Forma specifica« (besondere Natur) und das »Ens specificum« (besondere Wesen): sie kennen das geheime Wesen und die spezifischen Eigenschaften ihrer Arznei ganz genau und haben sie auch erprobt. Um aber das Geheimnis der richtigen Arznei zu kennen, muss der Therapeut die Signaturen der möglichen Heilmittel in Analogie zur Krankheit begreifen. Damit ist er ein Philosoph im Sinne des Paracelsus und ein Vertreter des homöopathischen Prinzips.

»Wähle, um sanft, schnell, gewiss und dauerhaft zu heilen, in jedem Krankheitsfalle eine Arznei, welche ein ähnliches Leiden für sich erregen kann, als sie heilen soll«, sind die zentralen Worte von Samuel Hahnemann, dem Begründer der Homöopathie, die ihre Wurzeln in Paracelsus hat. Schon drei Jahrhunderte vorher meinte Paracelsus nämlich: »Alle geheimnisvollen Kräfte der Dinge heilen (...) die betreffenden Krankheiten auf dieselbe Weise, wie diese entstanden sind« (I/78). »Nur das Gleichartige soll für das Zugehörige verwendet werden. Kaltes überwindet nicht das Heiße, auch das Heiße nicht das Kalte bei den entstehenden Krankheiten. Die Behandlung muss mit dem vorgenommen werden, was die Krankheit erzeugt hat« (I/640).

Gemäß diesen Worten muss nicht nur das Heilmittel, sondern auch die Heilmethode analog zur Erkrankung sein. So heilt Magie Erkrankungen, die auf Zauberei zurückgehen, die Astromedizin die durch Sterne verursachten Beschwerden, die Vergiftung eines Bergarbeiters das giftige Mineral, mit dem er in Kontakt geraten ist (allerdings nur als vergeistigte Arznei).

Konsequent ist es, wenn man Krankheiten daher nicht mit einem Phantasienamen belegt, sondern sie nach ihrem Heilmittel benennt. In der Homöopathie ist dies bis heute üblich. Beispielsweise spricht der Homöopath von einem Goldtyp, wenn er eine schwermütige Konstitution mit Bluthochdruck meint. Für Paracelsus war dies sogar zwingend erforderlich, um die Analogie von Krankheit und Heilmittel zu begreifen: »Daraus ist abzuleiten, dass ihr nicht sagen sollt, das ist Cholera, das ist Melancholia, sondern das ist ein Arsenicus, das ist ein Aluminosum. (...) Denn gleich und gleich soll mit dem gleichen Namen benannt werden« (Paracelsus I/508).

»Man muss sich darüber klar werden, dass die heutige wissenschaftliche Medizin nur die Naturales, also nur eine von den fünf Arten der Heilkunde umfasst.« (Bernhard Aschner, Vorwort »Paracelsus Werke«, 1926)

Ohne dieses Wissen bleiben viele Stellen in den Schriften des Paracelsus ungeklärt. Wenn er beispielsweise den Begriff Realgar verwendet, eine Verbindung aus Arsen und Schwefel, dann meint er manchmal den Stoff, manchmal aber auch eine Krankheit wie die Arthrose, für die alchimistisch zubereitetes Realgar ein Heilmittel ist.

Verursachen dagegen die Sterne eine Krankheit, dann heißt es bei Paracelsus beispielsweise Saturn, womit eine korrespondierende Krankheit, der Planet selbst oder das Saturnmetall Blei gemeint sein kann.

Die Kenntnis der Sterne betrifft vor allem den dritten Arzttyp. Paracelsus nannte ihn »Charakteralis«. Er sollte über die Polarität der beiden ersten Arzttypen erhaben sein, denn er braucht keinen Stoff zum Heilen. Wie der Name schon andeutet, schöpft dieser Heiler seine Kraft aus seinem inneren Wesen und seinen Einsichten. Die Heilmethode des »Charakteralis« ist das Wort. Hierzu muss man Weisheit und Lebenserfahrung besitzen, eine innere Wahrheit ohne Zweifel kennen und einfühlsam sein; vor allem aber braucht man Charisma.

Wichtig ist hierbei auch die Frage nach der Macht des Heilers über seine Patienten. Wenn das Wort so gewaltig sein kann, dass es Krankheiten heilt, dann muss der Philosoph und der weise Freund aus dem Heiler sprechen. Spricht dagegen der Zweifel oder sogar Geldgier aus ihm, dann wird das Wort den Patienten in die Irre führen.

Es geht also nicht um Gesprächstaktiken und -techniken, sondern darum, im Patienten Selbsterkenntnis zu bewirken und seine Unterscheidungsfähigkeit zu stärken, sodass er selbst eine Antwort auf die Frage findet: »Was ist richtig, was ist falsch, was ist notwendig?«

Dieses Ziel verfolgt auch die moderne Psychologie, doch hätte Paracelsus mit Sicherheit nur solche Psychologen akzeptiert, deren Wissen auf den hermetischen Wissenschaften beruht. Mit der Psychologie ist der »Charakteralis« daher auch nicht erschöpft. Unter diesen Typ fallen auch Astrologen, die dem Kranken Einblicke in die geheimnisvollen Zusammenhänge von Makro- und Mikrokosmos ermöglichen. Ferner gehören zum »Charakteralis» die Meister der Hypnose, eine uralte Technik, die wahrscheinlich auch Paracelsus kannte und nutzte, sowie Menschen mit seherischen Gaben.

Diese Gaben sollte auch der vierte Arzttyp besitzen, den Paracelsus «Spiritualis« nannte. Er heilt mit den Kräften der Magie.

Magie ist die höchste der Künste, denn das geheime Wissen befähigt uns zur geistigen Herrschaft über die Materie. Mit Hilfe der Gestirne kann der magische Mensch Kräfte auf Objekte übertragen und sie als Heilmittel verwenden. Das notwendige Wissen offenbaren ihm die Geister, die man als innere Stimme wahrnimmt, denn »die wichtigste Quelle der Magie liegt in dem Menschen selbst. Aus sich selbst heraus muss der Mensch lernen und nicht von andern Menschen. Denn die Magie lässt sich nicht durch Erklärung lernen, es sei denn, dass diese von oben herab komme« (Paracelsus IV/834).

Die magischen Künste sind auch die Voraussetzung für das alchimistische Arbeiten. Damit sind die Suche nach Vollkommenheit und die Freisetzung des Geistes aus seiner stofflichen Gebundenheit durch Verwandlung von Natursubstanzen in eine Arznei gemeint.

Das Wichtigste beim magischen Heilen ist daher die Anwendung von »Arkana« – dies sind geistartige und magische Arzneien –, analog zu kosmischen Gegebenheiten. Magie ist Heilen in Harmonie mit den Sternenkräften, mit dem Ziel, im Menschen Harmonie zu erzeugen. Die magische Arznei soll im kranken Organismus eine höhere Ordnung oder Schwingung hervorrufen,

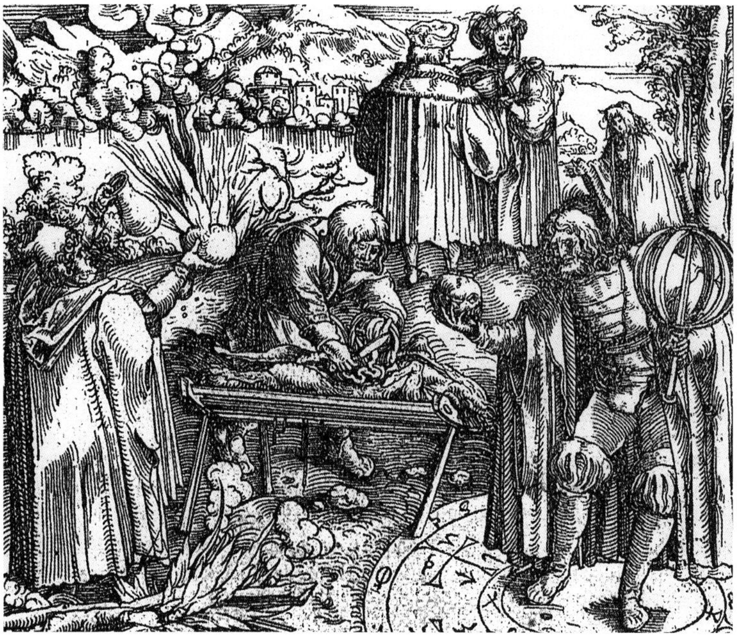

Verschiedene Möglichkeiten der Weissagung: das Lesen aus dem Feuer, den Eingeweiden, der Hand und aus den Sternen. Holzschnitt, 16. Jahrhundert.

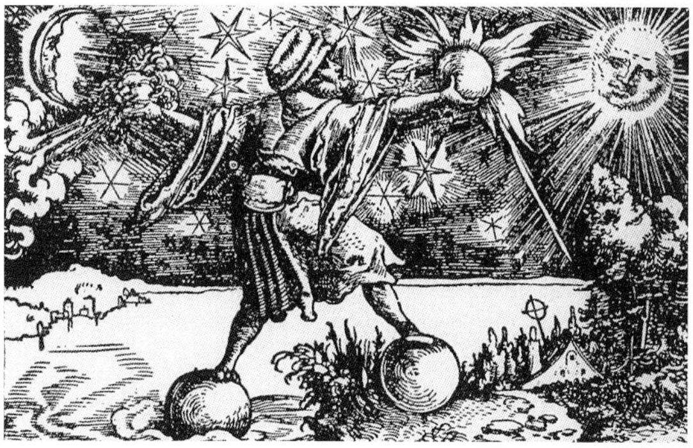

Der Magier als Beherrscher der Elementenkräfte. Holzschnitt von Hans Weiditz, 1532.

damit der Geist zur Selbsterkenntnis fähig wird und die Krankheit überwindet.

Neben der Anwendung alchimistischer Arzneien gehört zum »Spiritualis« auch das Wissen um die geheimen Kräfte der Kräuter, Wurzeln und Gesteine, die von intelligenten Wesen beseelt sind. Der magische Heiler versteht die Sprache der Natur und gebietet über die Pflanzengeister und Gnome der Erde. Hierzu gehört, dass er mit den Wesen, die mit den Elementenkräften, aber auch mit Pflanzen, Tieren und Gesteinen in Verbindung stehen, telepathisch kommunizieren kann.

Der »Spiritualis« behandelt durch Zauberei hervorgerufene Krankheiten mit einem Gegenzauber. Die Elementarwesen sind dabei seine Verbündeten. Bildmagie oder Amulette sind Beispiele für einen solchen Zauber (siehe »Ens spirituale«).

Auf dies alles kann der letzte Arzttyp verzichten. Der »Fidelis« heilt durch die Kraft des Glaubens. Dazu braucht er weder eine stoffliche Arznei noch Geister, und auch sein Wesen tritt in den Hintergrund. Beim »Fidelis« kommt die Heilkraft aus der spirituellen Verbundenheit seiner Seele mit den Schöpferkräften. Sein Geist ist zu einem Gefäß geworden, durch das der Weltengeist selbst wirken kann. Dies geschieht aber nur, wenn der Therapeut keinen Zweifel im Glauben kennt und ein Meister der Hermetik ist.

Seine Aufgabe ist es, die Sinne des Kranken für die höheren Mächte zu öffnen. Er will eine Erkenntnis bewirken, durch die der Patient seinen Geist auf das Übersinnliche richten kann. Nur so vermag der Kranke sein Urvertrauen wieder zu finden, sollte er es durch sein Leiden verloren haben.

Aber auch diesem Typ sind Grenzen gesetzt. Es gibt das Unheilbare, wo alle ärztliche Kunst vergebens ist und wo nur noch der Tod auf den Menschen wartet. Wenn der »Fidelis« aber den Glauben im Kranken wachruft, dann geschieht es manchmal, dass er geheilt an seiner Krankheit sterben kann. Denn Heilung findet in der unsichtbaren Seele statt und muss nicht immer zwingend mit dem Verschwinden von sichtbaren und messbaren Krankheitssymptomen einhergehen.

»Daher ist nicht in dem, den der Mensch erwählt,
sondern in dem, den Gott erwählt, die Arznei.
Er kennt den Arzt in seinem Herzen und achtet nicht
auf seinen Grad, auf seine Hochschule, auf seinen
Pomp, auf seinen Namen, auf seinen Brief und Siegel,
sondern er achtet auf den Barmherzigen und dem
gibt er die Arznei.« (Paracelsus II/289)

Doch manchmal ist es der Logos selbst, der heilt, ohne dass er dazu Menschen gebraucht, denn er selbst ist der höchste Arzt. Dann ist dem Menschen eine Gnade und eine Weihe zuteil geworden, weil die Zeit dafür reif war. Auf diese Weise geschehen die seltenen Wunderheilungen.

»Was uns über die irdische Natur erhebt, ist der
Glaube, der uns zu Geistern macht, den Geistern
gleichgestellt. (...) Aus dem Missbrauch des Glaubens
muss notwendig ein Aberglaube entstehen.«
(Paracelsus I/227 und 234)

Schimpftiraden des Paracelsus über die Vertreter der Heilkunst

»Welcher Naturphilosoph möchte nicht lachen in Anbetracht des Umstandes, dass die Ärzte die grundlegensten philosophischen Wahrheiten, die ja auch in der Medizin mit vielen Krankheiten und Schmerzen zusammenhängen, unberücksichtigt bleiben. Sie kümmern sich nicht darum und dressieren ihre Schüler nur auf das Geldeinnehmen.« (I/132)

»... nur durch die Macht der Gewohnheit und des Herkommens und durch den Lehrgang an den Hochschulen, in denen nur Schwätzer und Schreiber aufwachsen, ist das zu erklären (Unfähigkeit der Ärzte). Wer rezeptiert, aber niemanden gesund macht ist nichts als ein Schreiber und somit auch nur ein Doktor der Schreibkunde, nicht aber der Heilkunde.

Also Schreiber und Schwätzer seid ihr und dabei bildet ihr eine geschlossene Sekte, wie die Pharisäer: Denn keiner darf euch was dreinreden. Wie ein Mönchsorden, der den Unterschied zwischen weiß und schwarz nicht kennt.« (I/159)

»... lauter Henker, Huren und Hundeschinder. Wäret ihr richtige Doktoren, so würden wahrlich eure Bücher so viel lehren, dass kein Henker euch mit seiner Kunst übertreffen könnte. Aber da sie alle nichts wert sind, hat der Henker die Möglichkeit, euch mit seinen Künsten und Disputationen zu übertreffen.« (I/163)

»Sonst (wenn man nicht über das wahre Wissen verfügt) ist die Medizin nichts als eine dürre, geruchlos gewordene Zimtrinde, die einem im Maul zergeht wie ein Filzhut.« (I/211)

»Euer (von den falschen Ärzten) wird keiner im hintersten Winkel bleiben, den nicht die Hunde anbrunzen. Ich werde Monarch und mein wird die Monarchie sein und ich führe die Monarchie und gürte euch eure Lenden. Wie gefällt euch Cacophrastus[3]? Diesen Dreck müsst ihr essen. Wie wird es euch Hornochsen anstehen, so euer Cacophrastus ein Fürst der Monarchie sein wird und ihr Kalfakter (Übeltäter) werdet Schlotfeger.« (I/335)

»Wo werden bei dieser Musterung (Beurteilung durch höhere Mächte) Doktor Kunz und Meister Läusesträhler und Meister Arschkratzer bleiben mit ihren zahnbrecherischen Zoten und hocherhobenen Eselsköpfen. (...) Denn ihre Hoffart und Pracht ist durch Lug und Trug erhalten worden und fährt damit hin. O, wie werden die Scheindoktoren pfeifen, wie die Schlangen gegen die Kröten. Ihr Gift fahre in sie und nicht in mich. Und ihre Apotheken mögen sie selbst fressen, besser sie ersticken daran als ich.« (I/339)

»Ich sage euch: mein Gauchhaar am Genick weiß mehr als ihr und alle eure Autoren. Und meine Schuhrinken sind gelehrter als euer Galenus und Avicenna. Und mein Bart hat mehr Erfahrung als alle eure Hohen Schulen. Ich will die Stunde noch erleben, da euch die Säue im Kot herumziehen müssen.« (I/342)

»Wer also die Natur bereiten will, der muss durch ihre Schule, und sonst ist er nur ein Sudelkoch und Suppenpantscher und Ausspüler.« (I/387)

»Und die Säue müssen in euch (falschen Ärzten) wühlen und werden nichts nützlicheres bei euch finden, nur den Dreck. Das heißt, nichts ist bei euch nütze, der Dreck ist das Beste an euch, das andere sind eitel Blindschleichen und Moldwürmer nisten da in eurer roten Kapuze und auf den mit Hagedorn gekrönten Köpfen.« (I/429)

»Meister Schnattergeck und Hämmerlein wollen nur auf dem Esel reiten und Dukaten und Gulden fördern.« (I/615)

»Zuviel ist hier von mir offenbart worden und es ist schade, dass es den Hypokriten, den Geldpfaffen, Lotterhölzern und Hurenhengsten, denen nur ein Kalb und ein Kalbskopf von Geburt zukommen, offenbart wurde.« (I/690)

»Er (der Arzt) soll selbst so viel wissen, dass auch Dioscorides sein Schüler sein kann. Da dies nicht der Fall ist, seid ihr nicht Ärzte, sondern Vaganten, die man nach dem rechten Handwerk Campisierer (Landstreicher) nennt.« (II/321)

»Wer aber in der Magica nicht erfahren ist, den haltet für einen Sudler, und ein Sudler wird er ein Leben lang bleiben, bis er in seine Grube fällt.« (III/649)

»Man unterstehe sich nicht, auf dem Polster die Werke Gottes zu erfahren oder nur durch Buchstaben. Man soll sie im Schweiße des Angesichts erfahren (...). Man wird dann für einen wahrhaftigen, weisen, frommen und glaubwürdigen Arzt gehalten und ist nicht so wie die Polsterärzte, die von verdorbenen Schulmeistern und verzweifelten Lokaten, Büffeln, Gehörnten und Schergen belehrt werden (...). Außerdem sind die Apotheker falsch und betrügerisch, sie ziehen die Polsterärzte am Narrenseil herum.« (III/677)

3 So beschimpften ihn seine Kritiker.

Das Ens astrale – Der Mensch erkrankt aus Sympathie zum Gestirn

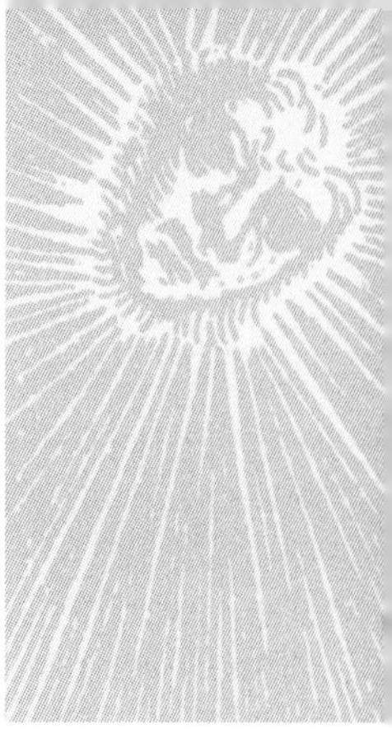

»Das Ens astrale sollt ihr in dem Sinne verstehen:
Es ist etwas Unsichtbares, das uns alle und
alle empfindsamen Lebewesen am Leben erhält.«
(Paracelsus I/18)

Die Macht der Gestirne

Die erste mögliche Ursache von Krankheit beschäftigt sich mit der Wirkung der astralen Welt der Gestirne auf den Menschen. Die moderne Medizin kennt dieses Phänomen höchstens noch als Einfluss des Mondes, der Sonne oder des Wetters – Mondsüchtigkeit, Verschlimmerung eines Leidens bei Neu- oder Vollmond sowie Krankheiten in Abhängigkeit vom Sonnenstand, von Jahreszeiten oder von Wetterlagen wie Föhn sind einige Beispiele. Auch wenn die Ursachen allgemein bekannt sind, gilt man als Betroffener oft als Simulant oder als psychosomatisch krank, weil die Schulmedizin schlicht keine therapeutische Antwort auf diese Leiden kennt.

Blättert man dagegen in homöopathischen Symptomenverzeichnissen, findet man zumindest einige Ideen. Die Wirkung der angegebenen Mittel ist allerdings von Fall zu Fall sehr unterschiedlich. Einen Versuch sollte man aber unbedingt wagen, denn der Leidensdruck der Patienten ist häufig sehr groß, und man muss daher für jede Idee dankbar sein.

Beispielsweise erschien vor einigen Jahren eine Frau in der Praxis, die eine fürchterliche Angst vor Gewittern hatte. Sie konnte die Luftspannungen einfach nicht ertragen. Ihre Heilmittel waren unter anderem Phosphor D30, Argentum nitricum D12 und Meteoreisen D12 sowie das Begleitmittel »Melissa Cupro culta« D3 (Weleda) zur Nervenberuhigung. Phosphor entspricht dem brennenden Sonnenprinzip, es ist ein wirksames Mittel bei Störungen durch Feldphänomene und Hypersensibilität. Silbernitrat korrespondiert mit dem Mond und löst unbewusste Ängste auf, indem es die Reflexion über das eigene Selbst anregt. Das kosmische Eisen (Mars) sollte der Patientin die Angst nehmen und sie widerstandsfähiger machen, während die Melisse (Venus) seelische Spannungszustände ausgleicht. Die Therapie dauerte rund sechs Monate und bestand auch in der Beschäftigung mit Blitzgottheiten. Seither kann die Patientin sehr gut mit ihren Ängsten umgehen.

Bei Paracelsus umfasst das Ens astrale aber weit mehr als nur Wetterphänomene, denn alle kosmischen Kräfte können den Menschen beeinflussen. Dies gilt besonders für die zwei Lichter Sonne und Mond, die fünf Wandelplaneten und für Kometen, die er Himmelsgeschosse nannte; heute kommen noch die transsaturnalen Planeten hinzu.

»Alle wissenschaftlichen Schulen betrachten den Menschen als ein mehr oder weniger in sich abgeschlossenes Ganzes, das zum Kosmos keine näheren Beziehungen hat. Der Mensch wäre demnach begrenzt durch seine Körperoberfläche. Die Schulmedizin betrachtet den Menschen nur von diesem Gesichtspunkt aus.
Für Paracelsus (...) ist der körperliche Mensch keineswegs die ganze menschliche Organisation; zwar scheint der Mensch losgelöst vom Kosmos und unabhängig von seiner näheren und weiteren Umgebung zu sein, aber nur, weil wir in unseren Wahrnehmungen auf unsere Sinnesorgane beschränkt sind und daher die unzähligen Fäden nicht sehen, welche ihn mit dem Ganzen verbinden.« (Adolf Voegeli, 1955)

Doch wie ist es möglich, dass die Gestirne Krankheiten verursachen und noch dazu jede nur denkbare? Vor allem Mars und Saturn, die man in der Astrologie auch als Übeltäter oder kleines und großes Unglück bezeichnet, sollen oft Unheil verursachen.

Wenn man sich zum ersten Mal mit dieser Frage befasst, möchte man meinen, dass die Astrologie davon ausgeht, dass alles durch die Macht der Gestirne vorherbestimmt ist. Dies ist ein grundlegender Irrtum. Die Sterne »zwingen nicht, sie treiben den Menschen zu ihrem Vorhaben« (Paracelsus I/764).

Paracelsus war der Meinung, dass das menschliche Streben, solange es nicht auf Weisheit

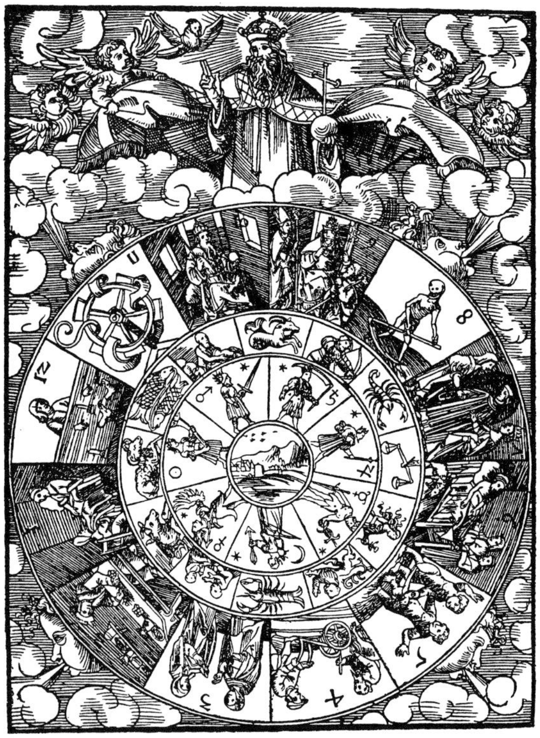

Tierkreisdarstellung mit Planeten und der Bedeutung der astrologischen Häuser. Titelholzschnitt des Kalenders von Leonhard Reymann, 1515.

beruht, eine solche negative Kraft entfalten kann, dass es die Gestirne am Firmament »erzürnen« und »entzünden« kann. Die Krankheiten, die dadurch in uns entstehen, sind als Erziehungsmaßnahme und Strafe der Sterne aufzufassen, denn »des Himmels Hand und Ruten sind die Sterne und von diesen werden uns die Krankheiten zugefügt« (Paracelsus I/686f.).

Jede Krankheit beginnt »im Gestirn, und vom Gestirn dringt sie hernach in den Menschen. Das heißt also, womit der Himmel vorangeht, das beginnt sich im Menschen zu vollenden (...). Das Gestirn im Menschen erhält von Gottes Hand die Bestimmung, nachzuahmen, was der Himmel außen beginnt und schafft, so muss es hernach im Menschen geschehen« (Paracelsus I/368).

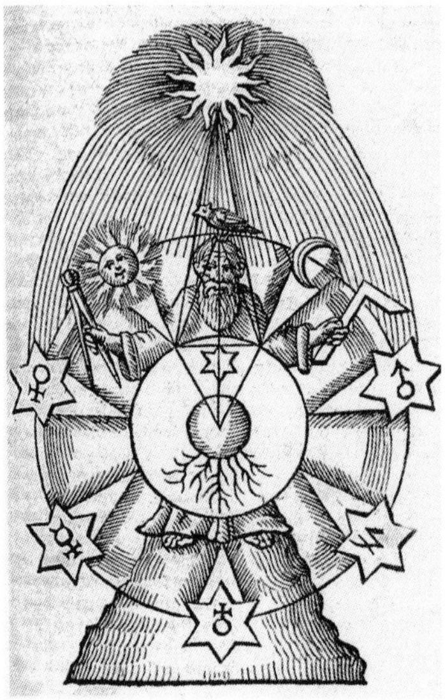

Die sieben Planetenkräfte mit Saturn als Hüter der Weisheit. Aus: »Theatrum chemicum«, 1661.

Wie stark sich die Krankheit auswirkt, hängt ganz vom Bemühen des Menschen ab, seine Unvollkommenheit zu bändigen. Nur wenn der Mensch seinen Leidenschaften freien Lauf lässt, haben die Sterne absolute Macht über ihn. Wandelt er aber auf dem Weg göttlicher Weisheit, ist er bald frei von jeder Knechtschaft.

Wenn die Sterne uns infizieren

Nach Paracelsus ist der Mensch ein Mikrokosmos, der nach denselben Gesetzen wie der Makrokosmos aufgebaut ist. Die Sternzeichen entsprechen unserer äußeren Hülle und die Planeten unseren Organen mit ihren verschiedenen Funktionen. Letztere sind zudem für die Bildekräfte der Natur verantwortlich, damit auch für die des Menschen. Das bedeutet, dass sämtliche klimatischen Bedingungen, alle geologischen Phänomene und jegliche Ressourcen, die wir zum Leben brauchen, genauso von ihrem Wirken abhängig sind wie unser Organismus. Ausgenommen ist nur unser wahres Wesen, also der Mensch an sich denn er ist ein Ebenbild des Göttlichen und nicht der vermittelnden planetarischen Kräfte (I/16).

Die Gestirne bilden durch ihre Eigenschaften die Grundlage des Lebens, und sie erhalten es auch. Paracelsus nannte diese Kraft »Meteoron«[4]. Sie korrespondiert am stärksten mit dem Element Luft, das der Träger der geistartigen Eigenschaften des Göttlichen ist. Dies nannte er das »Meteoron magnum«; es umfasst den gesamten Kosmos, im Gegensatz zum einfachen Meteoron der Sterne, das für das Leben auf der Erde zuständig ist. Ähnliche Begriffe aus anderen Kulturen und Epochen sind beispielsweise das »Prana« der Inder, das chinesische »Chi«, das griechische »Pneuma«, das »Od« Wilhelm von Reichenbachs oder das »Orgon« Wilhelm Reichs. Immer sind die Begriffe mit der himmlischen und unsichtbaren Lebenskraft verbunden.

Meistens ist das Meteoron der Sterne positiv und harmonisch, unter bestimmten Bedingungen kann es allerdings seine Qualität verändern und schädliche Auswirkungen haben. Dann wirkt es wie ein Gift, und wir müssen in diesem Gift exis-

4 Es ist nicht ganz klar, wie Paracelsus diese Kraft wirklich bezeichnete. Bernhard Aschner interpretierte sie als »Meteoron«.

tieren, ob wir wollen oder nicht. Aber was bewirkt diese qualitative Veränderung, und warum kann sie uns beeinflussen?

In vielerlei Hinsicht besitzen die Gestirne Eigenschaften wie wir Menschen. Auch sie kennen Liebe, Streit, Eifersucht, Hochmut usw., die ihre Wesensart verändern können. Geschieht dies, dann verändern sich auch unsere Lebensbedingungen: »Die Gestirne haben ihre Natur und mancherlei Eigenschaften wie die Menschen auf Erden. (...) Sind sie gerade in ihrer Güte, so kommt nichts Böses von ihnen, doch wenn sie böse sind, entsteht ihre Bosheit« (Paracelsus I/19–20).

Die Eigenschaften erkennt man durch die Stellung der Planeten in den Sternzeichen und durch die Winkelbeziehungen, die sie ständig untereinander bilden. Besonders wenn sie sich in »Exaltation« befinden, sind Planeten oft hochmütig oder aggressiv und unterdrücken alle anderen: »Merket, dass wir nicht die Sonne oder den Winter allein beschuldigen, unserem Körper zu schaden, sondern, wie das Beispiel euch lehren mag, dass jeder Planet und Stern an unserer Krankheit schuld ist, wenn er in Exaltation ist und so das Meteoron durchdringt und ihm seine Eigenart überträgt« (Paracelsus I/21).

Unter Exaltation versteht man die besondere Stellung eines Planeten in seinem eigenen Zeichen und in solchen, in denen er »erhöht« wird. Aber auch, wenn ein Planet in ungünstigen Zeichen steht, kann er erhebliche Schwierigkeiten machen.

Wie schon angedeutet, gibt es Planeten, die von Haus aus Eigenschaften eines Übeltäters haben, das heißt, dass ihre Grundnatur sich für die Menschen häufig negativ auswirkt. Befinden sich diese Planeten in Exaltation, verstärkt sich ihre negative Wirkung um ein Vielfaches.

Unter den sieben Planetenkräften sind dies vor allem der »kriegerische« Mars und der »lähmende« Saturn. Aber auch der »launische« Mond und der »listige« Merkur bescheren öfter Probleme. Gutmütig ist dagegen die Venus, die sich nur manchmal in Selbstgefälligkeit badet. Eigentlich immer wohlwollend sind Sonne und Jupiter.

Es hat sich gezeigt, dass sich bei einer Rückläufigkeit von Planeten die negativen Eigenschaften nochmals verstärken. Dabei handelt es sich um eine optische Täuschung, die durch die unterschiedlich schnellen Umlaufbahnen der Planeten zu Stande kommt, wenn man sie von der Erde aus betrachtet. Die Rückläufigkeit ist ein rhythmisches Phänomen, das heißt, es tritt regelmäßig ein und betrifft alle Planeten, nicht aber die zwei Lichter Sonne und Mond.

Wie schwierig zum Beispiel ein rückläufiger Mars sein kann, zeigte sich im Kosovokrieg 1999. Die Kriegsvorbereitungen begannen, als Mars noch in der venusischen Waage und damit im Exil war. Der Konflikt eskalierte zum Krieg, nachdem Mars in den Skorpion eingetreten war, das Zeichen okkulter Macht, und dort rückläufig wurde; im Skorpion ist Mars der Herrscher. Gleichzeitig gab es Spannungswinkel zwischen Mars und Uranus sowie zwischen Saturn und Neptun, die auf unklare und übereilte Handlungsmuster, aber auch auf Feindseligkeiten und Eskalation hinweisen. Der Merkur war zu diesem Zeitpunkt ebenfalls rückläufig; dieser Aspekt fordert zum Nachdenken auf und warnt vor überstürzten Entscheidungen. Der Krieg endete genau an dem Tag, als Mars wieder seiner gewohnten Bahn folgte; zu diesem Zeitpunkt stand er wieder im Zeichen Waage.

Neben einer Rückläufigkeit im eigenen Zeichen kann sich das Ganze also nochmals verstärken, wenn die Übeltäter untereinander bestimmte Winkel bilden. Vor allem das Quadrat (90°) und die Opposition (180°) sind problematisch, dies gilt besonders für Mars und Saturn, aber auch für die transsaturnalen Planeten.

> »Wisset, dass ein weiser Mann das Gestirn regieren und meistern kann und das Gestirn nicht ihn. Das Gestirn ist ihm unterworfen, es muss ihm folgen und er nicht dem Gestirn. Einen viehischen Menschen aber regiert, meistert, zwingt und nötigt das Gestirn.«
> (Paracelsus III/287)

Früher glaubte man, dass solche Aspekte neben Krieg auch anderes Unglück mit sich brächten. Paracelsus und Seher wie Nostradamus sagten auf diese Weise das Auftreten der Pest und anderer Seuchenzüge voraus. Man war sich vor allem auch darüber einig, dass man nur wenig Einfluss ausüben kann, solange negative Phänomene am Himmel herrschen.

Der Einfluss der Sterne bietet eine mögliche Erklärung für die merkwürdigen Zufälle bei der Pest und anderen Seuchen. Meistens traten diese Seuchen nämlich spontan auf, und genauso spontan hörten sie häufig wieder auf. Interessant ist auch, dass unerklärlicherweise immer einige Regionen vollständig verschont blieben, während ringsum die Seuche wütete.

Dies geschah zum Beispiel in Nürnberg während des ersten großen Pestzuges im vierzehnten Jahrhundert, als die Stadt nicht einen einzigen Pesttoten zu beklagen hatte, während rund ein

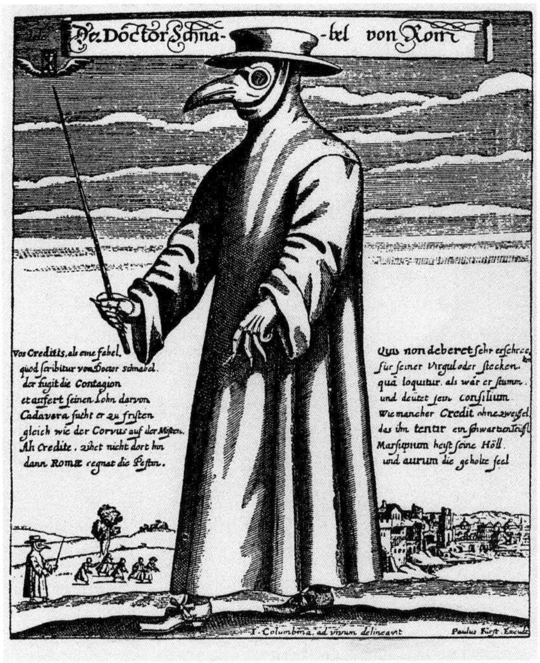

Römischer Pestarzt in der traditionellen Schutzkleidung und mit einer Schnabelmaske, in der sich wohlriechende Essenzen befinden, 1656.

Drittel der damaligen Bevölkerung Europas sterben musste. Gemäß Paracelsus liegt dies daran, dass ein vergiftetes Meteoron niemals überall gleich wirkt.

Gerade bei der Pest gibt es noch ein weiteres Phänomen: Es erkranken nämlich keineswegs alle, selbst bei intensivem Kontakt mit Kranken. Hierzu meinte Paracelsus, dass »subtile Komplexionen«, worunter er die ganz Empfindsamen und Ängstlichen verstand, besonders schnell erkranken. Auch Sünder, die die Sterne durch ihre Taten erzürnen, soll es eher treffen als andere (I/699).

Umgekehrt lässt sich daraus schließen, dass robuste Menschen und alle, die in Harmonie mit dem Göttlichen leben, eher gesund bleiben. Ob Letzteres stimmt, sei dahingestellt; mit der Robustheit hat er aber zweifellos Recht. Wenn man schon die Sterne nicht überwinden kann, dann kann man wenigstens für ein »starkes Geblüt« sorgen, zum Beispiel durch die prophylaktische Einnahme von Immunstimulanzien und Lebenselixieren.

Die Schulmedizin versucht dies heute durch Impfungen zu erreichen, allerdings nicht selten nur mit zweifelhaftem Erfolg, wenn man die zahlreichen Impfschäden bedenkt, die selbstverständlich aus schulmedizinischer Sicht geringer sind als der Nutzen. Spätestens dann, wenn man als Praktiker dutzende Impfopfer behandeln musste, kann man in dieser Art von Prophylaxe nicht nur Gutes entdecken.

Ein Fallbeispiel zur Illustration: Ein Patient erkrankte während einer Urlaubsreise nach Nepal an einer Nervenentzündung mit Lähmungserscheinungen. Die Symptome traten nach einem heftigen Brechdurchfall auf und verschlimmerten sich während Wochen stetig. Schließlich konnte er vor Schwäche kaum noch ein Glas halten und sah sich schon im Rollstuhl enden. Der Patient hatte sich vor der Reise gegen Tod und Teufel impfen lassen, unter anderem gegen Poliomyelitis, Hepatitis A/B und gegen die japanische Enzephalitis. Das akute Leiden, gegen das es keinen Impfschutz gibt, hatte ihn aber so geschwächt, dass die Impftoxine ihre krankmachende Wirkung entfalten konnten. Die einigermaßen erfolgreiche Therapie war sehr komplex und bestand unter anderem aus folgenden Mitteln: Mercurius solubilis D30 (Merkurmetall Quecksilber), Stibium metallicum praeparatum D12 (Antimonspiegel von Weleda), Silicea D12 (Kieselsäure = Saturn), Eisenverbindungen (Mars), Immunstimulanzien zur Abwehrsteigerung und einer Enzymtherapie.

Um diesen Fall ganz zu verstehen, müssen wir einen wichtigen Gesichtspunkt des »Ens astrale« näher betrachten, der bisher noch nicht zur Sprache gekommen ist.

In der Astrologie gibt es eine Technik, die aktuelle Gestirnsstände in eine Beziehung zum Geburtshoroskop bringt. Solche Transithoroskope sind nicht selten der Schlüssel zum Verständnis unglücklicher Ereignisse im Leben. Im obigen Fall hatte die Person ein Quadrat des Transitsaturns im Widder (Saturn im Fall), der zwischenzeitlich rückläufig wurde, zum rückläufigen Geburtssaturn im Steinbock (Saturn ist dort Herrscher). Zudem lähmte ihn der Einfluss des Neptuns im Wassermann.

Paracelsus schrieb zum Problem des Transits: »So lange der Anfall dauert, so lange ist der Himmelskörper in der Materie, schnell oder kurz, so oft er hineinkommt, so oft beginnt auch ein Anfall. Diesen hat nun der Arzt vorauszusagen, daher soll er ein Astronom sein, denn sonst sieht er die Krankheit an wie ein Kalb ein Tor. Es kommt auch vor, dass ein Himmelskörper oft mit Gefährten und nicht allein ist. Selten ist nämlich ein Himmelskörper solcher Art allein, sondern es sind viele oder wenige, die aneinander hängen, vorhanden« (Paracelsus I/171).

Besonders schwierig ist der Einfluss des langsam laufenden Saturns, wie bei unserem Impfopfer. Die Qualität des Saturns ist die Hemmung und die Struktur. Er verkörpert aber auch Geduld, Disziplin, die Suche nach der Berufung und die Einsicht in kosmische Zusammenhänge. Als Transit macht er sich allerdings häufig negativ bemerkbar, weil nur wenige Menschen freiwillig ihrer Berufung folgen wollen.

Mit Saturn verbunden sind daher schicksalhafte Prüfungen und Einschränkungen, die man meistens als lästige Hürden im Leben empfindet oder als chronische und schwächende Krankheit erdulden muss. Häufig kommt es auch zu Verlusterlebnissen. Das Erleben dient aber zur Entwicklung der Persönlichkeit und stärkt den Charakter.

Die Prüfungen des Saturns finden etwa alle sieben Jahre statt. Die Umlaufzeit Saturns durch den Tierkreis beträgt rund 29 Jahre. Das bedeutet, dass es alle sieben Jahre zu einem Quadrat, einer Opposition oder einer Konjunktion des Transitsaturns zum Geburtssaturn kommt.

Ein Saturntransit dauert etwa neun (!) Monate. Häufig ist er ein Auslöser für langwierige und schwierige Krankheiten; das gilt auch für jene Zeitpunkte, wenn er andere Planeten transitiert. Ein Saturn-Saturntransit gilt als der schwierigste überhaupt; übertroffen wird dieser Aspekt nur manchmal durch einen Transit der transsaturnalen Planeten, die Paracelsus aber noch nicht kennen konnte.

Ist alles vorbei, leidet man zwar noch lange an den Folgen, doch viele fühlen sich danach wie neugeboren und treffen endlich die notwendigen Entscheidungen für ihr weiteres Leben.

Ähnlich sah dies auch Paracelsus: »Gut geht es den Leuten und gereicht ihnen zur Heilung, wenn der Saturnus aus ist (Ende eines Saturntransits); dann geht ihnen ein neuer Himmel auf, das ist ein Eingang eines langen Lebens, doch lange und heftig führt sie Saturnus in seiner Hand und er speist sie nur dürr und mager (Planet der Askese und des Verzichts). (...) Wird er nicht seiner Macht entsetzt (astrologische Behandlung), ist keine Heilung möglich« (Paracelsus II/199f.).

Nun ist es aber so, dass nicht jeder bei einem Transit die gleichen Schwierigkeiten hat. Dies erklärt sich aus der Persönlichkeit des Betroffenen, die eventuell schon einen hohen Grad an Reife besitzt, aber auch aus einer günstigen Stellung der sonstigen Planeten im Geburtshoroskop, die einen schwierigen Transit kompensieren können.

Vergiftet ein Stern das herrschende Meteoron, dann infiziert er in jedem Fall nur Personen, für die dies zu einer Reifeprüfung werden soll und weil ihr Geburtshoroskop eine ähnlich ungünstige Kon-

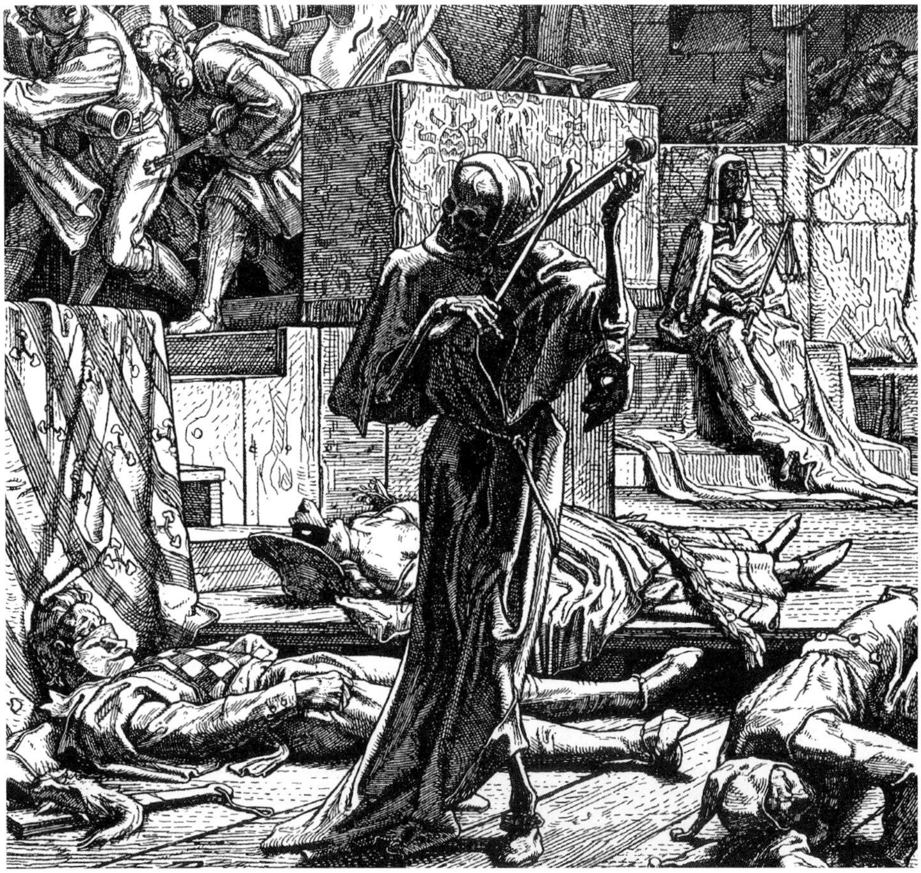

Der Pesttod. Holzschnitt aus dem 19. Jahrhundert.

stellation aufweist, wie sie am Himmel gerade herrscht. Man kann also sagen, dass der Mensch aus Sympathie zu den Gestirnen erkrankt. Andere sind dagegen immun, weil ihr Horoskop keine Affinität zum Geschehen am Himmel zeigt.

Wie man sich aus den Fängen der Sterne befreit

Sollten die Sterne die Krankheitsursache sein, dann ist eine Therapie nur schwer möglich, solange wir unter dem Einfluss dieser Sterne stehen. Wie Paracelsus angab, braucht es hierfür unbedingt Arzneien, die eine Korrespondenz zum Himmelsgeschehen aufweisen. Am besten eignen sich zur Therapie alchimistische Zubereitungen der Planetenmetalle, da sie am stärksten die Kräfte des Kosmos in sich tragen (siehe auch Seite 60).

Paracelsus bezeichnete dieses Vorgehen als »Transplantatio«. Darunter verstand er die Umwandlung einer negativen Planetenkraft mittels eines Arkanums in eine wohlwollende. Als Beispiel führte er an, man könne einen Saturntransit in die harmonische Kraft der Venus verwandeln, wenn man Antimonverbindungen verabreiche: »Wenn nun der Mensch transplantiert und einem Planeten genommen werden soll und einem anderen unterworfen werden soll, ist Antimonium das, was den Saturnus gegen die Venus auswechselt (Planet der Regeneration). (...) Es ist also hier zu merken, dass bei jeder Heilung von Krankheiten, bei denen die Heilung auf natürliche Weise unmöglich ist (Selbstheilung) und nicht hilft, Transplantatio gewählt werden soll« (Paracelsus II/199f.).

Das giftige Antimon ist eines der besten Reinigungs-, Kräftigungs- und Verjüngungsmittel überhaupt, und es erhält wie kein anderes Mittel die Lebenskraft, allerdings nur als vergeistigtes Präparat: »In ihm ist nämlich die Essentia, die nichts Unreines mit Reinem zusammenlässt. (...) Mit Recht loben wir es also hier, weil Antimonium von allen Mineralien das höchste und stärkste Arcanum in sich enthält. (...) Wenn überhaupt nichts Gesundes im Körper ist, verwandelt es den unreinen Körper in einen reinen« (Paracelsus III/151). Antimon bewirkt also eine Umstimmung bei einer Tendenz zu Entartungen. Um die Wirkung zu verstärken, verordnete Paracelsus Antimon gerne zusammen mit der venusischen Melisse, einem der besten Arkana für das Herz, den Sitz der Seele.

Neben der »Transplantatio« gehört die prophylaktische Einnahme von Mitteln zu den wichtigsten Therapiemaßnahmen. Wenn man weiß, dass ein schwieriger Transit bevorsteht, ist es ratsam, die entsprechenden Planetenmetalle und die mit den Planetenkräften korrespondierenden Kräuter schon im Vorfeld einzusetzen.

Hat man nicht die nötigen astrologischen Kenntnisse, muss man sich anders behelfen. Zunächst ist eine gemäßigte und gesunde Lebensweise ratsam, damit man die Lebenskräfte nicht unnötig schwächt. Auch an die Einnahme von Vitaminen und Spurenelementen (Oligotherapie) sollte man unbedingt denken.

Ferner sind Lebenselixiere geeignet, weil sie das »Geblüt« stärken beziehungsweise die Vitalkräfte anregen und man auf diese Weise den Planeten besser gewachsen ist; sie bestehen immer aus Mitteln, die man den Wohltätern Sonne, Venus und Jupiter zuordnet. Ein bewährtes Elixier ist zum Beispiel das goldhaltige »Aquavit« [Solunat Nr. 2] von Soluna. Man kann sich auch nur mit dem Sonnenmetall Gold behelfen, das laut Paracelsus eines der besten Schutzmittel ist (»Aurum metallicum praeparatum« D12 von Weleda, alle paar Tage eine Dosis).

Paracelsus schätzte auch Edelsteine zur Stärkung der Vitalkräfte. Seiner Meinung nach sind sie besonders von den Gestirnen gesegnet und daher auch gut geeignet, eine Sterneninfektion zu bannen (III/340).

Am liebsten verwendete er zur Behandlung von Infektionen Amethyst, Bergkristall, Hyazinth und Smaragd (I/752; III/94). Einige Edelsteine sind heute noch als Homöopathika im Handel.[5]

Alle genannten Steine sind Silikatverbindungen. Silicium wirkt anregend auf das Immunsystem, es stärkt aber auch die Sinneswahrnehmungen und das Nervenkostüm und vermittelt Einsichten in metaphysische Zusammenhänge.

Einige weitere spezifische Eigenschaften der Edelsteine ergänzen die Heilwirkung bei Infektionen: Amethyst fördert karmische Erinnerungen und erleichtert karmische Leiden; Bergkristall stärkt die Voraussicht, die Nerven und das Rückgrat und fördert die Rekonvaleszenz; Hyazinth eignet sich für böse Folgen von Strahlungen, besonders bewährt hat er sich bei Neurodermitis; Smaragd harmonisiert alle Vitalfunktionen und macht zuversichtlich, zudem ist er ein gutes Mittel

5 www.apotheke-weleda.de: Amethyst Verreibung D6/D10; Smaragd Verreibung D6.
Bergkristall = Quarz liefert Staufen-Pharma, Wala und Weleda in verschiedenen Potenzen und Zubereitungsformen. Bei einer Sterneninfektion, vor allem durch Mars, hat sich das Mittel »Meteoreisen« (Ampullen und Globuli) von Wala zur Abwehrsteigerung sehr bewährt.

Von dem Calcedoni.

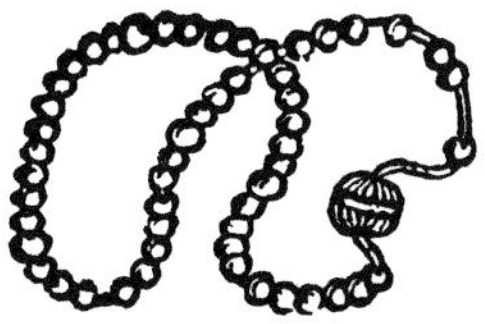

Von dem Corallen.

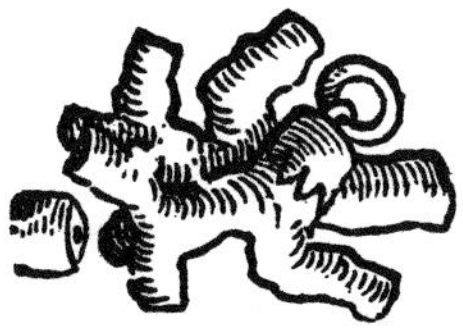

Von dem Cristallen.

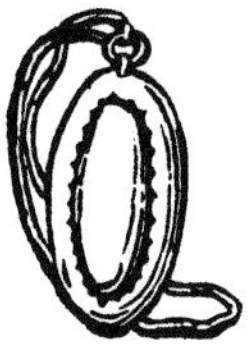

Von dem Carbunckel.

Schutzmagische Amulette gegen Tod und Teufel. Holzschnittvignetten aus dem »Buch der Natur« von Konrad von Megenberg, 14. Jahrhundert.

zur Anregung des Geistes (III/340) und ein Arkanum bei Menstruationsschmerzen (III/200).

Ebenfalls ein großes Arkanum bei einer drohenden Sterneninfektion ist die rote Koralle (Corallium rubrum), die Paracelsus über alle Maßen schätzte. Er verwendete sie vor allem zur Behandlung von Frühsymptomen bei Infektionen (I/665) und als Angst hemmendes Mittel, da Angst die Aura schwächt und man daher schneller infiziert werden kann.

Die schutzmagischen Eigenschaften der roten Koralle sind besonders für Kinder wichtig. Gerade sie werden in den ersten Lebensjahren von schweren Infektionen geplagt. Man kann allerdings beobachten, dass die Überwindung solcher Infekte immer mit einem Entwicklungssprung einhergeht. Als Hilfsmittel und Schutz für den beginnenden Lebensweg kann man Kindern täglich eine kleine Dosis »Corallium rubrum« D3 (Apotheke an der Weleda) verabreichen. In der Volksmedizin ist es manchmal noch heute üblich, Kleinkindern Schnuller aus Koralle zu geben, damit die Luftdämonen sie nicht infizieren können. Paracelsus verwendete bei Kindern ebenfalls Korallenamulette: »Ihr sehet auch, dass man den Kindern Korallen um den Hals zu hängen pflegt, um sie vor dem Erschrecken zu schützen« (Paracelsus I/673).

Schutz vor dem »Schweiß der Sterne«

Paracelsus glaubte, dass jeder, der an einer Sterneninfektion leidet, den Schweiß der Sterne nicht verträgt, der sich mit unserem Astralkörper verbindet. Eine weitere Möglichkeit, den Sternen ein Schnippchen zu schlagen, ist daher eine konsequente Reinigung und Kräftigung des Körpers und der Aura.

Zur Entgiftung verwendete Paracelsus gerne Präparate aus Arsen (Arsenicum album) und Schwefel (Sulfur). Ihre Eigenschaften wenden sich besonders gegen einen Marseinfluss, den man nach Paracelsus bei allen Arten von Pestilenz und Vergiftungen »transplantieren« sollte.

Schwefel ist heute in der Homöopathie eines der am meisten verwendeten Mittel. Man verabreicht ihn am Anfang einer Behandlung von chronischen Krankheiten (D12), um Toxine aus Körpergeweben und katalytische Blockaden zu lösen. Das gleiche macht man am Ende einer Behandlung von akuten Leiden, um Resttoxine zu entgiften und um Rückfällen vorzubeugen (D12).

Kommen allopathische Behandlungen als Ursache in Betracht, verwendet man Sulfur D6 als Reaktionsmittel, da die Allopathie (Heilverfahren, das Krankheiten mit entgegengesetzt wirkenden Mitteln zu behandeln sucht) gerne eine körpereigene Entgiftung unterdrückt (Stichwort: Folgen von Antibiotika). Auch sonst ist Sulfur D6 das Entgiftungsmittel der Wahl (siehe auch Text von Patricia Ochsner). Ferner eignet er sich zur Behandlung von juckenden Symptomen und bei Veränderungen im Bereich der Schleimhäute.

Ähnlich positive Wirkungen sind von Arsen zu erwarten. In Tiefpotenzen (D6) ist es ein ausgezeichnetes Tonikum. Es hilft auch besonders gut bei Vergiftungen und Allergien, vor allem, wenn sie durch Lebensmittel ausgelöst werden. Ungewohntes Essen in fremden Ländern verträgt man mit Arsen ebenfalls deutlich besser (= fremdes Meteoron). In mittleren Potenzen (D12) beugt Arsen jeder Entartung eines Leidens vor, gleichgültig welcher Art die Krankheit ist und wo immer sie lokalisiert ist. Arsen eignet sich zudem für alle brennenden Krankheitssymptome.

Sulfur und Arsen gelten als Ergänzungsmittel, und man kann sie bedenkenlos gemeinsam verordnen. Da die Natur nahezu perfekt ist, hat sie

Rezepte nach Paracelsus bei Schläfrigkeit, Kopfschmerz und Mattigkeit während Infektionen (I/721ff.)

Man nehme Betonie, Majoran, Salbei, Rosenblätter und Holunderblüten und siede diese in Wein während rund 15 Minuten. Anschließend gibt man die gleiche Menge Rosenessig hinzu. Danach tunkt man ein Tuch in die Flüssigkeit und macht einen Kopfumschlag wie einen Turban. Der Umschlag darf höchstens lauwarm sein.

Gleichzeitig sollte man auf jedes tierische Eiweiß als Nahrung verzichten und auch nichts Gebackenes und keinen Fisch zu sich nehmen, sondern nur Gerstensuppe essen, die man mit Rosenessig würzt.

Außerdem ist ein Schweiß treibender und vitalisierender Tee erforderlich, der gleichzeitig etwas beruhigt (I/724): Hierzu nehme man Diptamwurzel, Bibernellwurzel und Baldrianwurzel zu gleichen Teilen und einige Blätter Kampfer. Bei Appetitlosigkeit und Gliederschmerzen sollte man noch etwas Tausendgüldenkraut zugeben, da das Narkotische, wie Paracelsus angibt, durch Erwärmung geheilt wird. Hat man Fieber, dann fügt man auch noch etwas Steinbrechwurzel bei, da nach Paracelsus alles, was den Stein bricht, auch das Fieber heilt.

Die Kräuter übergießt man mit kochendem Wasser und lässt sie abgedeckt etwa fünf Minuten ziehen. Nach dem Absieben sollte man den Tee mit Honig süßen und möglichst heiß zu sich nehmen.

Verursacht die Infektion Kopfschmerzen, soll man Majoran, Salbei, Minze und Raute in Wein sieden, wie oben beschrieben, und davon immer wieder ein paar Schlucke trinken. Das Rezept eignet sich auch zur Behandlung von Migräne, dann sollte es aber unbedingt mit Nierenmitteln kombiniert werden, da eine echte Hemikranie (Migräne) laut Paracelsus immer von der Niere ausgeht; geeignet wären Goldrutenkraut, Liebstöckelwurzel und Schachtelhalm als Teekräuter sowie das Venusmetall Kupfer, das man auch als »Krampfmetall« bezeichnet (Cuprum metallicum D6 bis D12).

Bei Kopfschmerz verwendete Paracelsus ebenfalls Kopfumschläge mit den genannten Kräutern, gemischt mit etwas Bilsenkraut (Hyoscyamus niger) und Nachtschatten (damit könnte er den Schwarzen Nachtschatten = Solanum nigrum oder den Bittersüß = Solanum dulcamara gemeint haben). Die letzten Zutaten darf man aber nur verwenden, wenn man nicht schläfrig ist.

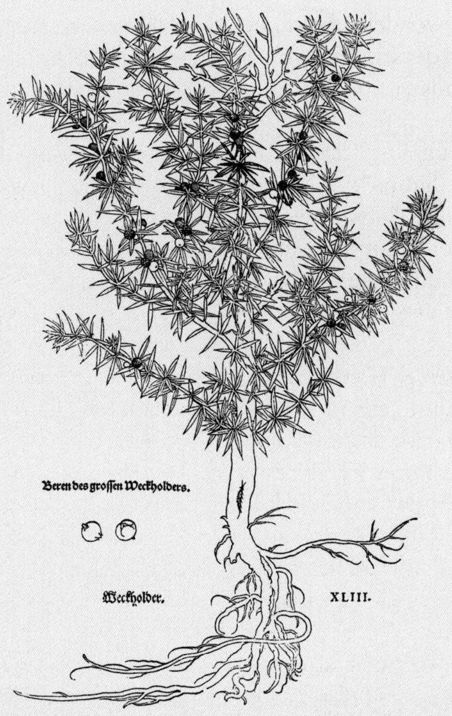

»Esst Kranewitt und Bibernell, dann sterbt ihr nit so schnell«, lautet eine alte Volksweisheit zum Thema Infektion.
Wacholder (Juniperus communis) gilt als Verkörperung der Erdenmutter. Seine marshafte Signatur ist ein Zeichen für ein schutzmagisches Mittel. Leonhard Fuchs, 1543.

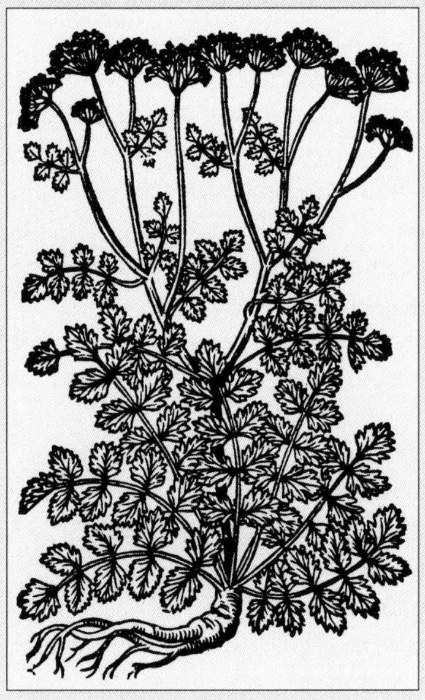

Die Bibernelle (Pimpinella major) zeigt die Signaturen von Merkur (Gestalt) und Mars (scharfer Geschmack der Wurzel). Jacobus Tabernaemontanus, 1731.

uns sogar Stoffe geschenkt, in denen bereits eine natürliche Verbindung stattgefunden hat, zum Beispiel in Auripigmentum (D12 Spagyra) und Realgar (D6, Apotheke an der Weleda), die Paracelsus oft verwendete. Es ist aber Vorsicht geboten, denn es sind drastische Mittel, die man unbedingt durch balsamisch und entgiftend wirkende Kräuter ergänzen sollte.

Zur Entgiftung eignen sich ebenfalls Schwitzkuren (Sauna und Dampfbad), aber auch Schweiß treibende Substanzen (Diaphoretica), die gleichzeitig das Immunsystem stärken. Paracelsus sah in der Diaphorese die wirksamste Methode, um eine bereits eingetretene Infektion gleich zu Beginn zu heilen. Einige Beispiele solcher Mittel sind: Bibernellwurzel (Pimpinella major), Bittersüßstängel (Solanum dulcamara), Holunderblüten (Sambucus nigra), Ingwerwurzel (Zingiber officinalis), Lindenblüten (Tilia cordata), Klettenwurzel (Arctium lappa) und Schwalbenwurzwurzel (Vincetoxicum hirundinaria; nur wenig, da etwas giftig). Die Firma Heel liefert ein Präparat zur Entgiftung von Virustoxinen und zur Nachbehandlung von Virusinfekten, in dem Schwalbenwurz und Schwefel miteinander kombiniert sind (»Engystol«-Tabletten).

Natürlich gibt es zahlreiche weitere Mittel, mit denen man das Immunsystem anregen kann – auch prophylaktisch. Heute verwendet man am liebsten Heilpflanzen aus der »Neuen Welt«, zum Beispiel Indigo (Baptisia tinctoria), Kermesbeere (Phytolacca americana), Lebensbaum (Thuja occidentalis) und vor allem Sonnenhut (Echinacea angustifolia und purpurea). Dies ist heute auch dringend notwendig, da viele Leiden in Europa erst durch den »American way of life« entstanden sind.

Echinacea kannte Paracelsus zwar noch nicht, doch hatte auch er einige Lieblingsmittel, um eine Infektion durch die Sterne zu behandeln, zum Beispiel Aronstab (Arum maculatum), Brennnessel (Urtica dioica), Erzengelwurz (Angelica archangelica), Knoblauch (Allium sativum), Meisterwurz (Peucedanum osthrutium) und Zwiebel (Allium cepa). Weleda liefert eine antibiotisch wirksame Salbe mit Erzengelwurz, Knoblauch, Zwiebel und einigen ätherischen Ölen gegen Lymphentzündungen (»Archangelica comp.« Unguentum).

Paracelsus meinte zudem, der Kranke solle bei einem Arztbesuch Meisterwurz zerkauen, damit die Ansteckungsgefahr geringer sei; die Scharfstoffe des Meisterwurz sind tatsächlich antimikrobiell wirksam. Der Arzt sollte dagegen Weihrauch im Mund haben, um sich zu stärken; auch Weihrauch hat antiseptische Eigenschaften (I/726).

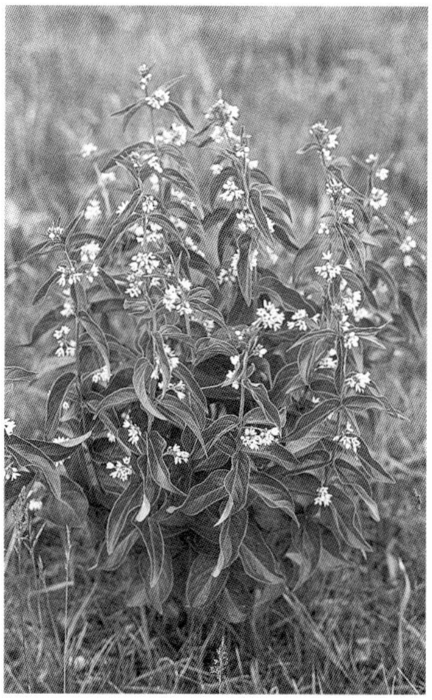

»Wer mit Pestilentz behafftet ist / der soll die Wurzel in Wein sieden / einen guten Trunck darvon thun / und wol darauf schwitzen« Jacobus Tabernaemontanus, 1731, über den Schwalbenwurz. (Foto: O. Rippe.)

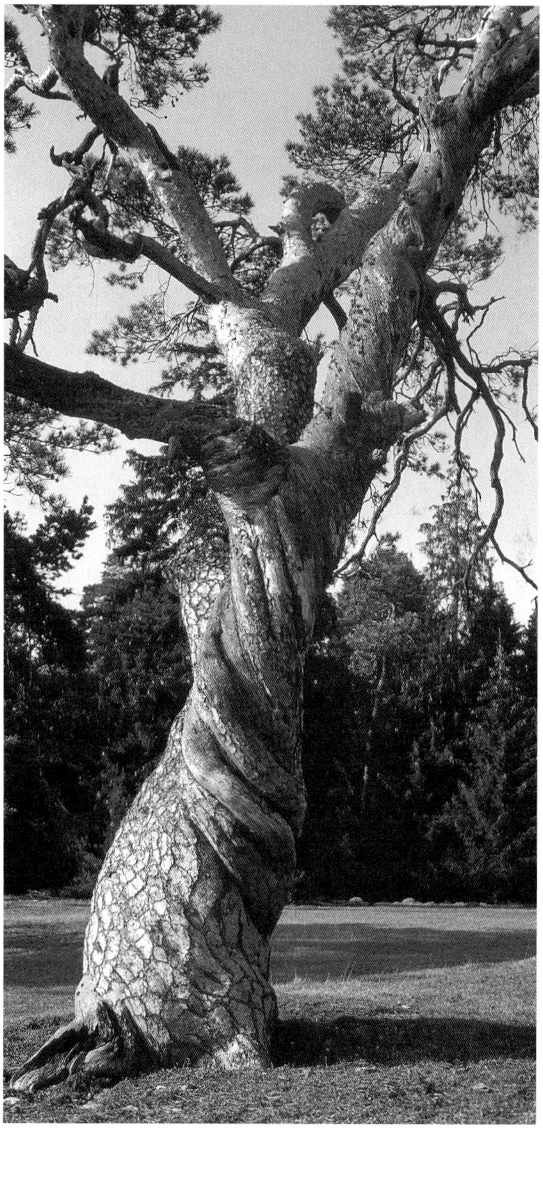

Verdrehungen von Bäumen und andere exzentrische Wachstumsformen zeigen dem Signaturkundigen »unheilvolle« Plätze an (negatives Meteoron). Eine Lungenkiefer bei Mantlach, Nähe Eichstätt (Foto: O. Rippe).

Im Zusammenhang mit Immunstimulanzien ist es interessant zu beobachten, dass viele an Orten wachsen, an denen ein Meteoron herrscht, das für Menschen unverträglich ist, nicht aber für bestimmte Pflanzen. Zu solchen Orten gehören Feuchtgebiete und sogenannte Störzonen, das sind Wasseradern und Erdverwerfungen oder Orte mit einer spezifischen Energie, die mit radioaktiven Strahlungen vergleichbar ist. Man erkennt solche Orte oft durch merkwürdige Wachstumskräfte von Bäumen, die sich drehen, verkrüppeln oder gespenstische Auswüchse bekommen. Häufig wachsen Misteln (Viscum album) auf solchen Bäumen, oft sind sie umrankt von Efeu (Hedera helix) – beides hervorragende Tonika für das Immunsystem. Nicht selten findet man Nachtschattengewächse in der Nähe wie Bittersüß (Solanum dulcamara) oder Tollkirsche (Atropa belladonna), ebenfalls zwei bewährte Mittel bei Immunleiden und Infektionen.

Beispiele für weitere Immunstimulanzien, die in Feuchtgebieten oder an Störzonen wachsen, sind Eiche (Quercus robur), Helmkraut (Scutellaria galericulata), Holunder (Sambucus nigra), Mädesüß (Filipendula ulmaria), Schwalbenwurz (Vincetoxicum hirundinaria), Taigawurzel (Eleutherococcus senticosus), Wasserdost (Eupatorium cannabinum) und Wasserpfeffer (Polygonum hydropiper) – mit anderen Worten: Die Heilpflanze wächst dort, wo die Krankheit entsteht, die damit geheilt werden soll (siehe auch das Kapitel von Margret Madejsky).

Eine weitere Möglichkeit, sich zu schützen, war für Paracelsus die Verwendung von alchimistisch zubereiteten Organen von Mensch und Tier, die er »Mumia« nannte. Heute kennen wir Ähnliches als Nosoden. Dies sind homöopathische Präparate aus pathologischen Sekreten und Exkreten (vom Körper ausgeschiedenes Stoffwechselprodukt) oder erkrankten Organen, aber auch aus Erregern. Sie werden meistens nach isopathischen Gesichtspunkten verwendet, also »Gleiches mit Gleichem«. Das heißt zum Beispiel, dass man eine »Asthma-Nosode« zur Behandlung von Asthma oder eine »Keuchhusten-Nosode« zur Behandlung von Keuchhusten verwendet; beide Mittel eignen sich nach dem Ähnlichkeitsprinzip auch zur homöopathischen Behandlung einer Bronchitis. Die Nosodentherapie eignet sich ebenfalls zur Prophylaxe, da Nosoden eine Resistenzsteigerung im Sinne einer Impfung bewirken. Eine Immunität erfolgt allerdings nicht. Häufig handelt es sich um stark wirkende Reaktionsmittel. Man sollte Nosoden daher nur selten und in höheren Potenzen verabreichen (D30 bis D200) und immer mit entgiftenden Begleitmitteln kombinieren.

Wie man die Dämonen der Pestilenz ausräuchert

Nun gibt es aber auch eine Technik, mit der man direkt das Meteoron beeinflussen kann, das ja nichts anderes ist als die gerade herrschende Atmosphäre. Da das Meteoron mit dem Element Luft korrespondiert, muss es eine Technik sein, die direkt auf dieses Element einwirkt. Zudem glaubte man früher noch an Luftgeister, die man für jede Art von Pestilenz verantwortlich machte und deshalb vertreiben wollte. Die Technik, durch die man direkt auf das Meteoron einwirken kann, ist die Räucherung.

Je nach Auswahl der Räucherstoffe will man schädliche Astralwesen vertreiben und wohlwollende anlocken. Es geht aber auch darum, miasmatische (ansteckende) Ausdünstungen von Kranken zu überdecken und zu verwandeln. Unter Miasma verstand man früher die von Geistern infizierte Luft, ein Synonym für Pesthauch.

Bestimmte wohlriechende Stoffe dienen generell als Medium, um überhaupt einen Kontakt zu den Geistern herzustellen, welcher Art sie auch sein mögen. Sie sind als Opfergabe zu verstehen, um die Geister anzulocken und günstig zu stimmen. Beispiele sind die Harze des Weihrauch- und Myrrhebaums.

Weitere Bestandteile wie Teufelsdreck (Asa foetida) und andere, eher unangenehm riechende Stoffe dienen zum Austreiben von krankmachenden Dämonen; allerdings sollte man nicht zu viel von ihnen verwenden, da man ansonsten wirklich alles vertreibt, auch das Gute.

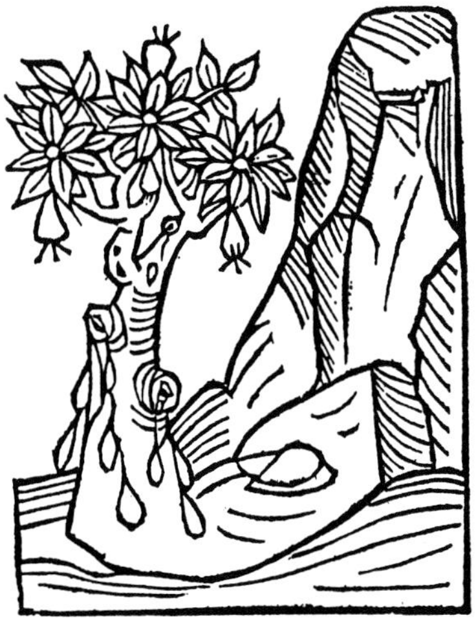

Die Tränen eines Baumes werden zu Bernstein. Aus: »Hortus sanitatis«, 1507.

Dieser Meinung war auch Paracelsus, der sich über den Gebrauch wohlriechender Harze zum Exorzismus lustig machte: »O du einfältiger und törichter Priester, der du von diesen Dingen gar nichts weißt, weniger als nichts, da du hierin das Gegenteil lehrst und mit dem guten lieblichen Rauchwerk die bösen Geister vertreiben willst, so sie doch nichts lieber haben und ihnen nichts angenehmer ist als sich zu dem guten Geruch hinzubegeben, seien es nun gute oder böse Geister. Wenn du aber anstatt Weihrauch und Myrrhe Asa foetida nähmest und daraus einen Rauch machtest, jetzt könntest du damit alle Geister vertreiben, gute und böse. Denn der gute Rauch von Myrrhe und Weihrauch und dergleichen mehr ist nichts anderes als ein Opfer für die Geister, wodurch wir sie zu uns bringen können« (IV/320).

Meistens nimmt man eine Räucherung in Wohnräumen vor, aber auch in Stallungen, da die Tiere ebenso wie die Menschen von Geistwesen heimgesucht werden können. Dies ist heute noch eine alpenländische Tradition in den zwölf Rauhnächten nach der Wintersonnwende. Die Räume sollten beim Räuchern geschlossen sein. Vor allem darf man die Ecken nicht auslassen, da Dämonen sich dort besonders gerne aufhalten. Dies ist auch der Grund, warum man einen Abwehrzauber meistens in Zimmerecken anbringt; man denke nur an den so genannten Herrgottswinkel in Bauernstuben.

Bei der Behandlung beräuchert man den Kranken am besten von Kopf bis Fuß, da Astralwesen sich vornehmlich in der Aura einnisten. Es ist auch üblich, den Kranken mit dem Rauch anzublasen, um heilende Kräfte zu übertragen. Als Räucherstoff ist Wacholder (Juniperus communis) besonders beliebt. Überall dort, wo er vorkommt, verwendet man ihn als Dämonen vertreibendes Räucherwerk.

Eine alte europäische Volksweisheit besagt: »Vor dem Holler zieht der Bauer den Hut, vor dem Wacholder kniet er nieder«, denn er ist beseelt von der Erdenmutter, dank deren Schutz einem nichts Böses widerfährt. Schon Hippokrates soll Wacholder als Mittel gegen die Pestilenz gekannt haben. Auch Paracelsus verwendete ihn zur Räucherung, obwohl er angab, dass er gegen die Pestilenz wenig ausrichten kann (I/886). Sein balsamischer Rauch besänftigt vielmehr die verängstigte Seele, sodass man auf ihn nicht verzichten sollte. Besonders zum Ausräuchern von Kranken- und Sterbezimmern war er früher beliebt; dies empfahl sogar noch Sebastian Kneipp. Zahlreiche weitere Stoffe sollen Ähnliches bewirken, zum Beispiel Beifuß, Engelwurz, Lorbeer, Meisterwurz, Rosmarin, Salbei, Wermut oder Zimt.

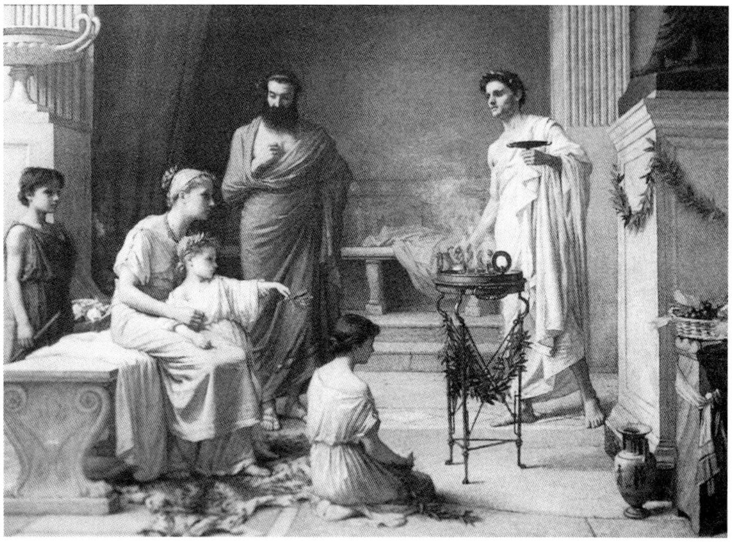

Krankes Kind bringt ein Räucheropfer im Tempel des Asklepios dar. J. W. Waterhouse, 1877.

Seit ältester Zeit ist auch der Bernstein (Succinum) als Räucherstoff beliebt. Man verwendete ihn vor allem zur Schutzmagie. In der Antike nannte man ihn »Elektrum«, weil er sich durch Reibung elektrostatisch aufladen kann. Darin sah man ein Zeichen (Signatur), dass er als Schmuckstein Geister anziehen und den Träger dadurch schützen kann. Vor allem die Germanen nutzten ihn als Räucherwerk zusammen mit Wacholder[6] (Rätsch, 1988).

Andere Stoffe wie der Stinksant, den man auch Teufelsdreck nennt, oder Styrax, Galbanum und Schwefel riechen dagegen beißend und unangenehm. Sie sind aber wichtig, da sie Macht über Dämonen haben und diese unerbittlich vertreiben. Dies ist ein weiteres Beispiel für die Sympathiemagie, denn man vertreibt das Diabolische mit seinem eigenen unangenehmen Geruch.

6 Weleda liefert nur im Direktvertrieb ein Räuchergranulat mit Weihrauch, Styrax, Wacholderbeeren und Bernstein (»Olibanum comp./Succinum«).

Räucher- und Duftrezepte nach Paracelsus

»Rezept zur Reinigung der Luft im Hause« (I/696)

Das Rezept besteht aus einer Prise pulverisiertem Schwefel und einer beliebig großen Menge von Weihrauch, Myrrhe und Opoponax sowie etwas Asa foetida, was in einem Mörser zu Pulver verarbeitet wird. Dieses Pulver mischt man mit 2 Teilen zerkleinerten Lorbeerblättern und 0,5 Teilen zerstossenem Bernstein.

Von der Mischung soll man jede Stunde eine haselnussgroße Menge in allen Zimmern räuchern, um schädliche Astralwesen zu vertreiben; das Rezept eignet sich auch zum Austreiben von Spukphänomenen.

»Schutzrezept« vor Ansteckung und um die Lebenskraft zu erhalten (III/646)

Das Rezept besteht aus einer geringen Menge pulverisiertem Schwefel sowie aus einer beliebigen Menge Meisterwurzwurzel, Wacholderbeeren und Rosmarinblättern.

Wie die eigene Erfahrung zeigt, eignen sich zusätzlich: Beifußkraut, ein wirkungsvoller »Geisterbanner«, Engelwurzsamen, um die lichten Kräfte der Engelwesen ins Rezept zu integrieren, sowie die Blätter von Salbei und Wermut, die beide die Aura reinigen und stärken.

Neben der Räucherung von Wohnräumen ist es sinnvoll, auch den Körper abzuräuchern.

»Specificum Odoriferum«, ein Wohlgeruch zur Krankenbehandlung (III/64)

»Die Kraft, die dem Körper durch den Geruch gegeben wird, bewegt das Blut, reizt das Herz an und erquickt es mehr, als es beschrieben werden kann« (Paracelsus).

Die Mischung soll sich mit den schlechten Ausdünstungen des Kranken vermischen und diese verwandeln. Paracelsus fertigte eine komplizierte alchimistische Zubereitung an, die hier vereinfacht und verändert wiedergegeben wird.

Man nehme 1 ml Jasminöl und mische es mit je 2 ml Rosmarin- und Lavendelöl sowie mit ½ ml Rosenöl. Hinzu kommen einige Prisen Macis, Gewürznelken, Zimtrinde, Costuswurzel und Sandelholz, die man vorher zu Pulver verarbeitet hat. Die Zutaten mischt man mit Wasser (1 Teil) und Gummi arabicum (10 Teile) als Konsistenzgeber und verarbeitet das Ganze zu einem zähen Brei. Anschließend formt man daraus haselnuss- bis walnussgroße Kugeln, die man trocknen lässt, bis sie steinhart geworden sind, sodass man sie beispielsweise als Anhänger an einer Kette bei sich tragen kann.

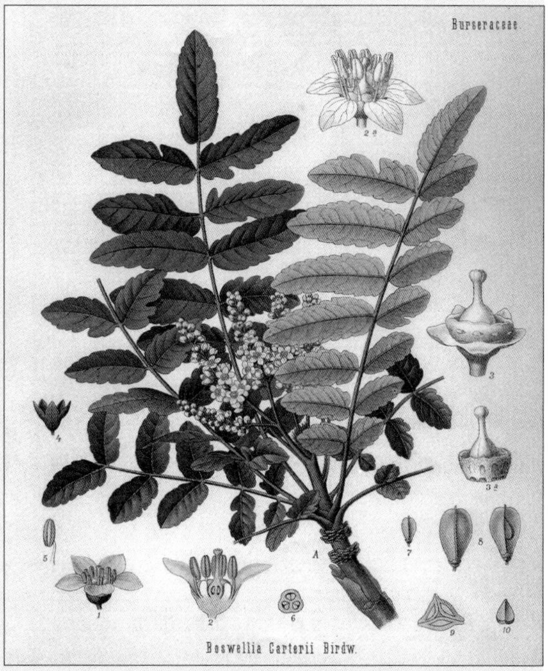

Das Harz des Weihrauchbaums (Boswellia carterii) dient als Opfergabe und Lockmittel für Astralwesen. Aus: »Köhler's Atlas der Medizinalpflanzen«, 1887.

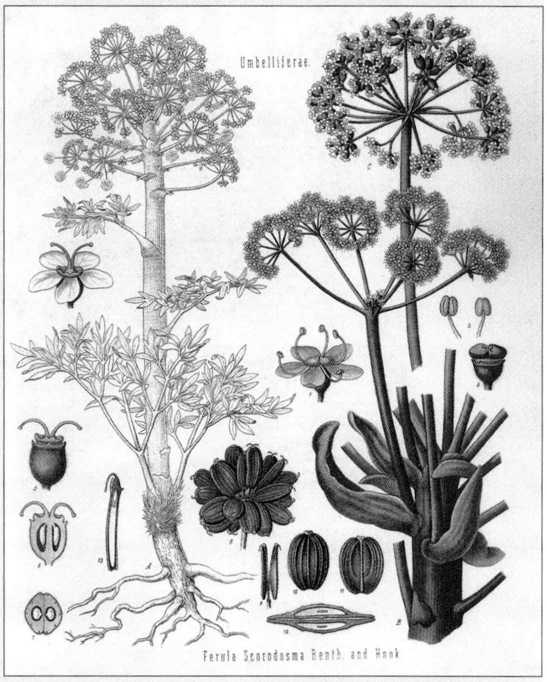

Das Wurzelharz des Stinkasants (Ferula asa foetida) soll schädliche Astralwesen vertreiben und die Atmosphäre reinigen. In der Homöopathie wird Asa foetida vor allem zur Behandlung von Hysterie verwendet (D12–D30). Aus: »Köhler's Atlas der Medizinalpflanzen«, 1887.

Das Ens veneni – Über den Alchimisten im Menschen

»In jedem Ding ist eine Essenz und ein Gift.

Essentia ist das, was den Menschen am Leben erhält,

Gift das, was ihm Krankheit zufügt.«

(Paracelsus I/29)

Wenn Nahrung krank macht

Die zweite Möglichkeit zu erkranken liegt in der Wirkung von Giftstoffen in der Nahrung. Wer denkt aber schon daran, dass alles, was wir essen und trinken, potenziell giftig ist, bevor es der Körper in seinem Stoffwechsel umgewandelt hat, selbst das scheinbar gesunde Müsli zum Frühstück. Natürlich kannte Paracelsus noch kein »Fastfood« oder »Designeressen« von der Stange, auch die Mikrowelle war damals noch nicht erfunden. Zweifellos hätte ihn Derartiges aber zu einer seiner vielen Schimpftiraden inspiriert.

Auch wenn es unbestreitbar ist, dass gewisse Nahrungsgewohnheiten zu vielen Zivilisationskrankheiten führen, trifft eine »falsche« Ernährung – wie immer sie auch aussehen mag – nicht den Kern des Problems, denn »kein Ding in der ganzen Schöpfung, das uns zur Nahrung dient, ist so vollkommen wie wir« (Paracelsus I/24). Und weil dem so ist, ist jede Nahrung, egal ob »Fastfood« oder »Slowfood«, zunächst einmal toxisch.

Aber warum soll denn unsere Nahrung giftig sein, wir essen doch kein Schierlingssüppchen zu Mittag? Tatsächlich sind alle Nahrungssubstanzen für sich vollkommen und ungiftig. Erst in Bezug zu einem höheren Naturreich verwandeln sie sich in etwas Giftiges, und als solches können sie jede Art von Krankheit verursachen: »Also merket, dass der Mensch essen und trinken muss, denn sein Leib, der das Leben beherbergt, muss das haben und kann dessen nicht entraten. So wird der Mensch gezwungen, sein eigenes Gift, seine Krankheit und den Tod zu sich zu nehmen, zu essen und zu trinken« (Paracelsus I/26).

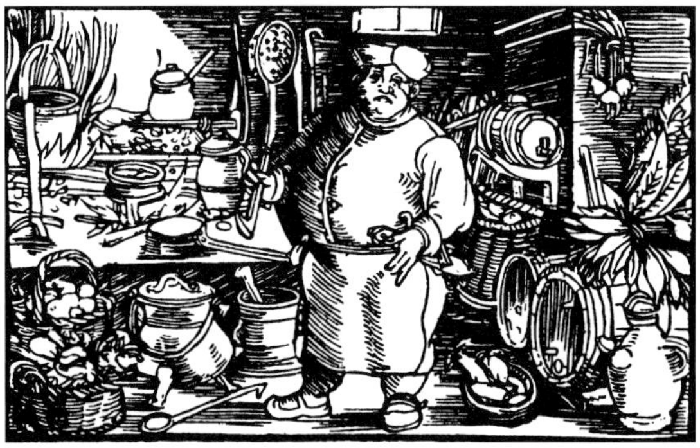

Aus einem Augsburger Kochbuch von 1530.

In jeder Nahrung findet man immer zweierlei, Gift und Lebenskraft. Da der Mensch das am höchsten entwickelte Naturreich darstellt und er sich von irgendetwas ernähren muss, ist er gezwungen, das Gift der anderen Naturreiche zu überwinden. Sonst kann er aus dem Fremden, das wie ein Gift wirkt, nicht die feinstoffliche Essenz gewinnen, die er zum Leben und für seine Gesundheit unbedingt braucht. Hierzu muss er das Essenzielle in der Nahrung in etwas Eigenes verwandeln. Dies vollbringt der Lebensgeist in ihm, den Paracelsus »Archeus« nennt. Er »macht aus der Nahrung, nachdem wir sie gegessen haben, das, was sie schon ist, nämlich Fleisch und Blut, denn daraus bestehen wir« (Paracelsus I/200).

Der innere Alchimist

Der Archeus ist auch ein Synonym für den Alchimisten im Bauch, der das Gift der Nahrung von der Lebensessenz scheidet: »Für das Unvollkommene, das wir zu unserem Schaden gebrauchen müssen, hat er (Gott) uns einen Alchimisten gegeben, damit wir das Gift, das wir mit dem Guten einnehmen, nicht als Gift verzehren, sondern von dem Guten scheiden können. (...) Dieser ist ein so großer Künstler, dass er die beiden voneinander scheidet. Das Gift steckt er in einen Sack und das Gute gibt er dem Leib (...) Er verwandelt das Gute in eine Tinktur, die er dem Leibe eingibt, auf dass er lebe. Dieser Alchimist hat im Magen seinen Sitz, der sein Instrument ist, worin er kocht und arbeitet« (Paracelsus I/25ff.).

Die Aufgabe von Magen und Darm ist die enzymatische Aufspaltung der Nahrungssubstanzen. Hierzu sind auch Verdauungsenzyme notwendig, die im exokrinen (nach außen absondernden) Teil des Pankreas (Bauchspeicheldrüse) gebildet werden, ebenso wie die Gallensäfte, die der Leber entstammen. Die Verdauung ist immer mit einer Wärmeentwicklung verbunden (Sulfur) und entspricht der Fermentatio in der alchimistischen Arzneizubereitung.

Die Alchimie, auch Scheidekunst genannt, trennt das Feine oder Essenzielle vom Groben oder Materiellen und macht es vollkommen. Hierzu muss man zunächst die körperliche Form auflösen, wie es der Alchimist im Bauch vormacht, indem er die Nahrung in einen Speisebrei verwandelt und zur Gärung bringt. Dadurch kommt es zur Verwandlung des Stofflichen, und das Essenzielle kann sich vom Groben lösen. Dieser Prozess untersteht dem alchimistischen Merkur. Somit lassen sich auch andere Stoffwechselvorgänge, wo immer sie stattfinden, dem merkuriellen Prinzip zuordnen, da sie immer mit einer Stoffumwandlung einhergehen. Hierzu zählen neben enzymatischen Prozessen beispielsweise auch die extra- und intrazelluläre Atmung, der Stofftransport von Blut und Lymphe, sämtliche Hormonfunktionen und Neurotransmitter (Botenstoffe des Nervensystems). Der Merkur ist der Götterbote, der die einzelnen Organe mit allen notwendigen Informationen versorgt und dadurch aus ihnen einen Gesamtorganismus macht. Damit gleicht er dem Archeus, der das Göttliche im Menschen darstellt.

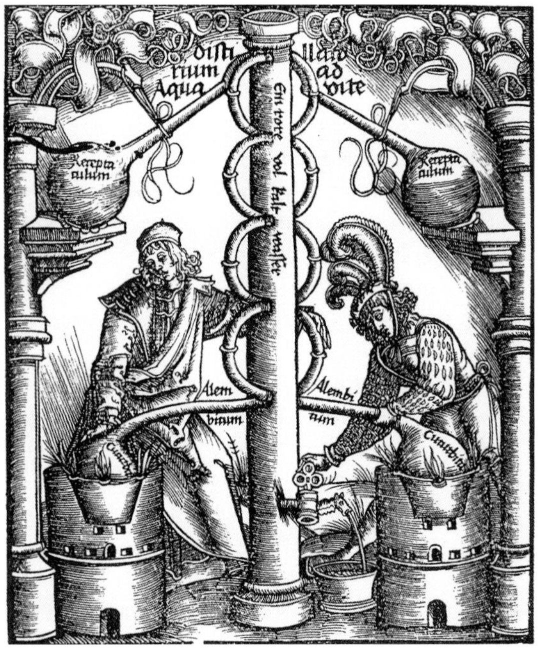

»Der Alchimist unter den Menschen, der so viel vermag wie der im Menschen, dem mangelt es nicht an Kunst. Denn an dem Alchimisten der Natur mag sich jeder Alchimist ein Beispiel nehmen« (Paracelsus I/33). Destillierkunst aus: »Lehrbücher über Alchemie« von Hieronymus Brunschwig, 1512.

Ähnlich wie bei einer Destillation und Reinigung gelangt das Essenzielle schließlich in die Leber, die es weiter verwandelt und dem Archeus als Vitalenergie zur Verfügung stellt: »Ihr sollt wissen, wenn die Leber nicht da wäre, da gäbe es nicht Gutes im ganzen Leibe. Gleich Jupiter wirkt sie und mildert wie er durch seine Güte alles Ungestüm« (Paracelsus I/40).

Unter Ungestüm verstand Paracelsus die toxischen Begleitstoffe der aufbereiteten Nahrung durch eine zu schwache Verdauung. Die weitere Trennung der Essenz vom Grobstofflichen muss dann in der Leber stattfinden, dies ist die Milderung des Ungestümen. Erst danach können die Toxine den Körper durch die Ausscheidungsorgane wieder verlassen.

Besonders wichtig sind die Kenntnisse über die Zusammenhänge von Leber und Niere in Bezug auf die Entgiftung endogener und exogener Toxine: »Wenn der Magen kräftig ist, dringt das Reine zu den Gliedern, um sie zu ernähren, das Unreine tritt mit dem Stuhl aus. Wenn der Magen schwach ist, schickt er auch das Unreine zu der Leber; hier geht auch eine Scheidung vor sich. Wenn die Leber kräftig ist, scheidet sie richtig und sie schickt zugleich das Schleimige mit dem Harn zu den Nieren. Wenn hier eine gute Scheidung ist, ist es richtig, wenn nicht, so bleibt hier jenes Schleimige und Steinige zurück und koaguliert sich zu Sand, was ich Tartarus nenne« (Paracelsus I/806).

Damit wird deutlich, dass Nahrungssubstanzen bei mangelnder Verdauung und Ausscheidung zur Steinbildung beitragen und auch mit Stoffwechselleiden wie Gicht und Rheuma zusammenhängen. Tritt so ein Fall ein, dann erkrankt der innere Alchimist irgendwann an den nicht ausgeschiedenen Toxinen. Wegen der Krankheit kann er nun erst recht nicht mehr die Essenz vom Gift scheiden.

Heute belasten zudem denaturierte Substanzen, Insektizide, Pestizide, Schwermetalle oder synthetische Arzneimittel die Leber, aber auch die Niere, da sie beide diese Stoffe verarbeiten und ausscheiden müssen. Bei vielen Menschen ist inzwischen vor allem die Leber eine regelrechte Müllhalde und in jedem Fall sehr krank.

Als Folge kann es zum Beispiel zu Depressionen, chronischen Hautausschlägen, Autoimmunleiden und Allergien kommen. Die körperfremden Toxine belasten einerseits das Nerven- und Immunsystem, andererseits versuchen Haut und Schleimhaut als letzte Instanzen, sie doch noch

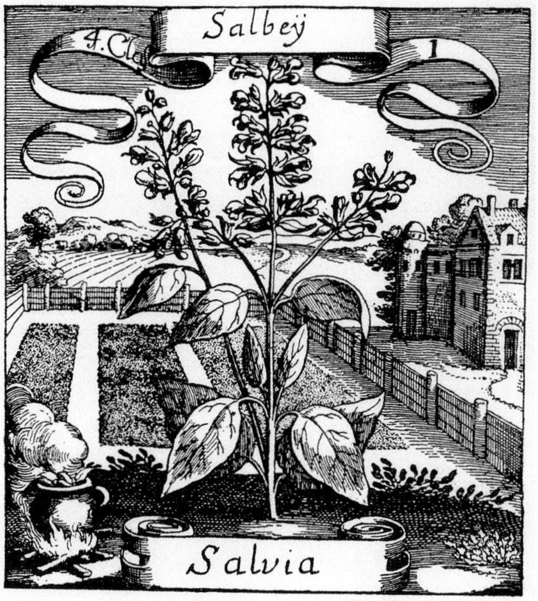

Salbei (Salvia officinalis) dient der Regeneration des »inneren Alchimisten«, besonders bei älteren Menschen. Kräuterbuch des Valentin, 1719.

auszuscheiden – und was die Haut nicht heilt, heilt nimmermehr (chinesische Weisheit).

Wenn Leber und Niere aber nicht mehr das Gift von der Essenz scheiden und sie den Körper nicht mehr von seinen Schlacken befreien können, beginnt ein Teufelskreis, aus dem es fast kein Entrinnen gibt. Es kommt zur Dyskrasie (Säfteentartung), so dass der Archeus selbst erkrankt. Nun lässt häufig auch der Tod nicht mehr lang auf sich warten.

Die Dyskrasie, die Mutter aller Krankheiten

Bei der Dyskrasie mischt sich im Körper die Essenz aus der Nahrung mit Giften, die nicht genügend im Stoffwechsel umgewandelt und ausgeschieden wurden. Dies bildet einen permanenten Krankheitsreiz. Es kommt zur »inneren Fäulung« (Digestio) und zur Ausbildung von chronischen Krankheiten: »Wenn der Alchimist krank ist, dass er das Gift nicht mit vollkommener Kunst vom Guten zu scheiden vermag, dann geht Giftiges und Gutes gemeinsam in Verwesung über und dann entsteht eine Digestio (= Dyskrasie). Denn alle Krankheit, die dem Menschen aus dem Ens veneni erwächst, stammt von dem verfaulten Digest. Denn das Digest muss sich in seiner Temperierung befinden, damit sich der Alchimist bei seiner Tätigkeit nicht nach der einen oder anderen Richtung irre. (...) Dann folgt daher die Corruptio (Verderbnis). Das ist dann die Mutter aller Krankheiten« (Paracelsus I/29).

Die Dyskrasie entsteht unter anderem, wenn die nötige Wärme zur Verdauung fehlt. Die falsche Temperierung hat vielerlei Ursachen. Eine ist die Altersschwäche, denn mit zunehmendem Alter verringert sich die Fähigkeit zur Aufspaltung der Nahrung.

»Man kann mit ruhigem Gewissen sagen, dass die interne Medizin vor 100 Jahren der heutigen trotz aller neueren diagnostischen und technischen Errungenschaften hinsichtlich der Heilerfolge oft weit überlegen war. Und das nur, weil sie auf dem viel universelleren Standpunkt der Humoralpathologie beruhte und auch über das ganze dazugehörige empirisch-historische Heilwissen verfügte.« (Bernhard Aschner, Vorwort »Paracelsus Werke«, 1926)

Ähnliche Probleme haben aber auch Neugeborene und Kleinkinder, bei denen die Verdauungsenzyme noch zu schwach sind. Durchfall, Verstopfung, stinkende Blähungen und Unverträglichkeit von tierischem Eiweiß sind typische Erscheinungen im Kleinkindalter.

Eine weitere Ursache dafür, dass der innere Alchimist erkranken kann, ist natürlich eine einseitige und ballaststoffarme Ernährung mit zu viel Fleisch, das den Körper übersäuert, aber auch jede denaturierte und kontaminierte Nahrung. Wer nun glaubt, Paracelsus würde in der Diätetik eine Lösung sehen, irrt: »Denn wer mit Arcanis behandeln lernt, schämt sich, die Diät festzusetzen. Diät (...) ist nicht die Sache des Arztes, sondern des Kranken und seines Vermögens. Die Arznei und das Arcanum, das vertritt den Arzt in seiner Diät. Wer aber mit Diät behandelt, der ist schwach in der Kunst, er macht aus dem Kohl eine Arznei und vergisst, das Dreck daraus wird« (Paracelsus II/192).

Die Arznei muss also in jedem Fall stärker sein als das zu behandelnde Leiden. Eine Diät besteht höchstens in der Vermeidung dessen, was einem nicht schmeckt (I/606). Wer also sündigt und sich über alle Ratschläge von Ernährungsspezialisten hinwegsetzt, braucht sich keine Sorgen zu machen, sofern er einen guten Therapeuten hat, denn »wenn der Arzt gut ist, schadet es nicht, wenn auch eine ganze Sau im Kranken steckt, weil die Arznei mächtiger ist« (Paracelsus I/928).

Außerdem sollte man jede Nahrung alchimistisch zubereiten, zum Beispiel dünsten, kochen oder braten, vor allem aber sollte man sie gut würzen. Alle typischen Küchengewürze tragen den

Geist des Sulfurs in sich und helfen dem Magen bei seiner Arbeit. Nur bei entzündlichen und fieberhaften Erkrankungen oder bei Stoffwechselleiden wie Gicht und Diabetes machte Paracelsus eine Ausnahme und entwickelte Diätvorschriften.

Die Ursache einer Dyskrasie ist aber nicht nur ein schwacher Magen, sondern auch die mangelnde Entgiftung. Wenn der innere Alchimist das Gift von der Essenz trennt, dann muss das Gift den Körper wieder verlassen.

Geschieht dies nicht, kommt es zu jeder nur denkbaren Erkrankung. Die Wege der körpereigenen Entgiftung sind: Stuhl, Harn, Schweiß, Menstruationsblut, Ohrenschmalz, Tränenflüssigkeit, Niesen, Lungensputum, aber auch die Bildung von Ekzemen, Eiter, Durchfall, Erbrechen und Fieber, also ebenfalls pathologische Zustände sind.

Paracelsus ging davon aus, dass der Körper überall dort, wo er Krankheitssymptome erzeugt, schädliche Stoffe anhäufen und entleeren will. Gelingt ihm dies nicht, kommt es zur Dyskrasie. Die Gründe für eine unzureichende Entgiftung sind vielfältig: Dysbiose des Darms (Entartung des Schleimhautmilieus im Darm), Lebensweise, Belastung der Nahrung und bestimmte Therapien. Zum Beispiel kann die Einnahme von Antibiotika eine Dysbiose verursachen oder eine bestehende verschlimmern.

Zum anderen können Erkrankungen der Entgiftungsorgane dazu führen, dass ihre Scheidekunst versagt, vor allem chronische Leber- und Nierenleiden sind bedenklich.

Ein großes Problem sind auch die Folgen einer Unterdrückung von Krankheitsäußerungen durch allopathische Maßnahmen. Hierzu zählen zum Beispiel verstopfende Mittel bei Durchfall, Schweiß hemmende Therapien sowie alle sonstigen Verfahren, die körpereigene Ausscheidungen verhindern, zum Beispiel auch austrocknende Mittel bei Ohren- und Stirnhöhlenleiden.

Besonders problematisch ist die Unterdrückung von Hautausschlägen. Jedes Hautleiden muss von Innen heraus geheilt werden. Treibt man eine Hautkrankheit, die immer der Versuch einer Entgiftung ist, dagegen ins Innere des Körpers zurück, hat man die Basis für jede Art von Dyskrasie gelegt: »Wenn nun von diesen Giften eines daran gehindert wird, sei es infolge der Schwäche der Natur, von sich selbst, oder aus anderen Gründen, dann ist auch das eine Quelle der Krankheiten« (Paracelsus I/30).

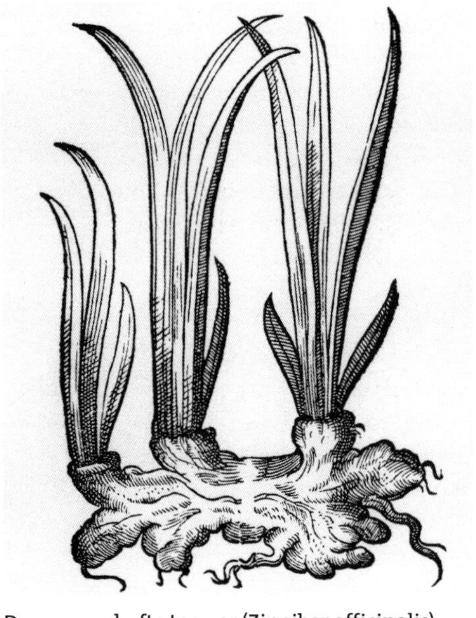

Der sonnenhafte Ingwer (Zingiber officinalis) gehört in jedes Rezept zur Behandlung des Altersmagens. Seine Scharfstoffe wirken vor allem regenerierend auf die Schleimhaut von Darm und Lunge. Adamus Lonicerus, 1679.

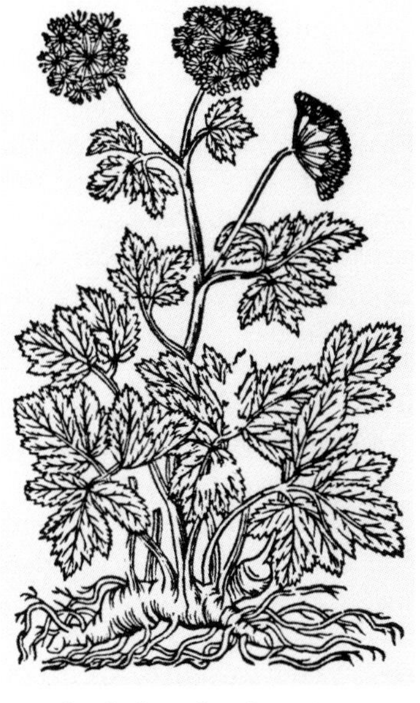

Der scharf schmeckende Meisterwurz (Peucedanum ostruthium), den man Sonne und Mars zuordnet, wirkt einer entarteten Darmflora entgegen und eignet sich auch zur Behandlung chronischer Lungenleiden. Jacobus Tabernaemontanus, 1731.

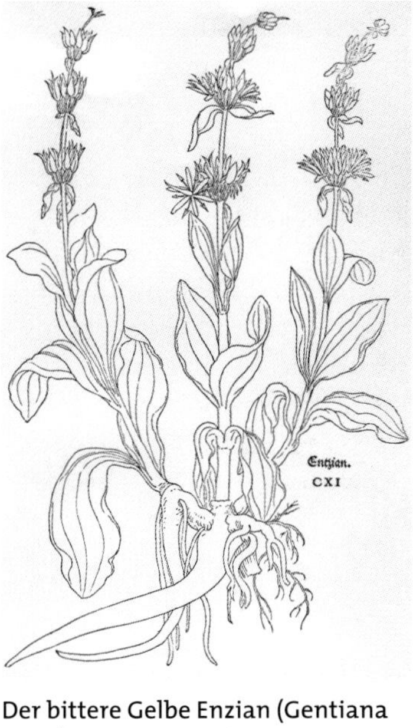

Der bittere Gelbe Enzian (Gentiana lutea), eine Pflanze des Jupiters, ist ein klassisches »Amarum verum« und fehlt in keinem Verdauungslikör. Leonhard Fuchs, 1543.

Wie man den inneren Alchimisten heilt

Aus dem bisher Gesagten wird deutlich, dass zur Heilung einer Dyskrasie in erster Linie der Alchimist selbst therapiert werden muss. Wenn es gelingt, die Scheidekunst von Magen, Darm, Leber, Galle und Niere zu stärken, dann heilt man nicht nur das Milieu, sondern man wirkt auch heilend auf den Archeus ein (III/89).

Paracelsus machte hierzu sehr konkrete Angaben. Die Therapie beginnt bereits im Magen, wo es gilt, eine gute Temperierung zu erzeugen, damit die Nahrung richtig zubereitet wird (I/577). Zudem versucht der Körper, jedes Gift zunächst in den Darm zurückzutreiben, damit dieser es ausscheidet; also müssen wir ihm in seiner Aufgabe beistehen (II/155).

Die Therapiemethode der Wahl sind so genannte Amara, Kräuter mit Bitterstoffen (Amarum verum) und ätherischen Ölen (Amarum aromaticum), die die Verdauung anregen. Sie fördern nicht nur die Magentätigkeit und den Appetit, sondern verbessern auch das Funktionieren von Leber und Bauchspeicheldrüse, indem sie die Organe zur Säftebildung anregen. Zudem sind sie unentbehrliche Bestandteile von Rezepten zur Behandlung einer Dysbiose.

Um eine Fehlbesiedlung des Darms – etwa mit Darmpilzen – zu heilen, sollte man immer die Trias von Leber-Galle, Pankreas und Dünndarm, in dessen ersten Abschnitt die Verdauungssäfte einfließen, beachten.

Amara wirken aber nicht nur positiv auf die Darmsymbionten (physiologische Darmflora), sie fördern auch die Aufnahme von Eisen und anderen Mineralstoffen. Dies erklärt, warum sie beispielsweise in Rezepten zur Behandlung von Anämie und Osteoporose enthalten sind. Ein bewährtes Basispräparat bei Osteoporose ist »Steirocall« (Steierl-Pharma).

Amara wirken zudem anregend auf den Gesamtstoffwechsel und eignen sich daher auch zur Behandlung von Abwehrschwäche und von der Leber abhängigen Ekzemen. Zum Beispiel ist in dem Mittel »Metavirulent« (Metafackler) der Gelbe Enzian enthalten, der eine ähnliche Fieber dämmende Wirkung hat wie die Chinarinde.

Zu den wichtigsten Amara gehören: Artischocke (Cynara scolymus), Benediktenkraut (Cnicus benedictus), Berberitze (Berberis vulgaris), Erzengelwurz (Angelica archangelica), Galgant (Alpinia officinarum), Gelber Enzian (Gentiana lutea), Ingwer (Zingiber officinalis), Kalmus (Acorus calamus), Löwenzahn (Taraxacum officinale), Meisterwurz (Peucedanum osthrutium), Nelkenwurz (Geum urbanum), Salbei (Salvia officinalis), Tausendgüldenkraut (Erythraea centaurium), aber auch Wacholder (Juniperus communis) und Wermut (Artemisia absinthium). Wie Paracelsus allerdings richtig bemerkte, enthält Wermut ein »heimliches Gift« (Thujon), weshalb man ihn nur gering dosiert oder als Homöopathikum verwenden sollte (D2 bis D4). Auch darf man Amara nicht bei Darmentzündungen gebrauchen. Bei Gallensteinen sollte man sie nur vorsichtig dosiert verwenden.

Man kann nun zur Behandlung einer Dyskrasie oder Dysbiose einige der Mittel miteinander kombinieren, am besten als alkoholische Lösung in Medizinalwein (z.B. Condurangowein), oder eines der vielen Präparate des Handels gebrauchen, zum Beispiel die »Amara-Tropfen« von Weleda. Letztere sind auch ein gutes Kreislauftonikum; schließlich sagt der Volksmund nicht umsonst: »Bitteres macht das Herz froh.«

Amara gehören zu den sulfurischen Stoffen, die Kälte in Wärme verwandeln; sie schützen daher auch vor »Tartarus«[7], den Ablagerungen durch eine Überbetonung von Kälteprozessen (Tartarus entsteht durch mangelnde Stoffwechseltätigkeit und Entgiftung; diese Vorgänge erfordern Energie = Wärme): »Wenn ein Arzt vor diesen tartarischen Krankheiten schützen will, muss er zuerst den Magen dahin bringen, dass dieser alles, was in ihn kommt, verzehrt, wie das Feuer das Holz verzehrt« (Paracelsus I/601).

Interessant ist, dass fast alle oben genannten Amara Wurzeldrogen sind. Sie entsprechen dem Kältepol im Menschen und dem alchimistischen Salz. Mit anderen Worten: Sie sind geeignete Heilmittel bei chronischen Leiden, besonders solchen alter Menschen (siehe Seite 101). Dies ist insofern wichtig, als besonders ältere Menschen unter Verdauungsschwäche leiden (»chronisch atrophische Corpusgastritis«). Sie gehören damit zu den bevorzugten Kandidaten für diese Mittel.

Für Kinder sind die meisten Amara nicht geeignet. Haben sie eine Dysbiose, eignet sich besonders das Mittel »Aquilinum comp.« (Globuli von Wala); es enthält Farne und einige Amara in

7 Unter den tartarischen Krankheiten verstand Paracelsus chronische Stoffwechselkrankheiten, beispielsweise Gicht, Rheuma, Steinleiden, fressende Geschwüre, Asthma und Sodbrennen. Sie entstehen durch eine ungenügende Ausscheidung körpereigener Toxine und durch eine Überbetonung von Kälteprozessen im Organismus, die mit dem alchimistischen Salz identisch sind. Den Begriff Tartarus wählte er, weil die Krankheitssymptome einem Fegefeuer gleichen (akuter Gichtanfall, Status asthmaticus, alle brennenden Symptome).

Darmstärkung bei Kindern

Rezept für Kinder zur Entgiftung bei Darmdysbiose (z.B. Darmpilz, Status nach Antibiotika) und bei Hautleiden wie Milchschorf und Neurodermitis. Mischung aus:
- Ehrenpreiskraut
- Fenchel
- Gänseblümchenblüten
- Kümmel
- Löwenzahnwurzel
- Ringelblumenblüten
- Stiefmütterchenkraut

Die Kräuter zu gleichen Teilen mischen (aus der Apotheke oder aus dem Kräuterladen). Ein Teelöffel auf eine Tasse, mit kochendem Wasser überbrühen, 3 bis 5 Minuten abgedeckt ziehen lassen, absieben und ungesüßt trinken. 2 bis 3 Mal täglich eine Tasse.

Zusätzlich: Die betroffenen Hautpartien mit »Dermatodoron« von Weleda einreiben sowie Dulcamara D12 Globuli (Bittersüß) einnehmen, 1 bis 2 Mal täglich 3 bis 5 Globuli.

Bei Pilzleiden eignen sich auch »Aquilinum comp.«-Globuli von Wala, 2 bis 3 Mal täglich 5 Globuli und als Ergänzung Sulfur D6, 2 bis 3 Mal täglich 3 bis 5 Globuli.

potenzierter Form. Sanft wirkende Magenmittel kann man auch als Tee zubereiten, zum Beispiel als »Vier-Winde-Tee« aus Anis (Pimpinella anisum), Fenchel (Foeniculum vulgare), Koriander (Coriandrum sativum) und Kümmel (Carum carvi), den man mit etwas Löwenzahnwurzel (Taraxacum officinale) und Wegwartenwurzel (Cichorium intybus) mischt. Das Rezept eignet sich auch zur Behandlung von Blähungen, Durchfall und Folgen einer Antibiotikatherapie.

Zu den Stoffen, die den inneren Alchimisten schützen, gehören auch Appetit anregende Säuerlinge. Besonders die Griesgrämigen unter den Mitmenschen sollten sie häufig gebrauchen, denn sauer macht schließlich lustig ... Paracelsus empfahl Most, den man mit Benediktenkraut und Gewürznelken ansetzen soll.

Schweflige Substanzen eignen sich ebenfalls sehr gut zur Behandlung einer Dysbiose (Sulfur D6 bis D12). Wir haben den Schwefel bereits im letzten Kapitel als universelles Entgiftungsmittel kennen gelernt.

Es gibt aber auch einen »fauligen« Schwefel in der Pflanzenwelt, zum Beispiel Bärlauch (Allium ursinum), Brunnenkresse (Nasturtium officinale), Knoblauch (Allium sativum) und Zwiebel (Allium cepa). Die genannten Pflanzen enthalten Senfölglykoside. Sie sind besonders gut zur Behandlung einer so genannten Fäulnisdyspepsie geeignet (schmierige Durchfälle mit stinkenden Blähungen = Flatulenz, Unverträglichkeit von Nahrungsmitteln und Sodbrennen). Diese Therapie ist ein gutes Beispiel für das Heilen nach sympathischen Gesichtspunkten, denn Faulendes muss man mit stinkenden Mitteln behandeln.

Darüber hinaus sind Trinkkuren mit saurem Quellwasser empfehlenswert zur Regeneration des inneren Alchimisten. Laut Paracelsus sind vor allem der Schweizer Kurort Bad Pfäfers sowie besondere Quellwässer, zum Beispiel von Rhein und

Magenrezepte nach Bernhard Aschner, Humoraltherapeut und Paracelsist

Magenpulver zur Anregung der Verdauung (»Pulvis aromaticus stomachicus«):

Je 10 Gramm:
- Kalmuswurzel
- Zimtrinde
- Anisfrüchte
- Ingwer

Je 5 Gramm:
- Gewürznelke
- Macis

Die Kräuter pulverisieren und mehrmals täglich eine Prise vor dem Essen einnehmen; gut einspeicheln.

Magentee zur Anregung der Verdauung (»Species stomachicae«):
- Bitterorangenschalen
- Gelbe Enzianwurzel
- Fenchelfrüchte
- Fieberkleeblätter
- Kalmuswurzel
- Wermutkraut
- Zimtrinde

Die Kräuter zu gleichen Teilen vom Apotheker mischen lassen (auch im Kräuterladen erhältlich). Ein Kaffeelöffel Mixtur auf ¼ Liter kochendes Wasser geben und kurz aufkochen; 5 Minuten abgedeckt ziehen lassen und vor dem Essen schluckweise ungesüßt trinken. Vorsicht: sehr bitter!

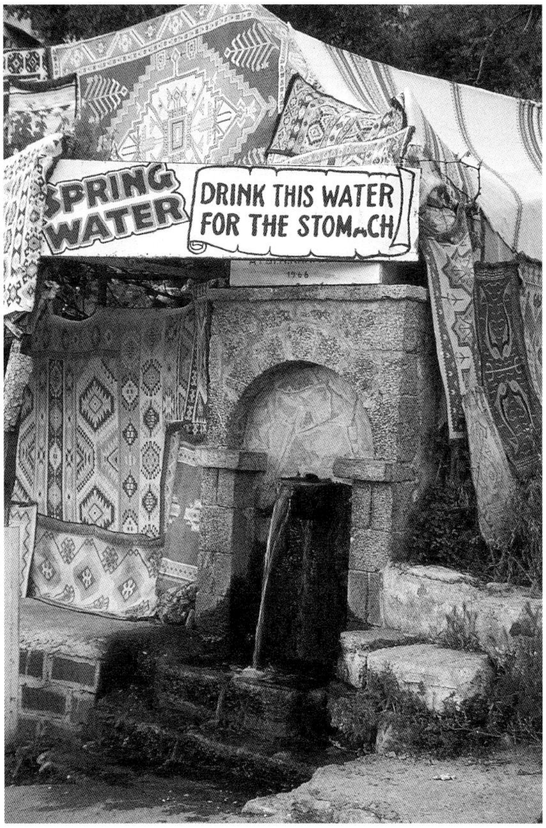

Magenheilquelle bei Delphi, Griechenland (Foto: O. Rippe).

Einer der wichtigsten Lehrsätze der Säftelehre (Humoralmedizin) besagt, dass eine Heilung immer von innen nach außen erfolgt, von den edlen zu den unedlen Organen. Besonders »unedel« sind Haut und Schleimhaut, deshalb muss eine Krankheit immer zu diesen Organen hin abgeleitet werden. Treibt man sie dagegen ins Innere des Körpers zurück, ist grundsätzlich mit einer Entartung des Krankheitsprozesses zu rechnen.

Auch Paracelsus ging von dieser Anschauung aus. Das Wichtigste war in seinen Augen, dafür zu sorgen, dass der Körper sich regenerieren kann und dass die körpereigenen Ausscheidungsvorgänge richtig funktionieren, denn nur so stärkt man den Lebensgeist: »Merket euch, dass eine Krankheit dort entsteht, wohin der Lebensgeist nicht kommen kann. Wenn er verstopft wird, entsteht eine Fäulnis, die Geschwüre bewirkt, denn an diesem Ort stirbt der Lebensgeist« (Paracelsus I/626f.).

Eine Fäulnis im Sinne des Paracelsus erkennt man an chronischen Erschöpfungszuständen und Depressionen, an vegetativen Störungen wie Appetitlosigkeit, sexueller Unlust und Schlafstörungen sowie an stinkenden Sekreten und Exkreten (ausgeschiedene Stoffwechselprodukte), chronischen Hautausschlägen, Geschwüren, Wucherungen, Ablagerungen und Krebs.

Elbe, geeignet (I/605). Im Prinzip eignen sich alle Quellen, wenn sie eine Verbindung zum Meer haben (I/602); dies ist eine Signatur für ihre reinigende Kraft. Ein weiterer »Gesundbrunnen« befindet sich in Bad Liebenzell im Schwarzwald; das dort gezapfte Mineralwasser heißt noch heute »Paracelsus-Quelle«. Heilanwendungen sind z.B.: Anregung der Harnausscheidung (Diurese), Behandlung von tartarischen Krankheiten wie Verstopfung (Obstipation), Nieren- und Blasensteinen sowie Gicht.

Die Entgiftung, die Mutter aller Therapien

Der Kräuterpfarrer Sebastian Kneipp soll einmal auf die Frage nach den drei wichtigsten Therapiemethoden geantwortet haben: »Erstens Entgiftung, zweitens Entgiftung und drittens Entgiftung.« Es sollte also jedes Therapiekonzept körpereigene Entgiftungsmechanismen unterstützen oder ersetzen: »Denn jedes Gift wird vom Alchimisten durch die Ausscheidungsorgane ausgetrieben, und so werden alle Ausscheidungsorgane davon erfüllt« (Paracelsus I/33).

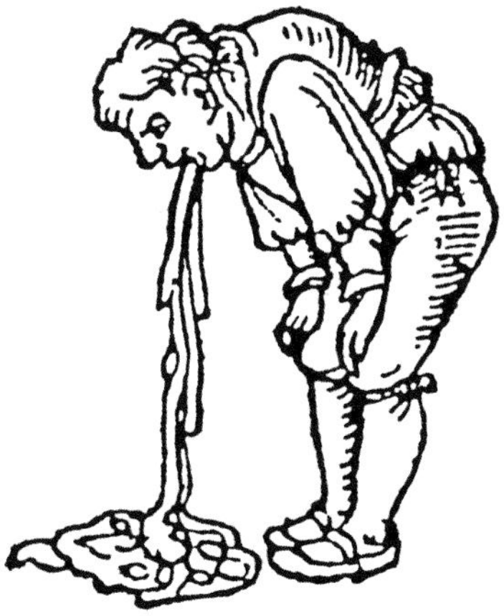

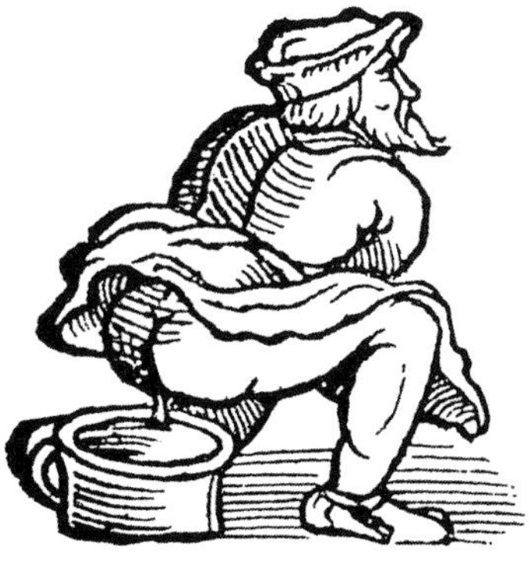

Abführen und Erbrechen gehörten schon bei Hippokrates zu den Kardinalmethoden zur Entgiftung.

Erbrechender Mann, aus: »Schachtafelen der Gesuntheyt«, 1533.

Mann purgiert sein Inneres, aus: »Artzenei-Spiegel«, 1542.

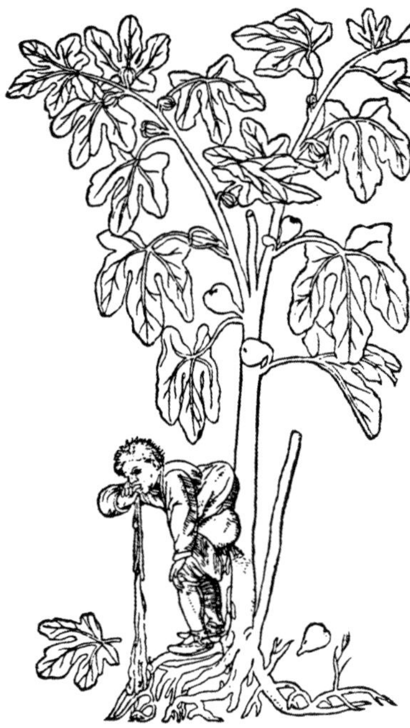

Bis heute ist die Feigenkur zur Entgiftung beliebt. Hieronymus Bock, 1577.

Da diese Zustände in einem fortgeschrittenen Stadium nur noch schwer zu therapieren sind, ist es unbedingt ratsam, bereits im Vorfeld tätig zu werden, zum Beispiel in Form einer regelmäßigen Entgiftungskur im Frühjahr und Herbst, wie sie die Volksmedizin seit je kennt.

Solche Kuren bestehen immer aus so genannten Polychresten (Vielheiler). Im Frühjahr verwendet man vor allem junge Pflanzentriebe und Blätter von Birke (Betula pendula), Brennnessel (Urtica dioica), Gundermann (Glechoma hederacea) oder Löwenzahn (Taraxacum officinale). Im Herbst sind es dagegen eher Wurzeln, die schwer lösliche Toxine herauslösen sollen, zum Beispiel Engelwurz (Angelica archangelica), Enzian (Gentiana lutea) oder Wegwarte (Cichorium intybus).

Paracelsus wies aber mehrmals darauf hin, dass bei hartnäckigen chronischen Leiden und einem bestehenden Tartarus Heilkräuter allein nicht ausreichen. In solchen Fällen kann man auf mineralische Stoffe nicht verzichten. Hierzu gehören vor allem die bereits erwähnten Antimon-, Arsen- und Schwefelverbindungen.

Heilpflanzen dienen dagegen vor allem zur Anregung der Ausscheidung. Man erkennt ihre entgiftende Wirkung zum Beispiel an Stacheln, Dornen und Klettfrüchten. Vor allem Letzteres ist eine Signatur, ein Hinweis darauf, dass Schadstoffe durch diese Kräuter den Körper auch wirklich verlassen. Einige Beispiele sind Klette (Arctium lappa), Klettenlabkraut (Galium aparine), Leberklette (Agrimonia eupatoria) und Nelkenwurz (Geum urbanum).

Gleichgültig, welches Kraut man verwendet, die Absicht ist immer eine Drainage, das heißt: Toxine werden über körpereigene Entgiftungsmechanismen ausgeleitet.

Die reinigende Wirkung von Darm, Bauchspeicheldrüse (Pankreas) und Galle aktiviert man durch Laxantien (abführende Mittel), Cholagoga (galletreibende Mittel) und Choleretika (gallebildende Mittel). Hierzu gehören beispielsweise Berberitze (Berberis vulgaris), Erdrauch (Fumaria officinalis), Faulbaum (Rhamnus frangula), Gelbwurz (Curcuma longa), Löwenzahn (Taraxacum officinale), Schöllkraut (Chelidonium majus) und Sennesblätter (Cassia angustifolia). Ein sehr gut zusammengesetztes Mittel ist »Specichol« von Pekana.

Vor der unkritischen Anwendung von Abführmitteln warnte Paracelsus, denn »jedes Laxativum hat zwei Übel in sich, erstens weil es schwächt, zweitens, weil es gewöhnlich mehr entleert, als notwendig ist« (Paracelsus III/455). Daher sollte man seiner Meinung nach Abführmittel immer mit stärkenden und reizmildernden Kräutern kombinieren, beispielsweise mit Zimt, Gewürznelken, Ingwer, Kalmus, Muskatnuss und Wacholder.

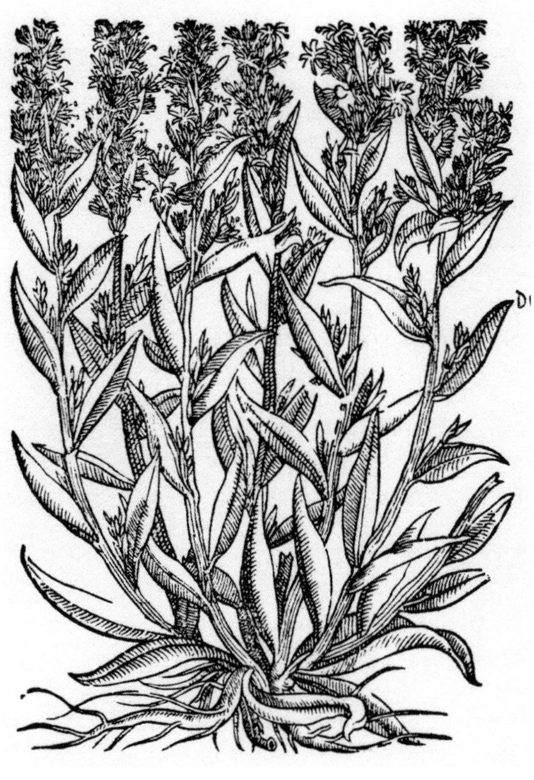

Goldrute (Solidago virgaurea), die man Sonne und Merkur zuordnet, regt die Ausscheidung der Niere an, entlastet aber auch die Leber. Adamus Lonicerus, 1679.

Wie man den Tartarus aus den Nieren austreibt

Therapiekonzept bei Nieren- und Blasensteinen (= Angststeine), bestehend aus:
- »Renodoron« von Weleda, 3 Mal täglich 1 Tablette.
- »Renalin« (Solunat Nr. 16), von Soluna, 2 Mal täglich 10 Tropfen; das Mittel enthält Kupfer.
- Von Spagyra: Nosode aus Nieren- oder Blasenstein; je nach Befund: Calculi renales, Calculi vesicales, jeweils D30, 2 Mal die Woche 5 Tropfen.
- Einreiben des Nierenbereichs mit »Kupfersalbe rot« von Wala.
- Wichtig ist eine Durchspülungstherapie der Niere mit etwa einem Liter Nierentee täglich, gekocht aus Birkenblättern, Goldrutenkraut, Hauhechelwurzel, Steinbrechkraut und Zinnkraut.

Ferner enthalten Entgiftungsrezepte immer auch Diuretika, also Mittel, die der Niere helfen, harnpflichtige Substanzen (z. B. Harnsäure) auszuscheiden. Sie sind vor allem dann angezeigt, wenn der Harn trübe, dunkel und stinkend ist (»hochgestellt«). Empfehlenswert wäre die Birke, aber auch die dornige Hauhechel (Ononis spinosa), Schachtelhalm (Equisetum arvense), Goldrute (Solidago virgaurea) und Wacholder (Juniperus communis). Grundsätzlich sollten Leber-Galle-Rezepte immer einige Nierenmittel enthalten und umgekehrt.

Besonders geeignet ist das Universalmittel Goldrute. Sie fehlt eigentlich in keinem Entgiftungskonzept, da sie einerseits die Niere anregt, ohne sie zu reizen, und andererseits das Pfortadersystem der Leber entlastet (enthalten in »Renalin«-Nr. 16 von Soluna). Bei hartnäckigen chronischen Leiden ergänzt man sie mit Berberitze und Wacholder (enthalten in »Juniperus/Berberis comp.«-Kapseln von Wala).

Weitere wichtige Drainagemittel sind Schweiß treibende Kräuter (Diaphoretika) wie Bittersüß (Solanum dulcamara), Holunder (Sambucus nigra), Ingwer (Zingiber officinalis) und Linde (Tilia cordata).

Besonders bei Rheuma (»gesüchtische Krankheiten«) sollte man Drainagemittel verwenden, »denn durch die Diaphoretica werden alle kalten Krankheiten hitzig gemacht und erwärmt und in solcher Hitze und Wärme werden sie geheilt« (Paracelsus III/66). Paracelsus nutzte zum Beispiel Ingwer, Pfeffer, Kardamom und Kampfer als Tee und Tinktur.

Schweiß treibende Mittel leiten aber nicht nur toxische Stoffe aus, sondern verbessern auch den Hautstoffwechsel. Nach Hippokrates, aber auch nach Paracelsus gehört diese Art der Therapie zu den Kardinalmethoden. »Wenn man die Verstopfung des Lebensgeistes beheben will, muss man den Lebensgeist warm erhalten, damit er in der Hitze stark sei. Er soll diaphoretisch gemacht werden, in seinem Wesen immer brennen und in der Hitze leben« (Paracelsus I/628).

Hat die mangelnde Entgiftung zu Ablagerungen geführt (Tartarus), braucht es auflösende Mittel (Resolvenzien). Hierzu eignen sich Jodverbindungen (Jodum D6 bis D12), Brechweinstein (Tartarus stibiatus D12), aber auch Kräuter, die man vor allem an ihrem hohlen Stängel erkennt, wie den Schierling (Conium D6): »Denket daran,

Rezept zur Anregung der Monatsblutung – Emmenagoge Therapie

Auch zur Behandlung von Stimmungsschwankungen und Libidoschwäche während der Regel geeignet sowie bei Schmerzen vor der Regelblutung, vor allem, wenn sich die Symptome mit Eintritt der Blutung bessern. Mischung aus:

Je 10 ml:
- Alchemilla vulgaris Urtinktur (Frauenmantel)
- Artemisia absinthium dil. D2 (Wermut)
- Cuprum aceticum dil. D6 (Kupferacetat)
- Pulsatilla pratensis dil. D6 (Küchenschelle)
- Rosmarinus officinalis Urtinktur (Rosmarin)
- Strychnos nux vomica dil. D6 (Brechnuss)
- Urtica dioica Urtinktur (Brennnessel)

Je 15 ml:
- Artemisia vulgaris Urtinktur (Beifuß)
- Levisticum officinale Urtinktur (Liebstöckel)

Über die Apotheke bei Spagyra mischen lassen. 3 Mal täglich 20 Tropfen in Frauenmanteltee einnehmen, besonders in der zweiten Zyklushälfte.

Zusätzlich: Smaragd trit. D6 von Apotheke an der Weleda, 2 Mal täglich eine erbsengroße Menge in etwas Wasser auflösen. Paracelsus sah im Smaragd ein Arkanum für alle Schmerzen der Frau (III/200).

Trockenes Schröpfen am Beckenkamm und an der Innenseite der Oberschenkel und/oder Einreiben dieser Bereiche mit »Kupfersalbe rot« von Wala.

Rezepte zur Regeneration des »inneren Alchimisten« und zur Entgiftung nach Heinrich Honegger, Humoraltherapeut und Paracelsist

Teerezept zur allgemeinen Entgiftung, besonders bei familiärer Neigung zu Krebs (auch zur Entgiftung über die Lymphe). Das Rezept wirkt mild ableitend auf Darm und Niere, aktiviert aber ebenso den Hautstoffwechsel. Das Rezept ist zudem antitartarisch wirksam. Mischung aus:

Je 5 Gramm:
- Löwenzahnwurzel (Taraxacum officinale)
- Sassafrasrinde (Sassafras officinale)
- Schlehenblüten (Prunus spinosa)
- Guajakrinde (Guajacum officinale)

15 Gramm:
- Walnussblätter (Juglans regia)

Je 20 Gramm:
- Sennesblätter (Cassia senna)
- Stiefmütterchenkraut (Viola tricolor)

Je 10 Gramm:
- Süßholzwurzel (Glycyrrhiza glabra)
- Sarsaparillawurzel (Smilax sarsaparilla)
- Wacholderbeeren (Juniperus communis)
- Fenchelfrüchte (Foeniculum vulgare)
- Erdrauchkraut (Fumaria officinalis)

Dosis: Morgens und abends 1 Tasse, 1,5 Teelöffel pro Tasse. Kräuter mit kochendem Wasser überbrühen, 5 Minuten abgedeckt ziehen lassen, absieben und mit Honig süßen. Die Dauer der Teekur beträgt etwa zwei Mal sieben Wochen, mit einer zweiwöchigen Pause; eventuell einmal im Jahr durchführen, am besten im Frühjahr. Das Rezept muss man in Apotheken mischen lassen, die sich auf Kräuter spezialisiert haben.

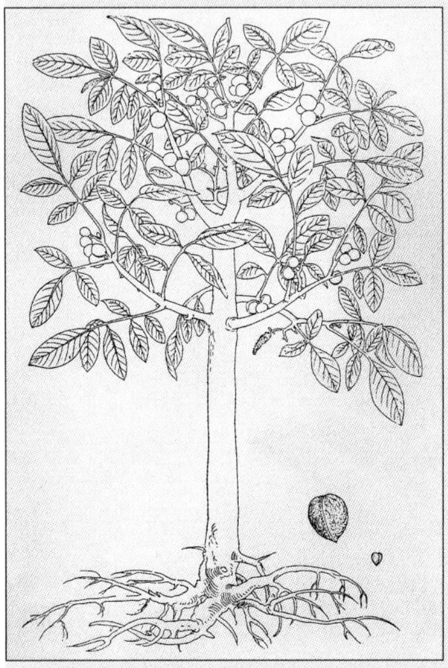

Die gerbstoffhaltigen Blätter und Früchte des Walnussbaums (Juglans regia), den man der Sonne zuordnet, dienen als Wundheilmittel und zur Schleimhautsanierung. Weitere Indikationen sind Hautprobleme, Intoxikationen mit Schwermetallen oder Pestiziden und Lymphleiden. Leonhard Fuchs, 1543.

Rezept aus homöopathischen Urtinkturen zur Blutreinigung. Die Mischung wirkt regulierend auf die Darmflora, aktiviert den Stoffwechsel und regt die Säfte von Leber und Bauchspeicheldrüse an. Das Rezept ist auch zur Behandlung einer Unverträglichkeit von Nahrungsmitteln geeignet. Mischung aus:
- Cichorium intybus Urtinktur (Wegwarte)
- Erythraea centaurium Urtinktur (Tausendgüldenkraut)
- Nasturtium officinale Urtinktur (Brunnenkresse)
- Taraxacum officinale Urtinktur (Löwenzahn)
- Veronica beccabunga Urtinktur (Bachehrenpreis)

Jeweils 20 ml in der Apotheke mischen lassen. Dosis: 2 Mal täglich einen Teelöffel in etwas warmem Wasser oder Rotwein schluckweise zu den Mahlzeiten einnehmen, gut einspeicheln.

Teerezept zur Behandlung von Leber- und Gallenschwäche und zur Anregung der Ausscheidung von Toxinen. Mischung aus:
- Benediktenkraut (Cnicus benedictus)
- Erdrauchkraut (Fumaria officinalis)
- Löwenzahnwurzel (Taraxacum officinale)
- Mariendistelsamen, geschrotet (Carduus marianus)
- Odermennigkraut (Agrimonia eupatoria)
- Schafgarbenkraut (Achillea millefolium)
- Seifenkrautwurzel (Saponaria officinalis)
- Tausendgüldenkraut (Erythraea centaurium)

Jeweils 50 Gramm mischen (aus der Apotheke oder dem Kräuterladen), 2 Teelöffel auf eine Tasse. Mit kochendem Wasser überbrühen, 5 Minuten zugedeckt ziehen lassen, absieben und mit Honig süßen. 3 Mal täglich eine Tasse zu den Mahlzeiten.

Schwitzkur zur Ausleitung von Toxinen und zur begleitenden Behandlung von leichten fieberhaften Infekten. »Wer nicht schwitzen kann, ist krebsgefährdet« (Volksweisheit, zit. nach Honegger). Mischung aus:
- Holunderblüten (Sambucus nigra)
- Jaborandiblätter (Pilocarpus jaborandi)
- Kamillenblüten (Matricaria chamomilla)
- Lindenblüten (Tilia cordata)
- Pfefferminzblätter (Mentha piperita)

Zu gleichen Teilen vom Apotheker mischen lassen (die einzelnen Kräuter kann man auch über Kräuterläden beziehen). Für die Schwitzkur einen Liter Tee (= 3 bis 4 Tassen) mit zwei bis drei Esslöffel Mixtur ansetzen, mit kochendem Wasser überbrühen und zugedeckt 5 Minuten ziehen lassen. Man sollte den Tee sehr warm trinken und sich dabei in Decken einhüllen. Nach zwei Stunden erfolgt eine Abwaschung mit Essigwasser (einige Esslöffel Obstessig zum Waschwasser geben) und ein Wäschewechsel. Anschließend sollte man noch rund eine Stunde »nachschwitzen«.

Teerezept zur Ableitung von Toxinen über die Niere. Das Rezept wirkt antitartarisch und eignet sich auch zur Therapie von Hautleiden (z.B. Neurodermitis) und zur Behandlung von Rheuma. Mischung aus:
- 10 Gramm Attichwurzel (Sambucus ebulus)
- 30 Gramm Birkenblätter (Betula alba)
- 30 Gramm Brennesselkraut (Urtica dioica)
- 10 Gramm Fenchelwurzel (Foeniculum vulgare)
- 10 Gramm Fieberkleeblätter (Menyanthes trifoliata)
- 30 Gramm Goldrutenkraut (Solidago virgaurea)

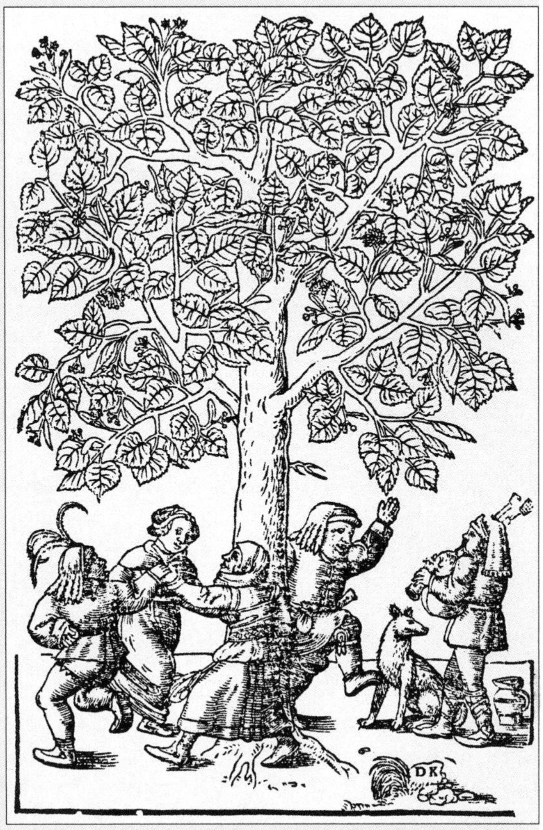

Die Blätter und Blüten der Linde (Tilia cordata), die der Venus zugeordnet wird, verwendet man noch heute als Schweiß treibendes Mittel. Das Bild zeigt die Linde als Tanzbaum. Die entgiftende Wirkung der Linde macht tatsächlich sympathisch und gesellig. Hieronymus Bock, 1577.

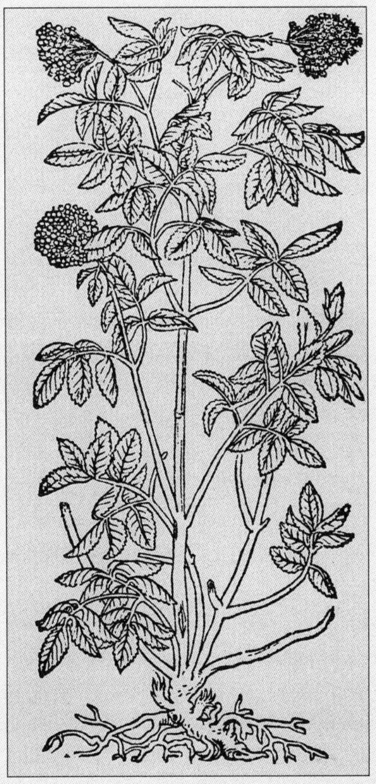

Die Germanen verehrten den Holunder (Sambucus nigra) als heiligen Baum der Göttin Holda/Holle. Die Blätter wirken Schweiß treibend, die Rinde und die Beeren dagegen purgierend (abführend). Astrologisch ordnet man den Holunder Mond und Saturn zu. Hieronymus Bock, 1577.

- 10 Gramm Kalmuswurzel (Acorus calamus)
- 10 Gramm Sarsaparillawurzel (Smilax sarsaparilla)
- 10 Gramm Wacholderbeeren (Juniperus communis)
- 20 Gramm Zinnkraut (Equisetum arvense)

Dosis: Morgens und abends 1 Tasse, 2 Teelöffel pro Tasse. Kräuter mit kochendem Wasser überbrühen, 5 Minuten zugedeckt ziehen lassen, absieben und mit Honig süßen. Die Dauer der Teekur beträgt etwa zwei Mal sieben Wochen, mit einer zweiwöchigen Pause. Das Rezept muss man in Apotheken mischen lassen, die sich auf Kräuter spezialisiert haben.

dass ihr den Tartarus lösen, austreiben, verzehren und scheiden sollt, dann ist dem Podagra (Gicht) etc. bald geholfen, der Colica und ihre Arten (Schmerzen). Ferner wisset auch, dass Schwindsucht der Glieder (Atrophie) von solchem Tartarus ensteht, wenn sich der Tartarus in den Nerven ansetzt, das ist in ihren Wurzeln« (Paracelsus I/586). Das heißt also, dass auch Nervenentzündungen und Lähmungen auf tartarischen Ablagerungen beruhen; diese lassen sich relativ gut mit potenziertem Quecksilber beeinflussen (Mercurius vivus naturalis D12, vgl. Fallbeispiel Seite 36). Das Merkurmetall eignet sich allgemein bei allen stagnierenden Krankheitsprozessen als Reaktionsmittel.

Frauen haben eine ganz besondere Art, sich zu entgiften, die man immer therapeutisch unterstützen sollte, nämlich die Menstruation: »Wo die Frauen Schmerzen empfinden, da ist eine Verstopfung, wie im Herzen, in der Galle und in allen übrigen wichtigen Gliedern. Dann soll man die Menstruation im ganzen Körper hervorrufen« (Paracelsus I/1006).

Vor allem ist die Menses ein wirksamer Schutz vor Stoffwechsel- und Herzleiden. Auch kann man beobachten, dass eine ausreichende Blutung die seelische Ausgeglichenheit fördert. Umgekehrt ist ein zu frühes Versiegen der Blutung oder eine Unterdrückung derselben häufig mit seelischen Problemen und chronischen Krankheiten verbunden (Aschner). Die Monatsregel fördernde Mittel (Emmenagoga) wie Beifuß, den Paracelsus bei allen Menstruationsproblemen einsetzte (III/465), lindern häufig Regelschmerzen und wirken aphrodisierend (siehe Kasten Seite 53).

Ausleitungsverfahren – Von der Natur abgeschaut

Blut, das bekanntlich ein besonderer Saft ist, galt schon immer als besonders geeignet, um dem Körper Schadstoffe zu entziehen. Man glaubte, dass der Körper an Stellen, wo er Schmerz erzeugt, schädliche Stoffe anhäuft, um sie dort zu entleeren. Normalerweise genügt die Entgiftung über die natürlichen Austrittsstellen des Körpers. Ist dies nicht der Fall, muss man einen künstlichen Ausgang schaffen: »Findest du einen Schmerz irgendwo an einem Ort, so wisse, dass die Natur an diesem Ort eine Austrittsstelle haben will. Ist sie nicht von Natur da, dann mache sie, denn die Natur muss sie hier haben und die Natur eilt nur der Austrittsstelle zu. Nun sind keine offenen Austrittsstellen hier, weil du aber siehst, dass sie sich dahin lenkt und sich sammelt und einen Ausgang an diesem Ort begehrt, so tue es fröhlich auf und gewähre der Natur an diesem Ort einen Austritt, da sie es haben will« (Paracelsus II/713).

Man wusste schon in der Antike sehr genau, dass vor allem venöses Blut reich an körpereigenen Toxinen ist. Zudem liegen Venen oberflächlicher als Arterien, was man wiederum als einen Hinweis verstand, dass Venen Toxine an die Körperoberfläche ableiten sollen. Also ließ man die Kranken zur Ader. Meist benutzte man die Armvenen, besonders wenn man das Herz und den ganzen Körper entlasten wollte. Bei konkreten Symptomen an spezifischen Körperstellen nutzte man aber auch alle anderen Venen. Zur Behandlung von Kopfschmerzen öffnete man beispielsweise die Schläfenvenen, bei Arthritis die Venen in der Nähe des betroffenen Gelenks.

Im Laufe der Zeit entwickelte sich der Aderlass zu einer der beliebtesten Methoden. Der Glaube an den Aderlass wurde zum unerschütterlichen Dogma, sodass man selbst noch halb Toten das Blut »fröhlich« absaugte.

Paracelsus beklagte sich häufig über den unkritischen Gebrauch des Aderlasses (II/729). Er war aber trotzdem kein Verächter dieser Therapie, die wie selbstverständlich zu seinem therapeutischen Repertoire gehörte. Er widmete dem Aderlass sogar ein kleines Buch.

Paracelsus warnte aber davor, zu viel Blut abzunehmen (II/735 und 747); mehr als ein halber Liter sei in keinem Fall ratsam. Auch war er der Meinung, dass man nur bestimmte Kranke zur

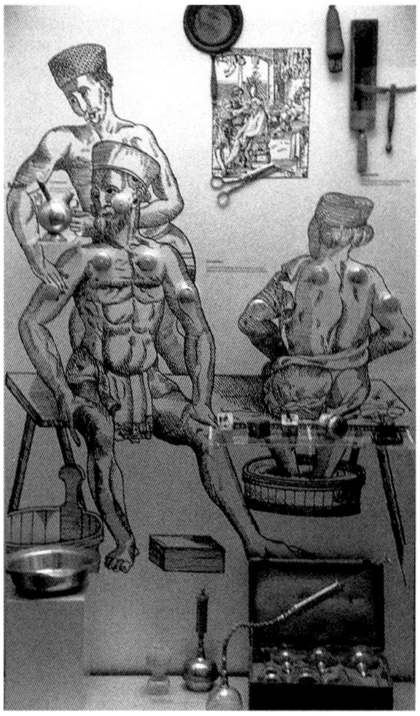

Die Therapie mit Schröpfköpfen wird noch heute zur lokalen Umstimmungstherapie verwendet. Medizinhistorisches Museum Zürich (Foto: O. Rippe).

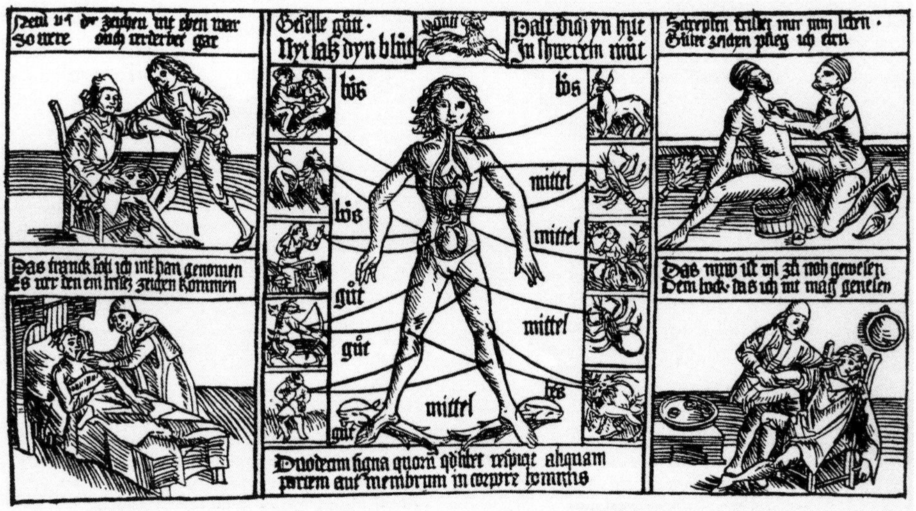

Aderlasstafel mit Bezug zu den Sternzeichen. Holzschnitt, 1480.

Ader lassen sollte, vor allem keine Gesunden. Von einer prophylaktischen Wirkung war er nicht überzeugt (II/754).

Wichtig ist, dass man gewisse Leiden wie Fettsucht oder Bluthochdruck auch mit anderen Methoden behandelt, da Aderlass allein niemals heilend, sondern nur lindernd wirkt (II/753).

Zur Zeit des Paracelsus war es üblich, den Zeitpunkt eines Aderlasses nach den Sternen zu berechnen. Es gibt Dutzende von Abbildungen, die darauf hindeuten. Dies lehnte Paracelsus aber überraschenderweise ab.

Neben dem »großen« Aderlass kannte man damals auch den »kleinen« mit Hilfe von Blutegeln und durch »blutiges« Schröpfen. Besonders bei rheumatischen Leiden der Gelenke haben sich Blutegel bewährt. Das blutige Schröpfen ist hingegen besonders wirkungsvoll bei Verspannungszuständen und inneren Entzündungen. Paracelsus empfahl beispielsweise bei Ohrentzündungen und Hörschäden einen kleinen Aderlass hinter dem Ohr (II/542).

Das ebenfalls beliebte »trockene« Schröpfen soll dagegen Bezirke mit schlaffem Gewebe energetisch auffüllen. Auch bei einer ausbleibenden oder schwachen Menstruation eignet sich das trockene Schröpfen von Beckenkamm und der Innenseite der Oberschenkel, weil man damit einen künstlichen Bluterguss beziehungsweise eine Blutfülle im Becken hervorruft.

Doch auch hier gilt, was Paracelsus bereits über den Aderlass sagte: Nicht zu viel und nicht zu oft. Außerdem sollte man immer andere Verfahren, besonders die Arkana, bevorzugen. An einer Stelle meinte Paracelsus sogar, dass Schröpfen eine minderwertige Arznei sei (II/775).

Weitere Möglichkeiten der Ableitung nach außen sind Blasen erzeugende Therapien. Schon damals wurde das so genannte Kantharidenpflaster (Blasen ziehendes Pflaster) viel verwendet, das man aus der spanischen Fliege herstellt, die aber eigentlich ein Käfer ist und keine Fliege. Heute wird das Mittel in potenzierter Form auch zur Behandlung von akuten Blasenentzündungen und Verbrennungen gebraucht (Cantharis D6).

Wo man das Pflaster ansetzt, entsteht nach kurzer Zeit eine Hautblase mit serösem Inhalt, den man nach einigen Stunden möglichst steril entfernt. Paracelsus machte Angaben, wie das Pflaster herzustellen ist; heute kann man es in jeder Apotheke kaufen.

Besonders geeignet ist diese Therapie zur Umstimmung chronischer Gelenksleiden. Man bringt kleine Stücke des Pflasters an mehreren Stellen in Gelenksnähe an. Selbst starke Beschwerden wie bei der Coxarthrose werden so gelindert, sodass vielen Patienten sogar eine Hüftgelenksoperation erspart werden kann.

Das diese und viele weitere Ausleitungsmethoden im Lauf der Zeit nicht vergessen gegangen sind, ist vor allem ein Verdienst des Arztes Bernhard Aschner. Als Humoraltherapeut und Paracelsist schrieb er zahlreiche Bücher zum Thema der inneren und äußeren Entgiftung, von denen einige noch im Handel sind. Man sollte sich unbedingt mit seinen Schriften beschäftigen, schließlich gilt er in Fachkreisen nicht umsonst als bedeutendster Naturheilarzt des zwanzigsten Jahrhunderts.

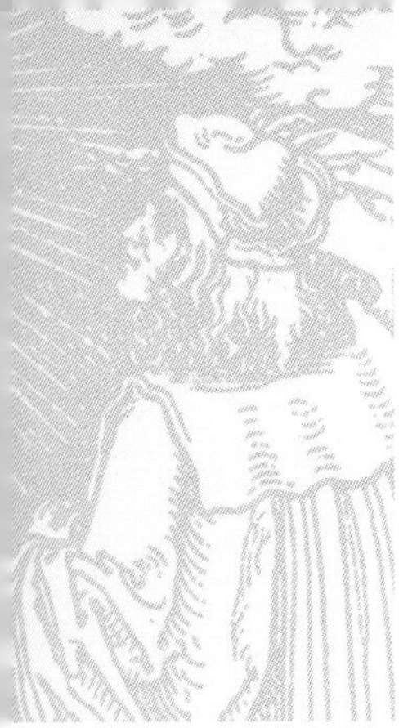

Das Ens naturale – Heilen im Einklang mit den Sternen

»Keiner unter euch, der keine Kenntnisse der Astronomie besitzt, kann es in der Arznei zu etwas bringen.« (Paracelsus I/36)

Das geistige Firmament im Menschen

Die dritte Ursache von Krankheit hat nochmals einen astrologischen Hintergrund. Für Paracelsus ist der Mensch, analog den Gestirnen, ein eigenes Firmament. Auch in uns gibt es Sternzeichen und Planeten. Was man am Himmel mit dem Teleskop betrachten kann, ist im Menschen allerdings nur geistig zu erfassen. Der Mensch als Mikrokosmos ist nicht ein reales, sondern ein ideelles Spiegelbild des Makrokosmos, aber nach den gleichen Gesetzen aufgebaut (I/35).

Viele Autoren sehen in diesem Ens eine Beschreibung der Konstitutionstypen mit ihren unterschiedlichen Dispositionen. Dieses Ens soll also die Ebene der Vererbung abdecken. Wir würden heute sagen, die Ursachen seien in den Genen und in einer familiären Veranlagung zu suchen. Dies könnte man tatsächlich so sehen, aber nur, wenn man als Grundlage kosmische Kräfte annimmt und nicht die Gene. Diese bilden nur die Matrix für die geistartigen Informationen des Lebensgeistes, des Archeus. Es gibt auch eine metaphysische Konstitution; daran sollte man immer denken, wenn man das »Ens naturale« verstehen will.

Die Sternzeichen bilden die äußere Hülle – man könnte sie auch »Aura« nennen –, während die zwei Lichter und die fünf Wandelplaneten als Innenwelt in unseren Organen verkörpert sind. Dies entspricht dem Aufbau eines Geburtshoroskops: 12 Sternzeichen bilden den äußeren Kreis und die Häuser, in denen sich die Planeten, je nach Geburtszeit und -ort, unterschiedlich verteilen. Diese Kräfte bilden den kosmischen Körper (»Sideribus corporum«) des Menschen.

»Wenn ein Kind geboren wird, so wird mit ihm sein Firmament geboren und die sieben Organe, die für sich selbst die Macht haben, sieben Planeten zu sein und so alles, was zu seinem Firmament gehört.« (Paracelsus I/38)

Die sieben kosmischen Kräfte am Firmament sind nach der Lehre von den Korrespondenzen im Organismus in den sieben Hauptorganen verkörpert: »Das Herz ist die Sonne (...). Ebenso ist der Mond dem Gehirn vergleichbar und das Gehirn diesem. Doch nur in geistiger, nicht in substantieller Hinsicht. (...). Die Milz hat den gleichen Lauf wie Saturn (...). Die Galle entspricht dem Mars (...). Die Nieren haben die Art der Venus (...) und die Wirkung der Venus erstreckt sich darauf, die Früchte der Erde hervorzubringen. Ebenso dient die Kraft der Nieren den Früchten im Menschen (...). Und wie die Venus entzündet wird durch Empfang der Kraft vom Ens Magnum, so empfangen die Nieren vom Sinne des Menschen. Der Merkurius ist ein Planet, der der Lunge gleicht (...). Und der Jupiter gleicht dem Planet der Leber (...). Ihr sollt wissen, wenn die Leber nicht da wäre, da gäbe es nicht Gutes im ganzen Leibe. Gleich Jupiter wirkt sie und mildert wie er durch seine Güte alles Ungestüm« (Paracelsus I/40).

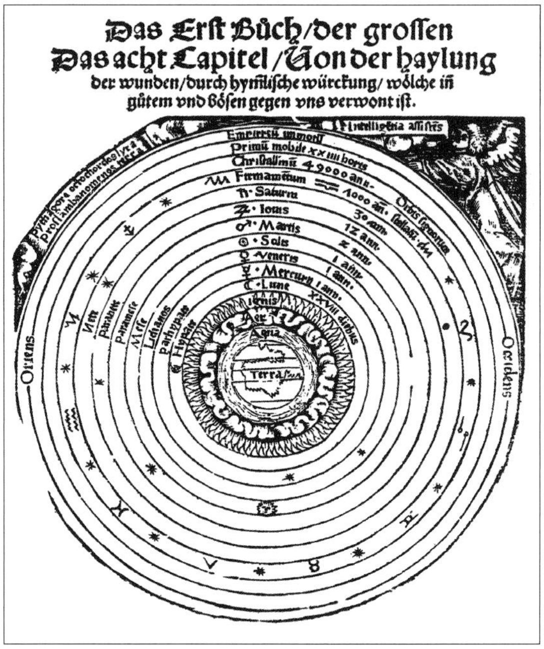

Die vier Elemente umgeben vom Tierkreis und den Planeten. Aus: »Grosse Wundartzney« von Paracelsus, 1536.

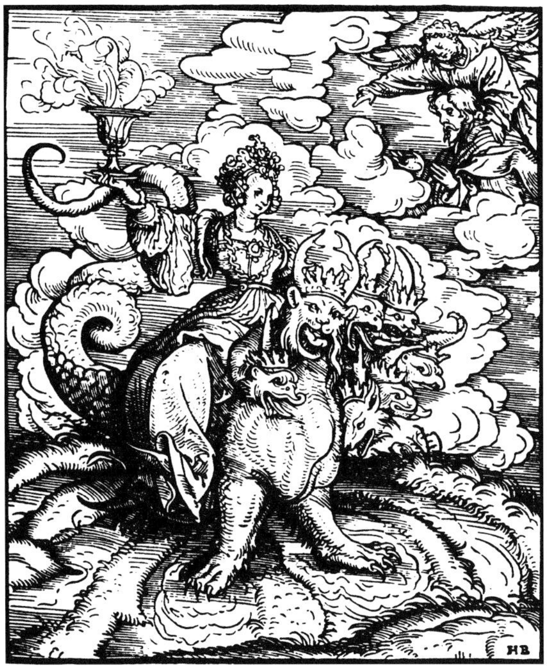

Die Planeten als siebenköpfiger Drache, der auch die sieben Todsünden verkörpert. Hans Burgkmair, 1523.

Paracelsus stellte sich vor, dass die Planeten im Körper analog den kosmischen Harmonien auf ihren eigenen Bahnen kreisen. Er ging davon aus, dass jedes Planetenorgan eine leibliche und eine spirituelle Aufgabe hat, die es erfüllen muss. Erst wenn ein Planet die Bahn eines anderen kreuzt, ein Organ also die Funktion eines anderen beeinflusst, kommt es zu Krankheiten.

»Das Herz sendet seinen Geist durch den ganzen Leib, wie die Sonne durch alle Gestirne und Erden. Dieser Geist nützt allein dem Leibe (Archeus = Lebensgeist) und dringt nicht zur Stätte der sieben Organe. Das Gehirn geht allein zum Herzen und vom Herzen wieder zurück zu seinem Zentrum in geistiger Form (...). Der geistige Lauf der Leber vollzieht sich nur im Blute (...). Die Milz hat ihre Bahn an der Seite und in den Gedärmen, die Nieren haben ihren Lauf durch die Harnwege und Lenden (...). Der Umlauf der Lungen vollzieht sich in Brust und Kehle. Die Galle nimmt ihren Lauf durch Magen und Eingeweide. (...). Wie schon angezeigt wurde, sollt ihr verstehen, dass, wenn sie sich irren und in eine falsche Bahn geraten, etwa die Bahn der Milz in die Bahn der Galle, Krankheiten entstehen« (Paracelsus I/41).

Das Beispiel von Milz und Galle erklärt sich wie folgt: Zunächst handelt es sich um einen Konflikt von Mars (Galle) und Saturn (Milz). Der kalte Saturn steht für Ablagerungen und Verhärtungen (= Tartarus), der heiße Mars dagegen für Entzündungen und Kolikschmerzen. Gelangt nun die Milz in die Bahn der Galle, kommt es dort zu Verhärtungen, zum Beispiel zu Gallensteinen. Die Verhärtung enspricht dem Saturn, das betroffene

Planetenkräfte im Menschen

Planet	Grundprinzip	Lebenszeit	Grundnatur	Hauptorgane	Funktion
Mond	Reflexion	Kleinkindalter Geburt bis 7	Natürlichkeit, Passivität, Fürsorglichkeit	Gehirn (bes. rechte Hälfte), Keimdrüsen, Lymphe, Haut	Regeneration, Anabolismus, Wachstum
Merkur	Kommunikation	Kindheit 7 bis 14	Intelligenz, Neugier, Ausdrucksfähigkeit	Atmungsorgane, Hormone, Enzyme, Neurotransmitter, Haut-Schleimhaut-Grenze	Stoffwechsel, »Feedback«-Systeme, Katalysatoren
Venus	Empfindung	Pubertät 14 bis 21	Sensibilität, Libido, musische Qualitäten, Harmoniestreben	Niere, Venen, Hormondrüsen	Entschlackung, Energiereservoir, Verarbeitung der Sinnesreize
Sonne	Bewusstheit	Adoleszenz und Reife 21 bis 42	Idealismus, Charakterstärke, Selbstbewusstsein	Herz, Kreislauf, linke Gehirnhälfte, Immunsystem	Zirkulation, Kompensation, Abwehr
Mars	Wille	»Midlifecrisis« 42 bis 49	Mut, Aktivität, umwälzend, praktischer Verstand	Galle, Arterien, blutbildende Organe, Abwehr, Muskeln	Oxidation, Nahrungsaufbereitung, Blutbildung, Abwehr
Jupiter	Denken	Klimakterium 49 bis 56	Vernunft, Umsicht, Gerechtigkeitssinn, Streben	Leber, Gelenke, Gewebe (Bindegewebe)	Plastizität, Steuerung des Chemismus, Ernährung
Saturn	Wahrnehmung	Alter 56 bis Tod	Geduld, Disziplin, Einsicht, Demut, Urteilsfähigkeit	Milz, Sinnesorgane, Knochen, Hautanhangorgane	Katabolismus, Aufnahme von Sinnesreizen, Abgrenzung

Organ und die Schmerzssymptomatik dagegen dem Mars. Gallensteine kann man auch als aufgestaute Wut verstehen (= Ärgersteine).

Der Heilweg muss entsprechend eine antitartarische Therapie sein. Einerseits muss man bei Gallensteinen die Qualität der Galle durch marshafte Arzneien verändern; dies macht man beispielsweise durch scharf schmeckende Pflanzen wie Schöllkraut, das mit seinem orange-gelben Pflanzensaft der »gelben Galle« entspricht. Andererseits braucht es auch Mittel, die einen saturnalen Faktor in sich tragen, zum Beispiel Antimon. Dieses ist Bestandteil des Präparats »Splenetik« von Soluna, zur Behandlung jeder Art von tartarischer Krankheit. Wie wir schon gehört haben, verwandelt Antimon eine saturnale Kraft in die regenerierenden Qualitäten der Venus (siehe Seite 38).

Um den saturnalen Faktor zu beeinflussen und der kalten Natur des Prozesses zu entsprechen, wählt man unter den Gallemitteln am besten Wurzeln. Die Firma Weleda liefert »Choleodoron«, das aus Gelbwurzwurzel und Schöllkrautwurzel besteht, zur Auflösung von Gallensteinen. Bewährt hat sich die Kombination mit dem Leberfunktionsmittel »Hepatik« (Soluna) und mit »Chelidonium Kapseln« (Wala), das krampflösend (spasmolytisch) und damit schmerzstillend auf die Verdauungsorgane wirkt.

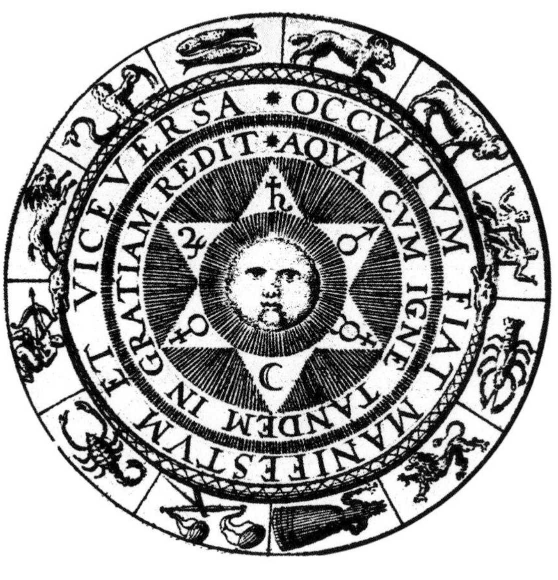

Das Hexagramm der sieben Planetenkräfte mit der Sonne als Mittelpunkt. Oppositionen bilden Mond und Saturn, Venus und Mars sowie Merkur und Jupiter. Wichtig ist die mittlere Achse der »drei Lichter« aus Mond, Sonne und Saturn. Detail aus: »Opus medico-chymicum« von Johann Daniel Mylius, 1618.

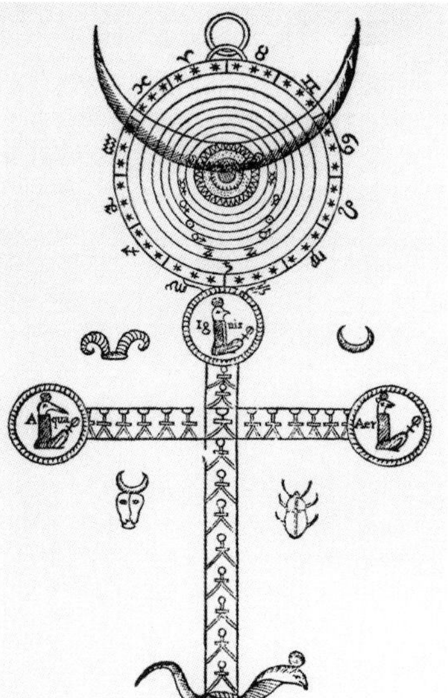

Die vier Elemente, der Tierkreis und die sieben Planeten, dargestellt als Merkur, in Anlehnung an die »Hieroglyphische Monade« des John Dee, die alle Planetensymbole einbezieht. Athanasius Kircher, 17. Jahrhundert.

Die sieben Planetenmetalle

Neben den Organen und Organprozessen lassen sich alle Krankheiten und auch alle Heilmittel den Planeten zuordnen. Bei den Krankheiten ist es am leichtesten, wenn man sich die verschiedenen Leiden als ein Übermaß oder einen Mangel einer Planetenkraft vorstellt (siehe Tabelle). Immer korrespondiert das Übermaß einer Planetenkraft mit dem Mangel einer anderen und umgekehrt.

Für eine astrologische Therapie ist der hermetische Gedanke wichtig, dass die Planeten polare Kräfte sind, die sich gegenseitig regulieren. Die Paarungen sind: Mond – Saturn, Merkur – Jupiter sowie Venus – Mars. Diese drei Paare gruppieren sich um die goldene Mitte, die Sonne. Zusammen bilden sie das Hexagramm der Planeten.

Therapeutisch ergibt sich daraus eine Regulationstherapie, bei der man eine vorherrschende Kraft zügelt beziehungsweise eine schwache Kraft stärkt.

In Frage kommen in erster Linie die »Planetenmetalle«, da sie nach hermetischer Auffassung stoffliche Abbilder der reinen Planetenkräfte sind. Die Planetenmetalle sind: Mond – Silber, Merkur – Quecksilber, Venus – Kupfer, Mars – Eisen, Jupiter – Zinn und Saturn – Blei.

Das Gold ordnet man der Sonne zu. Da sie als Zentralgestirn alle Planetenkräfte miteinander verbindet, besitzt sie die größte Macht. Entsprechend ist Gold die Arznei mit der größten Heilkraft.

Zur Therapie mit Metallen meinte Paracelsus: »Es gibt also sieben Planeten und auch sieben

Krankheit als Übermaß und Mangel einer Planetenkraft[8]

Planet	Pathologie allgemein	Übermaß	Mangel
Mond	Akute Leiden, Entzündungen, Fieber, Unfruchtbarkeit, Schlafstörungen, Phlegma, psychosomatische Erkrankungen, Kindheitstrauma, virale Kinderkrankheiten, Krebs, Gehirnerkrankungen	Lymphatismus, Phlegma, Völlerei, Sucht, Meinungslosigkeit, Launen, Infantilität, Neigung zu Ausschweifungen, Somnambulismus, Verschleimung, Ausfluss, Fieberdelirium, Östrogenüberschuss, Tumore	Neurotische Erregung, Schlafstörungen, Schock, Sterilität, Abortneigung, Gestagenmangel, degenerative Prozesse von Haut und Schleimhaut, Austrocknung, multiple Sklerose, Magerkeit
Merkur	Bewegungsstörungen wie Hyperkinetik, Motilitätsstörungen des Darms, Sprachstörungen, Allergien, eitrige Entzündungen, endokrine Störungen	Agitierte Psyche, Geschäftigkeit, Hyperkinetik, Stottern, Zappelphilipp, Bettnässen, Tremor, Hyperperistaltik, Diarrhöe, eitrige Entzündungen wie Angina tonsillaris, Sinusitis, Allergien	Teilnahmslosigkeit, Ungeschick, Zwangsneurosen, Kontaktarmut, Denkfaulheit, chronische Entzündungen, Asthma, stockende Säfte, Obstipation, Wassersucht, Tenesmen, Steifheit, Verhärtungen, Thrombosen
Venus	Angstsyndrom, Essstörungen, Stoffwechselstörungen, Gicht, Schilddrüsenleiden, Venenerkrankungen, mangelnde Toxionausscheidung, Plethora, hormonelle Erkrankungen	Narzissmus, Gefühlsduselei, Vergnügungs- und Verschwendungssucht, Faulheit, Anhänglichkeit, Fettstoffwechselstörungen, Gicht, Schilddrüsenunterfunktion, Entzündungen	Gefühlsarmut, seelische Verkrampfung und Erstarrung, seelische Kälte, Paranoia, Krampfleiden, innere Kälte, Magerkeit, Schilddrüsenüberfunktion, Amenorrhöe, Dysmenorrhöe
Sonne	Störungen im Selbstwertgefühl, soziale Probleme, Störungen im Herz-Kreislauf-System, Allergien und Autoimmunleiden	Verhaftetsein im Materiellen, Verblendung, Selbstüberschätzung, Egoismus, Selbstzerstörung, apoplektisch-hypertone Konstitution, Sklerose, Rheuma, Hitzeschübe	Apathie, Weltfremdheit, Selbstzweifel, Engherzigkeit, asthenisch-hypotone Konstitution, Infektbereitschaft, Erschöpfung, innere Kälte, kalte Extremitäten
Mars	Störungen im Sexualverhalten, Erkrankungen der blutbildenden Organe, Blutdruck- und Potenzstörungen, Störungen der Energiebalance, Gallenleiden, Krampfneigung wie Migräne	Galliges Temperament, Überreizung der Sinne, Kopflosigkeit, Ungeduld, sexuelle Übererregung, Hypertonie, Entzündungen, Rheumaschub, Entzündung der Galle, Migräne, Neuralgien, Spasmen	Willenschwäche, Haltlosigkeit, Ängstlichkeit, Lungenschwäche, Infektneigung, Anämie, Erschöpfung, Hypotonie, sexuelle Apathie, schlaffe Lähmungen, schwache Muskulatur, Kollapsneigung
Jupiter	Störungen des Denkvermögens, Bindegewebserkrankungen und -schwäche, Dysplastik, Gelenkerkrankungen, Leberstoffwechsel- und Fettstoffwechselstörungen	Perfektionswahn, Prunksucht, Berechnung, Überheblichkeit, pathetisches Auftreten, Wohlleben, Schwellungen, Wassereinlagerungen, Leberschwellung	Planlosigkeit, Ungeschick, Autoritätshörigkeit, degenerative Austrocknungstendenz, Zirrhose, Bindegewebsschwäche, chronische Leberschwäche
Saturn	Chronische Leiden, Alterserkrankungen und Verschleißerscheinungen, Verhärtungen, Einschränkungen in Bewegungen, Knochenleiden, Störungen in der Sinneswahrnehmung wie Taubheit, Anämie, Hautleiden wie Psoriasis	Prinzipienreiterei, Unflexibilität, Humorlosigkeit, Überbetonung des Intellekts, Austrocknung, trockene Hautleiden, Unfruchtbarkeit, Sklerose, Altersschwindel, Versteifung, Morbus Bechterew, Arthrose, Lithiasis, Verlust der Sinne wie Taubheit, Anämie, Leukämie	Schwaches Gedächtnis, Demenz, Verantwortungslosigkeit, Haltlosigkeit, Sucht, verzögerte Reifung, schwache Ossifikation, Rachitis, Osteoporose, Bänderschwäche

Metalle. Die Erfahrung lehrt uns, dass die sieben Metalle in uns die Kraft besitzen, gegen die sieben Planeten zu wirken. Welcher Planet daher den Körper angreift, dessen Quinta Essentia des Metalles (alchimistische Zubereitung) gebrauche gegen ihn. (...) Wir können auch verstehen, dass die Quinta Essentia Auri (Zubereitung aus Gold) wegen ihrer spezifischen Wirkung und wegen der Kraft, die sie dem Herzen verleiht, imstande ist, gegen alle Gestirne zu wirken« (II/72f.).

8 Diese und die nachfolgenden Tabellen zum Thema Planetenmetalle basieren auf den Ausführungen von Alla Selawry: Metall-Funktionstypen in Psychologie und Medizin.

»Was ist Eisen? Nichts als Mars. Was ist der Mars? Nichts als Eisen. Beide sind Mars, beide Eisen. Was für ein Unterschied besteht zwischen Sonne, Mond, Saturn, Merkur und Jupiter am Himmel und den betreffenden Gestirnen im Menschen? Nichts, als nur die äußere Form allein.« (Paracelsus I/353)

Ob nun das Metall auf ein Übermaß oder einen Mangel wirkt oder diese ausgleicht, liegt wie immer allein an der Dosis und der Zubereitungsweise.

Substanzielle Arzneiformen und höhere Dosen vermehren eine Planetenkraft ähnlich wie eine Substitutionstherapie. Geistartige Heilmittel, zum Beispiel spagirische oder homöopathische Arzneien, dienen dagegen der Behandlung einer Überbetonung der Planetenkraft.

»Also haben nun auch die alten Philosophen die sieben Metalle mit den sieben Planeten verglichen und diese in Figuren, Bildern und Schriften für jene gesetzt (...) und das haben sie der Magie nach recht getroffen, deshalb wird es noch auf diesen Tag so gehalten.« (Paracelsus IV/335)

Substanzielle Zubereitungsformen von Metallen sind im Sinne der Homöopathie Tiefpotenzen (D4 bis D8), geistartige dagegen Hochpotenzen (D20 bis D30). Bleiben noch die mittleren Potenzen (um D12): Sie eignen sich am besten zum Ausgleich einer Planetenkraft, deshalb sind sie die Zubereitungsform der Wahl. Sie eignen sich auch zur Harmonisierung, wenn sich Übermaß und Mangel stetig abwechseln.

Besonders die geistartigen Mittel haben die Kraft, eine Überbetonung abzuschwächen, denn »das Ziel der Behandlung ist, etwas einzugeben, damit das Gestirn absterbe und das Gegengewicht überwiege« (Paracelsus II/370). Damit sind sie die geeigneten Mittel, um eine astrologische Konstitution günstig zu beeinflussen.

In der Praxis hat es sich bewährt, die geistartigen Mittel eines Planeten mit den substanziellen seines Gegenpols zu mischen. So behandelt man beispielsweise eine Sklerose, die einem Übermaß an Saturn entspricht, nicht nur mit Hochpotenzen von Blei, sondern auch mit dem Mondmetall Silber in Tiefpotenzen, weil Mond und Saturn eine Polarität bilden. Zudem mischt man die Metalle mit astrologisch verwandten Pflanzen, die den Wandlungsprozess unterstützen.

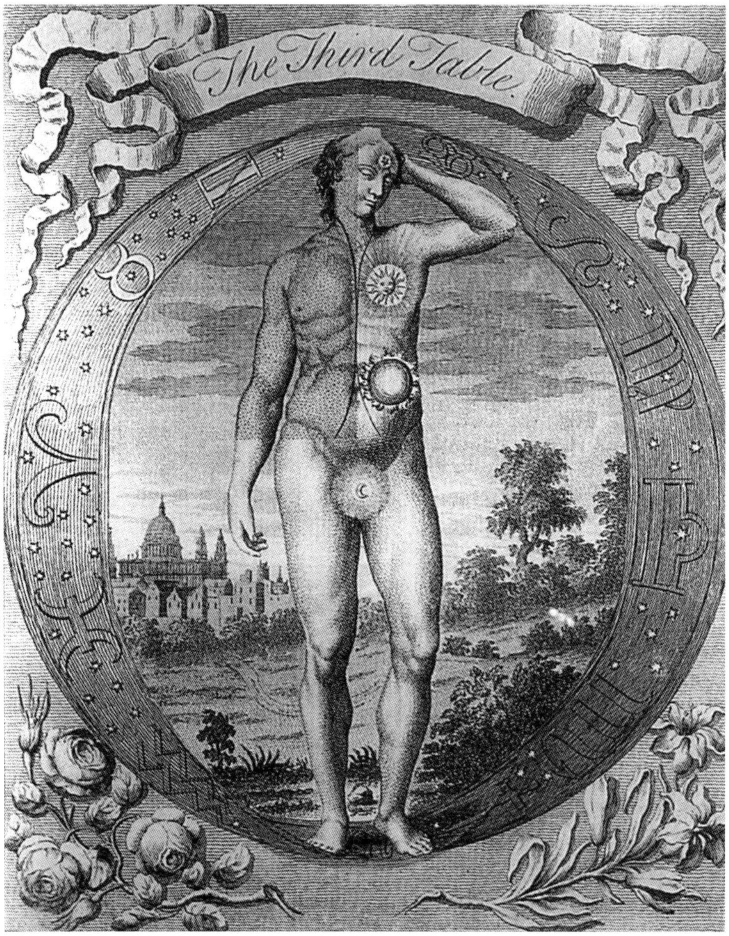

Der Mensch als Mikrokosmos. Die Sonne verkörpert sich im Herzen, der Mond in den Genitalien und der Jupiter im »dritten Auge«. Das geheime Feuer Saturns lodert in der Milz. D. A. Freher, 1764.

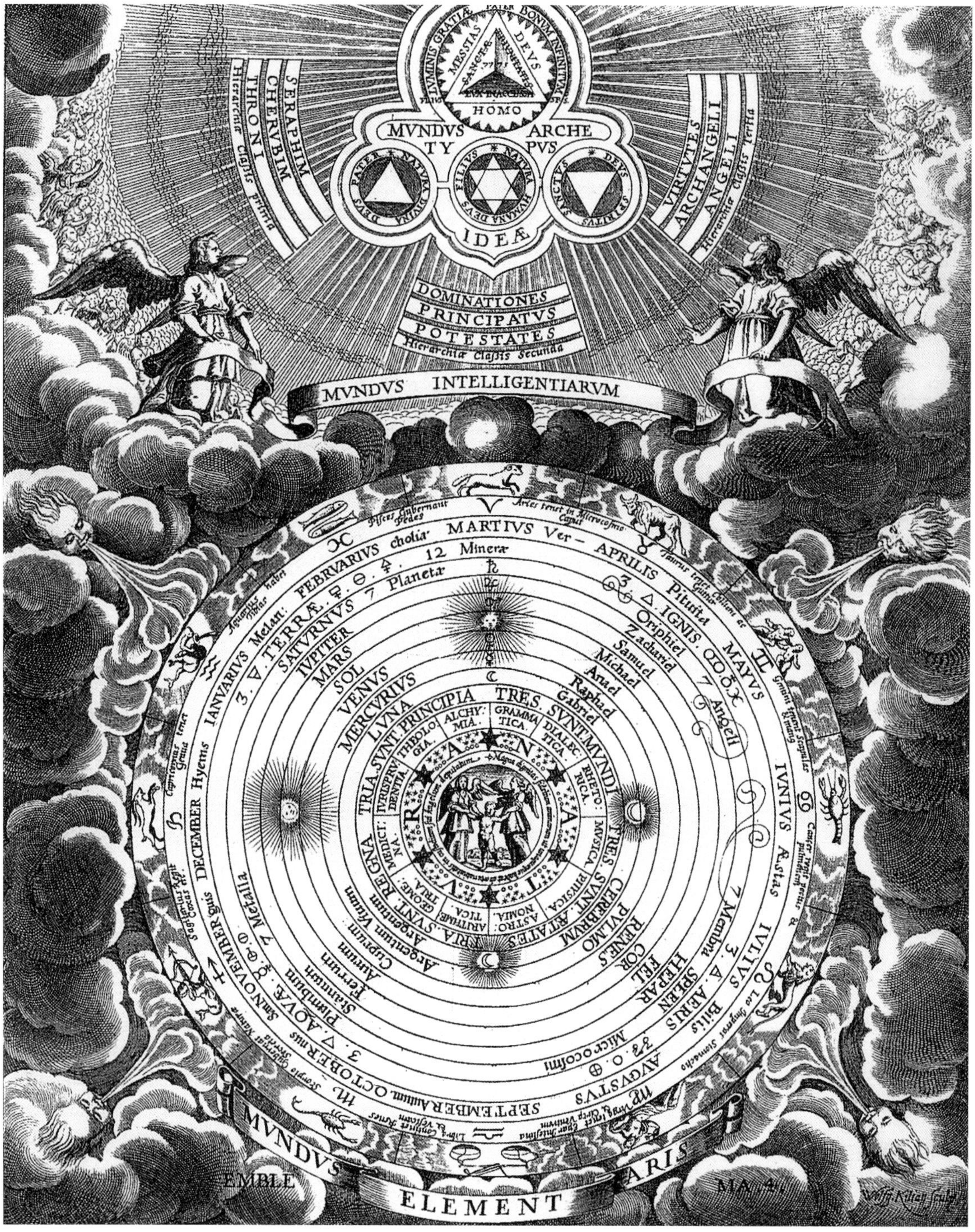

Die Beziehung der göttlichen Trinität zum großen Werk der Alchimie und zu den Planeten, die hier mit ihren Korrespondenzen dargestellt sind. Aus: »Microcosmos hypochondriacus sive de melancolia hypochondriaca« von Malachias Geiger, 1651.

Die Planetenmetalle und ihre Verbindungen

Planet/Metall	Allgemeine Wirkung (Tiefpotenzen = D6 bis D10; mittlere Potenzen = D12 bis D15; Hochpotenzen = D20 bis D30 und höher)	Metallverbindungen
Mond Silber (Argentum metallicum)	Sedierend, schlaffördernd, regenerierend, anregend auf die Keimdrüsen, fieberregulierend, antiphlogistisch (kühlend). Wirkt auf das Unbewusste. Tiefpotenzen: Übermaß an Saturn/Mangel an Mond. Mittlere Potenzen: allgemein ausgleichend. Hochpotenzen: Übermaß an Mond/Mangel an Saturn.	**Dyskrasit** (Apotheke an der Weleda): Antimonsilber; Dyskrasie (D10), Entzündungen der Schleimhäute. **Argentit** (Apotheke an der Weleda): Silbersulfid: Neigung zu Verhärtungen und Ablagerungen (D12). **Argentum nitricum:** Silbernitrat; seelische Erregung (D12 bis D30); Entzündung (D6 bis D12). **Argentum phosphoricum:** Silberphosphat; zur Harmonisierung der Gehirnhälften, Denkblockaden (D12).
Merkur Quecksilber (Mercurius vivus naturalis)	Antipyretisch, diaphoretisch, resolvierend, antidyskratisch, wirkt auf Atmungsorgane und Habitus, geeignet bei Bewegungsstörungen. Tiefpotenzen: Übermaß an Jupiter/Mangel an Merkur. Mittlere Potenzen: allgemein ausgleichend. Hochpotenzen: Übermaß an Merkur/Mangel an Jupiter.	**Zinnober:** Quecksilbersulfid; Angina tonsillaris; eitrige Entzündungen (D6 bis D12). **Mercurius jodatus:** Quecksilberjodid; Resolvens (D12). **Mercurius auratus:** Goldamalgam; Geschwüre (D12).
Venus Kupfer (Cuprum metallicum)	Entkrampfend, schmerzstillend, sedierend, vegetativ ausgleichend, zur Anregung der Nierenfunktion, bei venöser Stase. Wirkt auf seelische Prozesse. Tiefpotenzen: Übermaß an Mars/Mangel an Venus. Mittlere Potenzen: allgemein ausgleichend. Hochpotenzen: Übermaß an Venus/Mangel an Mars.	**Cuprit** (Apotheke an der Weleda): Kupferoxid; Anregung von Wärmeprozessen; Krämpfe (D12); auch als »Kupfersalbe rot« von Wala. **Dioptas** (Apotheke an der Weleda): Kupfersilikat; Störungen in der Verarbeitung von Sinnesreizen (D20 Ampullen). **Malachit** (Apotheke an der Weleda): Kupfercarbonat; Gastritis, Darmgeschwüre (D6), Darmkrämpfe. **Olivenit** (Apotheke an der Weleda): Kupferarsenat; Krämpfe, Neurasthenie (D12).
Sonne Gold (Aurum metallicum)	Bei Herz-Kreislauf-Leiden und kompensatorischen Störungen wie Blutdruckerkrankungen, Anregung der Vitalfunktionen, wirkt antidepressiv, fördert Erkenntnisprozesse, geeignet bei Stress und Autoimmunerkrankungen. Tiefpotenzen: Mangel an Sonne. Mittlere Potenzen: allgemein ausgleichend. Hochpotenzen: Übermaß an Sonne.	**Aurum chloratum:** Goldchlorid; allg. günstige Herz-Kreislauf-Wirkung, Degeneration des ZNS; multiple Sklerose (D12). **Aurum jodatum:** Goldjodid; Sklerose, Zysten, Myome (D12). **Aurum arsenicosum:** Goldarsenat; Autoimmunstörungen; Schwächesyndrom (D12).
Mars Eisen (Ferrum metallicum)	Hämostyptikum, geeignet bei Verdauungsschwäche, Vitalitäts- und Aufbauschwäche, energetisiert und nimmt die Angst, wirkt bei Immunstörungen und Störungen der Willensbildung. Tiefpotenzen: Übermaß an Venus/Mangel an Mars. Mittlere Potenzen: allgemein ausgleichend. Hochpotenzen: Übermaß an Mars/Mangel an Venus.	**Hämatit** (Apotheke an der Weleda): Eisenoxid; Anämie, Willensschwäche (D6). **Meteoreisen:** Ferrum sidereum (Weleda, Wala): Abwehrschwäche, Allergie, Angstsyndrom (D6 bis D12); auch als **Pallasit** (Apotheke an der Weleda). **Skorodit** (Apotheke an der Weleda): Eisenarsenat; Hypotonie (D6), Lähmungen (D30). **Vivianit** (Apotheke an der Weleda): Eisenphosphat; Grippe, Neurasthenie, Erschöpfung (D12).
Jupiter Zinn (Stannum metallicum)	Regulation der Leberfunktionen, bei Plastizitätsstörungen und Deformationen im Gelenks- und Gewebebereich (z.B. Arthrose, Myom), stimmungsaufhellend, bei Störungen der Denkprozesse. Tiefpotenzen: Übermaß an Merkur/Mangel an Jupiter. Mittlere Potenzen: allgemein ausgleichend. Hochpotenzen: Übermaß an Jupiter/Mangel an Merkur.	**Arandisit** (Apotheke an der Weleda): Zinnsilikat; Depression, Leber-störungen (D12). **Stannum jodatum:** Zinnjodid; Gewebeveränderungen der Lunge, chronischer Husten (D12). **Stannum mellitum** (Weleda): Zinnhonig; Arthrose; chronische Leberstörungen (D12).
Saturn Blei (Plumbum metallicum)	Antisklerotisch, bei degenerativen Leiden und Alterserscheinungen, bei Störungen der Ossifikation, bei Entartungen des Blutbildes, Sucht und Demenz. Tiefpotenzen: Übermaß an Mond/Mangel an Saturn. Mittlere Potenzen: allgemein ausgleichend. Hochpotenzen: Übermaß an Saturn/Mangel an Mond.	**Cerussit** (Apotheke an der Weleda): Bleicarbonat; Osteoporose, Knochenmetastasen (D8). **Plumbum mellitum** (Weleda): Bleihonig; Sklerose D12.

Metallpräparate des Handels

Planet/Metall	Metallpräparate des Handels
Mond Silber (Argentum metallicum)	»Cerebretik« Nr. 4 Tropfen (Soluna): Schlafstörungen, Störungen von Gedächtnis und Wahrnehmung. »Toex« Tropfen (Pekana): Gewebeentgiftung, Allergiebereitschaft. »Ovaria comp.« und »Testes comp.« Globuli/Ampullen (Wala): Anregung der Keimdrüsentätigkeit. »Wund- und Brandgel« (Wala): Verbrennungen. »Chamomilla comp.« Zäpfchen (Weleda): Fieberhafte Infekte, vor allem von Kleinkindern.
Merkur Quecksilber (Mercurius vivus naturalis)	»Traumeel« Tropfen, Tabletten, Ampullen, Salbe (Heel): Entzündungen von Haut und Schleimhaut. Status nach Trauma. Allgemein bei Verletzungen. »Sinfrontal« Tabletten (Müller-Göppingen): Angina tonsillaris, Sinusitis, Rhinitis. »Apis/Belladonna cum Mercurio« Globuli, Ampullen (Wala): Angina tonsillaris. »Agropyron comp.« Globuli, Ampullen (Wala): Entzündungen im Kopfbereich und der Atmungsorgane.
Venus Kupfer (Cuprum metallicum)	»Spascupreel« Tabletten, Ampullen (Heel): Krampfschmerzen. »Renalin« Nr. 16 Tropfen (Soluna): Nierenfunktionsstörungen. »Thyreoida comp.« Globuli, Ampullen (Wala): Funktionsstörungen der Schilddrüse. »Chamomilla/Malachit comp.« Ampullen, Tropfen (Weleda): Magenkrämpfe, Sodbrennen, Magen- und Darmgeschwüre.
Sonne Gold (Aurum metallicum)	»Aurumheel« Tropfen (Heel): Funktionelle und organische Herzleiden. »Aquavit« Nr. 2 Tropfen (Soluna): Anregung der Vitalfunktionen, Lebenselixier, Geriatrikum. »Cordiak« Nr. 5 Tropfen (Soluna): Funktionelle und seelische Herzstörungen. »Aurum/Apis regina comp.« Globuli, Ampullen (Wala): Stressfolgen, agitierte Depression, Herzneurose. »Aurum comp.« Globuli, Ampullen, Salbe (Wala): Stressfolgen, Geistesschwäche, Herzneurose. »Crataegus comp.« Tropfen (Weleda): Herzschwäche, Herzneurose, Blutdruckdysregulation. »Aurum/Lavandula comp.« Salbe (Weleda): Herzneurose.
Mars Eisen (Ferrum metallicum)	»Meteoreisen« Globuli, Ampullen (Wala): Virale Infekte, Rekonvaleszenz. »Bronchi/Plantago comp.« Globuli, Ampullen (Wala): Chronische und akute Bronchitis. »Skorodit Kreislauf« Globuli, Ampullen (Wala): Hypotonie. »Ferrum siderium comp.« Ampullen (Weleda): Kopfgrippe. »Ferrum ustum comp.« Pulver (Weleda): Anämie. »Styptik« Nr. 21 Tropfen (Soluna): Hämorrhagische Diathese, Hämostyptikum.
Jupiter Zinn (Stannum metallicum)	»Metasymphylen« Tropfen (Metafackler): Gelenksleiden. »Metaheptachol« Tropfen und »Metamarianum B12« Tropfen (Metafackler): Leberentgiftung, Stoffwechselstörungen. »Metasilicea« Tropfen (Metafackler): Bindegewebsschwäche. »Hepar 202« Ampullen (Staufen-Pharma): Toxinbelastung der Leber. »Disci comp. cum Stanno« Globuli, Ampullen (Wala): Dysplastik der Wirbelsäule, Arthrose. »Urtica comp.« Globuli, Ampullen (Wala): Allergien, Urticaria.
Saturn Blei (Plumbum metallicum)	»Metaginkgo« Tropfen (Metafackler): Sklerose. »Arnica/Betula comp.« Tropfen (Weleda): Sklerose mit Hypertonie. »Scleron« Tabletten (Weleda): Sklerose. »Secale/Bleiglanz comp.« Globuli, Ampullen (Wala): Verschluss der peripheren Gefäße, Hypertonie. »Betula/Mandragora comp.« Globuli, Ampullen (Wala): Arthrose, Muskel- und Gelenkrheuma. »Arnica/Plumbum comp. A«/»B« Globuli, Ampullen (Wala): Sklerose mit Augen- (A) oder Ohrbeteiligung (B).

Beispiele für die Beziehung von Planet und Pflanze

Planet	Pflanzensignatur
Mond	Feuchtpflanzen (Mädesüß, Kalmus); samenreiche Pflanzen, Ausbildung von Tochterpflanzen (Keimzumpe); saftige und schleimige Pflanzen (Mistel), Milchsaft (Schlafmohn); weiße bzw. weiß-gelbliche und weiß-rosa Blüten (Basilikum, Madonnenlilie, Silberkerze, Taubnessel); oft nachts blühend oder nächtliche Geruchsentwicklung (Königin der Nacht, Nachtkerze); betäubender, muffiger und penetranter Geruch (Jasmin); weiße Rinde (Birke); Blätter weiß oder silbrig schimmernd (Weide, Beifuß). Dem Mond unterstehen das Pflanzenwachstum und die Säfte. Mondpflanzen beruhigen, fördern den Schlaf, die Fruchtbarkeit und die Regeneration. Allgemein kühlend; besonders mit Venus kombinieren.
Merkur	Aufrechte, schlanke Gestalt (Betonie, Lavendel), aber auch rhythmisch, gewunden und rankend (Bittersüß, Waldrebe). Ausgeprägtes Blattprinzip (Lungenkraut); lanzettförmige, gefiederte Blätter (Dill, Spitzwegerich). Blütenfarbe oft Blau bis Violett (Akelei, Teufelsabbiss), Komplementärfarben (Vergissmeinnicht), Schirmblüten (allg. Doldenblütler), kleine Blüten (Schwalbenwurz); manche Merkurpflanzen zeigen auch bizarre Formen und Spiralformen (Akelei, Farne), Geruch ist oft flüchtig (Lavendel, Zitrusdüfte). Merkur unterstehen die Blatt- und Stängelausprägung sowie der Pollenflug. Merkurpflanzen aktivieren den Stoffwechsel. Gut zur Abrundung von Rezepten.
Venus	Allgemein harmonisch geformt (Dachwurz, Gänseblümchen, Linde); rundliche und regelmäßig gezahnte, samtige Blüter (Betonie, Brennnessel, Frauenmantel, Melisse); ungiftig; essbare Früchte (Apfel, Granatapfel, Kirsche); üppige Blütenausbildung (Rose), Blütenfarbe von Weiß, Weißrosa bis Bunt (Rose, Stiefmütterchen, Storchschnabel); oft sinnlich betörender Duft (Rose). Der Venus untersteht die Blütenbildung als solches. Venuspflanzen gelten als Wohltäter und harmonisieren Rezepte mit stark wirkenden und/oder giftigen Stoffen; daher viel verwenden.
Sonne	Majestätische Gestalt (Alant, Engelwurz, Esche, Sonnenblume); harmonisch geformt; es lassen sich fette Öle gewinnen (Olivenbaum, Sonnenblume); Harzbildung (Myrrhe, Weihrauch); auch immergrüne Pflanzen (siehe Saturn; Lorbeer, Rosmarin); würziger, warmer, balsamischer Geruch und Geschmack (Galgant, Gelbwurz, Kampfer, Muskatnuss, Gewürznelke, Walnuss, Zimt); häufig gelbe bis orangefarbene Blüte, Säfte ebenfalls oft gelb (Johanniskraut, Ringelblume, Safran). Als Zentralgestirn universell einsetzbar. Harmonisiert Rezepte. Auffallend viele Gewürzpflanzen. Viele Geriatrika. Lebenselixiere bestehen aus Pflanzen von Sonne und Venus.
Mars	Ausbildung von Dornen, Stacheln und Brennhaaren (Berberitze, Brennnessel, Mahonie, Schlehe, Silberdistel, Weißdorn, Wacholder); hautreizende Stoffe (Giftsumach, Seidelbast); oft an Senf erinnernder, scharfer, beißender Geruch und Geschmack (Aronstab, Knoblauch, Meisterwurz, Schöllkraut, Zwiebel); häufig rote Blüte oder Frucht (Aronstab, Maiglöckchen, Sonnenhut). Marssignaturen wie Stacheln sind als Schutzsignaturen zu verstehen. Einige Pflanzen wirken antibiotisch und antiviral (oft auch Mond, Sonne). Ergänzt Merkur und Saturn.
Jupiter	Laubbäume (Eiche, Kastanie); zähe Stängel, oft vierkantig (Eisenkraut, Wegwarte); gerade, herrschaftliche Gestalt (ähnlich wie die Sonne; Artischocke, Gelber Enzian, Engelwurz); essbare Früchte, vor allem Korn und Nüsse; lichte Blütenfarben von Gelb bis Tiefblau (Löwenzahn, Nelkenwurz, Ysop); Blätter glatt, ledrig (Kirschlorbeer, Lorbeer). Geschmack meist bitter und würzig (Kreuzblättriger Enzian, Tausendgüldenkraut). Geruch angenehm balsamisch (Zeder). Höhere Oktave der Sonne; der wohltätige Einfluss (= großes Glück) des Jupiters zeigt sich auch in seinen Heilmitteln, die, ähnlich wie diejenigen der Sonne, als Universalmittel anzusehen sind.
Saturn	Langlebige Pflanzen (Olivenbaum); überdauern in Extremklima (Eisenhut, Flechten); gerne auf radiästhetisch gestörten Plätzen (Nachtschattengewächse); schattenliebend (Eibe, Haselwurz); Wurzelbetonung (Alraune, Beinwell); häufig giftig; Blüten oft düster, dunkel-violett (Bilsenkraut); oft gekrümmt (Kiefer, Olivenbaum); wider die natürlichen Rhythmen wachsend (Efeu, Mistel); Immergrün (Zypresse); Nadelgehölze (Fichte, Tanne); Harzbildung (auch Sonne; Weihrauch); Pilze (Mutterkorn); Mineralisierung (Schachtelhalm). Höhere Oktave des Mondes. Dem Saturn untersteht die Wurzelbildung. Als »Hüter der Schwelle« sind ihm viele psychoaktive Stoffe zugeordnet. Gehäuft Geriatrika.

Das kosmische Wesen der Pflanzen

Die Heilkraft der Pflanzen beruht wie bei den Metallen auf der Wirkung der Gestirne. Diese haben den Pflanzen besondere Merkmale mitgegeben, damit wir durch die Signaturen erkennen können, wofür sie sich im speziellen Fall eignen (siehe Tabelle). Für Paracelsus war das Verstehen der kosmischen Formensprache in den Pflanzen der wahre Weg der Heilmittelerkenntnis.

»Es ist zu merken, dass jeder Stern auf Erden sein Kraut hat, welches die Art seines Sternes vollbringt und den Schaden abwendet. Denn Hyperion (Johanniskraut) ist die Sonne und die richtige irdische Sonne. Persica (Wasserpfeffer) ist der Mercurius und der irdische Mercurius. (...). Jeder, der ein Philosoph sein will, beachte diese Übereinstimmung gut. Denn die Sterne lehren die Krankheiten erkennen, die Kräuter lehren sie heilen. Es sind hier zwei Wege und auf beide soll der Arzt sein Auge gestellt haben. Wenn er die Sterne kennt, dann denke er an den Beginn der Krankheiten. Wenn er die Kräuter erkennt, überlege er, was er gebrauchen soll. Wenn man die obere Influenz vergisst und die untere Wirkung nicht weiß, ist mehr als blind gehandelt« (Paracelsus III/861).

Leider gibt es nur wenig Signaturbeschreibungen in seinen Schriften, die die genaue Zuordnung einer Pflanze zu einem Planeten betreffen. Fündig wird man dagegen vor allem bei Agrippa von Nettesheim, der, anders als sein Zeitgenosse Paracelsus, besonderen Wert auf tabellarische Zuordnungen legte.

Auch in einigen Kräuterbüchern des 17. Jahrhunderts, die sich auf Paracelsus berufen, gibt es genaue Beschreibungen, beispielsweise in dem Kräuterbuch des Bartholomä Carrichter von 1606. Interessant an diesem Buch sind vor allem die unterschiedlichen astrologischen Zuordnungen nach Pflanzenteilen.

Leonhard Thurneysser, ein Schüler des Paracelsus, schrieb zum Beispiel ein ganzes Buch nur über Doldenblütler, in dem er sogar die astrologischen Zeitpunkte angab, zu denen man die Pflanzen sammeln und verarbeiten sollte. Signaturbetrachtungen waren bei ihm selbstverständlich.

Die Signatur einer Pflanze ist immer ein Ausdruck der Planetenqualität. Der Mond zeigt sich beispielsweise in weiß blühenden, saftigen und muffig riechenden Pflanzen, die meistens einen feuchten Standort bevorzugen. Carrichter schrieb in seinem Kräuterbuch über die lunaren Kräuter: »Der Mond gibt eine schöne zarte weiße kurtze wurtz / hat keinen sonderlichen geschmack. (...)

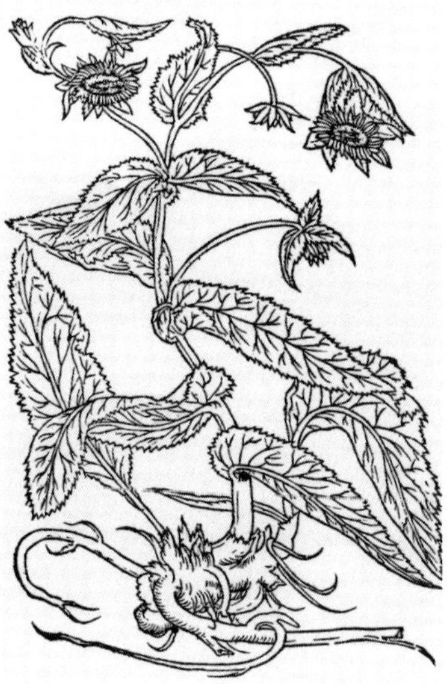

Alant (Inula helenium) mit seinen gelben Blüten und der mächtigen, aromatisch schmeckenden Wurzel verkörpert die Sonne. Die Signaturen zeigen eine stimmungsaufhellende Wirkung (Blüte, Gestalt) und eine Heilwirkung bei Lungenleiden (Blatt, Wurzel). Hieronymus Bock, 1577.

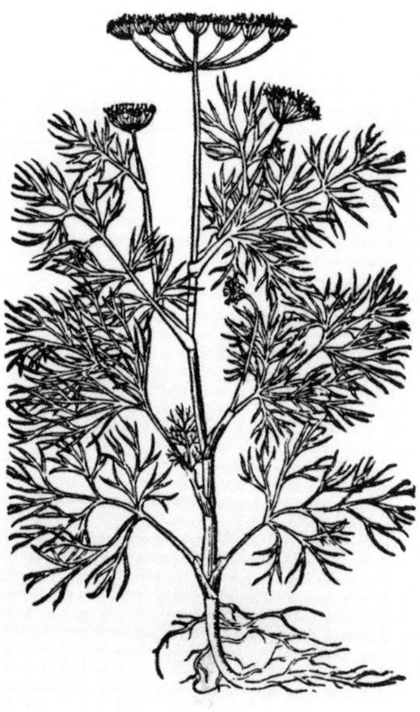

Die gefiederten Blätter und die Schirmblüten des Dill (Anethum graveolans) weisen auf den Merkur. Noch heute verwendet man die Pflanze bei Stoffwechselstörungen, Lungenleiden und zur Anregung der Verdauung. Jacobus Tabernaemontaus, 1731.

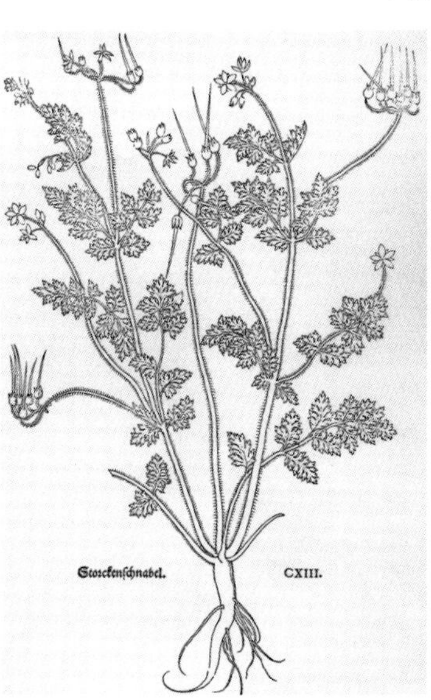

Die Signaturen des Stinkenden Storchschnabels (Geranium robertianum) sind sein eigenartiger Geruch und seine rosa Blüte (beides Venus) sowie seine rot angelaufenen Stängel (Mars). Er wird vor allem zur Steigerung der Fruchtbarkeit und bei viralen Krankheiten verwendet. Leonhard Fuchs, 1543.

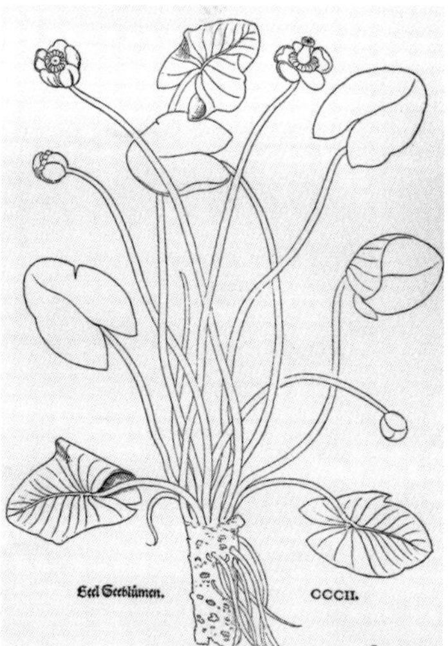

Durch ihren Standort offenbart die Gelbe Teichrose (Nuphar luteum) ihre lunare Natur. Man verwendete sie früher vor allem als entzündungshemmendes Mittel und als Anaphrodisiakum. In der Homöopathie verwendet man sie dagegen bei Impotenz und Frigidität (ab D6). Leonhard Fuchs, 1543.

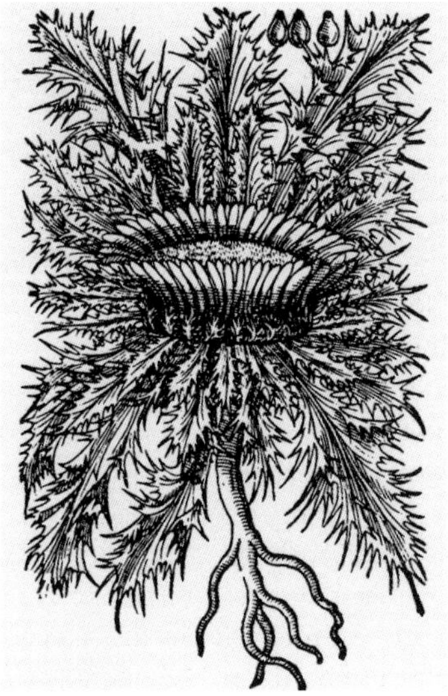

Dornig und vom Mars geprägt zeigt sich die Eberwurz (Carlina acaulis). Man verwendet sie vor allem bei Erschöpfungszuständen und Infektionen von Lunge und Darm. Jacobus Tabernaemontanus, 1731.

Die bletter sind schön / zart / kurtz / breit / leibfarb / mit subtilen weißen äderlein / sind auch fast wässrig (...). Dieser Planet gibt viel weißlechte Stengel / haben gar viel wassers und feuchtigkeit / die Stengel tragen schöne weißlecht blumen.«

Der Mars offenbart sich hingegen in feuerroten Blüten oder Früchten. Auch sind seine Pflanzen oft mit Dornen und Stacheln bewaffnet, und häufig wachsen sie an trockenen Standorten. Die liebliche Venus zeigt sich in harmonischen Blattformen, etwa bei Rosengewächsen. Venuspflanzen duften lieblich, und wir empfinden ihre Blüten meistens als sehr schön. Der dunkle Saturn ist dagegen in düsteren und giftigen Gewächsen verkörpert. Hier finden wir aber auch viele Pflanzen, die man in magischen Ritualen verwendet. Der Merkur offenbart sich in gefiederten, luftigen und schmalen Blättern. Seine Pflanzen haben häufig blaue Blüten und sind oft zart, aber zäh. Vor allem »Unkräuter« finden sich gehäuft unter den Merkurpflanzen.

Jupiter und Sonne zeigen ihre gutmütige Natur durch lichte Farben, majestätische Größe und einen bitteren Geschmack. Unter ihren Geschöpfen finden wir viele Stoffwechselpflanzen und vor allem Gewürze. Carrichter schrieb über die Kräuter der Sonne: »Die Sonn ist ein herzlicher Planet / der die andern Planeten alle übertrifft / Also die Kreutter so der Sonn zugefügt sind / übertreffen allen andere Kreutter. (...) Die Sonn gibt schöne goldfarbe / zerkerbte blumen / und gespitzte bletter daran / haben ein öl / gleichwohl nit viel / sind eines lieblichen geruchs / unnd rässen geschmacks / vergleichen sich den blumen des himelbrandts (= Jupiter).«

Auch bei Pflanzen beruhen die Zuordnungen auf Assoziationen, die je nach Signatur durchaus unterschiedlich ausfallen können. Der Standort erlaubt beispielsweise eine andere Planetenzuordnung als der Geschmack, der Geruch oder die

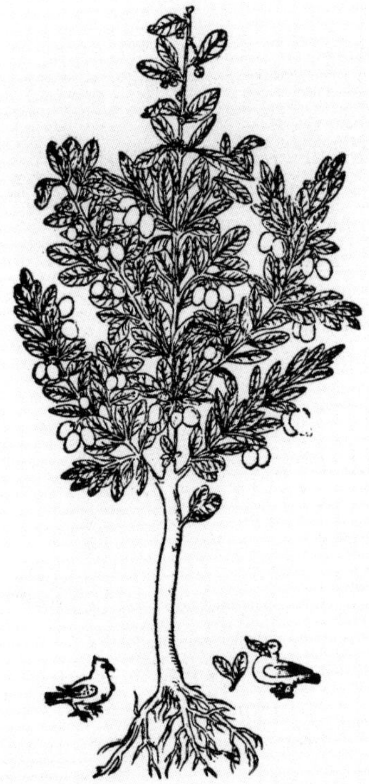

Den wohltätigen Planeten Sonne und Jupiter ordnet man den Lorbeer zu. Der lichte Baum spielte eine wichtige Rolle im Orakelkult zu Ehren Apollons. Im Griechischen nannte man ihn Mantikos, das Hellsehkraut. Hieronymus Bock, 1577.

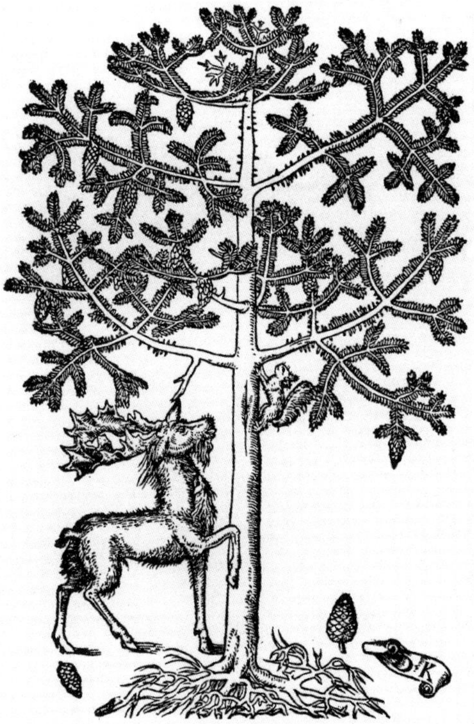

Immergrüne Bäume wie die Tanne ordnet man dem Winterstern Saturn zu. Hieronymus Bock, 1577.

Blütenfarbe. Daher sind die Zuordnungen verschiedener Autoren oft sehr unterschiedlich, was Anfänger manchmal irritiert.

Das synergistische Rezept

Hat man eine astrologische Zuordnung durch die Signaturen getroffen, ergibt sich ein wichtiger Nebeneffekt, nämlich die geistartige Verwandschaft der unterschiedlichen Naturreiche durch die Gestirne. Dies gilt besonders für Pflanzen und Metalle. »Denn der Saturn ist nicht allein im Himmel, sondern auch am Grunde des Meeres und in den tiefsten Höhlen der Erde. Nicht allein im Garten ist die Melissa, sondern auch in der Luft und im Himmel. Was meint ihr, ist Venus sonst als allein Artemisia (Beifuß)? Was Artemisia als allein Venus. Was ist also Eisen? Nichts als Mars. Was ist Mars? Nichts als Eisen. Das heißt, sie sind beide Eisen oder Mars, dasselbe ist auch Urtica (Brennnessel)« (I/424).

Betrachtet man beispielsweise Hämatit, ein Eisenoxid, dann findet man scharfe Bruchkanten, an denen man sich leicht verletzen kann. Aus Eisen schmiedet man Pflüge, aber auch Waffen. Ähnlich wehrhaft zeigt sich die Brennnessel. Bei Berührung kommt es zu einem juckenden Hautausschlag. Die Pflanze schießt dabei kleine Injektionsnadeln ab, die sich in die Haut bohren. Dabei wird eine histaminhaltige Flüssigkeit freigesetzt, die allergische Reaktionen hervorruft. Solche und weitere Signaturen weisen einem den Weg, zwischen Eisen und Brennnessel eine Gemeinsamkeit zu sehen. Dieses Vorgehen kann man nun mit allen Heilmitteln durchführen.

Auf diese Weise kommt man schnell zu sinnvollen Mischrezepten, die besonders intensiv wirken. Dies ist ein wichtiger Denkansatz in der Therapie, denn nur selten kann man erwarten, dass eine einzelne Substanz sämtliche Anforderungen, die wir an sie stellen, auch erfüllen kann. Dies ist nur im Idealfall möglich und gilt, wenn überhaupt, am ehesten für das Gold.

Mehrere Pferde, die an einem Strang ziehen, sind nun einmal besser als ein einzelnes, um eine Kutsche aus dem Morast zu ziehen. Die Metalle spielen nach dieser Idee die Rolle der Leitpferde, die von den anderen Mitteln in ihrer Wirkung unterstützt werden.

Agrippa von Nettesheim schrieb zu diesem Thema: »Wenn du von irgendeinem Teile der Welt oder einem Stern eine Kraft zu erhalten wünschst, und du wendest dasjenige an, was in einer Beziehung zu diesem Sterne steht, wirst du seinen eigentümlichen Einfluss erlangen (...). Ebenso wenn du zu einer gewissen Gattung von Dingen oder zu einem einzelnen vieles gehörig anwendest, was zerstreut mit derselben Idee und demselben Stern unter sich übereinstimmt, so wird durch die dergestalt richtig zubereitete Materie vermittelst der Weltseele eine besondere Gabe von der Idee mitgeteilt. Richtig zubereitet nenne ich hier das, was unter Beobachtung einer Harmonie zubereitet wird, die derjenigen gleich ist, welche der Materie eine gewisse Kraft verliehen hatte.«

> »Wer ein richtiger Doktor sein will, der lerne verstehen, welche Rezepte die Konjunktion der Kräuter und der Sterne am Firmament zusammensetzt. Er weiß dann auch, was die Konjunktion der irdischen Sterne, das ist der Kräuter, die Zusammensetzung der Rezepte ist.« (Paracelsus I/680)

Dies bedeutet nicht nur, dass Mittel gleicher astrologischer Zuordnung sich gegenseitig unterstützen, sondern auch, dass selbst die Zubereitungsweise einer Arznei und der Zeitpunkt ihrer Verabreichung in die »Goldene Kette« einbezogen sind. Denn »ist dein Wirken wider den Himmel und flickst du nur mit der Kraft der Erde und nicht nachdem du den Himmel betrachtet hast, so bricht all deine Arbeit wieder auf und ein Schneider macht deine Arbeit besser als du« (Paracelsus I/447).

Es hat sich zum Beispiel gezeigt, dass man Sonnen- und Marsmittel am besten morgens und mittags, Mond- und Venusmittel dagegen nachmittags und abends verabreichen sollte. Hochpotenzen eines Metalls, die man nur selten einnimmt, wirken am besten am entsprechenden Planetentag; der beste Tag für eine Goldtherapie wäre demnach der Sonntag. Bei dieser Regel ist auch zu beachten, dass immer die erste Stunde nach Sonnenaufgang die Qualität des Planetentages hat, dies gilt auch für jede weitere achte Stunde im Tagesverlauf.

Das lunare Gehirn

Das Gehirn untersteht astrologisch dem Mond, der dem Wasserzeichen Krebs zugeordnet wird und in seinem Wesen passiv ist. Dies ist zunächst verblüffend, bedenkt man die heutige Bedeutung der Gehirnfunktionen, die wir mit unserem aktiven »Ich-Bewusstsein« identifizieren. Wir sehen das menschliche Wesen und seine Vernunft vornehmlich durch den Kopfbereich definiert. Para-

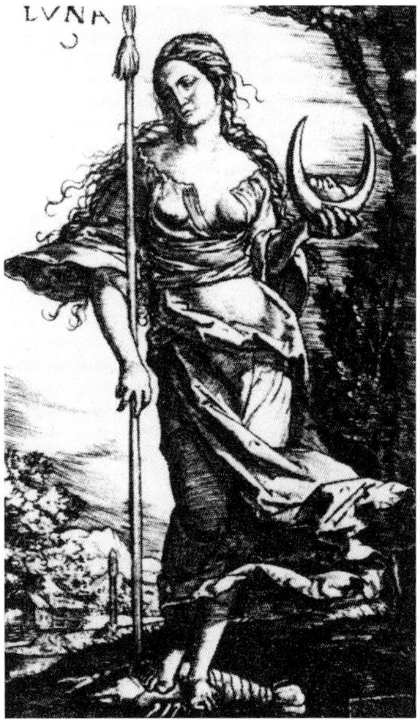

Die Mondgöttin Luna, 1528.

Wenn Schäfchenzählen nicht mehr hilft

Rezept bei Schlafstörungen mit Gedankenzudrang und Ängstlichkeit vor der Nacht. Die Mittel verbessern auch das Traumbewusstsein. Mischung aus:

- Angelica archangelica dil. D1 (Erzengelwurz = Angstwurz)
- Calcium carbonicum dil. D12 (Austernschale)
- Crataegus oxyacantha Urtinktur (Weißdorn = Schlafdorn)
- Melissa officinalis Urtinktur (Melisse)
- Valeriana officinalis Urtinktur (Baldrian = Mondwurz)

Jeweils 20 ml in der Apotheke mischen lassen; abends 20 Tropfen in etwas Wasser oder Rotwein einnehmen, eventuell vor dem Schlafengehen wiederholen.

Zusätzlich: »Cerebretik« Nr. 4 von Soluna (enthält Silber) und »Bryophyllum Argento cultum« D2 von Weleda; vor dem Schlafen jeweils 10 Tropfen.

Beträufeln des Kopfkissens mit ätherischem Lavendelöl, sofern man den Geruch mag. Auch ein Kräuterkissen aus Echtem Labkraut, Lavendel, Johanniskraut und Quendel bewirkt einen tiefen und erholsamen Schlaf.

Morgens: »Aurum/Apis regina comp.« von Wala, 10 Globuli, zur Verarbeitung des nächtlichen Traumerlebens und zum Aufwachen.

celsus war da anderer Meinung. Für ihn waren die Seele und die Vernunft im Sonnenorgan Herz verkörpert und nicht im mondhaften Gehirn.

Die Verarbeitung der solaren Wahrnehmungen erfolgt allerdings im lunaren Gehirn. Wenn also Paracelsus davon sprach, dass das Gehirn auf geistige Weise einzig mit dem Herzen kommuniziert, dann meinte er, dass sämtliche Sinnesreize vom Sonnenorgan Herz wahrgenommen und im Gehirn verarbeitet werden. Das Ergebnis der Reflexion beeinflusst wiederum die Herzfunktion und die Ichwahrnehmung.

Wenn man also das Gehirn therapeutisch beeinflussen will, sollte man immer gleichzeitig das Sonnenhafte im Menschen berücksichtigen und umgekehrt, denn die »zwei Lichter« sind wie siamesische Zwillinge untrennbar miteinander verbunden. Die Sonne stellt das bewusste Wahrnehmen dar, während der Mond die Welt der phantastischen Möglichkeiten verkörpert (siehe auch Ens spirituale).

Die lunaren Funktionen des Gehirns, die man mit Arzneien gut beeinflussen kann, sind einerseits die unbewussten vegetativen Funktionen, vor allem der Schlaf, andererseits die Fähigkeiten der Erinnerung und der Reflexion, also die Verarbeitung seelischer Wahrnehmungen.

Im Schlaf lösen sich die bewussten Anteile aus dem Körper, der sich in dieser Zeit von der Energie raubenden Tagesaktivität erholen kann. Nach Rudolf Steiner trennt sich während des Einschlafens das Ichbewusstsein vom physischen und vegetativen Leib. Zart verbunden bleiben sie durch den luftigen Astralleib, der als silberner Faden für unser Traumbewusstsein zuständig ist. Erst im Tod ist diese Trennung eine vollständige.

Einschlafstörungen sind demnach auf ein Übermaß an Bewusstseinsenergie und eine Angst vor dem passiven Zustand des Schlafs zurückzuführen. Mit anderen Worten: die Angst vor einem todesähnlichen Zustand und vor Kontrollverlust. Durchschlafstörungen sind vor allem eine Folge von Erlebnissen in Träumen, durch die der Mensch Kontakt mit Astralwesen aufnimmt. Sind diese unangenehm, spricht der Volksmund von einem Druckgeist oder Alb, der die Seele quält. Aufwachstörungen sind dagegen der mangelnde Wille, sich den Anforderungen des Tagesgeschehens zu stellen, die immer mit der Sonne assoziiert sind. Dieser Menschentyp will sich nicht nach außen ausdrücken und bleibt auch am Tag passiv und schläfrig, also mondhaft.

Die Gehirnfunktionen, die mit dem Schlaf zusammenhängen, sprechen besonders gut auf Silber an (Argentum metallicum). Das Mondmetall för-

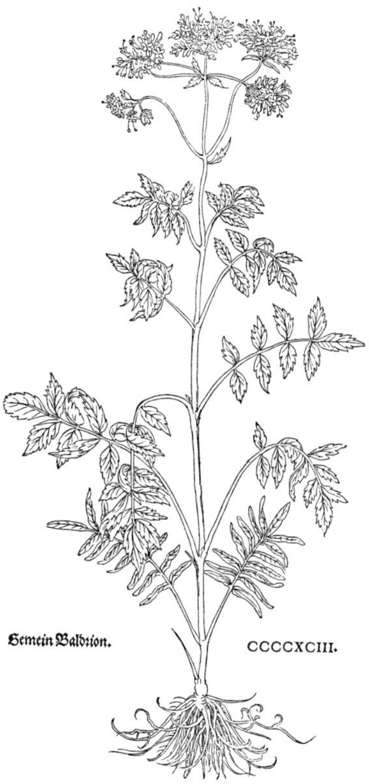

Baldrian (Valeriana officinalis), auch Mondwurz genannt, findet man in vielen Schlaftees. Man ordnet die Pflanze astrologisch dem Mond (Geruch, Ort, Blüte) und dem Merkur (Gestalt) zu. Leonhard Fuchs, 1543.

dert die Regeneration und die Verarbeitung seelischer Erlebnisse während des Schlafs. Silber macht passiv, sodass sich das Seelenhafte aus dem Leiblichen lösen kann. Das Mondmetall fördert zudem das Traumbewusstsein und das Reflexionsvermögen.

Nimmt man nun silberhaltige Schlafmittel ein, beispielsweise »Cerebretik« Nr. 4 (Soluna) oder »Somcupin« (Pekana), spielt es eine Rolle, welche seelischen Eindrücke man kurz vor dem Schlafen noch empfangen hat. Waren es Gedanken über Probleme am Arbeitsplatz, wird man eventuell von sorgenvoller Arbeit träumen, hat man sich einen Horrorfilm angesehen, dann ist der Besuch eines Albs leicht möglich. Wichtig ist also, dass man bereits vor dem Schlafen zu innerer Ruhe und Ausgeglichenheit findet, die man dann durch Silber und mondhafte Pflanzen wie Baldrian (Valeriana officinalis) verstärkt.

Ist dies nicht möglich, muss man bereits während des Tages andere Arzneien einsetzen, die die Seele entspannen, zum Beispiel Kupfer (Cuprum metallicum D12) und Zink (Zincum metallicum D12). Beide Mittel ordnete Paracelsus der harmonisierenden Venus zu, die mit dem Mond freundschaftlich verbunden ist. Verstärken kann man die beruhigenden Eigenschaften der Metalle beispielsweise durch Melisse, die Paracelsus gleichfalls der Venus zuordnete, oder durch das sonnenhafte Johanniskraut. Gut geeignet ist auch das Mittel »P-sta« (Pekana), besonders wenn die Seele von Erwartungsängsten und Selbstzweifeln gequält wird.

Aufwachstörungen behandelt man dagegen mit dem Sonnenmetall Gold, zum Beispiel mit dem Mittel »Aurum/Apis regina comp.« (Wala). Geeignet sind auch die feurigen Mittel des Mars, beispielsweise Rubellit D10 (Roter Turmalin; Apotheke an der Weleda) und Schlehe (Prunus spinosa, Summitates Urtinktur; Weleda), die den Kreislauf und die Gedächtnisfunktionen anregen.

Will man dagegen die Fähigkeiten der Reflexion und der Erinnerung verstärken, eignet sich neben Silber (D12) vor allem der Bergkristall (Quarz D12). Nicht umsonst gilt er als Kraftstein der Seher. Geeignet sind aber auch andere Siliziumverbindungen und Aluminium (D12).

Eine natürliche Verbindung von Aluminium und Silizium findet sich in den Edelsteinen Smaragd und Topas, die Paracelsus häufig verwendete. Schon Hildegard von Bingen empfahl sie als Heilmittel zur Stärkung des Mondorgans.

Sie sind auch Schutzsteine gegen alle Infektionen des Gehirns und gegen Krampfleiden wie Epilepsie. Von allen kosmischen Kräften läuft der Mond am schnellsten durch den Tierkreis, und er wandelt stetig sein Gesicht. Seine Launenhaftigkeit sorgt dafür, dass auch der Mensch ständigen Stimmungsschwankungen unterworfen ist. Seine Schnelligkeit zeigt sich aber auch in infektiösen und fieberhaften Erkrankungen oder in Anfallsleiden. Solche Zustände behandelt man ebenfalls am besten mit Silber in Verbindung mit Edelsteinen.

Bei Infektionen wirken Hochpotenzen (D30) von Silber fiebersenkend und mildernd auf zu starke Stimmungsschwankungen. Silber ist Bestandteil des Zäpfchenpräparats »Chamomilla comp.« (Weleda), zur Behandlung von Fieber, Beschwerden beim Zahnen und Unruhezuständen bei Kleinkindern. Als Tiefpotenz (D6) regt das Mondmetall dagegen Abwehr- und Fieberprozesse im Körper an und aktiviert seelische Prozesse. Daher ist es auch ein ideales Mittel zur Einleitung einer psychisch orientierten Therapie, damit man sich auf seelische Veränderungen einstimmen kann (D12).

Die Abwehr stimulierende Wirkung kommt durch eine Vermehrung und Aktivierung der Abwehrzellen zu Stande. Dem Mond unterstehen auch die Zellproliferation, das heißt jede Art von Zellteilung und die Lymphe (Lymphozytenaktivierung).

Damit wird auch verständlich, warum man Silber, das Paracelsus als Weiblein unter den Metallen bezeichnete, zur Steigerung der Fruchtbarkeit von Frau und Mann verwendet. Die Firma Wala liefert für die Frau das silberhaltige Mittel »Ovaria comp.« und für den Mann »Testes comp.« zur Anregung der Keimdrüsentätigkeit. Eine wichtige Ergänzung für die Fruchtbarkeit der Frau ist »Melissa/Phosphorus comp.« (Weleda) zur Anregung der Gelbkörperhormone.

Der unerfüllte Kinderwunsch nimmt an Brisanz immer mehr zu; allein in Deutschland sind inzwischen rund 2 Millionen Paare mit dem Phänomen der Unfruchtbarkeit konfrontiert, mit steigender Trendenz, vor allem bei Männern. Dies liegt vor allem an der Belastung mit Toxinen, die auf die Keimdrüsen lähmend wirken, zum Beispiel Pestizide, Quecksilber, Blei, Benzol oder Dioxin, also alles Abfallprodukte unserer technisierten Gesellschaft, die zu einem Übermaß an Saturn im Menschen führen (= Sterbeprozesse).

Wie Paracelsus schon anmerkte, muss man eine Vergiftung durch dasselbe Gift heilen. Neben Silber braucht es also auch die saturnalen Gifte in höheren Potenzen. Ferner verwendet man vor allem entgiftende Stoffe, die günstig auf Leber und Niere wirken (siehe Ens veneni). In der Regel ist es dann möglich, ein Kind auf natürliche Weise zu zeugen, sodass man getrost auf Sex in der Retorte verzichten kann.

Lungenkraft ist Lebenskraft

Den Götterboten Merkur finden wir in den Atmungsorganen wieder, die man auch dem Merkursternzeichen Zwilling zuordnet. Ihre Aufgabe ist vor allem der Gasaustausch, also die Aufnahme von Sauerstoff und die Abgabe von Kohlendioxid. Den Atmungsprozess findet man aber auch intrazellulär, im Zitronensäurezyklus und in der Atmungskette, deren Aufgabe vor allem in der Energiebildung besteht. Natürlich kennt man die genauen Zusammenhänge noch nicht lange. Dass die Atmung aber etwas mit der Lebensenergie zu tun hat, weiß man seit Jahrtausenden. Entsprechend gehören viele Lungenmittel, die häufig Merkur und Sonne unterstehen, zu den besten Energielieferanten, beispielsweise Alant (Inula helenium), Bibernelle (Pimpinella major), Efeu (Hedera helix), Thymian (Thymus vulgaris) und Ysop (Hyssopus officinalis).

Dies ist aber nur eine Seite der Lungenfunktion, denn die Atmung versorgt uns auch mit Himmelsenergie. Schon immer gehörten Atemtechniken zu den geheimen Künsten, um spirituelle Kräfte zu vermehren. Merkur ist schließlich auch die Schutzgottheit der Weisheitssuchenden.

Mit jedem Einatmen nehmen wir etwas Leben spendende Himmelsenergie auf, und mit jedem Ausatmen geben wir ein Stück unserer Seele dem Kosmos zurück. Über die Atmung können aber auch astrale Wesen in uns eindringen. Dies ist einer der Gründe, warum man einige Krankheiten mit Atemstörungen, wie etwa Asthma, zu den okkulten Leiden zählt, die besonders Menschen befallen, die einen starken Bezug zu unsichtbaren Kräften haben – man könnte es auch als »Lockerung des Astralleibs« bezeichnen. Bestimmte Pflanzen können diese Lockerung verstärken, zum Beispiel Nachtschattengewächse wie Stechapfel (Datura stramonium) oder Tabak (Nicotiana tabacum). In potenzierter Form (D6) stärken sie allerdings den Astralleib und eignen sich daher besonders zur Behandlung von asthmatischen Lungenleiden.

Zu den Lungenmitteln zählen auch zahlreiche »Berufs- und Verschreikräuter«. Dies ist eine alte Bezeichnung für Heilmittel, die Dämonen bannen, die einen »berufen«. Diese Kräuter schützen aber auch vor Verhexungen, was man »Beschreien« nennt. Beispiele solcher schutzmagischer Mittel mit gleichzeitiger Lungenwirkung sind Alant (Inula helenium), Betonie (Betonica officinalis), Königskerze (Verbascum thapsiforme), Spitzwegerich (Plantago lanceolata), Quendel (Thymus

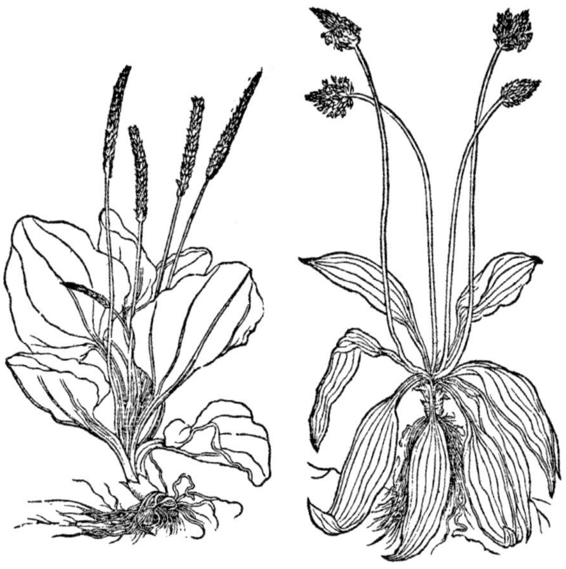

Schon der Standort der Wegericharten deutet auf den Merkur hin. Alle Arten enthalten antibiotikaähnliche Wirkstoffe und eignen sich zur Therapie von Infektionen und zur Wundbehandlung. Hieronymus Bock, 1577.

Wie man die Atemkraft erhöht

Rezept bei Asthma mit Lufthunger, schlechter Sauerstoffbilanz und bindegewebigem Umbau des Lungengewebes (Bronchiektasie, Emphysem). Die Mittel eigenen sich auch zur Behandlung einer chronischen Bronchitis und Lungenstörung durch äußere Noxen wie eine Raucherbronchitis oder Folgen von Ozon. Mischung aus:

- Antimonium crudum dil. D12 (Antimon)
- Arsenicum album dil. D12 (Arsen)
- Carbo vegetabilis dil. D6 (Pflanzenkohle)
- Cuprum aceticum dil. D6 (Kupferacetat)
- Equisetum arvense Urtinktur (Zinnkraut)
- Hyssopus officinalis Urtinktur (Ysop)
- Inula helenium Urtinktur (Alant)
- Pulmonaria officinalis Urtinktur (Lungenkraut)
- Stannum jodatum dil. D12 (Zinnjodid)
- Verbascum thapsiforme Urtinktur (Königskerze)

Jeweils 10 ml über die Apotheke bei Spagyra mischen lassen; 3 Mal täglich 15 bis 20 Tropfen.

Zusätzlich: »Asthma Nosode« D30 (Spagyra); alle 7 Tage 5 Globuli. Lapislazuli D12 (Homeoden), 1 Mal täglich 3 bis 5 Globuli.

serpyllum) und Ysop (Hyssopus officinalis). Diese Kräuter helfen auch »schlecht« Inkarnierten, die immer gleichzeitig eine Lungenschwäche zeigen. Nicht selten sind diese Menschentypen medial veranlagt und können sich nur schlecht gegen Außeneinflüsse wehren.

In solchen Fällen kann dem geschwächten Merkur der befreundete Mars mit seinen Heilmitteln helfen. Eisenverbindungen stärken den Astralleib, sodass Geistwesen sich nur schwer in der Aura einnisten können. Zudem stärken sie die Atemkraft und machen widerstandsfähiger gegenüber Atemgiften wie Ozon.

Ein bewährtes Lungenmittel mit Eisen ist »Bronchi/Plantago« (Wala). Es enthält neben einigen merkuriellen Pflanzen den goldschimmernden Pyrit (nat. Eisensulfid) und eignet sich zur Behandlung von Bronchitis und Asthma. Pyrit ist nach Rudolf Steiner auch wirkungsvoll bei Sprachstörungen wie Stottern. Um die Wirkung noch zu verstärken, kombiniert man es mit »Meteoreisen« (Wala), einem Mittel zur Anregung der Immunabwehr, und mit »Pulmonik« (Soluna), das bei jeder Art von Lungenleiden hilfreich ist.

Bei spastischer Bronchitis, allergischen Lungenleiden und Keuchhusten sind auch Kupferverbindungen gut geeignet. Das der Venus zugeordnete Kupfer, das man auch »Krampfmetall« nennt, wirkt entspannend auf die Atmung; es ist enthalten in »Pertudoron 2« (Weleda), das man mit »Pertudoron 1« im stündlichen Wechsel einnimmt.

Bei Atemstörungen und Entzündungen der Atmungsorgane, besonders bei eitrigen Verlaufsformen, ist ansonsten Quecksilber das Mittel der Wahl (Mercurius vivus naturalis D12 oder Zinnober D6 bis D12).

Um chronischen Lungenleiden vorzubeugen oder um solche Zustände zu behandeln, eignen sich saturnale Arzneien wie Antimon (Antimonium arsenicosum D12) und das Jupitermetall Zinn. Letzteres verwendet man am besten als »Stannum jodatum D12«, vor allem bei bindegewebigen Veränderungen des Lungengewebes, also Emphysem und Bronchiektasie. An Jupitermittel sollte man grundsätzlich bei jeder Art von Geweb everänderungen denken, da Jupiter die Plastizität des Körpers regiert.

Unter den saturnalen Arzneien finden sich ebenfalls wichtige siliziumhaltige Lungenmittel wie Hohlzahn (Galeopsis segetum), Schachtelhalm (Equisetum arvense), Vogelknöterich (Polygonum aviculare), Lungenkraut (Pulmonaria officinalis) und Bergkristall (Quarz).

Eine Siliziumverbindung mit gleichzeitigem Jupitercharakter ist »Lapislazuli« (D6 bis D12 von Homeoden). Man sollte den himmelblauen Stein immer gebrauchen, wenn man eine Verbindung zwischen Saturn, Jupiter und Merkur herstellen möchte. Die drei Planeten bewirken zusammen einen langen Atem in schwierigen Lebenslagen und stärken die logischen Denkfähigkeiten. Der heilige Stein der Hohepriester enthält meistens auch etwas Pyrit, hat also noch dazu einen Marsfaktor, der die Aura schützt. In vielen Kulturen, etwa in Nepal, verwendet man ihn bis heute als schutzmagischen Schmuckstein gegen Astralwesen, oft zusammen mit Türkis, Koralle und Silber.

Wenn einem etwas an die Nieren geht

Die Nieren und die Nebennieren ordnet man der lieblichen Venus zu sowie dem Sternzeichen Waage. Ihre Aufgaben sind zunächst die Reinigung des Körpers von »tartarischen« Schlacken, aber auch die energetische Versorgung des Körpers und die Steuerung seelischer Prozesse.

Die Nieren sind der Sitz der Lebensessenz. Die Niere speichert die Himmelsenergie, die wir über die Lungen aufnehmen, um sie bei Bedarf dem

Herzen und damit dem Lebensgeist oder Archeus zur Verfügung zu stellen.

Die Himmelsenergie ist das »Ens magnum«, das die Niere entzündet, also zur Tätigkeit anreizt. Paracelsus sagte aber auch, dass die Nieren gleichsam vom Sinne des Menschen empfangen, die diesem göttlichen Ens entsprechen.

Am besten kann man diesen Gedanken nachvollziehen, wenn man die astrologische Bedeutung der Venus beachtet. Die weibliche Planetenkraft steht einerseits für das harmonisierende Prinzip von Ökologie und Ökonomie im Organismus, anderseits muss das Venusorgan Niere dem Gehirn bei der Verarbeitung von Sinneseindrücken beistehen. Zudem ist unsere Libido von der Venus geprägt. Wie es Paracelsus formulierte, dienen die Nieren damit den Früchten des Menschen, so wie die Venus die Früchte der Erde hervorbringt.

Daher erklärt sich auch, warum alle Sinnesreize und sozialen Erlebnisse, die nicht in Harmonie mit unserem eigenen Empfinden sind, als Krankheitsreiz wirken können, wenn es der Niere nicht gelingt, sie zu integrieren, also durch den Stoffwechsel zu verwandeln. Irgendwann besteht der Mensch nur noch aus Angst und Panik und zieht sich in sein Schneckenhaus zurück oder reagiert hysterisch. Mit Recht nennt man die Niere daher auch das Organ der Angst.

Folgen der Lebensangst sind aber nicht nur Nierenleiden, sondern vor allem seelische Krankheiten. Die dramatische Zunahme von psychosomatischen Leiden, aber auch von Geisteskrankheiten wie Schizophrenie sind unter anderem auf eine pathologische Nierenfunktion zurückzuführen beziehungsweise auf eine Überforderung der Venuskraft im Menschen.

Weitere Folgen sind Allergien, vor allem nervöse Formen wie Asthma oder Neurodermitis und Autoimmunerkrankungen wie bestimmte Schilddrüsenleiden oder multiple Sklerose. Diese Krankheiten sind nichts anderes als der verzweifelte Kampf gegen das Fremde. Irgendwann macht die Abwehr aber keinen Unterschied mehr zwischen Fremdem und der eigenen Person und richtet die Aggression auch gegen sich selbst, sei es auf seelischer oder körperlicher Ebene.

Entsprechend sind zahlreiche Nierenmittel auch Seelenbalsame, die die Seele entspannen und einen friedvollen Kontakt mit der Umwelt ermöglichen. Zugleich wirken sie entgiftend und harmonisierend auf die Abwehrvorgänge. Nierenrezepte werden daher nicht nur zur Reinigung des Körpers eingesetzt, sondern bei jeder Art von Allergie und grundsätzlich bei jeder seelischen Störung.

Im Vordergrund der Therapie steht wieder das Metall, das dem betroffenen Planeten am stärksten entspricht. In diesem Fall sind es die Venusmetalle Kupfer und Zink. Beide Mittel sollte man bei allen genannten Krankheitsbildern oft gebrauchen, am besten in mittleren Potenzen (D10 bis D12).

Als Kombination eignen sich Nierenmittel wie »Renalin« Nr. 16 (Soluna), aber auch die venusisch riechenden Seelenbalsame Ambra und Moschus oder der rosablühende Rhododendron, der sich zur Behandlung von Strahlenschäden und Wetterempfindlichkeit eignet (alle Mittel D6 bis D12).

Gut geeignet ist auch Staphisagria. Man verwendet die Ritterspornart in der Homöopathie zur Behandlung von in Abständen wiederkehrenden (rezidivierenden) Blasen- und Niereninfekten (D4), aber auch bei bösen Folgen von Ärger, Kummer und übler Nachrede (D12 bis D30). Besonders wenn die Ursache einen sexuellen Charakter hatte, ist Staphisagria das Mittel der Wahl. Man findet es zum Beispiel auf griechischen Inseln wie Amorgos, wo Familienfehden seit Generationen

Wenn Sinneseindrücke krank machen

Das Rezept stärkt die seelische Geschlossenheit, wenn man Sinneseindrücke zu wenig integrieren kann. Es eignet sich besonders für empfindsame Menschen, die schnell nervös auf seelische Anforderungen reagieren. Ferner kann man es bei allergischen Zuständen versuchen, sofern sie mit Emotionen oder Feldphänomenen korrespondieren, beispielsweise Strahlungen und Gewitter. Mischung aus:

- Antimonit dil. D12 (Grauspießglanz)
- Cuprum metallicum praeparatum dil. D12 (Kupferspiegel)
- Equisetum arvense dil. D6 (Zinnkraut)
- Phosphorus dil. D12 (Phosphor)
- Prunus spinosa, Summitates Urtinktur (Schlehe)
- Rhododendron ferrugineum dil. D6 (Alpenrose)
- Solidago virgaurea Urtinktur (Goldrute)
- Staphisagria dil. D12 (Stephanskörner)
- Urtica dioica dil. D1 (Brennnessel)
- Zincum metallicum praeparatum dil. D10 (Zinkspiegel)

Jeweils 10 ml über die Apotheke an der Weleda mischen lassen; 1 bis 3 Mal täglich 10 bis 15 Tropfen in Goldruten- und Weißdorntee, aus Blättern und Blüten, einnehmen.

die Menschen auf Abstand halten und krank machen. Meistens weiß keiner mehr, wodurch und warum der Streit begann. Die Kombination von Kupfer und Staphisagria kann solche Streithähne und -hennen wieder friedvoller stimmen.

Noch besser als gediegenes Kupfer wirken oft Verbindungen mit Silizium und Phosphor, die besonders auf das Nervensystem wirken. Die Firma Weleda liefert beispielsweise Dioptas, ein dunkelgrünes Kupfersilikat, zur Integration wesensfremder Sinneseindrücke (Amp. D6, D20, D30; zur Injektion oder Einnahme in Wasser). Auch Kupferphosphat (Cuprum phosphoricum) und Zinkphosphat (Zincum phosphoricum) eignen sich in mittleren Potenzen zur Behandlung seelischer Spannungszustände.

Phosphortypen sind überaus empfindlich und haben oft das »zweite Gesicht«, das heißt, sie sind besonders anfällig für die Einflüsse anderer, auch nicht menschlicher Wesen. Sie reagieren ebenfalls sehr empfindlich auf Strahlungsfelder jeder Art, beispielsweise Hochspannungsleitungen, Computer oder Handys. Die Leidensgeschichte dieser Menschen ist ausgesprochen groß und wird leider viel zu wenig ernst genommen und vor allem völlig falsch behandelt. Sie sind meistens keine Neurotiker und brauchen auch nur selten eine Psychotherapie, sondern Arzneien, die die Nierenenergie stärken. Besser wäre natürlich eine reizarme Umwelt, doch das Rad der Zeit lässt sich nur selten zurückdrehen, also muss man lernen, wie man sich mit den Gegebenheiten zurechtfindet.

Die genannten Phosphorverbindungen sind auch zur Behandlung von Migräne geeignet, von der Paracelsus meinte, sie gehe immer mit einer Nierenstörung einher; besonders gilt dies für linksseitige Formen. Migräne ist meistens ein Zeichen für eine mangelnde Fähigkeit, seelische Erlebnisse zu verarbeiten. Rechtsseitige Migräne korrespondiert dagegen eher mit der Gallenfunktion. Diese Formen haben mehr mit der Unterdrückung des Willens durch andere und mit einer Überforderung durch Pflichten zu tun, die zur seelischen Verkrampfung führen. In solchen Fällen braucht es neben venusischen Nierenmitteln auch marshafte Gallemittel, beispielsweise Schöllkraut (Chelidonium majus D6).

Mars- und Venusarzneien sind in jedem Fall die idealen Mittel zur Behandlung von Allergien, besonders wenn man die Stoffe gleichzeitig beiden Planeten zuordnen kann. Da es sich bei Mars und Venus um polare Gegensätze handelt, gibt es nur sehr wenige Stoffe, die in Frage kommen. Zunächst ist dies der eisen- und kupferhaltige Chalkopyrit (D6, Apotheke an der Weleda), der auch noch den reinigenden Schwefel enthält.

Bei Pflanzen ist die gemeinsame Zuordnung gut zu erkennen, wie etwa bei Brennnessel und Rose. Ihre Gestalt ist venusisch, die Brennhaare und Dornen sind marshaft, während die entgiftende und harmonisierende Wirkung beiden Planeten untersteht. Brennnessel ist Bestandteil des Mittels »Urtica comp.« (Wala) zur Behandlung von Aller-

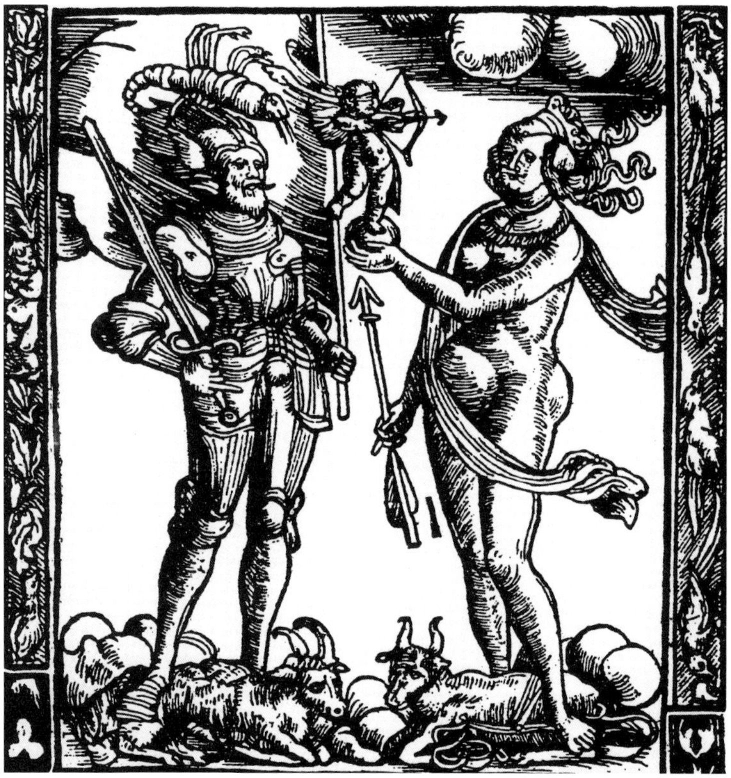

Venus und Mars. Aus: »Practica Teutsch« des Paracelsus, 1535.

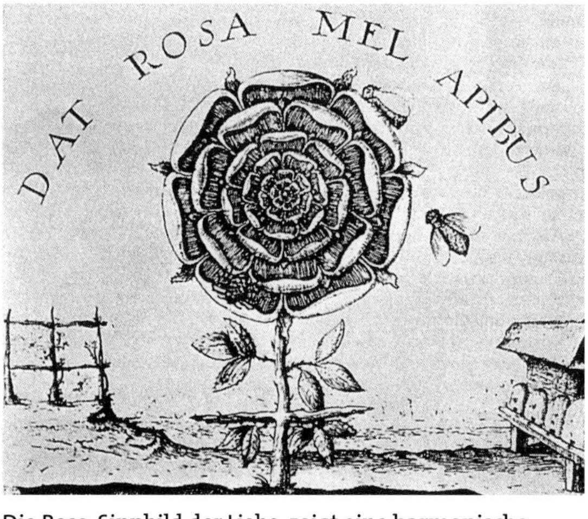

Die Rose, Sinnbild der Liebe, zeigt eine harmonische Beziehung von Venus (Blüte) und Mars (Dorn). R. Fludd, »Summum Bonum«, 1629.

gien. Die Rose liefert Spagyra als »Rosa centifolia« (Urtinktur). Man sollte sie, als Sinnbild der Harmonie, in alle Allergierezepte einmischen und mit den anderen genannten Mitteln kombinieren.

Wenn Ängste lähmen oder einem die Galle überläuft

Während die Venus Harmonie im Körper erzeugen will, zeigt sich der Mars kriegerisch, aber auch beschützend. Sein Organ ist die Galle, deren Aufgabe einerseits die Entgiftung von Toxinen ist, andererseits aber auch die Aufbereitung der Nahrung. Ferner untersteht dem Mars die Blutbildung, die Hautpigmentierung und die Verwertung von Sauerstoff. Mit Recht kann man sagen, dass die Welt ohne Mars blass und blutarm wäre (Rudolf Steiner).

Ist der Mars geschwächt, kann auch die Galle nicht mehr die geforderte Leistung erbringen. Der innere Alchimist erlahmt in seiner Funktion. Es kommt zur Darmdysbiose und zu einem Toxinstau, der im Körper vor allem zu Blutarmut, Erschöpfungszuständen, Willensschwäche und Infektanfälligkeit führt.

Auch bestimmte Migränetypen, vor allem rechtsseitige Formen, sind so zu erklären. In solchen Fällen dringen Toxine ins Blut und ins Gehirn, was sich in heftigen Krampfattacken und in Energiearmut äußert.

Ein geschwächter Mars kann sich aber auch in Form von Schüchternheit, Kreislauf- und Atemschwäche mit Ohnmachtsanfällen oder übergroßer Ängstlichkeit bemerkbar machen. In solchen Fällen hilft das Marsmetall Eisen in Tiefpotenzen (Ferrum metallicum D6). Es wirkt wie eine Rüstung, mit der man getrost die Schlachten des Lebens schlagen kann. Es nimmt einem die Angst und vermittelt das Gefühl von Kraft, zudem stärkt es das »Geblüt«.

Besser als das gediegene Metall wirkt oft der »Blutstein«, den auch Paracelsus verwendete (Hämatit D6; Weleda). Ritter trugen ihn früher in Kämpfen bei sich, als schutzmagischen Schild. Als Ritteramulette dienten auch manche dem Mars zugeordneten Heilpflanzen wie Thymian (Thymus vulgaris) und Eisenkraut (Verbena officinalis). Ängstliche, aber auch Anämische mit Hypotonie, sollten die drei Mittel regelmäßig verwenden, wenn sie sich den Herausforderungen des Alltags nicht gewachsen fühlen. Gleichzeitig sollte man den Gallenfluss und den Energiehaushalt fördern, beispielsweise mit »Meteoreisen« (Wala), »Specichol« (Pekana) und mit »Ferrum ustum comp.« (Weleda).

Sind die Nerven vor Angst schon ziemlich zerrüttet, eignet sich eher Vivianit, ein natürliches Blaueisenphosphat (D6; Weleda). Besonders verschüchterte Kinder sprechen gut auf dieses Mittel an. Als Eisenverbindung energetisiert Vivianit zwar erheblich, doch kommt es wegen der blauen Farbe, auch bei einem längeren Gebrauch, zu keiner marshaften Überhitzung. Als Phosphorverbindung wirkt es zudem anregend auf den Hirnstoffwechsel, der dem Marszeichen Widder untersteht. Ein bewährtes Aufbaupräparat für den Geist mit Vivianit, das gleichzeitig den Gallenstoffwechsel fördert, ist »Nervennahrung« (Wala).

Am besten ergänzt man Vivianit mit der Roten Koralle (Corallium rubrum D6), die nach Paracelsus eines der besten Schutzmittel gegen die Angst ist. Die rote Farbe entsteht durch Eisenoxid. Da es sich aber um ein Heilmittel aus dem Meer

Wenn die Galle das Gemüt befällt

Rezept bei Migräne, besonders im Schläfenbereich und über dem rechten Auge. Meistens liegt gleichzeitig eine Verdauungs- und Gallenschwäche vor, mit Blähungen, schmierigem und stinkendem Stuhl, eventuell auch mit Sodbrennen. Die Patienten sind gereizt und leiden häufig auch an Rückenschmerzen, besonders zwischen den Schulterblättern oder unter dem rechten Schulterblatt. Bei einer echten Migräne (Hemikranie) muss man laut Paracelsus immer auch die Niere therapieren. Mischung aus:
- Chelidonium majus dil. D6 (Schöllkraut)
- Cuprum metallicum dil. D6 (Kupfermetall)
- Curcuma longa dil. D2 (Gelbwurz)
- Cyclamen europaeum dil. D4 (Alpenveilchen)
- Erythraea centaurium Urtinktur (Tausendgüldenkraut)
- Magnesium phosphoricum dil. D6 (Magnesiumphosphat)
- Nux vomica dil. D6 (Brechnuss)
- Pyrit dil. D12 (nat. Eisensulfid)
- Solidago virgaurea Urtinktur (Goldrute)
- Zincum phosphoricum dil. D12 (Zinkphosphat)

Jeweils 10 ml über die Apotheke von Spagyra mischen lassen; 3 Mal 20 Tropfen zu den Mahlzeiten, im akuten Fall auch 5 Mal täglich.

Zusätzlich: »Hepatik« von Soluna, 2 Mal täglich 10 Tropfen.

handelt, zeigt die Koralle gleichzeitig einen mondhaften Charakter. Interessant ist dabei, dass in der Schutzmagie eine Kombination von Mars und Mond als besonders wirksam gilt; hierzu überzieht der Magier eine Eisenkette mit Silber, die er als Schmuck verwendet. Ebenfalls geeignet sind magische Ketten aus Koralle und Silber.

Anders ist die Situation bei einem Übermaß an Marsenergie, wie es bei Paracelsus selbst der Fall war (Mars erhöht im Steinbock, Sonne, Merkur und Pluto im Skorpion). Solche Menschen schwimmen gerne gegen den Strom, meistens sind sie aufbrausend und unduldsam, aber auch voller Initiative, Bestehendes zu verändern und sich für Schwache einzusetzen. Gleichzeitig treten oft Bluthochdruck, aber auch Entzündungen auf, besonders im Verdauungs- und Gelenksbereich.

In solchen Fällen verwendet man Eisen in höheren Potenzen beziehungsweise als Ausgleich das Venusmetall Kupfer in Tiefpotenzen. Als Ergänzung eignen sich weitere potenzierte Marsmittel

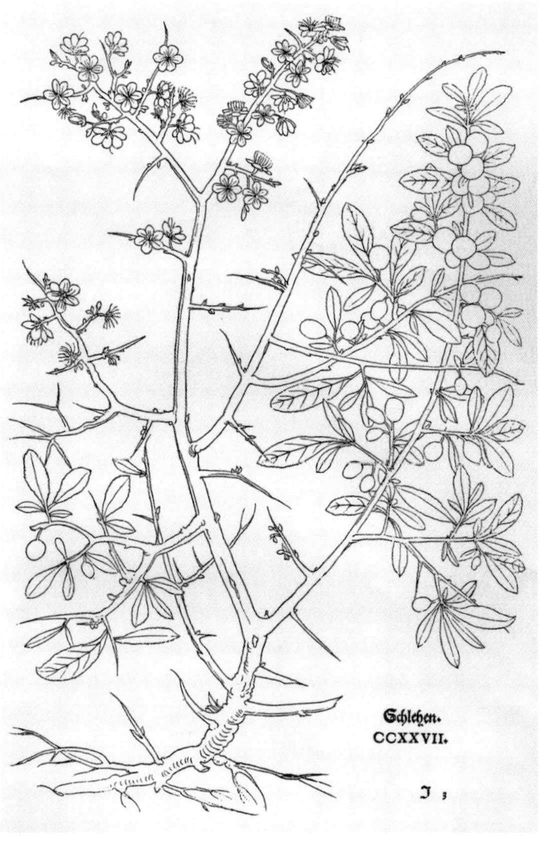

Die Schlehe (Prunus spinosa) ist ein Tonikum für Herz und Kreislauf. Sie wirkt auch aufs Immunsystem, wenn Strahlungen oder Computer einen erschöpfen und anfällig machen (Schlehen bevorzugen »Störzonen«). Man ordnet das Rosengewächs neben dem Mars (Stacheln) auch dem Mond zu (Blüte, Duft). Leonhard Fuchs, 1543.

wie die Brechnuss (Strychnos nux vomica), die sinnigerweise auch Kupfer enthält, oder potenziertes Gold.

Diese Metalle ergänzt man mit venusischen Heilpflanzen in substanziellen Dosen, beispielsweise Melisse (Melissa officinalis) und Rose (Rosa damascena), aber auch mit Jupitermitteln wie Nelkenwurz (Geum urbanum).

Gallenmittel sind ebenfalls anzuraten, damit die Verdauungssäfte einen natürlichen Abfluss finden und nicht das Gemüt vergiften; geeignet sind Schöllkraut (Chelidonium majus D2), Wermut (Artemisia absinthium D2) und Tausendgüldenkraut (Erythraea centaurium D2).

Der innere Alchimist und die Laus auf der Leber

Jupiter, den man in der Astrologie auch als »großes Glück« bezeichnet, ist in der Leber verkörpert. Die Bedeutung der Leber als »Alchimist« haben wir bereits kennen gelernt. Die Stoffwechselfunktionen der Leber sind nicht nur für die Verdauung wichtig, sondern auch für Abwehr und Entgiftung. Das Jupiterorgan trennt aus der Nahrung die Spreu vom Weizen. Wie Paracelsus angab, stellt sie das Gute dem Körper zur Verfügung, und das Schlechte steckt sie in einen Sack und scheidet es über Kot und Harn aus.

Das Jupitermetall Zinn (Stannum metallicum) ist hierfür die beste Unterstützung. Zusammen mit anderen Lebermitteln, die häufig auch der Sonne unterstehen, sollte Zinn in keinem Entgiftungskonzept fehlen. Vor allem regeneriert Zinn den »inneren Alchimisten«, wodurch der Lebensgeist oder Archeus im Menschen gesund bleibt. In der Praxis kann man immer wieder feststellen, dass degenerative und chronische Erkrankungen mit einer Leberschwäche und einer Abnahme der Lebenskraft einhergehen. Den Alchimisten zu stärken, beispielsweise mit dem Zinnpräparat »Metamarianum B12« (Metafackler), gehört daher zu den wichtigsten Aufgaben einer Therapie, da die Leber durch ihre Güte alles Ungestüm mildert (Paracelsus).

Kann die Leber die Entgiftung nicht mehr richtig ausführen, kommt es zu erheblichen Gemütsstörungen, da sich die Toxine vor allem im Bindegewebe und im Nervensystem ablagern.

Jupiter ist auch für die Plastizität des Körpers zuständig. Will man also eine Bindegewebsschwäche, zum Beispiel Krampfadern oder Hämorrhoiden behandeln, braucht man in erster Linie Lebermittel. Als Ergänzung nimmt man gefäßstärkende Arzneien, beispielsweise Steinklee (melilotus officinalis) und Eiche (Quercus robur), den heiligen Baum des Jupiter. Eine weitere ideale Arznei zur Stärkung und Reinigung des Bindegewebes ist das zinnhaltige Mittel »Metasilicea N« (Metafackler).

Lebermittel braucht man auch bei degenerativen Gelenksleiden oder Wirbeldeformationen, denn Knorpel zählen ebenfalls zu den bindegewebigen Anteilen des Körpers. Um den Stoffwechsel der Gelenke zu verbessern, eignet sich zum Beispiel das Präparat »Metasymphylen« (Metafackler). Das Jupitermetall ist auch Bestandteil von Präparaten zur Behandlung von Deformationen der Wirbelsäule; es ist beispielsweise in »Disci comp. cum Stanno« (Wala) enthalten.

Folgen einer Vergiftung mit Toxinen sind vor allem auch Anfälle von Melancholie, die man auch als Leberdepression bezeichnet, im Wechsel mit extremer Reizbarkeit. Der Volksmund beschreibt diesen Zustand treffend als »Laus auf der Leber«. Meistens ist auch das Denkvermögen stark beeinträchtigt. Das sprichwörtliche »Brett vorm Kopf« entsteht vor allem durch eine innere Vergiftung. Von der Leber ausgelöste Kopfschmerzen sind oft dumpf und im Stirnbereich lokalisiert. Von dort ziehen die Schmerzen zum Nacken, und jede Erschütterung verschlimmert den Zustand.

Bei Gemütsstörungen, egal ob Wut oder Angst, sollte man immer an Zinn denken. Es klärt den Geist, weckt Hoffnung und hellt die Stimmung auf.

Besonders cholerische Naturen werden oft von der Laus auf der Leber geplagt. Da die Leber aber keine Schmerzrezeptoren hat, treten Schmerzen erst in Spätstadien auf, wenn die Leber bereits geschwollen ist. Meistens sind es stechende Symptome, oder man hat das Gefühl einer Prellung. In solchen Fällen empfahl Paracelsus stechende Pflanzen wie Benediktenkraut (Carduus benedictus). Aber noch weitere Lebermittel sind ausgesprochen wehrhaft, zum Beispiel Berberitze (Berberis vulgaris), Eselsdistel (Onopordon acanthium) und Mariendistel (Carduus marianus).

Andere Lebermittel zeigen als Signaturen Klettfrüchte. Sie wirken ebenfalls Leber entgiftend. Zu diesen Mitteln zählen beispielsweise Odermennig, den man auch Leberklette nennt (Agrimonia eupatoria), und Nelkenwurz (Geum urbanum). Dic gelb blühenden Rosengewächse reinigen nicht nur den Körper, sondern auch das Gemüt.

Wie man den »inneren Alchimisten« heilt

Das Rezept besteht aus dem Jupitermetall Zinn sowie aus leberprotektiven und gallebildenden Stoffen. Zur Regeneration der Leber ist es sinnvoll, gleichzeitig eine Lymphentgiftung vorzunehmen. Immer sollte auch eine Anregung der Nierentätigkeit erfolgen. Da das Rezept auf der Basis von Milchzucker und Trockenextrakten beruht, eignet es sich auch zur Behandlung schwer wiegenderer Leberschäden, z.B. nach Virushepatitis. Mischung aus:

- Agrimonia eupatoria Urtinktur (Odermennig)
- Carduus benedictus Urtinktur (Benediktenkraut)
- Clematis recta dil. D2 (Waldrebe)
- Curcuma longa Urtinktur (Gelbwurz)
- Geum urbanum Urtinktur (Nelkenwurz)
- Scrophularia nodosa Urtinktur (Braunwurz)
- Solidago virgaurea Urtinktur (Goldrute)
- Stannum metallicum dil. D12 (Zinn)
- Taraxacum officinale Urtinktur (Löwenzahn)
- Urtica dioica Urtinktur (Brennnessel)

Jeweils 10 ml über die Apotheke bei Spagyra mischen und auf Globuli übertragen lassen; 3 Mal täglich 20 Globuli auf der Zunge zergehen lassen.

Zusätzlich: »Carduus marianus« Kapseln von Weleda (Mariendistel), 2 bis 3 Mal täglich eine Kapsel.

Schließlich sollte man auch Wein zur Leberentgiftung gebrauchen. Er enthält Polyphenole, die die Gefäße stärken und Leber entgiftend wirken. Weleda liefert mit »Hepatodoron« ein Leberschutzmittel aus Weinblättern. Neben zinnhaltigen Präparaten wie »Metaheptachol« (Metafackler) sollte man diese Arznei immer erwägen, wenn man das Jupiterorgan regenerieren möchte. Die Mittel eignen sich auch zur Unterstützung der Leberfunktion bei einem Missbrauch von Alkohol oder anderen Drogen und zur Entgiftung, wenn man Allopathika nimmt. Wichtig ist aber die Regel, dass eine Leberentgiftung immer auch einige Nierenmittel erfordert und umgekehrt. Am besten ist hierfür die Goldrute geeignet, weil sie den Pfortaderkreislauf der Leber entlastet und gleichzeitig die Ausscheidung harnpflichtiger Substanzen fördert.

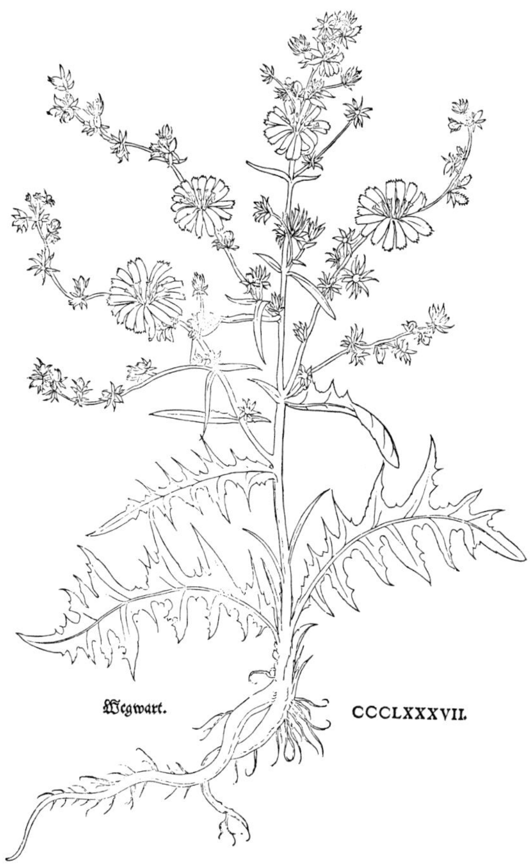

Wegwarte wird bei Weleda mit Blei gedüngt (»Cichorium Plumbo cultum«), um die saturnalen Milzfunktionen günstig zu beeinflussen. Leonhard Fuchs, 1543.

Die Milz, das Organ des langen Lebens

Das Saturnorgan Milz ist der »Sterbepol« im Menschen. In ihr werden die überalterten und degenerierten Blutzellen, vor allem Erythrozyten, abgebaut. Gleiches geschieht auch mit Immunkomplexen und, in geistiger Form, im ganzen Körper.

Während die anderen Planetenorgane mit aufbauenden oder verändernden Prozessen beschäftigt sind, ist die Milz das einzige wirklich abbauende Organ. Was die anderen an Leistung erbringen, löst sich durch die Saturnfunktion der Milz wieder auf. »Alles was entsteht, ist wert, dass es zu Grunde geht«, sprach Mephisto in Goethes »Faust«, und man könnte meinen, er hätte den Saturn in der Milz beschrieben.

Über die eigentliche Milzfunktion hinaus ist Saturn für alle katabolen und verhärtenden Prozesse im Körper zuständig. Ohne ihn hätten wir weder eine Struktur noch eine Grenzfläche zur Umwelt. Er verkörpert damit das alchimistische Salz wie kein anderer Planet. Saturn regiert die Knochen, die Zähne und die Hautanhangsorgane, außerdem ist er verantwortlich für die Hornhautbildung und die Abschilferung der Hautzellen. Zusammen mit Mond und Merkur regiert er auch den lymphatischen Apparat.

Erfüllt die Milz ihre Aufgabe nicht genügend, kommt es zu einer Degenerationstendenz und vorzeitigen Alterung im ganzen Körper, also zu einem Übermaß an Salz oder zum Tartarus. Auch Immunerkrankungen, Allergien und Krebs sind hier einzuordnen. Dieser Zusammenhang erklärt, warum man alle chronischen Krankheiten, das Alter, das Siechtum und den Tod dem kalten Saturn unterstellt.

Aber nur durch den Tod kann neues Leben entstehen. Leben und Tod liegen in der Milz nahe beieinander. Einerseits baut sie das Blut ab, reinigt es also von aller Unreinheit, andererseits ist sie ein Eisen- und Blutspeicher und ein blutbildendes Organ, das wie die Thymusdrüse vor allem Abwehrzellen bildet. Hier zeigt sich die Freundschaft von Mars und Saturn, die zusammen für die Blutbildung und die Abwehr verantwortlich sind. Damit wird auch verständlich, warum Paracelsus meinte, dass alles, was der Milz hilft, das Leben verlängert, weil ihre Stoffwechsel- und Abwehrfunktionen ein wahrer Jungbrunnen sind.

Hier zeigen sich auch Gemeinsamkeiten mit der Leberfunktion, da beide das Blut aufbauen und reinigen. Spricht man in der Volksmedizin von einer Blutreinigung, meint man eigentlich eine kombinierte Leber-, Milz- und Lymphentgiftung. Tatsächlich regen zahlreiche Lebermittel die Lymphe und damit auch die Milz an.

Zum Beispiel zeigt die leberprotektive Mariendistel (Carduus marianus) mit ihren weißen Blattadern eine Signatur der Lymphe. Die Distelart ist häufig ein Bestandteil von Lymphmitteln wie »Lymphdiaral« Basistropfen (Pascoe), wo sie mit weiteren Lebermitteln kombiniert ist, zum Beispiel mit Löwenzahn (Taraxacum officinale). An solche Lymphmittel sollte man immer denken, wenn man Toxine aus dem Blut entfernen möchte und gleichzeitig die Verdauung aktivieren will, die ja auch einen abbauenden Charakter hat.

Bei chronischen Verdauungsstörungen kann man auch das bitter schmeckende Milzkraut (Chrysosplenium alternifolium) und die gleichfalls bittere Wegwarte (Cichorium intybus) verwenden. Letztere ist Bestandteil des Mittels »Lien comp.« (Wala) zur Behandlung des Tartarus im Darm, beispielsweise Darmdysbiose mit Resorptionsstörungen, Appetitlosigkeit, Sodbrennen und Eisenverwertungsstörungen.

Reinigung von allen Schlacken (Dyskrasie)

Das Therapiekonzept eignet sich zur Blutreinigung und zur Behandlung von Abwehrschwäche, aber auch bei Entartungen des Blutbildes wie Leukämie. Daher eignet es sich auch bei Folgen von immunsuppressiven Therapien wie einer Strahlentherapie. Man sollte das Konzept bei allen Ablagerungen beziehungsweise degenerativen Stoffwechselprozessen versuchen (Tartarus).

- »Lien comp.« Globuli von Wala, 3 Mal täglich 10 Globuli.
- »Lien/Plumbum« Ampullen von Wala, ca. 1 bis 2 Mal wöchtlich subkutan im Milzbereich injizieren.
- »Hepatik« Nr. 8 von Soluna, 2 Mal täglich 10 Tropfen.
- »Splenetik« Nr. 18 von Soluna, 2 Mal täglich 10 Tropfen.
- Nierentee aus Goldrute, Klettenwurzel, Birkenblätter und Schachtelhalm; 3 Mal täglich eine Tasse.

Die wesentliche Funktion der Milz ist aber die Trennung des Unreinen vom Reinen oder des Groben vom Feinen. Dies entspricht der Aufgabe der Alchimie. Durch die Kunst entsteht der »Stein der Weisen«, der unsterbliches Leben garantiert. Das Pendant in uns ist der »innere Alchimist«, den wir auch in der Milz finden.

»Unter den Planetengeistern versteht Paracelsus eine Hierarchie schöpferischer Wesen, die ihre Rolle in der Entstehung und Erhaltung des Sonnensystems spielten und noch spielen. Aus ihrem Kreise hat sich der Geist der Menschheit herausgesondert, um die kleine Welt, den Menschenleib, zu bauen. Dieser Leib, dessen Organe nach den Planetengesetzen gebaut sind (...): dieser Leib soll dem Ich das Instrument zur Erkenntnis der Welt werden.
Nur Gleiches kann Gleiches erkennen: wer durch okkulte Entwicklung zur Erkenntnis des Wunderbaues und der Kräfte des eigenen Leibes gelangt, der versteht auch das Wesen und die Weisheit der himmlischen Planeten-Hierarchien.« (Elise Wolfram, 1912)

Als Ausgangssubstanz für das alchimistische Universalelixier dienen vor allem das Saturnmetall Blei und Antimon, das man der Erde zuordnet. Saturn verkörpert den luziferischen Fall des Geistes in die Materie, Antimon die Gebundenheit des Geistes an eine körperliche Form. Damit sind die zwei Metalle ein Symbol für die Schöpfung, die aus dem göttlichen Funken heraus entstanden ist. Der alchimistische Umwandlungsprozess soll den Menschen zu einem Bewusstsein über seine wahre Herkunft verhelfen. Symbolisch ist dies die Umwandlung der unedlen Metalle Blei und Antimon in das sonnenhafte Gold, das den erwachten Menschen verkörpert.

Blei (Plumbum metallicum) ist in einer geistartigen Zubereitung ein Lebenselixier. Es stärkt die Milzfunktion und reinigt damit den Körper von Ablagerungen. Dies gilt nicht nur für Gefäße, sondern auch für Belastungen des Immunsystems und der Muskulatur durch Antigen-Antikörperkomplexe, die nicht genügend abgebaut wurden. Anwendungsgebiete sind beispielsweise Arteriosklerose, multiple Sklerose, Muskeldystrophien, Blutbildentartungen und Gewebeatrophien.

Ähnliches gilt für Antimon. Die reinigende Kraft und die balsamische Wirkung bei Saturntransiten haben wir bereits beim »Ens astrale« besprochen. Auf die Milz wirkt Antimon ebenfalls unterstützend, das gilt sowohl für die Abbau- als auch für die Aufbaufunktionen. Man verwendet Antimon vor allem bei dyskratischen Zuständen, zur Auflösung des Tartarus und bei Anämie oder Abwehrschwäche.

Die Firma Soluna stellt zahlreiche Arzneien mit Antimon her, beispielsweise »Azinat« zur Behandlung von Infektionskrankheiten, »Dyscrasin« zur Behandlung von Dyskrasie und chronischen Schleimhaut-, Haut- und Lymphleiden, »Epidemik« bei Virus- und Immunleiden, »Splenetik« zur allgemeinen Behandlung tartarischer Krankheiten und zur Stimulation der Milzfunktion.

Paracelsus meinte zum Metall der Erde, es trenne alles Unreine vom Reinen und sei von allen Mineralien das größte Arkanum für das Herz. Um dies zu verstehen, muss man wissen, dass für Paracelsus das Herz die Heimat der Seele war und keine Blutpumpe. Das Herz ist beseelt vom kosmischen Licht der Sonne, und Antimon in geistartigen Zubereitungen schützt es vor der Dunkelheit, die man Krankheit nennt.

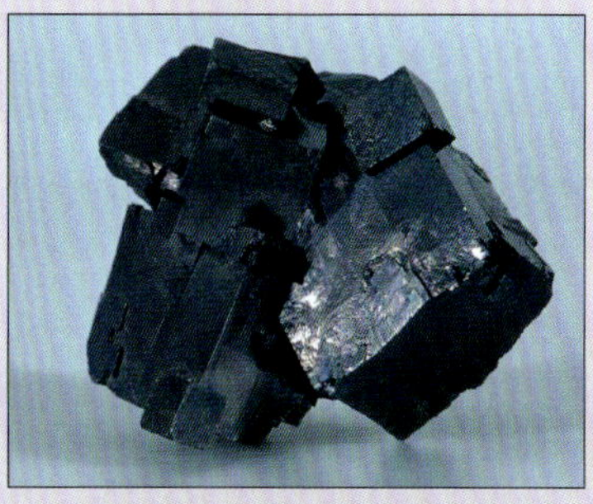

Saturnmetall Blei (Abb. Galenit = Bleiglanz)

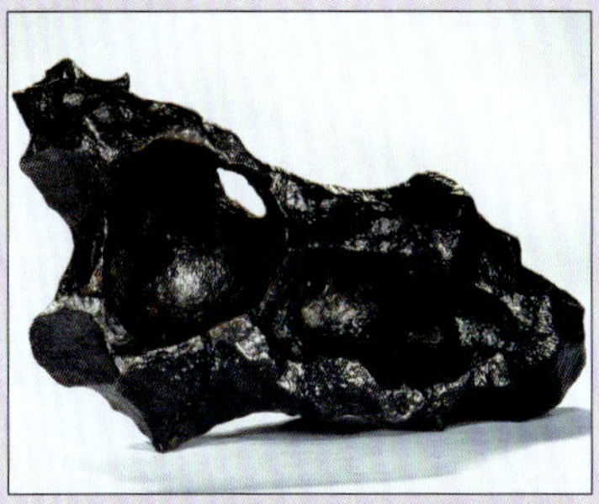

Marsmetall Eisen (Abb. Meteoreisen)

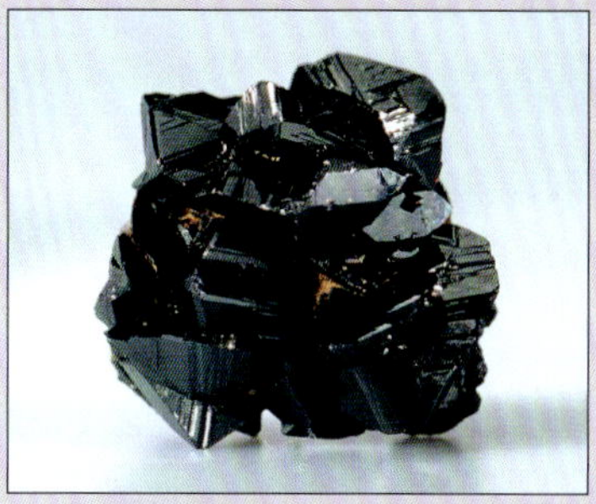

Jupitermetall Zinn (Abb. Kassiterit = Zinnstein)

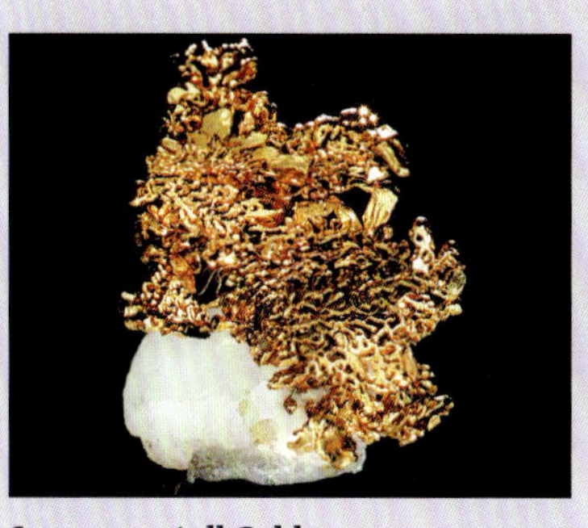

Sonnenmetall Gold

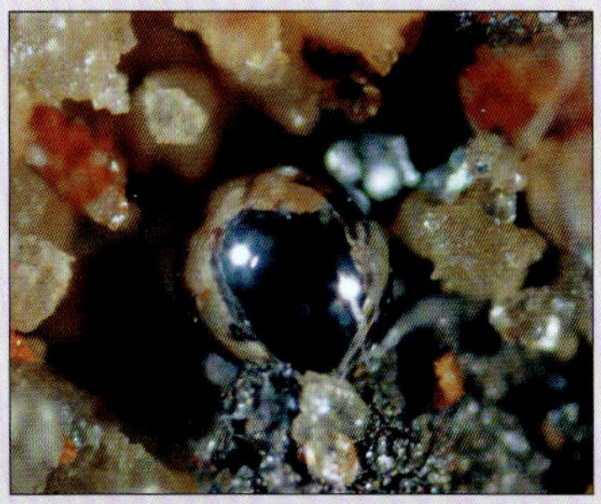

Merkurmetall Quecksilber

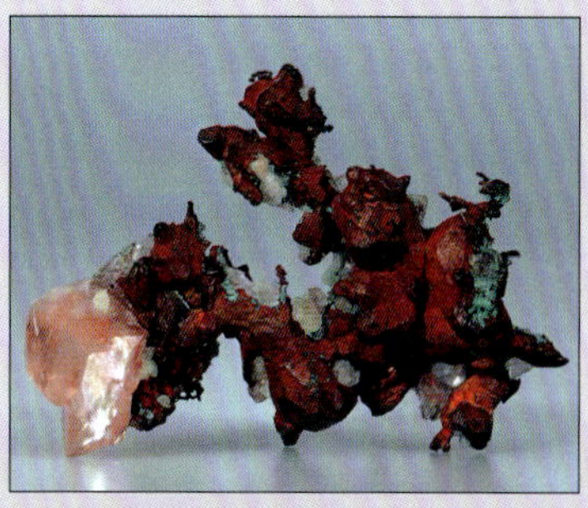

Venusmetall Kupfer

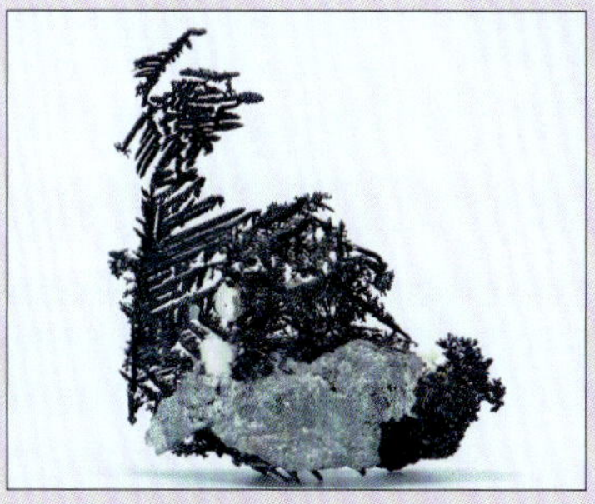

Mondmetall Silber

Alle Fotos: Carl-Christian Lyncker

Kosmische Impressionen

»Es ist zu bemerken, dass jeder Stern auf Erden sein Kraut hat, welches die Art seines Sternes vollbringt und den Schaden wendet.« (Paracelsus III/861)

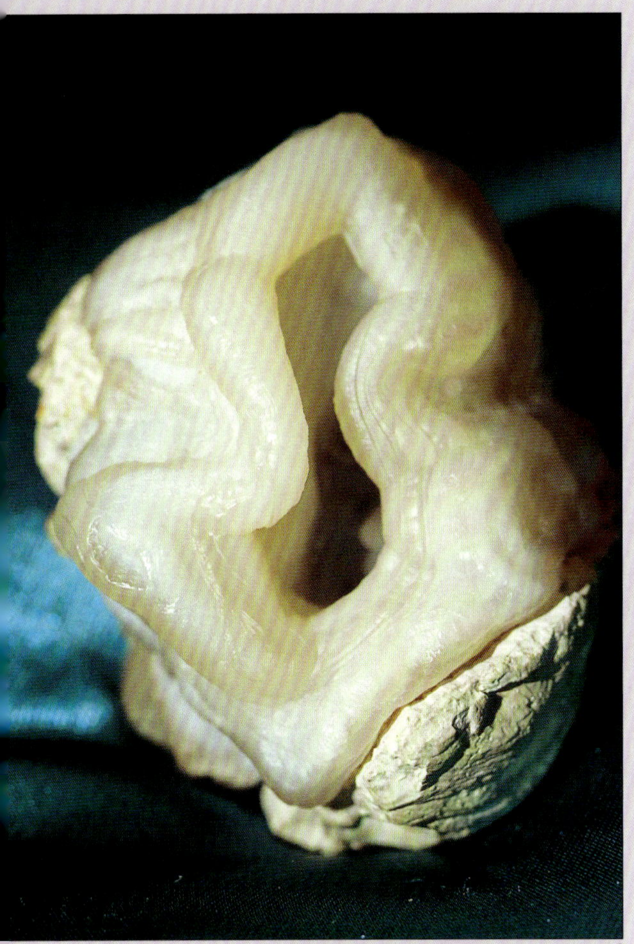

1

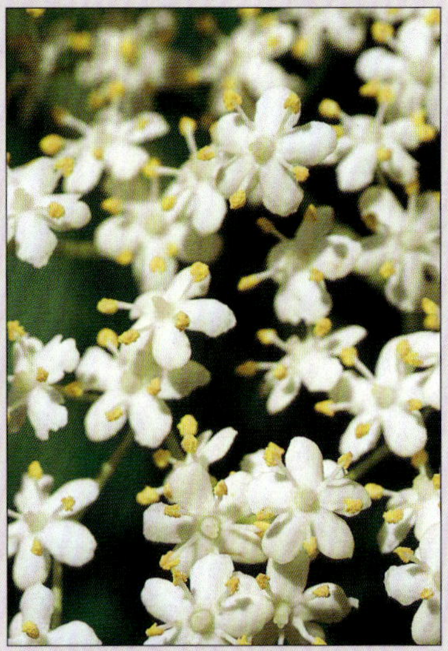

2

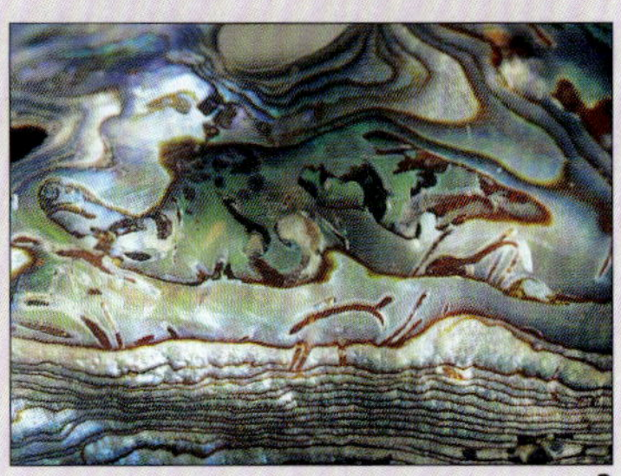

3

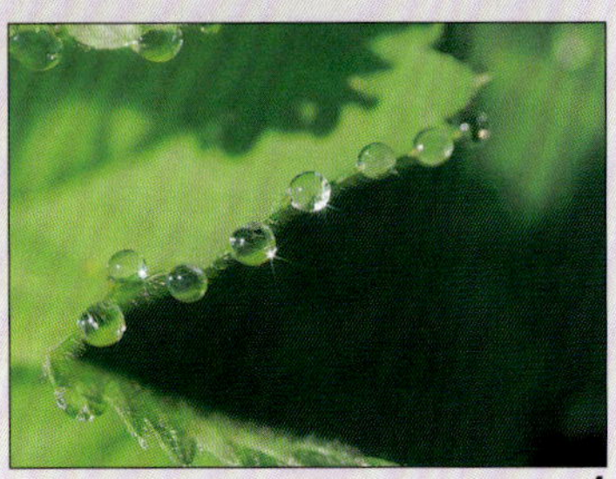

4

1 Fließende Formen und milchige Farben weisen auf mondhaftes Wirken hin. Der Chalzedon dient als Beispiel für die Vereinigung von Mond und Saturn (Silikatgehalt).

2 Im Holunder (Sambucus nigra) vereinen sich Mond (weisse Blüten mit betörendem Duft) und Saturn (graue, alt erscheinde Rinde, schwarze Beeren).

3 Wie alle Schätze des Meeres untersteht auch das schillernde Perlmutt der Paua-Muschel dem Mond, der über das Element Wasser regiert.

4 Über Drüsen am Blattrand gibt der Frauenmantel (Alchemilla spp.) Guttationswasser ab. Neben dem »ewigen Tau« ist auch die Neunzahl der Blätter eine mondhafte Signatur.

(Fotos 1, 3, 4: M. Madejsky, 2: O. Rippe)

Mond-Signaturen:

- Weiße Blüten, Früchte und Rinden oder silbrig behaarte Blätter
- Blütezeit oder verstärkte Duftbildung abends
- Betörende bis betäubende (Sexual-)Düfte
- Saftige Blätter; Milchsäfte und Schleimstoffe
- Fader, schleimiger Geschmack
- Vorkommen in Feuchtgebieten sowie am oder im Meer
- Samenreichtum, wucherndes Wachstum oder Bildung von Tochterpflanzen
- Aus dem Wasser entstehende Minerale; meist milchig weiß, silbrig schimmernd, durchscheinend oder opaleszierend

»Stark veränderlich gefärbte Blumen und Steine weisen auf Merkur.«
(Johannes Baptista Porta, »Phytognomica«, 1608)

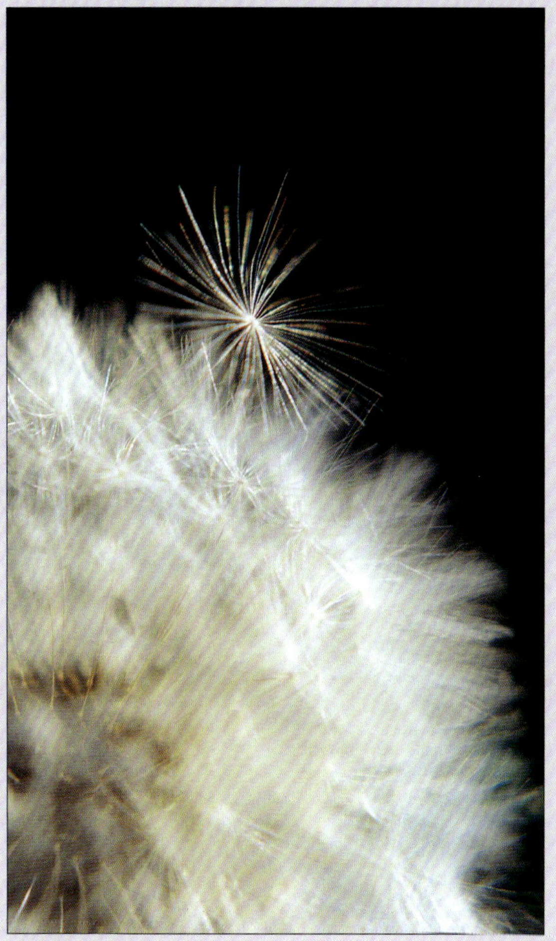

1

1 Weil Merkur der schnellste Planet ist und dem Element Luft zugeordnet wird, verbreiten sich die Samen merkurieller Pflanzen oft mit dem Wind.

2 Blaue Blüten und lange Ausläufer deuten auf Merkur hin, wobei Immergrün (Vinca minor) ebenso Saturn untersteht.

3 Unter den Merkurpflanzen finden sich viele Klettergewächse wie die Ayahuasca-Liane (Banisteriopsis caapi), die den Amazonasindianern als Vermittler zwischen Götterwelt und Menschenwelt dient.

4 Die Komplementärfarben der Küchenschellenblüten (Pulsatilla vulgaris) deuten auf merkurielle Heileigenschaften hin. Pulsatilla zählt zu den wichtigsten Hormonregulanzien der Homöopathie.

(Fotos 1, 2, 4: M. Madejsky, 3: C. Rätsch)

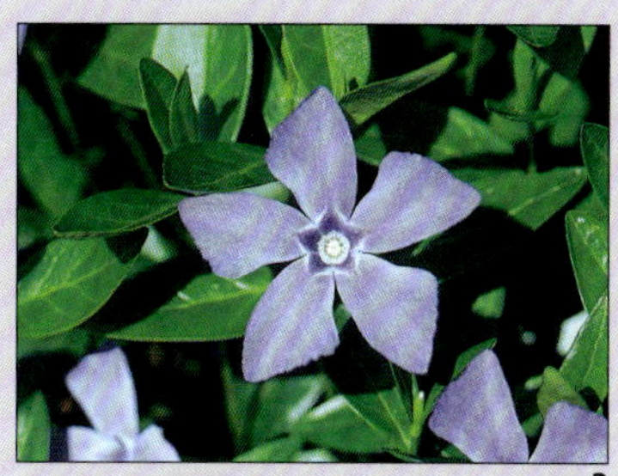

2

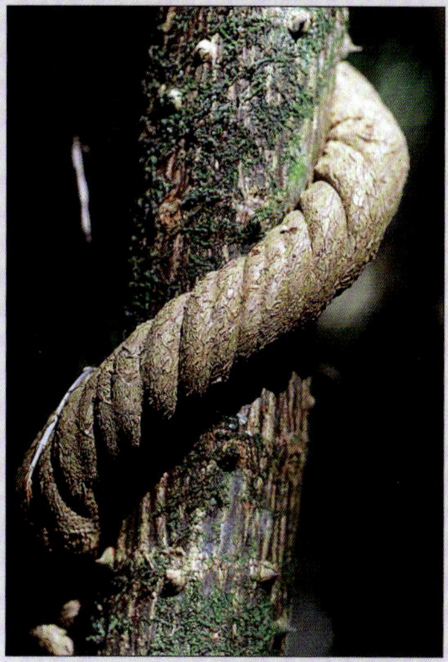

3

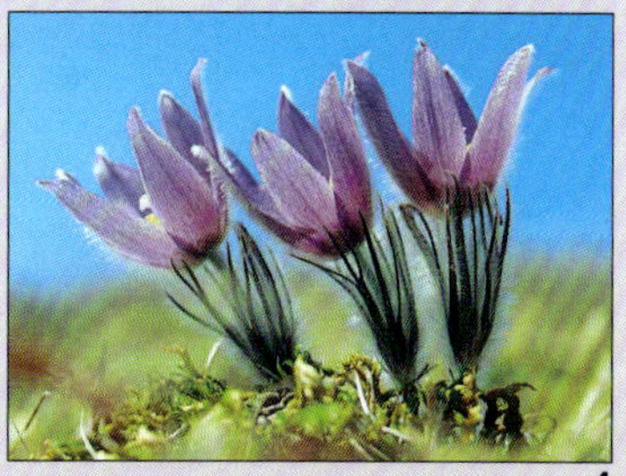

4

Merkur-Signaturen:

- Blassblaue bis violette Blüten, wechselnde Blütenfarben oder Komplementärfarben
- Schlanke Gestalt, rhythmischer Aufbau, hohler Stängel, schirmartige (Dolden-) Blüten
- Lanzettliche sowie stark gefiederte Blätter oder Blätter, die an Flügel erinnern
- Kletternde und rankende Pflanzen
- Windsamer; Myzelbildung und Pollenflug
- Standort Wegrand oder Bahngleis
- Blassblaue bis violette oder auch vielfarbige Minerale, v.a. solche mit Aluminiumgehalt

»Der Artist (Alchimist) sucht in der Venus
die grüne und blaue Farbe.«
(Paracelsus II/204)

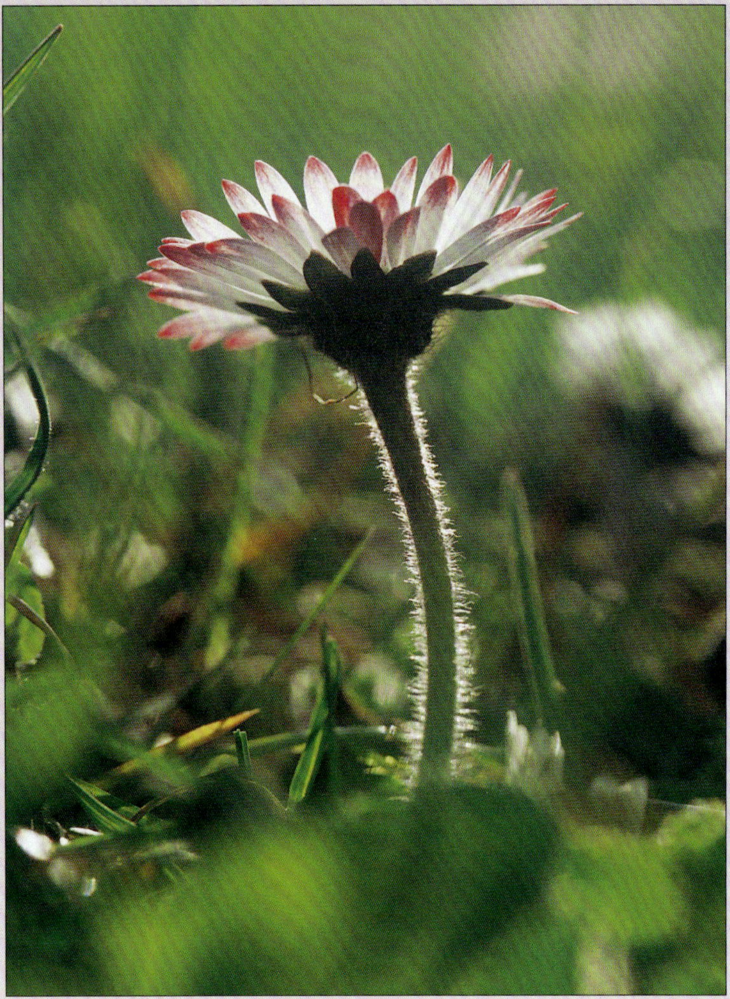

1

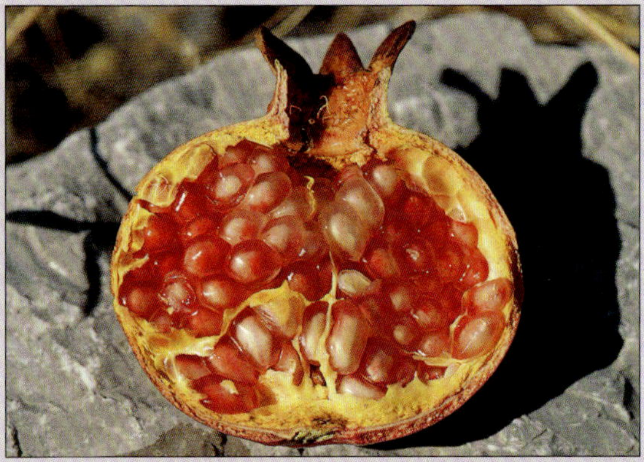

2

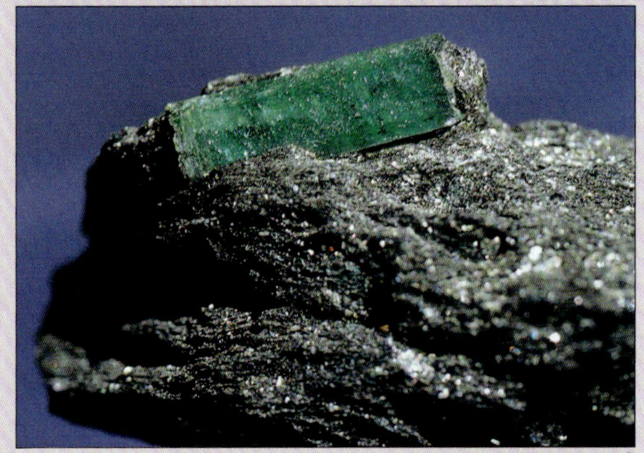

3

1 Die lieblichen Farben des Gänseblümchens (Bellis perennis) zeigen die Zugehörigkeit zur Venus und deuten unter anderem die Heilkraft bei Gebärmutterleiden an.

2 »Denn sehet: Alles, was der Gebärmutter hilft, hat ihre Anatomie (...)« (Paracelsus I/82). Im Querschnitt zeigt der amphorenförmige Granatapfel (Punica granatum) verblüffende Ähnlichkeit mit der Gebärmutter.

3 Der Smaragd wird wegen seines sanften Grüntons der Venus unterstellt und ist laut Paracelsus eine Universalmedizin für Frauen (III/200).

(Fotos 1, 2: M. Madejsky, 3: O. Rippe)

Venus-Signaturen:

- Rosafarbene oder bunte Blüten sowie freundliche Grüntöne, v.a. gelbgrün
- Edel gesägte, gebuchtete oder gezähnte Blätter; harmonische Blatt- oder Blütenformen
- Liebliche Blütendüfte
- Üppige Blüten- und/oder Fruchtbildung
- Süßer Geschmack; Obstbäume
- Standort fruchtbare Gärten sowie sanfte Hügellandschaften oder Lärchenwälder
- Grüne oder blaue, meist kupferhaltige Minerale; z.T. auch rosafarbene Minerale

»Darum wisset hier zum Unterschied davon, dass manche Arznei den Gewächsen und Kräutern von den Sternen verliehen und in sie gegossen wird, dass sie von ihnen imprimiert werden, wie der Saphyr, der Hypericon, die Persicaria etc.« (Paracelsus IV/556)

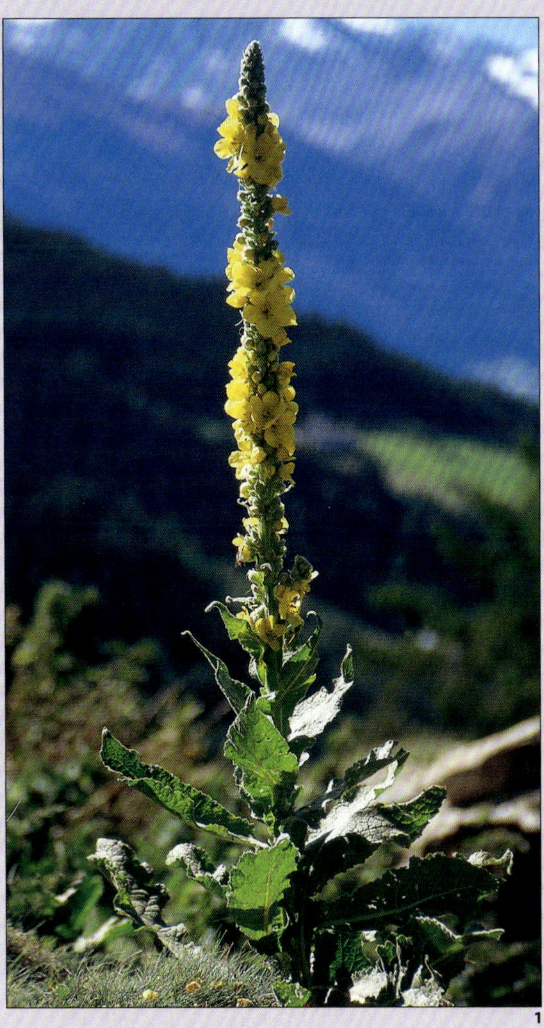

1

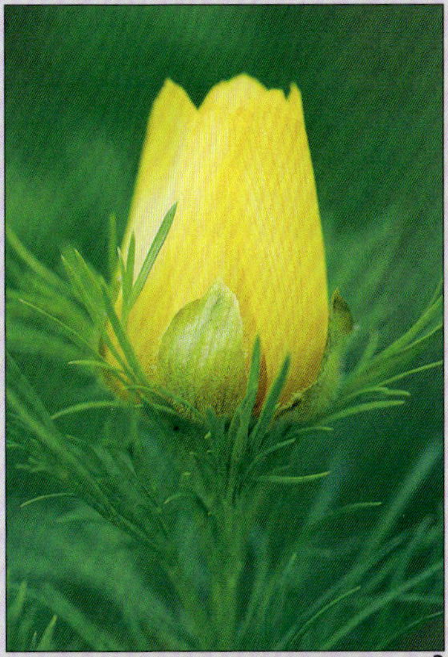

2

1 Aus der Blattrosette, die an ein Sonnen-Mandala erinnert, erhebt sich im Hochsommer die weithin leuchtende Königskerze (Verbascum spp.), eine Königin unter den Sonnenpflanzen.

2 »Was unter der Sonne ist, passt zum Herzen (Paracelsus III/403) – dementsprechend zählt das sonnenhafte Adonisröschen (Adonis vernalis) zu den herzkräftigenden Heilpflanzen.

3 Als gelbblühender Korbblütler untersteht der Alant (Inula helenium) der Sonne, wobei die stattliche Gestalt auch auf Jupiter hindeutet.

(Fotos 1, 2: M. Madejsky, 3: O. Rippe)

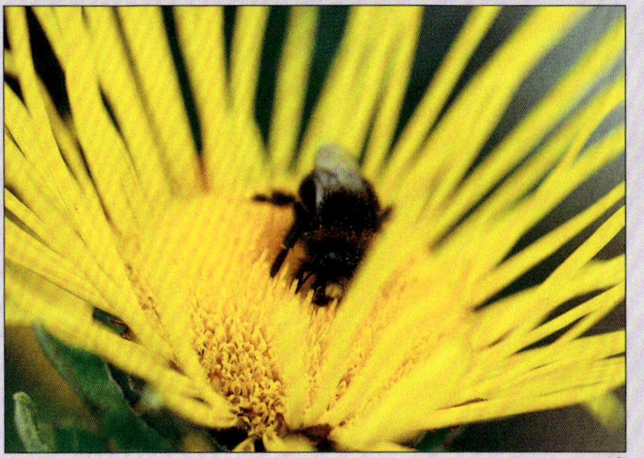

3

Sonnen-Signaturen:

- Gelbe bis rote Blüten oder Pflanzensäfte
- Sonnenhafte Blattrosetten oder Blütenstrukturen; v.a. Korbblütler
- Blüten, die sich mit der Sonne öffnen und schliessen oder sich im Tageslauf nach der Sonne ausrichten
- Standort an sonnigen und trockenen Plätzen; Weinanbaugebiete, Macchia usw.
- Fette Öle und Harze unterstehen der Sonne; ferner Carotinoide, Chlorophyll, (Furano-)Cumarine, Flavonoide, Hypericine
- Geschmack bitter, würzig bis feurig, mit erwärmender Wirkung
- Zusammen mit Saturn regiert die Sonne über immergrüne und langlebige Gewächse
- Gelbe, goldfarbene bis ockerbraune Metalle und Minerale

»Rote Steine und Pflanzen sind des Mars und haben seine Eigenschaft.«
(Johannes Baptista Porta, »Phytognomica«, 1608)

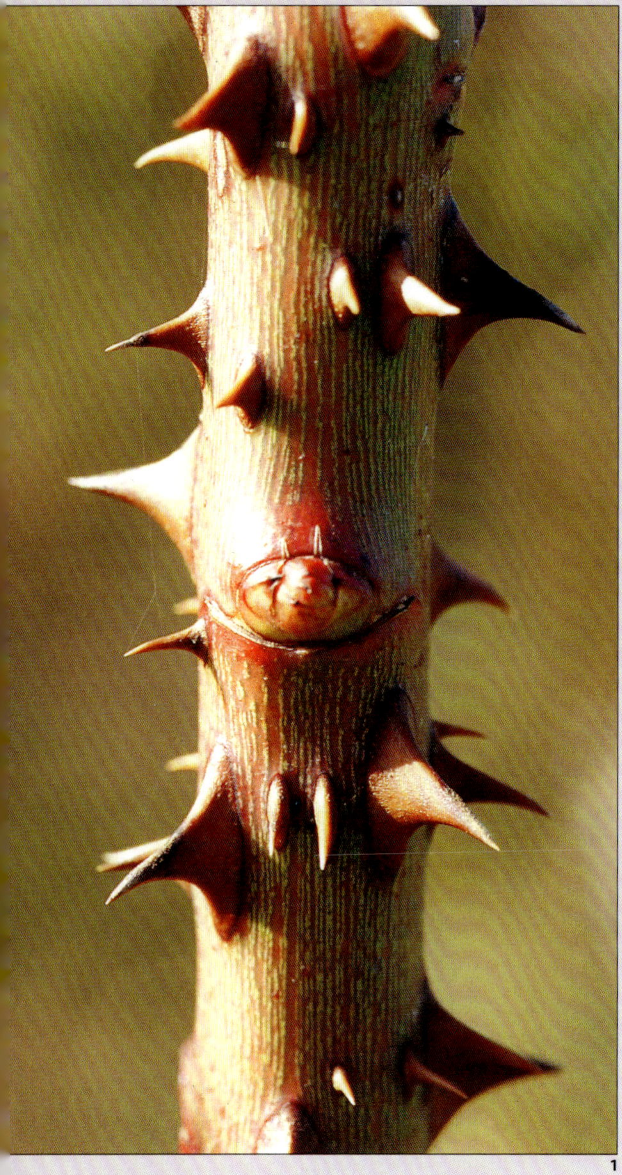

1

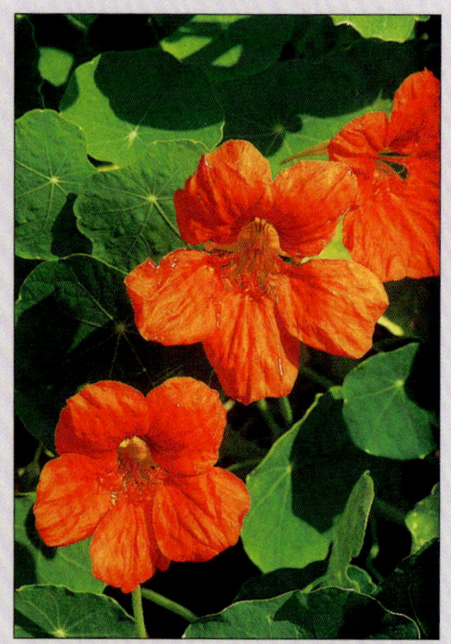

2

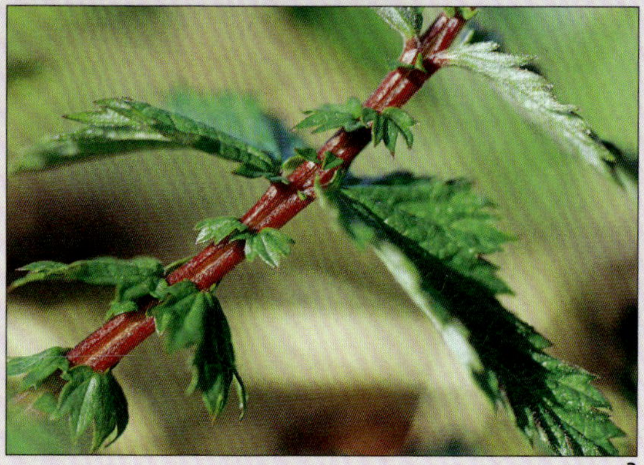

3

1 Pflanzen mit Stacheln, Dornen oder Brennhaaren unterstehen Mars. In der Rose (Rosa canina) vereinen sich Mars und Venus.

2 Rote Blüten und scharfer Geschmack zeichnen die Kapuzinerkresse (Tropaeolum majus) als Marspflanze aus.

3 Der blutrote Stängel der Wiesenkönigin (Spiraea ulmaria) zeigt Sympathie zur Entzündung. In der Wiesenkönigin vereinigen sich Mars und Mond (weisse Blüten mit betörendem Duft).

(Fotos: M. Madejsky)

Mars-Signaturen:

- Rote Blüten, Blätter, Früchte, Stängel oder Pflanzensäfte; rot färbende Pflanzen
- Stacheln, Dornen oder Brennhaare; Mars regiert über das wehrhafte Prinzip und mit Saturn über alle Pflanzen- und Tiergifte
- Geschmack scharf bis feurig; Scharfstoffe sowie brennende und hautreizende Stoffe
- Vorkommen an heissen Plätzen; z. B. Wüste, Vulkangebiete
- Rote bis rostbraune Metalle und Minerale, oft spitz oder scharfkantig

»Safrangelbe Pflanzen und Steine sind von der Eigenschaft des Jupiter.«
(Johannes Baptista Porta, »Phytognomica«, 1608)

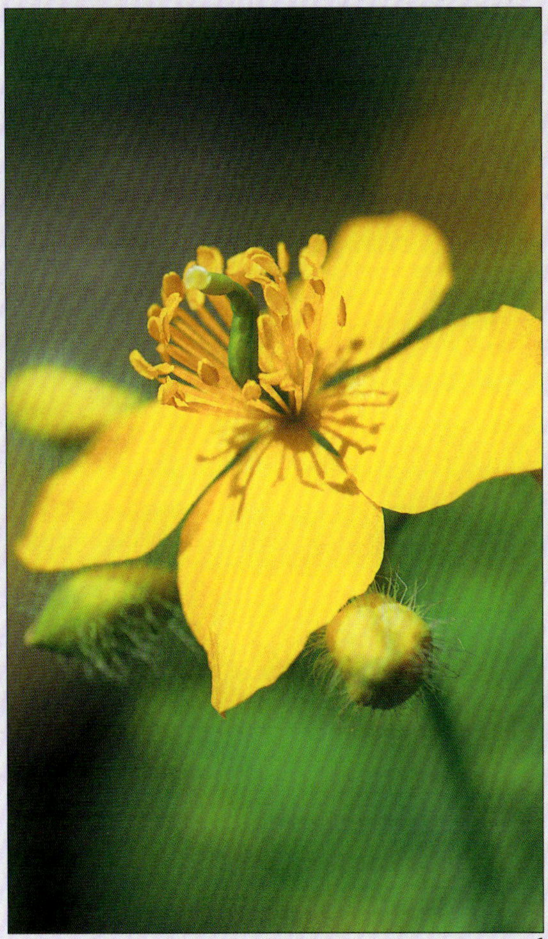
1

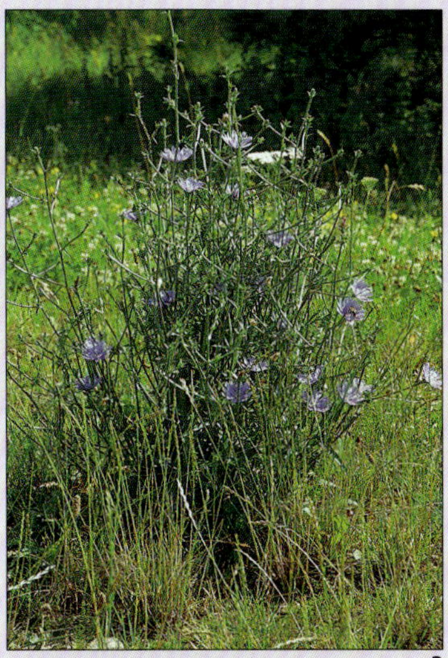
2

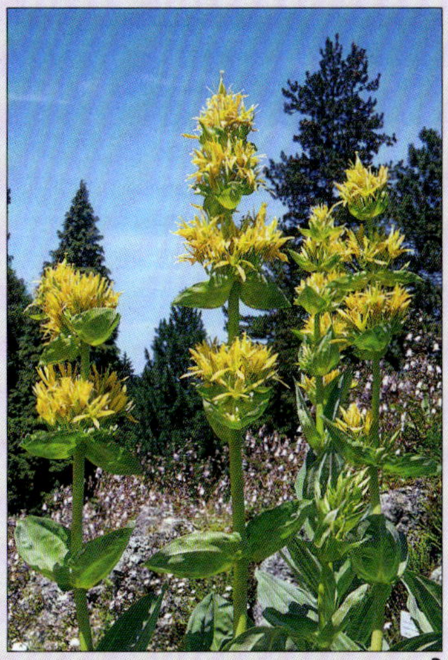
3

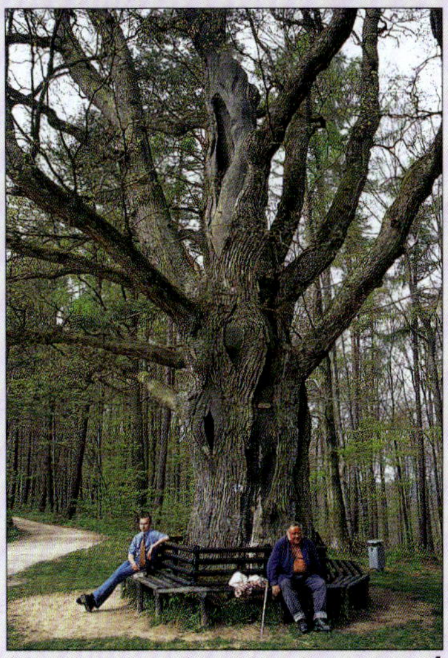
4

1 Vierzählige, gelbe Blüten und orangegelber Milchsaft zeichnen das Schöllkraut (Chelidonium majus) als Heilpflanze des Jupiter aus, der im Menschen über die Leber regiert.

2 In der Wegwarte (Cichorium intybus) vereinen sich Sonne (Blüte folgt dem Sonnenlauf), Jupiter (Verholzungstendenz) und Merkur (blaue Blüten, Standort Wegrand).

3 Die gelben Blüten und die gelben Wurzeln sowie die stattliche Gestalt des gelben Enzian (Gentiana lutea) deuten auf Jupiter hin.

4 Die Eiche (Quercus robur) wurde bereits in der Antike Jupiter/Zeus zugeordnet. Wie auch andere Laubbäume, die frei stehen und wegen ihrer majestätischen Gestalt imponieren, ist die 800-jährige Bühleiche bei Plochingen ein Kraftplatz des Jupiter.

(Fotos 1, 2, 4: M. Madejsky, 3: O. Rippe)

Jupiter-Signaturen:

- Gelbe bis safrangelbe Blüten, Wurzeln oder Pflanzensäfte; gelb färbende Pflanzen
- Vierzählige Blüten, Blätter oder vierkantige Stängel
- Majestätische Gestalt, evtl. allein stehend
- Verholzende Gewächse, zähe Stängel, ledrige Blätter, sehr hartes Holz
- Laubbäume, v.a. Nussbäume und andere Pflanzen mit essbaren Früchten
- Geschmack meist trocken (Gerbstoffe), oft auch bitter oder herb würzig
- Warme, meist trockene Standorte
- Königsblaue Edelsteine und zinnhaltige Minerale

»Denn es könnte nicht sein, dass der Saturnus auf der Erde regieren könnte, wenn nicht auf der Erde ein Saturnus wäre; (...)« (Paracelsus II/216)

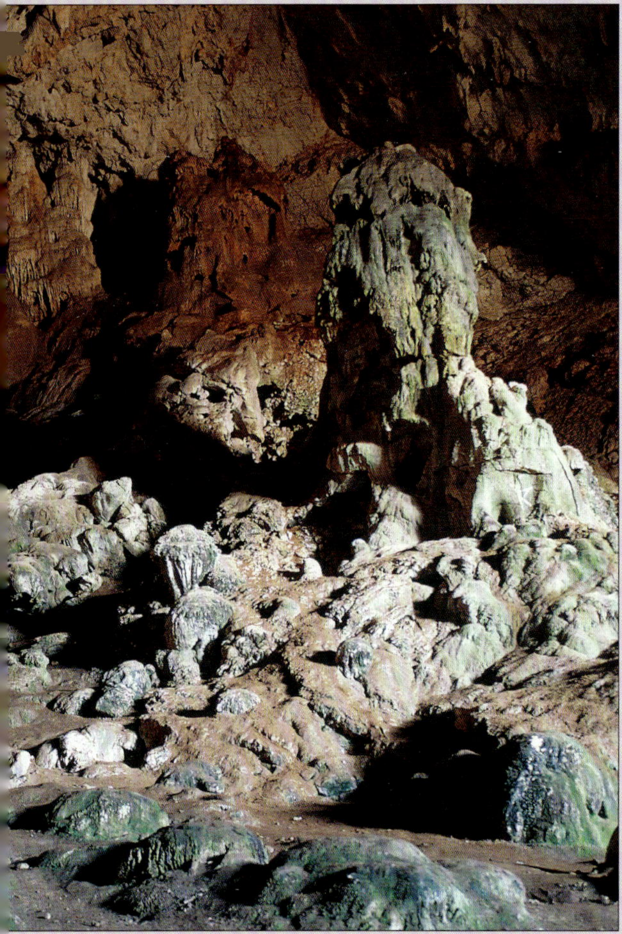

1

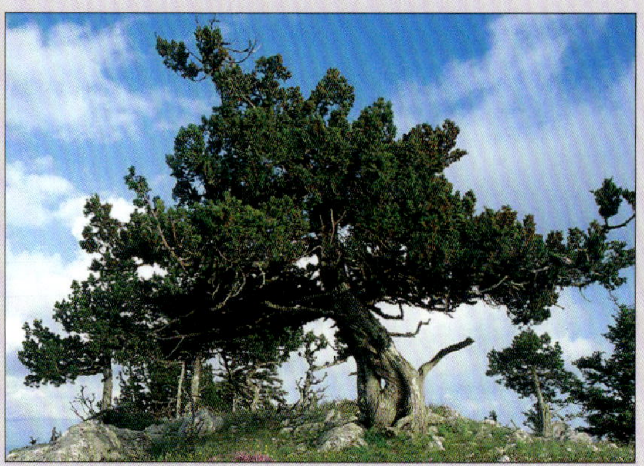

2

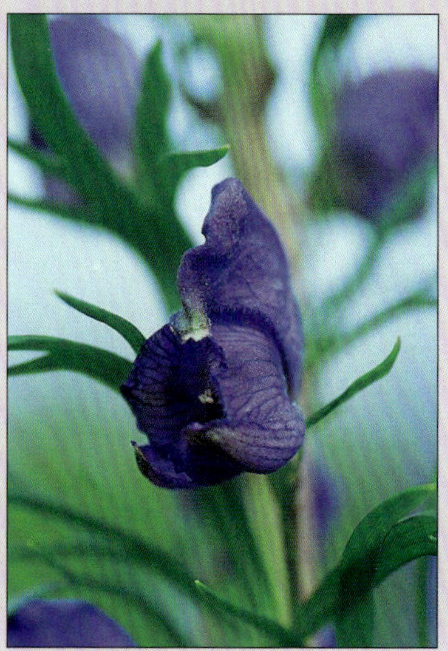

3

1 Höhlen, Gebirge und die Mineralwelt unterstehen Saturn. »Denn der Saturn ist nicht allein im Himmel, sondern auch am Grunde des Meeres und in den tiefsten Höhlen der Erde« (Paracelsus I/424).

2 Von Nettesheim unterstellte die Zypresse Saturn, denn sie ist »ein Trauerbaum, düster, von herbem Geschmack, starkem Geruch, schwarzem Schatten, mit scharfem Harz, von unvergänglicher Dauer«.

3 Der Standort im Gebirge, das dunkle Blütenblau, die düstere Ausstrahlung sowie die betäubende Giftwirkung des blauen Eisenhut (Aconitum napellus) deuten auf saturnales Wirken hin.

(Fotos 1, 3: O. Rippe, 2: M. Madejsky)

Saturn-Signaturen:

- Immergrüne und langlebige Gewächse
- Graue bis schwarze Rinden oder Früchte; allg. düstere Ausstrahlung und dunkle Farben
- Blühend oder fruchtend im Winter
- Dreizählige Blüten, Blätter, Früchte, Stacheln oder Mineralstrukturen
- Geschmack bitter oder unangenehm; mit betäubender bis giftiger Wirkung; hoher Kieselsäuregehalt
- Vorkommen an finsteren Orten; lichtscheue Gewächse und Höhlen bewohnende Tiere; Standort Gebirge und andere unwohnliche Gegenden; z. B. Friedhofsflora
- Dunkle bis schwarze Minerale oder solche, die sich durch besondere Härte auszeichnen; die Mineralwelt ist ausgesprochen saturnal

Das Sonnenorgan Herz

Auch im Zeitalter des Internets zeugt der Volksmund noch von der Verbundenheit des Herzens mit unseren Seelenzuständen: Wir kennen beherzte, herzliche und herzlose Menschen. Im Gespräch schütten wir unser Herz aus. Besonderes liegt uns am Herzen. Erinnerungen bewahren wir im Herzen auf. Kummer bricht einem das Herz, und schon so mancher hat sein Herz verloren.

Besonders deutlich ist die menschliche Gestik: Wenn wir zu jemanden über uns sprechen und dabei auf uns deuten, dann berühren wir unsere Brust auf Herzhöhe. Der Mensch identifiziert sein Selbst also mit seinem Herzen, deshalb bezeichnet man es auch als »Ich-Organ«. Empfindlich wie ein Seismograf reagiert es auf jede Veränderung der Stimmungslage und auf äußere Einflüsse. Herzerkrankungen sind also keine mechanischen Defekte, sondern ein Ausdruck unserer seelischen Befindlichkeit. Sie entstehen, wenn die Lebensweise nicht der inneren Wahrheit entspricht und keinem natürlichen Rhythmus folgt.

Paracelsus verglich das Herz mit der Sonne, dem leuchtenden Mittelpunkt unseres Planetensystems. Aus dem Licht der Sonne wird alles geboren, von ihrem Feuer alles belebt. Ihr Lauf durch Tag und Jahr und der dadurch bedingte Wechsel zwischen Licht und Dunkelheit, Wärme und Kälte lässt alles Leben in ihrem Rhythmus schwingen. Die Sonne ist der Lebensodem der Natur.

In der hermetischen Heilkunde verkörpert sich die Kraft der Sonne am stärksten im Gold (Aurum metallicum). Damit ist Gold das wichtigste Mittel zur Behandlung von Herzleiden und den damit verbundenen seelischen Störungen.

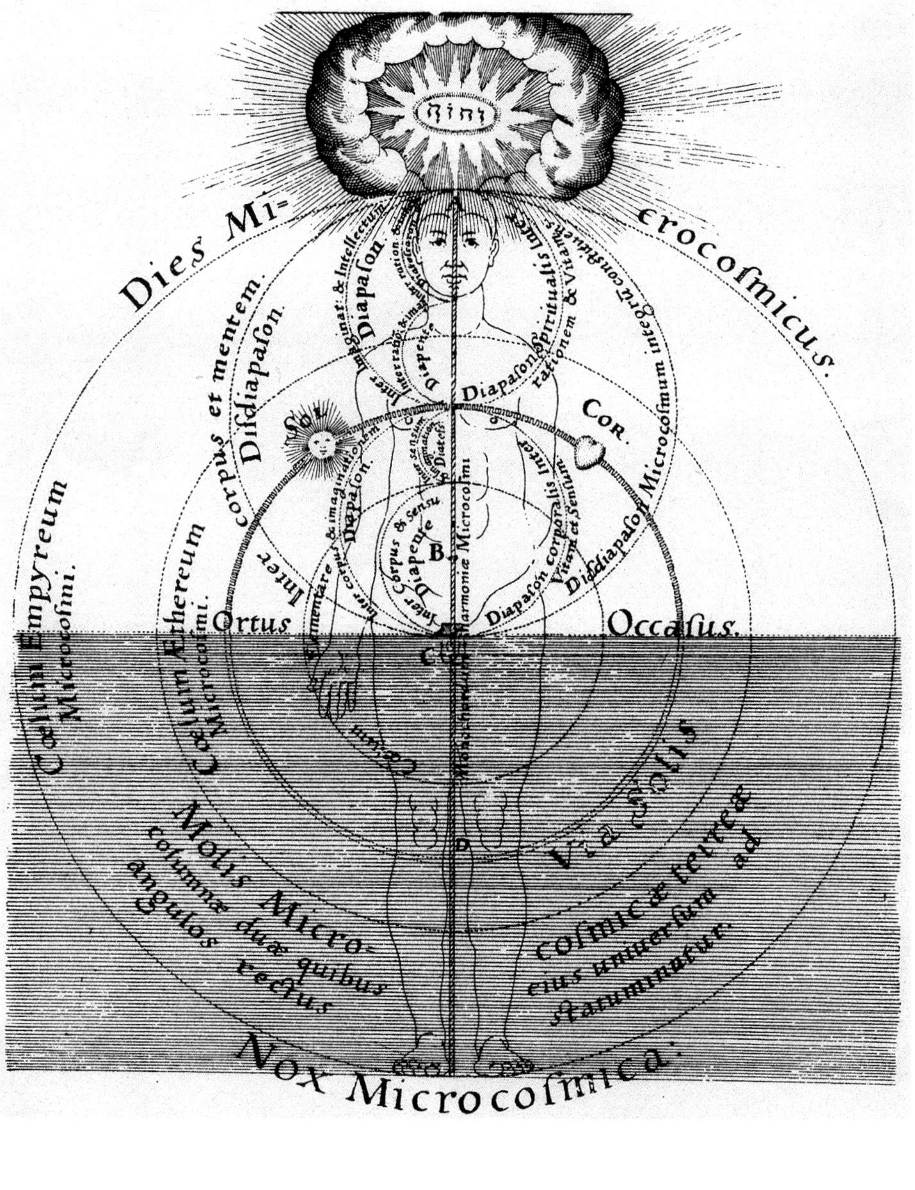

Der Mensch als Mikrokosmos.
Das Bild stellt die Korrespondenz von Sonne und Herz dar. Die vier Kreise, die den ganzen Menschen umfassen, bezeichnen die Energiebahnen der vier Elemente bzw. der Wesensglieder nach anthroposophischer Auffassung (vgl. Tabelle Seite 94). Die Krone verkörpert das Göttliche, die Quintessenz und die Vernunft.
Die Geschlechtsteile trennen den Menschen in ein Oben (hell) und ein Unten (dunkel), gleichzeitig ist er in Links und Rechts geteilt. Diese Trennung entspricht dem Tierkreis mit seinen vier Quadranten. Die rechte Hand symbolisiert den Aszendenten. Die Sonnenbahn trennt auf der Höhe des Zwerchfells den oberen Teil des Menschen nochmals in zwei Pole. Die oberen zwei kleinen Kreise stehen für die aufsteigenden Elemente Feuer und Luft, die unteren für die absteigenden Elemente Wasser und Erde; sie sind umgeben von der Quintessenz. Robert Fludd, 1619.

Gold ist der König unter den Metallen. Wie die leuchtende Sonne, so unvergleichlich ist der Glanz des Sonnenmetalls. Von allen Metallen reflektiert es im natürlichen Zustand das Licht am stärksten. Anders als sonstige Metalle kommt Gold in der Natur praktisch nur rein vor. In seinem Glanz will es alleine sein und duldet deshalb keine Vereinigung mit anderen Stoffen. Auch seine Beständigkeit ist einmalig. Während archäologische Funde aus anderen Metallen längst vom Zahn der Zeit gezeichnet sind, ist selbst jahrtausendealter Goldschmuck so strahlend wie zum Zeitpunkt der Herstellung; dies ist eine Signatur für die lebensverlängernde Wirkung als Arzneimittel.

Wegen seiner Eigenschaften galt das Sonnenmetall von jeher als Attribut göttlicher Allmacht. Die Helden der abendländischen Geschichte verzehrten sich auf der Suche nach dem goldenen Gral und dem goldenen Vlies – ein Sinnbild für die Suche nach Erkenntnis. »Erkenne dich selbst« ist auch der Leitspruch des griechischen Sonnengottes Apollon, der einen Bogen und Pfeile aus Gold besitzt.

Allerdings hat sich die spirituelle und kultische Bedeutung von Gold heute verflüchtigt. In unserer Gesellschaft ist das Sonnenmetall zu einem Symbol für die Maßlosigkeit irdischer Macht verkommen. Aus zierlichem Goldschmuck wurden plumpe Goldbarren, die heute in den Tresoren der Banken ein armseliges Dasein fristen.

Als Heilmittel ist Gold aber immer noch von unschätzbarem Wert. Je nach Dosis und Zubereitungsweise hat es eine andere Wirkung. In Tiefpotenzen (D6 bis D8) dient es vor allem zur Behandlung von Menschen mit schwachem Selbstbewusstsein. Es verleiht Erdenschwere und es fördert den Kontakt zur Seelenmitte; damit ist es auch eine gute Arznei für hektische Menschen ohne Feingefühl, die weltfremd und distanzlos sind. Stetig suchen sie nach Gurus und Glaubenssystemen, die ihnen eine bessere Welt versprechen. Gold kann diese Sehnsucht stillen und helfen, die Wahrheit endlich in sich selbst zu finden.

Weitere Indikationen sind zum Beispiel Anämie, Hypotonie sowie eine Herz- und Abwehrschwäche. Diese Krankheitsbilder sind typisch für willensschwache Menschen, was immer auch auf eine schwache Inkarnation hindeutet.

Entsprechend ergänzt man Tiefpotenzen von Gold mit Herztonika. Sie regen das Feuerprinzip und entsprechend auch die Herzfunktion an. Zudem helfen sie dem Patienten, seine Willensvorstellungen besser auszudrücken. Zu diesen Mitteln gehören bitter und würzig schmeckende Pflanzen, die größtenteils auch noch ausgesprochen wehrhaft sind (Marssignatur). Manche haben auch sonnenhafte und lichte Farben oder anregende Rottöne. Beispiele sind Arnika (Arnica montana D6), Benediktenkraut (Cnicus benedictus), Rosmarin (Rosmarinus officinalis), Schlehe (Prunus spinosa) und Weißdorn (Crataegus oxyacantha). Ein bewährtes Mischpräparat mit Gold und einigen Herztonika ist »Cordiak« (Soluna).

Mittlere Potenzen von Gold (D12 bis D15) fördern dagegen den Ausgleich der Körperfunktionen, die man der Sonne zuordnet. Sie verbessern das Selbstwertgefühl und schenken Lebensfreude. Sie eignen sich auch zur Behandlung von Angstzuständen mit Herzbeteiligung. Mit ihrer Hilfe begreift man vor allem das Sonnenprinzip der Harmonie und wird besonnener.

Mittlere Potenzen verwendet man auch bei wechselnder Symptomatik von Mangel und Übermaß des Sonnenprinzips sowie bei Herzrhythmusstörungen, labiler Körpertemperatur, Blutdruckschwankungen, Herzkrämpfen und psychosomatischen Herzleiden. Ergänzend verwendet man animalische und pflanzliche Giftstoffe in potenzierter Form.

Aus der Pflanzenwelt eignen sich als Ergänzungsmittel vor allem Heilpflanzen mit Herzglykosiden wie Fingerhut (Digitalis purpurea ab D4), Maiglöckchen (Convallaria majalis D2/D4) und Oleander (Nerium oleander D2/D4). Herzglykosi-

Wenn der Selbstzweifel an der Seele nagt

Rezept bei Hypotonie mit nervöser Erschöpfung. Die Mittel eignen sich auch zur Anregung der Geistestätigkeit und helfen bei Selbstzweifel. Besonders Morgenmuffel sollten die Arzneien häufig gebrauchen, wegen ihrer aufputschenden Wirkung allerdings nicht abends. Mischung aus:

- Acidum phosphoricum dil. D6 (Phosphorsäure)
- Crataegus comp.(Mischpräparat mit Gold und Weissdorn)
- Leonurus cardiaca Urtinktur (Herzgespann)
- Levico dil. D2 (arsenhaltiges Quellwasser)
- Rubellit dil. D10 (Roter Turmalin)

Jeweils 20 ml über die Apotheke an der Weleda mischen lassen. Dosis: 3 Mal täglich 20 bis 30 Tropfen.

Zusätzlich: »Skorodit Kreislauf«, Globuli von Wala, 3 Mal täglich 5 bis 10 Globuli. Alle Mittel nicht nach 17 Uhr einnehmen.

de wirken auf den Herzmuskel tonisierend, regulieren die Herzfrequenz und erhöhen das Herzzeitvolumen. Ein empfehlenswertes Präparat zur Herzglykosidtherapie sind »Convalastabil«-Tropfen von der Firma Klein.

Auch die Vertreter der stark giftigen Familie der Loganiaceen (Pfeilgiftgewächse) gehören zu den wichtigen Herzheilmitteln. Beispiele sind Brechnuss (Strychnos nux vomica ab D4) und Gelber Jasmin (Gelsemium sempervirens ab D4). Sie eignen sich zur Behandlung von Herzrhythmusstörungen sowie bei einer Belastung des Herzens durch Toxine und bei psychosomatischen Herzbeschwerden.

Ähnliches gilt für die Familie der Solanaceen (Nachtschattengewächse). Sie dienen ebenfalls der Behandlung von Rhythmusstörungen und wirken entspannend bei Herzkrämpfen. Beispiele sind Bilsenkraut (Hyoscyamus niger ab D4) und Tabak (Nicotiana tabacum ab D4).

Aus dem Tierreich verwendet man vor allem Schlangengifte, besonders das Gift der Kobra (Naja tripudians D6/D12). Es wirkt als Gift auf den Herzmuskel zunächst erregend, später lähmend. Dies ist auf ein curareähnliches Cardiotoxin zurückzuführen, das noch in großen Verdünnungen zu Herzstillstand führen kann. Das Gift enthält zudem blutdrucksenkende Substanzen. Zu den homöopathischen Indikationen zählen daher postinfektiöse Klappenfehler, Rhythmus- und Blutdruckstörungen sowie Angina pectoris. Der Patient ist meistens in einer brütenden Stimmung. Eine weitere Indikation sind klimakterische Hitzewallungen.

Geistig fit bis ins hohe Alter

Rezept bei Arteriosklerose mit Hypertonie, Nachlassen der Gedächtnis- und Gehörleistung, Tinnitus und Schwindel. Das Rezept fördert die Gehirndurchblutung und wirkt seelisch entspannend. Mischung aus:

- Cuprum metallicum dil. D8 (Kupfer)
- Ginkgo biloba Urtinktur (Ginkgo)
- Olea europaea D2 (Ölbaum)
- Secale cornutum dil. D6 (Mutterkorn)
- Vinca minor dil. D2 (Immergrün)

Jeweils 20 ml in der Apotheke mischen lassen; 3 Mal täglich 20 Tropfen.

Zusätzlich: »Arnica/Betula comp.« von Weleda, 2 Mal täglich 10 Tropfen (enthält Bleihonig) und von Wala »Cerebrum comp. B cum Auro comp.«, 3 Mal täglich 5 Globuli (enthält Gold).

Gut geeignet ist auch »Saphir« D15 (Ampullen von Wala). Das Mittel ist zur Injektion im Nackenbereich gedacht, aber auch als Trinkampulle geeignet; hierzu 3 Ampullen in einem Liter Quellwasser auflösen und dieses schluckweise, über die Woche verteilt, trinken.

Das Gift der Kobra ergänzt auch Hochpotenzen von Gold (D20 bis D60), die in unserer Zeit besonders wichtig sind. Sie erleuchten den Geist und eignen sich besonders für Menschen, deren Bewusstsein im Materiellen verhaftet ist. Häufig ist dieser Menschentyp egoistisch, geizig, geprägt von Existenzängsten und erfüllt von einem tiefen

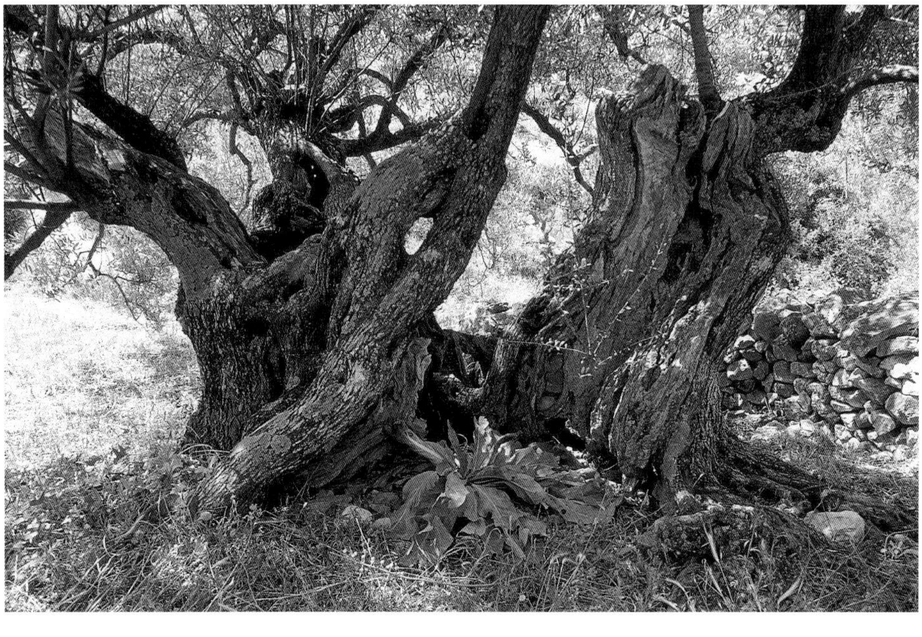

Olivenbäume unterstehen der Sonne und dem Saturn. Die Blätter wirken antisklerotisch. Dieses Exemplar lebt in Symbiose mit einer mächtigen Alraune (Foto: M. Madejsky).

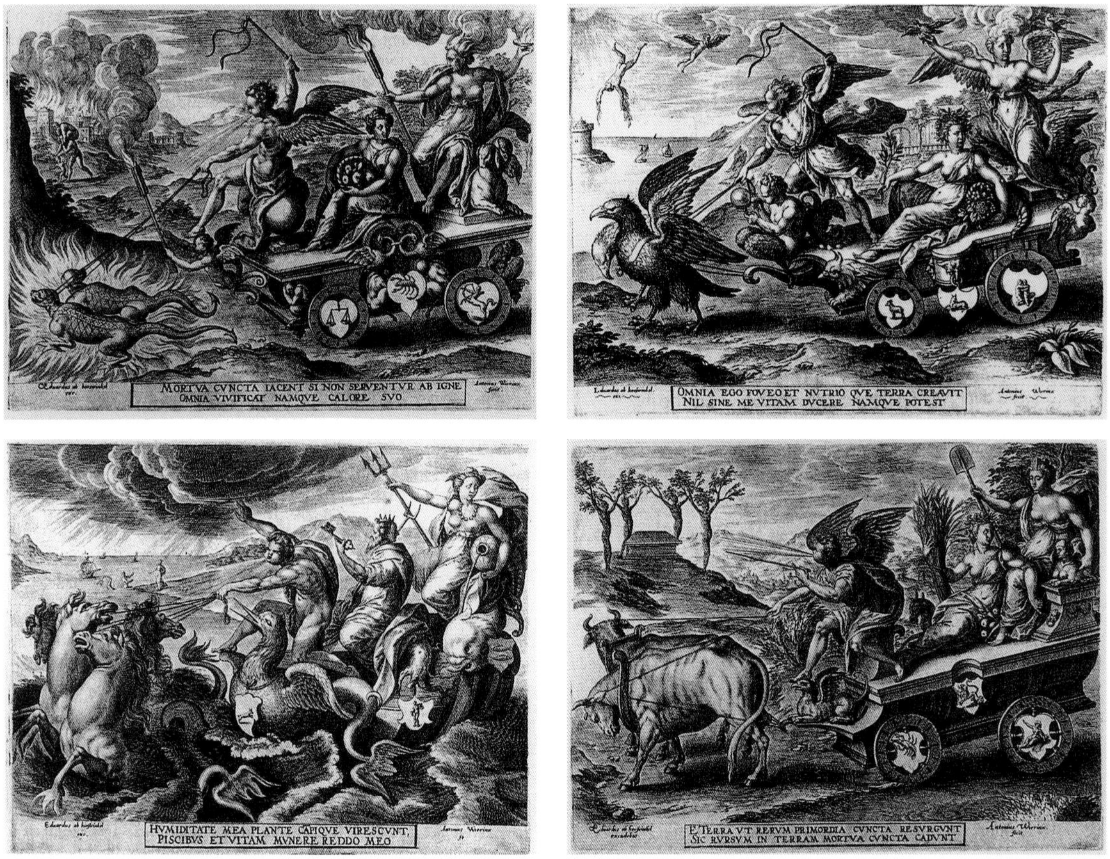

Die vier Elemente: oben links Feuer, oben rechts Luft, unten links Wasser, unten rechts Erde. Alle Bilder von Antonius Wierinx (1552–1624).

Misstrauen gegenüber seinen Mitmenschen. Spiritualität und Kräfte außerhalb des sinnlich Wahrnehmbaren sind für ihn Fremdworte. In seinem Gefühl, von Gott und der Welt verlassen zu sein, neigt er schließlich zur Selbstzerstörung durch Alkohol oder sonstige Drogen. Nicht selten begeht er Suizid oder zerstört andere.

Weitere Indikationen für Gold in Hochpotenzen sind Hypertonie, Apoplex, Gicht, Rheuma, zu schnelle Alterungsprozesse und Sklerose. Sklerotische Veränderungen der Gefäße stellen ein chronisches Übermaß an Feuer und Sonne dar, das sich langsam, aber stetig in ein Übermaß an Erde und Saturn verwandelt. Saturn entspricht mit seiner kalten Natur den chronischen Krankheiten des Alters. Die Sklerose könnte man am besten als ein erstarrtes Sonnenfeuer bezeichnen, denn vom Temperament her zeigt sich der Sklerotiker in jungen Jahren zwar etwas feurig, mit zunehmenden Alter neigt er aber immer mehr zur emotionalen Kälte und Apathie. Ferner hat er, anders als der rein apoplektische Goldtyp, eher einen sturen, saturnalen Charakter, mit wenig Tendenz zur Spontaneität.

Entsprechend müssen auch die Arzneimittel astrologisch dem Saturn unterstehen. Ein wichtiges Sklerosemittel sind die Blätter des knorrigen und saturnalen Ölbaums (Olea europaea). Sie sind enthalten in »Allium-Strath« (Strath), das sich neben Sklerose auch bei Bluthochdruck bewährt hat.

Zu den häufig verwendeten saturnalen Mitteln bei sklerotischen Prozessen gehören auch Bleihonig (Plumbum mellitum D12, Weleda), Ginkgo (Ginkgo biloba), Immergrün (Vinca minor) und Mutterkorn (Secale cornutum D6). Letzteres ist enthalten in »Secale/Bleiglanz comp.« (Wala), einem Präparat zur Behandlung arterieller Durchblutungsstörungen.

Am wichtigsten bleibt aber die seelische Wirkung des Sonnenmetalls, denn kaum ein Mittel hat mehr Macht über unser Befinden. Als Hochpotenz hilft es besonders bei Depressionen. Es bringt Licht und Leichtigkeit in die erdenschwere Seele und verleiht dem Menschen wieder ein Bewusstsein über seine wahre Herkunft und seine kosmische Seelennatur.

Die vier Mütter des Lebens

Neben der Astrologie umfasst das Ens naturale auch die antike Lehre von den Elementen. Sie diente als theoretische Grundlage der Heilkunst, und sie war der einzige damals anerkannte philosophische Denkansatz zur Erklärung des Weltgefüges. Will man also die paracelsische Medizin verstehen, muss man auch die Elemente und ihre Bedeutung betrachten.

Der griechische Philosoph und Arzt Empedokles von Agrigent (492–432 v. Chr.) gilt als der Begründer der antiken Elementenlehre. Damit bestimmte die Elementenlehre fast 2500 Jahre lang unsere Kulturentwicklung. Empedokles bezeichnete das Feuer, die Luft, das Wasser und die Erde als die vier Wurzelkräfte (rhizomata) aller Dinge. Erst Plato (ca. 427–347 v. Chr.) nannte sie Elemente (stoicheia). Paracelsus bezeichnete die Urkräfte als die vier Mütter aller Dinge, aus dem Chaos am Anfang der Welt entstanden (III/441, III/270).

Empedokles sah die Entstehung und die Auflösung des Seins als eine Folge von Liebe und Streit zwischen diesen Urkräften. Hierzu schrieb der Arzt und Okkultist Agrippa von Nettesheim: »Es gibt vier Elemente und ursprüngliche Grundlagen aller körperlichen Dinge (...). Aus diesen sind alle Naturgegenstände unserer Welt zusammengesetzt, jedoch nicht auf dem Wege der Zusammenhäufung, sondern durch Verwandlung und enge Verbindung. Wenn sie zerstört werden, so lösen sie sich wieder in die Elemente auf.«

Schon in der Antike fügte man diesem System noch eine weitere Kraft hinzu, die man Quintessenz oder Äther nennt. Das fünfte Element ist die Vereinigung der vier Kräfte und deren Ursprung. Als geistiges Prinzip finden wir es in allen Erscheinungen wieder, und es ist der Ursprung der Heilkräfte in den Naturreichen. Durch die alchimistischen Prozesse bei der Arzneimittelherstellung wird die Quintessenz aus den Stoffen befreit und angereichert. Sie ist das eigentlich Wirksame eines Heilmittels.

Im Laufe der Jahrhunderte kam es zu weiteren Entwicklungen in der Elementenlehre. Zunächst brachte Aristoteles (384–322 v. Chr.) die Wurzelkräfte mit Eigenschaften oder Primärqualitäten in Zusammenhang, um das Wesen und die Wirkung der einzelnen Elemente besser zu beschreiben. »Jedes Element hat zwei spezifische Eigenschaften, wovon es die erste für sich ausschließlich besitzt, durch die zweite aber wie durch ein Medium mit dem folgenden Element zusammenhängt. Das Feuer ist **warm**[9] und trocken, die Erde **trocken** und kalt, das Wasser **kalt** und feucht, die Luft **feucht** und warm« (Agrippa von Nettesheim). Auf diesen Qualitäten beruhen weitere Korrespondenzen wie die Körpersäfte (humores). Die »Vier-Säfte-Lehre« bildete die Grundlage der damaligen Diagnose- und Therapiesysteme, die man auch Humoralmedizin nennt.

Gesundheit ist nach diesem System eine harmonische Mischung der Säfte (eukrasis) beziehungsweise der Elemente: Blut (Luft), Schleim (Wasser), schwarze Galle (Erde) und gelbe Galle (Feuer).

> «Wer sie nicht kennte, die Elemente, ihre Kraft
> und Eigenschaft, wäre kein Meister über die Geister.«
> (Johann Wolfgang von Goethe, »Faust I«)

Krankheit ist dagegen eine entartete oder falsche Säftemischung (dyskrasis) beziehungsweise das Überwiegen eines Safts und damit eines Elements. Die Therapie erfolgt durch Entleeren des überschüssigen Saftes (Ausleitung der »materia pecans« = schuldige Materie) und Energetisieren der übrigen.

Auf Hippokrates (460–370 v. Chr.) gehen die fünf Kardinalmethoden der Ausleitung einer schädlichen Materie zurück, die noch heute in der Naturheilkunde von Bedeutung sind: Schwitzen, Aderlass, künstliche Wunden (Fontanellen), Erbrechen und Abführen (= Purgation). Sämtliche Therapieverfahren kannte und nutzte auch Paracelsus.

Die Dyskrasie der Säfte führt nach antiker Auffassung zur Entwicklung einer pathologischen Charakterstruktur oder zu den vier Temperamenten: Erde: Melancholiker, von melanos (= schwarz) und chole (= Galle). Luft: Sanguiniker, von sanguis (= Blut). Wasser: Phlegmatiker, von phlegma (= Dampf). Feuer: Choleriker, von chole (= Galle).

Ferner ordnet man den Elementen Sternzeichen, Planeten, Naturwesen und Organe zu, die nach anthroposophischer Auffassung einen Zusammenhang mit den vier Wesensgliedern und Geistesqualitäten im Menschen haben (siehe Tabelle Seite 94).

Auf den griechischen Arzt Galenus von Pergamon (129–199) geht die Zuordnung von Arzneistoffen zu den Elementenqualitäten zurück. Dies sind vor allem Heilpflanzen, aber auch Nahrungsmittel, Mineralien und Tiere, die in ihren Signaturen und ihrer Wirkung den Elementen entsprechen.

So gibt es feurige Stoffe, die erwärmen und tonisieren, aber auch wässrige, die kühlen und entzündungshemmend sind. Luftige Mittel feuchten

9 Die fettgedruckte Eigenschaft ist die primäre Qualität eines Elements. Feuer wäre demnach eher warm als trocken, Erde eher trocken als kalt usw.

Zuordnungen zu den vier Elementen

Zuordnungen	Feuer	Luft	Wasser	Erde
Kosmische Ordnung	Oben – Sonne – Vater, zeugendes Prinzip	Vereinigung von Oben und Unten	Unten – Mond – Mutter, gebärendes Prinzip	Inkarnation – Stoffwerdung
Sternzeichen	Widder, Löwe, Schütze	Waage, Wassermann, Zwilling	Krebs, Skorpion, Fisch	Steinbock, Stier, Jungfrau
Naturreich	Menschen	Tiere	Pflanzen	Mineralien
Elementarwesen	Salamander	Sylphen	Undinen	Zwerge/Gnome
Wesensglieder	Mentaler Leib oder »Ich-Organisation«	Gefühlskörper oder »Astralleib«	Lebensleib oder »Bildekräfte- bzw. Ätherleib«	Strukturkraft oder »Physischer Leib«
Geistesqualität	Intuition	Inspiration	Imagination	Intellekt
Hauptorgane	Herz	Niere	Leber	Lunge
Säftelehre	Gelbe Galle	Blut	Schleim	Schwarze Galle
Temperament	Choleriker	Sanguiniker	Phlegmatiker	Melancholiker
Eigenschaften	**Warm** und trocken, strahlend	**Feucht** und warm, gasförmig	**Kalt** und feucht, flüssig	**Trocken** und kalt, fest
Tierarten	Raubtiere	Vögel, schnelle und flinke Tiere, alle fliegenden Tiere	Wassertiere, Wiederkäuer, sanftmütige Tiere	Kriechtiere und Tiere, die in der Erde leben
Mineralarten	Scharfkantige Mineralien wie Hämatit oder Feuerstein; Rottöne wie bei Jaspis	Luzide Mineralien, bunte Gesteine, schillernde Steine wie Rosenquarz, Amethyst, Labradorit	Weiche Gesteine wie Kalk, Graphit, Opal	Opake Gesteine wie Granit, harte Mineralien wie Diamant
Pflanzensignatur	Blütenprozess, Samenbildung, Verholzung, Ausbildung von Stacheln und Dornen	Blatt- und Stängelausbildung, Pollenflug, rankende Pflanzen, feingliedriger Aufbau, hohler Stängel, Guttation; einjährige Pflanzen	Keimprozess, Pflanzensäfte, saftreiche Pflanzen, schnell regenerierende Pflanzen	Wurzelausbildung, ausdauernd, langlebig, kriechende Pflanzen, wenig Blütenausbildung; in Extremklima wachsend
Farbe	Gelb, Orange, Rottöne, Purpur	Blautöne, Komplementärfarben, vielfarbig	Weiß, silbrig, Rosatöne, Pastelltöne	Häufig unscheinbar, dunkle Töne
Geschmack	Scharf, bitter, brennend	Senfartig, sauer, aromatisch	Faulig, fad, schleimig	Süß, salzig, teils relativ geschmacklos, aber auch penetrant
Geruch	Beißend, würzig	Flüchtig, fein, blumig	Aufdringlich, muffig, schweißig, betäubend	Balsamisch, harzig, erdig, holzig
Wirkstoffe	Bitterstoffe, Scharfstoffe, fette Öle	Aromastoffe, Saponine, Alkaloide, Glykoside	Schleimstoffe, teils auch Alkaloide	Gerbstoffe, Mineralien wie Kieselsäure
Wirkprinzip	Tonisierend, roborierend	Resolvierend, Stoffwechsel aktivierend	Sedierend, antiphlogistisch	Adstringierend, festigend
Beispiele von Pflanzen	Berberitze, Galgant, Meisterwurz, Rosmarin	Bittersüß, Löwenzahn, Mistel, Schierling,	Dachwurz, Malve, Rose, Teichrose	Augentrost, Blutwurz, Eiche, Zinnkraut
Ritual	Heiliges Feuer (z.B. Sonnwendfeuer)	Räucherung, Anrufung, Musik, Gesang	Rituelle Waschung, heiliger Trank	Pflanzen- und Blutopfer; Steinsetzungen

---

»Die Welt besteht, wie die Philosophie nachweist, aus den vier Elementen. Aus diesen spendet sie dem Menschen seine Nahrung. Die Luft ist eine Speise des Menschen, ebenso der Himmel (Feuer), die Erde und das Wasser. Diese vier Speisen muss der Mensch täglich haben, ohne sie kann er nicht bestehen. Der Mensch wird davon erhalten, denn seine Nahrung und was er braucht, wächst daraus.« (Paracelsus I/180)

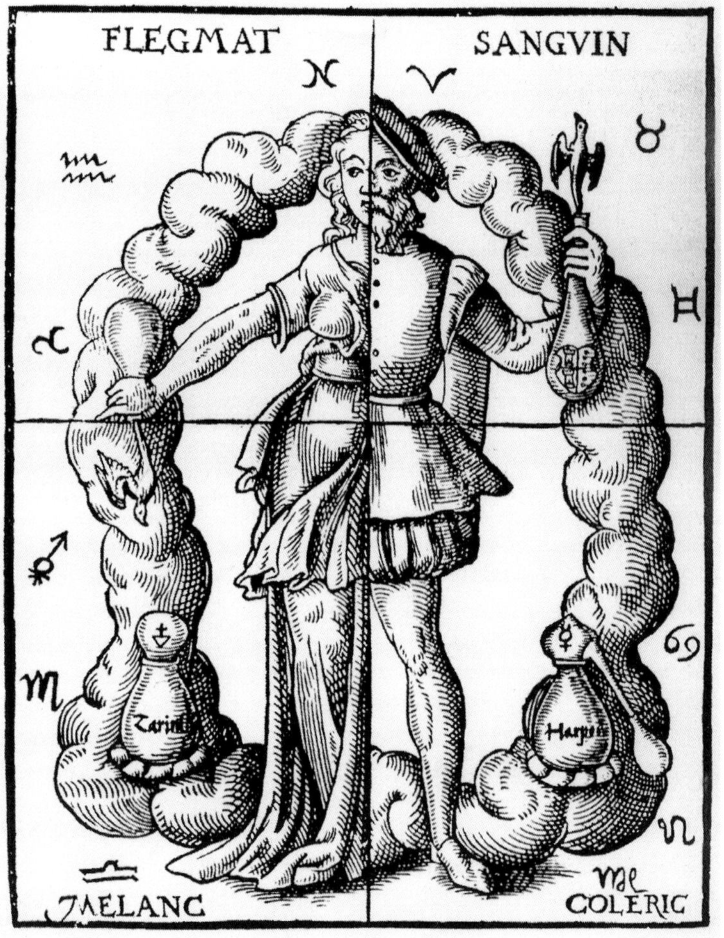

Die vier Temperamente als geschlechtliche Polarität im Tierkreis. Der Mann hält das Elixier in Händen, aus dem ein Vogel emporsteigt, ein Symbol für das Geistartige, das sich aus der Materie gelöst hat (solve; Feuer, Luft). Die Frau hält dagegen einen Vogel, der zur Erde zeigt. Er symbolisiert das Niederschlagen eines Stoffes, nachdem er zuvor vergeistigt wurde (coagula; Wasser, Erde). Aus: »Quinta essentia« von Leonhard Thurneisser, 1574.

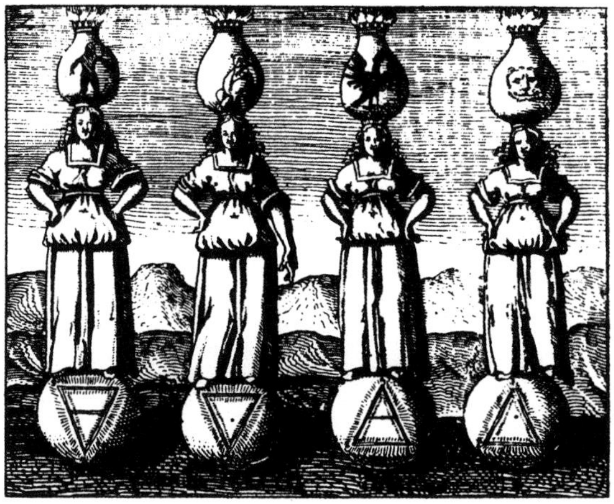

Die Elemente als die vier Mütter des Lebens mit ihren Symbolen: »So sind im Leib vier Elemente, die viererlei Krankheiten machen. Daher beruht der Mensch auf vier Elementen, gleichsam wie auf vier Müttern. Von diesen stammen Gesundheit und Krankheiten« (Paracelsus III/476). Aus: »Chymisches Lustgärtlein« von Stoltzius v. Stoltzenberg, 1624.

dagegen an und aktivieren den Stoffwechsel, während erdhafte austrocknen und adstringierend wirken (zusammenziehend).

Galen führte auch die »Gradenlehre« ein. Er unterschied vier Grade der Intensität einer Elementenqualität in den Stoffen. So ist der Ingwer warm im dritten und feucht im dritten Grad (ziemlich luftig), der Pfeffer dagegen warm und trocken im vierten Grad (sehr feurig).

Dieses Schema übernahmen später arabische Ärzte wie Rhazes (865–925) oder Avicenna (980–1037). Sie führten aber eine nochmalige Unterteilung ein, sodass man schließlich einige hundert Grade erhielt, die das System völlig unübersichtlich machten.

Obwohl die Schwächen des Viererschemas offensichtlich waren, galt die Säftelehre und die Graduierung der Arzneien noch im 16. Jahrhundert als unumstößliches Dogma. Andere Gedanken wie die Signaturenlehre, astrologische Zuordnungen oder gar eine Heilkunde, die auf chemischen Eigenschaften der Stoffe beruht (Iatrochemie), wurden nur wenig beachtet. Wen wundert es da, dass

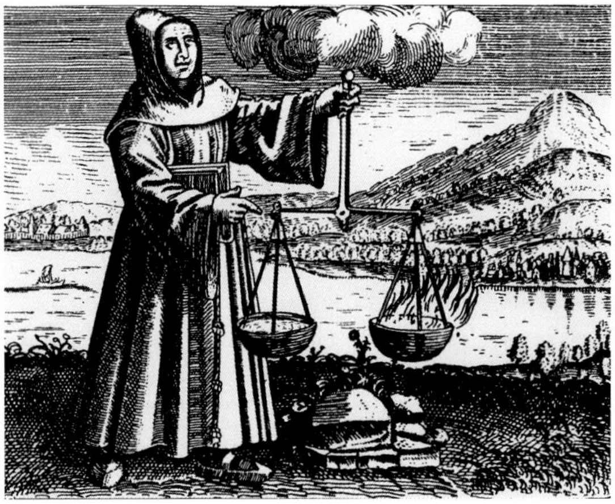

Der Alchimist Roger Bacon demonstiert, wie sich Feuer (Wärme) und Wasser (Kälte) als Grundpolarität des Lebens die Waage halten. Aus: »Chymisches Lustgärtlein« von Stoltzius v. Stoltzenberg, 1624.

Paracelsus mit seinen ketzerischen Gedanken überall aneckte und nur Ablehnung, Hohn und Spott erntete! Dabei lehnte er die Elementenlehre nur als dogmatisches Erklärungsmodell ab.

Beispielsweise sah er die Temperamente nicht als eine Folge der Säftewirkung; in seinem Weltbild waren die Sterne die Ursache der verschiedenen Temperamente: »Der Mensch beruht auf den vier Komplexionen, indem er eine von ihnen hat. Diese Komplexion macht ihn kalt oder heiß, trocken oder feucht. Sie gibt ihm aber keine Eigenschaft in seinem Wesen [I/323]. Nicht die Galle verursacht den Zorn, sondern der Mars. Dieser bringt die Galle zum Überlaufen« (Paracelsus I/76). Er mochte Bezeichnungen wie Melancholiker oder Phlegmatiker nicht. Er fand, dass Begriffe wie saturnisches oder lunares Temperament das Wesen des Menschen besser ausdrücken können (Paracelsus I/80).

Das Kräftespiel der Elemente

In der hermetischen Medizin gelten die Elemente als »die Wurzel und Grundlage aller Körper, Naturen, Kräfte und wunderbaren Werke; wer diese Eigenschaften der Elemente und ihre Mischungen kennt, der wird ohne Schwierigkeit wunderbare und erstaunliche Dinge vollbringen und ein vollendeter Meister der natürlichen Magie sein« (Agrippa von Nettesheim).

Der Charakter der Elemente zeigt sich schon in ihrer Symbolik (siehe Grafik Seite 98): Ein Dreieck nach oben haben Feuer und Luft, dies offenbart ihre aktive, männliche und solare Kraft. Wasser und Erde haben dagegen ein Dreieck nach unten; es verweist auf ihre passive, weibliche und lunare Kraft. Die Elemente sind somit polar geordnet, ähnlich dem »Yang-Yin-System« in der chinesischen Medizin. Die Quintessenz, als Vereinigung sämtlicher Elementenkräfte, wird durch ein Hexagramm dargestellt.

Feuer (Sonne) und Wasser (Mond) bilden die Grundpolarität der Elemente und damit der Existenz. In der Alchimie bezeichnet man das Feuer auch gerne als Sulfur und das Wasser als Mercurius. Symbolisch haben sie das gleiche Gewicht.

Die unsichtbare Luft bildet die Brücke zwischen den Polen. Sie ist die Trägerin der schöpferischen Urkräfte und damit der Quintessenz. Sie ist das, was in »allen körperlichen und wesentlichen Dingen, die auf der Erde wachsen und geboren werden, das Leben gibt. Sie ist nichts anderes als ein geistiges Wesen, ein unsichtbares und ungreifbares Ding, ein Geist und ein geistiges Ding. Wie es nichts Körperliches gibt, das nicht einen Geist in sich verborgen führt, so gibt es auch nichts, was nicht verborgen ein Leben in sich hat und lebt. Denn was ist auch das Leben anderes als ein geistiges Ding« (Paracelsus III/239).

Das Ergebnis des Zusammenwirkens von Feuer, Wasser und Luft ist die Stoffwerdung oder die Erde, die von ihnen befruchtet wird. Einmal befruchtet, erzeugt sie alles aus sich selbst, um das Leben zu erhalten (Agrippa von Nettesheim). Sie

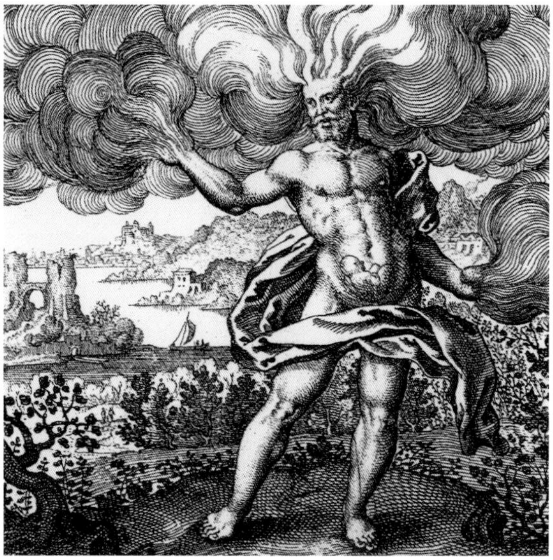

»Der Wind hat es in seinem Bauch getragen ...« (Hermes Trismegistos). Das Element Luft ist Träger der schöpferischen Geistkräfte des Göttlichen. Es trägt diese Kräfte in die Materie hinein und bewirkt die besonderen Eigenschaften der stofflichen Welt. Die Figur macht die magische Geste: »Wie oben so unten, wie unten so oben.« Aus: »Atalanta fugiens« von Michael Maier, 1618.

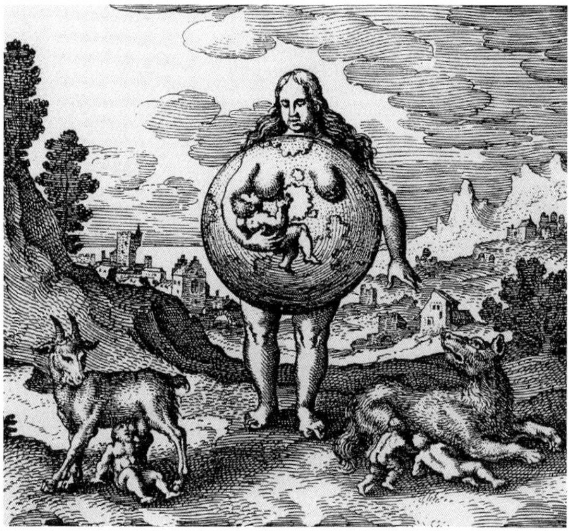

»Seine Amme ist die Erde« (Hermes Trismegistos). Die Erde ist die Schatzhüterin der quintessenziellen Eigenschaften des Göttlichen, die sie ernährt. Aus: »Atalanta fugiens« von Michael Maier, 1618.

ist daher auch die Hüterin der Schätze (Junius, 1982).

Dieser Gedanke ist die Erklärung für die geheimnisvollen Worte des Eingeweihten Hermes Trismegistos: »Sein Vater ist die Sonne, seine Mutter ist der Mond. Der Wind hat es in seinem Bauch getragen. Seine Amme ist die Erde.«

Die Elemente sind allerdings in ihrem Wesen unsichtbar und übersinnlich, sie bilden also die spirituelle Grundlage der Naturreiche. Aus dem dichtesten der Elemente, der Erde, stammen die chemischen Elemente, aus denen sich die Materie aufbaut. Das Element Wasser verbindet diese Stoffe auf energetische Weise und bildet somit die Grundlage organischen Lebens. Als Naturreich ordnet man dem Wasser die Pflanzenwelt zu. Die Luft beseelt die Natur und bildet die Grundlage für das Tierreich. Das Feuer vergeistigt die Welt und ist dem Menschen zugeordnet.

Die Elemente in der Therapie

Durch die Zuordnungen zu den Elementenqualitäten ergeben sich Korrelationen zwischen Krankheit und Heilmittel. Hierzu muss man die Unterschiede und Gemeinsamkeiten der Elemente kennen. Durch ihre Qualitäten bilden Feuer (warm) und Wasser (kalt) sowie Luft (feucht) und Erde (trocken) polare Gegensätze.

Die Elementenqualitäten befinden sich im Menschen normalerweise in einem kompensatorischen Gleichgewicht. Je nach Anforderung kann ein Element einen Überschuss des gegenüberstehenden ausgleichen. Krankheit entsteht erst bei einer dauerhaften Überbetonung einer Elementenqualität. Immer erhöht sich dabei auch das verwandte Element. Ist ein Element pathologisch im Übermaß vorhanden, wird es auch nicht mehr durch das gegenteilige Element kompensiert. Man kann dann von einem Mangelzustand des Gegenpols sprechen: »Wenn ein Element irrt, so schwächt es das andere, denn alle sollen vollkommen sein und ihren bestimmten Gang haben« (Paracelsus III/784).

Primäre Krankheitsursache ist immer ein Übermaß von Feuer oder Wasser, also von Wärme oder Kälte. Nimmt das Feuer überhand, erhöht sich auch die Luft, und es kommt beispielsweise zu einer akuten Entzündung mit Schwellung. Bei einer Überbetonung von Wasser, bei der auch die Erde irgendwann zu stark wird, kommt es dagegen zu einer chronischen degenerativen Erkrankung mit Austrocknung.

Das Feuer geht dem Wasser voran. Anders ausgedrückt: Jede akute Erkrankung wird irgendwann chronisch, wenn sie sich nicht selbst heilt oder wenn man sie nicht richtig behandelt. Mit zunehmendem Alter überwiegen Wasser und Erde, also Kälte und Trockenheit, tendenziell.

Die übliche Therapie mit Arzneistoffen besteht nun darin, das schwache Element zu stärken. So verabreicht man kalte und feuchte Pflanzen (= Wasser) oder kalte und trockene (= Erde), um eine Überbetonung von Feuer oder Luft auszugleichen und umgekehrt. Dieses Vorgehen nennt man antipathisches Heilen.

Ein Beispiel wäre die Verabreichung von kühlenden und entzündungshemmenden Mitteln der Elemente Wasser und Erde wie Birke (Betula alba), Esche (Fraxinus excelsior), Malve (Malva silvestris), Schachtelhalm (Equisetum arvense) oder Schlüsselblume (Primula veris) bei fieberhaften Infekten. Gäbe man dagegen bei hohem Fieber feurige und stimulierende Mittel wie Meisterwurz (Peucedanum osthrutium) oder Sonnenhut (Echinacea purpurea), bestünde die Gefahr, dass sich der Zustand verschlimmert.

Die antipathische Methode eignet sich besonders für Sofortmaßnahmen und zur Linderung von Symptomen. Von einer wirklichen Heilung kann man nicht sprechen, da die Ursache ja nicht in der Schwäche eines Elements, sondern in einem Übermaß besteht.

Es muss also noch einen anderen Weg geben, um die Elemente auszugleichen, denn »nie ist eine heiße Krankheit mit Kaltem geheilt worden und

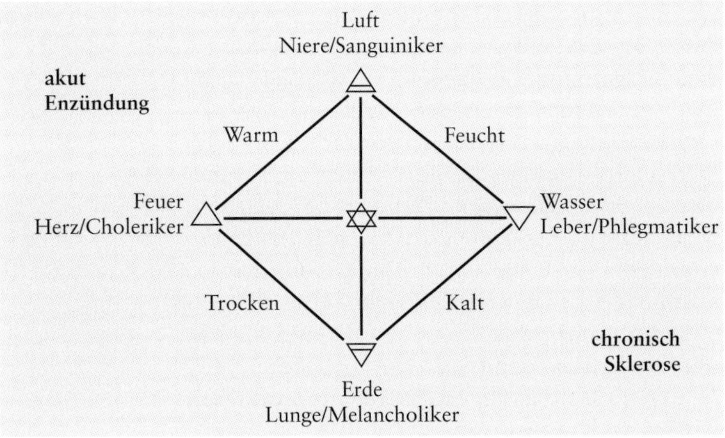

nie eine kalte mit Heißem. Doch das ist geschehen, dass Gleiches seinesgleichen geheilt hat« (Paracelsus II/494). Diese Methode – Gleiches mit Gleichem zu heilen – nennt man sympathisches Heilen.

Eine Überbetonung von Feuer muss man also mit Mitteln behandeln, die selbst dem Feuerelement entsprechen. Wie kann dies sein, wenn wir doch gerade festgestellt haben, dass bei diesem Vorgehen eine Verschlimmerung eintreten müsste?

Das Geheimnis liegt in der Dosis und der Zubereitungsweise der verabreichten Arznei. Wenn man die Mittel, die dem überbetonten Element entsprechen, tropfenweise und selten verabreicht, dann erfolgt meistens keine Verschlimmerung. Paracelsus gebrauchte zudem spagirische Heilmittel, also vergeistigte, die man in ihren Eigenschaften nicht mit substanziellen verwechseln darf. Die Spagirik verändert die Eigenschaften eines Stoffes derart, dass regulierende und/oder gegenteilige Effekte auftreten.

Ähnliches passiert bei der Potenzierung eines Stoffes nach den Vorstellungen Samuel Hahnemanns, der ebenfalls eine Vergeistigung der Arznei anstrebte. In der Homöopathie spricht man von einem Umkehreffekt der Wirkung bei der Potenzierung, der in der Regel spätestens ab der sechsten Potenzstufe eintritt. Ein Beispiel ist potenziertes Bienengift (Apis mellifica). Jeder weiß, dass ein Bienenstich zu einer schmerzhaften Schwellung und Rötung führt. In potenzierter Form verwandelt sich diese Eigenschaft in ihr Gegenteil, und aus Bienengift wird eine Arznei gegen Entzündungen.

Eine weitere therapeutische Möglichkeit kann man aus der Zuordnung der Hauptorgane, Naturreiche und Wesensglieder zu den Elementen gewinnen.

Demnach beeinflussen Mittel mit einer Herzwirkung (= Feuer) wie Rosmarin, Weißdorn, Rubellit (Roter Turmalin D10; Apotheke an der Weleda) oder Gold den Geist. Sie wirken günstig auf den mentalen Leib und führen zu einer Stabilität der Selbstwahrnehmung, da diese Eigenschaften mit dem Element Feuer korrespondieren. Umgekehrt kann man auch sagen: Alles, was den mentalen Leib stärkt, wirkt günstig auf das Herz. Dies sind vor allem auch Erkenntnisse über das Selbst und das Leben, die nur der Mensch haben kann.

Arzneien mit einer Leberwirkung (= Wasser) wie Artischocke, Mariendistel, Weinblätter oder Zinn führen dem Körper Vitalenergie zu und regenerieren den Organismus nach langwierigen Erkrankungen. Vor allem stärken Phytotherapeutika den Lebensleib, weil sich die Pflanzenwelt im Element Wasser verkörpert.

Nierenmittel (= Luft) wie Goldrute, Smaragd (D6 von Weleda) und Kupfer wirken auch günstig

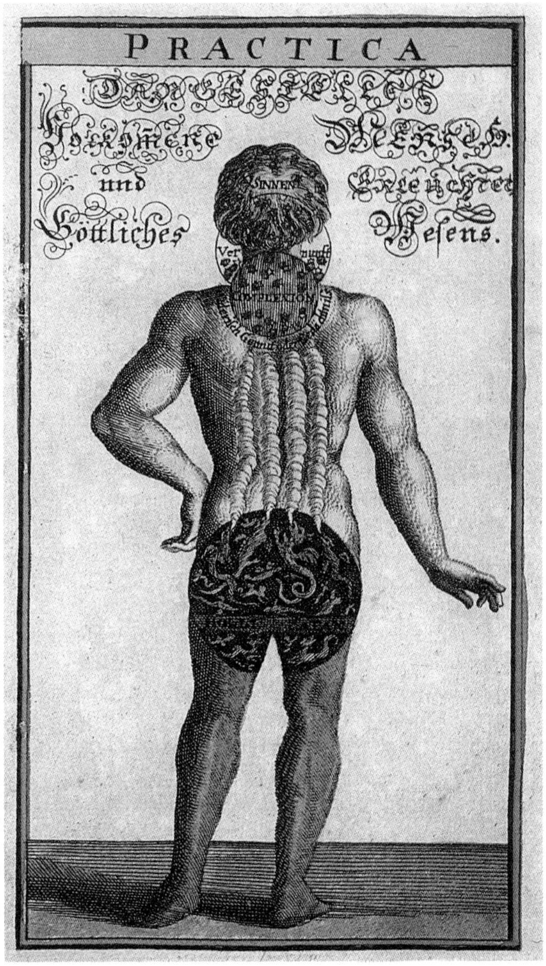

Die Elemente, dargestellt als vier Energieströme, die den dreifachen Geist beleben. Ihre Kraft bekommen sie aus dem schöpferischen Chaos, das mit der Sexualität identisch ist. Aus: »Theosophia Practica« von Johann Georg Gichtel, 1696.

auf psychosomatische Krankheiten und lindern Probleme, die durch seelische Affekte hervorgerufen wurden. Arzneien aus der Tierwelt wie Ambra, Moschus und Schlangengifte sind wegen ihrer Zuordnung zum Element Luft besonders gute Seelenbalsame.

Heilmittel der Lunge (= Erde) wie Antimon, Lungenkraut, Schachtelhalm oder Silicea (gefällte Kieselsäure) stärken die Strukturkräfte des Körpers. Dies gilt allgemein für alle mineralischen Stoffe. Typisch für erdhafte Pflanzen ist ihr hoher Mineralgehalt, vor allem an Kieselsäure. Mineralien und mineralreiche Pflanzen sind somit auch wichtige Lebenselixiere, da die Lungenkraft ein Maß der Lebenskraft ist.

Die Tria Principia – Die Dreigliedrigkeit der Welt

Aus den Elementenqualitäten ergibt sich aber noch ein ganz anderer therapeutischer Weg. Paracelsus sah die Ursache von Krankheit nämlich nicht nur in einer Disharmonie der vier Elemente, sondern vor allem in den drei Grundbausteinen des Lebens: Sal (Salz), Sulfur (Schwefel) und Mercurius (Quecksilber). Diese Begriffe bezeichnen etwas rein Geistartiges, das man nicht mit Stoffen verwechseln darf. In der Hermetik nennt man diese drei Urkräfte »Tria Principia«.

Während man den Sulfur und den Mercurius bereits kannte, soll Paracelsus als Drittes das Salz eingeführt haben, womit er der Begründer der Trinitätslehre in der Heilkunde wäre. Wie er meinte, »soll sich niemand wundern, dass drei Dinge auf vier Elemente verteilt sind. Wenn wir die Zahl richtig bedenken, hat Gott die Zahl drei genommen und aus dreien alle Dinge gemacht und zusammengesetzt. Der Ursprung dieser Zahl ist zuerst bei Gott, das ist, die Gottheit ist dreifach« (Paracelsus III/911).

Während die Elemente für das Übersinnliche der Natur stehen, sind alle sichtbaren Manifestationen dieser Welt durch die drei Prinzipien entstanden: »Das Sichtbare und Greifbare ist der Körper der Welt, der da aus den drei Urstoffen besteht, dem Schwefel, Quecksilber und Salz« (Paracelsus IV/800). »Von diesen drei Dingen stammen alle Eigenschaften, die Art und das Wesen, die Natur und dergleichen. Sie zeigen jedem Arzt an, dass er die Wirkung dieser drei Dinge mit den sehenden Augen wahrnehmen soll, dann versteht er das Unsichtbare« (Paracelsus II/357).

Damit sich etwas sichtbar manifestieren kann, muss zuerst die Idee einer Form vorhanden sein – dies ist der Sulfur. Die Eigenschaft und spezifische Kraft dieser Idee ist der Mercurius. Die Verdichtung dieser Kräfte zu einer materiellen Form ist das Salz. Paracelsus schrieb über die drei Urkräfte: »Zuerst muss ein Körper da sein, in dem man wirkt; das ist der Sulfur. Dann muss die Eigenschaft, die Kraft da sein, das ist der Mercurius. Dann muss die Festigkeit, die Erstarrung, die Vereinigung da sein, das ist das Sal (III/1043). Sulfur und Sal sind da, damit das eine den Körper liefere, in dem Gold ist (Synonym für das Göttliche), und das andere die Festigkeit. Die Natur, die Kraft, die Tugend, die Eigenschaft, das Wesen und die Art stammen nur vom Mercurius. Wisset, dass das Sal ein Balsam ist und den Mercurius enthält, sodass dessen Kräfte und Eigenschaften nicht faulen und hinfällig werden« (Paracelsus III/1048).

Paracelsus gibt zum besseren Verständnis ein einfaches Beispiel an: Verbrennt man ein Stück Holz, dann ist das brennende Holz der Sulfur, der Mercurius der entstehende Rauch und das Salz die Asche, die zurückbleibt (I/68).

Mit diesen Zitaten wird deutlich, dass Salz etwas Festes, Kaltes und Materielles ist. Es ist die Matrix (Träger) des Lebendigen. Sulfur ist dagegen etwas Warmes und Lebendiges, das vom Salz getragen wird, während der Mercurius etwas rein Geistartiges darstellt. Diese Zusammenhänge sind für das alchimistische Arbeiten von Bedeutung.

Die drei Prinzipien stehen in einer geheimen Beziehung zu den Elementen (siehe Grafik Seite 100). Sulfur verbindet die aufsteigenden Zeichen Feuer und Luft miteinander. Er ist somit die männliche, aktive und warme Säule, die wir zuvor als Feuer oder Sonne kennen gelernt haben. Als Gegenpol verbindet das Salz die zwei absteigenden Elemente Wasser und Erde. Es bildet somit die weibliche, passive und kalte Säule oder das lunare Prinzip des Wassers.

Paracelsus schrieb hierzu: »Es ist eine richtige und wohlbegründete Philosophie, wenn wir sagen, dass es nur zwei Elemente gibt, das Warme und das Kalte. Mit dem Warmen wird immer auch das Trockene verstanden, mit dem Kalten das Feuchte. Ungeschlacht ist der Philosoph, der von vieren spricht (...). Nur zwei gibt es. (...) Es ist ein Vergleich wie ein Mann und eine Frau. (...) Von den Elementen ist also zu wissen, dass Feuer und Luft eines ist, Erde und Wasser auch eins« (Paracelsus III/991).

Zwischen der Polarität von Warm und Kalt steht der Mercurius. Er ist das neutrale Kind, das

Die vier Elemente in Bezug zu den drei Prinzipien (Tria Principia)

Feuer 🜂	Vater – Sonne ☉	Luft 🜁		Wasser 🜄	Mutter – Mond ☽	Erde 🜃
Mentaler Leib (Ichorganisation) Herz	↓	Gefühlskörper (Astralleib) Niere	↓	Lebenskraft (Ätherleib; Bildekräfte) Leber	↓	Strukturkraft (Physischer Leib) Lunge

Sulfur 🜍	**Mercurius** ☿	**Sal** ⊖
Wärme	**Ausgleichend**	**Kälte**
Ausdehnung	Wandlung	Zusammenziehung
Stoffwechsel-Gliedmaßen-System	Rhythmisches System	Nerven-Sinnes-System
Bauch	Brust	Kopf
Jugend Unbewusst / Hysterie Akut / Entzündung Aufweichung Anabol	Rhythmische Organprozesse Feedback-Systeme Arhythmien in allen Organen, besonders von Lunge und Herz	Alter Bewusst / Neurasthenie Chronisch / Sklerose Verhärtung Katabol
Blüte	**Blatt**	**Wurzel**

aus der Vereinigung des Männlichen und des Weiblichen entsteht (I/652).

Der Mercurius verbindet die aufsteigenden mit den absteigenden Elementen. Weil er das Warme und das Kalte harmonisch gemischt enthält, nennt man ihn auch Hermaphrodit. Der Begriff setzt sich aus den Götternamen Hermes und Aphrodite zusammen. Hermes steht für Wissen und Aphrodite für Liebe. Als Getrenntes sind Wissen und Liebe so gut wie wertlos. Die Vereinigung ist dagegen die absolute Vollkommenheit und die Vollendung hermetischen Strebens.

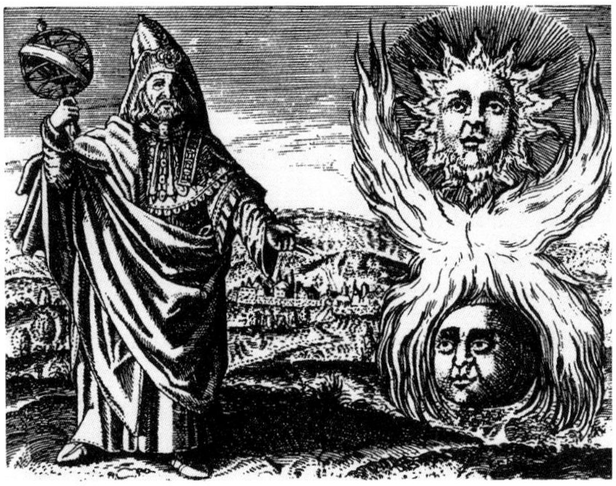

In der rechten Hand, die zum Himmel weist, hält Hermes Trismegistos die Weltenkugel, seine linke zeigt zur Erde und auf die »Tria Principia« (Sulfur = Sonne, Salz = Mond, das verbindende Geistfeuer = Mercurius). Aus: »Chymisches Lustgärtlein« von Stoltzius v. Stoltzenberg, 1624.

Alle sichtbaren Dinge sind nach Paracelsus den drei Prinzipien zugeordnet, somit auch der Mensch, seine Erkrankungen und seine Heilmittel (I/70). Den Wärmepol im Menschen, den man in der anthroposophischen Medizin auch »Stoffwechsel-Gliedmaßen-System« nennt, finden wir vor allem im Bauch, aber auch überall dort, wo der Körper Stoffwechselleistungen erbringt und Wärme oder Energie erzeugt. Natürlich hat auch der Kopf einen Stoffwechsel, doch ist der Wärmepol im Kopfbereich wesentlich geringer ausgeprägt als im Bauchbereich. Mit dem Wärmepol korrespondieren die Jugend des Menschen, das Unbewusste, akute Leiden und alle pathologischen Erscheinungen, die mit einer Wärmeentwicklung verbunden sind, beispielsweise Entzündungen und Schwellungen, wobei es nicht wichtig ist, wo diese entstehen.

Entgegengesetzt finden wir den Kältepol im Menschen vor allem im Kopfbereich und in den

Sinnesorganen; er heißt daher in der anthroposophischen Medizin »Nerven-Sinnes-System«. Wir finden ihn auch überall dort, wo Energie verbraucht wird oder wo der Körper sich verhärtet, zum Beispiel in den Knochen. Mit ihm korrespondieren das Alter, das Bewusstsein, chronische Leiden und alle Krankheiten, die mit Kälte und Verhärtung einhergehen; auch hier spielt die Lokalisation keine Rolle.

Zusammengefasst kann man also sagen, dass eigentlich alle Krankheiten ein Übermaß an Wärme oder an Kälte darstellen.

In der Mitte zwischen den Polen finden wir das neutrale Prinzip des Mercurius mit seinen ausgleichenden Funktionen; er verkörpert in der anthroposophischen Medizin das »rhythmische System«. Der Name bezeichnet die Hauptfunktion, die darin besteht, Wärme in Kälte zu verwandeln und umgekehrt, je nach Bedarf und Notwendigkeit. Diese Wandlung erfolgt rhythmisch oder kompensatorisch.

Hauptsächlich finden wir dieses Prinzip in der Brust, also in Herz und Lunge. Diastole und Systole des Herzens sowie Einatmen und Ausatmen der Lunge sind die Rhythmen, die das Leben tragen und im Körper Harmonie erzeugen. Sie passen sich den jeweiligen Bedürfnissen des ganzen Körpers rhythmisch an. Aber auch die Darmperistaltik, das hormonelle System oder die Menstruation sind rhythmisch. Erlahmen diese Funktionen, kann dies zu lebensbedrohlichen Zuständen führen. Beispiele sind ein Infarkt oder ein akutes Abdomen.

Die Aufgabe des rhythmischen Systems ist der Ausgleich zwischen Kälte und Wärme. Damit wird auch deutlich, dass jede Krankheit ein physiologisches Ungleichgewicht zwischen Sulfur und Salz ist, die ihren Ursprung auf der funktionalen Ebene des Merkurs hat, die man heute auch Regulationsmechanismen nennt. Sofern noch keine Degeneration vorliegt, muss man also bei jeder Krankheit zunächst das »rhythmische System« beeinflussen, damit eine Selbstregulation möglich wird.

Auch hier zeigen sich Ähnlichkeiten zur chinesischen Medizin, deren primäres Ziel darin besteht, ein Ungleichgewicht zwischen Yang (Wärme) und Yin (Kälte) durch die »Wandlung« auszugleichen.

Die Pflanze in Analogie zum Menschen

Auch die Welt der Heilmittel zeigt sich dreigliedrig (Paracelsus I/640). Da das Heilmittel der Krankheit möglichst ähnlich sein soll, verwendet man Mittel des Salzes für kalte und Mittel des Sulfurs für warme Krankheitsbilder. Die Mittel des Mercurius dienen allgemein zur Stärkung der rhythmischen Prozesse.

Am Beispiel der Pflanze zeigt sich die Dreigliedrigkeit in Analogie zum Menschen besonders deutlich, die auch Paracelsus bekannt war: »Aus dem (Samen) wird zuerst eine Wurzel (...). Von der Wurzel und dem Stamm gehen die Äste aus. Von den dreien gehen die Blätter aus und später die Blüten und Früchte. Dieses Gewächs formt sich aus dem großen Aniadus (geistartige Kraft des Elements Erde) und gleicht dem Menschen. Es hat seine Haut, das ist die Rinde, sein Haupt und Haar sind die Wurzeln, es hat seine Figur und seine Zei-

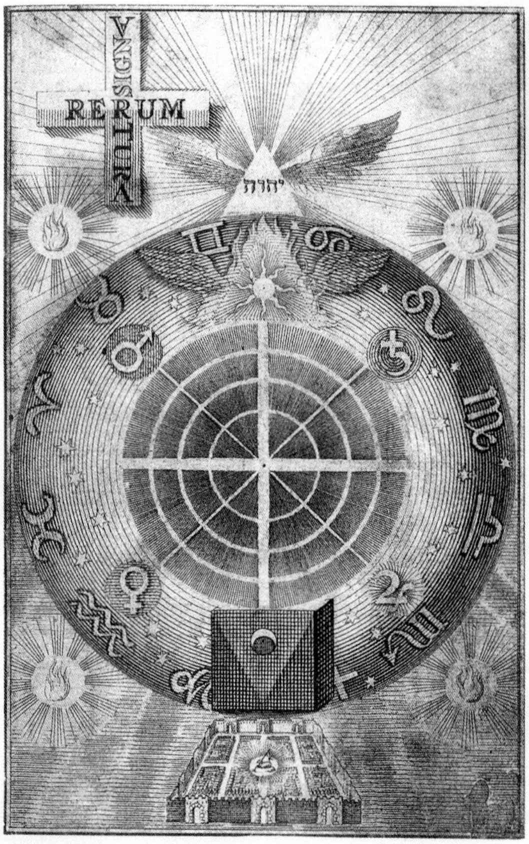

Die Elemente Feuer und Luft sind der Sommersonnenwende zugeordnet. Wasser und Erde entsprechen der Wintersonnenwende. Der Merkur bildet den unbezeichneten Mittelpunkt des Bildes. In ihm vereinigen sich die vier Eckpunkte des Jahreskalenders sowie die vier Zwischenfeste. Die 8 ist die Zahl des Merkur. Umgeben ist der Tierkreis von den Geistfeuern der vier Elemente und der göttlichen Trinität. Als Spiegelbild des Göttlichen und als Quintessenz ist unten eine Stadt dargestellt, das »Neue Jerusalem«. Jacob Böhme, 1682.

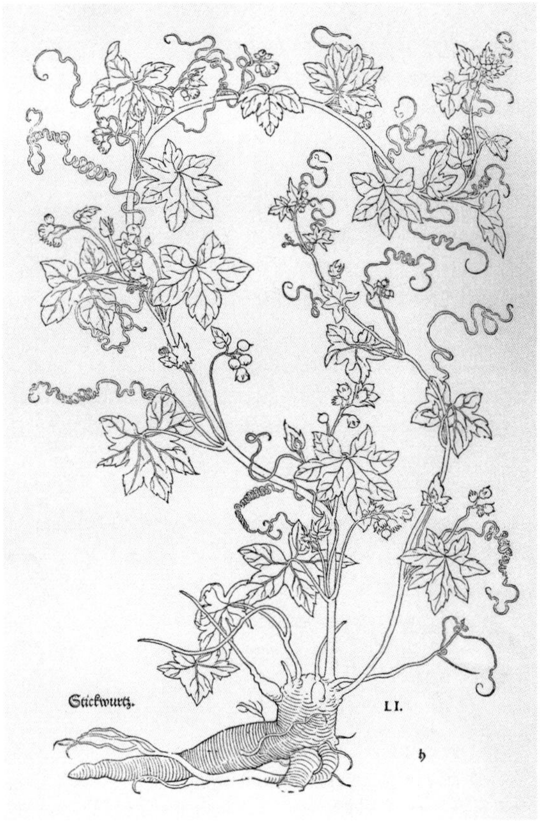

Die mächtige Wurzel der Zaunrübe (Bryonia dioica) mit ihrem bitteren Geschmack gleicht einer Überbetonung des Sal-Pols im Menschen. Die Wurzel verwendet man hauptsächlich zur Behandlung chronischer Gelenksleiden. Leonhard Fuchs, 1543.

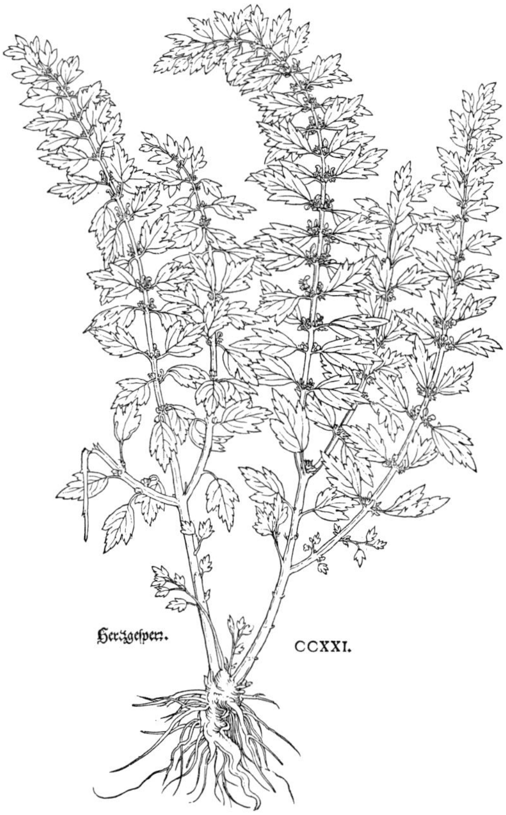

Bei Herzleiden verwendet man häufig auch das rhythmisch aufgebaute Herzgespann (Leonurus cardiaca). Leonhard Fuchs, 1543.

chen, seine Sinne und seine Empfindichkeit im Stamm. Es hat Laub, Blumen und Früchte als Zierde, wie im Menschen das Gehör, das Gesicht und die Sprache sind. Sein Gummi ist sein Kot, sein Moder ist sein Übergewächs, seine Mistel ist seine Krankheit. (...) Manche haben ihre Kraft in der Wurzel wie Pastinak und Enzian, manche in den Blättern wie Kohl, manche in den Blumen wie Buglossa (Ochsenzunge), manche in den Früchten wie Äpfel und Birnen, manche in den Samen wie Papaver (Mohn), Nux (wahrscheinlich Muskatnuss = Nux moschata) und dergleichen. Der Aniadus der Erde verteilt es folgendermaßen. Die führenden Kräfte teilt er in drei Teile, in Samen, in Wurzeln und in die Äste« (Paracelsus III/842f.).

Willem Daems weist in seinen Schriften darauf hin, dass schon Aristoteles von einer Dreigliederung der Pflanze in Bezug zum Menschen sprach. Nach ihm ist die Pflanze mit ihren Wurzeln im Boden verankert, die Wurzeln nannte er aber Kopf, weil sie dem Kopfpol im Menschen entsprechen. Ihre Extremitäten streckt die Pflanze in die Luft (= rhythmisches System), und in ihrem Blütenbereich trägt sie ihre Fortpflanzungsorgane, die dem unteren Pol im Menschen entsprechen (Daems, 1988).

Den Kältepol finden wir vor allem in Pflanzen mit einer ausgeprägten Wurzelausbildung. Sie sind die besten Heilmittel gegen Leiden der Kopforgane, Knochenerkrankungen, Altersleiden oder Verhärtungen im Körper. Wurzelpräparate dämpfen häufig das Bewusstsein.

Beispiele wären Baldrianwurzel (Valeriana officinalis) bei Schlafstörungen, Queckenwurzel (Agropyron repens) bei chronischen Entzündungen im Kopfbereich, Arnikawurzel (Arnica montana) bei Folgen von Kopftraumen, Beinwellwurzel (Symphytum officinale) bei Osteoporose, Zaunrübenwurzel (Bryonia dioica) bei Arthrose, Gelbwurz (Curcuma longa) bei Gallensteinen oder Ginsengwurzel (Panax ginseng) bei Altersleiden.

Die Therapie mit Wurzeln wird durch mineralische Arzneien ergänzt, weil Mineralien dem alchimistischen Salz entsprechen. Als zusätzliche Methode sollte nach den Angaben von Rudolf Steiner unbedingt auch eine Therapie von außen erfolgen, zum Beispiel in Form von Bädern, Einreibungen oder Gymnastik.

Interessant ist, dass antike Kräuterbücher wie die Arzneikunde des Dioskurides (1. Jahrhundert n. Chr.) hauptsächlich die Verwendung von Wurzeln angeben. Kräuterbücher hießen »rhizotomika« (Wurzelbücher), und der Kräuterkundige wurde als »rhizotomoi« (Wurzelgräber) bezeichnet (Daems, 1988). Krankheiten des »Nerven-Sinnes-Systems« scheinen in der Antike also sehr häufig gewesen zu sein.

Paracelsus meinte übrigens, dass mehrjährige und ausdauernde Kräuter ihre größte Kraft in der Wurzel entfalten, während bei den einjährigen Pflanzen mehr die oberirdischen Teile betont sind.

Den Wärmepol findet man besonders in Pflanzen mit einer ausgeprägten Blüten- und Samenausbildung. Sie sind die idealen Heilmittel für entzündliche Leiden, vor allem der Bauchorgane. Sie eignen sich aber auch bei Kinderkrankheiten, entzündlichen Hautleiden oder Zuständen mit mangelndem Bewusstsein.

Beispiele wären Kamillenblüten (Matricaria chamomilla) bei Magen-Darm-Entzündungen, Ringelblumenblüten (Calendula officinalis) bei Wundentzündungen, Kümmelfrüchte (Carum carvi) bei Blähungen, Schlafmohn (Papaver somniferum ab D6) bei fieberhaften Infekten mit Schlafsucht oder Stiefmütterchen (Viola tricolor) bei Hautleiden der Kinder.

Blütenpräparate regen häufig Bewusstseinsprozesse an. Beispiele hierfür sind die Blütenpräparate nach Edward Bach. Blütenpräparate nimmt man am besten innerlich ein und ergänzt sie durch eine Diät. Die Phytotherapie als solche wirkt günstig auf Wärmeprozesse.

Bleibt noch das »rhythmische System«, das wir besonders in Pflanzen mit einer ausgeprägten rhythmischen Blattanordnung und einer Betonung von Stängel und Blatt finden. Sie sind Heilmittel bei Leiden von Herz und Kreislauf, Störungen im Atmungsprozess oder bei hormonellen Krankheiten und Menstruationsstörungen. Beispiele wären Herzgespann (Leonurus cardiaca), Bilsenkraut (Hyoscyamus niger ab D4) und Maiglöckchenblätter (Convallaria majalis) bei Herzkrankheiten, Frauenmantel (Alchemilla vulgaris) und Gänsefingerkraut (Pontentilla anserina) bei Störungen der Menses oder Ysop (Hyssopus officinalis) und Efeu (Hedera helix) bei Lungenerkrankungen.

Ergänzt wird die Therapie durch animalische Arzneien wie zum Beispiel potenzierte Schlangengifte. Nach Rudolf Steiner wirkt eine Verabreichung von Arzneien mittels Injektion besonders günstig auf das »rhythmische System« ein. Dies erklärt auch, warum die anthroposophischen Firmen Wala und Weleda fast von jedem Präparat Ampullen liefern.

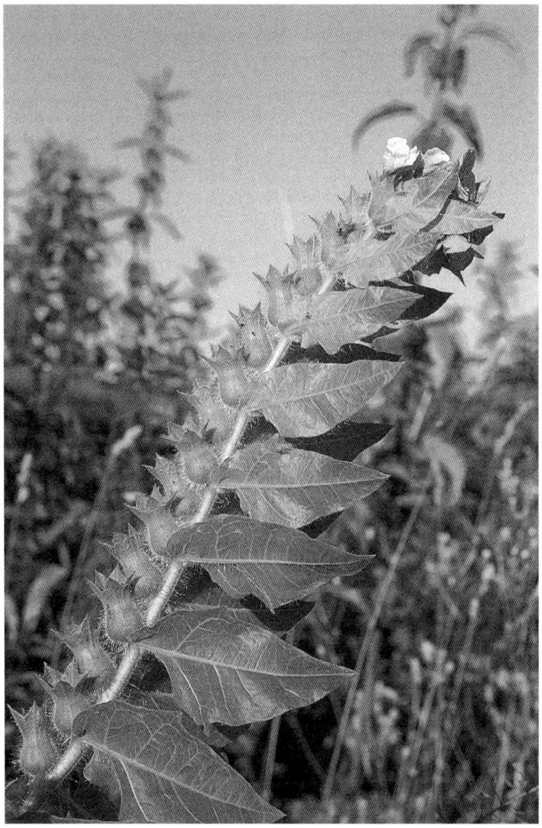

Der rhythmische Aufbau des Bilsenkrauts (Hyoscyamus niger) ist eine Signatur für ein Heilmittel bei Störungen der Selbstregulation im rhythmischen System, beispielsweise einer Arrhythmie des Herzens (Foto: M. Madejsky).

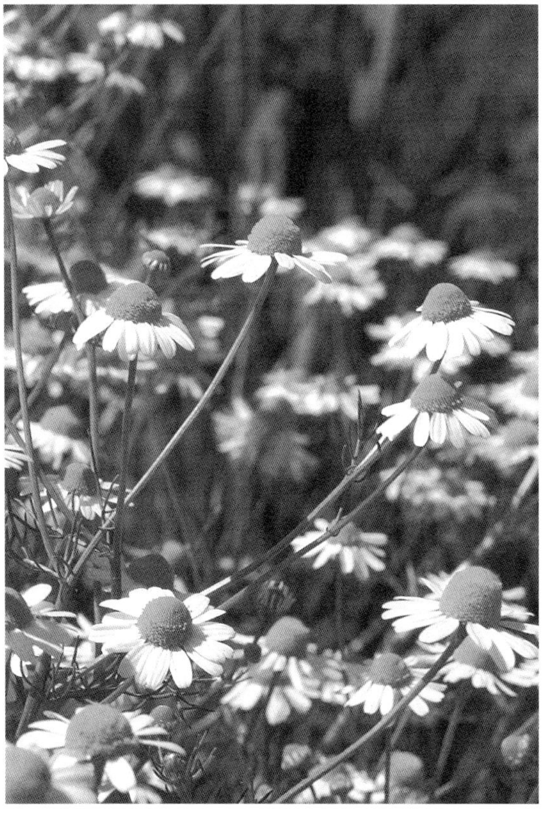

Die Kamille (Matricaria chamomilla) mit ihrer Betonung des Blütenpols ist ein bewährtes Heilmittel bei Entzündungen, also einer Überbetonung des Stoffwechselsystems im Menschen (Foto: O. Rippe).

Astrologische Therapiekonzepte

1. Mondrezept zur Empfängnissteigerung bei Frauen (auch etwas Merkur und Venus); das Rezept wirkt zyklusregulierend, anregend auf die Keimdrüsen und lindernd bei prämenstruellen Störungen. Mischung aus:
- Alchemilla vulgaris Urtinktur (Frauenmantel)
- Artemisia vulgaris dil. D2 (Beifuß)
- Corpus luteum dil. D4 (Gelbkörperhormon)
- Geranium robertianum Urtinktur (Stinkender Storchschnabel)
- Ocimum basilicum Urtinktur (Basilikum)

Jeweils 20 ml über die Apotheke bei Spagyra mischen lassen; von der Mischung 3 Mal täglich 20 Tropfen.

Zusätzlich eine Silbertherapie mit »Bryophyllum Argento cultum« D2 (Weleda), 3 Mal täglich 10 Tropfen sowie »Ovaria comp.« Globuli von Wala (enthält Silber, Bienenkönigin und potenzierte Ovarien), 3 Mal täglich 10 Globuli. Das Mittel wird auch als Ampullenpräparat geliefert. Eine Injektion (1 bis 2 Mal die Woche) im Bereich zwischen Schamhaar und Bauchnabel hat sich sehr bewährt. Als Alternative kann man diesen Bereich auch täglich mit einer Silbersalbe einreiben (z.B. mit Argentum metallicum praeparatum Salbe 0,4% von Weleda).

2. Merkur-Mars-Rezept bei eitrigen Entzündungen, zum Beispiel Sinusitis oder Angina tonsillaris. Mischung aus:
- Arum maculatum dil. D4 (Aronstab)
- Corallium rubrum dil. D6 (Rote Koralle)
- Glechoma hederacea Urtinktur (Gundermann)
- Plantago lanceolata Urtinktur (Spitzwegerich)
- Triticum repens Urtinktur (Quecke)

Jeweils 20 ml über die Apotheke bei Spagyra mischen lassen; von der Mischung 3 bis 5 Mal täglich 20 Tropfen.

Zusätzlich bei Sinusitis: »Sinfrontal« von Müller Göppingen, 3 bis 5 Mal täglich eine Tablette (enthält Quecksilber- und Eisenverbindungen).

Bei Angina tonsillaris: »Se-onsil« von Pekana, 3 bis 5 Mal täglich 20 Tropfen.

Bei beiden Leiden Pyrit D6 (Eisensulfid), 3 Mal täglich 5 bis 10 Tropfen.

3. Venus-Sonne-Rezept zur Anregung der Libido und zur seelischen Entkrampfung. Die Mischung eignet sich für beide Geschlechter. Mischung aus:
- Cuprum metallicum dil. D12 (Kupfer)
- Moschus dil. D4 (Drüsensekret vom Moschusochsen)
- Rosa centifolia Urtinktur (Rose)
- Rosmarinus officinalis Urtinktur (Rosmarin)
- Turnera aphrodisiaka Urtinktur (Damiana)

Jeweils 20 ml über die Apotheke bei Spagyra mischen lassen; von der Mischung 3 Mal täglich 20 Tropfen, bei Bedarf auch öfter. Zusätzlich Smaragd D6 Verreibung von Weleda, 2 bis 3 Mal täglich eine erbsengroße Menge in etwas Wasser einnehmen.

4. Sonnenelixier »Danziger Goldwasser« (auch etwas Venus) zur Anregung der Vitalkräfte.

Je einen Teelöffel Kardamom, Koriander und Sternanis zusammen mit einer Hand voll Rosenblüten, einer Stange Zimt, fünf Gewürznelken, einigen Wacholderbeeren, einer Prise Macis sowie einigen Zitronen- und Pomeranzenschalen in 0,7 Liter Schnaps und 170 g braunem Zucker ansetzen. Das Gemisch stellt man 40 Tage in die Sonne; täglich schütteln. Anschließend filtrieren und umfüllen. Danach etwas Blattgold hinzufügen, das bei Zusatz von Speisestärke sogar schwebt. Anstelle von Blattgold kann man auch etwas Aurum colloidale D6 (kolloidales Gold von Staufen-Pharma) zusetzen.

Täglich ein bis zwei kleine Schnapsgläser voll, zum Essen genossen, beleben die Sinne und stärken die körperlichen Kräfte.

5. Marsrezept zur Stärkung von Immunabwehr und Willenskraft (auch etwas Sonne, Venus und Saturn). Mischung aus:
- Echinacea angustifolia Urtinktur (Sonnenhut)
- Eleutherococcus Urtinktur (Taigawurzel)
- Prunus spinosa Urtinktur (Schlehe)
- Rosa antifolia Urtinktur (Rose)
- Urtica dioica Urtinktur (Brennnessel)

Jeweils 20 ml über die Apotheke bei Spagyra mischen lassen. Von der Mischung 3 Mal täglich 20 Tropfen. Nicht abends einnehmen.
Zusätzlich: »Meteoreisen« (Wala), 3 Mal täglich 5 bis 10 Globuli.

6. Jupiter-Sonne-Rezept (auch etwas Mars) bei Leberschwäche und -depression. Auch geeignet zur Entgiftung des Körpers von Toxinen wie beispielsweise Pestiziden oder Schwermetallen. Mischung aus:

- Agrimonia eupatoria Urtinktur (Odermennig)
- Carduus marianus Urtinktur (Mariendistel)
- Cnicus benedictus Urtinktur (Benediktenkraut)
- Cynara scolymus Urtinktur (Artischocke)
- Hypericum perforatum Urtinktur (Johanniskraut)

Jeweils 20 ml über die Apotheke bei Spagyra mischen lassen. Von der Mischung 3 Mal täglich 20 Tropfen zum Essen. Zusätzlich: »Cichorium Stanno cultum« D2 (mit Zinn gedüngte Wegwarte von Weleda), 3 Mal täglich 10 Tropfen und Arandisit D12 (Zinnsilikat von Weleda), 2 Mal täglich 1 Messerspitze Pulver.

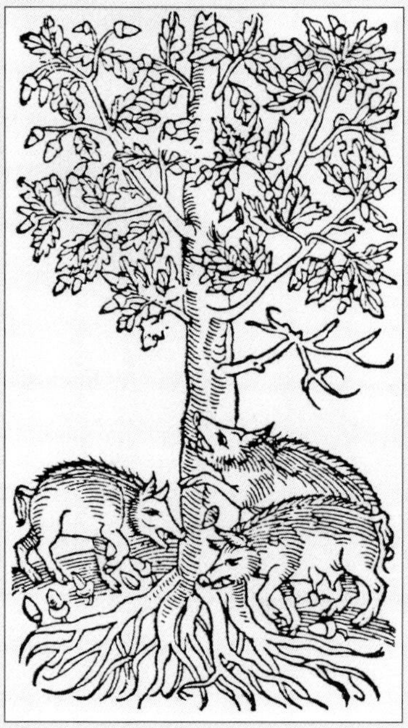

In der Eiche (Quercus robur) verkörpert sich Jupiter/Zeus. An der Orakelstätte Dodona im Norden Griechenlands lauschten die Priester auf das Rascheln der Blätter, um die Stimme des Gottes zu vernehmen. Adamus Lonicerus, 1679.

7. Saturnrezept (auch etwas Mond, Merkur) zur Anregung des Knochenstoffwechsels, zum Beispiel nach komplizierten Knochenbrüchen oder bei Osteoporose (Knochenentkalkung).

Von Weleda »Aufbaukalk I/II« (I morgens, II abends) jeweils eine erbsengroße Menge in Wasser auflösen; die Mittel enthalten verschiedene Calciumverbindungen.

Zusätzlich »Steirocall« (Steierl-Pharma), 3 Mal täglich 20 Tropfen; das Mittel enthält eine Kombination aus Calcium- und Silkatverbindungen sowie Schachtelhalm und Beinwell.

Als Metallverbindung kommt Cerussit D8 in Frage (Bleicarbonat; Apotheke an der Weleda), 2 Mal täglich 5 Tropfen.

8. Weihrauch zum Hellsehen (nach Leo Vinci). Mischung aus:

- Johanniskraut (Sonne)
- Wermut (Sonne, Mond, Saturn)
- Anis (Merkur)
- Baldrian (Mond, Merkur)
- Salomonssiegel (Mond, Merkur, Saturn)
- Safran (Sonne)
- Lorbeer (Sonne, Jupiter)

Die Kräuter in beliebiger Menge in einem Mörser zerkleinern und zu Ritualen räuchern.

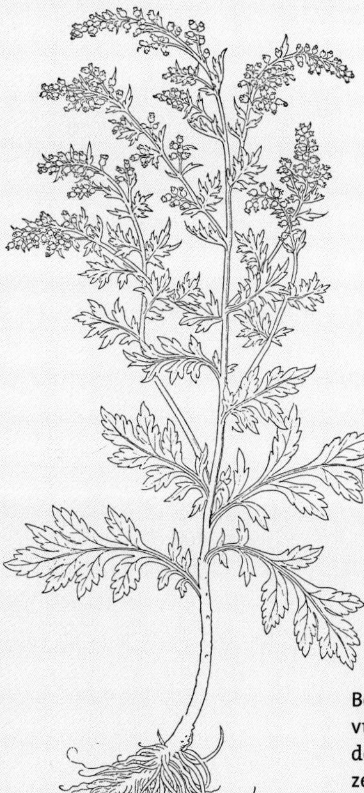

Beifuß (Artemisia vulgaris) ist eine der heiligen Pflanzen der Mondgöttin Artemis. Leonard Fuchs, 1543.

Das Ens spirituale – Zauberei und die Macht des Geistes

»Wirksam ist der Zauber zusammen mit dem Heilmittel, wirksam ist das Heilmittel zusammen mit dem Zauber.« (Papyrus Ebers, zit. nach Rätsch, 1995)

Wenn der Spiritus leidet, so leidet der Leib

Schon der Name »Ens spirituale« besagt, worum es sich bei der vierten Ursache von Krankheit handelt: »Spiritus« ist der Geist, die Ursachen der Krankheit sind damit im Geist des Menschen zu suchen und nicht in seinem Körper.

Den Einfluss des Geistes auf den Körper nennen wir heute Psychosomatik, abgeleitet vom griechischen Wort Psyche für Geist und Soma für Körper. Ein neuer Forschungszweig, der die Beziehungen zwischen Gemüt und Körper untersucht, nennt sich »Psychoneuroimmunologie«.

Liest man die Werke des Paracelsus, ist man erstaunt, wie alt dieses Wissen wirklich ist. Paracelsus kannte zwar die modernen Begriffe noch nicht, in der Erforschung der Zusammenhänge von Geist und Körper kann man ihn dennoch als Pionier bezeichnen. Aber was stellte sich nun Paracelsus eigentlich unter Geist vor, und wo sah er die Ursachen für geistige Erkrankungen?

Einleitend zum Ens spirituale schrieb er über den Geist: »Achtet bei diesem Ens Spiritale darauf, dass darunter kein Teufel, noch sein Werk oder seine Sippschaft begriffen wird, denn der Teufel ist kein Geist, ein Geist ist auch kein Engel, ein Geist ist, was unseren Gedanken ohne Materie im lebendigen Leibe entspringt« (Paracelsus I/47).

Geist ist also keine dämonische Spukgestalt, sondern etwas uns allen Bekanntes und Vertrautes. Jeder von uns trägt es in sich, doch hat der Geist nichts mit Vernunft zu tun (I/48).

Vernunft entspringt dem reflektierenden Bewusstsein des Menschen über sich und seine Umwelt. Man könnte auch sagen, dass sie dem solaren Prinzip entspricht. Das Bewusstsein war für Paracelsus etwas, das jeder in sich selbst erschafft. Jeder ist für seine Vernunft also selbst verantwortlich. Sie ist unsere Weltsicht und Voraussicht. Für Paracelsus war sie die Krone des Mikrokosmos Mensch und ein Spiegelbild des Göttlichen.

Anders dagegen der Geist, der den unbewussten Willenskräften entspringt. Er entzieht sich der Vernunft und damit der rationalen Betrachtung, weil er von ihr unabhängig ist und seinen eigenen Gesetzen folgt, die mit dem Wirken der Gestirne in Beziehung stehen. Der Wille folgt keiner Logik und kann daher auch nicht mit Logik erklärt werden. Man könnte sagen, der Geist ist das dunkle Chaos im Gegensatz zur lichten Ordnung der Vernunft. Er ist das Reich des Unmöglichen, der Phantasie und des Irrationalen, aber auch das Reich der Möglichkeiten und des Phantastischen.

Die Welt des Willens und des Geistes ist dennoch nicht irreal, sondern surreal. In der Hermetik entspricht sie dem lunaren Prinzip. Auf alten Bildern wird sie oft als nackte Mondgöttin dargestellt, die auf einem Greif reitet, einem Mischwesen aus Adler und Löwe. Die göttliche und solare Vernunft der Sonne reitet dagegen, angetan mit einer Rüstung, auf einem Löwen (siehe Abbildung Seite 242). Das Sonnenwesen hält einen Mondschild in der Hand, das Mondwesen einen Sonnenschild.

Ähnlich der Idee vom »Yang im Yin« und dem »Yin im Yang« will dieses Bild ausdrücken, dass es sich um zwei Seiten einer Medaille handelt, die nur zusammen den ganzen Menschen ausmachen. Wir assoziieren heute damit die zwei unterschiedlichen Gehirnhälften: Die linke entspricht der »Ratio« der Sonne, die rechte hingegen der »Intuitio« des Mondes. Die Polarität finden wir auch in der Art und Weise wieder, wie Menschen miteinander kommunizieren.

Die Kommunikation mit Worten und die Medientechnik orientieren sich vornehmlich am Sonnenprinzip. Die Erstellung von Definitionen und die Übermittlung von Informationen sind ihre hauptsächlichen Aufgabenfelder.

Anders hingegen das Mondprinzip. Hier kommuniziert der Mensch auf unbewusster und astraler Ebene. Damit ist das Lunare auch die Ursache für ein Missverständnis, weil zwei Menschen mit einer unterschiedlichen Geistesausprägung nicht immer dasselbe wollen. Intellektuell kann man dieses Problem nicht lösen, denn der Bereich, um den es geht, ist unsere Gefühlswelt – und die Sprache der Gefühle läuft ohne Worte ab (I/48).

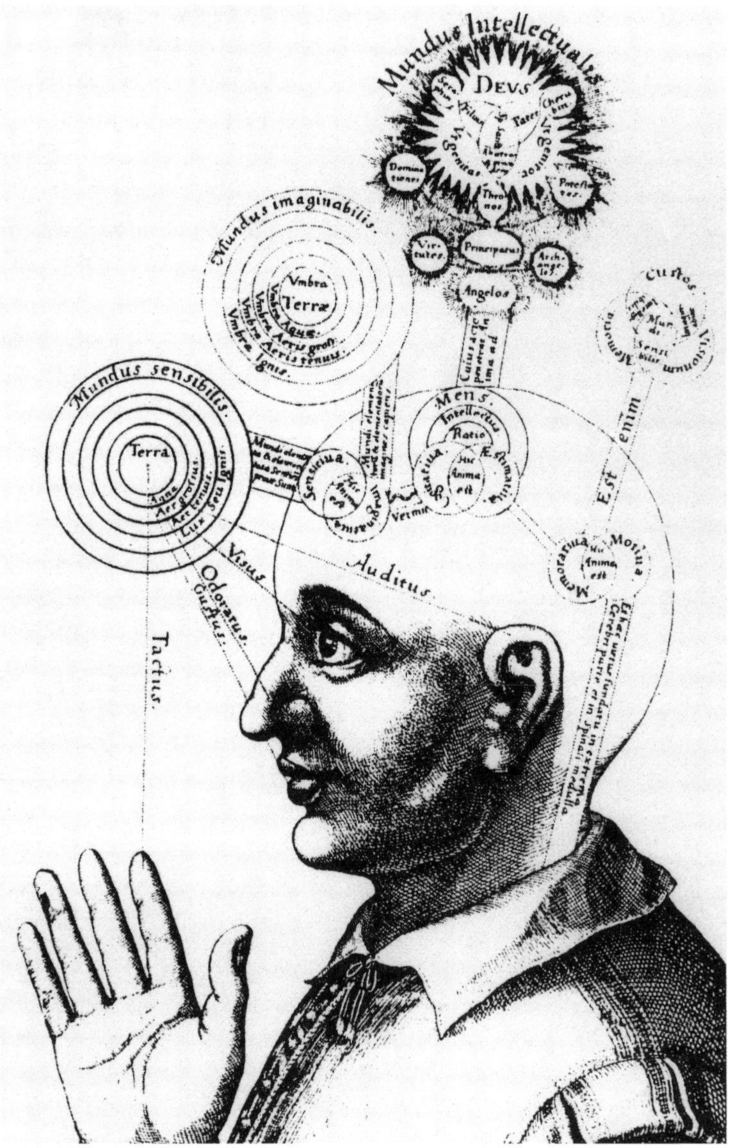

Das Göttliche und die sinnlich wahrnehmbare Welt in Bezug zu den menschlichen Gehirnfunktionen. Die »sensitive Welt wird in der ersten Gehirnkammer durch die transformatorische Kraft der Seele in ein schattenhaftes Duplikat eingebildet und dann in der folgenden Kammer des Urteils- und Erkenntnisvermögens transzendiert: Kraft der Schärfe des Geistes stößt die Seele dort zu der göttlichen Welt des Intellekts vor. Die letzte Kammer ist das Gedächtnis- und Bewegungszentrum« (Alexander Roob, 1996). Bild von Robert Fludd, 1619.

Tatsächlich kommuniziert ein Wille mit einem anderen auf einer telepathischen Ebene, die von Raum und Zeit unabhängig ist. Zum besseren Verständnis kann ein allgemein bekanntes Phänomen dienen: Man denkt an eine Person, und im selben Augenblick ruft diese Person einen an. Diese Art des Denkens hat nichts mit Worten zu tun, sondern mit inneren Bildern von der betreffenden Person, Erlebnissen und gefühlvollen Erinnerungen. Dieses Kommunikationsmuster des Unbewussten nennt man »Synchronizität«. Manche nennen dies auch Zufall, doch bezeichnet der Zufall lediglich ein unbekanntes Gesetz (Kybalion).

Synchronizität und verbale Kommunikation laufen nach ähnlichen Mustern ab. Stellen wir uns vor, zwei Menschen sitzen sich gegenüber und unterhalten sich über eine Kaffeetasse. Der eine meint nun, es handle sich um ein Objekt ohne Henkel, weil er diesen nicht sehen kann, der andere aber behauptet steif und fest, dass ein Henkel vorhanden ist, weil er auf der entsprechenden Seite der Tasse sitzt und den Henkel sieht. Diese Diskussion können die beiden unendlich fortsetzen. Eine Lösung finden sie erst, wenn einer dem anderen glaubt. Besser ist es aber, wenn sie die Position des anderen einnehmen, um die Situation aus unterschiedlichen Blickwinkeln wahrzunehmen – dieses Vorgehen nennt man dialektisch; These und Antithese werden zu einer Synthese vereinigt. Eine hermetische Weisheit besagt: »Es gibt nur halbe Wahrheiten, Widersprüche können miteinander in Einklang gebracht werden« (Kybalion).

Genauso ist es mit Gefühlen. Warum ist ein Geruch angenehm oder unangenehm? Wie kann

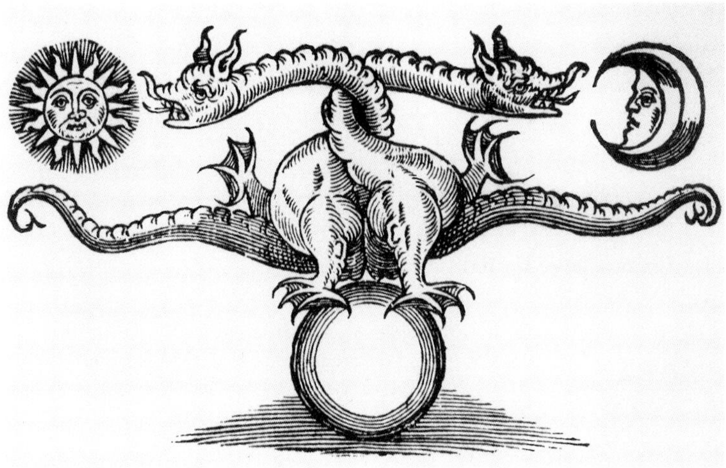

Die Dualität der zwei Lichter Sonne und Mond. Ihre Vermischung und gegenseitige Durchdringung führt zu einem Dritten (Tria Principia), zusammen bilden sie den »Stein der Weisen«. Aus »Theatrum Chemicum Britannicum«, 1652.

man verstehen, warum dem einen etwas schmeckt und dem anderen nicht? Warum findet man den einen sympathisch, während man den anderen nicht riechen kann? Die dialektische Antwort heißt Einfühlung, denn nur so kann man die unbewusste Geisteswelt des anderen akzeptieren. Gelingt dies nicht, kann es zu einem Krieg der Gefühle kommen und somit auch zur Krankheit.

Wenn zwei sich streiten ...

Wenn zwei sich streiten, weil sie sich nicht einfühlen können oder wollen, dann wird immer einer den Kürzeren ziehen. Der stärkere Wille zwingt sich dem anderen auf, und der Unterlegene wird an Leib und Seele krank: »Wenn die Geister einander verletzen, so muss der Leib des geschädigten Geistes den Schaden tragen, den der Geist empfangen hat« (Paracelsus I/49).

Hier finden wir zum Beispiel Opfer von Mobbing. Um den Job nicht zu verlieren, nimmt man jahrelange Quälereien und Intrigen von Kollegen oder Vorgesetzten in Kauf. Die Betroffenen merken oft gar nicht, wie sehr die seelischen Konflikte sie krank machen. Schließlich kommen sie mit Herzproblemen oder anderen Leiden in die Praxis, und als Therapeut steht man vor einem Rätsel, bis man endlich die wahren Zusammenhänge entdeckt hat. Zur Anamnese gehören daher unbedingt Fragen zum beruflichen Umfeld. Standard sollten auch Fragen zur Familie sein, denn noch häufiger als am Arbeits- oder Ausbildungsplatz finden Konflikte in Liebesbeziehungen und in Eltern-Kind-Beziehungen statt, die ein erhebliches Krankheitspotenzial in sich tragen.

Wichtig ist in solchen Fällen die Bewusstwerdung der seelischen Verletzungen, die man häufig nur verdrängt, anstatt sie zu verarbeiten, um nicht den sozialen Anschluss zu verlieren.

Wichtige Ansätze in der modernen Psychotherapie sind daher Selbsthilfegruppen, Supervision, Partnertherapien und eine Familienaufstellung, die so manchen Hintergrund aufklären können. Andere Möglichkeiten sind Konfrontationstherapien, bei denen man seinen aufgestauten Emotionen freien Lauf lassen kann. Im geschützten Rahmen einer Therapie ist es oft möglich, unbewusste Konflikte einmal anders zu erleben. Auf jeden Fall sind Gruppentherapien anzuraten, weil das Leid aus einer sozialen Beziehung kommt – auch hier gilt die Regel, dass die Therapie den Ursachen möglichst ähnlich sein sollte.

Schon fast ein alter Hut und dennoch hochaktuell ist die körperorientierte Psychotherapie, die auf den Anschauungen von Wilhelm Reich beruht. Eine der wichtigsten Ursachen für Krankheit sah Reich in der Unterdrückung des freien Willens durch andere, besonders durch gesellschaftliche Maßregeln, die zur Unterdrückung der Sexualität führen.

Reich konnte nachweisen, dass eine unerfüllte Sexualität zu einer höheren Rate an Gebärmutterkrebs und Prostatakrebs führt, aber auch zu weniger dramatischen Leiden. Paracelsus war ähnlicher Meinung und sah in einer unerfüllten Sexualität ebenfalls eine mögliche Krankheitsursache. Er propagierte übrigens den Gebrauch von Aphrodisiaka, da sie die Lebenskräfte anreizen.

Auf Reich geht die Technik der »Bioenergetik« zurück, die davon ausgeht, dass sich seelische Verletzungen in der Muskulatur und in Gelenken festsetzen, vor allem im Beckenbereich. Paracelsus hätte dies vielleicht einen »seelischen Tartarus« genannt. Dadurch kommt es zu unnatürlichen Haltungen des Körpers, die den seelischen

Zwangshaltungen ensprechen. Die Orgonenergie – ein anderes Wort für den Lebensgeist oder Archeus des Paracelsus – kann auf diese Weise nicht mehr richtig fließen. Durch Körperübungen und Atemtechniken werden die seelischen Toxine freigesetzt und wieder in lebendige Emotionen umgewandelt, die man schließlich durch ein kathartisches Erleben erlöst.

Wer diese Therapieform einmal mitgemacht hat, weiß, wie schnell es bei den Übungen zu einem Wutanfall mit einem anschließenden Weinkrampf kommen kann. Danach fühlt man sich wie befreit, und, noch wichtiger, wieder geliebt; aber man ist auch in der Lage, wieder Liebe zu schenken. Damit hat man auch die vielleicht einzige Lösung aller Gefühlskonflikte gefunden – das Verzeihen.

Spieglein, Spieglein an der Wand ...

Paracelsus sah in Hochmut, Eitelkeit, Missgunst und Eifersucht weitere mögliche Ursachen von Krankheit. Das Leben ist in einem solchen Fall kein liebevolles Miteinander, sondern ein hasserfülltes Gegeneinander. Man ist bei dieser Geisteshaltung auf den persönlichen Vorteil bedacht und will unliebsame Konkurrenten schädigen und möglichst aus dem Verkehr ziehen. Dies kann absichtlich geschehen, aber auch völlig unbewusst.

Doch nicht nur der Täter ist schuld. Häufig genug spürt man als Opfer die Anfeindungen, spricht sie aber nicht an oder provoziert sie vielleicht sogar. Vor allem wehrt man sich nicht genügend. So rennen manche offenen Auges in ihr Verderben. Das Schlimme daran ist, dass sich die Verhaltensmuster von Täter und Opfer verselbständigen und völlig unkontrolliert ablaufen. Eine weitere Notwendigkeit, dem »Ens spirituale« zu begegnen, besteht daher in der Bearbeitung von Verhaltensmustern und Verteidigungsstrategien. Hierzu sind besonders Rollenspiele mit einer anschließenden Gesprächstherapie geeignet.

Um Konflikte zu lösen, muss man sich seiner Verhaltensmuster bewusst werden. Bereits Paracelsus kannte das Problem der Selbst- und Fremdwahrnehmung als Krankheitsidee, denn die Art und Weise, wie wir uns selbst unbewusst erleben, prägt jede unserer Handlungen. Die Handlungsmuster sind dabei meistens ein Spiegelbild dessen, was andere von uns erwarten. So entstehen die Masken, die man sich täglich aufsetzt. Man lächelt sich an und macht gute Miene zum bösen Spiel, wo einem eigentlich zum Heulen ist. Schließlich kommt es zu einer lavierten Depression mit unabsehbaren Folgen.

Der normale Mensch ist diesen Situationen hilflos ausgeliefert. Er lebt in der stetigen Polarität von Sympathie und Antipathie, Glück und Schmerz, Liebe und Hass, Macht und Ohnmacht. Das Erleben dieses permanenten Zwiespalts der Seele zwingt uns Handlungsmuster auf, deren Folgen wir nicht abschätzen können, weil dies eine Bewusstheit erfordern würde, durch die wir »über« den Dingen stünden.

Die Astrologie bietet hier eine Möglichkeit der Erkenntnis, da die Sterne ebenfalls als mögliche Ursachen in Frage kommen. Denn wie wir bereits gehört haben, fällt man unter die Knechtschaft der Gestirne, sofern man seinen Leidenschaften statt seiner Vernunft folgt.

Das böse Spiel der Eltern (links), Titel- und Ruhmsucht (Mitte), Selbstgefälligkeit (rechts). Alle Holzschnitte aus »Narrenschiff«, 1494.

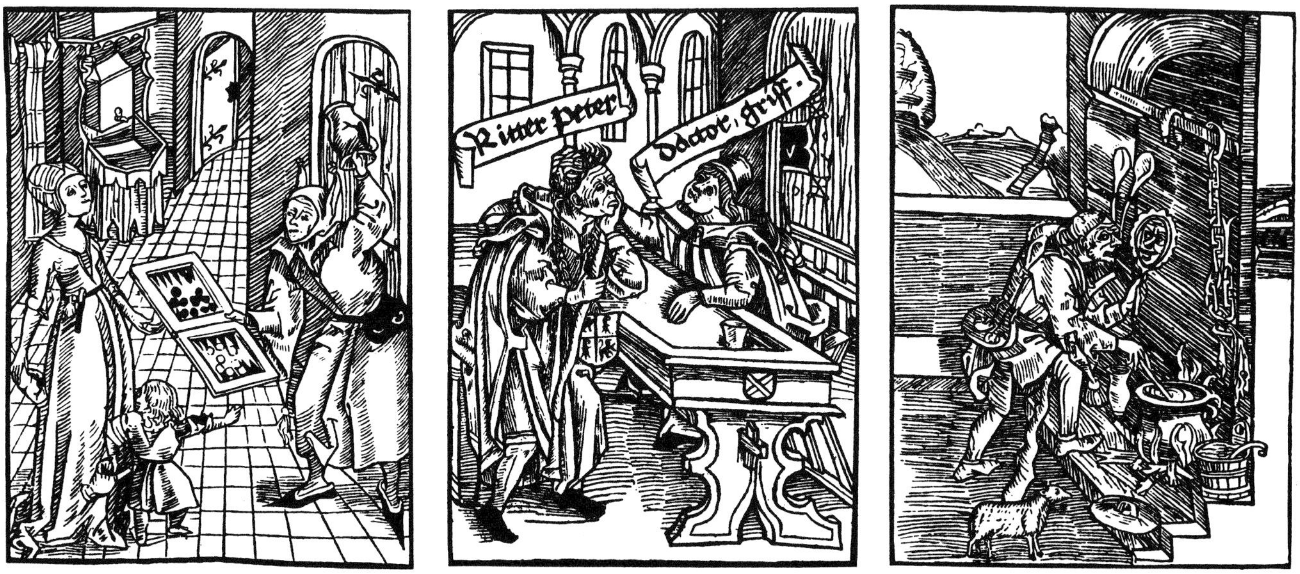

Die Art der Leidenschaften drückt sich auch als positives oder negatives Weltbild aus. Ob das Glas halb voll oder halb leer ist, kann zu einem existenziellen Problem von Glück und Unglück werden. Es ging Paracelsus aber nie um positives Denken als Konfliktlösung, da man jederzeit wieder in ein negatives zurückfallen kann.

Die Lösung muss ein dritter Weg sein, der weder dem Licht noch der Dunkelheit verbunden ist. Laut Paracelsus ist dies der Weg der Vernunft, die man mit einem Berg vergleichen kann, auf dem man sitzt und von dem aus man beobachten kann, woher man gekommen ist und wohin man gehen wird. Die Vernunft ist wie das Regulativ einer Waage, das die Polaritäten des Unbewussten ausgleicht.

Um dieses Bewusstsein zu entwickeln, muss man lernen, welche Gesetze das Unsichtbare bestimmen. Man muss die höheren Welten erkennen, um über den Zwiespalt der Seele erhaben zu sein. Nur im seelischen Morast zu wühlen ist also nicht genug. Wenn Psychotherapie nicht zu einer Erkenntnis höherer Welten führt, ist sie ebenfalls nur eine Krücke und nicht viel besser als Psychopharmaka. Vielleicht kann man das eine oder andere besser begreifen und auch sein Verhalten ändern, das Unsichtbare versteht man auf diese Weise aber nicht, und Rückfälle sind vorprogrammiert.

Eine Psychotherapie sollte daher in einem spirituellen Kontext stehen. Sie sollte auf den Ordnungskräften des Unsichtbaren beruhen, also auf den Planeten- und Elementenkräften und der Dreigliedrigkeit der Welt. Eine gute Therapie sollte einem aber vor allem die natürlichen Wurzeln des Selbst bewusst machen, das heißt zur Natur selbst führen. Eigentlich müsste der Therapeut seinen Patienten an der Hand nehmen und ihm die Wachstums- und Todesprozesse der Natur begreiflich machen, denn nach den gleichen Mustern existiert der Mensch.

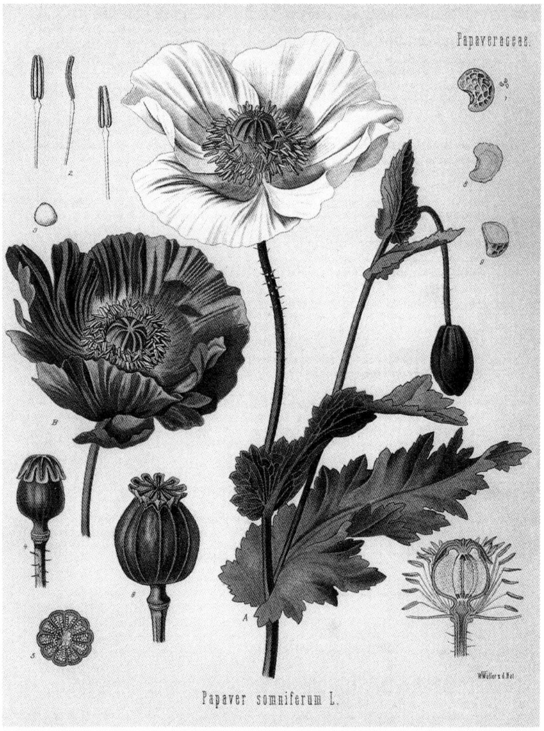

Schlafmohn (Papaver somniferum) nutzte Paracelsus vor allem als betäubendes Mittel bei Schmerzen und seelischen Spannungen (siehe auch Text von Christian Rätsch). Aus: Köhler's Atlas der Medizinalpflanzen, 1887.

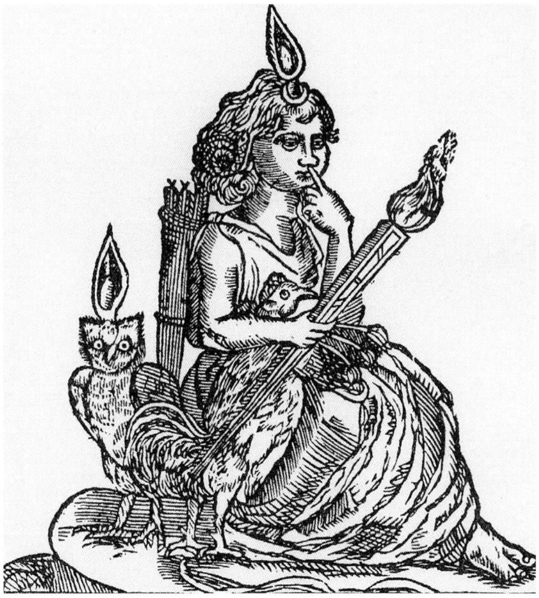

Die Flamme der Weisheit. Athanasius Kircher, 17. Jahrhundert.

Nur aus Liebe zur Natur und aus Respekt vor dem Leben kann eine Geisteshaltung entstehen, die über Antipathie und Sympathie erhaben ist und das nötige Einfühlungsvermögen bewirkt. Jeder Augenblick, in dem man diesen Bewusstseinszustand im Leidenden entfachen kann, ersetzt zahlreiche Stunden auf der Couch des Psychologen. Diese Liebe war für Paracelsus die wahre Philosophie. Sie sollte auch die Grundlage einer jeden Psychotherapie sein, und jeder Therapeut sollte sie empfinden.

Arkana für die Seele

Paracelsus wies darauf hin, dass eine Behandlung von Krankheiten aus dem »Ens spirituale« nur mit geistartigen Heilmitteln möglich ist: »Gegen eine körperliche Krankheit muss ein körperliches Mittel angewandt werden, gegen eine geistige ein geistiges Mittel« (Paracelsus II/55). Geistige Heilmittel können das therapeutische Gespräch oder spirituelle Erfahrungen sein, aber auch geistartige Heilmittel wie Spagirika oder Homöopathika, die einen Einblick in die verborgenen Schichten der Persönlichkeit ermöglichen.

Nach Paracelsus sollte man aber auch eine betäubende Therapie erwägen, um seelische Krisen zu überbrücken. »Denn der Schlaf ist ein solches Arcanum in der Arznei, dass ich gern, ohne etwas Irriges zu reden, wissen wollte, wo noch eine solche Arznei ist, oder welche es ist, die bei allen Krankheiten eine so allgemeine schnelle und behende Hilfe bringt und für den Leib zu aller Gesundheit so nützlich ist. Daher sollen die Somnifera (Schlafmittel) groß und hoch von jedem Arzt betrachtet werden« (Paracelsus II/720). Er verwendete als Sedativa vor allem hypnotisch wirkende Arzneien aus Schlafmohn (Papaver somniferum) und Alraune (Mandragora officinarum).

Wahrscheinlich versetzten Tränke aus solchen Pflanzen die Kranken in den antiken Mysterienkulten in den heiligen Tempelschlaf. In ihm konnten sie dem Heilgott selbst begegnen, der ihnen in Visionen die Ursache der Krankheit offenbarte und über die Astralsphäre heilend einwirkte. Ein Schlaf durch Tranquilizer wie »Valium« oder »Rohypnol« hat da ganz andere Wirkungen. Während man durch Mysterienpflanzen einen Einblick in die phantastischen Dimensionen des Unbewussten bekommt, wirken Tranquilizer wie eine chemische Keule, die einen bewusstlos macht. Außerdem ist ihr Suchtpotenzial enorm. Doch leider ist die Therapie mit den Pflanzen des Heilgottes nicht mehr so einfach möglich. Die meisten Mysterienpflanzen sind mittlerweile verboten oder rezeptpflichtig und ihre Nutzung daher nur noch Ärzten vorbehalten. Doch wie viele Schulmediziner ermöglichen heute noch ihren Patienten eine Begegnung mit dem Gott der Heilkunst?

Es gibt aber zum Glück noch andere Möglichkeiten einer Arzneitherapie, die man allerdings nur auf einer subtilen Ebene spürt, die aber dennoch oft sehr nachhaltig wirkt. Gemeint sind Homöopathika in höheren Potenzen. Als geistartige Arzneien wirken sie besonders gut auf das Geistartige im Menschen ein, und zwar auf eine sanfte und harmonische Weise.

Nahezu alle homöopathischen Mittel mit einer psychogenen Wirkung sind in einer substanziellen Dosierung bereits in geringen Mengen toxisch. Dies muss auch so sein, denn nach Paracelsus behandelt man eine Vergiftung der Seele am besten mit einer giftigen Substanz. Aber auch scheinbar ungiftige Mittel wie die Rote Koralle kommen in Frage, denn bekanntlich ist alles ein Gift, wenn die Dosis nicht stimmt; dieses Gesetz stammt übrigens von Paracelsus.

Die Auswahl der Homöopathika erfolgt nach der individuellen Gemütsverfassung des Kranken. Die Stichworte, nach denen der Homöopath die Arzneien aus seinen Büchern auswählt, sind zum Beispiel »böse Folgen von Kummer, Ärger und Beleidungen« oder »Status nach Schicksalsschlägen«. Die gewählten Mittel erfordern meistens höhere Potenzen, um langfristig zu wirken und das Geistartige zu beeinflussen; sie werden nur selten verschrieben.

»Wir können uns trösten, dass viel Kummer verschlafen wird und viel durch den Schlaf hinweggeht.« (Paracelsus III/64)

Geeignete Firmenmittel gibt es zu diesem Thema daher nur wenige, da man von höheren Potenzen nicht zu viele mischen sollte. Handelspräparate dienen eher als Begleitmittel, zur Stabilisierung von Organfunktionen und um seelische Krisen kurzfristig auszugleichen. Bewährt hat sich beispielsweise »P-Sta« (Pekana) bei Angst, »Metakaveron« (Metafackler) bei Unruhe und Schlaflosigkeit oder »Aurum/Apis regina comp.« (Wala) bei Stress und funktionellen Herzbeschwerden. In jedem Fall ergänzt man geeignete Homöopathika mit Zubereitungen aus Heilpflanzen, die gleichzeitig einen schutzmagischen Charakter haben.

Wenn man den Teufel an die Wand malt

Neben den sozialen Konfliktsituationen und dem Selbstbild ist die Verhexung die dritte Möglichkeit, am »Ens spirituale« zu erkranken. Spätestens hier scheiden sich die Geister, denn in unserer materialistischen Welt verbannen viele diese Möglichkeit in das abergläubische Mittelalter.

Dabei sollte man aber bedenken, dass die meisten Menschen auf dieser Welt an Dämonen und Hexerei glauben und nicht wenige auch Erfahrungen damit haben. Wer ohne Scheuklappen die Welt betrachtet, wird sehr schnell entdecken, dass es eine »Anderswelt« gibt und dass der Mensch magische Kräfte besitzt. Für Paracelsus waren Magie und Zauberei jedenfalls eine unbestreitbare Realität.

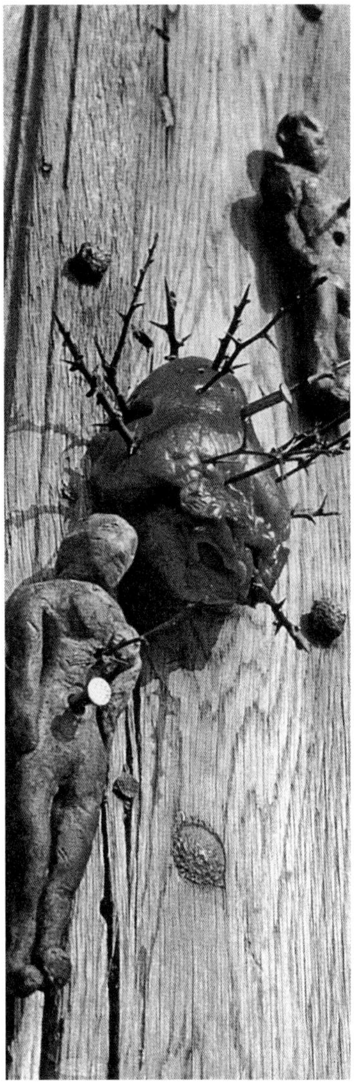

Nachbildung eines schwarzmagischen Zaubers. Puppen sind mit Nägeln und ein Schafsherz mit Weißdornzweigen versehen worden, um einen Schadenszauber zu bewirken (Foto: T. Spencer).

Er unterschied die magische Kunst von der Hexerei, die das heilige Wissen zum Schaden von jemandem missbraucht.

Für Paracelsus war es keine Frage, ob Magie funktioniert, wichtig war für ihn vielmehr, wie man seine magischen Kräfte richtig einsetzt. Moralisch ist es sehr wohl erlaubt, magische Techniken zum eigenen Vorteil zu gebrauchen, aber nur, wenn das Ziel die Erkenntnis höherer Welten und das Wohl aller lebenden Wesen ist. Alles andere entspringt dem dämonischen Abgrund der Seele und ist als Zauberei abzulehnen (IV/302).

Besonders verwerflich ist es, wenn man durch Magie einem anderen Menschen seinen Willen aufzwingen und ihn in Knechtschaft bringen will. Magie ist ein Weg zur geistigen Freiheit und darf nicht zur Versklavung anderer missbraucht werden. In solchen Fällen sprach Paracelsus sogar davon, dass der Scheiterhaufen eine gerechte Strafe sei (IV/322). Es ist übrigens ein magisches Gesetz, dass man immer die Früchte seiner Taten erntet. Mit anderen Worten: Jeder Fluch fällt irgendwann auf einen selbst zurück (I/52).

Wie Hexerei funktioniert und was sie bewirkt, beschrieb Paracelsus an vielen Stellen, doch meistens hüllte er sich über die wahren Techniken in Schweigen. Zum einen, damit man ihn nicht selbst der »schwarzen Magie« verdächtigen konnte, zum anderen, um nicht den Missbrauch magischen Wissens zu unterstützen. Sein Zeitgenosse Agrippa von Nettesheim war weniger verschwiegen. Sein Buch »De occulta philosophia« ist noch heute die beste Quelle zu diesem Thema.

Für Paracelsus bestand die wahre Magie aber nicht im Beschwören und Zitieren von Geistern, sondern im Glauben, der Berge versetzt (IV/321). Er war ein Gott Suchender, der sich nicht lange mit den Geistern auf niedrigeren Ebenen aufhielt. Für ihn war Magie ein Weg der Gotteserkenntnis, denn »die Magie ist an und für sich die verborgenste Kunst und die größte Weisheit der übernatürlichen Dinge auf Erden und was menschlicher Vernunft zu erfahren und zu ergründen ist« (Paracelsus IV/321).

Sein magisches Wissen nutzte er ausschließlich für die Heilkunst und nicht für persönliche Zwecke. Darin besteht auch der wesentliche Unterschied zu Okkultisten wie John Dee oder Aleister Crowley. Doch wenn man Verhexungen behandeln will, muss man wissen, wie sie zu Stande gekommen sind, daher die vielen Andeutungen in seinen Texten.

Aber wie kann es überhaupt eine magische Wirklichkeit geben, die sich von der normalen Realität fundamental unterschiedet? Die »Anderswelt« der Magie ist die feinstoffliche Welt des Astralen, deren Spiegelbild der Astralleib im Menschen ist: »In diesem Lichte erkennen wir, dass es noch eine andere Hälfte des Menschen gibt und dass der Mensch nicht Blute und Fleisch allein ist, sondern noch einen zweiten Körper hat, der für die leiblichen Augen zu fein ist« (Paracelsus I/223).

Es ist dieser feine und unsichtbare Leib, über den magische Handlungen möglich sind. Der Astralleib umfasst unsere lunare Willensnatur, wie sie zuvor besprochen wurde. Er untersteht der Wirkung der astralen Welt der Planetenintelligenzien. Auf dieser Ebene findet man auch Dämonen, die nach Agrippa von Nettesheim nichts anderes sind als Geistwesen mit Wissen.

In der modernen Psychologie sieht man diese Wesen gerne als Spiegelbilder des Unbewussten ohne eigene Realität. Dies kann durchaus der Fall

Homöopathische Arzneimittel bei Folgen von Angst, Ärger, Eifersucht, Kummer und Schicksalsschlägen

(Wenn nicht anders angegeben, alle Mittel D12 bis D30 und höhere Potenzen)

Aconitum napellus (Blauer Eisenhut)	Status nach Schock. Fürchtet die Zukunft. Angst vor Menschenmassen. Kalte Extremitäten, kalter Schweiß. Herzrasen und Atemnot.
Ambra grisea (Sekret aus dem Darm des Pottwals, ab D6)	Schüchtern, erregt, »dünnhäutig«. Hysterie und Verzweifelung. Status nach Überarbeitung und Schicksalsschlägen. Grübelt über unangenehme Dinge. Will in seiner Trauer allein sein. Nichts gelingt in Gegenwart Fremder.
Antimonium crudum (Grauspießglanz)	Sehr reizbar mit Neigung zu Ärger, ist aber auch sentimental. Hadert mit seinem Schicksal, an dem immer andere Schuld sind. Existenzängste. Grübelt viel über Unangenehmes. Reagiert verstockt und wütend auf Ansprache.
Arnica montana (Arnika)	Status nach Schock und geistiger Überanstrengung. Fühlt sich überfordert. Ist nervös und überempfindlich. Macht eine gute Miene zum bösen Spiel. Vertraut sich niemandem an. Platzangst. Kann keine Tätigkeit länger durchführen. Selbstzweifel.
Arsenicum album (Arsen)	Große Angst vor dem Tod und Unruhe. Fürchtet höhere Mächte. Ist geizig, boshaft, selbstsüchtig und feige. Lässt andere für sich kämpfen. Hält Medizin für nutzlos. Tyrannisch. Hasst Unordnung. Reizbare Schwäche.
Aurum metallicum (Gold)	Selbstverdammung und Minderwertigkeitsgefühle. Schuldkomplex. Mürrisch, herrisch und unduldsam. Tief sitzende Melancholie mit erhöhtem Blutdruck. Lebensüberdruss. Suizidgefahr – spricht davon. Fürchtet Menschen, ist verwirrt.
Calcium carbonicum (Austernschale)	Will weder körperlich noch geistig arbeiten, Phlegma. Erschöpfung vor allem bei fettsüchtigen Menschen. Fürchtet sich vor Unglück, Ansteckung und Krankheit. Sorgen machen schlaflos und Herzklopfen.
Causticum (Hahnemanns Ätzstoff)	Weint über Kleinigkeiten. Traurig und hoffnungslos. Sehnsucht nach Sympathie. Fühlt sich gelähmt. Lebenskraft sinkt stetig. Grau und ausgemergelt. Fatalistischer Charakter. Krebslatenz. Schlaflos, tagsüber benommen.
Colocynthis citrullus (Koloquinte)	Ärgert sich ständig und über jeden. Ist empört und gekränkt. Verzeiht nicht. Äußerst reizbar und zornig noch nach Jahren. Spürt Blutrache in den Adern. Cholerik. Bekommt Kolik vor Ärger. Korpulenter Typ.
Conium maculatum (Gefleckter Schierling)	Kummer nach Partnerverlusten und ähnlichen Schicksalsschlägen. Apathisch und an allem uninteressiert. Altersleiden mit Schwindel. Fatalismus. Fühlt sich gelähmt.
Crocus sativus (Safran, ab D4)	Extreme Gefühlswechsel von heiterer Manie zu Ärger mit sofortiger Reue. Umtriebigkeit wechselt mit Mattigkeit. Laut Paracelsus bestes Mittel bei Trauer.
Gelsemium sempervirens (Gelber Jasmin)	Erwartungsängste, Lampenfieber mit Durchfall und/oder Harndrang. Fühlt sich wie gelähmt, dumpf und matt. Hat wegen Mobbing Angst, zur Arbeit zu gehen. Erregung führt zu Schwindel und Kopfschmerzen. Weicht Auseinandersetzungen aus.
Hyoscyamus niger (Bilsenkraut)	Ist misstrauisch, eifersüchtig, rachsüchtig. Macht Szenen in der Öffentlichkeit. Kennt im Streit keine Hemmungen. Benimmt sich töricht und lacht über alles.
Ignatia = Strychnos ignatius (Ignatiusbohne)	Wechselnde Stimmung. Schweigsam und brütend. Tränenreiche Melancholie und Verschlossenheit. Seufzen und Schluchzen. Nach Schock, Kummer, Enttäuschung. Status nach Scheidungen. Wurde betrogen und hintergangen.
Kalium bromatum (Kaliumbromid)	Religiöse Melancholie mit Wahnideen. Glaubt an eine Verschwörung gegen sich. Fühlt sich als Gegenstand göttlichen Zorns. Glaubt, man will ihn vergiften. Alpdrücken. Benimmt sich wie besessen. Amnesie. Status nach Schlaganfall.
Lachesis muta (Buschmeister)	Redet ohne Punkt und Komma. Ist in seinen Worten oft verletzend. Eifersüchtig. Glaubt, man hätte ihn betrogen. Bezieht alles auf sich. Rache aus Prophylaxe.
Naja tripudians (Kobra)	Brütet über eingebildete Sorgen. Deprimiert. Spürt Psyche am Herz. Fürchtet, allein gelassen zu werden. Hat Angst vor veränderten Lebensumständen.
Natrium muriaticum (Kochsalz)	Sehr krank ohne Organbefund. Böse Folgen von Kummer, Furcht, Ärger, Beleidigungen. Verweilt ständig in Gedanken bei Unangenehmen. Will nicht getröstet werden, wird ungehalten, wenn man ihn in den Arm nehmen will oder gut zuredet.
Nux vomica (Brechnuss, ab D6)	Status nach Überarbeitung und hastigem Lebenswandel. Ständige Angst vor dem Ruin. Macht allen Vorwürfe. Ist mürrisch und reizbar. Reizmittelmissbrauch, Magenschwäche.
Petroleum (Steinöl)	Tiefe Melancholie mit Todessehnsucht. Macht sein Testament, weil er glaubt, bald zu sterben. Reagiert depressiv auf Anforderungen. Bleibt am Ünglück haften.
Platinum (Platin)	Stolz, arrogant, verachtet andere. Hält sich selbst immer für besser. Nichts kann begeistern, weil alles schlecht ist. Ist beleidigend, hat Impuls zu töten. Erotomanie.
Pulsatilla pratensis (Küchenschelle)	Weinerlich, furchtsam und unentschlossen. Stimmungslabil. Will viel liebkost werden. Hat Angst vorm anderen Geschlecht. Religiöse Melancholie. Versündigungswahn.
Delph. Staphisagria (Stephanskraut)	Gewaltsame Wut. Reagiert sehr empfindlich auf Meinung anderer. Verweilt bei Ärger und Beleidigungen. Kann nicht verzeihen. Ist selbst sehr kränkend.
Sulfur (Schwefel)	Selbstsüchtig; faul, gelangweilt. Besserwisser. Verwahrlosung. Grübelt über religiöse und philosophische Ideen. Reizbar und launenhaft.

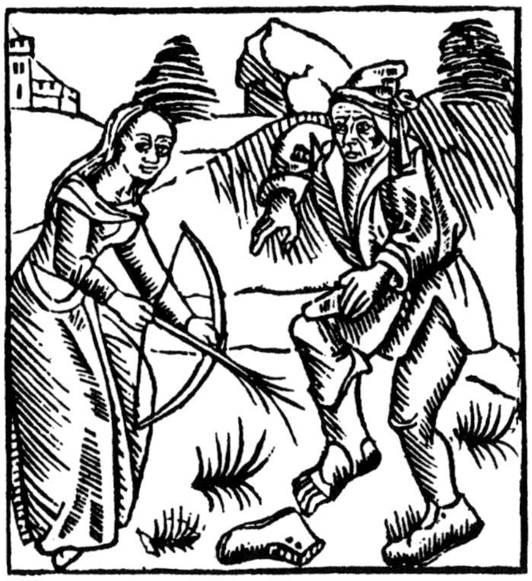
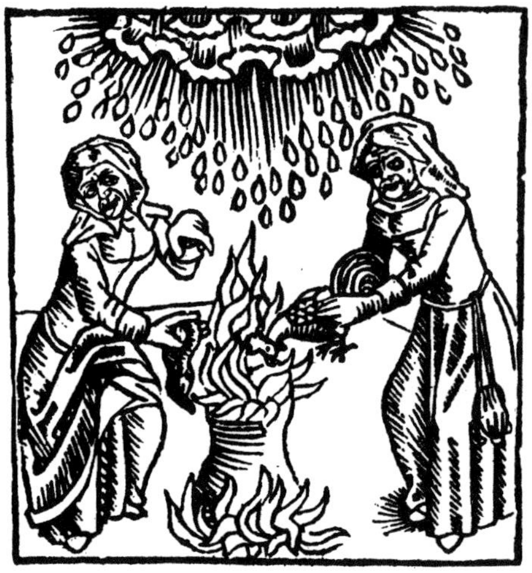

Hexen bei ihren schwarzmagischen Tätigkeiten. Eine Hexe verwundet einen Mann mit einem verwunschenen Pfeil. Hexen erzeugen Hagel und Unwetter, indem sie eine Schlange und einen Hahn opfern. Holzschnitte, spätes 15. Jahrhundert.

sein. In der Magie spricht man dann von einem »Elemental«, das ist ein Astralphänomen, das nur in unserer Vorstellung Gestalt annimmt. Dieses innere Bild kann aber so real werden, dass materielle Wirkungen eintreten; nicht selten entstehen auf diese Weise ausgesprochen therapieresistente Krankheiten: »Denn die Imagination ist gleich einem Pech, sie klebt gern an und fängt gern Feuer und wenn es zu brennen beginnt, kann es schwer ausgelöscht werden« (Paracelsus IV/309).

Meistens handelt es sich aber nicht um Spukgestalten des Unbewussten, sondern um eigenständige und intelligente Wesenheiten, die nur selten von selbst in unsere Realität eingreifen. Man kann sie aber durch magische Techniken zur Einflussnahme zwingen.

Für eine Schadensmagie braucht man aber nicht unbedingt Dämonen. Hierzu genügen allein die mentalen Kräfte des Menschen, die sich auf Gegenstände übertragen lassen. Laut Paracelsus ist der Gegenstand ein unverzichtbares Medium, auf das man negative Kräfte überträgt. Das Medium kann zum Beispiel ein Bild oder eine Wachspuppe sein. Bei der Herstellung überträgt man einen Fluch auf das Medium, der sich dann am anderen verwirklicht. Die Verwirklichung erfolgt wie bei jeder Art von Magie nach den Gesetzen der Synchronizität.

Bei der Bildmagie malt man beispielsweise ein Abbild der Person, der Schaden zugefügt werden soll, und malträtiert es anschließend: »Wenn einer eine Figur macht gleich einem Menschen und diese an eine Wand malt, so wisset, dass alle Stiche, Schläge und Streiche, die das Bild treffen, auf den fallen, für den sie bestimmt sind« (Paracelsus I/52).

Bei der Puppenmagie macht man ein möglichst getreues Abbild vom Opfer und verwendet möglichst ein Stück von ihm, zum Beispiel ein paar Haare, die man in die Puppe einbringt: »Vor allem ist für euch gut, zu wissen, dass, sobald die Bilder, die nachdem, wider den anderen feindlichen Willen des Geistes aus Wachs gemacht, hernach vergraben und mit Steinen beschwert werden, derselbe Mensch, dem das galt, eine schwere Bürde zu tragen hat, und zwar an den Stellen, wo die Steine liegen. Und er freut sich nicht lange des Lebens. Wenn das Bild zugrunde gegangen ist, hat auch sein Leben ein Ende« (Paracelsus I/50f.).

Als besonders wirkungsvoll gilt in der Hexenmagie übrigens das Menstruationsblut, besonders wenn man einen Liebeszauber machen will. Hierzu meinte Paracelsus, dass es schon genügen würde, wenn man etwas vom Blut ins Brot mischt. Hat man als Opfer unwissentlich davon gegessen, soll man sich vor Sehnsucht kaum noch retten können. Dies beantwortet auch die Frage, ob Magie wirkt, wenn das Opfer nichts davon weiß. Besonders die Schadensmagie wirkt aber meistens stärker, wenn man jemanden mit seinem Wissen verhext und dadurch Angst erzeugt, denn Angst und Einbildung erzeugen Krankheit, und der Zauber ist vollzogen (Paracelsus I/660).

Bleibt zum Schluss noch die Überlegung, woran man einen Schadenszauber erkennen kann. Paracelsus schrieb hierzu: »Verzauberte Menschen schlafen nicht und sind ständig unruhig« (I/709). Wiederkehrende Alpträume sind häufig auf einen Schadenszauber zurückzuführen. Laut Paracelsus ist der Schlaf besonders gut geeignet, um schädliche Energien zu übertragen, hierfür brauchen Geübte nicht einmal mehr ein stoffliches Medium (I/53). Ferner leidet der verzauberte Mensch, ohne dass für dieses Leiden organische Ursachen zu erkennen wären. Oft schlagen gut gewählte und bewährte Therapien einfach nicht an, weil ein Zauber sie blockiert.

Nicht selten ist das Phänomen, dass ein Unglück zum anderen kommt, und zwar immer aus heiterem Himmel. Auch merkwürdige Korrelationen sollten einem zu denken geben, zum Beispiel wenn über Generationen hinweg identische Krankengeschichten auftauchen, die mit Erbleiden nichts zu tun haben, denn Verhexungen sind nicht an die Gesetze von Raum und Zeit gebunden.

Johanniskraut und andere Schutzengel in Pflanzengestalt

Seit Urzeiten kennt man Heilpflanzen, die vor den Einflüssen nichtmenschlicher Wesen und vor Verhexung schützen. Das Verhexen nennt man auch »Beschreien«, weil man einen Fluch nicht flüstert, sondern dem Opfer am besten ins Gesicht schreit. Besonders gefürchtet war und ist bei vielen auch das »Berufen sein« durch unsichtbare Mächte.

Zu den Zeiten des Paracelsus glaubte man noch allgemein, dass gegen diese Zustände am besten »Berufs- und Verschreikräuter« helfen; meistens sind die genutzten Heilpflanzen beides in einem. Sie stehen im Volksglauben immer in einer Beziehung zu helfenden Geistwesen oder zu Schutzgottheiten.

Dem Sensitiven offenbaren sie ihre besonderen Eigenschaften allein durch ihre Signaturen. Einige zeigen beispielsweise eine menschenähnliche Gestalt, die als Verkörperung von hilfreichen Erdgeistern gilt, so etwa die Alraune (Mandragora officinarum). Andere haben einen lichtvollen Blütenaufbau wie die Arnika (Arnica montana) oder das Johanniskraut (Hypericum perforatum). Immer ist dies eine Signatur wohlwollender Geistwesen. Manche beeindrucken durch ihre klare Struktur und majestätische Größe, die Würde und innere Stärke vermitteln, so Engelwurz (Angelica archangelica) oder Königskerze (Verbascum spp.).

Zahlreiche schutzmagische Pflanzen beeinflussen die Sinne durch ihren starken Geruch, der das Böse vertreibt, wie Baldrian (Valeriana officinalis), Salbei (Salvia officinalis), Teufelsdreck (Ferula asa foetida) und Wermut (Artemisia absinthium). Manche wie Beifuß (Artemisia vulgaris) und der Aufrechte Ziest (Stachys recta) haben zähe Stängel und schwertförmige Blätter, die einem helfen, widerstandsfähiger zu werden. Nicht wenige sind stachelig wie Disteln, Wacholder (Juniperus communis) und Weißdorn (Crataegus oxyacantha). Sie verleihen der verletzlichen Seele die Waffen, um sich gegen astrale Einflüsse zu wehren.

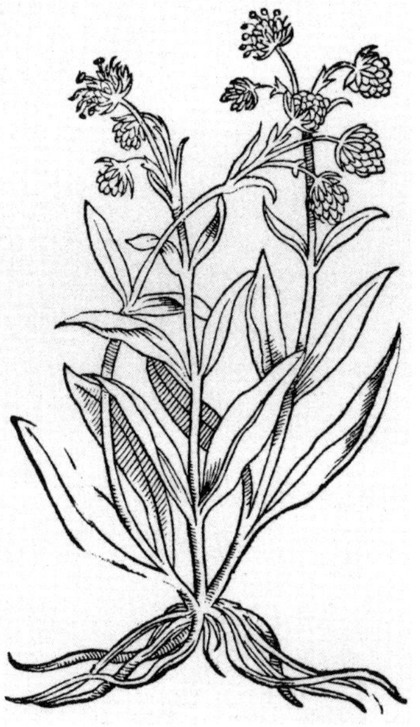

Die Wurzel des Teufelsabbiss (Succisa pratensis) verwendete Paracelsus als Gegenzauber. Adamus Lonicerus, 1679.

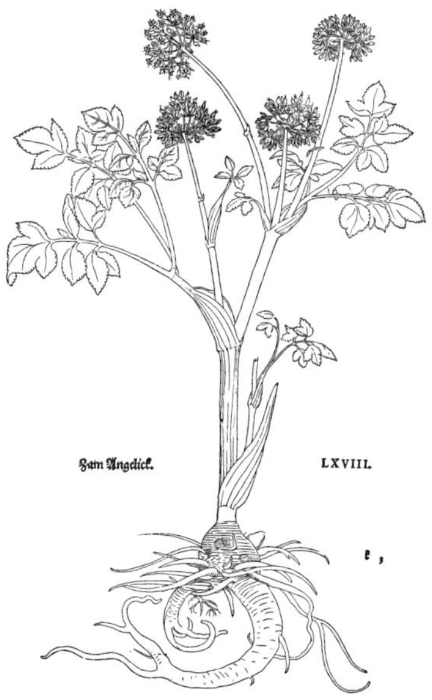

Der Kräuterkundige Jacobus Tabernaemontanus (1522–1590) sah in der Engelwurz eine der am besten gegen Zauber wirkenden Pflanzen: »Etliche Leute sind beredet (= verflucht) / wo sie diese Wurzel bey ihnen tragen / soll ihnen keine Zauberey oder bös Gespenst schaden mögen / und alle Fantaseyen und böse erschröckliche Träum und Nachtgespenst hinwegtreiben.« Leonhard Fuchs, 1543.

Manche Pflanzen sind sogar von Dämonen gezeichnet, beispielsweise der Teufelsabbiss (Succisa pratensis). Er hat eine Wurzel, die aussieht, als ob jemand sie absichtlich verstümmelt hätte. Im Volksglauben ist selbstverständlich klar, wer dies war. Der Teufel natürlich, denn er konnte die weißmagische Wirkung einfach nicht ertragen. Paracelsus verwendete die Wurzel übrigens häufig als Abwehrzauber (IV/320).

Bleiben noch immergrüne Pflanzen wie Buchsbaum (Buxus sempervirens), Immergrün (Vinca minor) und Mistel (Viscum album). Sie verkörpern das ewige Leben und die Fruchtbarkeit, die durch keine finstere Macht ausgelöscht werden kann.

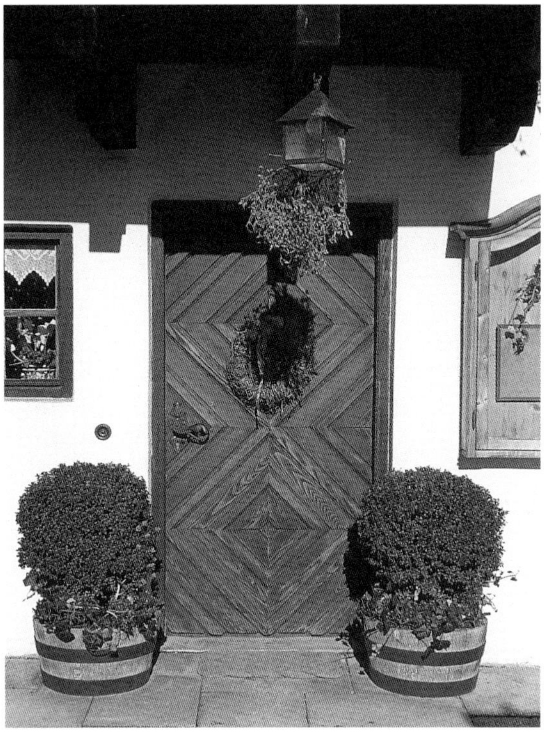

Buchsbaum und Mistel schützen ein Bauernhaus im Chiemgau (Foto: M. Madejsky).

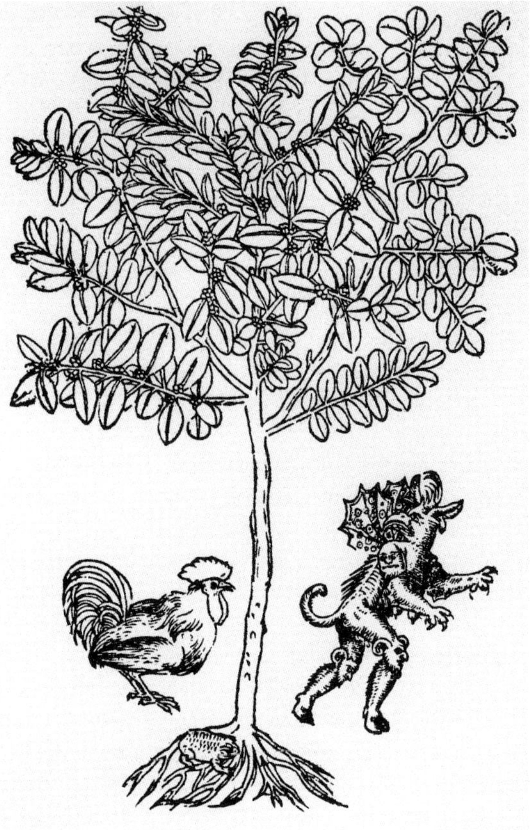

Der Teufel flieht vorm Buchsbaum wie die Nacht dem Tag weicht, wenn der Hahn kräht. Hieronymus Bock, 1577.

Um sich zu schützen, sind diese Pflanzen unverzichtbar, da sich nach den Vorstellungen der Sympathiemagie die genannten Eigenschaften bei Gebrauch auf den Menschen übertragen. Dabei darf man nicht nach irgendwelchen Wirkstoffen fragen, sondern muss das ganze Wesen dieser Pflanzen begreifen, um ihre Wirkung zu verstehen. Das Wesen findet man aber nicht in einer chemischen Formel, so wie man auch das Wesen des Menschen nicht in seinen Blutwerten aufspürt.

Besondere Kräfte hat vor allem die Erzengelwurz (Angelica archangelica), die man im Volksmund auch »Angstwurz« nennt. Die Engelwurz beeindruckt durch ihre majestätische Größe. Sie kann bis zu drei Meter emporstreben und prachtvolle Kugeldolden bilden, die wie erhobene Arme aussehen; die Waldengelwurz (Angelica silvestris) ist zwar etwas kleiner, doch nicht weniger beeindruckend.

Ihre beschützende Eigenschaft erkennt man an den Hüllblättern, die die Blütendolden vor Außeneinflüssen bewahren und dem Gewächs vor der Blüte ein geradezu madonnenhaftes Aussehen verleihen.

Weitere Signaturen, die auf astrale Eigenschaften hindeuten, sind der leicht violett angelaufene und glatte Stängel, der mit einer mehligen Schicht umhüllt ist. Normalerweise zeigen Giftpflanzen wie die Tollkirsche Violettfärbungen, doch die harmonisch geformten und gelappten Blätter, der aromatisch würzige und brennende Geschmack sowie die großen, lieblich duftenden Blütendolden zeigen die gutmütige Natur der Engelwurz.

Die am besten gegen Zauber schützende Pflanze ist aber das Johanniskraut (Hypericum perforatum). Die sonnenhafte Heilpflanze, im Volksmund »Fuga daemonum« (Teufelsflucht) genannt, wird sogar von wissenschaftlicher Seite unumstritten als Meisterin im Kampf gegen dunkle Mächte anerkannt, nur heißen die Dämonen der Melancholie heute Depressionen. Die heilige Pflanze des germanischen Lichtgottes Baldur erwies sich in zahlreichen Studien als hochwirksam bei seelischen Verstimmungen, Schlafstörungen, Unruhezuständen, Nervenschmerzen und Infektionen durch Viren oder Bakterien. Wirklich Neues hat die Wissenschaft über Johanniskraut aber nicht entdeckt, denn alle Wirkungen lassen sich bereits bei Paracelsus und in alten Kräuterbüchern nachlesen.

Die »Perforata« offenbart sich den Sinnen mit einer Lichtaureole, die ihresgleichen sucht. Ihr Blütenaufbau gleicht einer Sonnenkrone, und ihr ro-

Geisterbanner

Das Rezept eignet sich als Schutz gegen nichtmenschliche Wesen, aber auch bei Anfeindungen von Mitmenschen. Es wirkt Angst lösend, entspannend und allgemein vitalisierend, wenn man sich durch die Lebensumstände ausgelaugt fühlt. Mischung aus:
- Angelica archangelica dil. D1 (Erzengelwurz)
- Arnica montana dil. D6 (Arnika)
- Artemisia vulgaris Urtinktur (Beifuß)
- Asa foetida dil. D12 (Teufelsdreck)
- Crataegus oxyacantha Urtinktur (Weißdorn)
- Hypericum perforatum D2 (Johanniskraut)
- Mandragora officinarum dil. D4 (Alraune)
- Sambucus nigra Urtinktur (Holunder)
- Stachys officinalis Urtinktur (Betonie)
- Succinum D12 (Bernstein)

Jeweils 10 ml über die Apotheke bei Spagyra mischen lassen. 2 bis 3 Mal täglich 20 Tropfen und bei Bedarf.

ter Saft, der den Hauptwirkstoff Hypericin enthält, erinnert mehr an menschliches Blut als an einen Pflanzensaft. Beim Verwelken werden selbst die Blüten rostrot. Daher glaubte man, dass die Pflanze das »Geblüt« stärke und auch schutzmagische Kräfte auf das Blut (die Heimat der Seele) übertrage.

Hält man die Blätter gegen das Licht, sehen sie aus wie perforiert. Von dieser Signatur leitet sich die Artbezeichnung ab. Paracelsus sah hierin ein Zeichen, das auf Verletzungen aller Art hindeutet, vor allem durch spitze Gegenstände. Auch unsichtbare »Hexenpfeile« soll das Johanniskraut deswegen abwehren können. Trifft einen so ein Pfeil, kommt es beispielsweise zum »Hexenschuss« oder zum Herzanfall.

Die schmerzstillende Wirkung des Johanniskrauts bei Nervenleiden nutzt man noch heute. Die balsamische Wirkung beruht vor allem auf einer Reinigung der Aura, daher sind äußere Anwendungen eines Ölauszugs oft wirkungsvoller als innerliche.

Keine Pflanze verehrte Paracelsus mehr als das Johanniskraut, wenn es um die Behandlung von seelischen Wunden ging: »Gott hat in der Perforata einen besonderen Willen und ein besonderes Arcanum für den Menschen geschaffen, er sei bös oder gut. Wie die Sonne alle Dinge, die guten und die schlechten, bescheint, so ist auch die Arznei« (III/629). »Es ist eine Universalmedizin für den ganzen Menschen« (III/631).

Von jeher verwendete man die Pflanze gegen die Melancholie, daran hat sich bis heute nichts geändert. Von allen pflanzlichen Antidepressiva werden Johanniskrautpräparate am meisten verkauft, zum Beispiel »Hyperforat« (Klein).

Johanniskraut hellt aber nicht nur die Stimmung auf, sondern wirkt auch Angst lösend und beruhigend. Zudem hat die Pflanze die Kraft, mentale Besetzungen abzuschwächen, magische Angriffe abzuwehren und eine drohende Suizidgefahr zu bannen; man kombiniert sie am besten mit Gold.

Die Zeichen hierzu findet man im Blütenaufbau, aber auch in der Blattaderung, die eine Signatur der Nerven ist: »Die Adern auf den Blättern sind ein Zeichen, dass Perforata alle Phantasmata im Menschen und auch außerhalb austreibt. Denn die Phantasiegebilde rufen Erscheinungen hervor, sodass der Mensch Geister und Gespenster sieht und Phantasien hört. Es sind die Krankheiten, die die Leute zwingen, sich selbst zu töten. Sie kommen von Sinnen, fallen in Tobsucht, Aberwitz und dergleichen« (Paracelsus III/630).

Nur noch die Rote Koralle ist mit der Sonnenpflanze vergleichbar: »Merket euch (...), dass Phantasmata eine Krankheit ohne Körper und Substanz ist. Nur im Geist wird ein anderer Geist geboren, von welchem der Mensch regiert wird. Wenn nun dieser Geist geboren wird, gibt er dem Menschen andere Gedanken, ein anderes Gebaren ganz wider die angeborene Natur und Sinnlichkeit. Gegen diese Krankheit sind nicht viele Arzneien von Gott bestimmt. Nur Perforata und die Korallen« (Paracelsus III/631).

Kombinationen haben sich in der Praxis zur Behandlung von Seelenleiden sehr bewährt, auch wenn Paracelsus meinte, dass man gegen Phantasmata Johanniskraut ohne alle Zusätze geben sollte (III/631). Koralle verwendet man am besten als Amulett in Kombination mit Silber und innerlich in tieferen bis mittleren Potenzen (D2 bis D12).

Paracelsus machte auch Angaben, wie man Johanniskraut nicht nur innerlich, sondern auch äußerlich anwendet: »Dieses Kraut soll, wie es an sich selbst ist (also als Kraut), immer unter dem Barettlein (Mütze), am Busen als Kranz oder sonst in den Händen getragen werden, man soll oft daran riechen, man soll es zur Nacht unter das Kissen tun, das Haus damit umstecken oder es an die Wände hängen« (Paracelsus III/633).

Die Verwendung von Kräutern als Kopfschmuck, Amulett, Riechstoff, Kräuterkissen und

Magische Wund- und Massageöle nach Paracelsus

Man mische Samen des Johanniskrauts mit Lärchenharz zu gleichen Teilen, übergieße das Gemisch mit Rotwein und lasse alles eine Stunde auf kleiner Flamme sieden.

Dann gibt man die halbe Menge Olivenöl hinzu und siede das Ganze wiederum eine Stunde auf kleiner Flamme. Jetzt füge man Johanniskrautblüten hinzu, bis das Glas voll ist, und gebe wieder Wein zu und siede nochmals 6 Stunden auf kleiner Flamme, bis der Wein abgekocht ist und nur noch das Öl übrig bleibt.

Nun stelle man das Glas einen Monat in die Sonne. Man kann die Wirkung des Wundöls verstärken, wenn man zuvor etwas Tausendgüldenkrautblüten und zerstoßene Harze wie Mastix, Weihrauch und Myrrhe hinzugibt.

Nach einem Monat presst man das Öl ab und hat nun ein Wundöl gegen alle Wunden und Stiche, aber auch ein Balsam für Gelenke, Sehnen und Muskeln.

Eine Wundarznei zur innerlichen Einnahme bei inneren Verletzungen und Wunden der wichtigen Glieder (Planetenorgane), macht man wie folgt: Man nehme etwas Wacholderöl. Dieses gewinnt man, indem man zerquetschte Beeren mit Olivenöl übergießt und einige Zeit in der Sonne ziehen lässt.

Dies mische man mit Öl aus den Samen des Johanniskrauts, das man wie oben beschrieben gewinnt, nur verzichtet man auf Lärchenharz.

Nun füllt man das Glas mit Johanniskrautblüten und Olivenöl auf und lässt es eine Woche an der Sonne ziehen. Danach sollte man das Öl abpressen und erneut über frische Blüten gießen und wieder eine Woche ziehen lassen. Je öfter man dies macht, desto besser. Zur innerlichen Einnahme genügen wenige Tropfen mehrmals täglich.

Man kann die Öle noch verstärken, indem man etwas Gold hinzugibt, zum Beispiel Aurum colloidale D4 (Staufen-Pharma), rund 20 ml auf 0,5 Liter Öl.

Zur Muskelentspannung kann man auch etwas fettes Bilsenkrautöl (Oleum Hyoscyami) zusetzen, das man rezeptfrei in der Apotheke bekommt.

als Buschen ist bis heute traditioneller Bestandteil der Volksmedizin. Auch Räucherungen verwendet man noch häufig.

Einer der volkstümlichen Namen des Johanniskrauts ist »Unser Frauen Bettstroh«. So bezeichnet man auch andere Kräuter wie das Echte Labkraut (Galium verum) und den Quendel (Thymus serpyllum). Als Kräuterkissen spenden sie Ruhe und bewahren vor Alpträumen.

Magische Kräuterbuschen, die man am besten zur Sommersonnenwende sammelt, hängt man in ländlichen Gegenden noch heute in Fensternischen, an Türen oder in Zimmerecken auf, um das Böse zu bannen. Auch Amulette sind bis heute üblich – immer sollen sie die Aura vor magischen Übergriffen schützen.

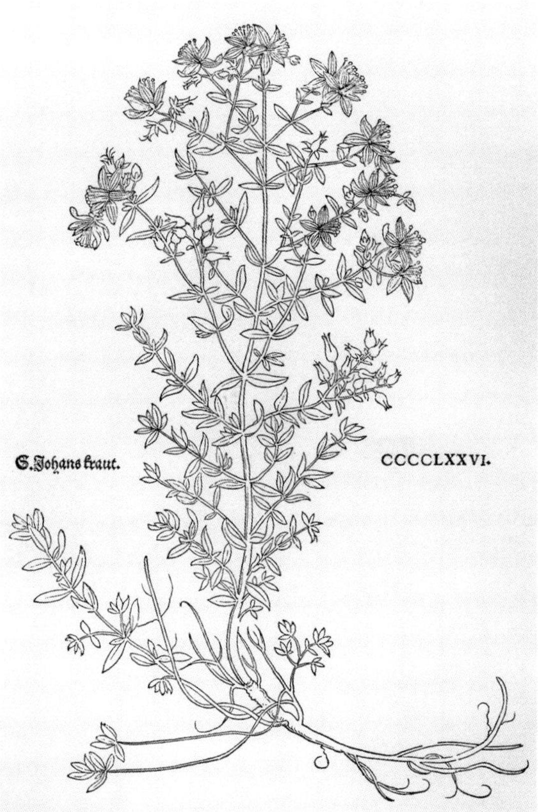

»Theophrastus Paracelsus gebrauchet es (Johanniskraut) wider die Verzauberung und Gespenster / diese wider den Teuffel dienende Krafft hab ich vor etlichen Jahren bey einem Besessenen erfahren. Ich hab ihm nemlich 2 Geschirlein voll von Reuterling (Wein) gegeben / derer eines / darein ich nemlichen die Essenz des Johannis Krauts Blumen Tropfen weis gethan / er so gehasset / dass ers nicht sehn noch vielweniger schmecken konnte. Er hat auch ein Mützlein mit gemelten Kraut unternähet alsobalden zerrissen.« (Aus: Johann Schröder, Chymische Apotheke oder höchstköstlicher Arzneischatz, 1685.) Leonhard Fuchs, 1543.

Einige Amulette, die vermutlich von Paracelsus stammen

Symbolik	Material	Herstellung und Anwendung
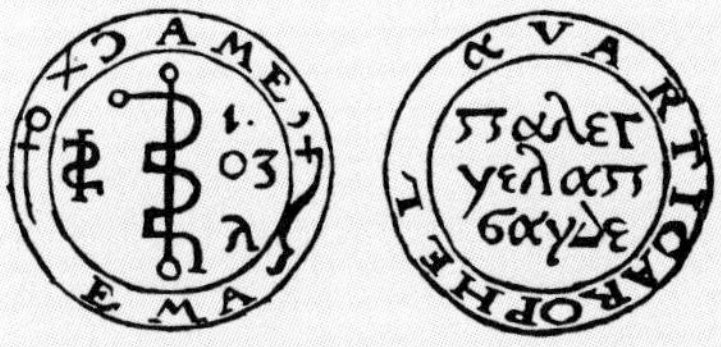	Legierung aus Gold, Blei, Kupfer, Zinn	Nach Sonnenuntergang das Gold schmelzen und das verflüssigte Blei zugeben. Wenn der Mond im Löwen steht, das Gemisch erneut schmelzen und Kupfer zugeben. Wenn der Mond im Skorpion steht, Metalle wiederum schmelzen und Zinn zugeben. Wenn die Sonne im Widder steht, in der Stunde der Sonne die Zeichen eingravieren. *Zur Prophylaxe und Nachsorge bei Schlaganfall.*
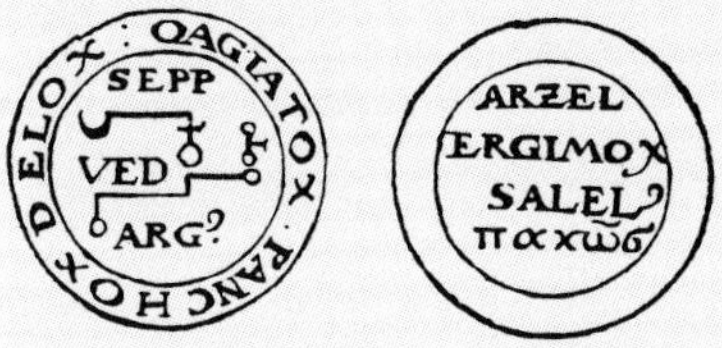	Legierung aus Gold, Kupfer, Silber, Zinn	Bei Neumond eine Legierung der vier Metalle herstellen. Danach in eine runde Form gießen. Wenn Jupiter im Fisch steht (alle 12 Jahre), die Symbole eingravieren. Bei abnehmendem Mond, in der Stunde der Sonne, einen goldenen Anhänger daran befestigen. Nach Fertigstellung beim ersten Neumond als Anhänger tragen. *Gegen Hirnschwund und andere Krankheiten des Hauptes.*
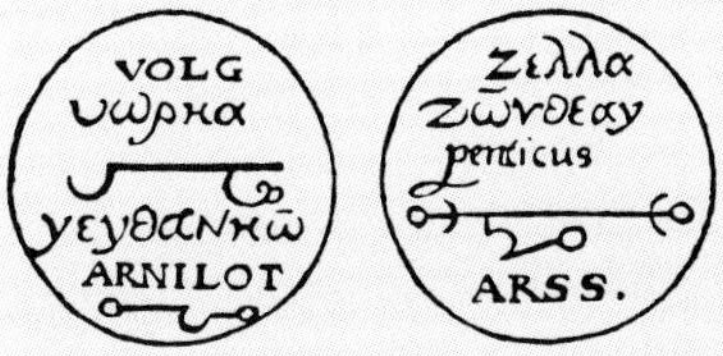	Legierung aus Gold, Eisen, Silber	Zur Stunde des Mars am Tag des Jupiters, wenn der Mond im Widder steht, die Metalle schmelzen und in eine runde Form gießen und mit einer Öse versehen. Die Symbole eingravieren, wenn der Mond 12° Stier steht. Hänge das Amulett in dem Moment um, wenn bei Vollmond der Mond gerade wieder abnimmt. *Gegen Schwindel.*
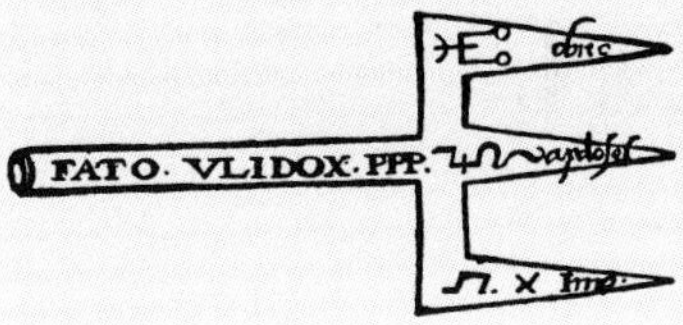	Aus einem Hufeisen geschmiedet (möglichst gefunden)	An einem Freitag zur Stunde des Saturns schmieden. Graviere die Symbole an einem Sonntag vor Sonnenaufgang ein. Danach gebe die Gabel in fließendes Wasser, sodass nichts herausschaut, und lasse sie dort liegen. Der Zauber wird weichen und sich gegen den Verursacher wenden. *Schutzamulett gegen Impotenz durch Zauberei.*
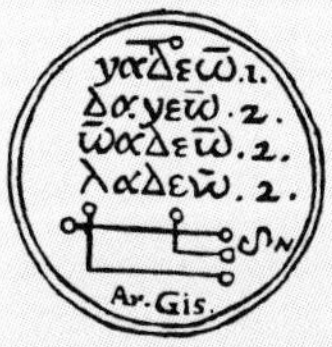	Kupfer; Menge je nach Größe	In der Stunde der Venus anfertigen mit zwei Ösen; wenn es nicht fertig wird, das Werk erst zur erneuten Venusstunde weiterführen. Das Amulett bei abnehmendem Mond zu seiner Stunde an einer Schnur an beiden Ohren befestigen, sodass es auf der Höhe des Steißbeins liegt mit den Symbolen zum Körper. *Fördert die Menstruationsblutung.*
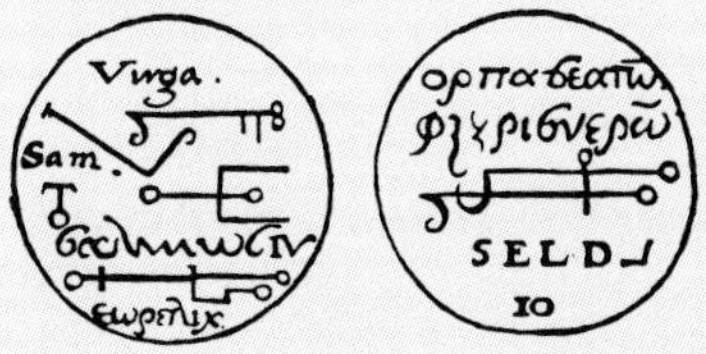	Silber; Menge je nach Größe	In der Stunde der Sonne anfertigen. Das Amulett in einem seidenen Tuch eingenäht auf Nabelhöhe anbringen, mit der Seite, auf der die 10 steht, zum Körper gewandt. Nach Besserung noch 30 Tage tragen, aber nicht länger, sonst soll die Blutung ganz versiegen. *Hemmt die Menstruationsblutung.*

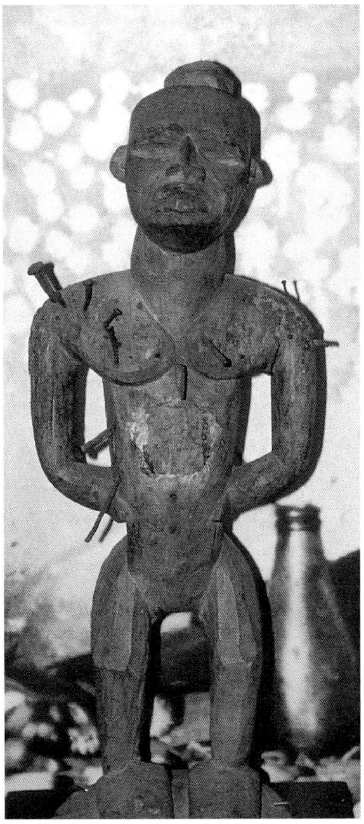

Nagelfetisch aus Schwarzafrika. Durch Einschlagen von Nägeln werden Krankheitsdämonen gebannt. Medizinhistorisches Museum Zürich (Foto: O. Rippe).

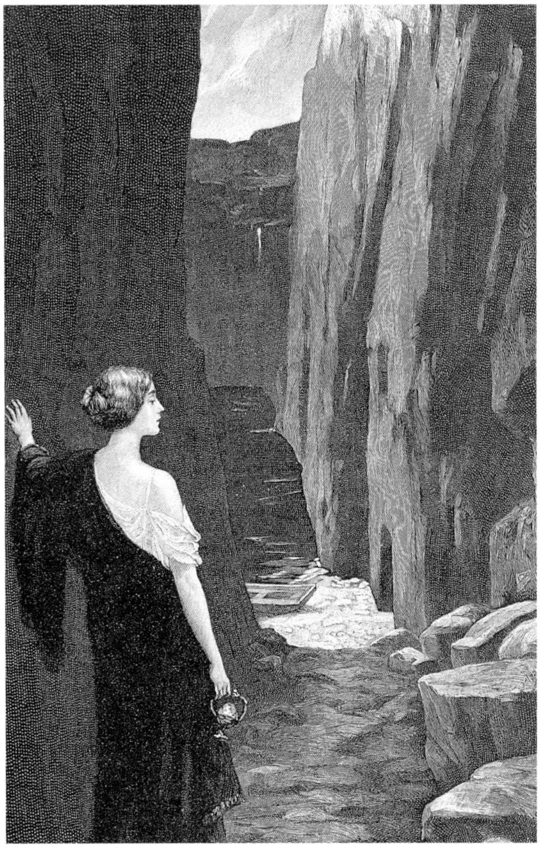

»Psyche am Eingang zur Unterwelt«, Stahlstich, 19. Jahrhundert.

Magische Angriffe heilt man magisch

Einer der Lehrsätze des Paracelsus lautet: Zauberei muss man mit Zauberei bekämpfen, jede andere Art des Heilens ist vergebene Liebesmüh.

Es gibt keine Kultur auf dieser Erde, die die Magie nicht kennt und nutzt. Besonders im Voodookult Afrikas und in schamanischen Kulturen Amerikas und Asiens sind Fetische und Amulette noch immer unverzichtbare Bestandteile der Heilkunst. Dies vor allem deshalb, weil man dort noch von der Wirkung astraler Wesen und von Hexerei überzeugt ist. Aber wenn wir ehrlich sind, dann hat jeder irgendwo einen glücksbringenden Talisman versteckt, und sei es nur der Pfennig in der Geldbörse.

Die Wirkung solcher Gegenstände erklärt sich nach den gleichen Gesetzen wie der Schadenszauber, nur ist die Zielsetzung eine andere. Was dort Schaden erzeugt, soll hier heilen oder ein Magnet des Glücks sein. Die Regeln sind aber dieselben. Mit anderen Worten: Jeder, der das eine kann, kann prinzipiell auch das andere. Magie ist also wie ein Messer, man kann damit Brot schneiden oder jemanden erstechen. Wer ist nun schuld, das Messer oder derjenige, der es verwendet? Daher ist es in der Magie unumgänglich, sich um die Reinheit des Herzens zu bemühen, also um Vernunft, mit der man sich von seinem »viehischen« Charakter befreit, aus dem heraus die »schwarze Magie« ensteht.

Bleibt es bei Verwünschungen, dann sollte man folgenden Rat des Paracelsus beherzigen: »Ich versetze mein Gemüt in Ruhe zur Verteidigung, indem ich daran denke, niemandem etwas Übles zuzufügen. Durch diese Milde kann der große Neid, der gegen mich gerichtet ist, nicht wirken. Frömmigkeit ist die höchste Bewahrung vor Zauberei, die von einem anderen gegen mich gerichtet ist« (Paracelsus III/119).

Genügt dies nicht, weil der andere ein Zauberer ist und vielleicht sogar eine Puppen- oder Bildmagie gegen einen einsetzt, braucht man andere Mittel: »Ich mache einen Homunculus von meinem Wesen aus Wachs und lege ihn an seinen Ort. Nun wird alles, was gegen mich durch Zauberei gemacht wird, in dem Bild vollbracht (...). So kommen die Geister zusammen und es geschieht auf beiden Seiten kein Schaden und in keinem Teile eine Wirkung. Wir haben also angezeigt, wie den Zaubereien zuvorzukommen ist« (Paracelsus III/118).

Ein Homunculus ist ein Dienstgeist, den man zu verschiedenen magischen Zwecken verwendet.

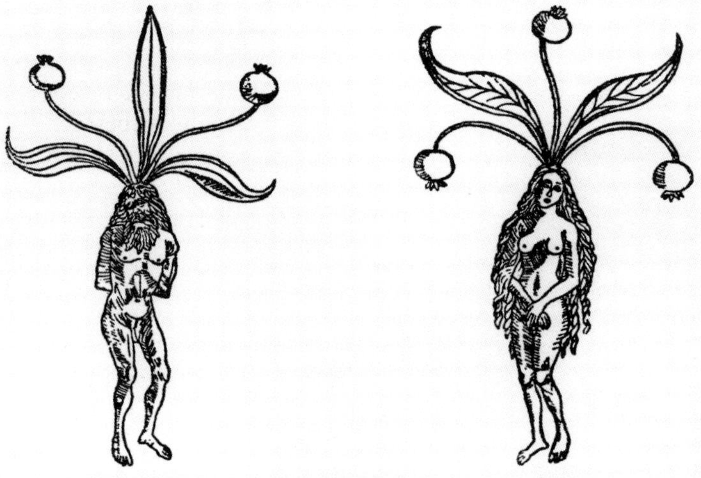

Alraunen als Mann und Frau.
Aus: »Hortus sanitatis«, 1485.

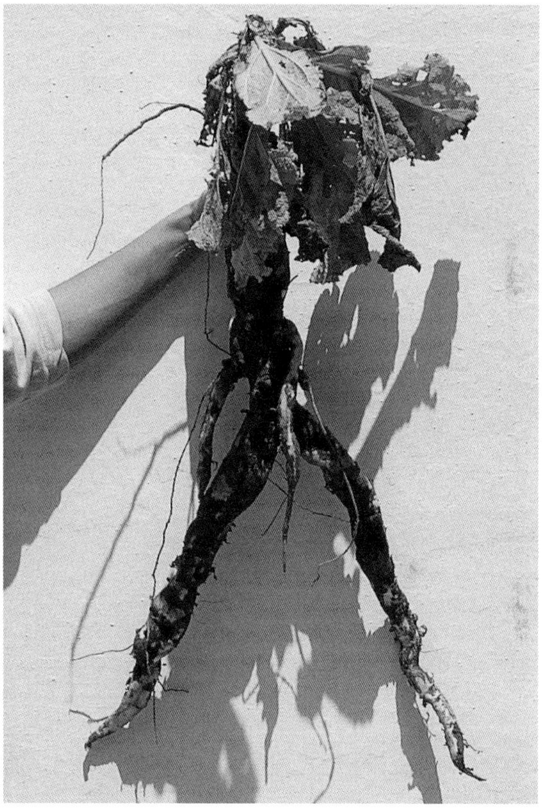

Alraune (Mandragora officinarum) aus Griechenland (Foto: O. Rippe). »Von dieser Wurzel gessen / oder getruncken / macht so sehr schlaffen / daß man Glieder vom Leib schneiden kan / daß der Patient nicht empfindet. Alraun / in Menschen Form / ist lauter Fabelwerck / und ein geschnitzt / gemacht Ding von Bryonienwurtz.« Adamus Lonicerus, 1679.

Wichtig ist, dass man die Figur aus Wachs, Holz oder Lehm belebt. Dies macht man beispielsweise, indem man Körpersekrete, beispielsweise Blut und Sperma oder Haare der betreffenden Person in die Puppe einarbeitet.

So manchen Homunculus kann man aber auch in der Natur finden. Dies sind vor allem Wurzeln, die eine menschenähnliche Gestalt haben, zum Beispiel von Wurmfarn, Zaunrübe, Ginseng und Alraune. Letztere dürfte wohl die Pflanze mit der größten magischen Zauberkraft sein.

Hildegard von Bingen meinte, dass die Alraune der erste Versuch Gottes gewesen sei, den Menschen zu erschaffen. Kaiser Rudolf II. soll ein Vermögen ausgegeben haben, um in den Besitz einer solchen Wurzel zu gelangen. Der bloße Besitz macht aber noch keinen Homunculus, denn um magisch zu wirken, muss man Alraunen rituell graben und anschließend beleben. Überhaupt sollte man magische Gegenstände lieber nicht für Geld kaufen, sondern entweder selber sammeln und anfertigen oder von einer vertrauenswürdigen und erfahrenen Person geschenkt bekommen. Amulette, die man auf Esoterikmessen kaufen kann, haben also nur geringen Nutzen.

Neben einem Homunculus sind die wichtigsten Werkzeuge in der magischen Heilkunst Amulette aus den Planetenmetallen.

Die himmlischen Kräfte sind am stärksten in den Metallen verkörpert. Das Medium zur magischen Übertragung sind Legierungen, in die man magische Symbole eingraviert. Damit sie ihre volle Wirkung entfalten, muss die gesamte Herstellung in einer Synchronizität zum Gestirn stehen, das bedeutet, dass nicht nur das Material, sondern auch der Zeitpunkt der Herstellung und der Anwendung vom Gestirn bestimmt wird. Die verwendeten Symbole sind entweder göttliche Eingebungen, Offenbarungen helfender Geistwesen oder nach kabbalistischen Denksystemen entworfen. Hierzu dienen vor allem die »magischen Zahlenquadrate«. Näheres kann man bei Agrippa von Nettesheim nachlesen, der ein wahrer Meister der Magie war.

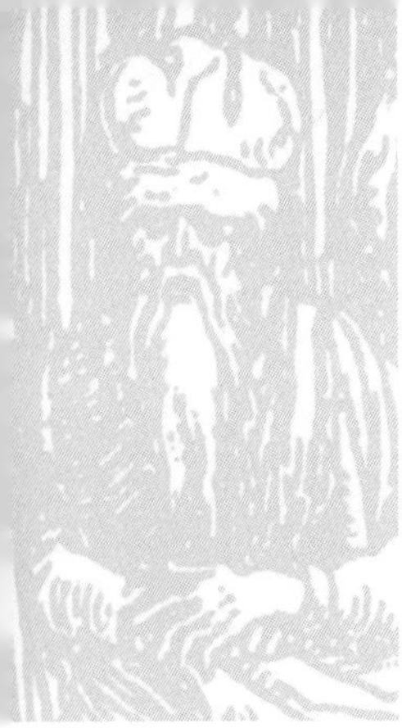

Das Ens dei – Die Macht des Schicksals

»Der Mensch ist nur darum aus den äußeren Kreaturen geschaffen, dass er infolge seiner Leiden sich selbst betrachte und erkenne, woraus er gemacht ist.« (Paracelsus I/374)

Krankheit als Fegefeuer

Bei den bisher besprochenen Entien kann der Therapeut meistens einen günstigen Einfluss auf den Krankheitsverlauf ausüben, sofern man nicht erst in einem sehr fortgeschrittenen Stadium eine Behandlung beginnt. Denn je ausgeprägter die Degeneration ist und je länger ein Leiden besteht, desto schwieriger wird jede Therapie.

Bei dem letzten Ens ist alles anders. Im Prinzip entzieht es sich vollständig einer therapeutischen Einflussnahme, denn hier ist es Gott selbst, der die Krankheit verursacht, und nur er kann die Folgen dieses Ens erlösen.

Um die letzte Ursache von Krankheit zu verstehen, muss man die monotheistische Gottesvorstellung von Paracelsus akzeptieren. Zwar kennen auch polytheistische Kulturen Gottheiten, die Krankheiten senden, nur sind die unterschiedlichen Leiden verschiedenen Göttern zugeordnet. Bei Paracelsus summieren sich diese Ursachen zu einer, die alle anderen Kräfte umfasst. Diese Kraft nannte er Gott.

Was Paracelsus als Gott bezeichnete, ist die Kraft hinter den Kräften. Es ist das Licht am Anfang der Welt, das sich durch das Prisma der Materie in sieben Strahlen teilt. Erst auf dieser Ebene sind die alten Götter zu Hause, die als Gestirne auf uns wirken und in unseren sieben Hauptorganen und in den sieben Planetenmetallen verkörpert sind. Über diesen Kräften gibt es allerdings eine übergeordnete Instanz, die alles in sich vereinigt. Im Menschen ist dies die Vernunft, als Spiegelbild des göttlichen Lichts.

Die Krankheiten des »Ens dei« sind bei Paracelsus immer vom verborgenen Willen des Göttlichen gezeichnet, den der Mensch niemals ganz verstehen wird. Er bezeichnete diese Krankheiten

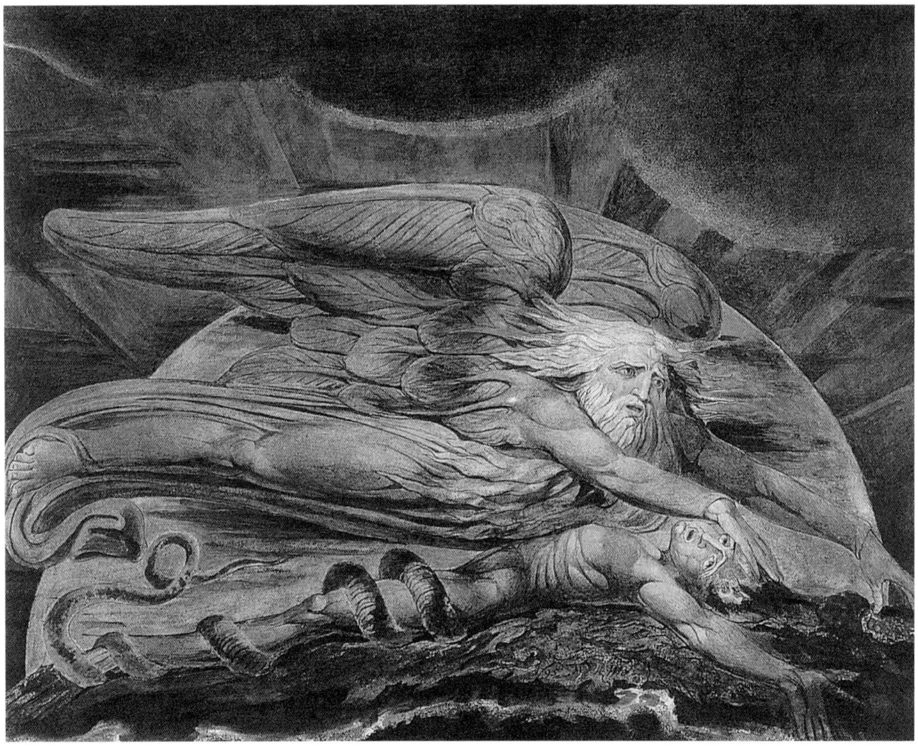

Gott will, dass wir seine Zeichen tragen. »Elohim creating Adam« von William Blake, 1795.

als Gottesgeißeln, die nur dann über den Menschen hereinbrechen, wenn er nicht seiner göttlichen Vernunft folgt, sondern seinen Leidenschaften, die unter dem Einfluss der Gestirne stehen. Das »Ens dei« ist auch ein stetiger Beweis für unsere Unvollkommenheit und Unwissenheit.

Letztlich sind alle Leiden göttlichen Ursprungs, doch sind bei den ersten vier Entien die Ursachen immer nur indirekt mit dem Göttlichen verknüpft. Als Ursache aller Ursachen schuf das Göttliche zwar alle Bedingungen, durch die man krank werden kann. Allerdings greift es nicht immer direkt ein, und der Mensch kann sich daher, wenn er will, gegen diese Bedingungen bis zu einem gewissen Grad wehren. Paracelsus bezeichnete diese Krankheiten als natürliche, weil sie ein Spiegelbild der Natur des Menschen sind und auf natürlichen Ursachen beruhen, deren Wesen und Wirkung man verstehen kann, wenn man sich Mühe gibt. Die Heilung ist entsprechend mit einer Bewusstwerdung über die Bedingungen des Selbst verbunden.

Beim »Ens dei« soll der Mensch dagegen das Übernatürliche und damit sein eigentliches Selbst begreifen. Die einzige mögliche Heilung besteht hier im Vertrauen in die göttliche Führung. Dies geschieht aber nicht durch Therapieverfahren, sondern nur durch das eigene Bemühen, das Göttliche zu erkennen und es als höchste Macht zu akzeptieren. Erst dann ist eine vollkommene Verwandlung der Seele möglich, denn Krankheiten des »Ens dei« sind das Fegefeuer, das die unvollkommene Seele läutert, damit man wie der Phönix aus der Asche eine Wiedergeburt auf einer höheren Bewusstseinsebene erleben kann. Wann dieser Zeitpunkt des geistigen Erwachens erfolgt, liegt einzig und allein im unergründlichen Ratschluss Gottes und nicht in der Macht des Menschen.

Der Sündenfall und die Freiheit des Menschen

Die Ursache der Ursachen von Krankheit sah Paracelsus im Sündenfall, der geschah, als der Mensch vom Baum der Erkenntnis aß. Dadurch kam es zum luziferischen Fall des Geistes in die Materie. Erst ab diesem Zeitpunkt konnte der Mensch das wahre Gesicht der Welt sehen, mit all seinem Leid, dem er von nun an unterworfen war.

Man kann sich nun jammernd vor die Klagemauer stellen, weil man nicht mehr im Paradies der Gesundheit verweilt. Nach Paracelsus besteht das menschliche Los aber nicht darin, ständig unter Palmen zu liegen, sondern darin, den manchmal schmerzhaften Weg der Erkenntnis durch die Krankheit zu gehen. Schließlich ist die Erde ein saturnaler Erziehungs- und Strafplanet und kein Freizeitklub.

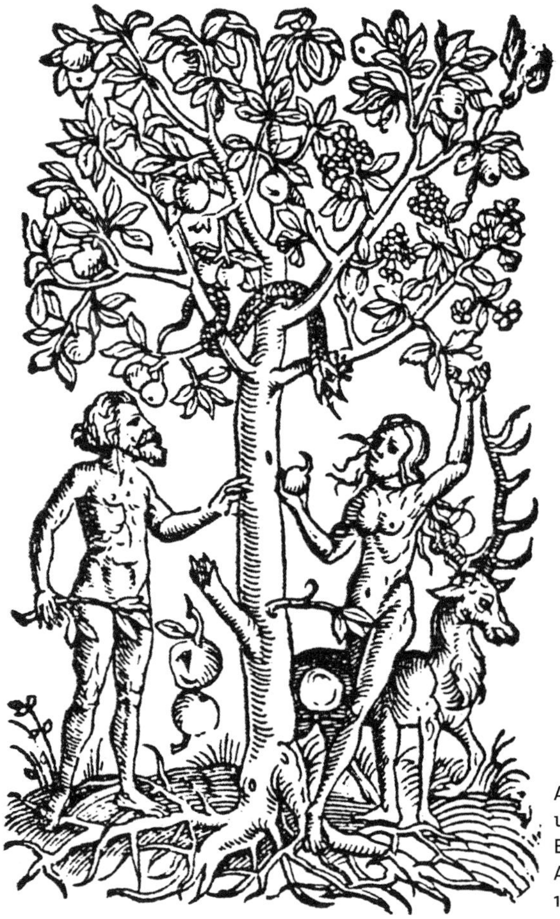

Adam und Eva und der Baum der Erkenntnis. Adamus Lonicerus, 1679.

»Jede Krankheit ist ein Fegefeuer. Daher kann kein Arzt heilen, wenn nicht nach Gottes Ratschluss das betreffende Fegefeuer beendet sein soll. Denn der Arzt soll und kann nicht gegen die göttliche Bestimmung des Fegefeuers wirken.« (Paracelsus I/55)

Der Sündenfall hatte aber auch sein Gutes, denn seither ist der menschliche Wille frei. Doch diese Freiheit führte auch zur Möglichkeit von Krankheit, weil wir nicht mehr an die Gebote Gottes gebunden sind. Dadurch wird deutlich, warum die Menschheit dem Phänomen Krankheit unterworfen ist wie nie zuvor, denn der Mensch entfremdet sich immer mehr vom Ursprung seines Seins, dafür hat er aber Fähigkeiten entwickelt, viele Bedingungen des Lebens selbst zu bestimmen.

Paracelsus ging davon aus, dass die zunehmende Entfremdung zu immer größeren Problemen in der Heilkunst führen wird: »Ihr sollt wissen, dass es zu Zeiten des Hippokrates (...) eine Glückseligkeit war, ein Arzt zu sein. Denn damals waren nur geringe Fegefeuer über die Menschen verhängt. Heute aber und in alle Zukunft hat man viel weniger Erfolg mit der Heilkunst und dieser Erfolg wird sich im Laufe der Zeit immer noch vermindern, weil das Böse in der Welt zunimmt. Darum hat es auf der Welt niemals schlechtere Ärzte gegeben als heute. Denn das Fegefeuer ist so hart, dass kein Arzt es bezwingen kann« (Paracelsus I/57).

Die einzige Erlösung vom Fegefeuer des Leids sah Paracelsus in einer freiwilligen Rückbesinnung auf die metaphysischen Gesetze der Schöpfung, allerdings auf einer höheren Bewusstseinsstufe durch das Erleben von Krankheit. Verständlich wird dies, wenn man beachtet, dass die Worte heilen und heilig miteinander verwandt sind – nur der kranke Mensch kann geheilt werden und nur der geheilte Mensch wird geheiligt. Dabei bedeutet Heilung vom Fegefeuer bei Paracelsus gleichzeitig eine Bewusstwerdung des höheren Selbst.

»Da er (Gott) uns die Krankheit geschickt hat, so könnte er sie uns wohl auch ohne Arzt nehmen, wenn die Zeit gekommen ist, wo das Fegefeuer zu Ende sein soll. Der Grund dafür, dass das nicht so geschieht, ist der, dass Gott nichts ohne den Menschen tun will. Tut er Wunder, so wirkt er sie durch Menschen und an Menschen.« (Paracelsus I/56f.)

Wann dieser Zeitpunkt erreicht ist, liegt aber nicht am Menschen allein. Was wir beitragen können, ist vor allem unser Wille zur Heilung, der darin besteht, sich um Liebe und Wissen zu bemühen. Alles andere liegt im unergründlichen Wirken Gottes, und nur er bestimmt, wann eine Heilung erfolgt (I/55f.).

Nur wenn es im göttlichen Weltenplan vorgesehen ist, ist eine Verwandlung von Krankheit in Gesundheit möglich und auch dann nur, wenn der Leidende sich zu einem Leben in Harmonie mit den Gesetzen der Schöpfung bekennt.

Gott ist aber nicht nur die letzte Ursache allen Leids, er ist gleichzeitig auch der größte Heiler. Viele Therapeuten kennen das unerklärliche Phänomen der Spontanheilung, selbst bei völlig aussichtslosen Fällen. Paracelsus glaubte, dass Gott solche Wunderheilungen bewirkt. Warum er nicht öfter eingreift? Weil wir möglichst selbst den Weg zur Heilung finden sollen.

Außerdem will er seine Kraft geheim halten, »damit der Mensch die göttliche Hilfe nicht nur in Wunderwerken bei Gott selber finde, sondern auch bei dessen Geschöpfen, den Heilkünstlern« (Paracelsus I/59). Wenn Gott selbst die ganze Arbeit machen würde, wäre der Heilkünstler arbeitslos, und jeder Gedanke über die Heilkunde wäre eine sinnlose Zeitverschwendung. Dies ist aber nicht im Sinne Gottes.

Es gibt noch einen anderen Grund, warum man Krankheiten des »Ens dei« nicht so einfach heilen kann, denn »die Menschen, die nicht dem Satan anhangen, straft er nicht um ihrer Sünden willen, sondern um sie auszuzeichnen und sie allgemein als seine Anhänger kenntlich zu machen. Diesen kann kein Arzt helfen. Denn Gott will, dass sie seine Zeichen tragen« (Paracelsus I/58).

Die Gezeichneten sollen dem Menschen ein Vorbild sein, denn sie sind von der höchsten Macht berufen. Oft sind gerade sie es, die die Heilkunst perfekt beherrschen, weil ihnen Gott die möglichen Heilwege zum richtigen Zeitpunkt eingibt. Paracelsus nannte diese Heiler »Fideles« (siehe Seite 31). Sie heilen durch die unerschütterliche Kraft ihres Glaubens und spenden Trost und Hoffnung, wenn eine Heilung scheinbar nicht mehr möglich ist.

Das Unheilbare, der Tod und das Schicksal

Paracelsus meinte, dass jeder Sieg über eine Krankheit einem gleichzeitig hundert Niederlagen einbringt. Vielleicht ist die Zahl etwas übertrieben, doch im Prinzip hat er recht. Noch nie gab es eine Zeit, in der man alle Krankheiten heilen konnte, und eine solche Zeit wird auch niemals kommen.

Selbst die besten Therapeuten sind immer wieder mit dem Problem des Unheilbaren und mit dem Tod ihrer Patienten konfrontiert, schließlich ist der Tod die einzige Gewissheit des Lebens. Dies kann sogar bei einfachen Krankheiten geschehen, bei denen die Ursache eindeutig erscheint und eine Therapie Routine ist.

Mit diesem Unwägbaren muss ein Therapeut immer rechnen. Der Traum vom Sieg über Krankheit ist eben nur ein Traum. Ohne Krankheit zu leben, würde zudem bedeuten, das wir die Geschwister Alter und Tod besiegt hätten. Das Altern können wir vielleicht verzögern, was durchaus im Sinne Gottes ist, wie Paracelsus mehrfach betonte. Den Tod können wir aber in keinem Fall besiegen, denn damit hätten wir uns dem Einfluss des Göttlichen entzogen, was unmöglich ist (I/56).

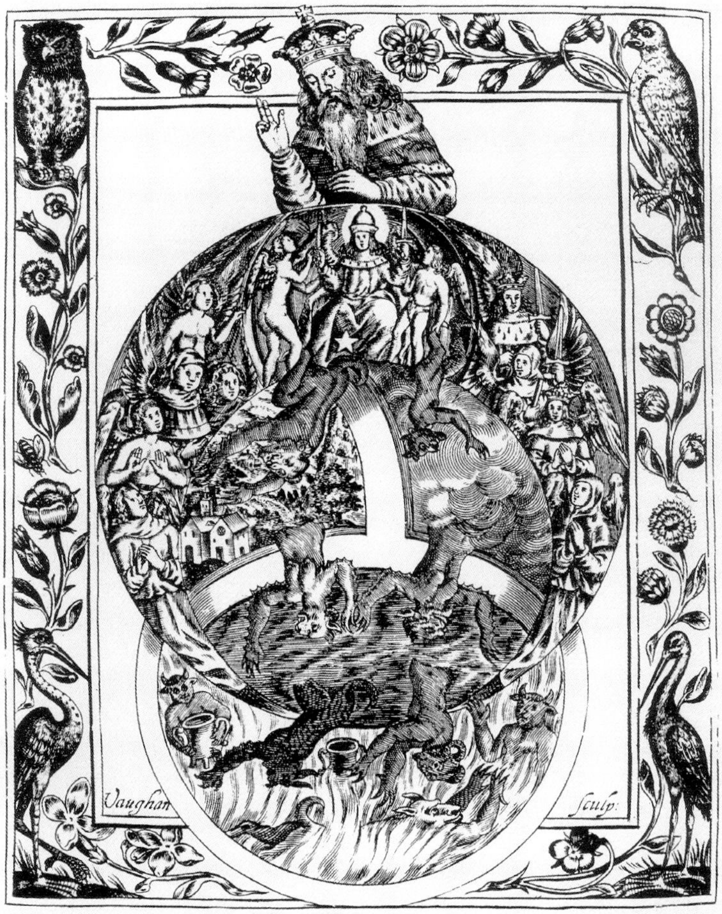

Der Sündenfall oder die Krankheit als Fegefeuer. Elias Ashmole, 1652.

Alter, Krankheit und Tod bleiben auch in Zukunft das unausweichliche Schicksal des Menschen und ein Gesetz der Natur. Nur durch den Tod kann neues Leben entstehen. Sterben ist somit eine Initiation in das Geheimnis der Schöpfung. Der Wunsch nach dem ewigen Leben entspringt der Unwissenheit über die Gesetze der Schöpfung sowie der Angst vor dem Unsichtbaren und Unwägbaren. Diese Angst löst sich erst auf, wenn man die Gesetze des Unsichtbaren erkannt hat.

Die wahre Unsterblichkeit besitzen wir bereits. Diese ist aber geistig und unabhängig vom Körperlichen. Der Tod ist also kein Feind, sondern eine Möglichkeit der Erneuerung, um von Inkarnation zu Inkarnation die Stufen zur höchsten Erkenntnis emporzusteigen.

Um aber von den Krankheiten des »Ens dei« geheilt zu werden, muss man aus dem »Brunnen der Erinnerung« trinken. Nur dann erkennt man den göttlichen Willen. Jede Initiation erfordert jedoch Demut vor den höheren Mächten sowie ein Opfer. Dies gilt sogar für Götter.

Als Odin, die höchste der germanischen Gottheiten, aus dem heiligen Brunnen trinken wollte, um die universelle Weisheit zu besitzen, war der Preis eines seiner Augen. Dadurch gelangte er aber auch zur »Ein«sicht in die Zusammenhänge aller Erscheinungen. Bei uns Menschen ist die Krankheit der Schlüssel zur Einsicht. Denn wie Paracelsus bemerkte, besteht der einzige Grund der menschlichen Existenz darin, »dass er infolge seiner Leiden sich selbst betrachte und erkenne, woraus er gemacht ist« (Paracelsus I/374). Hat er dies erkannt, hat er gleichzeitig das Wissen über die höchste Schicksalsmacht erlangt, wie immer man diese auch nennen mag.

In alten Zeiten war man überzeugt davon, dass solche höheren Mächte die Fäden des Schicksals weben und auch die Länge des Lebens bestimmen. Bei den Griechen waren es die Göttinnen Klothos, Lachesis und Atropos, die man »Moiren« nannte. Die Germanen hatten eine ähnliche Vorstellung. Sie nannten die drei Schicksalsgöttinnen »Nornen« (siehe Ralph Metzner, 1994).

Die älteste Norne ist Urd; von ihr leitet sich unser Wort Ursprung ab. Sie hütet das Ahnenwissen und verkörpert die Weisheit des Lebens. Sie ist auch die Hüterin des Brunnens der Erinnerung.

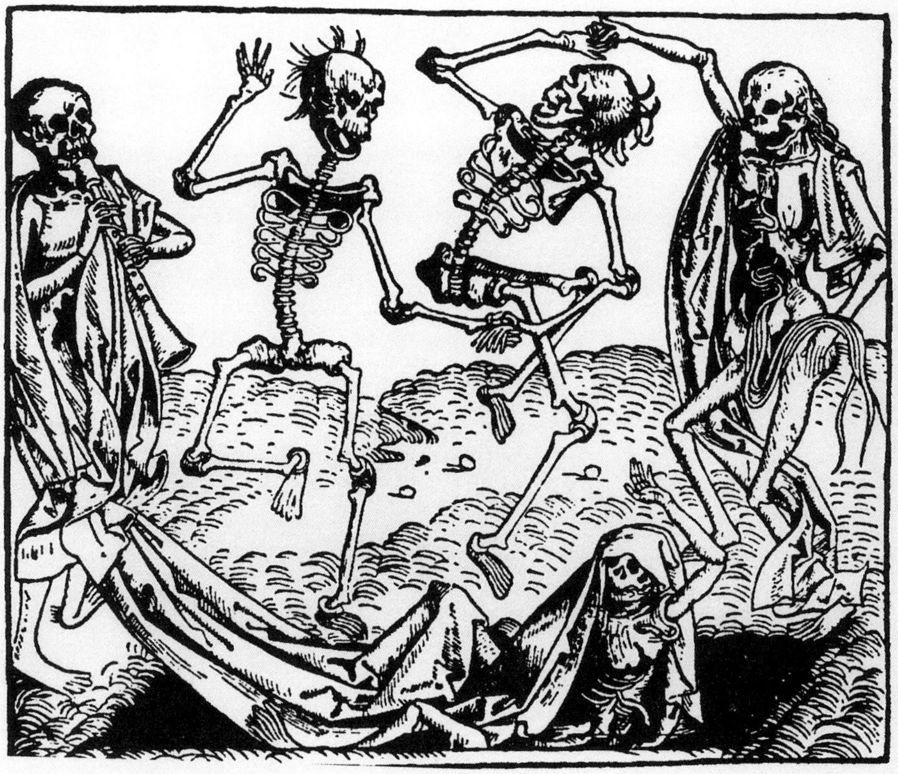

Totentanz.
Aus: »Schedelsche Weltchronik«, 1493.

Ihre Farbe ist Schwarz wie die Erde. Die zweite Norne nennt man Verdandi; von ihr leitet sich unser Wort Werden ab. Sie ist die Verkörperung der Fruchtbarkeit und ihre Farbe ist Rot wie das Blut. Die jüngste Norne ist Skuld, ihre Farbe ist Weiß wie das neugeborene Leben. Von ihr stammt unser Wort Schuld, das man mit dem Begriff Karma gleichsetzen kann. Schuld ist eine Lebensaufgabe, die man erfüllen muss. Ist dies geschehen, schneidet Skuld den Lebensfaden durch. Sie verkörpert daher den Tod.

»Wie viele Seelen gibt es, die für die Wahrheit so heiß entflammt sind, dass sie das Angesicht der Wahrheit auch in seiner Strenge noch zu lieben vermöchten, wenn es sich ihnen enthüllt im Bilde der eigenen Krankheit?« (Elise Wolfram)

Paracelsus meinte zum Tod, das er ein Zeitpunkt ist, an dem alles Wichtige, das im Weltenplan für einen vorgesehen war, bereits geschehen ist, sodass man die Erde wieder verlassen muss. Der Tod befreit die unsterbliche Tugend oder die Seele vom sterblichen Körper, und der Geist ist frei (III/243). Der Ursprung des Lebens, zu dem die Seele und der Geist zurückkehren, ist das Licht am Anfang der Welt, das dem Element Luft gleicht (III/239). Nur dadurch kommt es zur Wiedergeburt auf einer höheren Schwingungsebene. Diesen Prozess ahmt der Alchimist nach, wenn er ein Arkanum herstellt, denn nur durch den Tod wird die Arznei geboren. Übertragen wir dies auf den Menschen, dann bietet der Tod die letzte Möglichkeit, die bleierne Schwingung des Erdenlebens in die höchste zu verwandeln, die dem Gold gleicht.

Die Erkenntnis höherer Welten

Die Aufgabe des Therapeuten ist es zu heilen, wann immer dies möglich ist. Bei den karmischen Krankheiten, die mit dem »Ens dei« in Beziehung stehen, ist aber keine Heilung möglich, zumindestens nicht mit natürlichen Mitteln.

Um das Karma einer Krankheit aufzulösen, müsste man als Therapeut bereit sein, das Leid seiner Patienten zu übernehmen, denn »wenn wir Menschen die Ketten zerbrechen, fällt das auf uns, was sonst mit den Ketten gebunden ist« (Paracelsus I/663).

Andernfalls müsste man das Göttliche mit magischen Mitteln zwingen. Man müsste Kräfte beschwören, die gegen die göttliche Vorsehung wirken. Diese Beschwörung nennt man in der Magie »Höllenzwang«. Wer immer Erfahrung in der magischen Kunst hat, der warnt vor diesem

Das Licht in der Natur

1. Die Trinität des Namenlosen; das Element Luft als Träger des Lichts.

2. Die Welt der sieben Intelligenzien.

3. Die Elemente Feuer und Wasser als Vater und Mutter des Lebens.

4. Alchimistisches Arbeiten und Transmutation.

5. Die »Tria Principia« als Gegenpol zur göttlichen Trinität. Das Element Erde als Schatzhüterin der Quintessenz (Licht in der Materie).

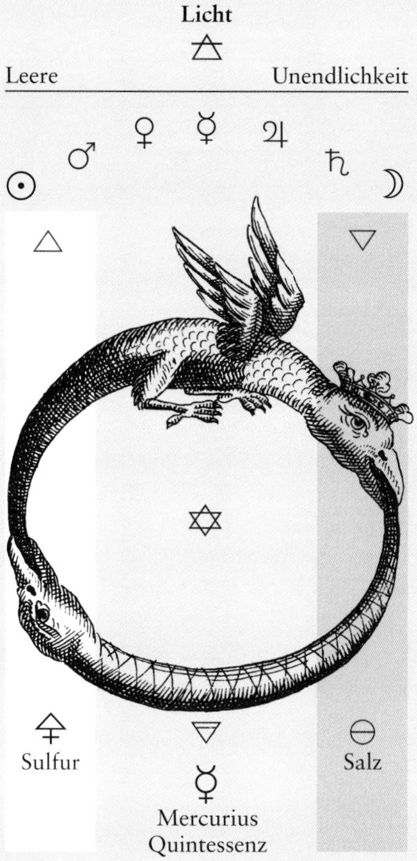

Geist
Licht
Schöpfungskräfte
(Natura Naturans).

Die Dualität der Existenz mit Merkur als Träger des Lichts.

Stoff
Schatten
Schöpfung
(Natura Naturata).

Die Grafik stellt die verschiedenen Ebenen der Schöpfung dar. Auf der obersten Ebene befindet sich die göttliche Trinität, die sich aus der Leere und der Unendlichkeit zusammensetzt. Diese zwei bilden das dunkle Chaos oder die »Prima materia«. Ihre Vereinigung führt zu einem Dritten, dem Licht, oder zur Ordnung aus dem Chaos. Dieses Licht wird über das Element Luft in die Welt getragen. Dies entspricht dem göttlichen Funken am Anfang der Existenz oder dem luziferischen Fall des Geistes in die Materie (= Sündenfall).

Dieses Licht wird auf der nächsten Ebene, der astralen Welt der Planetenintelligenzien, wie durch ein Prisma in sieben Bestandteile zerlegt. Dies entspricht der Vielfalt der Phänomene. Die Sonne, das Feurige, Männliche und Zeugende, beseelt die Leere. Der Mond, das Wässrige, Weibliche und Gebärende, begrenzt die Unendlichkeit. Dem Solaren zur Seite stehen Mars und Venus, die die seelische Ebene umfassen. Dem Lunaren zur Seite stehen Jupiter und Saturn, die für Form und Struktur stehen. Merkur, der Götterbote, ist das Kind aus der Vereinigung von Sonne und Mond. Er ist mit der Luft identisch und überträgt die geistige Schwingung in die Materie.

Auf der untersten Ebene finden wir, spiegelbildlich zur göttlichen Trinität, das Sulfurische (Seele) mit der Sonne in Verbindung und das Salzhafte (Körper) mit dem Mond. Dazwischen befindet sich das Merkurielle (Geist). Es ist Träger der Quintessenz, der Kräfte des göttlichen Lichts in der Materie (= Element Erde).

Die zwei Säulen verkörpern die geschlechtliche Dualität der Existenz, dies entspricht der Vorstellung von Yang und Yin, wird aber im Abendland Sonne (Vater) und Mond (Mutter) genannt.

Der Ouroboros verkörpert das alchimistische Arbeiten im Labor. Die Flügel und die Krone des oberen Drachen verkörpern das Lösen der Quintessenz aus der Materie (Solve). Der flügellose Drache bezeichnet das Niederschlagen nach der Vergeistigung (Coagula). Dies ist auch der ewige Zyklus von Tod und Wiedergeburt. Auf diese Weise gewonnene Arzneien sollen die gefallene Seele (Blei) läutern und eine Erkenntnis über das Licht in der Natur bewirken (Gold). Die Transmutation von Blei in Gold ist die Erlösung von Krankheit durch die Heilung.

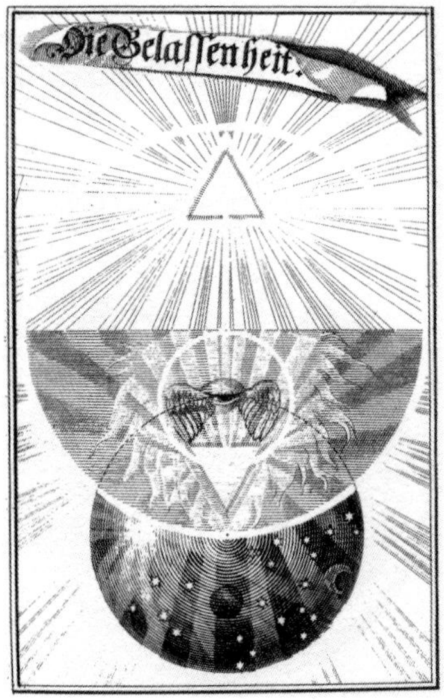

»Die Seele ist ein Feuerauge, oder ein Feuerspiegel, darin sich die Gottheit hat geoffenbaret (...). Sie ist ein hungrig Feuer und muss Wesenheit haben, sonst wird sie ein hungrig finster Tal« (zit. nach A. Roob, 1996). Jacob Böhme, »Theosophische Wercke«, 1682.

Schritt, denn man mischt sich in einen Konflikt ein, dessen Macht und Größe man niemals übersehen, geschweige denn seine Folgen tragen kann.

Der Weg des Heilens ist ein ganz anderer. Er besteht darin, dem Leidenden ein Bewusstsein über das höhere Selbst und die Schöpfungsgesetze zu ermöglichen. Doch wie soll dies geschehen? Die Antwort ist der Trank, den Odin aus dem »Brunnen der Erinnerung« bekam und der sicher nicht nur aus Wasser bestand.

In alten Kulturen kannte man noch zahlreiche Einweihungstränke, um in das Geheimnis des Unsichtbaren initiiert zu werden. Immer bestanden sie aus den Geist bewegenden Substanzen wie Alraune, Bilsenkraut, Mutterkorn oder Opium. Ähnliche Tränke nutzt man heute heilkundlich fast nur noch in den schamanischen Kulturen außerhalb Europas.

Auch Paracelsus kannte diesen Weg. Viele seiner Rezepte beinhalten solche Stoffe, und er verwendete sie, wenn keine andere Arznei mehr helfen konnte. Die wichtigste Zutat war bei ihm aber etwas Unsichtbares, das alle Stoffe in ihrer Wirkung übertrifft. Manche Mythen, Sagen und das folgende Märchen erzählen davon:

Die drei Farben der Schicksalsgöttinnen begegnen uns auch in dem alchimistischen Märchen von Schneewittchen. Sie hat eine weiße Haut wie Schnee, rote Lippen wie Blut und schwarze Haare wie Ebenholz. Die Farben entsprechen der »Tria Principia« und sie verkörpern das »Große Werk« der Alchimie (Gebelein, 1991). Die erste Farbe nennt man »Nigredo«, die Schwärzung. Mit ihr ist der Prozess der Fäulung oder Putrefactio verbunden, für die man als Symbol oft eine schwarze Sonne (Saturn) verwendete. Die zweite Farbe ist »Albedo«, die Weißung. Sie verkörpert die Reinigung oder Purificatio. Die dritte Farbe ist »Rubedo«, die Rötung. Sie ist die Vollendung, die Vereinigung oder die Conjunctio. Rot ist auch das Sinnbild für die Liebe und den »Stein der Weisen«, den man auch »Roter Löwe« nennt.

Die Begleiter Schneewittchens sind die sieben Zwerge, die Hüter der sieben Planetenkräfte in der Erde. Für das menschliche Auge sind sie in den sieben Planetenmetallen verkörpert. Durch Rachsucht und Missgunst ist Schneewittchen – Symbol für die Quintessenz – in einem gläsernen Sarg gefangen, aus dem sie nur die Liebe befreien kann, die der Schlüssel zur wahren Alchimie ist.

Darum meinte Paracelsus, dass man die Tugend in sich verwirklichen sollte. Unter den Tugenden ist die edelste die Vereinigung von Wissen und Liebe – sie ist die höchste Stufe der Erkenntnis, das vollkommene Arkanum und damit auch die höchste Arznei.

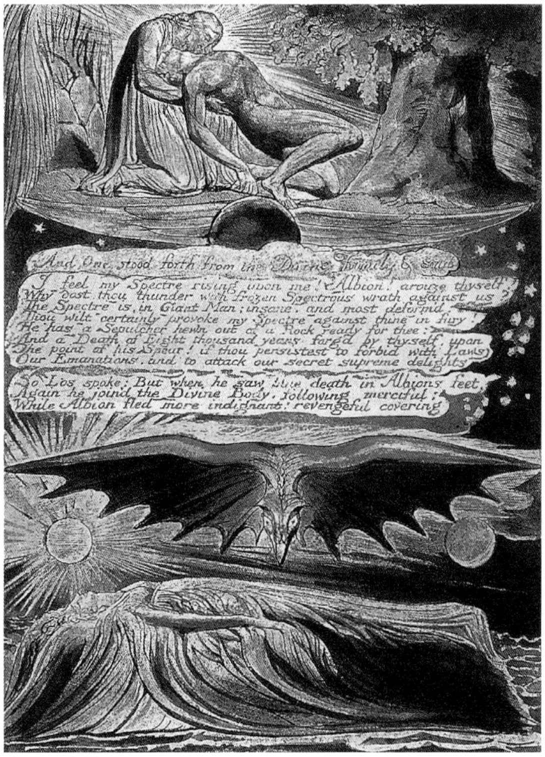

Geburt und Tod – die zwei Gesichter des Lebens und der Initiation. »Jerusalem« (1804–1820) von William Blake.

Signaturenlehre: Urweg der Naturerkenntnis

von Margret Madejsky

»Dann dachte ich nach, wie gelernt werden müsste, wenn kein Buch und gar kein Arzt auf der Erde wären.« (Paracelsus I/495)

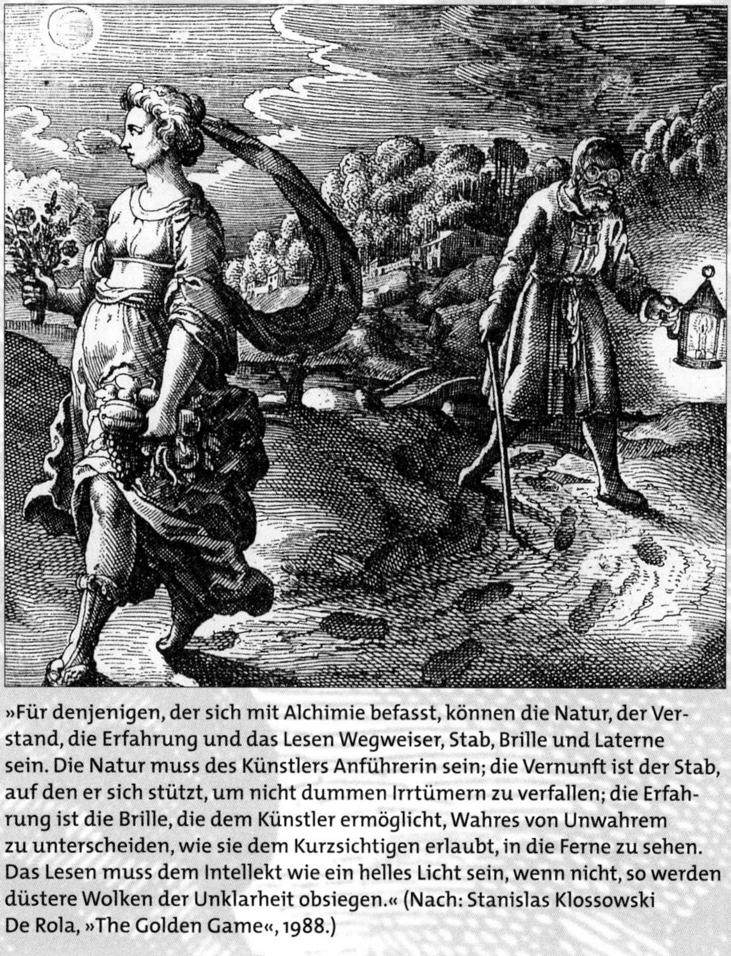

»Für denjenigen, der sich mit Alchimie befasst, können die Natur, der Verstand, die Erfahrung und das Lesen Wegweiser, Stab, Brille und Laterne sein. Die Natur muss des Künstlers Anführerin sein; die Vernunft ist der Stab, auf den er sich stützt, um nicht dummen Irrtümern zu verfallen; die Erfahrung ist die Brille, die dem Künstler ermöglicht, Wahres von Unwahrem zu unterscheiden, wie sie dem Kurzsichtigen erlaubt, in die Ferne zu sehen. Das Lesen muss dem Intellekt wie ein helles Licht sein, wenn nicht, so werden düstere Wolken der Unklarheit obsiegen.« (Nach: Stanislas Klossowski De Rola, »The Golden Game«, 1988.)

Was ist Signaturenlehre?

»Alles, was die Natur gebiert, das formt sie nach dem Wesen seiner Tugend.« (Paracelsus IV/781)

Signatur
ein »Zeichen«
im weitesten Sinn

Signum
Kennzeichen,
Merkmal

Signal
Aufmerksamkeit
Erregendes

Versuch einer Definition:

Vereinfacht ausgedrückt, ist die Signaturenlehre eine Arzneilehre, bei der vom Äußeren (Farbe und Form) auf das Innere (Wesen und Wirkung) geschlossen wird. Die Ähnlichkeit, die beispielsweise eine Blattform (z.B. Lungenkraut) mit einem Organ (Lungenflügel) oder eine Farbe (z.B. rote Trauben) mit einem Körpersaft (Blut) zeigt, lässt demzufolge auf die zu erwartenden Heilkräfte schließen.

Signaturen, also besondere Merkmale oder Zeichen von Pflanzen, Tieren oder Mineralien, wurden bereits in vorgeschichtlicher Zeit beachtet. Das Heilwissen aller Naturvölker, zum Beispiel die Kräuterheilkunde der Germanen, der Kelten wie auch die Indianermedizin, beruhte auf deren Signaturkenntnissen. Signaturen wie Farbe, Form oder Geschmack einer Pflanze spielen ebenfalls in den jahrtausendealten Heilssystemen der Chinesen (TCM), der Inder (Ayurveda) und der Tibeter eine Rolle. Ebenso flossen die Signaturen in die Heilkunde der Antike und des Mittelalters ein (Schule von Salerno, Hildegard-Medizin).

In der Renaissance entdeckte Paracelsus die Signaturen wieder; vermutlich hatte er sie aus der Volksheilkunde und Sympathiemedizin seiner Zeit aufgegriffen. Jedoch löste er sich bald von dem einfachen Grundsatz »Wie es außen ist, so ist es innen auch« und entwickelte die Signaturenlehre zu einem komplexen Erkenntnissystem weiter, indem er sie in sein hermetisches Weltbild einband. Paracelsus unterteilte die Signaturen in die drei Grundprinzipien (Sal – das Feste, Sulfur – das Brennende, Mercurius – das Flüchtige), ordnete sie den vier Elementen zu und unterstellte sie den sieben Planeten. Seine »Kunst Signata«(I/603) basiert auf der Annahme, dass zwischen Mensch, Tier, Pflanze und Mineral Urverwandtschaften bestehen, die sich an deren Eigenschaften oder Merkmalen erkennen lassen. So findet sich beispielsweise die Planetenkraft Mars im Eisen, in der Brennnessel wie auch im Blut.

Durch die zunehmende Entfremdung von der Natur wäre dieser Erkenntnisweg im Abendland beinahe in Vergessenheit geraten.

In der wirkstofforientierten Phytotherapie wurden die Signaturstudien von Laboranalysen und Tierversuchen verdrängt. Doch bis heute beachten die Naturvölker die Signaturen, wovon nicht zuletzt sogar die moderne Pflanzenforschung profitiert. Auch hier zu Lande beurteilen manche Volksmediziner die in einer Pflanze wirkenden Kräfte immer noch mit Hilfe von Signaturen wie Farbe, Form, Gestalt, Geruch und Geschmack.

Die Lehre von der Zeichensprache der Natur ist aber nicht nur ein Urweg der Naturerkenntnis oder eine brauchbare Merkhilfe, um pflanzliche oder homöopathische Arzneien besser zu verstehen, sondern ein ernst zu nehmender Weg der Natur- und Heilmittelerkenntnis. Zum Beispiel bildet die Signaturenlehre, durch Paracelsus inspiriert und von Rudolf Steiner aufgegriffen und erneuert, das Fundament der anthroposophischen Medizin.

»Es ist verfehlt, in der Medizin sein Wissen vom Hörensagen und Lesen zu schöpfen. Sondern man muss sich fragen: Wie hat der Erste gelehrt? Und der, der ihn gelehrt hat, lehre uns auch.« (Paracelsus I/66)

Wenn man auf dem Etzel steht und den Blick über die Hügellandschaft hinweg zum Kloster Einsiedeln schweifen lässt, fällt es nicht schwer, sich vorzustellen, dass hier einst der junge Paracelsus erfahren hat, dass alle Wiesen und Matten, alle Berge und Hügel Apotheken sind (I/519). Bis heute ist die Gegend, in der er aufwuchs, dünn besiedelt, und auf den Wiesen rund um seine Geburtsstätte gedeihen – trotz der inzwischen intensiven Bewirtschaftung – immer noch viele der Heilpflanzen, die Paracelsus in seinen Werken beschrieben hat. Seine ersten sieben Lebensjahre verbrachte er in dieser bäuerlichen Gegend, durch welche der Jakobsweg führt, über den schon zu seiner Zeit Tausende Pilger nach Santiago de Campostela zogen. Bei der Durchreise suchten manche von ihnen seinen Vater auf, der sich nahe der Teufelsbrücke als Arzt niedergelassen hatte.

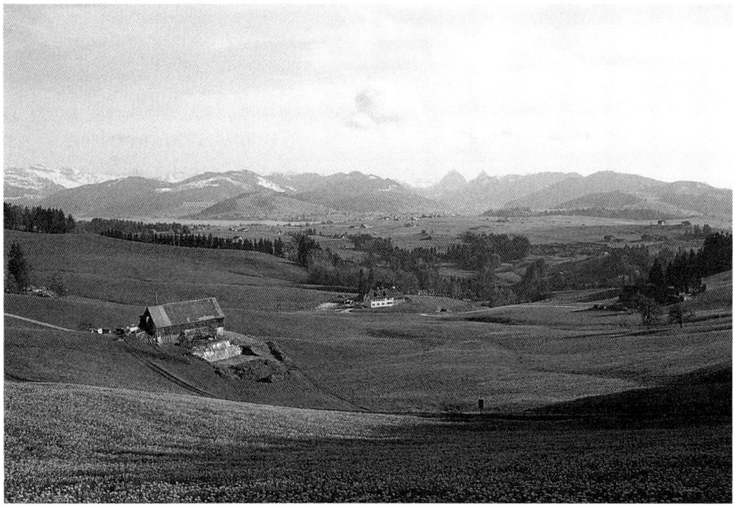

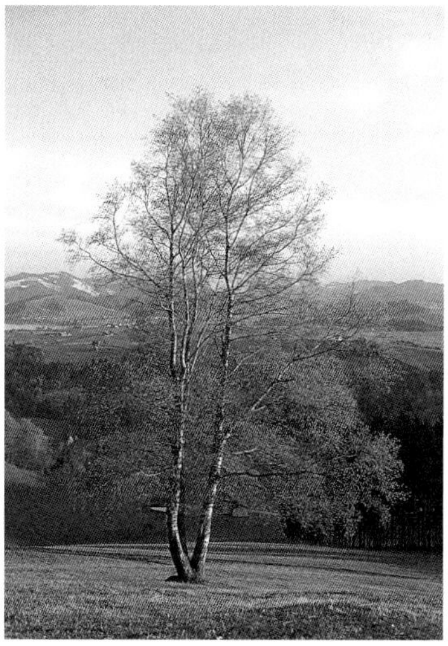

Blick vom Kraftberg Etzel nach Kloster Einsiedeln: In dieser ländlichen Gegend wuchs Paracelsus auf (Fotos: M. Madejsky).

Als Sohn des Landarztes Wilhelm Bombast von Hohenheim war Paracelsus schon früh mit den Grundproblemen der Heilkunst konfrontiert und konnte von Kindesbeinen an Erfahrungen sammeln, die sein Weltbild und seine Naturmedizin auf ein unerschütterliches Fundament stellen sollten. Der Vater hatte ihn in die Kräfte der Heilkräuter eingeführt und ihm dabei sicherlich auch volksmedizinisches Wissen vermittelt. Als er im Jahr 1509 zu studieren begann, wusste er in jedem Fall schon so viel von der Heilkunst, dass er sich nicht mehr damit begnügen konnte, die medizinischen Lehren seiner Zeit ungeprüft hinzunehmen. Der Aderlass war gerade in Mode gekommen und wurde nicht selten bis zum Exitus des Patienten durchgeführt, unübersichtliche Rezepturen mit einigen Dutzend Bestandteilen gehörten zum Repertoire der Ärzte seiner Zeit, und an den Universitäten beschäftigte man sich lieber mit dem Theoretisieren als damit, am Krankenbett konkrete Erfahrungen zu sammeln. Kurz: Die Medizin befand sich auf Abwegen.

Doch bei Paracelsus, der neben seiner wahren Lehrmeisterin, der Natur, allein seinen Vater als Lehrer anerkannte, traf all dies auf unfruchtbaren Boden. Unermüdlich beklagte er sich über seine Lehrer und Kollegen: »Die Ärzte, welche nicht in der Empirie, Erfahrung und Natur fußen, wollen ihren wahren Meister nicht erkennen, sondern aus ihrer eigenen Vernunft die ärztliche Wissenschaft schöpfen und sie nur auf ihr aufbauen. Doch das heißt mit Recht auf Sand bauen. Was das Feuer lehrt, das kann ohne Feuer nicht ersonnen und erfahren werden« (Paracelsus I/65).

Mehr als für die Schriften des Avicenna oder Galenus interessierte er sich für eine Quelle unverfälschter Wahrheiten, denn den »papiernen Büchern« wollte er nie so recht trauen. Er suchte nach dem Urquell des Wissens. Um aber zum Ursprung der Heilkunst vorzudringen, stellte er sich die schlichte Frage, wie man lernen müsste, wenn es kein Buch und keinen Arzt auf der Erde gäbe. Dies ist eine der Kernfragen, die ihn zutiefst bewegte. Zu Recht, denn irgendwie musste der Mensch ja zur Arznei gefunden haben.

Von der Natur abgeschaut

Woher wussten die Urvölker, welche Pflanzen nahrhaft, heilsam oder giftig sind? Die Antwort lag für Paracelsus klar auf der Hand: Die Natur selbst hatte sich durch gewisse »Zeichen« dem Menschen offenbart und ihn die Kräfte der Pflanzen, Steine und Tiere gelehrt.

> »Die Natur lehrt den Arzt, nicht der Mensch.«
> (Paracelsus I/419)

Seit dem Anbeginn der Zeit teilt sich die Natur dem Menschen durch eine Art Zeichensprache mit. Farbe, Form, Geruch, Geschmack und einfach alles, was sich mit den Sinnen erfahren lässt, sind Bestandteil dieser Ursprache, die heute nur noch von wenigen Schamanen und manchen anderen natursichtigen Menschen verstanden wird.

Der Paracelsist Oswald Croll fand für die Zeichensprache der Natur einen einleuchtenden Vergleich. In seinem Traktat »Von den innerlichen Signaturen oder Zeichen aller Dinge« verglich er die Pflanze mit einem Taubstummen, der sich durch Gebärden statt durch Worte mitteilt, und

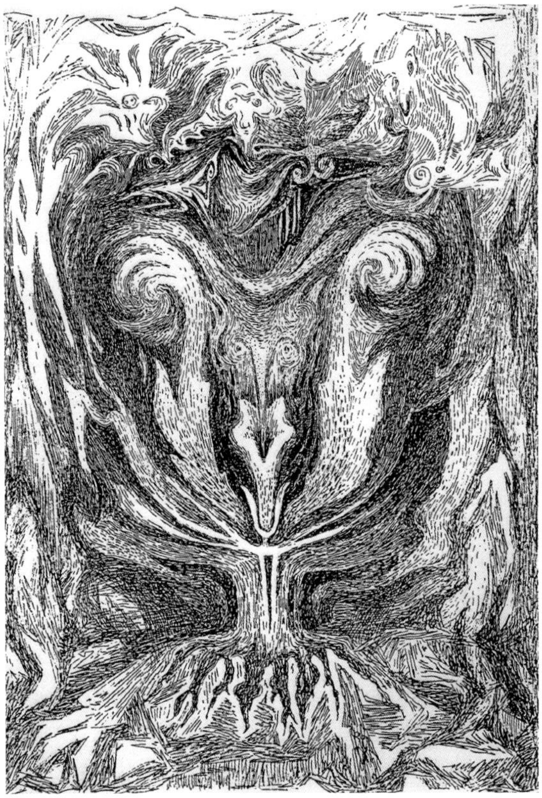

An der düsteren Ausstrahlung erkannten wohl schon die Urzeitmenschen den »Giftgeist« der Nachtschattengewächse. Zeichnung Walther Roggenkamp, aus: W. Pelikan, »Heilpflanzenkunde«.

konstatierte: »So reden sie (die Kräuter) auff Magische weise und durch ihre Signaturn mit uns« (Croll, 1623).

»Sogar den unvernünftigen Tieren ist die Signatur der Gewächse nicht verborgen: die Schwalbe erkennt das Schöllkraut, der Habicht das Pfaffenröhrlein, die Krott den Wegerich und Salbei, das Wieselein die Raute, der Hirsch den Diptam, der Storch den Dosten, der Eber das Epheu, der Kranich die Binse, die Schildkröte den Dosten, der Wiedehopf das Farnkraut, die Katze den Baldrian. Gans und Ente den Knöterich, die Taube das Eisenkraut, die Schlange den Fenchel, der Bär das Epheu.« (Johann Cudrio von Tours, 1659; zit. nach Schlegel)

Dank der Signaturen lassen sich auch Gift und Arznei voneinander unterscheiden. Manche Pflanzen locken doch ganz offensichtlich durch ihre Gestalt, durch Wohlgeruch oder mit schmackhaften Früchten, andere stoßen dagegen durch düstere Farben, widerlichen Geruch oder Geschmack ab. Der Giftgeist in der Pflanzenwelt ist meist leicht zu erkennen: zum Beispiel an den düsteren Farben von Blüten, Blättern, Früchten oder Stängeln (Eisenhut, Tollkirsche, Schierling) sowie durch Aasgeruch (Nachtschattengewächse) oder durch bitteren Geschmack (Glykoside). Dagegen weisen die essbaren Pflanzen meist freundliche Farben und ästhetische Formen auf. Man denke nur an die Rosengewächse, die köstliche Früchte wie Äpfel, Erdbeeren, Himbeeren oder Kirschen hervorbringen und sich allesamt durch edel gezähnte Blätter, harmonische Formen sowie durch angenehme Düfte auszeichnen.

Vieles schaute der Mensch auch von den Tieren ab. Bären, Vögel und andere Wildtiere, später auch Haustiere wie Hund, Schaf oder Ziege, dienten den ersten Jägern und den frühen Siedlern als Lehrmeister. Dies spiegelt sich in Pflanzennamen wie Bärlauch oder Bärenklau wider. Auch unzählige Volkslegenden beschreiben, wie der Mensch einst durch die Beobachtung der Tiere aus deren Heilschatz schöpfte.

So erzählte man sich zum Beispiel weltweit und in zahlreichen Abwandlungen die Legende von der Schlange und dem Lebenskraut.[10] Die Kernaussage ist überall die gleiche: Eine listige Schlange, vom Menschen halb erschlagen, kriecht mit letzter Kraft unter ein bestimmtes Kraut, frisst von diesem, gesundet daraufhin erstaunlich rasch und weist so den Menschen auf die Heilkräfte jener Pflanze hin.

Eine andere Legende erzählt man sich noch heute in Südtirol. Zur Zeit der großen Pestzüge sollen die Vögel von den Dächern gepiffen haben: »Esst Kranawit und Bibernell, dann sterbt ihr nit so schnell.« Also kauten die Überlebenden Bibernellwurzeln, aßen Wacholderbeeren, räucherten die Kranken- und Totenzimmer mit Wacholder aus und schützten sich auf diese Weise vor der Ansteckung.

Auf viele essbare oder heilsame Pflanzen stieß man durch Tiere und überlieferte diese Erfahrungen in Form von Märchen und Legenden meist mündlich von Generation zu Generation. Nicht nur die Naturvölker, sondern auch die Ärzte der Antike nahmen die Botschaften der Tiere ernst. Im Mittelalter ließ die Ärzteschule von Salerno dieses Wissen sogar in ihre berühmten Heilverse einfließen: »Schöllkraut ist den Augen gesund, das wird uns von den Schwalben kund.«[11]

Schließlich wies auch Paracelsus darauf hin, dass Gott uns sogar durch wilde Tiere Zeichen gibt (I/672). Bei seinem Zeitgenossen Agrippa von Nettesheim findet sich diese Erkenntnis ebenso:

10 Aus: »Chinesische Heilkunde«, Daniel P. Reid, Thieme Verlag Stuttgart 1995. Vergleiche auch »Schlangen« von Bauchot und »Deutscher Aberglauben«.

11 Chelidonium leitet sich vom griechischen »chelidon« (= Schwalbe) ab; Schöllkraut erhielt diesen Namen, weil man beobachten kann, dass Schwalben ihrem blinden Nachwuchs das Heilkraut ins Nest tragen (Madaus 1938).

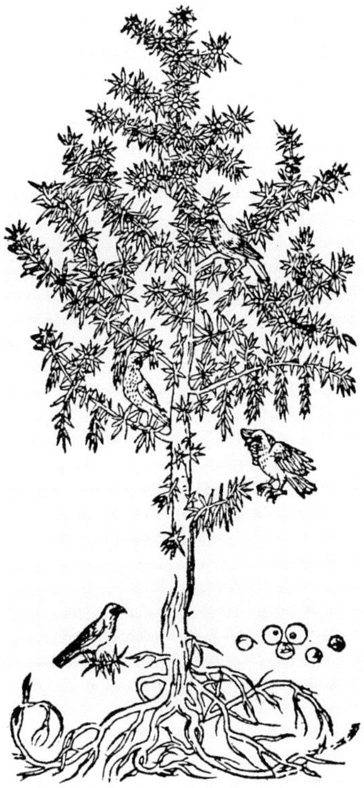

Auf viele Heil- und Nahrungspflanzen stießen die Menschen durch Tiere. So pfiffen nach einer Vinschgauer Legende während der Pestzüge die Vögel: »Esst Kranawit und Bibernell, dann sterbt ihr net so schnell.« Darstellung des Wacholders, Hieronymus Bock, 1577.

»Einige Tiere besitzen eine instinktmäßige Erfahrung in der Heilkunde. Auf diese Weise haben die Menschen von den Tieren viele Heilmittel gegen Krankheiten und verschiedene Kräfte der Dinge kennen gelernt.«

Zufall und andere Naturgesetze

Gewiss wird der Mensch das eine oder andere auch durch Ausprobieren oder gar durch »Zufall« erfahren haben. Damit lässt sich die Frage nach dem Ursprung der Heilkunde jedoch nicht befriedigend erklären. Denn bei der ungeheuerlichen Vielfalt an Naturerscheinungen wird man nicht wahllos hier und da probiert haben.

Weil die »Instinkte« und das Wahrnehmungsvermögen beim modernen Menschen durch die zunehmende Entfremdung von der Natur verkümmert sind, geht man vielleicht heute wahllos vor. Für den Urzeitmenschen war das richtige Deuten seiner Sinneseindrücke jedoch noch überlebenswichtig! Die Natur gab ihm – und gibt uns natürlich immer noch – ständig und überall Zeichen. Man denke zum Beispiel an die Signalfarben, die zwingend die Aufmerksamkeit auf sich ziehen. Die Farbe Rot signalisiert vor allem, dass Gefahr droht. Rot assoziiert man mit Blut oder Feuer, ferner zeigt es aber auch die Fruchtreife an. Es liegen also Informationen von existenzieller Bedeutung im Rot, und eben deswegen erregt es immer noch unsere Aufmerksamkeit.

Mit den übrigen Farben verhält es sich ebenso: Jede Farbe enthält eine Botschaft (siehe Farbkorrespondenzen Seite 134). Zum Beispiel regt Rot eher an oder auf, Gelb erhellt das Gemüt und erwärmt die Seele, Grün entspannt und regeneriert, Blau beflügelt den Geist. Paracelsus erkannte in den Farben eine wichtige Signatur: »Die Natur hat jedem Kraut eine besondere Farbe in den Blumen und Blättern gegeben und du willst sagen, dass es nur zufällig und ohne Grund in einem Kraut anders als in dem anderen ist« (Paracelsus I/658).

»Zufall ist nur der Name für ein unbekanntes Gesetz.«
(Hermetischer Lehrsatz)

Das uralte Wissen um die Bedeutung der Farben beeinflusst sogar das moderne Leben, indem man es zum Beispiel in der Verkehrsführung oder auch in der Werbepsychologie intensiv nutzt. Die Macht der Farben können auch alle bestätigen, die in Altenheimen, Krankenhäusern oder Psychiatrien gearbeitet haben. Dort hält man nämlich für alle kniffligen Situationen verschiedenfarbige Placebo-Pillen parat, die aufgrund ihrer Farben beste Wirkungen hervorrufen: Blaue Placebos werden sehr erfolgreich bei Schlafstörungen eingesetzt, rote machen wach, tonisieren und lindern beispielsweise die Nebenwirkungen von Psychopharmaka, gelbe finden vorwiegend gegen das Zwicken oder Zwacken im Leib Anwendung, und weiße Placebos werden schließlich nur in Extremsituationen, also wenn nichts anderes mehr hilft, gegeben – und meist genügt schon eine halbe Tablette.

Obwohl sich an den Botschaften und Wirkungen der Farben seit Jahrtausenden nichts geändert hat, erscheint es dem »aufgeklärten« Menschen von heute abwegig, dass sich Farbsignaturen wie auch andere Zeichen vom naturkundigen Menschen ähnlich wie Tierfährten lesen lassen. Alles sei Zufall oder Aberglaube, hört man in diesem Zusammenhang oft. Könnte es sich aber nicht genauso gut um Naturgesetze handeln, die eben noch nicht in ihrer wahren Dimension erfasst werden konnten?

Paracelsus verschloss sich den Botschaften der Tiere, Pflanzen und Steine jedenfalls nicht. Sicher hatte ihn sein Vater schon in der Kindheit in die Zeichensprache der Natur eingeweiht. Gewiss hatten ihn auch kräuterkundige Bauern beeindruckt, die viele der Zeichen zu deuten wussten. Paracel-

Farbkorrespondenzen

»Sulfur ist der Brunnen aller Farben.«
(Johann Schröder, 1685)

Gelb

»Es ist die nächste Farbe am Licht. Das Auge wird erfreut, das Herz ausgedehnt, das Gemüt erheitert; eine unmittelbare Wärme scheint uns anzuwehen.«
(Johann Wolfgang von Goethe)

Planeten:	Jupiter (auch blau) Sonne (auch rot und goldfarben)
Assoziationen:	Sonne, Licht, Wärme, Fruchtreife, gelbe Galle und Gelbsucht.

Gelbe Blüten, Wurzeln oder Säfte sind Signaturen vieler Heilpflanzen für Leber und Galle. Gelb lässt auf Flavonoide (von flavus = gelb) und andere Farbstoffe schließen (Berberin, Crocin, Curcumin). Die »fröhlichste aller Farben« (Bruns 1997) zeichnet ferner stimmungsaufhellende Sonnenheilpflanzen aus (beispielsweise Johanniskraut). Ferner sind manche Arzneien für Herz-Kreislauf gelb (Adonis, Arnika, Schlüsselblume, Gold).

Rot

»Rot ist die Farbe des Blutes und die von Feuer und Glut. Rot ist Leben, Kraft, Energie und Macht, aber auch Wut, Kampf und Zerstörung.«
(Rainer Maria Wieshammer)

Planeten:	Mars Sonne (auch gelb)
Assoziationen:	Blut, rote Blutkörperchen, Feuer, Entzündung, Abwehrkraft, Fruchtreife, Rubedo (alchim. Vollendung).

Rot zeichnet vor allem blutstillende oder blutbildende Arzneien aus (Blutwurz, Hämatit, rote Koralle). Ferner zeigt Rot Sympathie zu Entzündungen (Berberitze, Sonnenhut). Die rote Rinde von Eibe, Kiefer, Lärche oder Redwood zeigt den Lebenskraftspender an. In der Mineralwelt deutet Rot ebenfalls auf Energiespender hin (Rubellit, Hämatit).

Blau

»Himmelsbläue ist durch Licht gesehene Finsternis.«
(Rudolf Steiner)

Planeten:	Merkur (auch wechselnde oder komplementäre Farben) Jupiter (auch gelb)
Assoziationen:	Himmel, Unendlichkeit, Überirdisches, Melancholie, Kälte, in der Alchimie oft mit Schwarz gleichgesetzt.

Signatur von Augenpflanzen (Borretsch, Enzian, Wegwarte), von Lungenpflanzen (Lavendel, Lungenenzian, Lungenkraut) sowie von hormonell wirkenden Pflanzen (Küchenschelle, Mönchspfeffer). Blau deutet auch eine kühlende und reizlindernde Wirkung an (Chamazulen von Kamille und Schafgarbe; Aconitum). Außerdem beflügelt Blau den Geist (Immergrün, Vergissmeinnicht, Labradorit, Lapis, blauer Topas).

Grün

»Am lichten Grün sind Himmel und Erde erschaffen und all die Schönheit der Welt.«
(Hildegard von Bingen)

Planeten:	Venus (auch rosa oder bunt)
Assoziationen:	Grün des Lebens, Natur, Entspannung, Regeneration, Ruhe, Hoffnung.

Grün ist die Farbe der Heilpflanzen, die der Venus zugeordnet werden (Birke, Frauenmantel, Lärche, Melisse) und auf von der Venus regierte Organe wie Nieren oder Schilddrüse wirken sowie die Weiblichkeit fördern. Grün (Chlorophyll) heilt die Wunden und regeneriert die Seele. In der Mineralwelt zeigt es den Kupfergehalt an (Chrysopras, Dioptas, Malachit, Türkis) und deutet auf die entkrampfende, nierenstärkende und schilddrüsenregulierende Wirkung dieser Steine.

Weiß

»Weißblühende Pflanzen und silberfarbige Metalle und Gemmen haben des Mondes Eigenschaft.«
(Johannes Baptista Porta)

Planeten:	Mond (auch blassgelb, silbrig schimmernd, schillernd oder durchscheinend)
Assoziationen:	Nichtfarbe, Mond, Schnee, Leere, Reinheit, Unschuld, Neubeginn, Albedo (alchim. Purifikatio).

Weiße Blüten oder silbriger Schimmer zeichnen Pflanzen für Genitalorgane und Schleimhäute aus (Mistel, Silberkerze, Silbermantel, Taubnessel). Weiß deutet eine Wirkung auf mondregierte Organe wie das Gehirn (Baldrian) und auf mondhafte Prozesse wie Fieber an (China, Silberweide). Ferner zeigen beispielsweise weiße Blattnerven Sympathie zur Lymphe (Mariendistel). In der Mineralwelt ist Weiß durch Traumsteine (Mondstein) und Fruchtbarkeitssteine (Chalzedon, Mondstein, Muschel) repräsentiert.

Schwarz

»Von den Pflanzen und Bäumen gehören solche dem Saturn zu, die betäuben, (...) schwarze Beeren und Früchte hervorbringen.«
(Agrippa von Nettesheim)

Planeten:	Saturn (auch braunviolett, dunkelbraun, dunkelblau und dunkelgrau)
Assoziationen:	Prima materia, Tiefgründigkeit, Schatten, Nacht, Finsternis, Tod, Nigredo (alchim. Putrefaktio).

Schwarze Beeren oder Früchte haben oft eine gewisse Giftwirkung (Faulbaum, Holunder, Tollkirsche), da Saturn zusammen mit Mars über die »Gifte« regiert. Schwarze Äderung im Blüteninnern weist auf Astralpflanzen (Bilsenkraut). Ferner findet sich Schwarz häufig als Signatur von Altersheilmitteln (Efeu, schwarze Nieswurz, Schwarzdorn).

sus lobte die Heilkenntnisse der Bauern in höchsten Tönen: »Denn was soll ich sagen, ich habe über 80 Bauern gekannt, die die Kräuter nur wegen ihrer Form und Anatomie[12] mit den Krankheiten verglichen haben, und sie haben vor meinen Augen damit wunderbar und gut geholfen« (Paracelsus I/672).

Seinerzeit verfügte das einfache Volk weder über Bücher, noch beherrschte es das damals schon übliche Medizinerlatein. Dennoch wussten die Bauern meist mehr über die Kräfte der Pflanzen als so mancher Medicus. Am gelben Saft erkannten sie die Heilpflanze gegen die Gelbsucht oder an den Stacheln das Heilmittel gegen das Seitenstechen. Nicht wenige der durch solche Signaturen gefundenen Heilpflanzen werden heute noch für dieselben Indikationen gebraucht!

Im Gegensatz zu den meisten Ärzten standen die Bauern jedoch ständig mit der Natur in Kontakt und fühlten durch die Feldarbeit direkt ihren Puls, die Tageszeiten, Jahreszeiten und Mondphasen.

Weil sich die Natur überhaupt nur demjenigen offenbaren kann, der mit ihr in Berührung steht, forderte Paracelsus auch vom Arzt, er solle Naturforscher sein und zum Wohle der Kranken »durch der Natur Examen gehen« (I/64).

Das Alphabet der Natur

Paracelsus hatte in der Signaturenlehre seine Quelle unverfälschter Wahrheiten gefunden. Er hatte begriffen, dass alle irdischen Dinge im Grunde genommen nichts anderes sind als Buchstaben eines unermesslich großen Alphabets: »Die Kräuter, Wurzeln, Samen, Bäume, Früchte etc. und alles Edelgestein (...) die sind nichts anderes als Buchstaben, die etwas in sich haben« (IV/560).

In der Signaturenlehre erkannte er einen Schlüssel zur Naturerkenntnis und somit auch den wahren Eingang in die Heilkunst. Dabei ging er sogar so weit, zu behaupten, dass derjenige, der diesen Schlüssel zu gebrauchen weiß, augenblicklich und unmittelbar erfahren kann, welche Kräfte in den Pflanzen wirken: »Denn durch die Kunst der Chiromantie, Physionomie und Magie ist es möglich, gleich von Stund an nach dem äußeren Ansehen eines jeden Krautes und einer jeden Wurzel Eigenschaft und Tugend zu erkennen, an deren Zeichen (Signatis), Gestalt, Form und Farbe und es bedarf sonst keiner langen Probe oder langen Erfahrung. Denn Gott hat am Anfang alle Dinge sorgfältig unterschieden und keinem eine Gestalt und Form wie dem anderen gegeben, sondern einem jeden eine Schelle angehängt« (Paracelsus IV/339).

12 Für Paracelsus war die Farbe ein Teil der Anatomie (II/280).

> »Saget mir, welches ist die richtige Tür, zu der man in die Arznei hineingeht? Durch den Avicenna, Galenus, Mesue, Rasis etc. oder durch das Licht der Natur? Da sind nämlich zwei Eingänge. Ein anderer Eingang ist in den gemeldeten Büchern und ein anderer ist in der Natur. Ist es nicht recht, Leser, zu überdenken, welche Tür der Eingang ist und welche nicht? Die richtige Tür ist das Licht der Natur.« (Paracelsus I/498)

Jeder Arzt sollte seiner Meinung nach dieses Alphabet kennen und für seine Kranken im Buch der Natur lesen. Jeder Arzt sollte wissen, dass alle Kräfte, die in den natürlichen Dingen sind, durch die Zeichen erkannt werden (III/611). Doch die Zeichen sind vielfältig, und die Sprache der Natur ist komplexer als jede vom Menschen geschaffene, denn ausnahmslos alles kann von Bedeutung sein! Allein bei der Betrachtung der Pflanzen spielen so viele Details eine Rolle, dass es eine wahre Lebensaufgabe ist, nur dieses eine »Buch« durchzublättern.

Die Signaturenlehre des Paracelsus bestand keineswegs nur daraus, auf die Farben und Formen von Blüten, Blättern, Stängeln, Rinden, Wurzeln oder Früchten zu achten, um aus den Ähnlichkeiten mit Körpersäften oder Organen die jeweiligen Indikationen abzuleiten. Aussagekraft

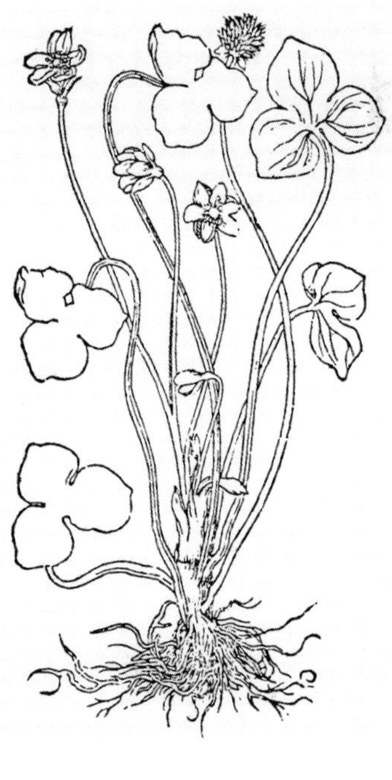

An den Blättern, die wie die Leber drei Lappen aufweisen, erkannten die Alten, dass das Leberblümchen (Hepatica nobilis) auf die Leber wirkt. Hieronymus Bock, 1577.

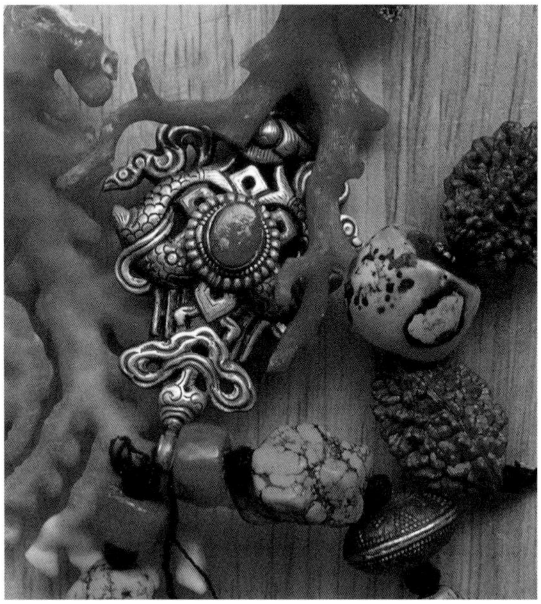

Die Form der roten Koralle zeigt deren Beziehung zu den Bronchien an (Foto: C. Rätsch).

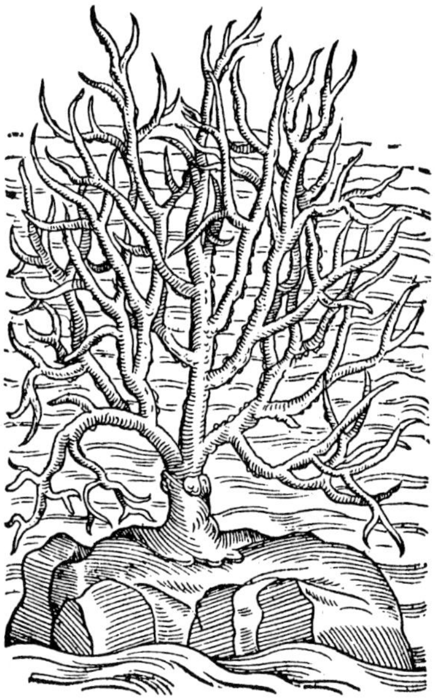

Aufgrund der Farbe erkannte Paracelsus in der roten Koralle eine blutstillende Arznei. Adamus Lonicerus, 1679.

hatten für ihn ferner die Gestalt (»Gebärde«), die Konsistenz, der Geruch und der Geschmack, der Standort und die Bodenbeschaffenheit, die Art der Fortpflanzung, die Zeit der Blüte oder der Fruchtreife sowie die Lebensdauer und noch vieles mehr. Das Wesen der Pflanzen offenbarte sich ihm auf vielen Ebenen zugleich – und eben das macht die Signaturenlehre des Paracelsus so vielschichtig.

Je länger man sich zum Beispiel mit einer Pflanze beschäftigt, umso mehr Signaturen entdeckt man. Zuerst sticht einem im Vorübergehen vielleicht nur die flammende Farbe der Blüte ins Auge, dann fällt einem die aufrechte Gestalt, der Rhythmus der Blätter und der besondere Standort auf. Neugierig geworden, riecht man nun an der Blüte, reibt am Blatt und nimmt eine kleine Geschmacksprobe. Dabei bemerkt man vielleicht, dass die Blätter behaart sind, der Stängel hohl ist oder dass die Wurzel eine bestimmte Form hat. Wenn man das Gewächs nun bereits im Frühjahr an den ersten Trieben erkennt und sogar noch im verdorrten Zustand findet, treten weitere Erkenntnisse hinzu. Wer das Gewächs oft gesehen hat, wird sich bald auch dem Boden und der Pflanzengemeinschaft zuwenden, welche es aufsucht. Schließlich gibt es einen Moment, ab dem man die Nähe der Pflanze bereits ahnt, bevor man sie gesehen hat – was ein Zeichen von Verbündetsein mit dem Pflanzenwesen ist –, aber selbst dann ist der Erkenntnisprozess noch lange nicht abgeschlossen. Denn Umweltbedingungen, kosmische Einflüsse und Witterung verändern sich ja stetig und jede Pflanze passt sich dem auf ihre eigene Art an …

»Nomen est omen«: Nicht zuletzt handelt es sich sogar bei den Namen um Signaturen im weiteren Sinne. Denn Pflanzennamen sind meist die Essenz jahrhundertealter Erfahrungen und hängen der Pflanze wie eine Art »Schelle« an. Nur die heilkräftigsten Pflanzen erhielten so bedeutungsvolle Namen wie Augentrost (Euphrasia officinalis), Leberblümchen (Hepatica nobilis), Lungenkraut (Pulmonaria officinalis), Magenwurz (Acorus calamus), Milzkraut (Chrysosplenium alternifolium) oder Mutterkraut (Matricaria chamomilla). Paracelsus erblickte daher auch in den Pflanzennamen ein Zeichen, das den Kräuterkundigen vor allem zu tiefer gehenden Studien anregen sollte: »Wisset weiter, dass auch viele Wurzeln, Kräuter etc. ihre Namen bekommen haben. So sagt man: Das Kraut heißt Augentrost darum, weil es den bösen Augen der Krankheit tröstlich und hilfreich ist. Die Blutwurzel (Sanguisorba) hat ihren Namen, weil sie besser als andere Wurzeln Blut stillt. Das Feigwarzenkraut (Chelidonium) hat seinen Namen darum erhalten, weil es besser als andere Kräuter die Feigwarzen heilt. (…) Das Eisenkraut, weil man in seinem Saft oder Wasser Eisen härten kann etc. So verhält es sich auch mit vielen anderen Kräutern, von denen ich über hundert aufzählen könnte. Alle haben ihren Namen wegen ihrer Kraft und Tugend erhalten« (Paracelsus III/308).

Doch selbst wenn man nun alle Merkmale, Eigenschaften, Vorlieben und Namen einer Pflanze zu kennen glaubt, liegen hinter dem sinnlich Erfahrbaren und geistig Erfassbaren noch viele weitere Geheimnisse verborgen, die das Pflanzenwesen – wenn überhaupt – irgendwann einmal, vielleicht ganz plötzlich, oder aber erst nach Jahren oder Jahrzehnten preisgibt.

Die Vielfalt der Zeichen

Neben den Pflanzen tragen Metalle, Edelsteine und Tiere ebenfalls Signaturen, durch die man deren Kräfte erkennen kann. Paracelsus wies zum Beispiel darauf hin, dass die Metalle im Feuer bestimmte Zeichen geben (III/306), indem sie die Farbe der Flammen verändern oder indem sie ihre eigene Farbe wechseln. Ferner geben Eigenschaften wie Reaktionen auf Licht, Luft oder Feuchtigkeit, Schmelzpunkt, Verformbarkeit oder Wärmeleitfähigkeit wie auch die spezielle Giftwirkung Hinweise auf die Kräfte der Metalle. Zwei Beispiele sollen dies veranschaulichen:

Der Hämatit, auch Blutstein genannt, zeigt seine Sympathie zum Blut beim Schleifen, indem er das Wasser rot färbt. Auf der Insel Elba kann man dieses Phänomen in der freien Natur beobachten. Dort gibt es Hämatitminen, in denen das Wasser der Tümpel blutrot gefärbt ist – eine wahrhaft marsianische Landschaft! Heute weiß man, dass Hämatit aus Eisen besteht (Eisen-III-oxid). Daher macht es Sinn, wenn man Hämatit bei Blutarmut verordnet (etwa »Hämatit Trit. D6« von Weleda), wie es bereits Paracelsus empfohlen hat (II/280).

Ein weiteres Beispiel findet sich im Silber, das auch »Metall der Erinnerung« genannt wird. Warum? Zum einen, weil die Rückseite von Spiegelglas heute noch mit Silber beschichtet wird. Alla Selawry bemerkte hierzu: »Das Gedächtnis reproduziert die Dinge, wie der Mond das Sonnenlicht spiegelt oder der Silberspiegel getreu die Umwelt wiederspiegelt.« Zum anderen hat Silber in der Tat ein gewisses Erinnerungsvermögen. Silberverbindungen wie Silberbromid oder Silberjodid werden aufgrund ihrer extremen Lichtempfindlichkeit in der Fotografie verwendet. Im übertragenen Sinne fördert Silber die Spiegelfunktion des Gedächtnisses – man spricht ja auch vom »fotografischen Gedächtnis«. Wegen dieser Eigenschaft und weil Silber dem Mond zugeordnet wird, der im Menschen unter anderem über das Gehirn regiert, werden Silberverbindungen in der Homöopathie zur Steigerung der Gedankenleistung (Argentum phosph. D6) oder in der Spagirik zur Förderung von Schlaf und Traumerinnerung arzneilich genutzt (»Cerebretik« von Soluna).

Jedes Metall zeichnet sich aber durch eine Vielzahl von Signaturen aus. Allein mit den Signaturen der Metalle ließen sich mühelos ganze Bände füllen. Wer dem auf den Grund gehen möchte, sei daher auf die umfassenden Werke von Alla Selawry (»Metall-Funktionstypen in Psychologie und Medizin«) und von Wilhelm Pelikan (»Die sieben Metalle«) verwiesen.

Der Geist oder das Wesen der Minerale und Edelsteine zeigt sich ebenfalls durch bestimmte Eigenschaften, Farben, Strukturen und zum Teil auch durch Gerüche. Schwefel zum Beispiel stinkt, Phosphor leuchtet. Dagegen zeigt die rote Koralle (Corallium rubrum), ein Lieblingsmittel des Paracelsus, durch ihre Farbe, wozu sie gut ist: »In den Korallen ist die Farbe der Geist, das andere ist der Körper« (III/914). An der roten Farbe erkannte Paracelsus auch die Verwandtschaft zum Blut und die blutstillende Eigenschaft der roten Koralle: »Tormentilla stillt das Blut, warum? Sie ist in der Anatomie dem Blute gleichförmig, Carniola auch, Haematites auch, Korallen auch, ein jedes stillt das Blut« (II/280).

Inzwischen weiß man, dass die Farbe der roten Koralle durch Eiseneinlagerungen hervorgerufen wird und dass Corallium rubrum eben durch die Verbindung von Eisen mit Kalziumkarbonat durchaus mit Berechtigung als blutstillende Arznei gilt; zum Beispiel ist die rote Koralle (als Calc. praecipit.) in »Matrigen II« von Soluna enthalten und wird bei Neigung zu starker Menstruationsblutung empfohlen.

Dagegen geben Tiere vor allem durch besondere Eigenschaften und durch ihre Lebensart Hinweise darauf, welche Kräfte in ihnen wohnen. Dies erkannten schon die urzeitlichen Jäger, die sich mit den Organen der erlegten Beutetiere deren Kräfte einverleibten. Mit dem Herz nahmen sie die Seele ihrer Krafttiere auf, mit der Galle deren Wut oder Kampfeskraft und mit den Hoden oder der Gebärmutter deren Zeugungsfähigkeit und Fruchtbarkeit. Wie die Kräuterheilkunde, so ist also auch das Heilen mit Tierorganen oder tierischen Produkten uralt.

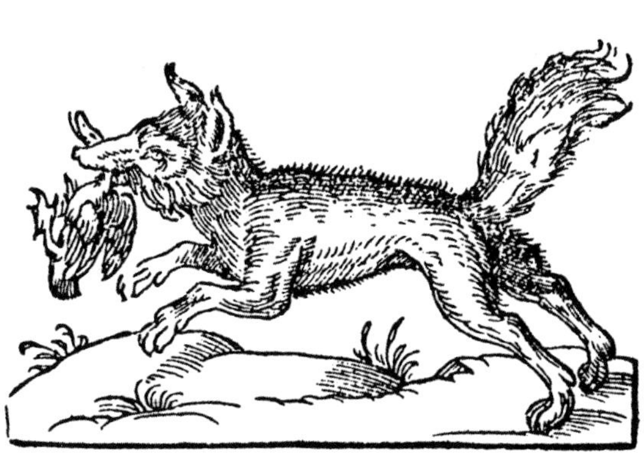

»Die (Fuchs-) Lunge heilet / abstergiret / und tauget vor die Lungen Fehler / und Engigkeit der Brust (...).« Johann Schröder, »Chymische Apotheke«, 1685.

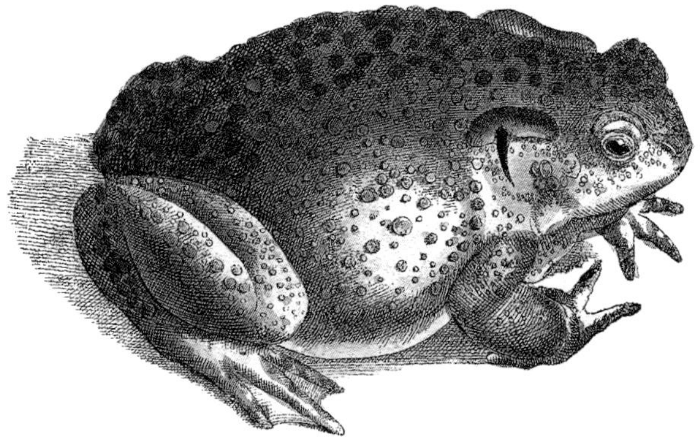

Das Erscheinungsbild der Kröte (Bufo bufo) erinnerte Paracelsus an die Hauteruptionen bei der Beulenpest. Kupferstich aus: Bertuch, »Bilderbuch«, 1812.

Bei der Betrachtung der Arzneitiere – wie auch der Pflanzen oder Steine – spielen im Wesentlichen zwei Grundmotive eine Rolle:

1. Das Tier besitzt Kräfte oder Fähigkeiten, die dem Menschen fehlen und die er durch Zuführung des tierischen Produkts oder des entsprechenden Organs ebenfalls erlangen möchte.

2. Das Tier spiegelt einen Krankheitsprozess wider und wird nun nach der Ähnlichkeitsregel gebraucht.

Beispiele sind etwa Ameisen (Formica rufa) und Bienen (Apis mellifica), die sich bevorzugt auf Störzonen ansiedeln. Wenn der Mensch auf solchen Störzonen lebt, wird er krank und bekommt vielleicht Rheuma. Weil aber Ameisen wie auch Bienen diesen Umweltbedingungen trotzen, übertragen sich deren Widerstandskräfte mit der tierischen Arznei auf den Menschen (siehe Seite 188).

Ein weiteres Beispiel ist der Fuchs (Vulpes), der, weil er in kalten Erdhöhlen haust, eine Kraft in sich hat, die Lungen zu stärken. Im Gegensatz zum Menschen, der im Fuchsbau bald lungenkrank werden würde, widersteht der Fuchs den krankmachenden Einflüssen seiner Umgebung. Daher war vor allem die Fuchslunge eine beliebte Arznei gegen Asthma und Lungenschwindsucht.

Der Paracelsist Emil Schlegel erklärte dies auf einleuchtende Weise: »Wieder auf den naturfrohen Sinneseindruck zurückgehend, kann die Anregung einfach darin bestehen, dass man sich sagt: eine solche Wetterfestigkeit wie dieses Tier oder jene Pflanze sollte ich haben, und dass man denkt, durch Zuführung als Nahrung oder in der Nahrung könnte mit den fremden Stoffen die Kraft übertragen werden, oder es geschähe durch Anwendung auf der Haut. So möchte sich z.B. der Gebrauch von Hundeschmalz oder von Fuchslunge gegen Asthma, der von Maulwurffett oder Pferdekammfett gegen Haarausfall erklären. (...) In diesen Fällen scheint das Naturbild als freundliche Macht, durch welche man gerne der eigenen Kraftsphäre etwas Mangelndes hinzufügt.«

Gleichermaßen können Tiere die Krankheiten des Menschen auch widerspiegeln. So zeigt die Schlange (beispielsweise die Kreuzotter, Vipera berus) dadurch, dass sie sich häutet, Sympathie zu Hautleiden (III/702). Paracelsus führte im Besonderen noch den Frosch auf: »Warum ist der Frosch dazu geschaffen, eine Arznei bei der Pest zu sein? Er hat die Signatur dazu. Wie abscheulich die Pest ist, siehe, so abscheulich ist auch der Frosch« (I/657).

Nun werden zwar Frösche in der westlichen Medizin nicht mehr arzneilich gebraucht, dafür findet das giftige Hautdrüsensekret der »abscheulichen« Kröte (Bufo rana) noch in der Homöopathie Anwendung. Die Leitsymptome, die zu Bufo führen, entsprechen voll und ganz dem Erscheinungsbild der Kröte: »Eiterblasen an Haut und Schleimhaut. Pemphigus. Karbunkel« (Stauffer, Arzneimittellehre).

Zwischen Naturmystik und Wissenschaft

Wenn sich heute alte Apothekenschränke öffnen und merkwürdige Arzneien wie Edelsteinpulver, Schlangenhaut oder pulverisierte Fuchslunge zum Vorschein kommen, dann denkt man vielleicht: Die Signaturenlehre, durch die man auf diese Arzneien gestoßen ist, ist längst überholt und allenfalls noch von historischem Interesse. Ein Blick in die Lexika könnte diesen Eindruck noch vertiefen, denn dort finden sich Definitionen wie »mystische Arzneilehre« (Meyers) oder »inzwischen überholte, da wissenschaftlichen Kriterien nicht mehr entsprechende Lehre« (Brockhaus).

Dass der moderne Mensch den Nutzen dieser uralten Erkenntnismethode nicht gleich erkennen kann, verwundert nicht, wenn man bedenkt, wie weit man sich inzwischen von allem Natürlichen entfernt hat. Vor allem dem Stadtmenschen fehlt der Kontakt zur Natur. Anstatt sich den seit Jahrtausenden bewährten Heilkräutern anzuvertrauen, zählt er lieber auf den vermeintlichen Fortschritt, die Apparatemedizin, Chemie oder Gentechnik. Die im Reagenzglas erzeugten Kinder werden vielleicht bald nicht mehr wissen, dass Milch von Kühen stammt.

Mehr noch erstaunt aber, dass die Signaturenlehre, der Schlüssel zur Heilkunst, schon zu Paracelsus' Zeiten verloren zu gehen drohte. Mehr-

Die gelbe Signatur der Leberheilpflanzen

Berberitze (Berberis vulgaris, Wurzelrinde)
Lebersignatur: Gelbe Blüten und gelbes, hartes Holz (Saturn: Tendenz zur Verhärtung bzw. Steinbildung); dreizählige Dornen (Saturn: chron. Leiden, stechende Schmerzen).
Anwendung: Pfarrer Kneipp empfahl den Tee bei Leberentzündung, Gelbsucht und Gallenleiden (Madaus 1938). Phytotherapeutisch wie auch homöopathisch gebraucht man Berberis bei leberbedingter Verdauungsschwäche sowie zur Rezidivprophylaxe von Gallensteinen (»Chelidonium Kapseln« von Wala). Das gelb färbende Alkaloid Berberin wirkt cholagog (Hänsel, 1991) und amöbizid (Wagner, 1993).

Gelbwurz (Curcuma longa, Wurzelstock)
Lebersignatur: Gelb färbende Gewürzpflanze mit gelben Blüten und gelbem Rhizom.
Anwendung: In der indischen Volksmedizin gebraucht man die Gewürzpflanze seit langem gegen Gelbsucht und Leberleiden. Curcuma ist Bestandteil von Currymischungen sowie von galletreibenden Phytotherapeutika. Der gelbe Farbstoff Curcumin erwies sich als cholagog und choleretisch (Weiß, 1991).

Johanniskraut (Hypericum perforatum)
Lebersignatur: Gelbe Blüten, roter Pflanzensaft (Signatur des Kraftspenders); harte Stängel (Tendenz zu Verhärtung bzw. Steinbildung); Blätter, die wie mit Nadeln durchstochen aussehen (Neigung zu stechenden Schmerzen, z.B. Leberstechen).
Anwendung: Volksmedizinisch wird Johanniskrautrotöl im Sinne des Paracelsus bei schmerzhafter Leberschwellung zur Einreibung empfohlen. Innerlich regen Rotölkuren die Ausscheidung von Gallengrieß an (Achtung: Kolikgefahr!) und lindern auch Gallenkopfschmerz (vor allem rechtsseitiger Schläfenkopfschmerz) sowie Leberdepression.

Katzenpfötchen (Helichrysum arenarium, Blüten)
Lebersignatur: Gelbe Blüten; sandiger bis steiniger Standort (Gallengrieß).
Anwendung: Die Blüten schmücken volksmedizinische Leber-Galle-Teemischungen. Der Droge wurde eine galletreibende Wirkung nachgewiesen, für die vermutlich Flavonoide (von flavus = gelb) verantwortlich sind (Wichtl, 1989).

Löwenzahn (Taraxacum officinale, Wurzel, teilweise mit Kraut)
Lebersignatur: Gelbe Blüten; »Unkraut« (Vitalitätsspender), Überdüngungsanzeiger (daher bei Tendenz zu Leberverfettung indiziert), hohler Stängel (Antidyskratikum), bitterer Geschmack (reinigende Kraft und Wirkung auf Galle).
Anwendung: Volksheilkundige wie Pfarrer Künzle empfahlen den Wurzeldekokt zum Lösen von Gallensteinen. Die Wurzel wirkt galletreibend, verbessert aber auch die Gallenproduktion in der Leber (Madaus, 1938). Löwenzahn ist beliebter Bestandteil von »blutreinigenden« Frühjahrskuren (Wurzeltee, junge Blätter als Wildsalat) sowie von Leberfunktionsmitteln (»Hepatik« Nr. 8 von Soluna, »Taraxacum comp.« von Ceres/Alcea).

Odermennig (Agrimonia eupatoria, Kraut)
Lebersignatur: Gelbe Blüten; Klettfrüchte (Entgiftungssignatur).
Anwendung: Die »Leberklette« der Volksmedizin ist häufiger Bestandteil von Leber-Galle-Teemischungen. Abgesehen von den Flavonoiden konnten keine leberwirksamen Inhaltsstoffe identifiziert werden. Wegen des Gerbstoffgehaltes empfiehlt sich der Tee eher bei Leberschwäche mit Durchfallneigung. Das Kraut ist Bestandteil bewährter Leberheilmittel (»Hepatik« von Soluna, »Metamarianum B12« von Metafackler).

Ringelblume (Calendula officinalis, Blüten)
Lebersignatur: Orangegelbe Blüten.
Anwendung: Die Blüten sind eine beliebte Schmuckdroge für volksmedizinische Lebertees. Die gelben Blütenfarbstoffe (Flavonoide) erwiesen sich als choleretisch (Wichtl, 1989), und die Saponine wirken blutfettsenkend (Hänsel, 1991).

Schöllkraut (Chelidonium majus, Wurzel, teilweise auch Kraut)
Lebersignatur: Gelbe Blüte, orangegelber Milchsaft und dreizählig gelappte Blätter; »Unkraut« (Vitalitätsspender); blüht das ganze Sommerhalbjahr über (vermittelt Ausdauer); »Mauerblümchen« (Tendenz zu Verhärtung bzw. Steinbildung).
Anwendung: Die Weinabkochung der Wurzel wurde bereits von Dioskurides bei Gelbsucht empfohlen. Paracelsus rühmte Chelidonium ebenfalls bei Gelbsucht und bei Gallenleiden. In der Phytotherapie und in der Homöopathie ist Schöllkraut ein Kardinalmittel bei Gallensteinleiden sowie bei Leberfunktionsstörungen. Die gelbe Farbe entsteht durch die Alkaloide Berberin (vgl. Berberitze) und Chelidonin, die vor allem eine galletreibende und krampflösende Wirkung haben. Schöllkraut ist daher Hauptbestandteil bewährter Leberfunktionsmittel (»Hepatik« Nr. 8 von Soluna) sowie von homöopathischen Mischpräparaten bei Gallensteinleiden (»Metaheptachol« von Metafackler) und eignet sich auch zur Rezidivprophylaxe von Gallensteinen oder bei Verdauungsstörungen nach Gallenblaseoperationen (»Chelidonium Kapseln« von Wala).

fach klagte er darüber, dass die Kunst der Signatur von den Ärzten verachtet werde. Er führte dies auf deren Faulheit und auf die daraus resultierende Unwissenheit zurück: »Ein Arzt ist nur eine arme Kreatur, wenn er sich nur mit papierenen Büchern behelfen will; bei solchem Unfleiß muss der Kranke vernachlässigt werden« (Paracelsus I/658).

Nur wer mit der Natur in Kontakt stand, konnte ihre Zeichen lesen(!), und die wenigsten Ärzte der Renaissance interessierten sich für Naturstudien. Das hat sich bis heute leider kaum geändert.

»Diese Bezeichnung (Signatur) ist ganz aus dem Brauch gekommen und man hat sie ganz vergessen. Dadurch kam es zu vielen Irrtümern.«
(Paracelsus III/611)

Wer die Signaturenlehre nicht kennt, hat auch nicht das Recht, über sie zu urteilen! Man darf sie nämlich nicht mit den wissenschaftlichen Maßstäben unserer Zeit messen, da sie auf sinnlich-subjektiven Eindrücken wie Sehen, Fühlen, Riechen oder Schmecken beruht. Der Mensch ist hierbei die größte Fehlerquelle. Wenn er nicht genügend Buchstaben des großen Naturalphabets beherrscht und als Interpret versagt, dann lässt er sich von falschen Hoffnungen oder von frommen Wünschen leiten und will in der Natur etwas erkennen, das so eben nicht vorhanden ist. Dann findet er eine gelb blühende Pflanze und sagt: Aha, das muss ein Heilmittel für die Gelbsucht sein! So einfach ist es allerdings nicht. Zwar hat die gelbe Signatur eine gewisse Allgemeingültigkeit bewiesen, denn die meisten der heute noch gebräuchlichen Leberheilpflanzen blühen gelb, haben gelbe Pflanzensäfte oder gelb färbende Wurzeln. Zumindest ist das gelbe Prinzip in ihrer Chemie verborgen (siehe Tabelle Seite 139). Aber es gibt eben auch gelbe Pflanzen, die nicht auf Leber und Galle wirken; meist weisen diese ein anderes, viel helleres Gelb auf, und natürlich wollen auch die übrigen Signaturen mit der gelben Blüte in Beziehung gesetzt werden.

Die Signaturenlehre wird oft als Lehre bezeichnet, die vom Äußeren (Farbe und Form) auf das Innere (Wesen und Wirkung) schließen lässt. Farben und Formen sind jedoch nur ein Teil des Ganzen, sie drücken etwas aus, aber sie sind nicht alles. Ein solches punktuelles Sehen würde eine Paracelsusmedizin genauso einfältig machen, wie es die symptomatische Behandlung der Schulmedizin ist, die aufgrund ihrer Fachdisziplinen Organe und Symptome isoliert betrachtet und darüber allzu oft vergisst, dass der Mensch kein Auto ist, bei dem nur der Vergaser gewechselt werden muss, damit er wieder funktioniert. Hier ist ein einzelnes Symptom ausschlaggebend, dort vielleicht ein einziges Zeichen. Beides wird jedoch den Ansprüchen einer hermetischen Medizin nicht gerecht. Pflanzen wie auch Tiere und Menschen sind überaus komplexe Geschöpfe, die niemals durch eine einzige Signatur in ihrem Wesen erkannt werden können.

Paracelsus wusste selbst, dass der Augenschein trügen kann und »dass beim Praktizieren der Formel ›Wie es außen ist, so ist es innen auch‹ mehr Nieten als Treffer zu Stande kommen« (Ernst Schmeer, Hrsg. von »Religion der Arznei«). Daher betonte er oft, dass wir eben nur die Hälfte sehen: »So soll der Arzt wissen, dass er die unsichtbaren Dinge kennen soll wie die sichtbaren. Wer aber die sichtbaren nicht kennt, der kann das Unsichtbare nicht glauben« (Paracelsus II/205).

Signaturenlehre heute

Die Signaturenlehre will und kann keine »eineindeutige« Wissenschaft sein (wobei die scheinbare Eineindeutigkeit der Naturwissenschaften im Grunde genommen auch nur auf dem Papier existiert). Man sucht nach Vereinfachungen, nach Modellen, will die Natur in Formeln und Schemata zwängen – doch dies funktioniert eben nur bis zu einem gewissen Grad. Ein Weiser bemerkte daher einmal treffend, Wissenschaft sei eben der moderne Aberglaube.

Oft wird vergessen und verdrängt, dass viele der aktuellen wissenschaftlichen Erkenntnisse auf den Signaturkenntnissen der Naturvölker beruhen. Wenn unsere Pflanzenforscher heute in den Regenwald gehen, um »neue« Arzneien zu finden, dann lassen sie sich die Tropenpflanzen stets von naturkundigen Ureinwohnern zeigen, welche ihrerseits die Kräfte dieser Pflanzen ursprünglich an bestimmten Zeichen erkannt haben. Doch das Lob und die Auszeichnungen wie auch der daraus gezogene Profit gehen nicht an den »wahren« Naturforscher, der dem Laborforscher sein Forschungsobjekt gezeigt hat.

Im Gegensatz zur modernen Pflanzenforschung ist die Signaturenlehre jedenfalls eine wahrhafte »Natur-Wissenschaft«, denn nur die Natur vermittelt hier dem Menschen das zum Überleben notwendige Wissen. Auch ist sie ein völlig zeitloser Erkenntnisweg und zudem der sinnlichste Weg der Heilmittelfindung überhaupt. Die durch die Signaturbetrachtungen gewonnenen

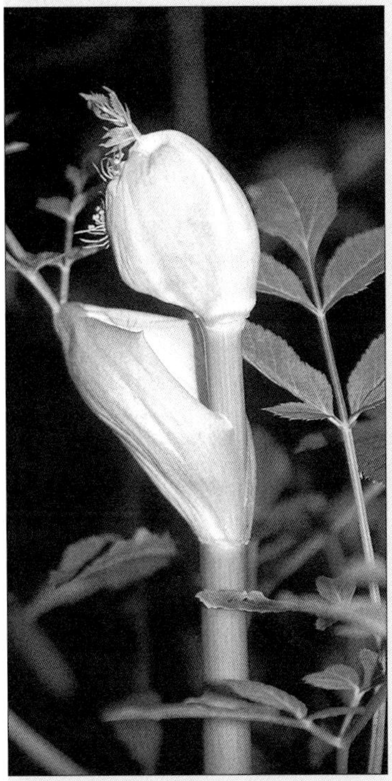

Waldengelwurz (Foto: M. Madejsky).

Die Begegnung mit dem Pflanzenengel

Da sagte die Engelwurz zum Wissenschaftler: »Hältst du es für möglich, einen Menschen vollständig zu zerlegen, ihn auf seine chemischen Grundbestandteile zu reduzieren, das Ergebnis in eine messende und analysierende Maschine zu speisen, und dann daraus zu schließen, ob er ein begabter Maler oder ein kreativer Musiker ist? Nein? Warum glaubst du dann, dass du etwas über mich weißt, wenn du das mit meinem physischen Körper getan hast?«

»Ja, aber wie sonst soll ich etwas über die Heilkräfte einer Pflanze erfahren?«, fragte der verunsicherte Wissenschaftler.

»Frage die Alten, frage die Weisen, sie werden es dir sagen«, antwortete die Engelwurz.

»Aber wir haben keine alten Weisen mehr, und kaum Überlieferungen!«, seufzte der Wissenschaftler.

»Dann werde selber ein Weiser! Dann nimm mich als Lehrer. Komm setz dich zu mir. Ich werde dir die Rituale und Zauberworte schenken, mit denen du meine Geschwister rufen kannst.«

(Stephan H. Bruhner, »Sacred Plant Medicine«, Bolden CO, Roberts Rinehart Publ. 1996; zit. nach Wolf-Dieter Storl; siehe www.storl.de.)

Erkenntnisse sind immer noch auf vielfältige Weise nützlich. Auf ihnen basieren nicht nur die Heilsysteme der Naturvölker. In der chinesischen Medizin, in der ayurvedischen Medizin, in der tibetischen Medizin und nicht zuletzt auch in der abendländischen Kräuterheilkunde berücksichtigt man bei der Beurteilung von Pflanzen seit unzähligen Jahrhunderten deren Signaturen. Zum Beispiel erlaubt der Geschmack eine Zuordnung zu den Elementen (siehe Seite 94). Ebenso wäre die anthroposophische Medizin nicht denkbar ohne die astrologische Zuordnung der Heilmittel nach deren Signaturen (siehe Seite 66) und auch nicht ohne die Einteilung der Pflanzen nach der Dreigliedrigkeit (siehe Seite 101).

In der Kräuterheilkunde und Homöopathie erweist sich die Signaturenlehre als besonders hilfreich. Oft sind Einsteiger frustriert, weil sie sich zu Beginn kaum etwas merken können und gleich wieder vergessen, wofür diese oder jene Pflanze gut ist. Sie haben eben noch nicht entdeckt, dass beim Beachten der Signaturen die Pflanze selbst zum Souffleur wird. Lange bevor man mit der Signaturenlehre Neues entdeckt, dient sie nämlich als Leitfaden und Merkhilfe. Mit ihr könnte auch das Auswendiglernen von Heilpflanzenindikationen oder von homöopathischen Arzneimittelbildern und Leitsymptomen ein Ende haben und einem tieferen Verständnis Platz machen. Mehr als Auswendiglernen ist doch gar nicht möglich, wenn man nicht eigene Erfahrungen macht – die die Voraussetzung der Signaturenlehre sind – und somit die Arznei wirklich »begreift«.

> »Die Pharmakologie ist eine Stoffkunde, ein Zweig der analytischen Chemie geworden, die trotz ihrer großartigen Leistungen das Rätsel, wie die Pflanze eine Heilbeziehung zum Menschen zu entfalten vermag, nicht zu lösen vermochte.« (Wilhelm Pelikan, Heilpflanzenkunde)

Woher weiß zum Beispiel der Homöopath, dass Bärlapp (Lycopodium) ein Heilmittel für reizbare und cholerische Menschen ist? Meist »weiß« er es aus homöopathischen Arzneimittelversuchen anderer, die in den entsprechenden Arzneimittelbildern zusammengefasst sind. Er kann es aber genauso gut von der Pflanze selbst erfahren: Wenn man Bärlapp-Sporenpulver ins Feuer wirft, dann gibt es eine explosionsartige Stichflamme (explosives Temperament); daher gebrauchten Theaterleute das »Hexenmehl« einst als Blitzpulver und für Feuerzaubertricks. Ein weiteres Leitsymptom, das zu Lycopodium führt, ist Ehrgeiz. Sucht man

Wege der Heilpflanzenerkenntnis

Signaturenlehre	Phytopharmakologie
Hermetisches Denken Erkenntnissuche durch Zusammenschau von scheinbar Getrenntem.	**Analytisches Denken** Erkenntnissuche durch Auflösung der »Einheit Pflanze« in ihre Bestandteile.
Voraussetzung Alles folgt einem universellen Plan – Gott würfelt nicht! Zwischen Metall, Mineral, Pflanze, Tier und Mensch besteht eine Art Urverwandtschaft. Dabei verkörpert die Pflanze kosmische Grundideen, die sich in allen Naturreichen wiederfinden. Beispiel: Planetenkraft Mars – Eisen – Brennnessel – Blut.	**Voraussetzung** Die Pflanze wird verdinglicht, also als Behältnis von Inhaltsstoffen verstanden. Das Augenmerk richtet sich auf Molekularstrukturen und auf Stoffe, die man nachbilden beziehungsweise modifizieren möchte. Beispiel: Salicinhaltige Weidenrinde dient als Vorbild für die Synthetisierung von Acetylsalicylsäure.
Subjektiv-sinnliche Vorgehensweise Pflanzenerforschung vorwiegend in der natürlichen Umgebung; Beurteilung mit Hilfe von Sinneswahrnehmungen wie Sehen, Fühlen, Riechen, Schmecken.	**Objektiv-rationale Vorgehensweise** Pflanzenforschung vorwiegend außerhalb der natürlichen Umgebung; Beurteilung der Droge (= getrocknete Pflanze) durch Laboranalyse.
Verifizierung durch Tierbeobachtung Überprüfung der gewonnenen Erkenntnisse durch vorsichtige Erprobung unter natürlichen Bedingungen am Haustier oder am Menschen – ohne das Ziel, Letaldosen herauszufinden.	**Verifizierung im Tierversuch**[13] Überprüfung der gewonnenen Erkenntnisse unter unnatürlichen Bedingungen im Tierversuch; etwa Erforschung der antisklerotischen Pflanzenkräfte an künstlich sklerotisch gemachten Tieren.
Ziel Verstehen der Pflanzenbotschaften und Befreiung sowie bestimmungsgemäße Nutzung der der Pflanze innewohnenden Elementar- und Planetenkräfte.	**Ziel** Isolieren, Standardisieren, Patentieren und Vermarkten von Pflanzeninhaltsstoffen. Emanzipation von der Natur und vom Naturstoff.
Konkrete Nutzung Die Pflanzenkräfte werden durch alchimistische Prozesse geweckt und zur Arznei gewandelt. Dadurch wird die Giftwirkung meist gezügelt, die Heilkräfte dagegen werden verstärkt (z.B. Homöopathie, Spagirik).	**Konkrete Nutzung** Optimierung der Pflanzenwirkung durch Isolieren und Standardisieren des Hauptwirkstoffes, der im Gegensatz zur meist ungiftigen Ganzpflanze nun nicht selten eine »Giftwirkung« entfaltet.
Problem Ein sehr komplexes, interdisziplinäres Grundwissen ist erforderlich, um Aussagen machen zu können. Der Interpret ist dabei die größte Fehlerquelle, denn die auf sinnlich-subjektivem Weg gewonnenen Einsichten sind nicht immer eindeutig und nachvollziehbar.	**Problem** Ohne Verständnis des wahren Pflanzenwesens sind nur bruchstückhafte Teilerkenntnisse möglich. Auf den Wirkstoff gerichtetes punktuelles Sehen führt zu einer auf Monopräparate reduzierten Phytotherapie. Außerdem sind Tierversuche ethisch nicht vertretbar.

»Die Erfahrung ist die Kenntnis von dem,
was mit Wissen erprobt wird.«
(Paracelsus I/516)

in der Natur nach einem Spiegelbild von Ehrgeiz oder Geltungsdrang, dann stechen einem sogleich die »Bodendecker« ins Auge. Auch der Bärlapp zeigt diese Signatur: Mit Hilfe seiner Ausläufer erobert er den Waldboden und verdrängt erfolgreich andere Gewächse.

Auf diese Weise geben alle homöopathischen Arzneien ihren Charakter durch ihre Zeichen preis.

Zwar lehnte Hahnemann die Signaturenlehre als Aberglauben ab, doch kannte er vermutlich

13 Vorgehensweise und Ziele der modernen Pflanzenforschung unterliegen aus finanziellen Gründen weitgehend den Interessen der Pharmaindustrie wie auch den gesetzlichen Bestimmungen, die derzeit eine bestimmte Anzahl an Tierversuchen vorschreibt. Daher befindet sich der wissenschaftliche Pflanzenforscher hier oftmals in einer Zwangslage.

nur die vulgären Signaturen oder wollte sich bewusst nicht auf den umstrittenen Paracelsus berufen. Einmal widersprach sich Hahnemann jedoch selbst, nämlich als er konstatierte, dass die Wurzel von Anchusa officinalis (Ochsenzunge) keine merkbare Heilkraft erwarten lasse, weil diese geruchlos sei und süßlich schleimig schmecke. Aber genau das ist ihre Signatur (Schlegel, S. 247)!

Erst der berühmte Homöopath Emil Schlegel führte wieder zusammen, was Hahnemann einst getrennt hatte: Signaturenlehre und Homöopathie. In seinem Werk »Religion der Arznei« erklärte er viele Leitsymptome homöopathischer Arzneien mit Hilfe der Signaturen. Inzwischen fühlen sich auch zeitgenössische Homöopathen wieder in die Signaturen ein. Beispielsweise verbindet der Schweizer Homöopath Bruno Vonarburg in seinem Buch »Homöotanik« die Signaturen und die Homöopathie miteinander und brachte auf diese Weise viele »kleine« Mittel, beispielsweise Arzneipflanzen wie die Pfefferminze, in die Homöopathie ein.

Letztlich könnten sogar die Kräfte längst vergessener Heilpflanzen sowie die von bislang unbekannten Gewächsen auf diese Weise erforscht werden, und zwar ohne Laboranalysen und ohne Tierversuche, die ein Signaturkundiger niemals nötig hat.

Paracelsus verstand sich nicht nur als Arzt oder Alchimist, sondern auch als Naturforscher und Medizinphilosoph. Schlegel nannte ihn einen »Wahrheitsforscher« und erkannte, dass die Signaturenlehre keine vulgäre Methode ist, die nur einfachen Ansprüchen gerecht wird. Was die Heilpflanzen betrifft, so gab Paracelsus vielmehr den Anstoß zur interdisziplinären Forschung und zu einer Art interpretierter Botanik, in der die Merkmale der Pflanzen nicht nur erfasst, sondern auch interpretiert werden.

Man muss bei der Signaturenlehre des Paracelsus also eher von einem sehr komplexen Erkenntnissystem sprechen, das auch mehrere Stufen der Einweihung umfasst. Dies ist wieder einer der Gründe, warum die Signaturenlehre so oft als Aberglauben abgetan wurde. Nur wenigen ist es möglich, über die ersten Stufen der Einweihung hinauszugelangen und wirklich mit den Tieren, Pflanzen und Steinen zu »sprechen«.

Die Schulung der Sinne

Die erste Stufe der Signaturenlehre lässt sich noch relativ leicht erklimmen, indem man die Sinne schärft und die Wahrnehmung für das Außergewöhnliche schult. Sehen, Riechen, Schmecken, Fühlen und auch Hören will geübt sein, wenn man aus den eigenen Sinneseindrücken Schlüsse ziehen will. Voraussetzung ist natürlich, dass man sich zuerst selber einzuschätzen gelernt hat. Denn wie will man das Außen ergründen, bevor man nicht in den eigenen Kosmos geblickt hat?

> »Und in dem wir schweigen redet die Natur gleichsamb durch etliche Zeichen.« (Oswald Croll)

Um überhaupt etwas wahrzunehmen, ist es erforderlich, sich oft und intensiv mit der Pflanzenwelt auseinander zu setzen. Mindestens einen Zyklus lang – vom Keimen über die Blüte und Fruchtreife bis hin zum Vergehen – sollte man sich mit einer Pflanze beschäftigen, will man sich mit ihr vertraut machen. Am besten ist es, die betreffende Pflanze im eigenen Garten heranzuziehen. Signaturen sind ja nichts Feststehendes, sondern sie unterliegen einem ständigen Wandel: »Nichts bleibet stehen einen Tag, wie es den anderen gewesen ist, sondern alle Tage ist eine veränderte Natur da« (Paracelsus, zit. nach Sudhoff VI/368).

Oft genug lässt sich ein Zeichen nur zu einer bestimmten Tages- oder Jahreszeit beobachten. Und natürlich ist es von großer Bedeutung, ob ein Gewächs mit der Frühlingssonne erwacht (Schlüsselblume, Küchenschelle) oder ob es die längsten

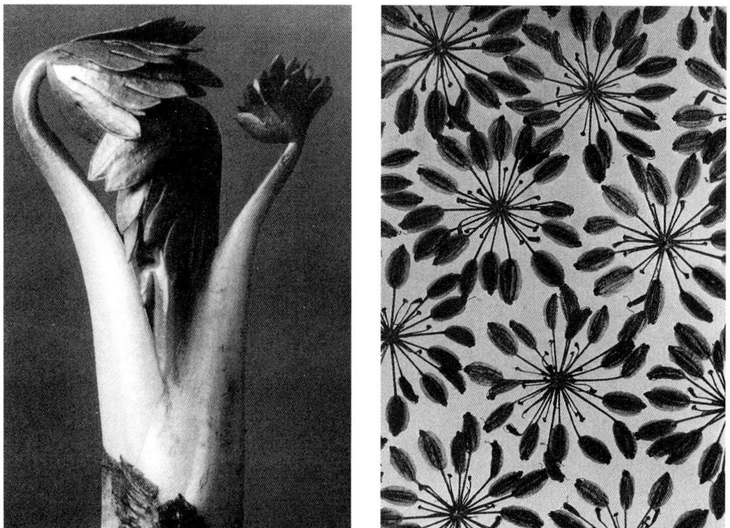

»Finde ich z.B. heute eine interessante Pflanze (...), so bin ich gezwungen, drei oder vier Monate hindurch fast täglich eine Landpartie an die betreffenden Orte zu machen, um immer wieder ein und dieselbe Pflanze zu suchen« (Zitat und Fotos: Karl Blossfeldt, Entdecker der Urformen in der Natur, 1865–1932).

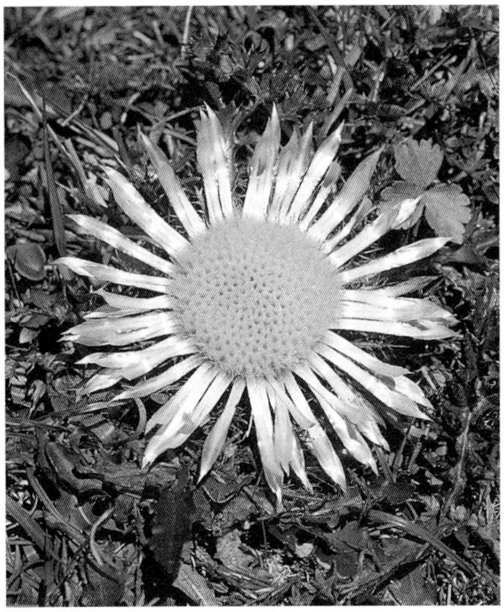
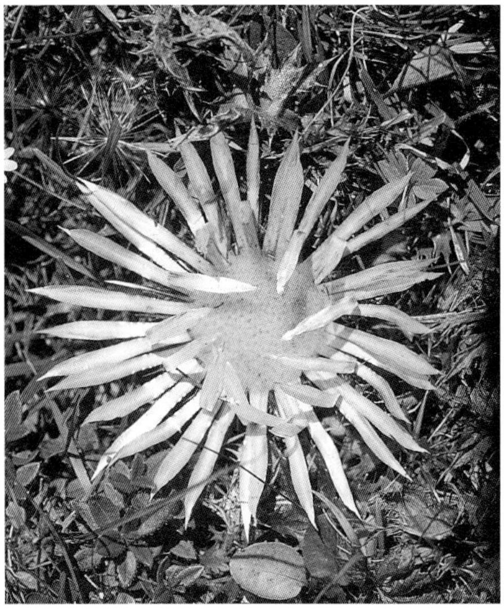

In Abhängigkeit von der Luftfeuchtigkeit öffnet und schließt sich die »Wetterdistel«. Dies ist eine mondhafte Signatur; der Mond ist der Regent aller irdischen Flüssigkeiten und regiert im Menschen z. B. über Keimdrüsen und Schleimhäute. (Foto: M. Madejsky.)

Tage abwartet (Johanniskräuter), ob es erst im Herbst erblüht (Herbstzeitlose) oder ob es entgegen der übrigen Natur im Winter fruchtet (Mistel). Auch wird derjenige, der nur bei Sonnenschein draußen ist, das Geheimnis von »Wetterblumen« wie Gänseblümchen (Bellis perennis) oder Silberdisteln (Carlina acaulis) nicht völlig durchschauen (siehe Gebärmuttersignatur Seite 158). Viele Gewächse geben ihre Geheimnisse erst am Abend oder in der Nacht preis (Mondsignatur), indem sie erst abends erblühen (Königin der Nacht) oder ihren Duft verströmen (Robinie).

»Das Geheimnis in der Natur ist so groß, dass es niemand genügend ergründen kann.«
(Paracelsus III/1041)

Oft weiß man zu Beginn nicht so recht, worauf zu achten ist. Was zum Beispiel den Geruch einer Pflanze angeht, so unterscheiden die meisten zunächst nur, ob etwas angenehm oder unangenehm riecht. Dies ist zwar ein erster Hinweis darauf, ob ein Gewächs uns eher locken oder auf Abstand halten möchte. Viele Eigenschaften sind jedoch erst durch den Geruch erfahrbar.

Wenn man zum Beispiel durch eine Wiese mit blühendem Mädesüß (Spiraea ulmaria) geht, erinnert der süßlich-betörende Duft fast schon an eine Chemiefabrik und lässt ahnen, dass ein Zuviel davon Kopfschmerzen auslösen könnte, wohingegen die richtige Dosis Kopfschmerzen lindert. Gundermann (Glechoma hederacea) hat ebenfalls einen leicht unangenehmen Beigeruch, der ein wenig an Fäulnis oder Wundjauche erinnert; vielleicht erkannte man daran, dass das Kraut eitrige Leiden und Wunden heilt. Interessante Geruchserlebnisse kann man auch mit dem Bilsenkraut (Hyoscyamus niger) haben. Die Blüten riechen besonders nach Regen nach ungewaschenen Socken, feine Nasen nehmen gar den darunter liegenden Aasgeruch wahr. Heute weiß man: Für den Geruch ist das »Leichengift« Putrescin verantwortlich, das eine Vorstufe der Tropanalkaloide Atropin und Hyoscyamin darstellt. Vermutlich löst der Geruchsträger Putrescin die im Bilsenkrautrausch typischen Todesvisionen aus.

Wann und wo immer es möglich ist, sollte man auch Geschmacksproben nehmen und diese zunächst einfach nur wirken lassen. Nur wer hier an einem Blatt reibt und dort ein wenig kostet, wird genügend Erfahrungen sammeln, um später Vergleiche anstellen zu können. Auf diese Weise sollen schon die keltischen Priester, die Druiden, das Wesen der Pflanzen erfahren haben: Sie legten nur ein etwa fingernagelgroßes Stück von Blatt, Blüte oder Wurzel unter die Zunge und speichelten dieses ein, oder sie leckten am Pflanzensaft, der an der Rissstelle austritt, um die Wirkung zu prüfen. Dies will natürlich lange geübt werden, bis die Wahrnehmung sensibilisiert ist. Aber der Geschmack ist eine aufschlussreiche Signatur, denn jeder Geschmack hat seine Wirkung (I/638): Bitter lässt das Wasser im Mund zusammenlaufen und regt die Sekretionen der Verdauungsdrüsen an, scharf wirkt dagegen Schweiß treibend und schleimlösend auf die Lunge. Paracelsus wies darauf hin, dass der Geschmack vor allem die Aufgabe habe, Sympathien aufzuzeigen: »Ebenso ist es mit dem Geschmack, dieser ist nur ein Teil der Anatomie, der die Aufgabe hat, gleiches zu gleichem zu bringen. Daraus ergibt sich, dass allen Leibesorganen ein Geschmack zukommt, damit

Immergrüne Pflanzen für ein langes Leben

Die Wachstumsperiode wie auch die Lebensdauer von Pflanzen ist eine bedeutende Signatur. Legt man den Jahreskreis über den Lebenskreis, entsprechen sich Frühling und Jugend oder Winter und hohes Alter. Daher sind viele immergrüne Gewächse Heilmittel für typische Altersleiden wie Krebs, Rheuma oder Sklerose.

Efeu (Hedera helix): Efeublätter enthalten Saponine, die das Bronchialsekret verflüssigen, antimikrobiell und spasmolytisch wirken. Teemischungen mit Efeublättern oder kleine Mengen der Extrakte bewähren sich bei Asthma sowie bei Altersbronchitis (»Hedera comp.« von Ceres/Alcea).

Eibe (Taxus brevifolia): Aus der Borke pazifischer Eiben isolierte man Taxole, die das Wachstum von Brust-, Eierstock- und Lungenkrebszellen hemmen und daher als Zytostatika Anwendung finden (»Taxol«, Infusionslösung von Bristol-Myers Squibb; rezeptpflichtig). Inzwischen gewinnt man Taxol auch partialsynthetisch aus dem Baccatin heimischer Eiben (Taxus baccata).

Immergrün (Vinca minor): Das Hauptalkaloid Vincamin verbessert die Hirndurchblutung, steigert die Sauerstoffaufnahme und die Glukoseverwertung der Hirnzellen. Indikationen für das (rezeptpflichtige) Reinalkaloid sind Cerebralsklerose und Altersvergesslichkeit. »Vinca Dil. D2« bewährt sich ebenso bei Gedächtnisschwäche und Konzentrationsstörungen.

Mistel (Viscum album): Misteltee (Kaltmazerat) wirkt mild blutdrucksenkend; als verantwortlich gelten bislang Flavone und Lignane. Aufgrund ihrer tumorhemmenden und immunstimulierenden Wirkung werden Mistel-Lektine vor allem zur Rezidiv- und Metastasenprophylaxe von Tumoren eingesetzt, biespielsweise in Form von Injektionskuren mit »Helixor« oder »Iscador« (Weleda).

Ölbaum (Olea europea): Das geringere Arteriosklerose-Risiko der Südeuropäer wird unter anderem auf die Ernährung mit Olivenöl zurückgeführt. Extrakten aus den Ölbaumblättern kommt eine antisklerotische und blutdrucksenkende Wirkung zu. Empfehlenswert sind zum Beispiel Kuren mit »Olea europaea«, Urtinktur (Spagyra).

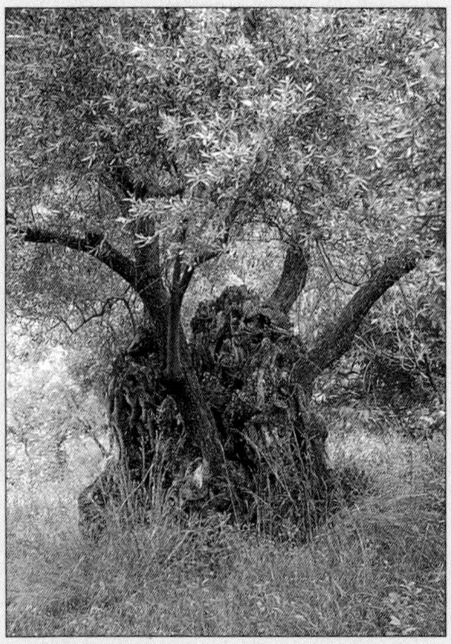

Alter Olivenbaum im Pleistostal bei Delphi. Die Blätter des immergrünen Ölbaums wirken antisklerotisch und übertragen die Langlebigkeit des Baumes auf den Menschen (Foto: M. Madejsky).

Stechpalme (Ilex aquifolium): Die Urtinktur der Stechpalme erwies sich als entzündungshemmend bei rheumatischen Gelenks- oder Muskelerkrankungen, wobei die antiphlogistische Wirkung mit der von Hydrocortison verglichen wird. »Ilex«-Urtinktur ist zum Beispiel Bestandteil von »Colchium comp.« (Pflüger).

Thuja (Thuja occidentalis): »Lebensbaum«; Extrakte aus den Zweigspitzen wirken antiviral und steigern die unspezifischen Abwehrkräfte (Leukozytose). Thuja ist Bestandteil abwehrsteigernder Präparate (»Esberitox N«, Tabletten von Schaper & Brümmer), die beispielsweise bei Virusgrippe Einsatz finden. Thuja wird auch in der Homöopathie zur Immunmodulation gebraucht (etwa bei Impfschäden).

Wacholder (Juniperus communis): »Nordischer Weihrauch«; im Alpengebiet räuchert man mit den Beeren oder Nadeln bis heute Kranken- und Sterbezimmer aus. Wacholderbeeren sind ein beliebtes Volksmittel bei »schlechtem Magen« und wurden bereits von Paracelsus bei Verdauungsschwäche empfohlen (I/722). Paracelsus lobte Wacholderöl zusammen mit Johanniskraut als Wundarznei (III/635) und als Mittel gegen den Tartarus (I/608). Bei Gicht und Nierensteinen findet das Öl in der anthroposophischen Medizin Anwendung (»Juniperus/Berberis comp.«, Kapseln von Wala).

das Süße zum Süßen, das Bittere zum Bitteren komme und so mit sämtlichen Qualitäten der Stufenleiter vom süß, sauer, bitter und herb. Wer wollte die Leber mit Gentiana, Agaricus oder Coloquinten heilen? Ebensowenig fände sich ein Arzt, der Gallenleiden mit Manna, Honig, Zucker, Polypodium behandeln würde« (Paracelsus I/83).

Neben bitter, salzig, sauer, scharf und süß – die in vielen Nuancen vorkommen – gibt es noch unzählige weitere Geschmackssignaturen. Um nur einige Beispiele zu nennen: Bittersüß (Solanum dulcamara) wechselt den Geschmack, denn erst schmeckt es bitter und später auch süß. Dies zeigt den merkuriellen Charakter an. Engelwurz (Angelica archangelica) verursacht ein Brennen und Taubheitsgefühl auf der Zunge und wurde deshalb als »Zahnwurz« zum Betäuben gebraucht. Taubnessel (Lamium album) schmeckt dagegen fad und schleimig und zeigt zusammen mit den übrigen Signaturen ihre einhüllende und reizlindernde Kraft. Rosengewächse (beispielsweise Alchemilla) wirken bereits im Mund zusammenziehend (adstringierend), Nachtschattengewächse (etwa Atropa belladonna) verursachen Mundtrockenheit.

Oft prägen sich die so gesammelten Erfahrungen unauslöschlich ein, vor allem, wenn schon ein winziges Blattstück – zum Beispiel von Aronstab, Bingelkraut oder Eisenhut – ein nachhaltiges Brennen und Kribbeln oder sogar stundenlanges Taubheitsgefühl im Mund hinterlässt. Irgendwann fällt es einem aber vielleicht wie Schuppen von den Augen: Aha, diese Pflanze ist bitter und könnte also ein Heilmittel gegen die Verbitterung sein. Jene Pflanze brennt und könnte daher das Brennen im Hals heilen. Eine andere Pflanze betäubt und könnte möglicherweise – in der rechten Art gebraucht – Nervenschmerzen lindern.

Vielen Signaturen kommt man erst auf die Spur, wenn man die Pflanze befühlt. Das Befühlen ist ähnlich zu verstehen wie der Händedruck unter Menschen, der ja auch auf Anhieb einen ersten Eindruck vom Gegenüber vermittelt. Nicht umsonst sagt man, dass man etwas »begriffen« habe.

Manche Blätter fühlen sich aalglatt an (Angelika, Schierling), andere sind samtig weich (Frauenmantel, Küchenschelle), andere wiederum rau (Beinwell, Borretsch).

Glatte und wie gelackt scheinende Blätter (Eisenhut, Haselwurz) oder solche, die wie mit Rauhreif überzogen sind (Schierling), könnten eine Warnung vor Giftwirkung sein. Raue Blätter oder behaarte Stängel zeichnen Kieselsäurepflanzen aus (Beinwell). Harte, verholzende Stängel oder zähe und faserige Blätter zeigen Pflanzen an, die das Bindegewebe kräftigen (Johanniskraut, Breitwegerich, Frauenmantel).

Der Natur lauschen

Weil die Signaturenlehre im ersten Moment so simpel erscheint, lässt man sich gerne dazu verleiten, die Blütenfarben oder Blattformen, die einem begegnen, sofort interpretieren zu wollen. Manche Farben schreien uns geradezu an, andere spiegeln Stimmungen wider, bestimmte Formen regen unweigerlich zum Vergleich an. Dennoch sollte man keine voreiligen Schlüsse ziehen und auch nicht zwanghaft nach Interpretationen suchen. Wer etwas sieht und gleich deutet, ergibt sich doch oft nur der Phantasterei, die wir aus Kindertagen kennen, als wir in den vorüberziehenden Wolken Gestalten erblickten.

Erst wenn der Geist wirklich leer ist – vor allem frei von Ängsten, Sorgen und Wünschen –, ist Raum für Eingebungen geschaffen. Zu Beginn geht es daher einzig und allein darum, sich unvoreingenommen in die Pflanze einzufühlen, einfach nur wahrzunehmen und das Wahrgenommene beschreiben zu lernen. Nur so kann ein »Buchstabe« zum nächsten kommen, und bald wird man vielleicht Worte oder Sätze bilden können.

Zuvor muss aber noch das richtige Sehen geschult werden, denn dies ist vielleicht sogar das Schwierigste von allem, wie schon Goethe bemerkte: »Was ist das Schwerste von allem? Was dir das Leichteste dünkt: Mit den Augen zu sehen, was vor den Augen dir liegt« (Johann Wolfgang von Goethe; zit. nach Wolf-Dieter Storl).

Das Sehen erfolgt zwar so, wie wir es kennen, nämlich mit geöffneten Augen, und erlaubt gewisse Einsichten über Farben oder Formen. Gleichermaßen ist aber das innere Auge oder »Erkenntnisauge« gefordert. Denn nur mit ihm kann man auch das Unsichtbare schauen: »Wir müssen aber den Bereich der Dinge erweitern und wissen, dass die Welt und alles, was wir in ihrem Umkreis sehen und greifen, nur die eine Hälfte der Welt ist. Was wir von ihr nicht sehen, ist aber genausoviel an Gewicht, Wesen und Qualität« (Paracelsus I/221).

Das Erkenntnisauge lässt sich durch Übung aktivieren. Manche Übungen zur Schulung des Blicks sind noch aus druidischer Tradition überliefert. Die Druiden sollen zum Beispiel das Sehen aus den Augenwinkeln heraus beherrscht und auf diese Weise Elementarwesen wie Zwerge und Trolle wahrgenommen haben, die sich nur selten in die Mitte des Gesichtsfeldes wagen.

Der Blick kann auch vertieft werden, indem man durch das »dritte Auge« zu sehen versucht. Erst dann kann sich der Teil der Welt offenbaren, der hinter dem Offensichtlichen verborgen liegt. Mit dem dritten Auge eröffnen sich manchmal sogar die Fraktalwelten, die Urstrukturen der Bäume, Kräuter oder Kristalle. Eiben erweisen sich hier als besonders gute Lehrmeister, denn sie ermöglichen auch Ungeübten einen leichten Zugang zu den Fraktalwelten. Wenn man in der Dämmerung oder in der Nacht ins Blattwerk hineinschaut und dabei die Augen ein wenig unscharf stellt, dann nimmt man plötzlich die einzelnen Eibennadeln wie auch den Himmel dahinter nicht mehr wahr. Die nahen und die fernen Zweige verschwimmen zu einem flirrenden Muster, und die Lichtpunkte zwischen den Nadeln erscheinen wie Sterne eines bislang unbekannten Kosmos.

Um hinter das Augenscheinliche zu blicken, kann man sich auch einmal nah vor eine Pflanze setzen und diese so lange in meditativer Versenkung anschauen, bis sich deren Gestalt aufzulösen und zu verwandeln beginnt. Manchmal lässt sich auf diese Weise die Aura der Pflanze wahrnehmen, oder es lösen sich Wesenheiten, die in der Pflanze wohnen.

Ähnliches haben viele erlebt, die schon einmal sehr nah vor einem Menschen saßen und diesem lange in die Augen blickten. Nach einiger Zeit löst sich das »bekannte« Gesicht auf, und es erscheint die Fratze eines unbekannten Wesens, was befremdlich oder erschreckend wirkt, dann aber Empfindungen auslöst und manchmal sogar eine Art »wahre Wirklichkeit« erkennen lässt, in der der Augenschein, der Körper und alles Greifbare an Bedeutung verlieren.

In einem Vortragszyklus über Elementarwesen regte Rudolf Steiner zu einer weiteren interessanten Wahrnehmungsübung an: »Wir richten zunächst einmal unseren Blick, von der Erde aufschauend, in die Weiten des Weltraums, aus denen uns entgegenkommt das Blau des Himmels. (...) Nehmen Sie an, eine menschliche Seele blickt so auf nichts als auf das Blau des Himmels schauend: Dann tritt ein gewisser Moment ein, ein Moment, wo aufhört das Blau des Himmels, wo wir nicht mehr Blau sehen, nicht mehr etwas sehen, was wir in irgendeiner menschlichen Sprache mit Blau bezeichnen. Wenn wir aber uns auf unsere eigene Seele besinnen in dem Moment, wo das Blau aufhört für uns blau zu sein, dann werden wir in unserer Seele eine ganz bestimmte Stimmung bemerken: das Blau verschwindet gleichsam, eine Unendlichkeit tut sich vor uns auf, und in diese Unendlichkeit hinein will eine ganz bestimmte Stimmung unserer Seele, ein ganz bestimmtes Gefühl, eine ganz bestimmte Empfindung unserer Seele sich ergießen in die Leerheit, die da entsteht, wo vorher Blau war« (Rudolf Steiner, zit. nach Pelikan).

Zu Beginn sind die Empfindungen, die einen ereilen, noch nebulös und wenig fassbar. Und man fragt sich vielleicht, ob man der eigenen Intuition wirklich trauen darf. Doch dieses Hinterfragen ist wichtig, wenn man sich nicht vom Schein trügen lassen und Irrtümern aufsitzen will. Im Laufe der Zeit werden die Wahrnehmungen jedoch immer feiner, die inneren Bilder immer klarer, bis sie schließlich in Erkenntnis münden können.

»Der Arzt darf sich hier nur aufnehmend verhalten.«
(Paracelsus I/64)

Nicht umsonst forderte Paracelsus, dass man der Natur auch lauschen solle. Manches kann man ja durchaus hören. Zum Beispiel singt jede Quelle ihre eigene Melodie, und wer ihr meditativ lauscht, kann vielleicht auch die Obertöne vernehmen, die oft wie Nymphengesang anmuten. Auch hat jeder Baum seinen eigenen Klang. So tönt es luftig wie Papierrascheln, wenn der Wind in den Blättern einer Zitterpappel spielt (Mondsignatur). Ganz dunkel und schwer hört sich dagegen das Rauschen in einem Fichtenwald an (Saturnsignatur). Doch mit »Lauschen« meinte Paracelsus mehr noch das Hören auf die innere Stimme, die einem vieles in Form von Gedanken, Träumen oder Visionen zuflüstern kann:

»Die Wahrnehmungseinzelheiten sind wie Buchstaben; sie wollen sinngemäß zu Worten und Sätzen zusammengefügt, schließlich als Sprache innerlich vernommen werden, die Wesens-Inneres mitteilt. Sie ist zunächst Fremdsprache; ihr Vokabular muss erst erarbeitet werden. Dann ist eine Wesensverbindung, ein Gespräch, ein Hin und Her von Frage und Antwort möglich« (Wilhelm Pelikan, Heilpflanzenkunde III/189).

Die Pflanzen der Eingeweihten

Um die Tore zu anderen Bewusstseinsebenen zu öffnen und mit den Naturwesen, den Pflanzen, Steinen oder Tieren zu kommunizieren, bedienten sich heidnische Priester wie auch Schamanen weltweit und zu allen Zeiten bestimmter Hilfsgeister aus der Pflanzenwelt. In der Alten Welt waren dies die Pflanzen der Seher, in der Neuen Welt die Pflanzen der Schamanen, die natürlich wiederum Zeichen tragen (siehe »Signaturen bewusstseinserweiternder Pflanzen«, Seite 149).

Unter den Pflanzen der Eingeweihten ragt die Eibe (Taxus baccata) hervor. Unter Eiben trafen sich einst die Götter zum Rat, unter ihnen fanden Thingversammlungen statt, und die Druiden verehrten diesen Baum. Für die Germanen stellte er noch die Weltenachse (Axis mundi) und den Weltenbaum Yggdrasil dar, denn im Gegensatz zur

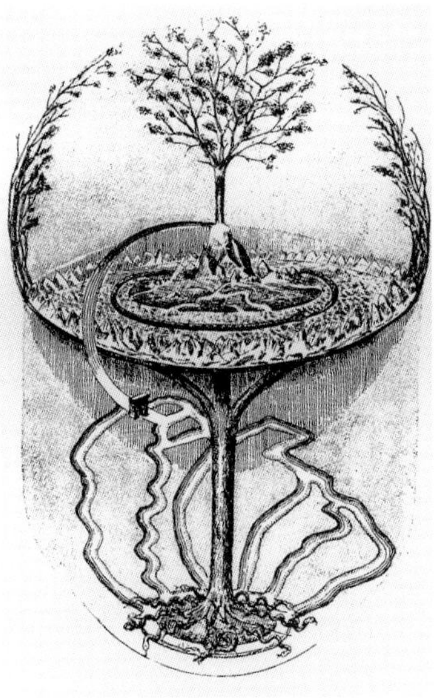

Viele sehen in der immergrünen Eibe den wahren Weltenbaum Yggdrasil, der die neun Welten miteinander verbindet. An warmen Tagen dünsten Eiben bewusstseinsverändernde Stoffe aus und gewähren in Träumen oder Visionen Einblicke in die Anderswelt.

Esche, die in der Edda (Sammlung altnordischer Dichtung) genannt wurde, sind Eiben immergrün. Yggdrasil bedeutet »Odins Pferd«, denn Yggr war einer der vielen Beinamen Odins, und der Weltenbaum war das Geistpferd, mit dem der Gott die neun Welten bereiste: »Yggdrasil (...) symbolisiert die Kraft, sich in die verschiedenen Wirklichkeitsebenen hineinzubewegen und von einer in die andere zu gelangen, und zwar sowohl in die höheren als auch in die unteren Welten, zu den Lebenden und den Toten, den Göttern und den Menschen« (Ralph Metzner, 1994).

»Wenn die Shipibo-Indianer wissen wollen, wie eine bestimmte Pflanze wirkt, dann trinken sie Ayahuasca und begeben sich auf eine Seelenreise zu den Müttern des Waldes und diese weihen sie dann in die Kräfte jener Pflanze ein.« (Rätsch, 1997)

Wo Eiben vorkommen, wurden sie als Weltenbäume verehrt; und seit langem ist ihre berauschende Wirkung bekannt. Diese wurde bereits von den keltischen Priestern genutzt, um aus der Welt der Götter und Totengeister Rat zu holen. Wenn man einmal an einem warmen Tag oder Abend unter Eiben verweilt, dann kann man die Wirkung auf das Bewusstsein selbst erfahren. Schon nach kurzer Zeit öffnen sich die Lungen, der Mund trocknet ein wenig aus und man entspannt sich. Manchmal überkommt einen gar tiefe Müdigkeit. Dabei genügt es, die Ausdünstungen der Eiben einzuatmen. Im Dunstkreis alter Eiben tauchen die meisten Menschen schon nach wenigen Stunden in andere Bewusstseinsebenen ein, und je länger man unter dem Baum bleibt, umso tiefgründiger verändern sich die Wahrnehmungen wie auch die Träume. Es ist dann, als ob sich ein Vorhang senken würde, der einen von der alltäglichen Welt trennt. Die Eibendünste umnebeln zunehmend das Tagbewusstsein, und die Seele reitet auf dem Rücken von »Odins Pferd« ins Jenseitige ...

Während Eiben ihren Einfluss auf das Bewusstsein vor allem dadurch kundtun, dass sie immergrün sind, äußerst düster wirken und bizarre Formen bilden (was sie mit Saturn, dem »Hüter der Schwelle« zur Anderswelt in Verbindung bringt), weisen viele psychoaktive Pflanzen auch Merkursignaturen auf. Dabei stellt man sich Merkur als geflügelten Götterboten vor, der die Welt der Götter mit der Welt der Menschen verbindet. Nicht viel anders präsentieren sich die dem Merkur unterstellten Pflanzen: Meist haben sie ein »verbindendes« Wesen, bilden lange Ausläufer oder Myzele, klettern an Baumstämmen empor, haben Blätter wie Adlerschwingen oder übergeben ihre Samen dem Wind.

Diese Signaturen besitzen natürlich weltweit Aussagekraft: So zeigt zum Beispiel die Ayahuasca-Liane (Banisteriopsis caapi), die sich an Bäumen emporrankt, dass sie die Pforten zu höheren Bewusstseinsebenen zu öffnen vermag. Aus ihr bereiten die Shipibo-Indianer einen Trank, der zu Visionen verhilft.

Das den Geist beflügelnde Prinzip des Merkur tritt uns in der Pflanzenwelt ferner in den himmelblauen Blüten entgegen. So erinnern zum Beispiel die blauen Blüten des Immergrün (Vinca minor) an ein Windrad. Auch dieses Gewächs wurde einst von den Druiden zur Stärkung der Geisteskräfte

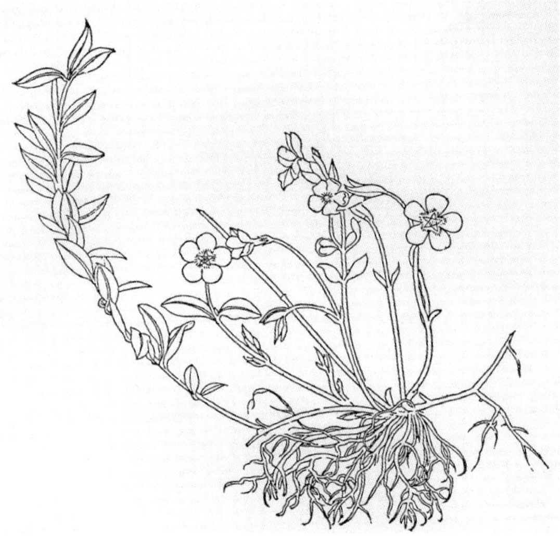

Syngrün (Vinca minor): Die Fünfzahl der Blüten wie auch die Fähigkeit, Ausläufer zu bilden, deuten auf die geisterhebenden Kräfte des Merkur hin. Leonhard Fuchs, 1543.

Signaturen bewusstseinserweiternder Pflanzen

Im Wesentlichen erkennt man bewusstseinsverändernde Pflanzen daran, dass sie gleich mehrere der folgenden Signaturen in sich vereinen: Anthropomorphe Gestalt (auch Kopfsignatur oder Pflanzenindividuen), Astralfarben (braun-violett), Spiralformen (Channel-Signatur), Asymmetrie (die Blätter sind nur selten gegenständig, und die Formen sind nie wirklich harmonisch), Fünfzahl der Blüte, Ähnlichkeitsgerüche (vor allem Tier- oder Aasgeruch), unangenehmer, meist bitterer Geschmack, Saturn (immergrüne und langlebige Gewächse, düstere Farben oder Ausstrahlung, Dreizahl), Merkur (kletternde oder Myzel bildende Gewächse, blaue Blüte, schlanke Gestalt, lanzettartige Blätter, Windsamer).

Alraune (Mandragora officinarum): In der Oberwelt erscheinen die Blätter wie harmloser Spinat, erst die Astralfarbe der fünfzähligen Blüten (und der Triebe) sowie der betäubend-sinnliche Duft der Früchte deuten eine bewusstseinsverändernde Wirkung an. Dieses Pflanzenwesen lebt ganz in der Unterwelt; die Wurzelbetonung zeigt auch die dämpfende Wirkung auf den Sinnespol an. Die menschenähnliche Gestalt der Wurzel ist unverkennbar; ein Wurzelgnom, oft mit richtigen Armen und Beinen, die sich fleischig, biegsam und seltsam lebendig anfühlen, kommt zum Vorschein. Bereits in der Antike war die »Königin der Zauberpflanzen« als Ritualpflanze in Gebrauch. Sie ist ein Homunkulus der Pflanzenwelt, der in die Unterwelt geleiten, Visionen und Initiationsträume schicken kann.

Bilsenkraut (Hyoscyamus niger): Bilsenkraut folgt dem Menschen, besiedelt am liebsten Schuttecken (Garten- und Bauschutt) und »wandert« von einem Platz zum nächsten. Das gedrungene Gewächs wirkt schon aus der Ferne wie ein eigenständiges Wesen und besitzt beinah tierische Ausstrahlung. Die fünfzähligen, blassgelben, violett geäderten, trichterförmigen Blüten muten wie ein Tunnel in die Anderswelt an. Ihnen entströmt Aasgeruch, der Kontakt zur Geister- und Totenwelt verspricht. Als Pflanze der Orakelpriesterin von Delphi und als Hexenpflanze blickt das Bilsenkraut auf eine lange Tradition zurück. Im Bilsenrausch, der oft mit Initiationsträumen und Todesvisionen einhergeht, brechen die Pforten zur Anderswelt auf.

Eibe (Taxus baccata): Keine Eibe gleicht der anderen! Eiben haben eine tänzelnde Gestalt, am Stamm sieht man oft Gesichter wie aus einer Märchenwelt – daher sind sie nicht mehr nur Baum. Wegen ihrer Langlebigkeit und weil sie immergrün sind, werden Eiben u.a. Saturn, dem »Hüter der Schwelle«, unterstellt. Die dunklen, wie gelackten Nadeln lassen eine gewisse Giftwirkung vermuten, sie schmecken bitter und trocknen den Mund aus (Alkaloide). Verweilt man unter Eiben, dann entspannen sich die Lungen, man wird müde, möchte schlafen und wird in Traumwelten gezogen. Die Eibe ist der wahre Weltenbaum Yggdrasil (altnordisch »Odins Pferd«), der die Menschenwelt mit der Anderswelt verbindet und auch als Heckenpflanze die Grenze zwischen Zivilisation und Wildnis bildet.

Immergrün (Vinca minor): Die fünfzählige blaue Blüte zeigt die Wirkung auf den Geist an, wie ein Windrad scheint sie sich gleich drehen zu wollen (Channel-Signatur). Das Blütenblau wie auch die Fähigkeit, Ausläufer zu bilden, deuten auf Merkur hin. Die immergrünen, gelackten Blätter zeigen Saturn an. Weil Aasgeruch, Astralfarben und anthropomorphe Gestalt fehlen, ist die bewusstseinsveränderende Kraft gering. Jedoch stärkten schon die Druiden ihre Geisteskräfte mit Vinca. Weil Merkur vorherrscht, eignet sich Vinca, geraucht oder geräuchert, vor allem als Katalysator für andere Psychoaktiva.

Tollkirsche (Atropa belladonna): Wieder ein Pflanzenwesen, das dem Tier nahe steht. Wie mit magischen Augen zwinkert es einem aus dem Wald zu. Die Astralfarbe der Blüten und Beeren zeigt, dass die Tollkirsche Einblicke in die Anderswelt ermöglichen kann. Saturn zeigt sich am dreigeteilten Stängel, dem Hexenstab. Aber Vorsicht: Der süße Geschmack warnt nicht! Die Wirkung wurde oft beschrieben; schon wenige Tollkirschen weiten die Pupillen, man kann manchmal Pflanzenauren wahrnehmen oder in Schattenwelten blicken, Nymphengesänge vernehmen oder kilometerweit hören. Viele sind aber auch nur wochenlang blind!

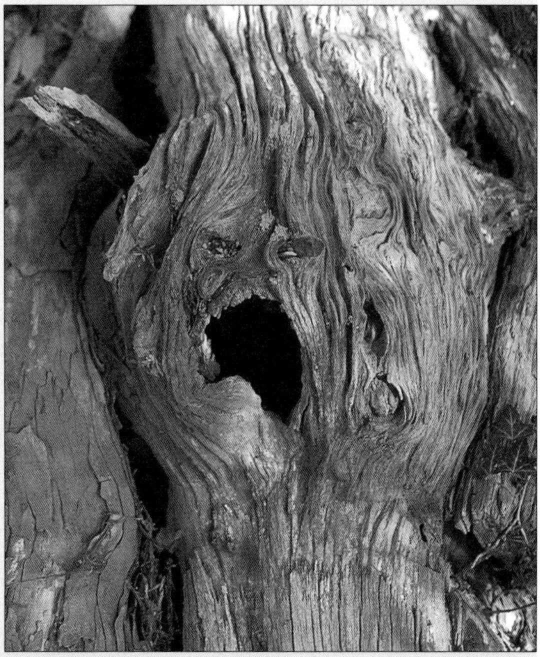

Baumgesicht am Stamm einer alten Eibe im Eibenwald bei Wessobrunn (Foto: O. Rippe).

gebraucht. Immergrün vereint mehrere Signaturen in sich, die es zur »Pflanze der Inspiration« machen: Abgesehen vom überirdisch anmutenden Blütenblau sind dies die Fünfzahl der Blüten, ferner die dunklen, wie gelackten und asymmetrisch angeordneten Blätter sowie die Fähigkeit, Ausläufer zu bilden.

Das Hauptalkaloid Vincamin steht inzwischen unter Rezeptpflicht, aber sensible Menschen spüren die den Geist öffnende Wirkung auch mit einem aus dem blühenden Kraut selbst bereiteten Alkoholauszug. Viele berichten, dass sie schon nach wenigen Tropfen das Gefühl hätten, als ob in der Wirbelsäule ein Kanal aufgehe, der das Gehirn »lüfte« und den Geist beflügle.

Merkur zeigt sich ebenso in der schlanken Gestalt und in den lanzettenartigen Blättern des Hanf (Cannabis sativa), die von unten gesehen wie Flügel anmuten. Wilhelm Pelikan führte den Hanf als Merkurpflanze auf und erkannte in ihm die »Pflanze der Entdecker«: »Aus ihr [der Hanfpflanze] bereitete man die festesten Seile, das beste Segeltuch, die widerstandsfähigsten Gewebe für derbe Kleidung, für Packtücher und dergleichen. Windbeschwingt sind mit ihrer Hilfe die Segelschiffe erst durch das Mittelmeer, dann in den Atlantik, nach der Neuen Welt, schließlich um die ganze Erde getragen worden. Mit ihrer Hilfe ist die Erde von einem Pol zum anderen entdeckt, besiedelt worden, haben Spanier, Portugiesen, Engländer, Holländer ihre erdumspannenden Reiche aufgebaut. Damit gewann der Mensch zum ersten Mal ein klares Bewusstsein von seinem Planeten« (Heilpflanzenkunde III/191).

»Wir haben keinen Menschen, der uns lehrt und keinen Menschen, der die Kräuter von selbst weiß und kennt. Er muss es von anderen haben, die mehr oder anders als der Mensch sind.« (Paracelsus II/313)

Damit übt der Hanf vom Grobstofflichen bis hin zur Chemie seinen Einfluss auf das menschliche Bewusstsein aus. Seit vielen Jahrhunderten wurde er als Faserpflanze, als Heilpflanze sowie als bewusstseinserweiternde Götterpflanze gebraucht. Seit der Hanf dem Betäubungsmittelgesetz unterstellt wurde, ist sein Gebrauch zur Ergründung der Welt der Erscheinungen aber nur noch in wenigen Ländern erlaubt.

Natürlich gäbe es noch viele weitere Zeichen, an denen man jene Pflanzen erkennen kann, die tiefere Einblicke in die Geheimnisse der Natur gewähren. Aber es muss doch erwähnt werden, das Paracelsus den Erkenntnisweg, der mit Hilfe der »Entdeckerpflanzen« beschritten wird, nie ausdrücklich empfohlen hat. Allerdings kannte und nutzte er Pflanzen wie Bilsenkraut und Schlafmohn intensiv, sodass ihm deren bewusstseinsverändernde Wirkung nicht entgangen sein kann. Er schrieb für Eingeweihte und setzte deshalb einiges an Wissen voraus. Vielleicht war er sich aber auch im Klaren darüber, dass man selbst mit den Pflanzen der Seher das Licht der Erkenntnis keineswegs herbeizwingen kann.

Die Zeichen der Götter, Engel und Pflanzengeister

Die höchste Stufe der Einweihung in die Geheimnisse der Natur unterliegt weder unserem Willen noch unserer Vernunft. Sie geschieht vielmehr durch das »Licht der Natur«, das von Paracelsus über jedes andere Licht gestellt wurde: »Wie sich die Sonne zum Mond verhält, so verhält sich auch das Licht der Natur zur Sehkraft der Augen. In ihm werden die unsichtbaren Dinge sichtbar. Man halte sich stets vor Augen, dass ein Licht das andere überstrahlt« (Paracelsus I/221).

Dieses »Licht der Natur« trifft einen oder auch nicht. Wie stark das eigene Bemühen auch sein mag, mit oder ohne Helferpflanzen die Welt der Erscheinungen zu ergründen – das Licht der Natur leuchtet, wann es will, und erlischt meist so schnell wieder, wie es gekommen ist. Es kann dem Menschen Visionen und Träume schicken oder sich in der Begegnung mit Engeln und Elementargeistern manifestieren. Es durchleuchtet die sichtbare wie auch die unsichtbare Welt und ist nach Paracelsus der wahre Lehrmeister des Menschen: »Das Licht der Natur ist Meister, nicht unser Gehirn, nicht unsere fünf Sinne« (II/234).

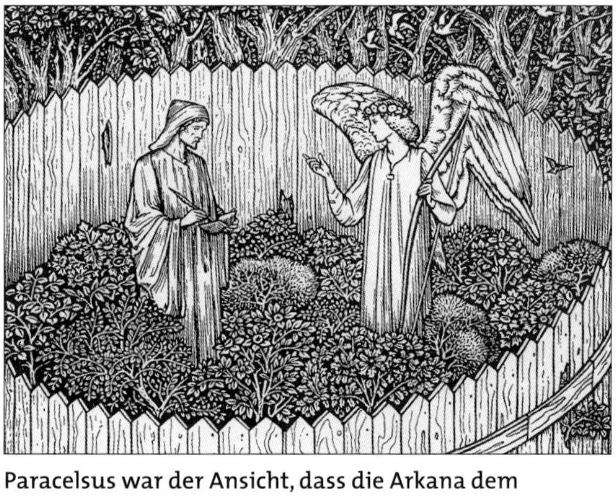

Paracelsus war der Ansicht, dass die Arkana dem Menschen durch Engel oder Geister offenbart wurden. Holzschnitt von Edward Burne-Jones.

Mit diesem geheimnisvollen Licht der Natur, das man vereinfacht ausgedrückt als Licht der Erkenntnis, als Eingebung oder Erleuchtung bezeichnen könnte, sind wir auch wieder bei der Frage angelangt, wie man lernen müsste, wenn es kein Buch und keinen Arzt auf der Erde gäbe (I/495). Wir haben gesehen, wie der Mensch vieles aus der Natur und vor allem von den Tieren abgeschaut und wie er gelernt hat, die Zeichen zu lesen. Manchen Menschen offenbarte sich die Natur allerdings noch auf ganz andere Weise. So wurde zum Beispiel Hildegard von Bingen durch ihre Träume und Visionen in die Kräfte der Pflanzen eingeweiht. Paracelsus lobte diese Fähigkeit und führte sie darauf zurück, dass sich Hildegard innigst mit den Pflanzen beschäftigte und auch bereit war, Botschaften zu empfangen: »Warum der Hildegard dies träumte und einem anderen etwas anderes, das hat die Ursache, dass der Geist dazu erleuchtet wird (...). So hat diese eine Lust gehabt, zu dienen ohne Abgötterei« (Paracelsus IV/402).

Oft heißt es auch, Engel hätten dem Menschen so manche Heilpflanze gezeigt. Paracelsus führte diese Möglichkeit immerhin an erster Stelle auf, als er die sieben Wege beschrieb, auf denen man die Kunst des Heilens erlangt: »Das erste von diesen (Wegen) ist, was oft geschehen ist, und die Arkana beweisen es, dass Geister die Künste gelehrt haben, vielleicht Engel« (II/309).

Viele Volkslegenden berichten von Begegnungen mit Engeln, bei denen es sich um die christlichen Nachfolger der einstigen Naturgeister handelt. Zum Beispiel erzählt eine Legende von der Begegnung Karls des Großen mit einem Engel: Als eine Seuche in seinem Heer wütete, erschien ihm im Traum ein Engel, der ihn aufforderte, einen Pfeil abzuschießen, und ihm versprach, dass die Pflanze, die von dem Pfeil getroffen würde, das Heilmittel gegen die Seuche sei. Karl der Große tat, wie ihm geheißen, schoss einen Pfeil ab und traf die Silberdistel, die ihm zu Ehren Carlina acaulis genannt wurde und seither als Schutz vor Seuchen über Stalltüren genagelt wird.

Keiner weiß, ob sich dies tatsächlich so zugetragen hat. Denkbar wäre auch, dass Karl der Große bei der Jagd einmal »zufällig« daneben getroffen hat und dadurch auf die Silberdistel stieß, in der er das Zeichen der Schutzpflanze erkannte (siehe Seite 177). Denn auch »Zufälle« können erleuchtend sein. Die Zeichen, die die Natur uns gibt, sind vielfältig und oft genug unergründlich für den menschlichen Geist. Wie soll man Erleuchtung beschreiben, wenn sie doch nichts Greifbares und auch nicht unbedingt etwas Bleibendes ist?

Zweifelsohne sind schon zahlreiche Menschen vom Licht der Natur erhellt worden, viele, ohne es zu merken. Der »aufgeklärte« Mensch tut es gern als Zufall ab, wenn beispielsweise eine Pflanze, an der er vorübergeht, durch einem Lichtstrahl aus dem einheitlichen Grün des Waldes oder der Wiese hervorgehoben wird, und geht achtlos weiter. Dies kann aber ein Zeichen sein oder, besser gesagt, ein Fingerzeig der Götter, Geister oder Engel, die dem Menschen wohlgesinnt sind und ihm auf diese Weise viele Heilmittel offenbart haben.

Das Licht der Natur ermöglicht einem manchmal Dinge wahrzunehmen, die dem Blick normalerweise verborgen sind. Eine wahre Begebenheit soll dies veranschaulichen: Ein Mann suchte einmal bei einem Schamanen Rat und war recht enttäuscht, dass der Schamane weder eine Wunderheilung vollbrachte noch ein Heilmittel nannte. Der Schamane riet dem Mann lediglich, in der Nacht in den Wald zu gehen und sein Heilmittel zu finden. Erstaunt über diesen merkwürdigen Rat, ging er also nachts in den Wald – und war noch erstaunter, als ihm aus dem undurchdringlichen Dunkel des nächtlichen Waldes tatsächlich eine Pflanze entgegenleuchtete.

Ob diese leuchtende Pflanze nun wirklich seine Heilpflanze war, muss dahingestellt bleiben. Der Mann hatte jedenfalls etwas Ungewöhnliches getan und konnte dadurch auch Ungewöhnliches erleben. Es muss ihm wie eine Art Einweihung vorgekommen sein, doch Initiation ist immer nur der Anfang.

Wenn sich das Licht der Natur in Form von Eingebungen kundtut, dann heißt das noch lange nicht, dass man am Ziel angelangt ist. Aber nur, wer solche Eingebungen selbst erfahren hat, kann die Macht des Lichtes der Natur erahnen.

Merkwürdige Begebenheiten oder »Zufälle«, Pflanzenauren, die nachts leuchten, ein Sonnenstrahl, der ein Gewächs hervorhebt, aber auch Blütenfarben, die eine Stimmung widerspiegeln, oder Blattformen, die an ein Organ erinnern – all dies kann also Signatur sein. Nichts, aber auch gar nichts, ist ohne Bedeutung: »Denn Gott und das Licht der Natur zeichnet eben die ganze Schöpfung dadurch aus, dass wir uns nicht einfach an ihnen satt sehen sollen, sondern über sie erstaunen sollen, und den Dingen der Natur nachforschen, die wir mit den Augen nicht sehen, die aber doch so deutlich vor uns stehen, wie eine Säule vor dem Blinden steht« (Paracelsus I/221).

Organsignaturen der Pflanzenwelt

»Alle Glieder des Menschen haben ihre Form in den wachsenden Dingen.« (Paracelsus I/530)

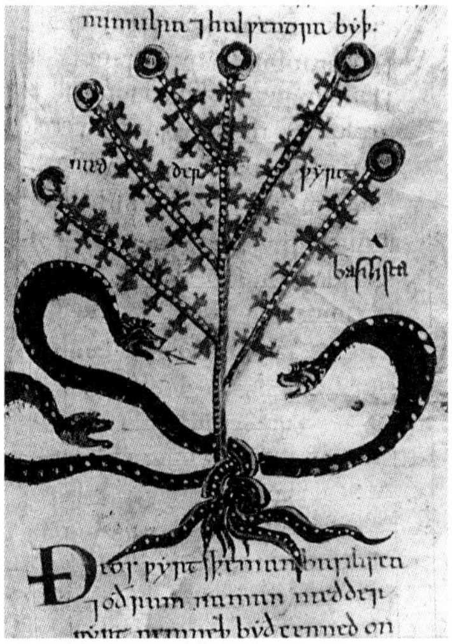

Natternkopf-Darstellung aus dem 11. Jahrhundert. Wie so viele Pflanzen erhielt auch der Natternkopf seinen Namen wegen seiner Ähnlichkeit mit dem bezeichneten Reptil; die Wurzeln wie auch die schlangenartig eingeringelten Blüten erinnern an Nattern. Aus: Jones, »Heilkunst des Mittelalters«, 1999.

Schon den urzeitlichen Jägern muss aufgefallen sein, dass manche Tier- und Pflanzenorgane einander ähnlich sehen. Solche Beobachtungen trugen schließlich zur Namensgebung unzähliger Pflanzen bei: Rindsauge (Buphtalmum salicifolium), Hirschzunge (Phyllitis scolopendrium), Katzenpfötchen (Helichrysum arenarium), Löwenzahn (Taraxacum officinale), Mausöhrlein (Hieracium pilosella), Natternkopf (Echium vulgare), Rossschwanz (Equisetum arvense) und Storchschnabel (Geranium robertianum) sind nur einige Beispiele. Diese und viele weitere Pflanzen erhielten ihre Namen, weil sich deren Blatt- oder Blütenformen mit den bezeichneten Organen vergleichen lassen.

Anatomische Übereinstimmungen gaben gewiss schon den Menschen der Urzeit Anlass, über Formen nachzudenken, und irgendwann erkannten sie wohl, dass Ähnlichkeiten zwischen Pflanze und Tier oder Mensch nicht immer nur zufällig sind, sondern eine Bedeutung haben können. Manche Pflanzenorgane scheinen wie Bild und Gegenbild zu bestimmten Körperteilen zu passen.

Paracelsus griff diese Art der Heilmittelfindung aus der Volksmedizin auf (I/672). Damals verglichen vor allem die Bauern, die sich durch das Schlachten anatomische Kenntnisse erworben hatten, die Kräuter und Wurzeln mit den erkrankten Organen. Auf diese Weise fand man viele Heilpflanzen, die den Signaturen entsprechend heute noch bei den Erkrankungen jener Organe angewendet werden, denen sie ähnlich sehen.

Paracelsus war überzeugt, dass Urschöpferkräfte allen Dingen ihre Zeichen einprägen: »Und da die Natur der Bildner der Form ist, so gibt sie dem Ding die Form, die seinem Wesen entspricht« (Paracelsus IV/782).

Elementar- und Planetenkräfte wirken auf alles Irdische ein und führen unter anderem zu Formverwandtschaften. Wenn nun aber alle Naturreiche einem übergeordneten, kosmischen Bauplan folgen und wenn die Natur wirklich in ihrem eigenen Schein erkannt werden mag, dann muss der Schlüssel zum Verständnis der Natur einer sein, den schon der Urzeitmensch zu gebrauchen wusste. Der einfachste Schlüssel ist der, Ähnliches mit Ähnlichem zusammenzubringen. »Form zu Form« war daher vermutlich einer der ersten Schlüssel, mit denen sich der Mensch die Heilkunst erschlossen hat. Auf viele Pflanzen wurde man nur wegen ihrer auffälligen Formen aufmerksam und erprobte daraufhin, ob sie jenes Körperteil stärken, dessen Bild sie zeigen.

Paracelsus hilft uns mit einem Beispiel auf die Sprünge: »Zum Exempel: Seht die Wurzel Satyrion (Knabenkraut) an. Ist sie nicht gestaltet wie eines Mannes Scham. Niemand kann es anders sagen, darum wird durch Magie angezeigt und ist durch Magie gefunden worden, dass sie den Männern ihre verlorene Mannheit und Unkeuschheit wiederbringt« (IV/339).

Wegen der hodenförmigen Wurzeln wurden manche Knabenkräuter (Orchis morio) schon in der Antike zur Stärkung der Zeugungskraft und im Liebeszauber verwendet. Thessalische Hexen reichten einem Mann, den sie zum Beischlaf reizen wollten, die Wurzelknollen in Ziegenmilch. Beim sagenumwobenen Zauberkraut »Anakampseros« der alten Griechen, das sogar verlorene Liebe zurückbringen soll, dürfte es sich daher um eine Orchisart handeln (Baumann, 1993). Aufschlussreich sind auch Volksnamen wie Bocksorche, Fuchshödlein, Geilwurz, Hosenwurz, Schellenbube (Schellen = Hoden) oder Venusblume. Aber nicht nur die Form der Wurzelknollen, sondern auch die der Blüten deutet eine Wirkung auf die Sexualorgane an. Die Blüte zieht nämlich die Insekten zur Bestäubung an, indem sie ein zeugungsbereites Insekt imitiert. Unseren Augen erscheint diese raffinierte »Sexualpartner-Attrappe« wie ein kleiner Blütenelf. Die anthropomorphe Gestalt diente bereits unseren Vorfahren als Hinweis auf die aphrodisierende Wirkung. Weitere Beispiele finden sich in den menschenähnlichen Wurzeln von Ginseng und Mandragora, die ebenfalls im Liebeszauber gebraucht wurden. Außerdem erinnert der Duft mancher Orchisarten (Orchis masculus) an menschliche Sexualgerüche.

Drei Signaturen legen also die Anwendung als Aphrodisiakum nahe, und doch ist es bis jetzt nur ein simpler Vergleich, der keineswegs zwingend zur richtigen Heilindikation führt. Paracelsus forderte, man müsse die durch die Pflanzenbetrachtung gewonnenen Erkenntnisse überprüfen: »Schaue, ob es (Satyrion) seine Kraft bei der Hilfe für dieses Glied zeigt, dessen Anatomie und Signatur es beweist« (I/656).

Bis vor kurzem gewann man aus Knabenkräutern »Salep«, ein Wurzelmehl, das in dem Ruf stand, die Liebeskraft zu stärken. Die tatsächliche Wirkung soll allerdings nur die eines gut verdaulichen Diätmehls sein (Baumann, 1993), und das kaffeeartige Getränk, das in Griechenland oder in der Türkei daraus bereitet wird, soll vor allem allgemein kräftigend wirken. Bislang konnte noch kein aphrodisierender Inhaltsstoff identifiziert werden, aber die Pflanzenforschung steckt ja auch noch in den Kinderschuhen. Es spricht jedenfalls für sich, dass Saleppulver in manchen Kräuterläden reißenden Absatz fand und von vielen Volksmedizinern als Sexualtonikum gelobt wurde.

Weil Fruchtbarkeit und Zeugungskraft für die frühzeitlichen Menschen noch von existenzieller Bedeutung waren, fielen zahlreiche Pflanzen aufgrund ihrer Sexualsignaturen auf. Neben anatomischen Ähnlichkeiten wie Gebärmutter-, Hoden-, Penis- oder Vaginalform führen viele weitere Signaturen zu fruchtbarkeitsteigernden oder sexuell stimulierenden Pflanzen. Zum Beispiel sahen schon die Germanen in den Frucht tragenden Gewächsen Zaubermittel für den Kindersegen. In ländlichen Gegenden konnte sich dieses uralte Wissen bis in unsere Zeit hinein erhalten. Manche der Kräuterbuschen, die zu Mariä Himmelfahrt kirchlich geweiht werden, sind heute noch mit »Wunschketten« aus Ebereschenfrüchten verziert. Einst dienten solche Buschen als Lebensruten, durch deren Berührung sich die Heil bringenden und Fruchtbarkeit spendenden Kräfte der Pflanzen auf den Menschen übertragen sollten. Ein weiteres Beispiel findet sich im Holunder, dem Baum der Fruchtbarkeitsgöttin Holle. Im Volksmund hieß es einst, man brauche den Holler nur zu schütteln, dann würden die Kinder wie Früchte vom Baum herabfallen.

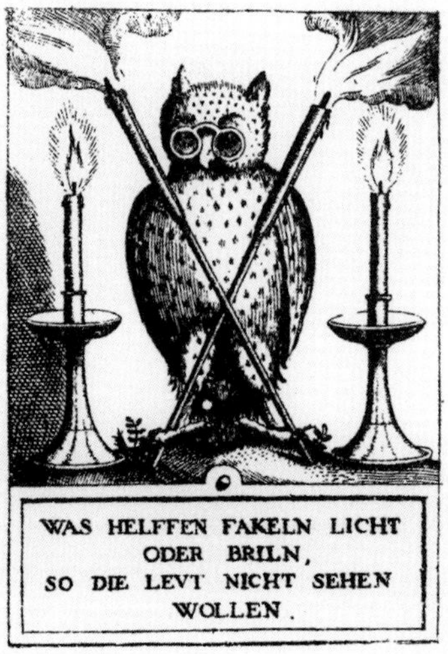

Pflanzenfrucht und Fruchtbarkeit des Menschen sind Ausdruck einer gemeinsamen Urkraft. Weil der Lebensgeist der Pflanze in den Früchten und Samen eingeschlossen ist, steigern vielsamige Pflanzen die Fruchtbarkeit oder mehren den »natürlichen Samen« des Mannes, wie in alten Kräuterbüchern zu lesen ist (siehe »Sex-Signaturen in der Pflanzenwelt«, Seite 154).

Heilen mit dem pflanzlichen Ebenbild

Paracelsus nannte ein weiteres Beispiel: »Euphragia dient den Augen, aus welcher Ursache? Sie hat die Anatomie der Augen und keinen Fehler und Mangel; die Anatomie ist in den Blumen der Euphragia« (Paracelsus II/280).

> »Also wenn ihr den Mikrokosmos (= Mensch) in der äußeren Natur erkennt, werdet ihr darin das große Geheimnis begreifen, das im Menschen liegt.«
> (Paracelsus I/362)

In der Blüte des Augentrost (Euphrasia officinalis) erkannten schon unsere Vorfahren ein pflanzliches Ebenbild der Augen, wobei der dunkle Fleck in der Blüte die Iris und die blauvioletten Längsstreifen die Wimpern darstellen. Ein verblüffend einfacher Gedanke führt zur Erprobung als Augenarznei: Im Gegensatz zum menschlichen Auge, das in seiner Krankheit unvollkommen ist, ist das »Pflanzenauge« heil und vollkommen. Viel-

Sex-Signaturen in der Pflanzenwelt

Ähnlichkeitsgerüche – Duftbotschaften sexuell anregender Pflanzen

Kotgeruch

Jasmin (Jasminum officinale): Die Blüten enthalten das fäkalartig riechende Indol (bis 2,5%), den Geruchsträger menschlicher und tierischer Ausscheidungen. Der Duft von »1001 Nacht« wird wegen seiner erotisierenden Eigenschaft in der Parfümerie und in der Aromatherapie auf vielfältige Weise verwendet.

Schweißgeruch

Angelikawurzel (Angelica archangelica): Die Wurzel enthält Exaltolid, einen der stärksten pflanzlichen Pheromondüfte. Auch die Vielsamigkeit ist ein Hinweis auf die Fruchtbarkeit spendende Kraft. Vor allem die chinesische Art (Angelica sinensis) wird bei Frigidität oder Impotenz sowie zur Fruchtbarkeitssteigerung beider Geschlechter als Tee getrunken.
Baldrian (Valeriana officinalis): Beim Trocknen entsteht Isovaleriansäure, ein Duftstoff, der auch im Hautschweiß vorkommt und der Wurzel eine mild beruhigende Wirkung verleiht. Weil die Wurzel menschliche Nähe suggeriert, ist Baldrian der erklärte Lieblingsduft psychisch Kranker; die Extrakte werden in der Psychiatrie meist literweise vorrätig gehalten.
Muskatellersalbei (Salvia sclarea): Alte Liebeszauberpflanze mit betörendem Schweißgeruch und östrogenisierender Wirkung. Das ätherische Öl ist Bestandteil erotischer Parfüms, in Badezusätzen oder Massageölen weckt es die Sinnlichkeit.

Spermageruch

Berberitze (Berberis vulgaris): Obwohl den Blüten unverkennbarer Spermageruch entströmt – was diese unter anderem als Psychotherapeutikum auszeichnet –, werden nur die Wurzeln und Früchte heilkundlich genutzt.
Kastanie (Aesculus hippocastanum): Cardiospermin und Castanospermin verleihen den Blüten intensiven Spermageruch. Volksheilkundlich gebraucht man die Blüten beispielsweise für Venensalben. In der Bach-Blüten-Therapie wird »White Chestnut« sinnigerweise vor allem gegen Kopflastigkeit eingesetzt.

Tiergeruch

Costuswurzel (Saussurea lappa): So riecht Pan! Der Bocksgeruch geht auf die Pheromone Alpha-Ionon und Costuslacton zurück. In der traditionellen chinesischen Medizin wird Costuswurzel seit langem als Tee zur Stärkung der Lebensenergie sowie als verdauungsförderndes Mittel eingesetzt.
Silberdistel (Carlina acaulis): Heißt wegen des animalischen Geruches auch Amber- oder Eberwurz und zählte einst zu den Pflanzen des germanischen Fruchtbarkeitsgottes Frey. Die Wurzel der samenreichen Pflanze bewährte sich in Teemischungen unter anderem zur Anregung der Spermiogenese.

Uringeruch

Sandelholz (Santalum album): Dezenter Urin- und Vaginalgeruch machen die erotisierende Wirkung von Sandelholz aus. Die Duftstoffe ähneln stark dem Pheromon Androstenol (= Abbauprodukt von Testosteron). Sandelholz ist daher beliebter Bestandteil sinnlicher Parfüms und Räuchermischungen.

Anatomische Ähnlichkeiten – Kraft durch das pflanzliche Ebenbild

Hoden- oder penisförmige Pflanzenorgane

Bingelkraut (Mercurialis perennis): Bingelkraut (von althochdeutsch bungo = Knoten) verschleudert seine Pollen »ejakulationsartig«, die Samen erinnern an »zwey hödlin« (Fuchs, 1543). Mercurialis ist ein altes Wundkraut und wurde auch bei Gonorrhöe und Syphilis eingesetzt. Seine Saponine wirken antimikrobiell und fördern alle Sekretionen; daher auch »Pflanze der Entstauung« genannt (Pelikan, 1958) und in der anthroposophischen Medizin vielfältig genutzt.
Drachenwurz (Dracunculus spp.): Die aufdringlich nach Aas und Kot stinkenden Blüten erinnern an Penis und Vagina; die Wurzel mancher Arten soll sogar hodenförmig sein. Die alten Griechen bereiteten aus der Drachenwurz einen aphrodisierenden Wein.
Eiche (Quercus robur): Die Früchte des »Kraftbaumes« galten aufgrund ihrer Eichelform in der Antike als Götterspeise. Die Römer opferten sie ihrem Hauptgott Jupiter, daher hießen sie »Iu-glans« (= glans Jovis). Die stärkereichen Nüsse galten als sexuelles Tonikum. Heute werden die jungen Blätter volksmedizinisch etwa bei Hodenentzündung als Tee getrunken.
Kalmus (Acorus calamus): Die Blütenkolben erinnern an einen erigierten Penis. In Indien ist die Wurzel ein beliebtes Aphrodisiakum. In Mitteleuropa wird Kalmus nur als »Magenwurz« sowie als allgemeines Tonikum gebraucht.
Knabenkraut (Orchis spp.): Die hodenähnlichen Wurzelknollen mancher Arten (Orchis morio) regten die erotischen Phantasien vieler Völker an. In der Volksmedizin galt das aus verschiedenen Orchideen gewonnene Salep-Wurzelpulver als Kräftigungsmittel sowie als Aphrodisiakum (siehe Seite 153).

Vaginaähnliche Pflanzenorgane

Taubnessel (Lamium album): Die Lippenblüten werden seit langem mit dem weiblichen Genital verglichen und finden bis heute beispielsweise bei Weißfluss in Form von Teekuren, Sitzbädern oder Vaginalspülungen Anwendung.

Die Vaginal-Signatur findet sich auch bei anderen Lippenblütlern, die entweder mild aphrodisierend und fruchtbarkeitssteigernd wirken (Basilikum, Bohnenkraut, Muskatellersalbei) oder bei entzündlichem Ausfluss lokal angewandt werden (»Majorana Vaginalgel von Wala). (Siehe »Gebärmutter«, Seite 158.)

Samenreichtum – Ursymbol der Fruchtbarkeit

Kernreiche Früchte

Kürbis (Cucurbita pepo): Die »Herkulessamen« werden von den slawischen Völkern seit langem zur Erhaltung der Potenz und zur Verhütung von Prostataleiden gegessen. Kürbiskerne enthalten Sitosterine, die bei Prostataadenom antiandrogen und abschwellend wirken (»Prostamed« von Klein).

Granatapfel (Punica granatum): Attribut der Liebesgöttin Aphrodite und Symbolpflanze der Unsterblichkeit. In arabischen Ländern kaut man die Samen seit Urzeiten, um ewig jung zu bleiben. Im Querschnitt erinnern Granatäpfel an einen Eierstock mit seinen unzähligen Keimzellen. In den Kernen fand man reichlich Östron (von lateinisch östrus = weibliche Brunst), das mit den in den Eierstöcken gebildeten weiblichen Sexualhormonen identisch ist und sich beispielsweise zur sanften Hormonsubstitution in den Wechseljahren eignet.

Samenreiche Pflanzen

Bilsenkraut (Hyoscyamus niger): Die Kapseln enthalten unzählige Samen, und diese wurden in mittelalterlichen Badehäusern zur allgemeinen Luststeigerung geräuchert. Die Wirkung ist entspannend und sexuell enthemmend (Hyoscyamus ist das »Exhibitionistenmittel« der Homöopathie). Der Ölauszug der Blätter (Oleum Hyoscyami) dient zur entkrampfenden Baucheinreibung oder als Basis von Hexensalben.

Brennnessel (Urtica dioica): Im Alpenraum werden die fett- und vitaminreichen Samen zur allgemeinen Kräftigung sowie als Sexualtonikum löffelweise gegessen. Wie so viele samenreiche Pflanzen hatte die Brennnessel einst den Ruf, den »natürlichen Samen« des Mannes zu vermehren. Die Samen enthalten relativ viel Vitamin E, das die Keimdrüsen anregt. Die Wurzel enthält Sitosterine (siehe Kürbis) und wird bei Prostataadenom beispielsweise in Form von Teekuren empfohlen.

Hafer (Avena sativa): Kornfrüchte wie Hafer oder Hirse sind uralte Fruchtbarkeitssymbole und als solche in Hochzeitsbräuchen vertreten; so bewirft man die Brautleute beispielsweise mit Samen (heute meistens mit Reis). Grüner Hafer enthält das Alkaloid Avenin, das Pferde berauscht und die Fruchtbarkeit des Menschen steigert und mild aphrodisierend sowie allgemein kräftigend wirkt (z.B. als »Tinctura Avenae sativae«).

Waldrebe (Clematis vitalba): Die Samen sehen Spermien verblüffend ähnlich. Clematis zählt zu den eher selten verordneten Lymphmitteln, wird aber noch immer von Volksheilkundigen beispielsweise bei Hodenentzündung als Tee empfohlen.

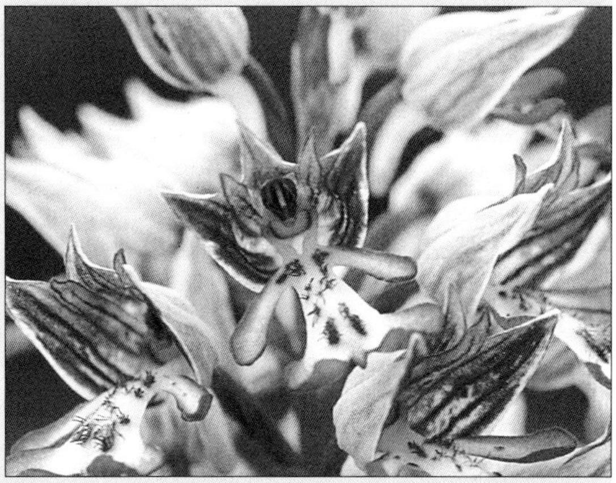

Die Blüten des Knabenkrauts (Orchis spp.) imitieren ein paarungsbereites Insekt und zeigen damit ihren Bezug zur Sexualsphäre (Foto: M. Madejsky).

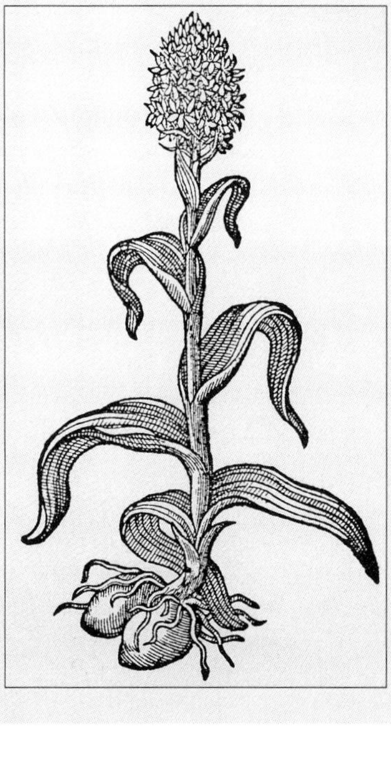

Knabenkräuter (Orchis spp.) wurden seit der Antike zur Herstellung von Liebesgetränken verwendet. Dazu benutzte man vor allem die hodenförmigen Wurzelknollen. Das Wurzelknollenmehl wird heute noch auf dem ägyptischen Basar in Istanbul als Aphrodisiakum verkauft. Holzschnitt aus Gerard, Herbal, 1633.

leicht kann nun das unvollkommene Menschenauge mit Hilfe seines vollkommenen pflanzlichen Gegenbildes wieder zur Ganzheit gebracht werden, was Heilung bedeuten würde.

Es mag nun Zufall sein, dass sich Euphrasia bei Augenleiden aller Art bewährt hat und bis heute bei Bindehautentzündung, Gerstenkorn oder müden Augen in Form von Kompressen, Augensalben (»Euphrasia comp.«, Augensalbe von Weleda) oder Augentropfen verwendet wird (»Euphrasia«-Einzeldosis-Augentropfen von Wala). Allerdings zeigen so viele Pflanzen auffällige Formverwandtschaft zu den Körperteilen oder Organen, denen sie Heilung bringen, dass sich hinter all den vermeintlichen Zufällen durchaus auch eine Gesetzmäßigkeit verbergen könnte.

Leider wird bei dieser Art der Signaturenbetrachtung oft der Fehler gemacht, das Wesen der Pflanze an einer einzigen Signatur dingfest machen zu wollen. Die Kritiker fragen zu Recht, warum nicht alle Pflanzen, die annähernd Hoden- oder Augenform zeigen, bei den Erkrankungen dieser Organe hilfreich seien. Man sucht nach Mustern, die sich ohne weiteres überall anwenden lassen, und vergisst dabei, dass eine Form in der Natur nie für sich alleine steht. Deswegen darf eine Form auch nie isoliert von den übrigen Signaturen betrachtet werden. Es macht einen gewaltigen Unterschied, ob sich die »Anatomie der Augen« an einem freundlich anmutenden, wohlriechenden und wohlschmeckenden Gewächs wie dem Augentrost findet oder ob diese an einer düsteren Pflanze wie der Tollkirsche vorkommt (siehe Seite 149). Schließlich muss nicht nur die Formverwandtschaft entdeckt, sondern auch noch die richtige Art der Anwendung gefunden werden!

Oft scheint auch der Vergleich an den Haaren herbeigezogen, und die eigene Phantasie spielt einem vielleicht einen Streich. Fehlinterpretationen sind daher nicht selten, denn die Natur ist bei oberflächlicher Betrachtung voller Augen, Finger oder Zungen. Dagegen findet man natürliche Abbilder von Ohren nicht so leicht, auch wird man kaum eine Nase, eine Schilddrüse oder eine Thymusdrüse in der Natur sehen. Doch die Organsignaturen dienen zunächst nur als Hinweise, die gründlich überprüft werden wollen. Darüber hinaus lassen sich nicht alle Pflanzenkräfte nach dem Schlüssel-Schloss-Prinzip von den äußeren Formen ablesen. Manchmal offenbart sich das Wesen der Pflanze eher mittels Geruch, Geschmack, Farbe oder auf ganz andere Weise. Paracelsus wusste, dass sich nicht alle Heilkräfte vom Äußeren ablesen lassen: »Wer hat dem Arzt gesagt, dass Plantago die Menstruation stillt, da er es ja in ihm nicht sieht? Wer hat es ihm aufgetragen, es zu gebrauchen? Nur der Schöpfer, dieser hat dem Arzt seine Lehre gegeben, dass er lerne und nicht weiß, von wem. Er lernt doch infolge der Kraft der zweiten Schöpfung, diese ist die des Lichtes der Natur« (II/309).

Formen oder anatomische Ähnlichkeiten lassen also nicht immer eindeutige Aussagen zu. Sie sind vielmehr als Hinweise auf eine mögliche Urverwandschaft zu verstehen und verlangen – wie alle übrigen Signaturen auch – einen erfahrenen Interpreten. Doch Mensch und Pflanze weisen erstaunliche Gemeinsamkeiten auf, die vom Grobstofflichen bis in die molekulare Ebene hineinreichen. Zum Beispiel lässt sich das silikathaltige Stützskelett der Pflanzen mit dem menschlichen Knochengerüst vergleichen, für das pflanzliche Kieselsäure (Beinwell, Ackerschachtelhalm) ein bewährtes Heilmittel ist. Die Beziehung zwischen Mensch und Pflanze zeigt sich in der chemischen Verwandtschaft von Blattgrün (Chlorophyll) und Blutfarbstoff (Häm): »Der Blattfarbstoff ist – eine wahrhaft sprechende Rune im Naturgeschehen! – dem Blutfarbstoff im stofflichen Aufbau außerordentlich ähnlich« (Wilhelm Pelikan).

Nur oberflächlich betrachtet erscheinen Pflanzenreich und Menschenwelt andersartig und unabhängig voneinander. In Wahrheit bilden alle Naturreiche eine Einheit, die aus einem Energie- oder Kräftepool entstanden ist und geprägt wurde.

Paracelsus erkannte, dass Formähnlichkeiten die Heilbeziehung zwischen Mensch und Umwelt erklären können, und forderte den Arzt auf, für seine Kranken zu sehen, zu vergleichen und zu erproben. Aus diesem Grund wollte er auch den Blick des Heilers auf die Formen lenken: »Ferner sind auch (Arznei-)Künste aus der Anatomie genommen worden, dass Form und Form zusammenfallen und dass die Form anzeigt, wozu die verschlossene Kraft gut ist, die unter der Form verborgen liegt« (Paracelsus II/321).

Zwar sind die Organsignaturen für die Kritiker nicht mehr als ein Teil der »vulgären« Signaturenkunde, die von »einfältigen Menschen« gefunden wurde. Allerdings ist es bemerkenswert, dass man durch den simplen Formvergleich auf unzählige Heilpflanzen stösst, die sich zum Teil seit vielen Jahrhunderten bei der Behandlung jener Organe bewährten, denen sie ähnlich sehen. Ein Gang durch den Körper soll daher zeigen, dass die Organsignaturen bis heute ihre Berechtigung haben und dass sich viele der auf diesem Weg gefundenen Heilpflanzen durchaus in zeitgemäße Behandlungskonzepte integrieren lassen.

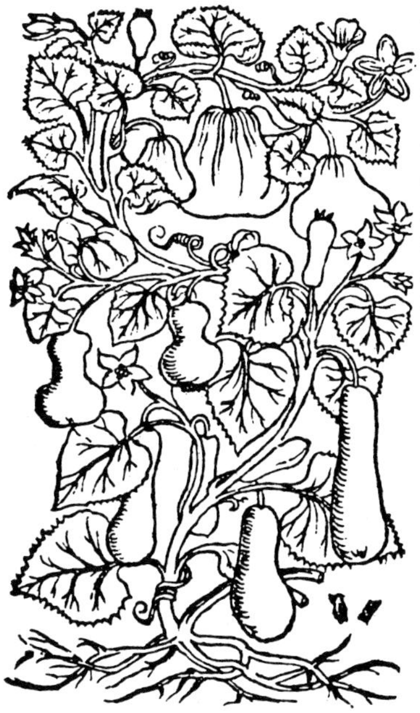

Wie die Harnblase, so speichert auch der Kürbis (Cucurbita) Wasser und beweist damit eine Verwandtschaft zur Blase. Adamus Lonicerus, 1679.

Auge

Neben dem Augentrost (Euphrasia officinalis) zeigen vor allem blaue Blüten Sympathie zu den Augen, besonders solche, die sich wie die Wegwarte (Cichorium intybus) nach der Sonne wenden. Dem Sonnenlauf folgen auch die Blüten des Habichtskrauts (Hieracium pilosella), das seinem Namen entsprechend die Sehkraft schärft, wenn man es zum Beispiel als Tabakersatz raucht.

Bei einem Waldspaziergang sehen uns auch die dunklen Beeren der Tollkirsche (Atropa belladonna) wie magische Augen an. Manchmal kann man sich des Eindrucks nicht erwehren, dass Tollkirschen einem regelrecht zuzwinkern. Die Wirkung auf die Augen muss jedenfalls früh entdeckt worden sein. Im Gegensatz zu anderen »Giftpflanzen«, die durch unangenehmen Geruch oder Beigeschmack abstoßen, schmecken Tollkirschen süßlich und laden geradezu zum Genuss ein. Schon nach wenigen Beeren weiten sich die Pupillen, und schließlich stellen sich Kopfschmerzen mit Augendruck und Lichtscheu ein. Wegen der Pupillen erweiternden Wirkung wird Atropin, das Hauptalkaloid der Tollkirsche, bis heute in der Augenheilkunde gebraucht. In der Homöopathie zählt die Tollkirsche zu den bewährten Arzneien bei Hitzekopfschmerz mit Lichtscheu und Augenbeteiligung (»Belladonna« D6 bis D30). Besonders hilfreich erweist sich Belladonna bei den Folgen von Sonnenstich: Wie sich die Blüte unter dem Blatt vor der Sonne versteckt, so sucht auch der Belladonna-Typ Linderung durch Dunkelheit. Die Einbeere (Paris quadrifolia) zeigt ebenfalls Sympathie zu den Augen. In der Homöopathie zählt sie eher zu den kleinen Mitteln, kommt aber ihrer Signatur entsprechend beim Augenkopfschmerz zum Einsatz (»Paris quadrifolia D6«).

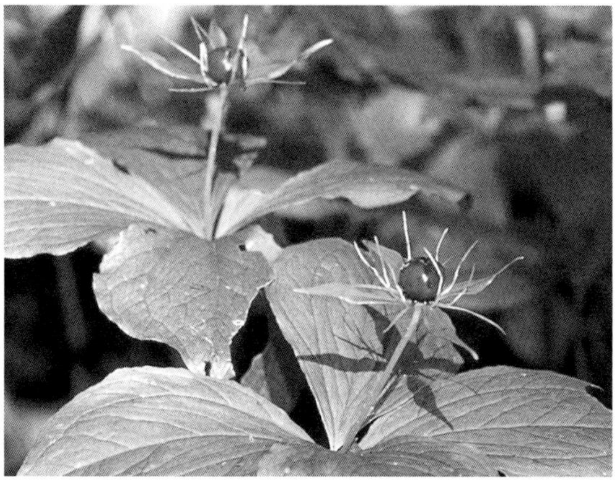

Die Einbeere (Paris quadrifolia) zeigt gewisse Ähnlichkeit mit dem Auge und wird homöopathisch unter anderem bei Augenkopfschmerz gebraucht (Foto: M. Madejsky).

Blase

Die Harnblase zeichnet sich durch ihre Fähigkeit aus, Flüssigkeit zu speichern. Eine Entsprechung findet sich zum Beispiel in der Wassermelone. Während der Genuss von Wassermelone gewaltigen Harndrang verursacht, lindert ein Aufguss der Kerne die Blasenentzündung. Wie die Signatur anzeigt, hilft hier auch der Kürbis (Cucurbita pepo). Aufgrund ihrer hormonartigen Wirkung sind die Kürbiskerne bei Blasenschwäche infolge von Prostataadenom sowie bei der Altersblasenschwäche indiziert (»Prostamed« von Klein).

»Es sei ein Grundpfeiler der Therapie, jedem Organ das zu geben, was seiner Anatomie nach diesem Organ entspricht.« (Paracelsus I/83)

Mit ein wenig Phantasie erkennt man in den roten Beeren der Berberitze (Berberis vulgaris) die entzündete Harnblase wieder, die Dornen zeigen Sympathie zu stechenden Schmerzen. Berberis findet sich daher in zahlreichen Präparaten, die speziell für Blasenentzündung (»Berberis/Apis comp.« von Wala) und Blasenschwäche bei Prostataleiden (»Berberis Prostata comp.« von Wala) entwickelt wurden. Auch die roten Früchte der Sägepalme (Sabal serrulata) zeigen Sympathie zu Blasenentzündung. Wegen der abschwellenden und harntreibenden Wirkung wird Sabal »pflanzlicher Katheter« genannt und zählt zu den bewährten Arzneien bei Blasenhalsreizung, beim Harnträu-

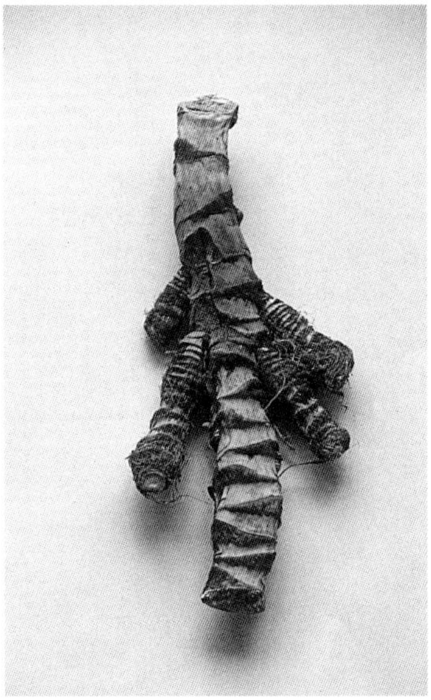

Die Rhizome des Kalmus (Acorus calamus) erinnern ein wenig an Fäkalien und wirken in der Tat heilsam auf Magen und Darm. Adamus Lonicerus, 1679 (Foto: O. Rippe).

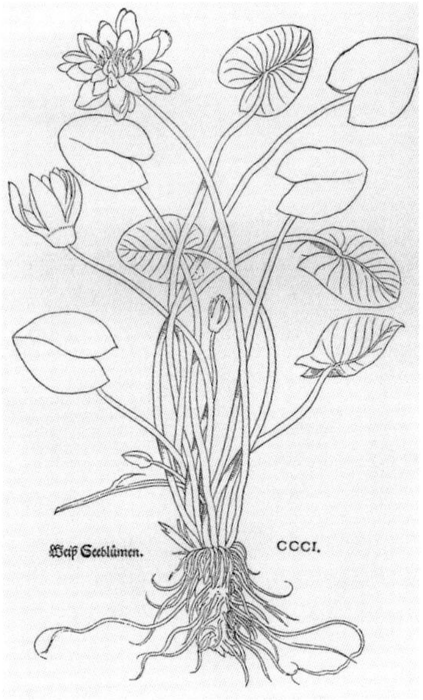

Paracelsus verglich die Gestalt der Seerosen mit Gebärmutter und Nabelschnur und befand Nenuphar als brauchbare Arznei zur Austreibung der Nachgeburt. Leonhard Fuchs, 1543.

feln sowie bei der Altersblasenschwäche (»Sabal serrulata« Urtinktur bis D4).

Darm

Wurzeln zeigen bereits auf der funktionalen Ebene Verwandschaft mit dem Darm: Wie die Wurzel Nährstoffe aus der Erde aufnimmt, so werden unsere Nahrungsstoffe über die Darmschleimhaut resorbiert. Pflanzenorgan und Menschenorgan sind sich somit ähnlich. Daher verwundert es nicht, dass viele Wurzeln schon seit Jahrhunderten gegen Darmleiden verwendet werden. Ruhr wie auch andere infektiöse Durchfälle lassen sich lindern durch Weindekokte mit Bibernelle (Pimpinella major), Blutwurz (Potentilla tormentilla) oder Meisterwurz (Peucedanum ostruthium). Die Wurzelrinde der Berberitze (Berberis vulgaris) erwies sich als amöbizid. Aus Engelwurz (Angelica archangelica) und Enzian (Gentiana lutea) bereitet man verdauungsfördernde Bitterschnäpse. Die Wurzeln von Löwenzahn (Taraxacum officinale) oder Wegwarte (Cichorium intybus) reinigen ebenfalls den Darm.

Mehr als die vorgenannten Wurzeln zeigen jedoch die Rhizome des Kalmus (Acorus calamus) Sympathie zum Darm: »Nach der alten Signaturenlehre wurde er (Kalmus) als Amulett auf dem Bauch gegen Ruhr getragen, weil er die Farbe und das Aussehen von Exkrementen hat« (Seligmann). Der Volksmund nennt den Kalmus nicht umsonst »Magenwurz« und lobt den Tee wie auch andere Zubereitungen bei Verdauungsschwäche (etwa chronisch-atrophische Korpusgastritis). Analog wirken die Rhizome von Galgant (Alpinia officinarum) und Ingwer (Zingiber officinale) ebenso auf den Darm. Optisch gleichen sie ebenfalls dem Darmgekröse oder könnten mit Exkrementen verglichen werden. Beide Gewürzpflanzen zählen zu den großen Darmreinigungsmitteln, die bei der Symbioselenkung gute Dienste leisten. Neben der Form spielt auch der Geschmack dieser Pflanzen eine Rolle: Vor allem die Geschmacksempfindungen bitter und scharf lassen auf eine verdauungsfördernde und darmreinigende Wirkung schließen.

Gebärmutter

Paracelsus erblickte vor allem in der Seerose (Nymphaea alba) ein pflanzliches Ebenbild des weiblichen Geburtsorgans: »Schaue auch, wie Nenuphar einer Nabelschnur und der Gebärmutter im Weibe in seiner Signatur gleicht. Dann beachte, welche Arznei es bei der Austreibung der zweiten Geburt, der Nachgeburt, hat« (I/656). Zwar wurden die See- oder Teichrosen in der Geburtshilfe längst von außereuropäischen Heilpflanzen wie Frauenwurz (Caulophyllum thalictroides) oder Silberkerze (Cimicifuga racemosa) verdrängt, zumindest konnte man ihnen aber eine östrogenartige Wirkung nachweisen (Madaus, 1938).

Eine ähnliche Gestik findet sich im Frauenmantel (Alchemilla vulgaris), dessen schüsselförmiges Blatt mit der »Tauperle« in der Mitte oft mit dem weiblichen Geburtsschoß verglichen wurde. Die Germanen unterstellten das Rosengewächs ihrer Geburtsgöttin Frigga und gebrauchten das Kraut zur Geburtsvorbereitung, zum Schließen von Geburtswunden sowie zum Stillen von Blutungen. Das im Volksmund »Aller Frauen Heil« genannte Gewächs bewährt sich seit Jahrhunderten in der Frauenheilkunde und Geburtshilfe. Es dient bis heute als Gebärmuttertonikum, Hämostyptikum, Hormonregulans, Geburt- und Wochenbettmittel (Madejsky, 2000). An die Gebärmutter erinnern ferner auch die hohlen Blütenköpfchen der Kamille (Matricaria chamomilla), deren Name sich vom lateinischen »matrix« (= Gebärmutter) ableitet. Seit Jahrhunderten zählt die Kamille zu den »Mutterkräutern« und lindert genitale Entzündungen oder Regelschmerzen (»Chamomilla cupro culta« von Weleda).

Weil sich die Gebärmutter im Laufe eines Zyklus rhythmisch öffnet und wieder schliesst, darf man auch die »Wetterorakelblumen« nicht übersehen. In Abhängigkeit von der Luftfeuchtigkeit (Mondsignatur) öffnen und schließen sich zum Beispiel die Blüten des Gänseblümchens (Bellis perennis). Homöopathen nennen Bellis »Arnica der Gebärmutter« und verordnen es zur Förderung der Rückbildung nach der Geburt (»Bellis D3«). Zu den Wetterzeigern gehört ebenso die Ringelblume (Calendula officinalis), deren Blüten bei Regen geschlossen bleiben. Calendula ist eine Pflanze für die Gebärmutter, die bei Muttermundsgeschwüren in Form von Spülungen oder Tamponaden hilfreich sein kann. Die Silberdistel (Carlina acaulis) heißt im Volksmund »Wetterdistel«. Als Gebärmutterarznei ist sie fast vergessen. Nur wenige Hebammen empfehlen sie noch zur Erdung bei chronischen Frauenleiden.

Nicht zuletzt ähnelt der amphorenförmige Granatapfel (Punica granatum) der Gebärmutter und weist im Querschnitt wie ein Eierstock unzählige »Keimzellen« auf. Ganz dieser Signatur entsprechend fand man in Granatapfelkernen reines Östron, das mit dem in den Eierstöcken gebildeten weiblichen Hormon identisch ist und sich zur sanften Hormonsubstitution eignet (z.B. täglich 1–2 Esslöffel frische Kerne gut durchkauen).

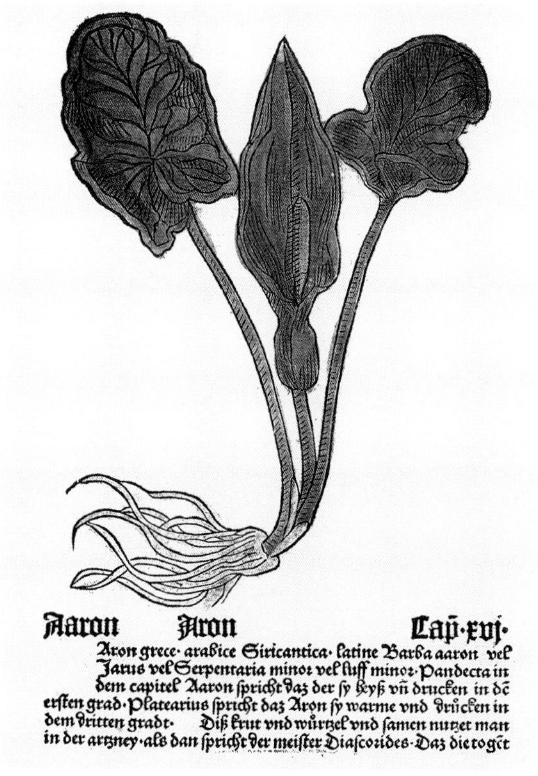
Aaron Aron Cap·xvj·
Aron grece· arabice Siricantica· latine Barba aaron vel Jarus vel Serpentaria minor vel luff minor· Pandecta in dem capitel Aaron spricht daz der sy heyß vñ drucken in dē ersten grad· Platearius spricht daz Aron sy warme vnd drücken in dem dritten gradt· Diß krut vnd würtzel vnd samen nutzet man in der artzney·als dan spricht der meister Diascorides· Daz die togēt

Der Aronstab (Arum spp.) erinnert an Yoni und Lingam. Der Blütenschlund sieht aber auch dem Hals ähnlich und die roten Früchte zeigen Sympathie zur Halsentzündung.

»Alles, was der Gebärmutter hilft, hat ihre Anatomie.«
(Paracelsus I/82)

Hals

Wenn irgendwo in der Natur eine Halsform deutlich zu erkennen ist, dann in den sich im Frühjahr röhrenförmig entrollenden Blättern des Aronstabs (Arum maculatum) sowie später im Blütenschlund. Der Volksmund nennt den Aronstab »Entenschnabel«, was auch ein Hinweis auf die Darmwirkung sein könnte, da sich die Röhrenform ebenso als Speiseröhre interpretieren lässt. Im Herbst erkennt man dann in den roten Früchten die entzündeten Rachenmandeln wieder. Bei Halsschmerz mit Heiserkeit leistet der Aronstab in der Homöopathie gute Dienste (»Arum maculatum D6«). Volksmediziner mengen das getrocknete Kraut auch Teemischungen bei. Mit dem frischen Kraut ist allerdings Vorsicht geboten: Schon ein winziges Stück vom Blatt kann, wenn es mit den Schleimhäuten in Kontakt kommt, ein heftiges Brennen verursachen, das dem Brennen bei einer akuten Mandel- oder Rachenentzündung ähnlich ist; damit zeigt die Pflanze jedoch Sympathie zur Krankheit.

Haut

Deutlich tritt die Urbeziehung zwischen Rinde und Haut an der Birke (Betula alba) zu Tage: Schon in der Jugend schält sich die äußere Schicht der schneeweißen Rinde ab, und rissige, schrundige oder schuppende Hauterkrankungen finden ihr Spiegelbild in den schwarzen Rissen der Rinde älterer Bäume. Schon die Gallier stellten aus der weißen Korkschicht Birkenteer her und gebrauchten diesen äußerlich (Höfler). Bei Wundbrand oder Geschwüren bereiteten die Bader zu Paracelsus' Zeiten einen Birkenwein für Umschläge, indem sie zerkleinertes Birkenlaub für einige Wochen in

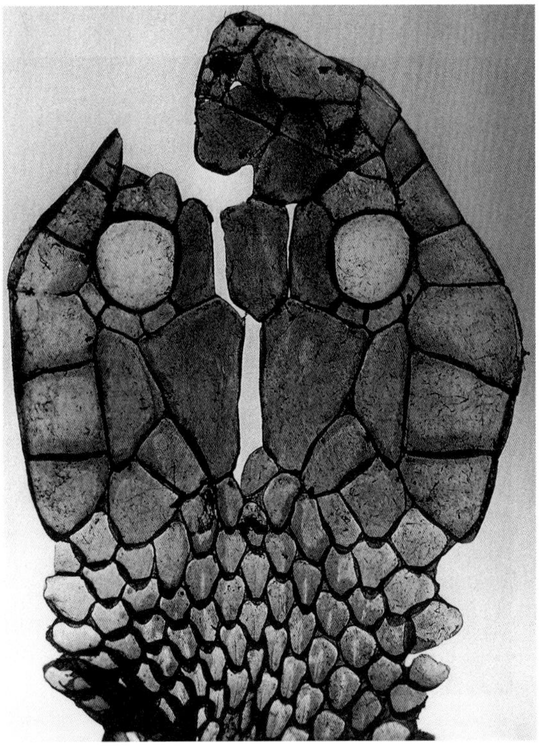

Nach der Signaturenlehre zeigt alles, was sich schält oder häutet, Verwandtschaft zur Haut. In der Volksmedizin hielt sich Schlangenbalg und -haut lange als Wundarznei. Aus: Bauchot, »Schlangen«.

Weißwein gären ließen. Bis heute haben Zubereitungen aus Birkenblättern ihren festen Platz bei der Behandlung von Hautleiden wie Akne (»Akne-Kapseln« von Wala), Psoriasis (Teekuren) oder Zellulitis (»Zelloran spag.«, Salbe von Pekana). Analog geben andere Baumrinden ebenfalls Anlass zum Vergleich mit der Haut oder mit Hautkrankheiten (siehe Seite 175). Alles, was sich häutet, hat mit der Haut zu tun. Daher erblickte Paracelsus in der Schlange (etwa der Vipera berus) eine brauchbare Wundarznei: »So wisset, dass in ihrer Haut (Schlangenhaut) oder in ihrem Balg auch eine große verborgene Kraft ist, nicht allein gar zur schnellen Heilung von Wunden, wenn sie gepulvert und in die Wunde gestreut worden ist« (III/702).

Pulverisierte Schlangenhaut oder gerösteter Schlangenkopf waren bis ins 20. Jahrhundert hinein beliebte Volksheilmittel bei Wunden oder nach Schlangenbiss. Äusserlich werden solche Schlangenarzneien bei uns kaum mehr gebraucht, jedoch erzielt man bei chronischen Ekzemen mit innerlichen Schlangenenzymkuren gute Ergebnisse (»Horvitrigon Reintoxin forte« von Horvi).

Sogar die unbelebte Natur zeigt Strukturen, die an den Aufbau der Haut erinnern. Zum Beispiel kommt Arsen (Arsenicum album) als Scherbenkobalt vor, der sich durch schaligen Aufbau und pulvrige Beschaffenheit als Heilmittel für trockene und schuppige Hautleiden auszeichnet (»Arsenicum album D6–D30«).

Herz

Sucht man nach einer Herzform im Pflanzenreich, dann fällt einem vielleicht das Hirtentäschelkraut (Capsella bursa-pastoris) auf, das wegen seiner herzförmigen Früchte auch »Herzelkraut« heißt. Die Droge enthält Flavonoide (Rutin) sowie größere Mengen Kaliumsalze, was eine Wirkung auf die Gefäße und den Herzmuskel nahelegt. In der Kräuterheilkunde zählt das Hirtentäschel trotz seiner Anatomie und seiner Inhaltsstoffe vor allem zu den Hämostyptika, die bei gynäkologischen Blutungen gute Dienste leisten (Tee, Urtinktur oder »Menodoron« von Weleda).

Weiter begegnet uns die Herzform in den Grundblättern des Herzgespanns (Leonurus cardiaca). Neben der Blattform deuten das Rosa der Blüten und der rhythmische Aufbau der stacheligen Stängel den Bezug zum Herzen an. Bei nervösen Herzleiden, Blutdruckschwankungen oder Rhythmusstörungen bewähren sich Teekuren zusammen mit Melisse und Weißdorn.

Auffällige Herzform zeigen nicht zuletzt auch die Blätter des Rauschpfeffers (Piper methysticum, Kava-Kava), der sich als pflanzliches Anxiolytikum bewährt. Egal ob Angst vor dem Arztbesuch, Lampenfieber oder Versagensangst – Kava-Kava besänftigt das Angstorgan Herz und macht so gelassen wie kaum eine andere Pflanze (»P-Sta«, Tropfen von Pekana).

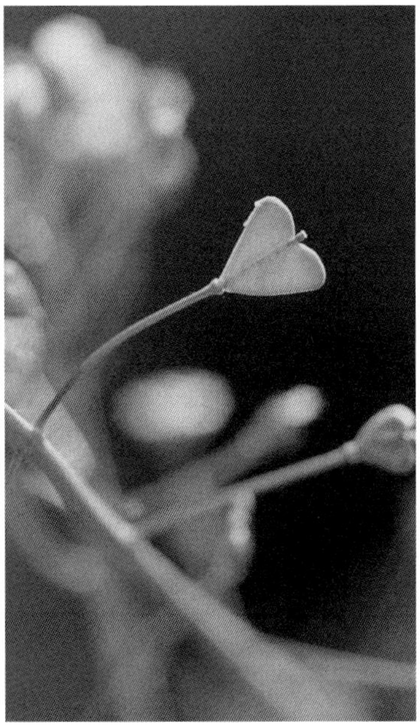

Weil das Hirtentäschelkraut herzförmige Früchte hat, findet man es zuweilen in volksmedizinischen Teemischungen zur Herzkräftigung (Foto: M. Madejsky).

»In Wahrheit, gewiss und ohne Zweifel:
Das Untere ist gleich dem Oberen und das Obere gleich dem Unteren, zu wirken die Wunder des Einen.« (Hermes Trismegistos)

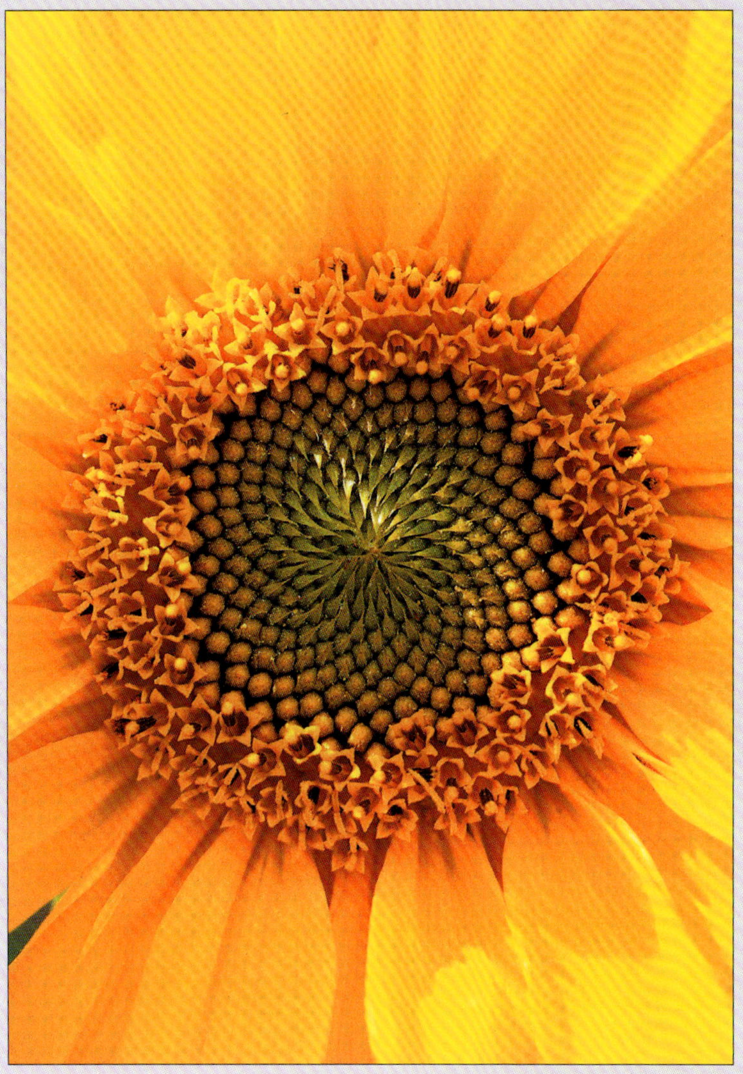

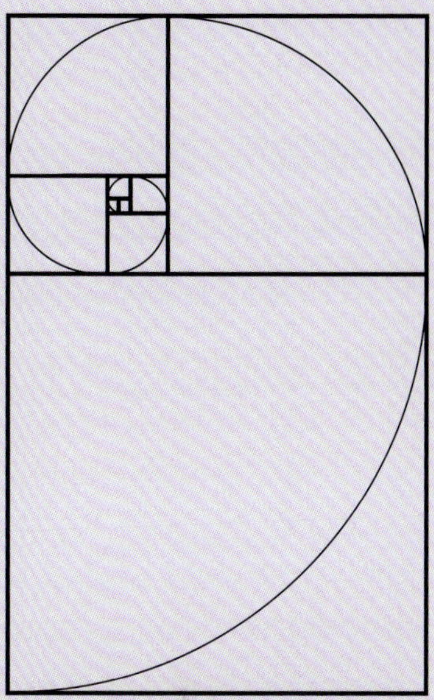

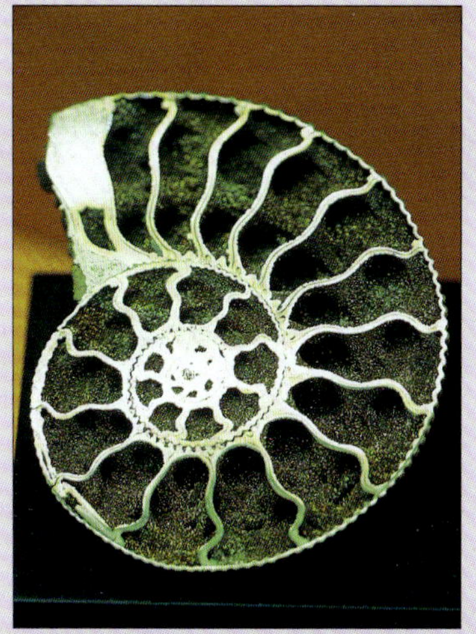

Eine Meditation über die Spirale kann einem die Widerspiegelung des Kosmischen im Irdischen bewusst machen. Die Urform des Lebens findet man in Spiralgalaxien, aber auch in Pflanzen wie der Sonnenblume oder im spiraligen Aufbau der DNS oder im Ammoniten. Mathematisch kann man die Spirale mit der Zahlenreihe nach Leonardo Fibonacci (1180–1250) beschreiben. In ihr vereinigen sich die Prinzipien Merkur, Sulfur und Sal auf harmonische Weise. Die Spirale, als goldener Schnitt, funktioniert immer im gleichen Muster der Zahlenreihe 1, 1, 2, 3, 5, 8, 13, 21, 34, 55, 89, 144 ...
(Fotos: O. Rippe)

Mercurius

»Der Mercurius ist der Geist, der Sulfur die Seele und das Sal der Leib (...)« (Paracelsus III/228).

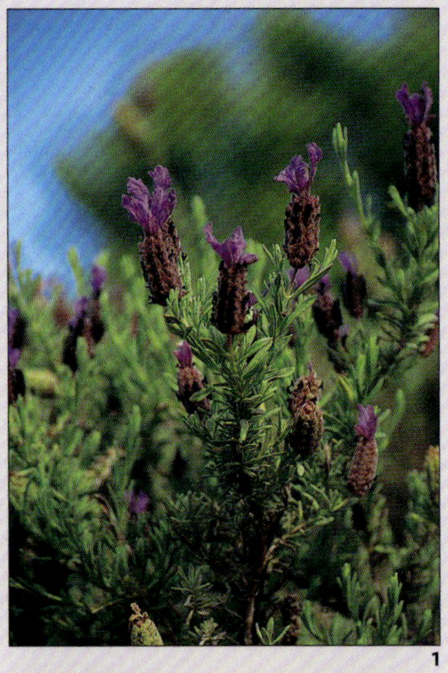

1

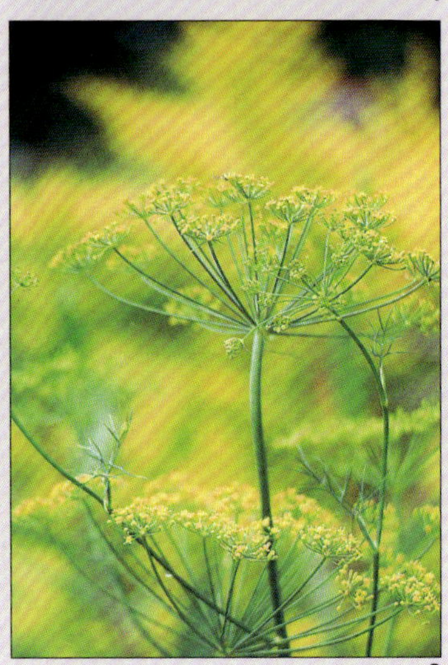

2

1 Alle Lavendelarten sind vom Merkur gezeichnet. Ihre geistbewegenden Eigenschaften erkennt man an ihrer Blütenfarbe und der schlanken Gestalt. Sie wirken anregend, ohne zu überhitzen; sie sind daher eine ideale Arznei bei nervöser Erschöpfung. Der abgebildete Schopflavendel zeigt mit seinem herben Geruch auch etwas den Sulfur.

2 Doldenblütler wie Fenchel aktivieren den Stoffwechsel. Ihre merkuriellen Eigenschaften erkennt man am luftigen Blütenaufbau und den filigranen Blättern.

3 Bleiwurz verwendet man in der Bachblütentherapie als Mittel zur Steigerung der Intuition (»Cerato«).

4 Durchscheinende Edelsteine zeigen den Merkur. Der Blaue Topas dient »Sehern« häufig zur Kristallschau. Als Homöopathikum (von Wala oder Weleda) verwendet man ihn zur Anregung der Gedächtnisfunktionen.

(Fotos 1, 3, 4: M. Madejsky, 2: O. Rippe)

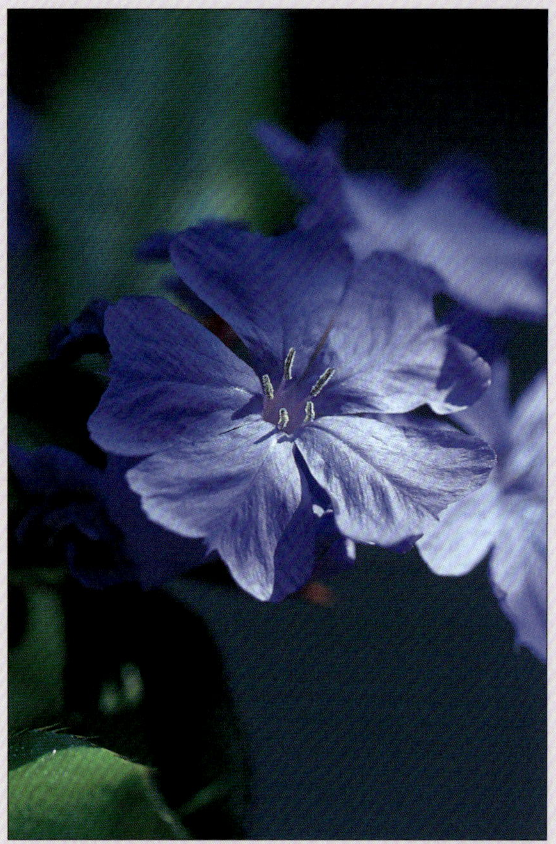

3

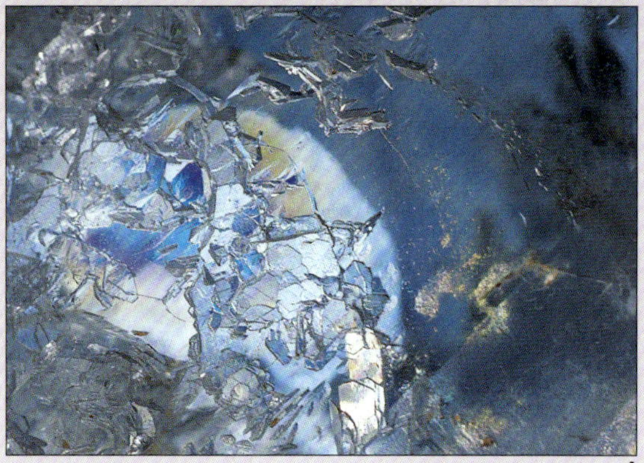

4

Sulfur

»Die rothe Farb (...) schreiben ihrer viel
dem Sulfur zu, als einem Brunnen aller Farben.«
(Johann Schröder, 1685)
»Aller Geruch kommt vom Schwefel.«
(J.C. von Tours)

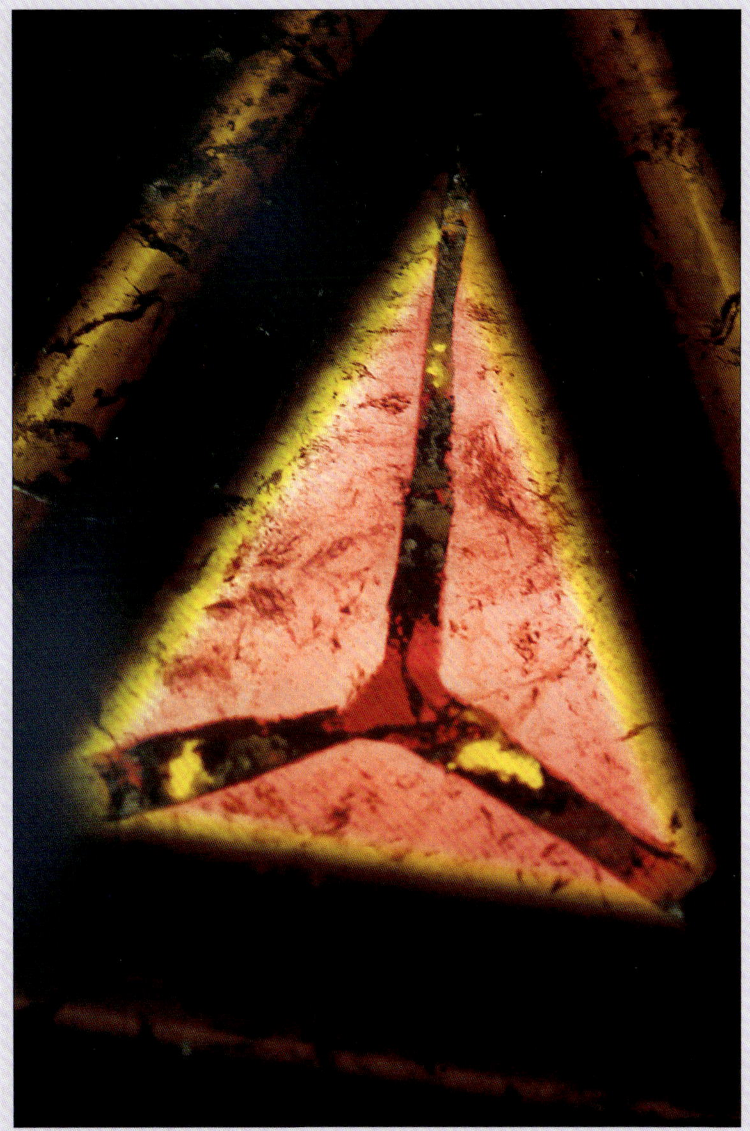

1

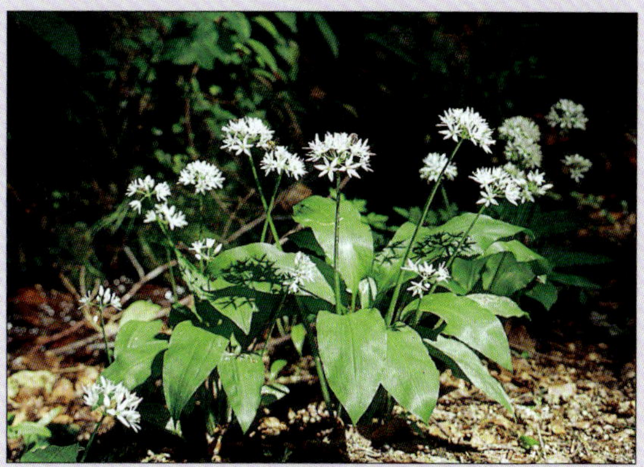

2

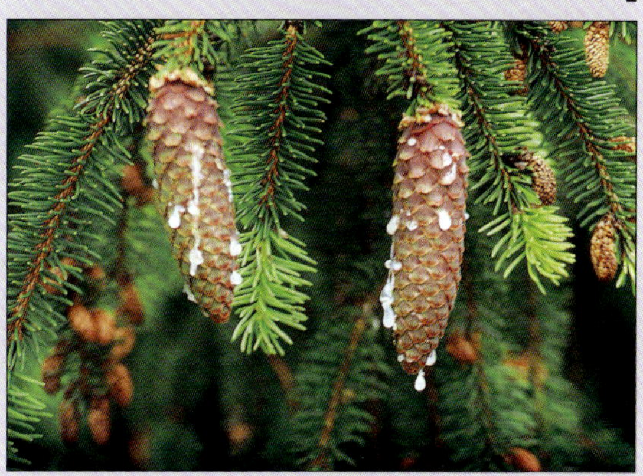

3

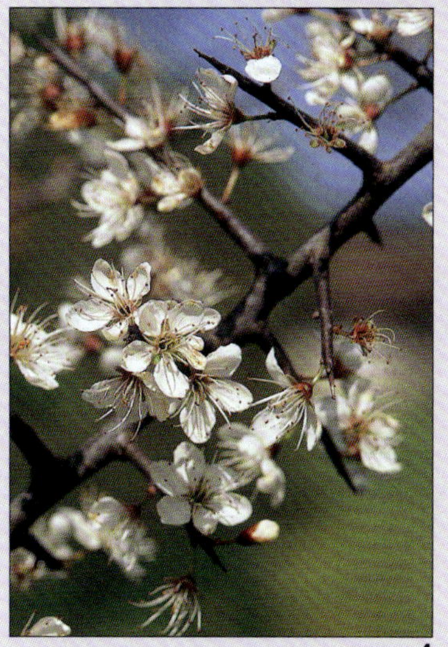

4

1 Der Rote Turmalin, auch Rubellit genannt, tonisiert den Kreislauf und stärkt die geistige Ausdauer, erkennbar an seiner roten Farbe und den Dreiecksstrukturen (Mars–Saturn).

2 Senfölglykoside wie im Bärlauch, offenbaren ihren sulfurischen Charakter durch den scharfen Geschmack.

3 Harze wie von der Fichte ordnete Paracelsus dem brennenden Prinzip des Sulfur zu.

4 Die Schlehe zeigt mit ihrer Wehrhaftigkeit und ihrer tonisierenden Kreislaufwirkung (Blausäure) deutlich den Sulfur.

(Fotos 1, 2, 4: M. Madejsky, 3: O. Rippe)

Sal

»Jede steinbildende Substanz ist ein Salz.«
(Paracelsus II/16)
»Die Rauheit kommt vom Salz.«
(J.C. von Tours)

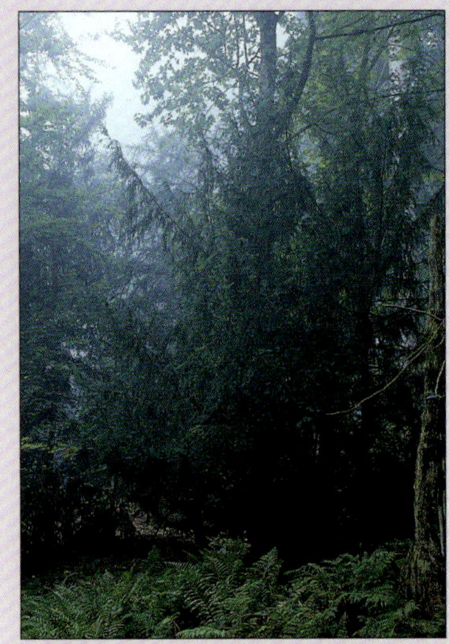

1

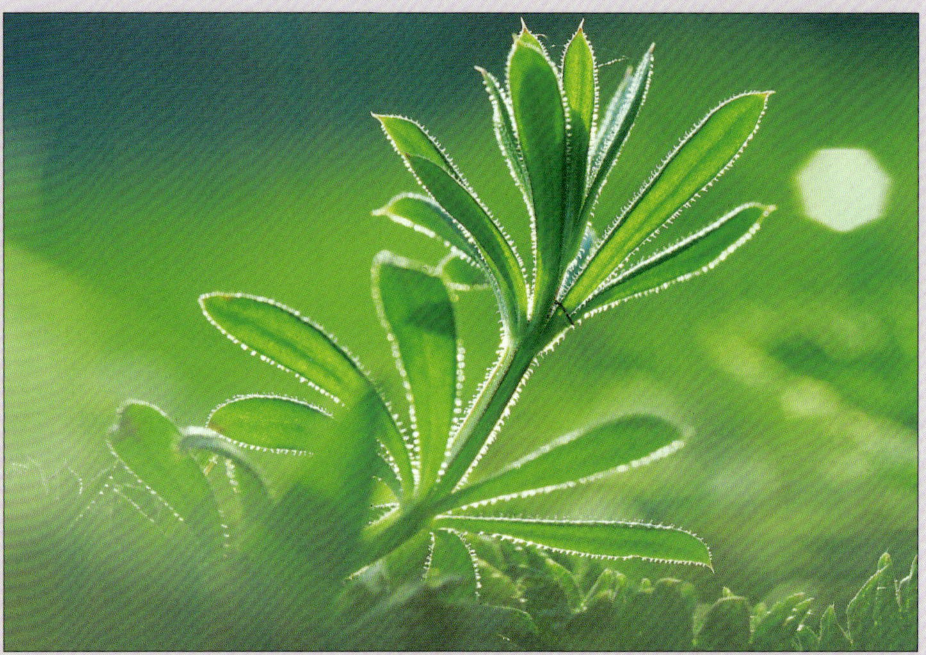

3

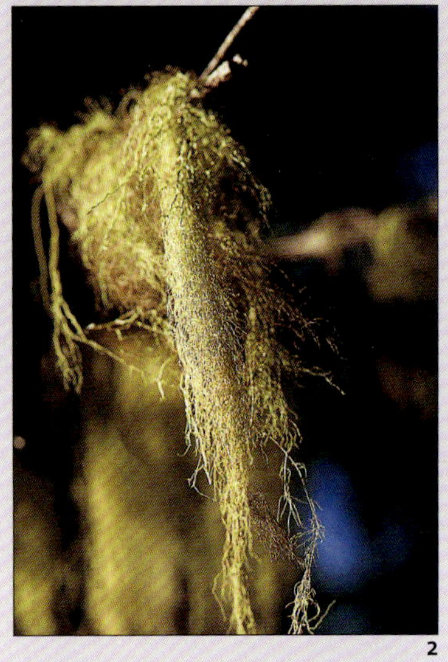

2

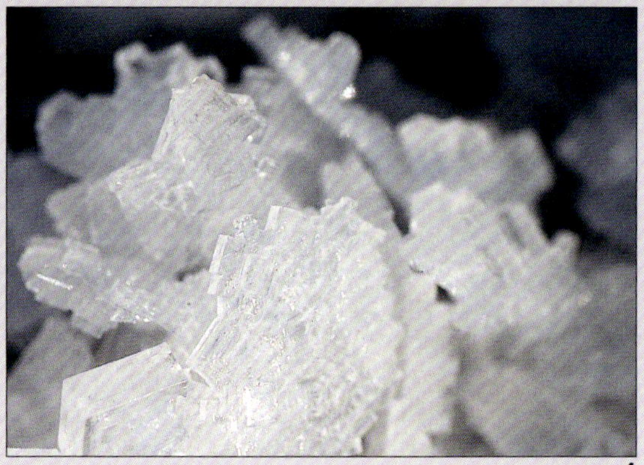

4

1 Die immergrüne Eibe verehrte man in der Antike als Totenbaum. Für die nordischen Völker war sie eine Pforte in die »Anderswelt«. Ihr hohes Alter und ihre stetige Erneuerung aus abgestorbenen Teilen zeigt die balsamierenden Eigenschaften des Salprinzips. Heute verwendet man sie vor allem in der Krebstherapie.

2 Bartflechte, aber auch andere Flechten, zeigen mit ihrer Trockenheit das Salprinzip. Man verwendet sie vor allem als Lungen- und Wundheilmittel.

3 Klebkraut verwendet man noch heute als Blutreiniger (enthalten in »Toxex« von Pekana). Seine Rauheit macht es salhaft, damit ist es ein Mittel gegen Ablagerungen im Körper (= Tartarus).

4 Die konservierenden Eigenschaften von Salz (hier Meersalz) sind dem Salprinzip zugeordnet. In der Homöopathie verwendet man es zur Stimmungsaufhellung bei Status nach Kummer, Ärger und Beleidigungen (Natrium muriaticum).

(Fotos: M. Madejsky)

Feuer

»Also ist das Feuer der rechte Mensch, von dem in unserer ganzen Philosophie die Rede sein soll. Wenn ich nun gesagt habe, dass kein Feuer ohne Luft brennen kann, so will ich, dass das in dem Sinne aufgefasst werde, dass man unter diesem Brennen stets das Leben zu verstehen habe. Wenn ich beispielsweise sage, es könne nicht brennen, so heißt das soviel, als sagte ich, es könne nicht leben.« (Paracelsus IV/842)

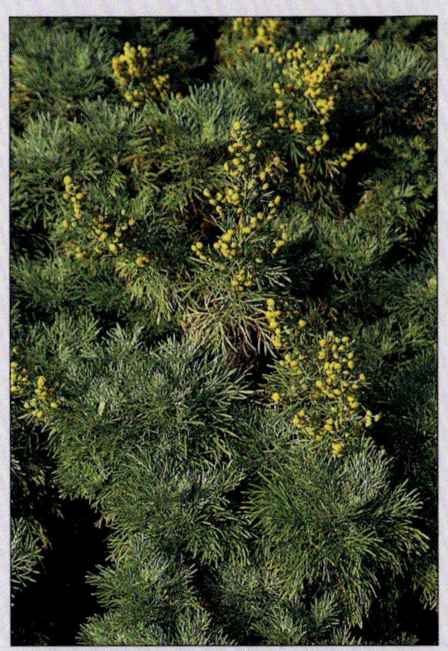

1

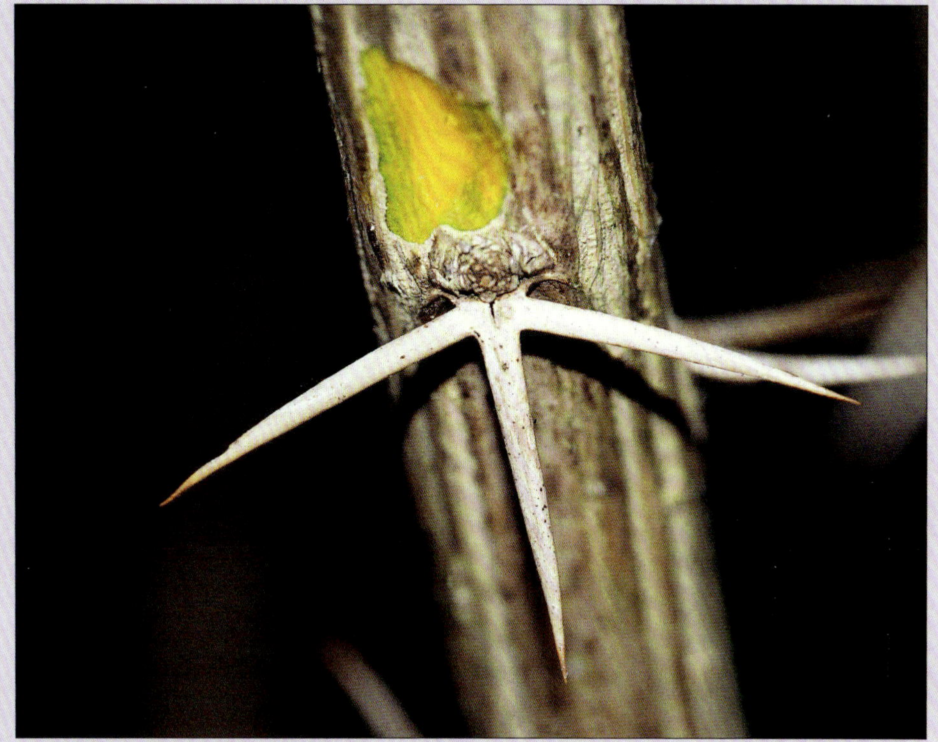

3

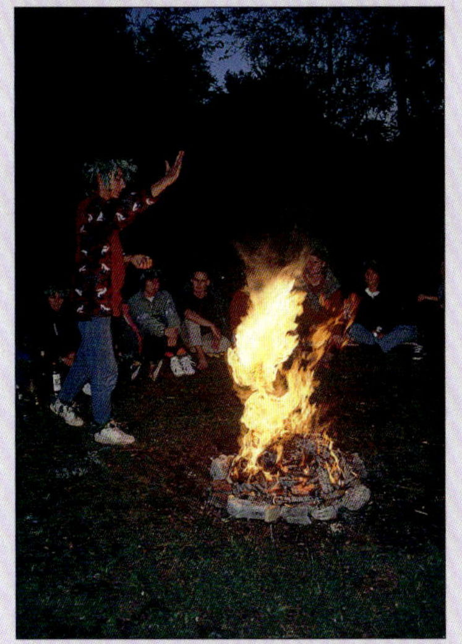

2

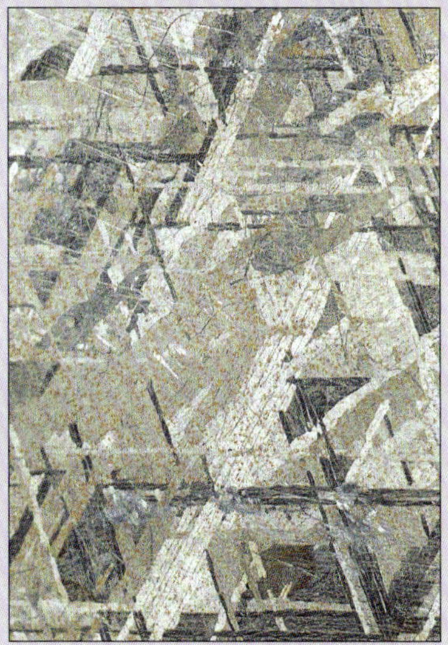

4

1 Wermut gehört zu den erwärmenden Pflanzen, zur Anregung des inneren Alchimisten. Das Feuerprinzip zeigt sich auch im bitteren Geschmack.

2 Feuerritual zur Sommersonnenwende. Hierzu bekränzt man sich traditionell mit Beifuß, einem Tonikum für Leib und Seele, und man wirft Bärlappsporen ins Feuer, als Opfer für den Feuergeist, den Paracelsus »Salamander« nannte.

3 Stacheln, hartes Holz, rote Früchte, gelber Pflanzensaft und der bittere Geschmack sind Feuersignaturen der Leberpflanze Berberitze.

4 Meteoreisen ist ein wichtiges Heilmittel zur Stärkung des Immunsystems und zur Anregung von Kreislauf und Willensstärke.

(Foto 1: M. Madejsky, 2, 3, 4: O. Rippe)

Wasser

»So sind alle Tugenden und Kräfte in Gott gewesen, bevor es Himmel und Erde gab und alle Dinge erschaffen worden waren, da Gott ein Geist war, und über den Wassern schwebte (...). Darum kann niemand sagen, dass die Tugend der Dinge, ihre Kraft natürlich sei, sondern sie ist übernatürlich, ohne Ende und ohne Anfang.« (Paracelsus IV/118)

1 Pflanzen des Elements Wasser sind entzündungswidrig und kühlend, wie die Weiße Taubnessel.

2 Teiche mit Seerosen sind Orte, an denen man Wassergeistern, den Nymphen oder Undinen, begegnen kann. Als Heilmittel wirkt die Seerose in höherer Dosierung dämpfend auf die Libido. Entsprechend verwendet man sie in der Homöopathie als Aphrodisiakum (ab D4).

3 Die Verwandtschaft der Aloe zum Element Wasser findet man im Inneren der Pflanze. Um in der Wüstenhitze zu überleben, speichert sie in ihren Blättern Flüssigkeit. Das Gel verwendet man in der Kosmetik als Feuchtigkeitsspender. Paracelsus nutzte die abführende Wirkung der Aloe.

4 Obwohl ein Mineral, enthält der Opal überraschend viel Wasser. Man verwendet ihn zur Behandlung des Lymphatismus (Opal comp. Ampullen von Wala). Seine schillernde Farbigkeit zeigt auch das Merkurprinzip.

(Fotos 1, 2, 3: M. Madejsky, 4: O. Rippe)

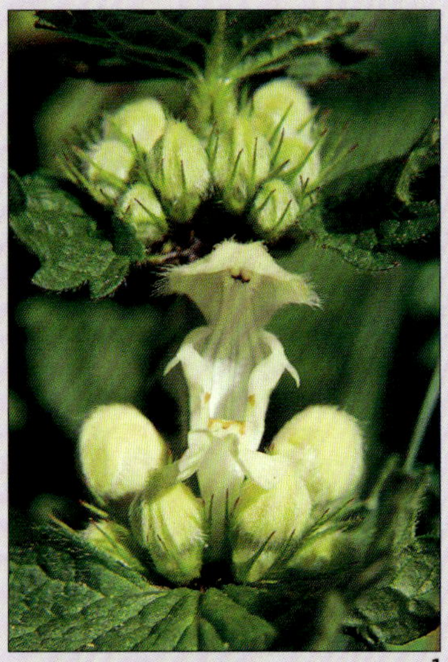

1

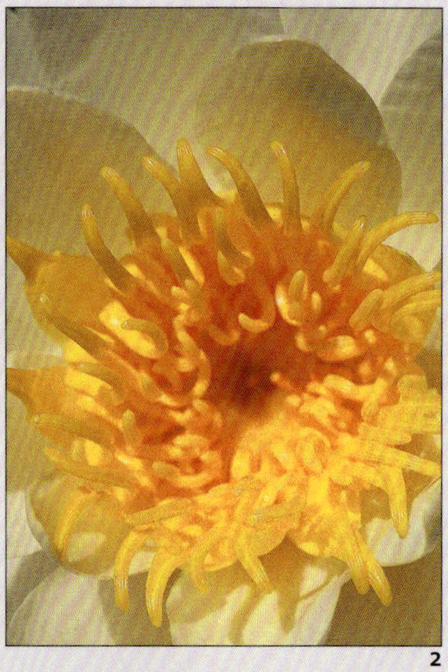

2

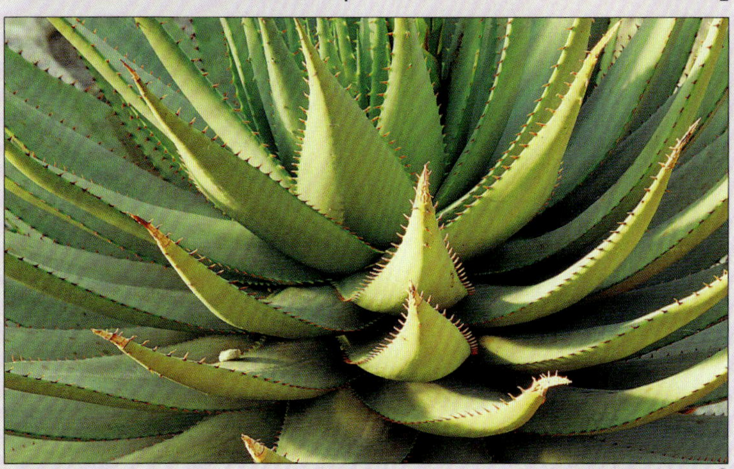

3

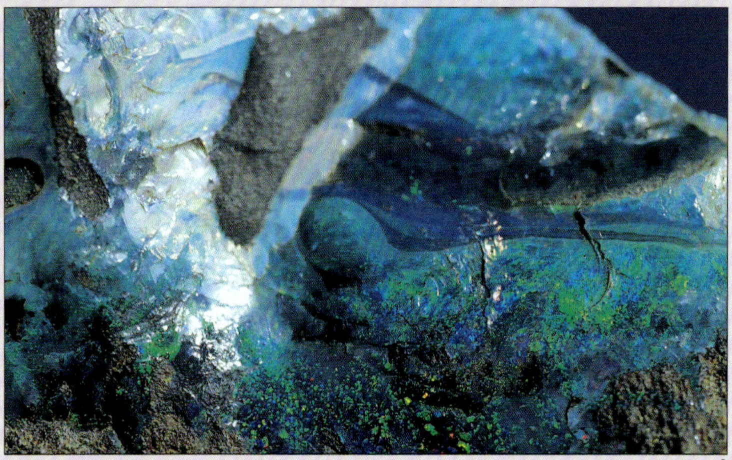

4

Luft

»Unter den vier Elementen nun ist die Luft das vornehmste, denn sie ist zuerst gewesen und gibt auch den anderen Elementen das Leben und ist in den anderen dreien verborgen.« (Paracelsus IV/351)

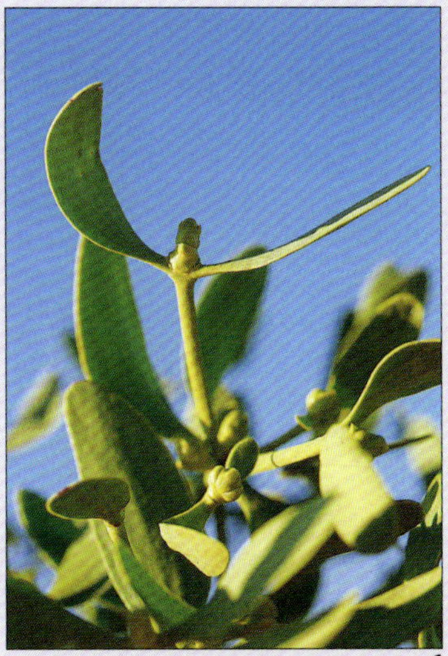

1

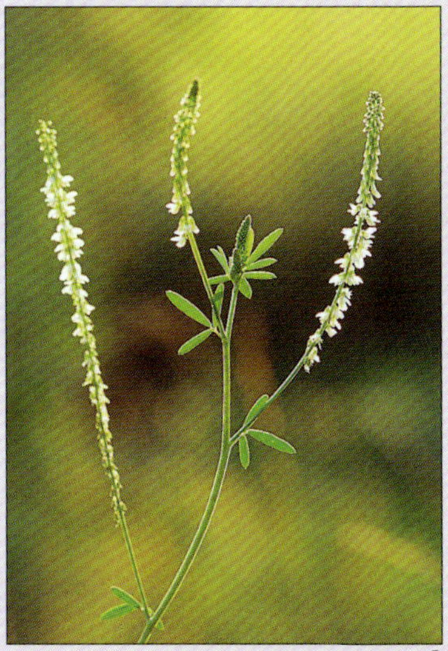

2

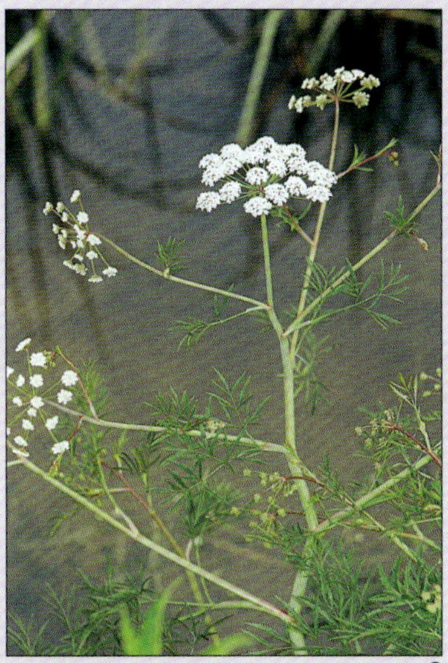

3

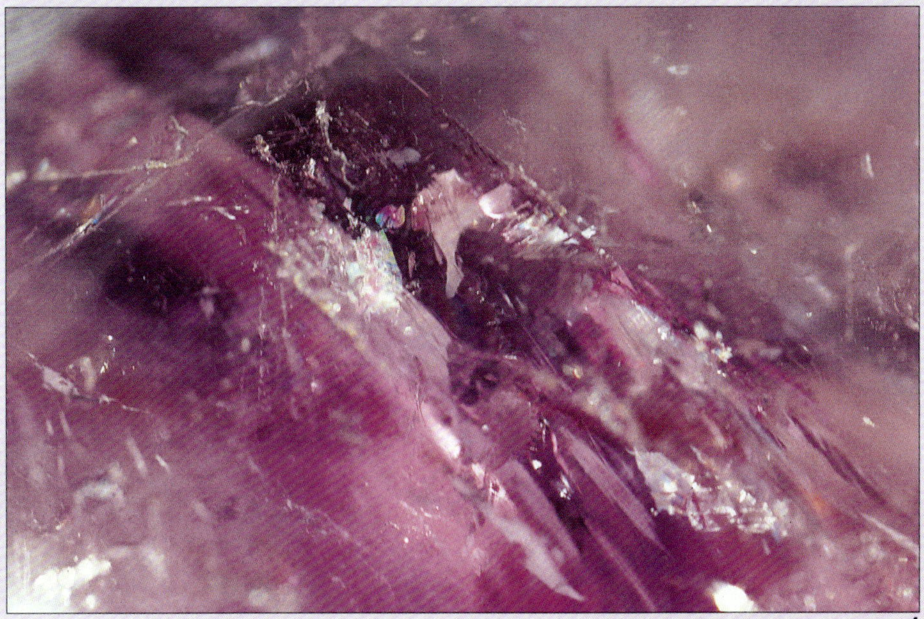

4

1 Als Kind der Lüfte kann die Mistel nicht in der Erde wurzeln. In Sagen und Mythen ist sie ein Schlüssel, um die Pforten in die »Anderswelt« der Astralwesen zu öffnen. Rudolf Steiner erkannte in ihrer Gestalt und ihren Wachstumszyklen eine Verwandtschaft zum Krebsgeschehen.

2 Der filigrane Aufbau, aber auch der angenehme Cumarinduft, der erst beim Trocknen entsteht, zeigt die Verwandtschaft des Honigklees zum Element Luft. Als Heilmittel verwendet man ihn bei Venenleiden und potenziert bei Migräne (D6).

3 Doldenblütler ordnet man wegen ihres Blütenaufbaus allgemein dem Element Luft zu. Der sehr giftige Wasserschierling zeigt mit seinen Luftkammern in der Wurzelknolle und seinen schmalen Blättern noch weitere Luftsignaturen. In der Homöopathie verwendet man ihn bei Migräne und Epilepsie (D12–D30).

4 Das Lichtspiel in Kristallen wie dem Amethyst, zeigt das Element Luft. In der Homöopathie verwendet man den Stein der Hohepriester bei Suchterscheinungen und um Einsicht in karmische Zusammenhänge zu bekommen (Trit. D6/D10 von Weleda).

(Fotos 1, 2: M. Madejsky, 3, 4: O. Rippe)

Erde

»Ein Arzt aber soll nichts schreiben, was nicht durch das Licht der Natur bestätigt ist. Da er die Arznei von der Erde nehmen soll, muss die Erde der wahre Arzt sein und nicht der Mensch, und darum muss er auch durch die Erde sich belehren lassen, ihre Gewächse richtig zu gebrauchen.« (Paracelsus I/218)

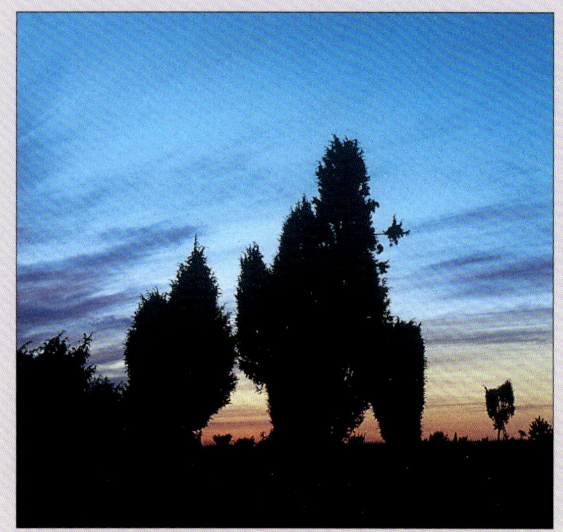
1

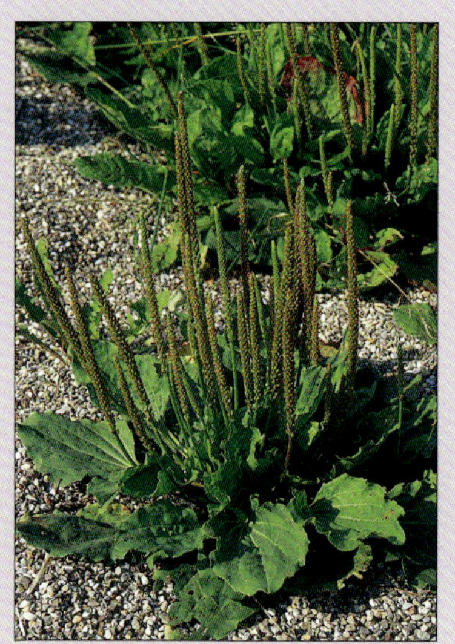
2

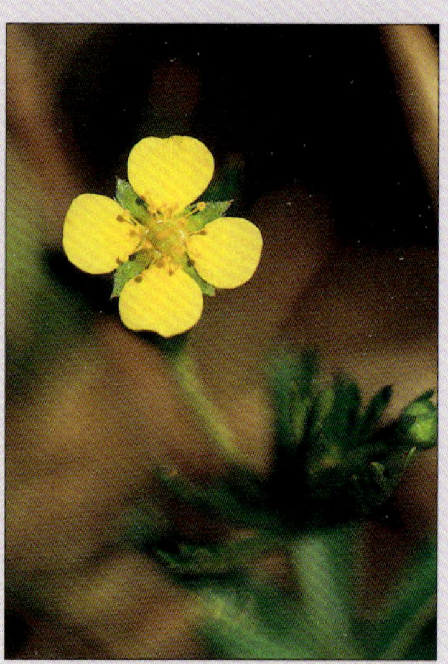
3

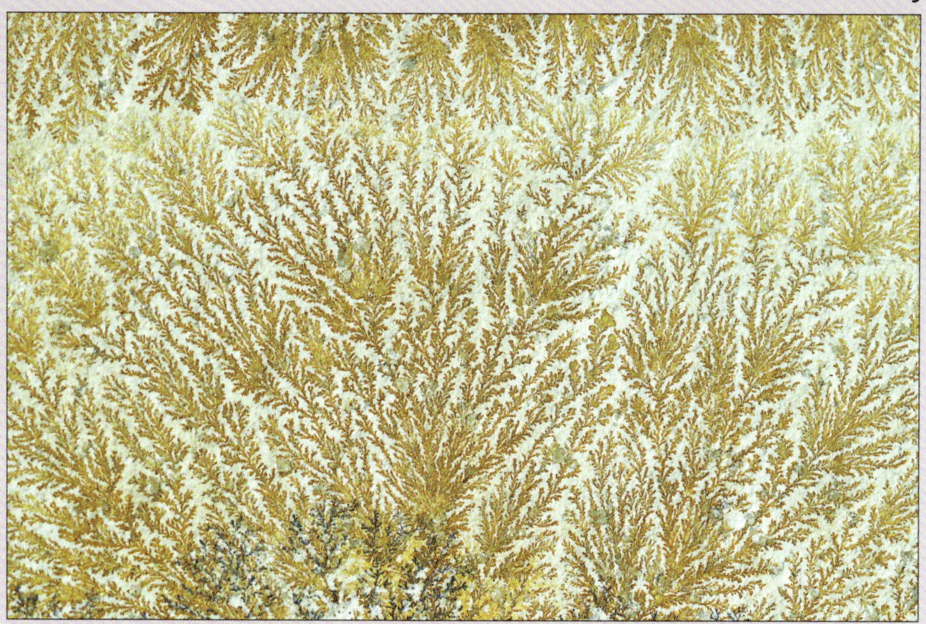
4

1 Der Volksglauben sieht im Wacholder ein Tor zu den Zwergenwelten. Eine Räucherung mit Wacholder dient als Opfergabe an die Erdgeister.

2 Wundkräuter wie den Wegerich ordnete Paracelsus dem Element Erde zu.

3 Wurzelbetonte Pflanzen wie die Tormentill sind erdhaft. Dies zeigt sich auch in ihrer kühlenden, zusammenziehenden und austrocknenden Wirkung.

4 Das Mineralische war für Paracelsus eine Koagulation (Ausfällung) aus dem Element Wasser. Jurakalk, mit seinen Einlagerungen aus Eisenerz (braun) und Mangan (schwarz), wäre ein gutes Nervenheilmittel; leider ist er als Heilmittel nicht im Handel.

(Foto 1: O. Rippe, 2, 3, 4: M. Madejsky)

Kopf

»Die Welschen Nüsse haben die Signatur des Hauptes«, liest man unter dem Stichwort »Signatur« im Lexikon (Zedler), und schon Großmutter betonte, dass Nüsse Gedächtnisnahrung seien. Eine Walnusshälfte ähnelt auf verblüffende Weise dem menschlichen Gehirn mit den beiden Hemisphären und der Hirnschale, weshalb man in der Walnuss (Juglans regia) unter anderem ein Heilmittel für das Gehirn und für das Gedächtnis sah. Analog verglichen unsere Vorfahren auch die Samenkapseln bestimmter Gewächse mit dem Kopf, zum Beispiel die Samenkapseln des Schlafmohns (Papaver somniferum): »Der Mohn trägt einen ›Kopf‹ und bringt bekanntlich dem Haupte Schlaf«, konstatierte Johannes Baptista Portas in seiner »Phytognomica« von 1608. Diese Wirkung des Schlafmohns beziehungsweise seiner Opiate wird bis heute vielfältig genutzt (siehe Text Christian Rätsch). Dementsprechend findet sich beim Stechapfel (Datura stramonium) ebenfalls die Kopfsignatur. Die antropomorphe Gestalt der stacheligen Samenkapsel, die wie ein Kopf zwischen den Blattachseln sitzt, und die eigentümliche Symmetrie warnen vor dem mächtigen Pflanzengeist. Bewusstseinsveränderungen und Halluzinationen bis hin zu völliger Amnesie gehören zu den bekannten Folgen einer Überdosierung von Datura. Als chemische Zwangsjacke und zur Narkosevorbereitung wurden die Stechapfel-Scopolamine in der Medizin genutzt oder auch missbraucht.

Leber

Weil die Leber in drei Lappen unterteilt ist, erkennt man einige ihrer Heilpflanzen an der Dreiteilung der Blätter. Zum Beispiel zeigt das Schöllkraut (Chelidonium majus) eine Dreiteilung des Blattes (siehe Seite 139). Das Leberblümchen (Hepatica triloba) hat ebenfalls dreilappige Blätter und wird seit Jahrhunderten »zur Eröffnung der Leber« gebraucht: »Das kraut inn Wein gesotten und getruncken / eröffnet und heilet die verstopffte Leber« (Hieronymus Bock, 1577). Das getrocknete Kraut ist bis heute beliebter Bestandteil volksmedizinischer Leberteemischungen.

Dreizählige Blätter weist auch die Erdbeere (Fragaria vesca) auf. »Die wurtzel (der Erdbeere) gesotten und getruncken abends und morgens / miltert die grossen hitz der leber« (Leonhard Fuchs, 1543). Bei Leberschwäche oder bei Leberzirrhose werden Erdbeerblätter zusammen mit Weinblättern kombiniert (»Hepatodoron« Tabl. von Weleda), um den Leberstoffwechsel anzuregen: »Ihre Blätter wirken auf den Leberstoff-

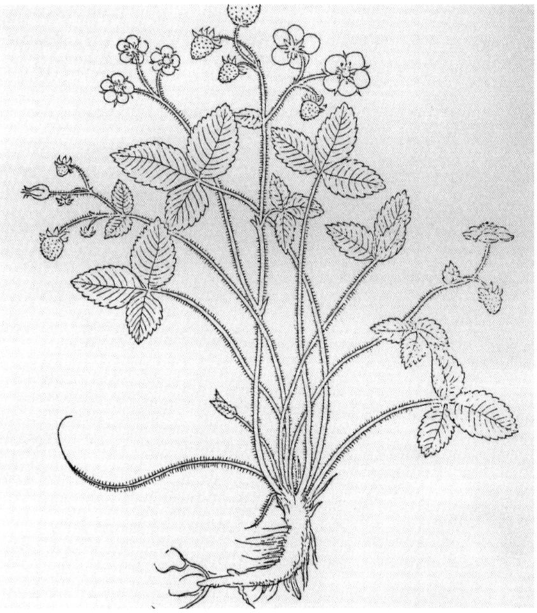

Wie die Leber so sind auch Erdbeerblätter dreilappig und zeigen damit ihre Heilkraft bei Leberleiden. Leonhard Fuchs, 1543.

wechsel, dessen Entgiftungsleistung sie unterstützen« (Schramm, 1997).

Wegen der dreizähligen Blätter heißt der Fieberklee (Menyanthes trifoliata) auch »Dreiblatt«. Kneipp rühmte Fieberklee als »Blutreinigungsmittel« und verwendete ihn der Signatur entsprechend unter anderem bei Leberleiden. In der Homöopathie gebraucht man die Urtinktur u.a. als Begleitmittel bei Fieber, Gelbsucht und Malaria.

Lunge

Sucht man nach einem pflanzlichen Gegenbild der Lungenflügel, dann fallen die großen Blätter von Huflattich (Tussilago farfara), Malve (Malva silvestris) und Pestwurz (Petasites officinalis) auf, deren grob verzweigte Blattadern ein wenig an den Bronchialbaum erinnern. Aufgrund dieser Signatur findet Huflattich, der einst »Hustenlattich« hieß, seit vielen Jahrhunderten bei Asthma oder Bronchitis in Lungenteemischungen Anwendung. Ebenso beliebt sind Malvenblüten in reizlindernden Hustentees, denn ihre Schleimstoffe legen sich wie ein Balsam auf die Schleimhäute und schützen auch vor dem Angriff ätzender Atemgifte wie Ozon. Die Pestwurz ist ebenfalls eine bewährte Lungenheilpflanze und Bestandteil von Hustensäften (»Plantago Hustensaft« von Wala).

Große, breite und wenig zerteilte Blätter zeichnen auch Alant (Inula helenium), Königskerze (Verbascum densiflorum) und weitere Lungenheilpflanzen aus. Ein natürliches Gegenbild der

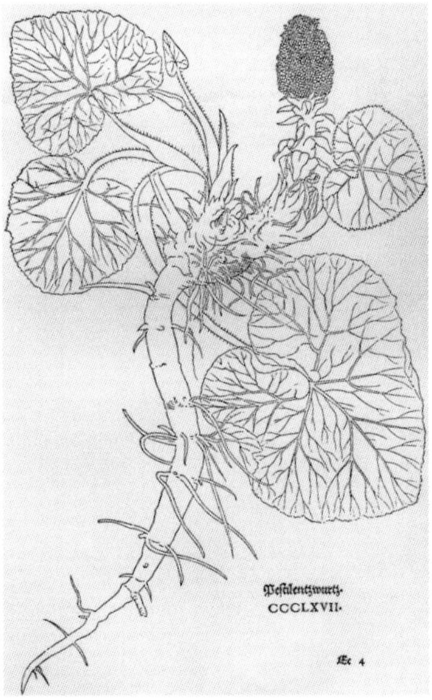

Die großen Blätter der Pestwurz sowie die Verzweigung der Blattadern erinnern an die großlappigen Lungenflügel und den Bronchialbaum. Leonhard Fuchs, 1543.

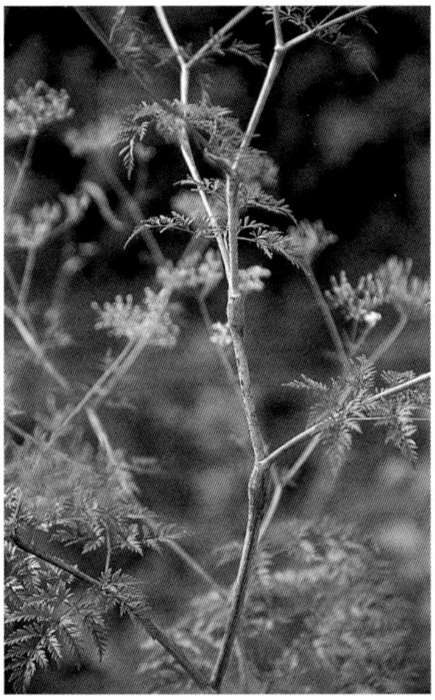

Die Auftreibungen am Stängel lassen die Heilkraft des Schierlings (Conium maculatum) bei ähnlichen Auftreibungen – z. B. bei Lymphknotenschwellung – vermuten (Foto: M. Madejsky).

Lungenbläschen erblickt man in der tiefbuchtig gelappten Lungenflechte (Sticta pulmonaria). Wegen der antibiotischen Kräfte der Flechtensäuren gehört Sticta in der Kräuterheilkunde sowie in der Homöopathie zu den bedeutenden Lungenheilmitteln und ist zur Lungenreinigung bei Bronchitis (Weleda-Flechtenhonig) und bei Asthma (Sticta-Urtinktur) indiziert.

Eine weitere Signatur von Lungenheilpflanzen findet sich in der rauen Behaarung mancher Gewächse, was auf einen hohen Kieselsäuregehalt hindeutet. Behaart sind beispielsweise die Raublattgewächse, zu denen Borretsch (Borago officinalis), Lungenkraut (Pulmonaria officinalis) und Vergissmeinnicht (Myosotis arvensis) gehören. Sie alle wurden in der abendländischen Kräuterheilkunde – meist in Form von Weinabkochungen – gegen die Schwindsucht (Tuberkulose) gebraucht.

Außerdem findet man die Anatomie der Bronchien in der roten Koralle (Corallium rubrum), die schon von Paracelsus zur Behandlung von Lungenschwäche angepriesen wurde: »½ Skrupel rote Koralle verordnet, nützt den Kurzatmigen« (III/567).

Lymphe

Die knotigen Auftreibungen an den Stängeln des gefleckten Schierlings (Conium maculatum) erinnern an geschwollene Lymphknoten. Brustknoten, chronische Lymphknotenschwellungen und Drüsenkrebs sind daher die Hauptanwendungsgebiete von Conium (Conium-Salbe von DHU). Wie eine »Auftreibung« erscheint auch die Blütenknospe der Angelikawurz (Angelica archangelica), deren Saft von Paracelsus als »höchste Arznei gegen innere Infektionen« gelobt wurde (III/465). Von Paracelsus angeregt, entwickelte Weleda eine »Archangelica-comp.-Salbe«, die Engelwurzpresssaft enthält und sich bei schmerzhafter Lymphknotenschwellung bewährt.

Die knotige Braunwurz (Scrophularia nodosa) gibt ebenfalls eine Vorstellung davon, wie das Lymphsystem aussieht: Lange, schlanke Stängel verzweigen sich wie Lymphbahnen und enden in den knötchenartigen braunvioletten Blüten, den Gegenbildern der Lymphknoten. Scrophularia ist Bestandteil von Teemischungen sowie von bewährten Komplexpräparaten (»Itires spag.«, Tropfen von Pekana), die bei Lymphknotenschwellungen im Rahmen von Infektionskrankheiten wie Masern oder Mumps sowie bei Brustdrüsenverhärtungen zum Einsatz kommen.

Sympathie zu den Lymphknoten zeigt auch das Klebkraut (Galium aparine), das wie das Lymphsystem »lange Leitungen« hat und in knötchenartigen Klettfrüchten endet.

Eine weitere Signatur, an der man Lymphheilpflanzen erkennt, sind Milchflecken oder milchhelle Blattnerven. Diese finden sich zum Beispiel an der Mariendistel (Carduus marianus), die wegen der weißen Färbungen des Blattes auch »Milchdistel« heißt; das Kraut wird nur noch selten lymphreinigenden Teemischungen beigemengt. Nicht zuletzt zeigt auch die Walnuss (Juglans regia) auf der Blattunterseite helle »Bahnen«. In der Kräuterheilkunde zählen die Blätter zu den Kardinalheilmitteln der Lymphe und finden sich in Lymphheilmitteln (»Itires«, Tropfen von Pekana).

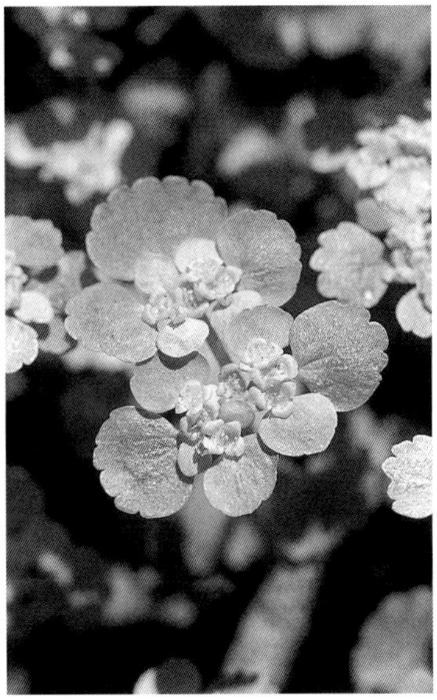

Die Blätter des Milzkrauts haben die Form der Milz und wurden dieser Signatur wegen in der mittelalterlichen Kräuterheilkunde bei Milzleiden gebraucht (Foto: M. Madejsky).

Milz

Das Milzkraut (Chrysosplenium alternifolium) erhielt seinen Namen, weil seine rundlichen Blätter an die Milz erinnern. Die moderne Phytotherapie hat dieses Gewächs fast vergessen. Nur in der anthroposophischen Medizin wird es noch zur Anregung der Blutbildung, beispielsweise begleitend bei Leukämie (Urtinktur), und wegen des bitteren Geschmacks bei Verdauungsstörungen gebraucht (Chrysosplenium Urtinktur von Spagyra). Paracelsus erkannte die Heilpflanzen für innere Organe wie die Milz noch an einer weiteren Signatur: »Alle Kräuter, die nicht Blumen haben, sind bei den Krankheiten zu gebrauchen, bei welchen die Zeichen fehlen. Manche Krankheiten treten mit gewissen Zeichen außen am Körper auf und dann sollen die Kräuter mit Blumen gebraucht werden« (I/672).

Die Alten verwendeten bei Milzerkrankungen vorwiegend immergrüne, blütenlose Pflanzen wie Bärlapp (Lycopodium clavatum) oder Zinnkraut (Equisetum arvense), die wie die Milz dem Saturn unterstehen.

Nerven

Anatomische Verwandtschaft zu den Nerven zeigen vor allem Farne wie der Wurmfarn (Filix mas): Die gefiederten Farnwedel muten wie ein Nerv an, der sich vielfach verzweigt. Als Nervenheilmittel hat man die Farne inzwischen fast ganz vergessen. Gemäß Erfahrungsberichten gebrauchte man die frisch zerquetschten Farnblätter oder die in Essig gesottene Farnwurzel noch zu Kriegszeiten als schmerzlindernde Auflage oder zur Einreibung bei Nervenschmerzen (beispielsweise Ischialgie). Volksheilkundige wie der Schweizer Kräuterpfarrer Künzle lobten das Farnkraut als heilsame Bettfüllung: »Welches ist das beste Bett für Leute, die an Krämpfen, Gliederweh, Rheumatismus, rheumatischem Zahnweh, rheumatischem Kopfweh leiden? Ein Sack gefüllt mit gedörrtem Farnkraut« (Chrut und Uchrut, 1935).

Eine Ähnlichkeit mit den Nerven zeigen ebenso die dunklen Blattnerven des Johanniskrauts (Hypericum perforatum). Weil die Blätter gegen das Licht gehalten aussehen, als wären sie mit Nadeln durchstochen, erkannte man im Johanniskraut vor allem eine Arznei gegen Stich- oder Schusswunden, und aus diesem Grund hatte einst jeder Feldarzt für solche Verletzungen Rotöl vorrätig. Heute sind die schmerzlindernden Einreibungen mit Johanniskraut-Rotöl zum Beispiel bei Hexenschuss oder Neuralgien empfehlenswert (Zoster-Neuralgie), die Extrakte (»Hyperforat«, Tropfen von Klein) lindern Nervenschmerzen nach Zahnextraktion. Nicht zuletzt lindern auch innerliche Gaben (»Hyperforat«, Dragees von Klein) Kopfschmerzen, Migräne, Neuralgien oder Phantomschmerz.

Niere

Manche Blätter weisen deutliche Nierenform auf. Zum Beispiel sind die Blätter vom Knöllchen-Steinbrech (Saxifraga granulata) nierenförmig. Weil der Steinbrech zudem die Fähigkeit besitzt, über spezielle Drüsen Kalk auszuscheiden, nützt er vor allem als Resolvens bei Blasengrieß oder Nierensteinen (siehe Seite 191). Nierenförmig sind auch die Blätter der Kapuzinerkresse (Tropaeolum majus), die sich als »pflanzliches Breitband-

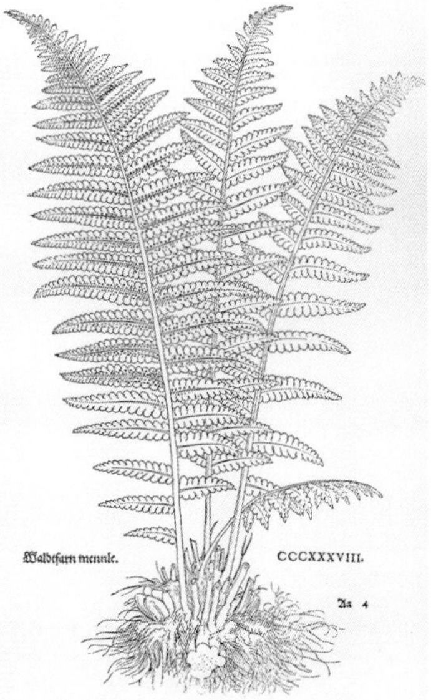

Farnblätter erinnern an das fein verzweigte Nervensystem und lindern, zur Einreibung oder als Auflage gebraucht, z. B. Nervenschmerzen. Leonhard Fuchs, 1543.

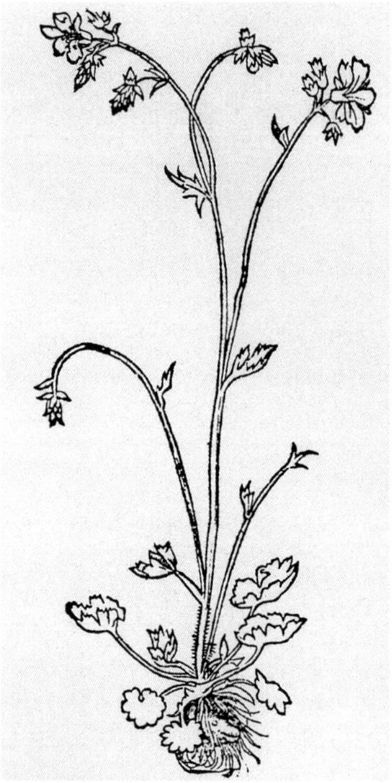

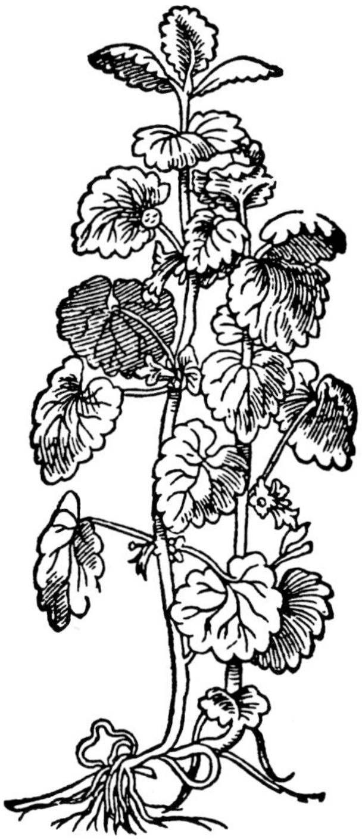

Nierenförmige Blätter zeigten den Alten die Nierenheilpflanze an: »Steinbrech mit seiner wurtzel in wein gesotten und gedruncken / fürdert den harn / reiniget die Nieren / treibt auß den Lenden und Blasenstein« Hieronymus Bock, 1577.

Die rundlichen und muschelförmigen Blättern der Gundelrebe (Glechoma hederacea) zeigen gewisse Ähnlichkeit zum Ohr, für das sie seit Jahrhunderten arzneilich gebraucht werden: »Gundelrebsafft in die Ohren gethan / bringt das verlohrne Gehör wiederum (...)« Adamus Lonicerus, 1679.

antibiotikum« bei allen bakteriellen Leiden der Blase oder der Nieren bewähren (etwa »Angocin«, Tabl. von Repha). Die Grundblätter der Buchentriebe (Fagus sylvatica) erinnern ebenso an zwei kleine Nieren. In der Homöopathie zählt Kreosotum, das durch Destillation aus Buchenholzteer gewonnen wird, zu den großen Heilmitteln für den Uro-Genitaltrakt. Leitsymptome, die zu Kreosotum (D4 bis D8) führen, sind: »Plötzlicher Harndrang, Blasenhalsreizung mit Brennen, Blutharnen, Enuresis, Inkontinenz« (Stauffer).

Viele Nierenheilpflanzen erkennt man jedoch eher an den Venus-Signaturen (siehe Seite 84), weil die Niere wie auch ihre Heilmittel von der Venus regiert werden (beispielsweise Kupfer). Der Venus zugeordnet sind zum Beispiel Goldrute (Solidago virgaurea), Lärche (Larix decidua) oder Schafgarbe (Achillea millefolium). Während die Goldrute, die Nierenparenchympflanze Nr. 1, mild entzündungshemmend wirkt und in Form von Teekuren die Nierenenergie hebt, wirkt das Lärchenharz stärker desinfizierend auf die Harnwege (»Berberis/Apis comp.«, von Wala). Volksmediziner empfehlen bei Blasenentzündungen auch gerne Teekuren und Sitzbäder mit Schafgarbenblüten, die ebenfalls antibiotische Kräfte haben (das ätherische Öl enthält Chamazulen).

Ohr

Manche wollen in der Haselwurz (Asarum europaeum) die Form eines Ohrs erkennen, doch die muschelförmigen Blätter könnten ebenso gut die Verwandtschaft mit Milz oder Niere anzeigen. Die dunklen, wie gelackt wirkenden Blätter deuten hier eine gewisse Giftwirkung an, weshalb die homöopathische Anwendung vorzuziehen ist (»Asarum europ. D6«). Leitsymptome, die laut Stauffer zu Asarum als Ohrenarznei führen, sind: »Überempfindlichkeit des Nervensystems, besonders gegen Geräusch.«

Mit ein wenig Phantasie erkennt man im muschelförmigen Blatt des Gundermann (Glechoma hederacea) die Ohrform wieder. Vielleicht wurde das Gewächs aus diesem Grund schon von Hildegard von Bingen als Heilpflanze bei Ohrenleiden empfohlen: »Aber wem üble Säfte den Kopf wie ›duom‹ plagen, sodass auch seine Ohren tosen, der bringe Gundelrebe in warmem Wasser zum Sieden, und nach Ausdrücken des Wassers lege er sie so warm um seinen Kopf, und sie mindert das ›duom‹, das in seinem Kopf ist, und öffnet sein Gehör.« Bei Mittelohrentzündung hilft Glechoma erfahrungsgemäß sogar dann noch, wenn Antibiotika versagt haben (Urtinktur mit Watte ins Ohr geben). Nicht zuletzt zeigen auch die Blüten der Königskerze (Verbascum densiflorum) eine gewisse Ähnlichkeit mit dem Ohr. Aus ihnen bereiten Volksmediziner bis heute Ohrentropfen, indem sie die Blüten für einige Wochen in Öl einlegen und an der Sonne ziehen lassen. Diese Ohrentropfen werden beispielsweise bei windempfindlichen Ohren und bei Neuralgie empfohlen.

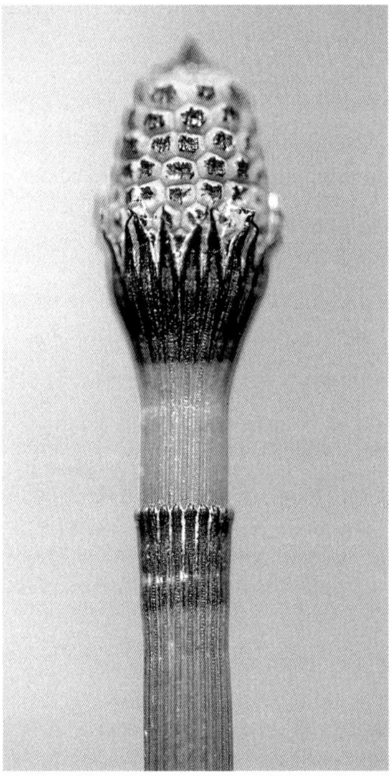

Die Verwandtschaft zur Wirbelsäule zeigt sich im Schachtelhalm, der wie aus kleinen Wirbelkörpern zusammengesetzt erscheint und Strukturkraft überträgt (Foto: O. Rippe).

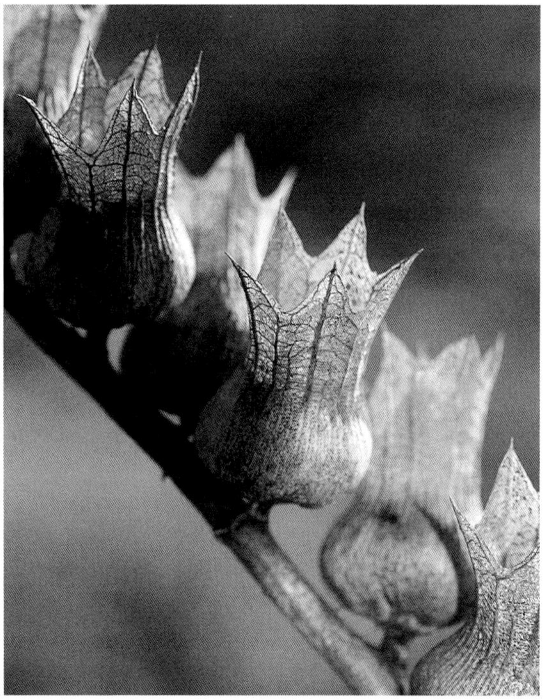

Die Samenkapseln des Bilsenkrauts sind wie Zähne am Stängelrücken aufgereiht (Foto: M. Madejsky).

Wirbelsäule

Anatomische Verwandtschaft zur Wirbelsäule zeigt vor allem der Ackerschachtelhalm (Equisetum arvense), der in seinem ganzen Erscheinungsbild an die Wirbelkörper und die Rippen erinnert. Was dem urzeitlichen Gewächs Härte und Strukturkraft verleiht, ist der hohe Gehalt an Kieselsäure, die rund 97 Prozent der Asche ausmacht. Bei der Prophylaxe und Behandlung von Osteoporose erweist sich Equisetum als hilfreich (»Steirocall«, Lösung von Steierl). Die Anthroposophen haben im Bambus (Bambusa viridiglaucescens) ebenfalls die Naturverwandtschaft zur Wirbelsäule entdeckt. Der schnell wachsende Bambus ist auch wegen seiner außergewöhnlichen Wachstumskraft Hauptbestandteil der Disci-Präparate (»Disci comp. cum Stanno«, Amp./Glob. von Wala), die speziell für Erkrankungen der Gelenke und der Wirbelsäule entwickelt wurden.

Bei der Suche nach Heilpflanzen für die Knochen dient die Behaarung als Hinweis auf Kieselsäurepflanzen (vergleiche Lunge), die der Knochenstärkung dienen. Zum Beispiel zählen der dicht behaarte Beinwell (Symphytum officinale) und der Frauenmantel (Alchemilla vulgaris) zu den Kieselsäurelieferanten. Paracelsus führte beide als Knochenheilmittel auf: »Knochenbrüche heilen Alchimilla, Diapensia (= Sanikel) und Consolida (= Beinwell)« (III/399). Bei Bandscheibenschäden, nach Knochenbrüchen oder bei Osteoporose leisten jedenfalls beide Pflanzen gute Dienste (etwa in Form von Kuren mit »Steirocall«, Lösung von Steierl).

Zähne

Die am Stängelrücken aufgereihten Samenkapseln des Bilsenkrauts (Hyoscyamus niger) sehen wie Backenzähne aus. Daran erkannte man vermutlich die Heilpflanze für die Zähne. Einst war es üblich, den betäubenden Rauch der Samen direkt an die schmerzenden Zähne zu leiten oder die Wurzel zu kauen: »Die wurtzel von Bilsen in essig gesotten und im mund ein zeit lang gehalten / stillt den grossen unnd unleidlichen schmertzen der zän« (Leonhard Fuchs, 1543).

Die Alten erblickten ebenso in den von Fruchtfleisch umhüllten Kernen des Granatapfels (Punica granatum) pflanzliche Gegenbilder zu den Zähnen. Die fest an dem Fruchtfleisch haftenden Kerne deuten bereits die festigende Kraft auf das Zahnfleisch an. Hippokrates gebrauchte die Blätter als entzündungshemmendes Wundheilmittel, und Paracelsus nutzte die Rinde in Pulverform bei Entzündungen im Mundraum (III/550). Inzwischen wurde der Granatapfel bei der Behandlung von Zahnfleischbluten oder Parodontose von anderen gerbstoffreichen Pflanzen wie Ratanhia verdrängt (Weleda-Mundwasser).

Spiegelbilder der Krankheit

»... denn aus der Physionomia der Krankheit wird
die Physionomie der Kräuter genommen etc.
und die Physionomie lehrt, Gleiches zu Gleichem
hinzuzufügen.« (Paracelsus II/320)

Wir sagen heute noch, ein Mensch sei von seiner Krankheit gezeichnet. Denn jede Krankheit hinterlässt mehr oder weniger sichtbare Spuren am Menschen. Durch Schmerzen graben sich vielleicht Falten tiefer ins Gesicht, der Betroffene nimmt Schonhaltungen ein oder wird wie von einer unsichtbaren Last gebeugt. Viele Infektionskrankheiten lassen sich an der Haut diagnostizieren. So unterscheidet man Masern, Röteln, Scharlach oder Windpocken leicht an den jeweils typischen Hauterscheinungen. Nicht zuletzt schlagen sich viele innere Erkrankungen, beispielsweise Leber-, Lungen- oder Nierenschwäche, in der Hautfarbe, in den Handlinien oder in den Fingernägeln nieder. Aus diesem zum Teil sehr alten Wissen um die äußeren Zeichen der Erkrankungen – das von Hippokrates bis Paracelsus allen bedeutenden Heilkundigen geläufig war – sind zahlreiche Diagnoseverfahren entstanden, die heute vor allem noch in der Naturheilkunde Beachtung finden, zum Beispiel: Anlitzdiagnose, Augendiagnose, Hand- und Nageldiagnose oder Zungendiagnose.

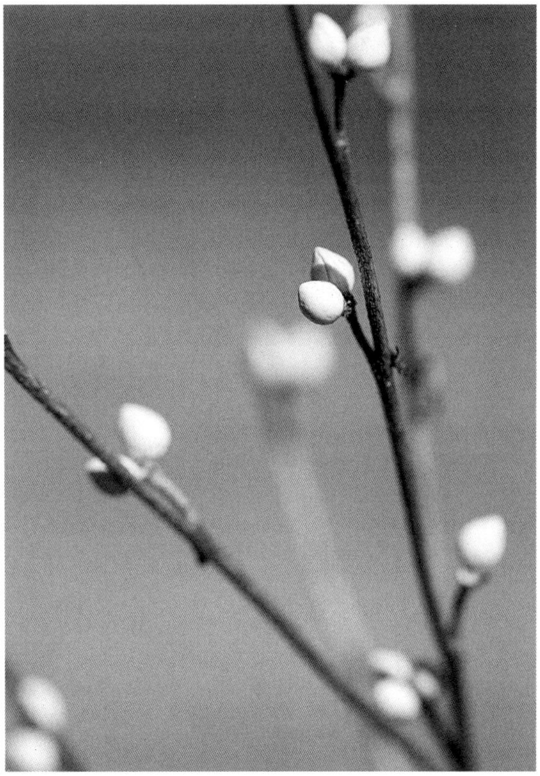

Die harten Samen des Steinsamen erinnern an Blasensteinchen und wurden dem entsprechend volksmedizinisch lange Zeit bei Steinleiden verwendet (Foto: M. Madejsky).

Sichtbare Krankheitszeichen sind im Grunde genommen nichts anderes als Signaturen, die die Kraft der Krankheit dem Menschen eingeprägt hat. Paracelsus nannte diese äußeren Zeichen »Früchte der Krankheit« (II/193) und forderte den Arzt auf, in der Natur nach ähnlichen »Früchten« zu suchen.

Ein einfaches Beispiel findet sich im Steinsamen (Lithospermum officinale), der weiße, steinharte Samen hervorbringt und daher einst in der Volksmedizin gegen Blasensteine gebraucht wurde (siehe Seite 192).

Viele Naturerscheinungen zeigen Ähnlichkeit mit den Krankheitszeichen der Menschen, und in Beobachtungen dieser Art wurzelten die Medizinsysteme der Naturvölker. In der abendländischen Kräuterheilkunde stößt man immer noch auf diesen Denkansatz. Die Sympathiemedizin des Mittelalters war schließlich der Vorläufer der Homöopathie, und der homöopathische Grundsatz »similia similibus curentur«[14] war schon Jahrhunderte vor Hahnemann von Paracelsus zur Regel der Heilkunst erhoben worden: »In keiner Weise wird eine Krankheit durch entgegengesetzte Mittel geheilt, sondern nur durch ihr ähnliche« (Paracelsus III/457).

Paracelsus sprach von einer Konkordanz der »Anatomien« von Krankheit und Heilmittel: »Betrachtet man beispielsweise die Rose oder Lilie. Zu welchem Zweck hat Gott ihnen ihre Form gegeben? Und allen anderen Dingen ebenso. Er hat den Arzt geschaffen und lässt ihm die Medikamente aus der Erde wachsen, und zwar in einer Weise, dass er die Anatomie dieser Erdgewächse erkennt. Dann soll sich der Arzt den Krankheitsanatomien zuwenden. Er wird dann eine Übereinstimmung

14 Grundsatz der Homöopathie: Ähnliches werde durch Ähnliches geheilt (Samuel Hahnemann, Organon der Heilkunst).

von Krankheiten und Heilmitteln finden und erkennen, welche zueinander gehören« (Paracelsus I/82).

Wie kann es nun sein, dass die »Früchte der Krankheiten« mit den Früchten der Bäume oder Kräuter in Beziehung stehen? Hierauf gibt Paracelsus die schlichte Antwort: »Hierbei ist zu bemerken, dass Außenwelt und Mensch miteinander verwandt sind. D.h. dass sie Verbindungen miteinander eingehen. Die Anatomie lehrt den Naturforscher, was sich miteinander verträgt« (Paracelsus I/109).

Demzufolge verbindet eine Urverwandtschaft die Naturreiche miteinander, und diese Urverwandtschaft äussert sich unter anderem durch ähnliche Farben oder Formen, ferner durch Eigenschaften wie Geruch, Geschmack und vieles mehr. Vermutlich durch Paracelsus angeregt, bemerkte Rudolf Steiner: »Was die schöne Natur draußen ist, sind eigentlich lauter imitierte Krankheitsprozesse« (Steiner, 1923; zit. nach Pelikan).

In der Natur finden sich in der Tat unzählige Spiegelbilder von Krankheiten. Einige Beispiele sollen dies im Folgenden veranschaulichen.

Wäre zu Paracelsus' Zeiten ein melancholischer Mensch zu einem Bauerndoktor gegangen, dann hätte dieser in der Natur vermutlich nach einem Spiegelbild gesucht. Dieses findet sich in der Bachnelkenwurz (Geum rivale), die wie der Kranke den (Blüten-)Kopf hängen lässt, in der nickenden Distel (Carduus nutans) oder auch in der Küchenschelle (Pulsatilla pratensis). Alle hätten ihre Berechtigung in der Behandlung der Melancholie, aber nur die Küchenschelle wird heute noch in der Homöopathie – ihren Signaturen entsprechend – bei Melancholie oder Stimmungsschwankungen verordnet.

Das Violett der Pulsatillablüten spiegelt den Trübsinn des Melancholikers wider. Violett, die dunkelste Farbe, steht in der Malerei für Heimweh oder für die Sehnsucht nach dem Göttlichen; entsprechend ist »religiöse Melancholie« ein Leitsymptom von Pulsatilla. Die mitunter heftigen Stimmungsschwankungen entsprechen ganz der Blütezeit. Pulsatilla blüht zu Beginn des Frühlings, wenn Schnee, Regen oder Sonnenschein noch in Windeseile wechseln. Aus diesem Grund wird Pulsatilla als »Wetterhahn« unter den homöopathischen Arzneien bezeichnet. Die pelzartige Behaarung zeigt das kälteempfindliche und zartbesaitete Wesen an, das Mensch und Heilpflanze gemeinsam haben, wenn sie zueinander passen sollen. Hinzu kommen die stets leicht gesenkten Blütenköpfe, die sich mit der melancholischen Grundstimmung zur Deckung bringen lassen. Die Signaturen dieser wichtigen Arzneipflanze der Homöopathie sind damit natürlich lange noch nicht erschöpft. Aber es geht hier auch nur darum zu zeigen, dass das Erscheinungsbild des erkrankten Menschen durchaus im Äußeren einer Pflanze eine Entsprechung finden kann.

Ähnliches mit Ähnlichem

Besonders deutlich tritt die Urverwandtschaft zwischen Mensch und Pflanze auch am Beispiel von menschlicher Haut und Baumrinde zu Tage. Wie sich die Haut bei bestimmten Erkrankungen schält (Schuppenflechte), so schält sich auch die Rinde der Birke (Betula alba). Die Rinde älterer Bäume ist dann von tiefen Rissen wie von aufbrechenden Geschwüren durchfurcht. Vielleicht erkannte Hildegard von Bingen deswegen in der Birke ein Wundheilmittel: »Aber wenn am Leib des Menschen seine Haut sich zu röten und beulig zu werden beginnt, als ob dort eine Geschwulst entstehen oder Würmer ausbrechen wollten, nehme er die Knospen (...) und er erwärme sie an der Sonne oder am Feuer und lege sie so warm auf die Stelle, wo es schmerzt, und er binde ein Tuch darum. Und das tue er oft, und jene Geschwulst wird weichen.«

Analog geben andere gefurchte, flechtenbehangene oder moosbefleckte Rinden ebenfalls Anlass zum Vergleich mit Ekzemen, Flechten oder Hautpilz. An der grob gefurchten Rinde der Eiche (Quercus robur) erkennt man zum Beispiel das Heilmittel bei Hautrissen und anderen offenen Schäden. Wie so viele Baumrinden zeichnet sich auch Eichenrinde durch einen hohen Gerbstoffgehalt aus, weshalb Waschungen mit Eichenrindendekokt die Wunden schließen. Die fleckige Rinde

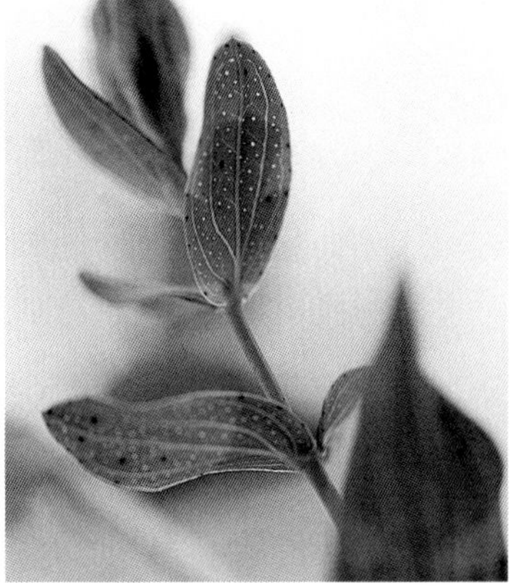

Gegen den Himmel betrachtet erscheinen die Blätter des Johanniskraut (Hypericum perforatum) wie durchstochen. An dieser Signatur erkannte Paracelsus in der Perforata das Heilmittel gegen Stichwunden und Schussverletzungen (Foto: M. Madejsky).

der Platane (Platanus occidentalis) erinnert dagegen an fleckförmige Erytheme, wie sie beim Hautpilz vorkommen. Dieser Signatur wegen ist Platanus Urtinktur Bestandteil von Hautstoffwechsel anregenden Mitteln (»Cefasulfon« von Cefak).

»Wie weit du die Bäume und Kräuter verstehen kannst, so weit ist es dir erlaubt, die Krankheit zu ergründen, und nicht weiter.« (Paracelsus II/228)

Die mit Flechten behangene und von Moosen überzogene Rinde der Lärche (Larix decidua) zeigt Ähnlichkeit mit den Hauterscheinungen bei Pilzbefall und empfiehlt sich daher bei diesem Leiden zur Waschung (»Resina laricis«-Bademilch von Wala). Außerdem reagiert der Lärchenstamm bei Verletzung ähnlich wie die menschliche Haut: Auf der Haut bildet geronnenes Blut den Wundkork, der Baum verschließt seine Wunden dagegen mit Harz. Mit der Absonderung von Harzen versuchen Bäume sich selbst zu heilen, sie schützen damit auch den Stamm vor dem Eindringen von Parasiten. Ein Glück, dass die Selbstheilungskräfte der Bäume uns gleichermaßen nützen!

Paracelsus schrieb Harzen eine »koagulierende Kraft« zu und nutzte zum Beispiel Lärchenharz für Wundpflaster sowie für Wundtränke (III/450).

Fichte (Picea abies), Tanne (Abies alba), Myrrhe (Commiphora molmol) oder Weihrauchbaum (Olibanum) sondern diese kostbaren Wundarzneien ebenfalls ab. Mit Myrrhe und Weihrauch haben schon die Ägypter ihre Toten gesalbt, und eben dadurch überdauerten die Mumien die Jahrtausende fast unbeschadet.

Heute stehen zahlreiche Zubereitungen aus Harzen zur Verfügung. Dabei ist allen gemeinsam, dass sie beachtliche antibiotische Kräfte haben und auch die Durchblutung fördern, sodass sie sich beispielsweise zur Behandlung schlecht heilender Wunden oder Narben eignen (»Aurum comp. Unguent.« von Wala).

Doch nicht nur die Bäume, sondern auch die Blätter mancher Kräuter tragen die Signaturen des Wundheilmittels in sich. Eine beliebte Wundarznei des Paracelsus war Johanniskraut (Hypericum perforatum), dessen Blätter wegen der Öldrüsen perforiert erscheinen, wenn man sie gegen das Licht hält. Weil die Blätter aussehen, als wären sie mit Nadeln durchstochen, erkannte Paracelsus in der Perforata ein Heilmittel für Stichwunden (III/634). Doch er führte noch eine weitere Signatur auf, die die Anwendung als Wundarznei nahe legt: »Die Blüten faulen in der Form des Blutes. Das ist ein Zeichen, dass sie für Wunden und was von Wunden kommt, gut sind, auch soll man sie gebrauchen, wo man Fleisch zügeln muss« (III/630).

Während seiner Zeit als Feldarzt konnte Paracelsus die wundheilenden Kräfte der Perforata genügend erproben und rühmte sie schließlich als beste Wundarznei in allen Ländern (siehe Rezept Seite 118). Dies lässt sich nur bestätigen, denn es gibt kaum etwas Besseres als Johanniskraut, wenn es darum geht, Wunden zu schließen oder Nervenschmerzen nach Schnitt- oder Stichverletzungen zu lindern. Besonders bewährt haben sich nach Zahnextraktionen Tamponaden mit unverdünnten Extrakten (»Hyperforat« Tropfen von Klein), die zudem antibiotische Kräfte haben.

Nicht weniger deutlich zeigt der Wasserpfeffer (Polygonum hydropiper) die Signatur der Wundarznei: »Die Natur des Wasserpfeffers nenne ich Sapenam riparum oder Persicariam und sie ist für frische Wunden gut. Dies beweist die Form des Blutes und der rote Blutstropfen mitten auf dem Blatt« (Paracelsus I/658).

Während Hydropiper als Wundkraut heute fast ganz in Vergessenheit geraten ist, zählte es im Mittelalter noch zu den beliebten Wundheilmitteln. Als solches wurde es vor allem bei eitrigen Wunden sowie bei Fisteln gebraucht. Bei Pferden wandte man es lange Zeit in Form von Umschlägen an, besonders bei brandigen Geschwüren oder bei wildem Fleisch. Paracelsus sah im Wasserpfeffer schließlich noch das Hämostyptikum[15]. »Für das Bluten ist die Arznei im Stängel. Siehe, wie ein Blutstropfen nach dem anderen rot aus der Wunde tropft. So ist auch die Signatur im Stängel Persicaria« (I/659).

Die Früchte des Lebensbaums (Thuja occidentalis) wurden von Kräuterkundigen mit Warzen verglichen und als deren Heilmittel befunden. Interessant ist, dass Thuja sowohl Warzen hervorzubringen als auch zu heilen vermag. Bei innerlicher Anwendung der Verreibung (»Thuja Teep D2«) traten im Arzneiversuch kleine Warzen am ganzen Körper auf (Madaus, 1938). Dagegen gehört die äusserlich angewandte Tinktur zu den bewährten Mitteln bei Kondylomen, Papillomen und Warzen (beispielsweise Thuja-Essenz von Wala). Analog wird man dem Brennen auf der Haut mit brennenden Arzneipflanzen wie der Brennnessel begegnen oder fressende Geschwüre mit ätzenden Substanzen behandeln (etwa mit homöopathischen Säuren wie Salpetersäure, Acidum nitricum oder Silbernitrat, Argentum nitricum).

15 Laut Madaus ist für die hämostypische Wirkung ein Glykosid verantwortlich, das die Blutgerinnung beschleunigt.

Mit Stacheln und Dornen bewaffnet

»So die Distel. Stechen ihre Blätter nicht wie Nadeln? Dieser Zeichen halber ist durch die Magie gefunden worden, dass es kein besseres Kraut gibt für das innere Stechen.« (Paracelsus IV/339)

Stacheln oder Dornen deuten zunächst auf relativ ungiftige Pflanzen hin, da diese natürlichen Waffen den Pflanzen doch in erster Linie zum Schutz vor Tierfraß dienen. Nicht selten sind es besonders schmackhafte Pflanzen, die sich gegen Mensch oder Tier zur Wehr setzen müssen. Man denke an die messerscharfen Dornen der Brombeere (Rubus fructicosus) oder der Himbeere (Rubus idaeus). Essbar sind auch die Blütenböden vieler Disteln (Mannstreu, Silberdistel, spanische Distel); die jungen Distelblätter schätzt man vielerorts als Wildsalat. Die Stechpalme (Ilex aquifolium) bewaffnet sich aus dem gleichen Grund mit stacheligen Blättern. Zwar zählt sie nicht zu unseren Nahrungspflanzen, dafür aber zu denen der Tiere. Bei Stechpalmen lässt sich beobachten, dass die vom Rotwild erreichbaren Blätter noch stachelig sind, wohingegen die Blätter ab einer gewissen Höhe ihre Wehrhaftigkeit verlieren.

Ein Gegenbeispiel findet sich allerdings im Stechapfel (Datura stramonium), der mit Tausenden von Todesfällen zu den meistgebrauchten pflanzlichen Mord- und Selbstmordgiften gehört. Im Gegensatz zu anderen wehrhaften Pflanzen bildet er stachelige Samenkapseln aus, die das bewusstseinsverändernde Prinzip (Tropanalkaloide) in sich bergen. Eine Pflanze ist eben ein komplexes Wesen und darf daher nicht allein auf ihre Stacheln oder Dornen reduziert werden. Im Stechapfel finden sich weitere Signaturen, die mit den stacheligen Samenkapseln in Beziehung gesetzt werden wollen: Die weißen Blüten deuten eine Wirkung auf Gehirn und Nerven an, die eigentümliche Symmetrie hat etwas Verrücktes in sich, und die anthropomorphe Gestalt der Samenkapsel, die an einen Kopf zwischen erhobenen Armen erinnert, zeigt den mächtigen Pflanzengeist an.

Kehren wir aber zurück zu den Disteln und zu anderen »ungiftigen« Pflanzen mit Stacheln oder Dornen. Wenn sich ein Mensch diesen Respekt einflössenden Waffen der Pflanzen nähert, dann entsteht vielleicht der Wunsch, sich selbst mit eben diesem Schutz auszustatten. Aus diesem Grundbedürfnis des wehrlosen Menschen, der ja nicht einmal Krallen oder Reißzähne besitzt, entstand sicherlich der alte Glaube, demzufolge Disteln alles Böse abwehren.

Im germanischen Volksglauben verkörperten die Disteln einst einen zauberkräftigen Totengeist, den Mar; deshalb wollte man die Dämonen in die Disteln, in den »Marensitz», verbannen (Höfler, 1908). Dieses Motiv spiegelt sich noch im Pflanzenbrauchtum. Im Alpengebiet sieht man zum Beispiel immer wieder über die Stalltüren genagelte Silberdisteln (Carlina acaulis), die das Vieh vor Krankheitsdämonen (heute Seuchen genannt) schützen sollen. In diesem Zusammenhang ist interessant, dass im ätherischen Öl der Wurzel ein Stoff namens Carlinaoxid gefunden wurde, der gegenüber Krankheitserregern wie Staphylokken, Salmonellen oder Shigellen antibakterielle Aktivität zeigte (Wichtl, 1989). Dies beweist wieder einmal, dass der oft belächelte Aberglaube – der ja eigentlich nur den »anderen Glauben« bezeichnet – oft mehr als nur ein Fünkchen Wahrheit enthält, ja zum Teil uraltes Kräuterwissen in sich birgt.

In den Kräuterbuschen, die in katholischen Gegenden zur Palmweihe oder anlässlich Mariä Himmelfahrt gesammelt und geweiht werden, spielen Pflanzen mit Stacheln oder Dornen ebenfalls eine große Rolle. Steckt man nämlich Disteln oder Wacholderzweige hinein, dann werden die Kräuterbüschel zu einem Universalapotropäum,

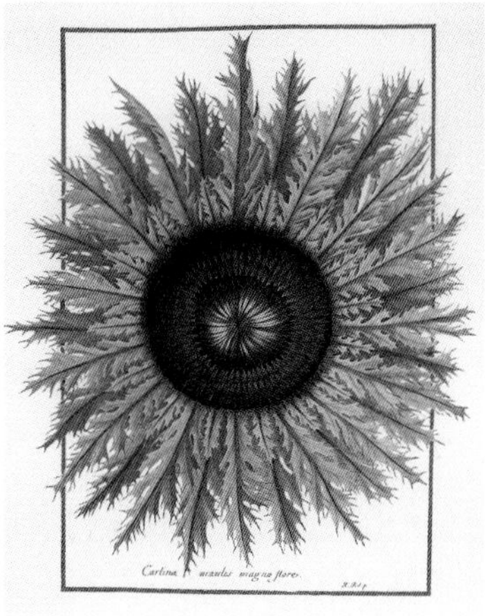

Carlina acanthifolia. Nicolas Robert, »Les Peintres De Fleurs«.

das, über Türen gehängt oder im Herrgottswinkel befestigt, alles Böse abwehren soll. Einst glaubte man, dass sich Hexen oder Krankheitsdämonen mitten auf die Stacheln setzen, dort dann gebannt sind und fortan keinen Schaden mehr anrichten können.

Das Schutz oder Kraft vermittelnde Wesen der bewaffneten Pflanzen erklärt aber keineswegs nur deren herbalmagischen Gebrauch im Abwehrzauber. Vielmehr ist es auch die Signatur vieler entgiftender Heilpflanzen (z.B. Zitrone) und auch mancher Roboranzien (lateinisch robur = Kraft). Zum Beispiel sind die Stängel und Blattstiele der Taiga-Wurzel (Eleutherococcus senticosus) dicht mit nadelförmigen Stacheln besetzt, sodass man das Gewächs »Touch-me-not« nannte. In der mit dem Ginseng verwandten Taiga-Wurzel wohnt also wiederum ein Schutzgeist. In der Hoffnung, einen billigen Ginseng-Ersatz zu finden, hat sich die Forschung intensiv um diese Pflanze bemüht. Inzwischen zählt man sie zu den Adaptogenen, die eine Stimulierung der unspezifischen Widerstandskräfte bewirken. Die Extrakte (»Eleutherococcus«, Tropfen von Curarina) verbessern die körperliche sowie die geistige Leistungsfähigkeit und machen spürbar stressresistenter. Darüber hinaus konnte man der Droge eine immunmodulierende Wirkung nachweisen. Eleutherokokkus führt zu einer Vermehrung der T-Lymphozyten und der natürlichen Killerzellen (Nörr, 1993). Der Geist der Wehrhaftigkeit durchdringt damit sogar die zelluläre Ebene!

Zu den Kraft spendenden Heilpflanzen zählt auch die Schlehe (Prunus spinosa), die wegen ihrer bedornten Zweige auch »Schwarzdorn« heißt. Zwar führte Paracelsus die Schlehen bereits als Arznei auf, doch niemand weiß genau, welche Krankheit der Meister mit »Siphita prava« (III/202)[16] bezeichnen wollte. Nicht selten gab er den Krankheiten neue Namen, vor allem in der Absicht, die betreffende Krankheit dadurch korrekter zu beschreiben.

In der anthroposophischen Medizin sind die blausäurehaltigen Triebspitzen des Schwarzdorns bei Altersherz, bei Erschöpfungszuständen sowie in der Rekonvaleszenz indiziert (Prunus spinosa, »Summitates«, Urtinktur von Weleda). Phytopharmakologen vermuten auch, dass kleine Mengen Blausäure eine krebsfeindliche Wirkung haben könnten – was ganz dem wehrhaften Erscheinungsbild dieser Pflanze entsprechen würde.

16 Siphita wird von Aschner als Nachtwandeln und Veitstanz gedeutet.

Erweitert man diese Schutzsignatur noch auf Brennhaare, dann gelangt man rasch zur Brennnessel (Urtica dioica und Urtica urens). Für Paracelsus verkörperte sich in ihr noch der irdische Mars, jene feurige Planetenkraft, die nach dem Kriegsgott Mars benannt wurde. Dementsprechend kriegerisch zeigt sich das Gewächs: Bei Berührung schießt es seine Brennhaare wie Pfeile ab und injiziert so die reizenden Stoffe, unter anderem Ameisensäure, in die Haut. Das nachfolgende Brennen, Jucken sowie die Quaddelbildung kennt fast jeder.

»Das Feuer (der Brennnessel) ist eben eine Verbotstafel, die jede Geiß lesen kann«, bemerkte der Schweizer Kräuterpfarrer Künzle einmal treffend. Eine Pflanze, die sich mit ihren Brenngeschossen so erfolgreich gegen Mensch und Tier zur Wehr setzt, muss einfach die Abwehrkräfte steigern! Bei Blutarmut, Allergien oder Rheuma kennt die Volksmedizin bis heute nichts Besseres als Brennnesselkuren (zum Beispiel Teekuren, junge Triebe in Suppen oder als Wildgemüse). Solche Kuren erhöhen den Eisenspiegel, regen Blutbildung und Stoffwechsel an und leiten auch Giftstoffe aus (Harnsäure, Harnstoff). Im Alpengebiet verzehrt man auch die Samen löffelweise, um jung zu bleiben. Früher mengten Pferdehändler die Samen sogar alten Schindmähren ins Futter, damit diese sich wie ein Vollblut gebärdeten und somit auf dem Markt einen guten Preis erzielten

Kurz: Kaum eine Pflanze feuert die Lebenskraft besser an als die Brennnessel.

Stechen gegen Stechen

Nicht zuletzt wird der Beobachter durch Stacheln oder Dornen vielleicht an sein eigenes Stechen im Leib erinnert. Das Stechen spiegelt sich in der Natur auf vielfältigste Weise: Es findet sich in dornigen oder stacheligen Pflanzen, in Biene oder Skorpion sowie in den spitzkantigen Formen mancher Minerale.

Zahlreiche Heilpflanzen, die aufgrund der stechenden Signatur gefunden worden sind, haben sich bei stechenden Leiden bewährt, und manche davon werden nun schon seit vielen Jahrhunderten heilkundlich verwendet. Zum Beispiel hat schon Hildegard von Bingen Disteln gegen das Stechen empfohlen: »Wenn aber jemand durch Stechen in seinem Herzen oder an einer andern Stelle oder in einem seiner Glieder Schmerzen hat, nehme er Mariendistel und etwas weniger ›Orechten salben‹ (Salbei) und mache sie in etwas Wasser zu Saft, und sogleich zu der Zeit, wenn er vom Stechen geplagt wird, trinke er so, und es wird ihm besser gehen.«

Heute verordnet man die Mariendistel (Carduus marianus) eher, wenn es in der Leber sticht (»Carduus marianus«, Kaps. von Weleda). Ihre purpurfarbenen Blüten lassen bereits eine vitalisierende Wirkung vermuten und zeigen gleichzeitig die Verwandtschaft mit der Entzündung an. Man wird sie also mit Vorteil bei entzündlichen Prozessen gebrauchen, die mit Erschöpfung einhergehen. Dies ist beispielsweise bei der Virus-Hepatitis der Fall, bei der sich die Silymarine der Mariendistelsamen als leberschützend und regenerierend erwiesen.

Beim Leberstechen sucht man vielleicht auch nach einer Pflanze, welche die Signaturen gelb und stachelig in sich vereint. Dies ist zum Beispiel bei der Berberitze (Berberis vulgaris) der Fall. Da sich die Berberitze zudem durch besonders hartes Holz auszeichnet, ist sie vor allem bei Tendenz zur Verhärtung beziehungsweise Steinbildung angezeigt. Bei Gallensteinen, die oft mit stechenden Schmerzen einhergehen, leistet Berberis gute Dienste (»Metaheptachol« von Metafackler).

Analog wird man, wenn ein Mensch konkret über Herzstechen klagt, vor allem in dornigen oder stacheligen Gewächsen Heilung suchen. Unter den Dutzenden von Herzheilpflanzen, die zur Verfügung stehen, wählt man dann bevorzugt jene aus, die das stachelige Prinzip in sich tragen: Zum Beispiel Weißdorn (Crataegus laevigata und Crataegus monogyna). Die Menschen der Vorzeit grenzten mit dem dornigen Rosengewächs noch ihre Siedlungen ein, um sich vor wilden Tieren zu schützen. Heute gilt der Weißdorn als die Kardinalheilpflanze in der Herztherapie. Er lindert nicht nur das Herzstechen, sondern verbessert auch die Durchblutung des Herzmuskels sowie der Herzkranzgefäße und gehört damit zu den Lebenskraft spendenden Altersheilmitteln. Natürlich sollte auch dieses Pflanzenwesen nicht nur auf seine Dornen reduziert werden. Die weißen Blüten, denen ein dezenter Amingeruch[17] entströmt, deuten nämlich den Nervenbezug an, weshalb dem »Schlafdorn« auch eine mild beruhigende und nervenstärkende Wirkung zukommt. Bei stechenden Herzbeschwerden hat es sich bewährt, Weißdornblätter zusammen mit Herzgespann (Leonurus cardiaca) zu verordnen (beispielsweiseTeekur und/oder »Cordiak« Nr. 5 von Soluna). Der rhythmische Aufbau des stacheligen Lippenblütlers zeigt das Wirkungsgebiet deutlich an: Herzrhythmusstörungen und Herzstechen. Interessant ist auch, dass die Grundblätter des Herzgespann herzförmig sind und somit sogar die »Anatomie« des Zielorgans aufweisen. In Frage kommt jedoch auch die Königin der Nacht (Cactus grandiflorus), die nach der Blüte stachelige Früchte ausbildet. Besonders gegen stechende Herzbeschwerden konzipiert wurde das Mittel »Cactus/Crataegus comp.« (Weleda); es enthält gleich drei dornige Arzneipflanzen auf einmal: Cactus grandiflorus D3, Crataegus D3 und Prunus spinosa D1.

17 Amingeruch, also Spermageruch, entströmt auch den Blüten von Berberitze, Kastanie und Türkenbundlilie (siehe »Sex-Signaturen«, Seite 154).

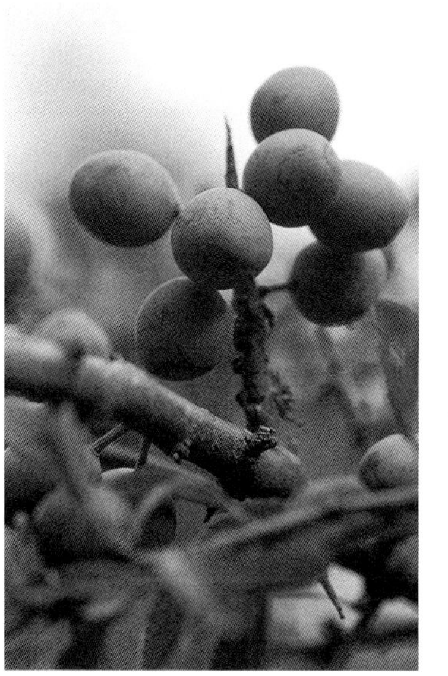

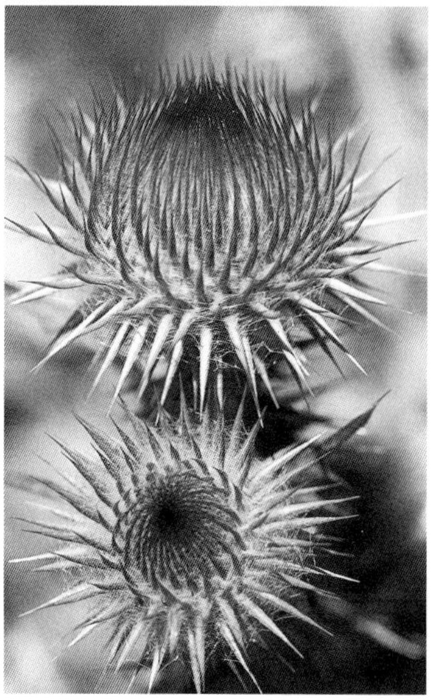

Viele essbare Pflanzen wie die Schlehe schützen sich mit Stacheln oder Dornen vor Mensch und Tier (Foto: M. Madejsky).

Disteln werden wegen ihrer Dornen in der Sympathiemedizin gegen stechende Leiden aller Art gebraucht (Foto: M. Madejsky).

Schließlich geht es aber bei Herzbeschwerden nicht nur darum, die stechenden Schmerzen durch ein stechendes Mittel zu heilen. Der Geist der stacheligen Pflanzen bietet auf der seelischen Ebene ebenfalls einen gewissen Schutz und verhilft denen, die sich alles zu Herzen nehmen, zur besseren Abgrenzung.

»Die Distel ist ein Kraut mit Stacheln, und diese Signatur zeigt an, dass eine verborgene Kraft für das Stechen in der Brust und in den Seiten in ihm verborgen ist.« (Paracelsus I/658)

Beim Stechen in den Gliedern, wie es bei Gicht oder Rheuma vorkommt, sollte man ebenfalls nach stacheligen Pflanzen Ausschau halten. Bewährte Rheumapflanzen wie Brennnessel (Urtica dioica) und Stechpalme (Ilex aquifolium) weisen diese Signatur auf. Schon Plinius hat die zerquetschten Stechpalmenblätter als Auflage gegen Gelenksleiden empfohlen, und in der Volksmedizin nutzt man die Pflanze seit langem bei stechen-

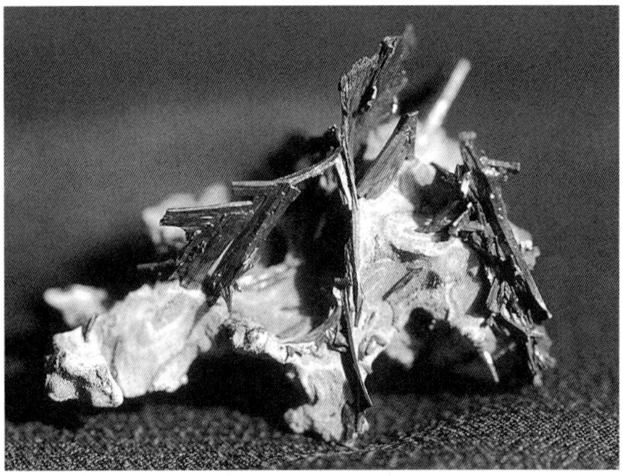

Dyskrasit (Antimonsilber) erinnert an eine Anhäufung von kleinen Nadeln oder Skalpellen und zeigt damit Sympathie zu stechenden oder schneidenden Schmerzen (Foto: O. Rippe).

den Leiden. Der Kräuterheilkundige Hieronymus Bock berichtete beispielsweise Folgendes: »Eigentlich ist mir nichts zu wissen / warzu diser baum nutz seie / doch so geben die alten Weiber über das laub zu trincken / und sprechen / es soll das seittenstechen wenden. Wer da will der versuchs« (Bock, 1577).

Inzwischen gilt als erwiesen, dass die Stechpalme antirheumatisch wirkt. Die Wirksamkeit von Stechpalmenextrakten (»Colchicum comp.« Tropfen von Pflyger) wird von Experten mit der von Antiphlogistika wie Hydrocortison verglichen.

Die Liste der dornigen oder stacheligen Heilpflanzen liesse sich mühelos fortsetzen, aber auch im Tier- und Mineralreich findet sich diese Signatur. Im Tierreich ist das stechende Prinzip zum Beispiel durch die Biene (Apis mellifica) vertreten, die volksmedizinisch schon seit langem bei brennenden oder stechenden Schmerzen gebraucht wird. In Serbien beispielsweise praktiziert man bei Rheuma bis heute eine recht brachiale Bienentherapie: Man fängt Bienen und lässt diese in die schmerzenden Glieder stechen (Achtung: nicht bei Allergie!). Eine junge Serbin schilderte mir, dass sie im Lauf eines Jahres etwa 200 Bienen für ihre rheumakranke Mutter gefangen hatte, die nach der »Bienenstich-Therapie« von ihrem Leiden befreit war. Die homöopathische Grundidee, Ähnliches durch Ähnliches zu heilen, ist also immer noch tief in der Volksmedizin verwurzelt.

Zur Behandlung rheumatischer Gelenks- oder Muskelentzündungen stehen uns inzwischen weniger schmerzhafte Bienenarzneien zur Verfügung (»Apis mellifica«, Salbe von Weleda). Apis mellifica ist ein Hauptmittel der Homöopathie bei stechenden Leiden aller Art, und die Leitsymptome lassen sich leicht aus den Folgen eines Bienenstiches ableiten: »Stechen aller entzündeten Teile, mit Rötung, Hitze, Schwellung« (Stauffer).

Dementsprechend kommt die homöopathische Apis bei allen möglichen stechenden Beschwerden zum Einsatz: Zum Beispiel bei Blasenentzündung mit Stechen in der Harnröhre (»Berberis/Apis« comp. Amp. oder Glob. von Wala), bei Mandelentzündung mit stechenden Schmerzen beim Schlucken (»Angi Truw N«, Tabletten von Truw), bei stechenden Hitze-Kopfschmerzen (»Apis« D12–D30) oder auch bei rheumatischer Gelenksentzündung mit Stechen und Schwellung (»Apis/Bryonia« Amp. oder Glob. von Wala).

Schließlich weisen sogar Minerale und Metalle diese Signatur auf. So stellten die Urzeitmenschen Beile, Pfeilspitzen und andere Werkzeuge aus dem Flintstein her. Naturfundstücke, auf die man zum Beispiel in der Lüneburger Heide in großen Mengen trifft, sind sogar unbearbeitet schneidend scharfkantig. Wegen dieser Signatur kam die anthroposophische Heilmittelfirma Weleda auf die Idee, den Flintstein für das Nierensteinmittel »Renodoron« zusammen mit dem Krebsstein (siehe Seite 192) zu potenzieren. Ursprünglich stammt vermutlich auch diese Idee von Paracelsus, der in seinen Werken gleich zwei steinbrechende Rezepturen mit Edelsteinen aufführte (I/933 und 934). Der Gedanke, »Stein gegen Stein« einzusetzen, ist sozusagen urhomöopathisch.

In seiner gediegenen Form erinnert zum Beispiel auch der Dyskrasit (Antimonsilber) an eine Anhäufung winziger Skalpelle mit messerscharfen Schneiden. Astrologisch wird das enthaltene Silber, unter anderem wegen seines silbrigen Glanzes und wegen seiner Verformbarkeit, dem Mond unterstellt. Im düster wirkenden Antimon, einem Arkanum des Paracelsus, regiert dagegen Saturn, der »Herr der chronischen Krankheiten«. Aus Signatur und astrologischer Zuordnung leitet sich das Indikationsgebiet ab: chronische (Saturn) Unterleibserkrankungen (Mond) mit stechenden oder schneidenden Schmerzen. Daher bildet Dyskrasit die ideale Begleitbehandlung bei Eierstocktumoren oder Muttermundsgeschwüren, die nicht selten mit stechenden oder schneidenden Schmerzen einhergehen (»Dyskrasit Trituration«, D6 von Weleda), und ergänzt bei diesen Leiden auch Lokaltherapien (Pinselung mit Vitamin A), Enzym- sowie Misteltherapie.

Man sieht also, dass sich bestimmte Grundideen wie rote Fäden durch alle Naturreiche ziehen und dass im Grunde genommen erst die signaturbetonte Naturbeobachtung eine wirklich homöopathische Vorgehensweise ermöglicht.

Standort als Signatur

»Jedem Lande wächst seine eigene Krankheit,
seine eigene Arznei und sein eigener Arzt.«
(Paracelsus III/492)

Eine alte Regel der Heilkunst lautet: »Wo das Übel, da ist auch das Heilmittel.«[18] Inzwischen gibt es viele Interpretationen dieser einfachen Grundregel. Die einen sagen, dass die Heilpflanze in der unmittelbaren Umgebung des Kranken zu finden sei. Andere wollen wissen, dass sie im Umkreis von 50 Kilometern vorkommt. Doch ganz so mathematisch exakt darf man den Standort als Signatur wohl nicht sehen. Vielmehr geht es um ein Grundverständnis für die Tatsache, dass Krankheit und Heilmittel oft demselben Grund entspringen oder auch denselben Umwelteinflüssen unterliegen.

Der Paracelsist Emil Schlegel berichtete von einem einprägsamen Erlebnis: »Und ganz betroffen stand ich 1909 im Hofe des berühmten Ospedale in Mailand, wo der Boden innerhalb der Frauenabteilung ganz mit Kamillen und Hirtentäschel überzogen war. (...) Sollte Duft des Bodens und der Lüfte, sollten menschliche Ausscheidungen so herausfordernd auf die Natur wirken?«

Ähnliches widerfuhr kürzlich meinem Kollegen Dr. Amann, als er in der Uni-Frauenklinik Heidelberg zu einem Vortrag eingeladen war. Bei einem Gang um den Häusertrakt fand er auf Anhieb einige wildwachsende Frauenkräuter, unter anderem Brennnessel (Urtica dioica), Gundermann (Glechoma hederacea), Hirtentäschel (Capsella bursa-pastoris), Stinknessel (Ballota nigra) und Storchschnabel (Geranium robertianum). Er sammelte je ein Exemplar, um zu zeigen, dass einige der vor Ort benötigten Heilmittel direkt vor der Haustür gedeihen.

Kritiker könnten nun beide Erlebnisse als Zufälle bewerten und den Standort als unbedeutend abtun. Aber wie erklärt man sich dann, dass zum Beispiel der Chiningehalt in der Rinde des Chinabaums (Cinchona pubescens) in fieberverseuchten Gegenden wesentlich höher ist als in fieberfreien Gebieten?[19]

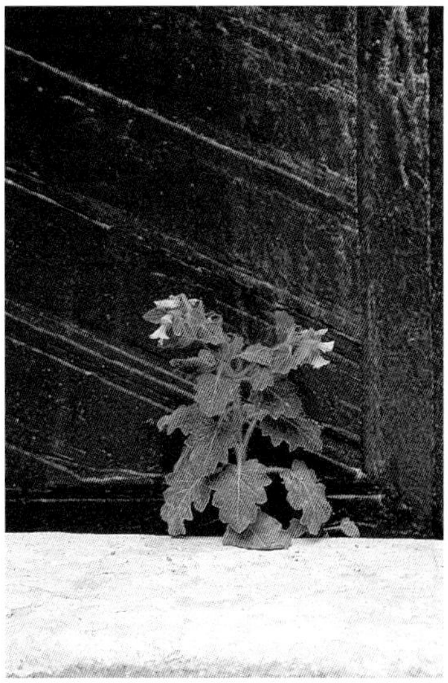

Ein Bilsenkraut hat sich auf einer Türschwelle angesiedelt – will es sich dem Menschen vielleicht als Arznei anbieten? (Foto: M. Madejsky.)

Umgekehrt wäre es interessant, die regionale Häufung bestimmter Erkrankungen mit den Verbreitungsgebieten der entsprechenden Heilpflanzen zu vergleichen. Üppige Vorkommen von Schierling (Conium maculatum), wie sie im Altmühltal anzutreffen sind, könnten auf eine Häufung von Erkrankungen der Hormondrüsen (Schilddrüse, Gebärmutter, Prostata), auf erhöhte Brustkrebsraten oder auf bestimmte Nerven- und Altersleiden hinweisen, für die Conium ein Heilmittel ist.

Paracelsus erblickte jedenfalls im natürlichen Standort einer Pflanze eine wesentliche Signatur und erkannte auch, dass es meist unnötig ist, für die Heilmittelfindung in die Ferne zu schweifen. »Wenn auch ein Kraut den Namen Cepa hat, hat es doch oft eine andere Form in einer anderen Gegend und ist doch Cepa. Wenn nun die Form anders ist und sich etwas verändert, wisset, dass sich auch die Eigenschaften in der Natur durch die irdische Kraft anders und anders in andere Eigenschaften eines Teiles desselben Landes verändert.

18 »Ubi malum, ibi remedium« (J. B. Porta; zit. nach Schlegel, »Religion der Arznei«).

19 Emil Schlegel zitiert einen Bericht der »Frankfurter Zeitung« vom 5.6.1895: »Durch längere Untersuchungen ist jetzt unzweifelhaft festgestellt, dass je mehr fieberverseucht die Gegend, um desto höher der Ertrag des in der Rinde der Bäume enthaltenen Chinins ist, während an fieberfreien Orten die Anpflanzungen zwar gedeihen, jedoch wenig oder gar kein Chinin enthalten.«

Daher ist die Arznei desselben Landes nützlicher als eine fremde. So wird auch Gleiches mit Gleichem geheilt« (Paracelsus II/384).

Wenn Paracelsus darauf hinwies, dass die Arznei in den Gärten und in der Nähe des Kranken zu finden sei (I/378), so meinte er dies keineswegs ausschließlich. In seinen Rezepturen finden sich viele exotische Gewürzpflanzen, zum Beispiel Galgant, Muskatnuss oder Safran. Schon zu seiner Zeit wurden Krankheiten, zum Beispiel Seuchen wie die Syphilis, auf dem Seeweg eingeschleppt. Dem trug er Rechnung, indem er exotische Arzneien gebrauchte. In unserem Zeitalter des Massentourismus ist erst recht ein Umdenken erforderlich. Wenn man sich in den Tropen eine Infektionskrankheit zugezogen hat, dann werden die heimischen Gewächse kaum Kräfte gegen das Leiden entwickelt haben.

Jetsetter heilt man daher am besten mit exotischen Heilpflanzen. Die »neue« Regel lautet: Verordne die Heilmittel der Gegend, aus der die Krankheit kommt.

So wie Krankheiten aus fernen Ländern eingeschleppt werden, »reisen« Heilpflanzen und andere Arzneien dem Kranken inzwischen rund um den Erdball hinterher. Um nur einige Beispiele zu nennen: Bei der Darmsanierung nach einem Indienurlaub sollte man den in Indien heimischen Galgant (Alpinia officinarum) oder auch die Gelbwurz (Curcuma longa) nicht vergessen. Verdauungsstörungen nach Südamerikatrips begegnet man eher mit dem Bitterholz (Quassia amara) oder mit der Brechnuss (Nux vomica). Dagegen können nach Afrikareisen Okoubaka (Okoubaka aubrevillei) oder Kap-Aloe (Aloe ferox) hilfreich sein.

Dennoch ist es nicht immer angebracht, jedem Leiden mit afrikanischen, amerikanischen, chinesischen oder indischen Heilmitteln oder Heilmethoden zu begegnen, wie es heute Mode geworden ist. Wenn uns durch die Medien beinahe täglich sensationell klingende Forschungsergebnisse über die Wirksamkeit außereuropäischer Heilpflanzen erreichen, dann heißt das noch lange nicht, dass die heimischen Heilpflanzen weniger wirksam wären. Im Gegenteil: Die Pflanzen, die vor der eigenen Haustür wachsen, bergen erstaunliche Kräfte in sich, und ihr Standort ist eine Signatur, die zu hoch aktuellen Heilindikationen führen kann.

»Darum muss, so allein die Natur sich kennt,
auch sie es sein, die das Rezept zusammenstellt.«
(Paracelsus I/418)

Wegbegleiter der Zivilisation

Manche sagen, es sei kein Zufall, wenn eine Pflanze einen Garten besiedelt, und sehen darin ein Zeichen, dass es sich um eine Heilpflanze handelt, die den Bedürftigen aufsucht. Dies mag zwar einfältig erscheinen, doch ganz abwegig ist der Gedanke nicht, denn es gibt unzählige Pflanzen, die dem Menschen seit Urzeiten auf Schritt und Tritt folgen. Zu den Wegbegleitern der Menschheit gehören zum Beispiel Wegerich (Plantago major), Wegrauke (Erysimum officinale) oder Wegwarte (Cichorium intybus), was sich bereits aus ihren Namen ableiten lässt. Jene Pflanzen, die die menschliche Nähe suchen, waren auch die ersten Heilpflanzen der frühen Siedler. Bei den Germanen hießen diese menschenfreundlichen Gewächse noch »Zaunkräuter« und genossen besondere Verehrung. Weil sie als Heil- und Nahrungsmittel dienten, sah man in ihnen die Verkörperung wohlwollender Hausgeister. In manchen Gegenden hielt sich daher lange der Brauch, dass man zum Beispiel den Gundermann (Glechoma hederacea), der heute noch an Zäunen empor klettert, einst mit einem herzlichen »Grüß Gott, guter Mann!« begrüßte.

Viele der einstigen Zaunkräuter gehören bis heute zu den ständigen Begleitern der Zivilisation, nur fasst man sie inzwischen unter dem Begriff »Ruderalflora« zusammen. Emil Schlegel fragte sich, »ob nun diese Gewächse sich in besonderem Maße der Volksaufmerksamkeit und der Heilkunde darbieten wollen«.

Man könnte durchaus meinen, dem Städter »laufen« die Ruderalpflanzen hinterher. Durch Ameisen oder Menschen verbreitet, siedeln sie sich in den kleinsten Mauerritzen an, und die Hausmeister haben viel Mühe, sie aus den Zwischenräumen der Betonplatten zu vertreiben, denn sie sind beinah unausrottbar. In dem Sprichwort »Unkraut vergeht nicht« spiegelt sich ihre unglaubliche Vitalität wider, und genau diese Vitalität übertragen sie auch auf den Menschen, der sie als Heilmittel zu gebrauchen weiß.

Es ist nahe liegend, dass die Ruderalpflanzen, die dem Kollektiv folgen, vor allem Heilkräfte gegen kollektive Erkrankungen in sich bergen. Als Beispiele seien hier Erkältungswellen, also Kontakt- oder Tröpfcheninfektionen, genannt. Wo sich viele Menschen treffen, da sind auch viele Mikroben unterwegs. Daher verwundert es nicht, wenn viele der urbanen Unkräuter beachtliche antibiotische Kräfte besitzen: So kommt im Spitzwegerich (Plantago lanceolata) ein Wirkstoff

Rezepte, von der Natur diktiert

Teemischung zur Ausleitung von Schwermetallen

Die Heilpflanzen dieser Rezeptur haben den exponierten Standort an Bahngleisen, Straßen oder Wegrändern gemeinsam. Beifuß zählt zu den Universalentgiftungspflanzen, denn er öffnet alle Entgiftungswege des Körpers und hilft, Problemstoffe über Harn, Schweiß, Stuhl sowie über das Menstrualblut auszuleiten. Goldrute wie auch Löwenzahn regen die Ausscheidung über die Nieren an. Wegwarte reinigt Darm, Bauchspeicheldrüse und Leber. Gundermann ist schließlich ein Spezifikum gegen Bleivergiftung und leitet erfahrungsgemäß auch andere Metalle aus.

Zu gleichen Teilen: Beifußkraut (Herba Artemisiae)
Goldrutenkraut (Herba Solidaginis)
Gundermann (Herba Hederae terr.)
Löwenzahnwurzel (Radix Taraxaci)
Wegwartenwurzel (Radix Cichorii)

Diese Teemischung unterstützt schulmedizinische und/oder naturheilkundliche Entgiftungstherapien mit Schwefelverbindungen (»DMPS« oder Sulfur D6). Hierzu zwei Teelöffel der Mischung mit 200 ml kochendem Wasser überbrühen, etwa 15 Minuten ziehen lassen, absieben und über den Tag verteilt drei bis fünf Tassen trinken. Geeignet auch nach Entfernen von Amalgam.

Teemischung bei Neurodermitis

Die Pflanzen dieser Rezeptur zeigen eine gewisse Resistenz gegenüber Pestizidbelastung, denn sie trotzen den Bedingungen in gespritzen Obstplantagen. Brennnessel, Gänseblümchen und Stiefmütterchen regen vor allem den Stoffwechsel an. Erdrauch reguliert die Galle und enthält die bei Neurodermitis und Psoriasis bewährte Fumarsäure. Walnussblätter sind ein Spezifikum gegen Pestizide, reinigen den Darm und binden diese Problemstoffe.

Zu gleichen Teilen: Brennnesselblätter (Folia Urticae)
Erdrauchkraut (Herba Fumariae)
Gänseblümchen (Flores Bellidis)
Stiefmütterchen (Herba Violae)
Walnussblätter (Folia Juglandis)

Je nach Alter eine Prise bis zwei Teelöffel der Mischung pro Tasse heiß überbrühen, etwa 10 Minuten ziehen lassen, absieben und zwei bis vier Tassen täglich vor oder zwischen den Mahlzeiten trinken. Sinnvoll ist es, innerlich mit »Urtica comp.«-Globuli (Wala) und äußerlich mit »Dercut«-Lotion (Pekana) zu ergänzen.

Teemischung bei Rheuma

Der Standort auf feuchtem Grund vereint die Heilpflanzen dieser Teerezeptur. Die Pflanzen trotzen den in Feuchtgebieten herrschenden Bedingungen und neutralisieren ein wenig die »Unheilskräfte«, die solche Plätze auf Rheumatiker ausüben. Ergänzend kommen Einreibungen mit Birken-Rheumaöl (Wala) in Frage; dieses enthält einen Ölauszug aus Formica rufa (siehe Seite 188).

2 Teile	Birkenblätter (Folia Betulae)
1 Teil	Bittersüßstängel (Stipites Dulcamarae)
2 Teile	Eschenblätter (Folia Fraxini excelsior)
3 Teile	Frauenmantelkraut (Herba Alchemillae)
2 Teile	Goldrutenkraut (Herba Solidaginis)
2 Teile	Mädesüßblüten (Flores Spiraeae)
4 Teile	Weidenrinde (Cortex Salicis)

Während eines akuten Rheumaschubs ergänzt dieser Tee eine Enzymtherapie (»Wobenzym«, Dragees von Mucos). Hierzu zwei Teelöffel der Mischung mit 200 ml kochendem Wasser überbrühen, 10 bis 15 Minuten ziehen lassen, absieben, mit ein wenig Bienenhonig gesüßt zwei bis fünf Tassen über den Tag verteilt trinken.

namens Aucubin vor, der selbst antibiotikaresistente Krankenhauskeime wie Staphylokokken im Wachstum zu hemmen vermag. Experten vergleichen die Wirkung des Aucubin[20] mit der von Penicillin (Wichtl, 1989). Im Gundermann (Glechoma hederacea)[21], der den Beinamen »Herr des Eiters« trägt, finden sich Labiatengerbstoffe, die neben einer Vielzahl von Bakterien auch Herpes-Viren in Schach halten und zu den stark wirksamen antimikrobiellen Pflanzenwirkstoffen gehören. Der orangegelbe Pflanzensaft des Schöllkrauts (Chelidonium majus) wird aufgrund seiner antiviralen Eigenschaften seit langem zum Betupfen von Warzen gebraucht und wirkt Untersuchungen zufolge amöbizid.

Natürlich liesse sich diese Liste mühelos fortführen, doch in den »Zaunkräutern« stecken noch andere, bislang zu wenig beachtete Kräfte, die für den modernen Menschen zunehmend an Bedeutung gewinnen könnten.

20 Aucubin kommt auch in anderen Ruderalpflanzen vor, beispielsweise in Ehrenpreis-Arten (besonders in Veronica officinalis) oder in Königskerzenblüten (Verbascum densiflorum).
21 Der Gundermann gehörte bei den Germanen zu den so genannten Gundkräutern, wobei »gund« Eiter, Wundjauche oder ein anderes giftiges Körpersekret bezeichnet (Höfler, 1908).

Ruderalpflanzen contra Zivilisationskrankheiten

Ruderalpflanzen zeigen sich nicht nur gegen Trittschäden, sondern auch gegen Umweltgifte resistent. Solche Pflanzen vertragen Autoabgase, Reifenabrieb, metallverseuchte Böden und sauren Regen erstaunlich gut. Genau in dieser Anpassungsfähigkeit ist auch ihre Signatur verborgen. Zum einen zeigen sie durch ihre Resistenz gegenüber Problemstoffen, dass sie Widerstandskräfte in sich aufgebaut haben, die möglicherweise auch dem Menschen nützlich sein könnten. Die Pflanzen am Wegesrand sind daher potenzielle Heilpflanzen gegen so genannte Zivilisationskrankheiten wie Allergien, Hauterkrankungen wie Neurodermitis, Atemwegsreizungen durch Benzol oder Ozon und nicht zuletzt auch gegen Schwermetallbelastung.

»Und du, Wegerich, Mutter der Kräuter, östlich offen,
innen mächtig.
Über dir quietschten Kampfwagen. Über dir reisten
Königinnen,
Über dir riefen Bräute, Über dir knirschten Stiere
mit den Zähnen.
All dem widerstandst du und widerstehst du:
So widerstehst du auch Gift und Ansteckung,
Und dem Feind, der durchs Land fährt.«
(Altenglischer Neunkräutersegen, Neményi)

Im Grunde genommen sprechen diese Pflanzen eine eindeutige Sprache: Ein Gewächs, das wie die Wegwarte (Cichorium intybus) sogar neben viel befahrenen Straßen blüht und selbst auf den Mittelstreifen der Autobahnen prächtig gedeiht, hat nicht nur eine gewisse Resistenz gegen Autoabgase oder Schwermetalle, sondern es birgt auch eine grosse Kraft gegen Umwelterkrankungen in sich. Ihr Saft wurde schon von Plinius als Gegenmittel bei Vergiftungen aller Art gelobt, und Paracelsus schätzte Cichorium als schweißtreibendes Mittel. Wegwarte »thut Widerstand aller Vergifftung«, bemerkte schließlich Tabernaemontanus.

»Die Kunst, Rezepte zusammenzustellen, ist in der
Natur vorhanden, und sie selbst stellt sie zusammen.«
(Paracelsus I/358)

Dabei sind »Vergiftungen« keine ausschließlich neuzeitlichen Phänomene. Maler, die mit bleihaltigen Farben arbeiteten, oder Bergarbeiter waren schon zur Zeit von Paracelsus belastet. Verbleite Rohre führten metallverseuchtes Wasser, und mit Bleifarben beschichtetes Geschirr machte bereits im alten Rom ganze Bevölkerungsschichten unfruchtbar. Neben der Wegwartenwurzel, die man noch heute in der Volksmedizin zur »Blutreinigung« gebraucht und die in der Phytotherapie zu den bewährten Heilpflanzen für die Bauchspeicheldrüse sowie für die großen Entgiftungsorgane Leber und Niere zählt, kannte Paracelsus eine Vielzahl von Gegenmitteln. Seiner Meinung nach waren beispielsweise auch Angelikawurz, Liebstöckel und Meisterwurz Gegenmittel gegen Gift (III/565).

Nicht weniger interessant ist in diesem Zusammenhang der Standort Bahngleis, denn der Schienenabrieb sorgt ebenfalls für metallbelastete Böden. Entlang von Bahngleisen stößt man daher gleichermaßen auf wichtige Ausleitungspflanzen. Hier finden sich neben Wegwarten viele weitere Antidyskratika, zum Beispiel der Ackerschachtelhalm (Equisetum arvense), der zu den »Bodenheilern« gehört (siehe Seite 187). Entlang den Schienen gedeihen auch Felder von Goldruten (Solidago), die in Teemischungen die Ausscheidung von körpereigenen sowie körperfremden Giftstoffen über die Nieren anregen und daher Bestandteil von Ausleitungsrezepturen sind (siehe Seite 183). Natürlich sammelt man diese Pflanzen nicht von belasteten Böden, denn dort reichern sie ja eben jene Problemstoffe an, die man mit ihrer Hilfe ausleiten möchte. Stammen sie jedoch aus dem biologischen Heilpflanzenanbau, dann liegen große Heilkräfte in ihnen.

Weitere Standortstudien lassen sich in Obstanbaugebieten durchführen. In Südtirol gibt es kaum noch Schulkinder, die nicht unter Allergien, Asthma oder Neurodermitis leiden. Die Einheimischen führen dies längst auf Pestizide zurück, die dort in rauen Mengen versprüht werden. Nur wenige »Unkräuter« halten der intensiven Pestizidbelastung von Monokulturen stand. Doch in den Pflanzen, die in den Apfelplantagen »überleben«, liegt wiederum die Kraft der Anpassung, die dem erkrankten Menschen fehlt.

Zwischen den Baumreihen trifft man auf Ehrenpreis-Arten (Veronica spp.), auf Gänseblümchen (Bellis perennis), Quecke (Agropyron repens), Stiefmütterchen (Viola tricolor) oder Wegerich (Plantago spp.). Aus den angrenzenden Mauern sprießen Brennnesseln (Urtica dioica und Urtica urens), Erdrauch (Fumaria officinalis), Schöllkraut (Chelidonium majus) und Taubnesseln (Lamium album). Ferner zeigen auch Walnussbäume (Juglans regia), die in den umliegenden Gärten gedeihen, Resistenz gegen die Pestizidbelastung.

Ruderalpflanzen und Zivilisationskrankheiten

Name	Indikation und Anwendungsart
Beifuß (Artemisia vulgaris)	Universalentgiftungspflanze; besonders bei Fettsucht, hormonellen und gynäkologischen Leiden indiziert; etwa bei Folgeschäden der Antibabypille, Amenorrhöe, Unfruchtbarkeit oder hypophysärer Insuffizienz. Bewährt sind Teekuren.
Brennnessel (Urtica dioica)	Bei Gicht in Form von Teekuren (etwa Vollmers Grüner Hafertee) oder als Wildgemüse. Teekuren werden bei Allergien von »Urtica comp.«-Amp./Glob. (Wala) begleitet und bei Blutarmut ergänzt durch »Urtica dioica Ferro culta«-Amp./Dil. (Weleda).
Giersch (Aegopodium podagraria)	Altes Gichtheilmittel (podagrarius = fußgichtheilend), das als Wildgemüse gegessen Harnsäure ausleitet und lokal in Form von Frischpflanzenkompressen Schmerzen lindert.
Gundermann (Glechoma hederacea)	Hauptanwendungsgebiet der Teedroge sowie der Extrakte ist die Neigung zu eitrigen Leiden (Akne, Otitis, Sinusitis, Lungenempyem). Glechoma empfiehlt sich auch bei Bleibelastung und leitet vermutlich auch Cadmium und Quecksilber aus. Zur unspezifischen Entgiftung bewähren sich neben dem Tee auch Kuren mit »Toex spag.«, Tropfen (Pekana).
Hirtentäschel (Capsella bursa-pastoris)	Hieß einst »Armer Leute Apotheke«. Teekuren oder Extrakte regulieren Uterusblutungen, etwa bei Myom. Bei zu starken Blutungen bewähren sich »Matrigen II« Nr. 11 retardierend (Soluna) oder »Menodoron«, Tropfen (Weleda).
Quecke (Agropyron repens = Triticum	Wurzelteekuren eignen sich zur Durchspülung der Harnwege bei Neigung zu Nierengrieß. Bei Allergien empfehlen sich Injektionskuren mit »Citrus/Quarz comp.« Ampullen (Weleda).
Löwenzahn (Taraxacum officinale)	Universalentgiftungspflanze; zur Entgiftung über Leber, Galle und Niere eignet sich beispielsweise »Taraxacum comp.« (Alcea). Der Wurzeltee ist ferner indiziert bei Bauchspeicheldrüsenschwäche, bei Gallen- oder Nierengrieß und bei leberbedingter Verstopfung.
Schöllkraut (Chelidonium majus)	Zubereitungen aus der Frischpflanze (Urtinktur) finden vor allem bei Leber-Gallen-Erkrankungen wie Cholelithiasis Anwendung (siehe Seite 139 und 192).
Storchschnabel (Geranium robertianum)	»Kindsmacher« der Volksmedizin; Heilweinkuren leisten bei Fruchtbarkeitsstörungen gute Dienste. Hauptanwendungsgebiet sind Magen-Darm-Geschwüre mit Durchfällen. Der Tee wird auch zur Lymphentgiftung gebraucht und in Form von Umschlägen bei Brustdrüsenentzündung beziehungsweise -verhärtung.
Wegerich (Plantago major)	Bronchitis, Asthma oder Atemwegsreizung durch Ozon lassen sich lindern durch Tee und »Bronchi/Plantago« (Wala). Der frische Presssaft wirkt wundheilend, juckreizlindernd und antiallergisch und wird beispielsweise nach Insektenstich aufgetragen.
Wegwarte (Cichorium intybus)	Bei Metallbelastung (Pb, Hg) empfehlen sich Wurzelteekuren. Bei Bauchspeicheldrüsenschwäche, die mit Blähungen und Nahrungsunverträglichkeiten einhergeht, bewährt sich »Cichorium Pancreas comp.« Glob. (Wala).
Wegmalve (Malva silvestris)	Der Blütentee (Mazerat) lindert Asthma und Bronchitis und schützt auch vor Atemwegsreizungen durch Ozon.
Vogelknöterich (Polygonum aviculare)	Tee oder Extrakte empfehlen sich bei Asthma oder Lungenschwäche, ferner bei Nierengrieß, bei Gebärmutterblutungen und chronischen Entzündungen (Ausfluss).
Vogelmiere (Stellaria media)	Zubereitungen aus der Frischpflanze (Urtinktur von Spagyra, Wildsalat) empfehlen sich bei Virusleiden wie Herpes labialis.

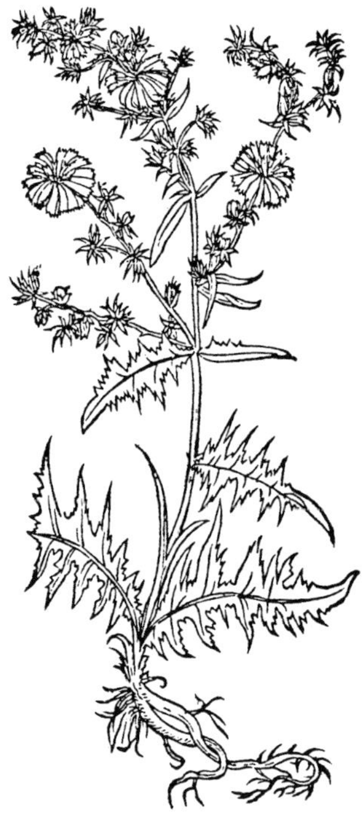

Die Wegwarte (Cichorium intybus) beweist durch ihren exponierten Standort am Straßenrand Resistenz und Heilkraft gegen Umweltgifte. Hieronymus Bock, 1577.

Es findet sich nun, dass in solchen Pflanzengemeinschaften erste Hinweise auf Rezepturen gegen pestizidbedingte Erkrankungen verborgen sind. Hier findet sich zusammen, was der Belastung standhält, und auf diese Weise flüstert die Natur dem Signaturkundigen so manches Rezept zu.

Heilpflanzen an Orten des Unheils

Ein weiteres anschauliches Beispiel für die Bedeutung des Standorts sind die Heilmittel für Rheuma. Rheuma zählt zu den Erkrankungen, die aus der feuchten Kälte kommen, sich an feuchtkalten Orten oder bei feuchtkalter Witterung verschlimmern. Auenwälder, Flusstäler, Sumpfgebiete oder auch Wasseradern sind daher Unheilsorte für Rheumatiker, besonders, wenn sich der Mensch an solchen Plätzen länger aufhält oder gar dort wohnt. Doch im Grunde muss man sich wiederum nur an Ort und Stelle umsehen, denn ein Auenwald ist ein wahrer Rheumaheilpflanzengarten.

Dort wächst die Silberweide (Salix alba), deren Rinde bis zu 10 Prozent Salicin[22] enthält, eine Vorstufe der entzündungshemmenden und schmerzlindernden Acetylsalicylsäure, die aus der Behandlung akuter Schübe rheumatischer Erkrankungen nicht mehr wegzudenken ist. Zum Auenwaldbewuchs gehört auch die Birke (Betula alba), deren Blätter die Nierenenergie des Rheumakranken heben. An Uferböschungen trifft man außerdem auf Bittersüß (Solanum dulcamara), Goldrute (Solidago canadensis und S. gigantea) und Mädesüß (Filipendula ulmaria), die allesamt bewährte Rheumapflanzen sind. Diese und weitere Pflanzen trotzen den widrigen Bedingungen der Feuchtgebiete und bilden in sich eine neutralisierende Kraft aus, die sich in gewissem Maße auf den Menschen übertragen lässt (siehe Rezept Seite 183).

Ein feuchtkaltes Klima, wie es im Winter auf Inseln herrscht, nährt Rheumaleiden ebenfalls. Ein interessantes Erlebnis hatte ich auf der Kykladeninsel Amorgos, wo viele der Inselbewohner über rheumatische Beschwerden klagen. Auffällig sind dort außergewöhnlich große Vorkommen von Alraune (Mandragora officinarum) und Zaunrübe (Bryonia alba), die allerdings von den abergläubischen Griechen für unheilbringende Zauberpflanzen gehalten werden. Beide sind jedoch hervorragende Rheumapflanzen, aus deren Wurzeln sich Salben herstellen lassen. Beide eignen sich zur schmerzlindernden Einreibung (»Arnica comp./-Apis«, Salbe von Weleda) oder zur Behandlung akuter Rheumaschübe (»Mandragora comp.«, Amp. von Weleda).

Dass Ameisenhaufen und Bienenstöcke auf Störzonen vorkommen, zeichnet nun auch Ameise (Formica rufa) und Biene (Apis mellifica) als Rheumaheilmittel aus. Martha Sill-Fuchs zitierte

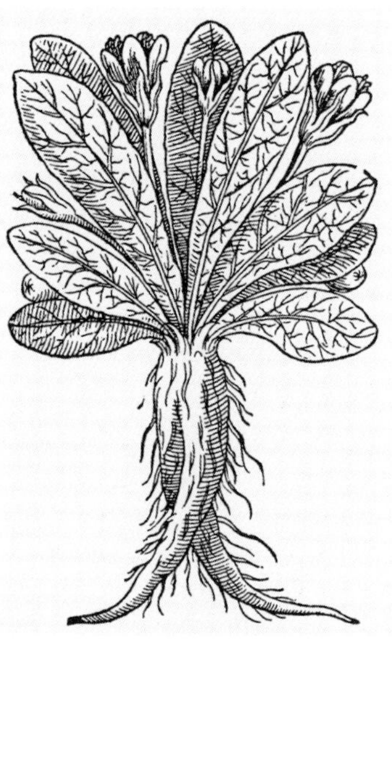

»Die Wurtzel [Alraune] in Wein gesotten / stillet das Gliederweh. Doch ist solcher Gebrauch nicht ohn grosse Gefährlichkeit / darum sey gewarnet.« Adamus Lonicerus, 1679.

22 Salicin wird im Darm aufgespalten und nach Resorption in der Leber zu Salicylsäure oxidiert. Salicylsäure wirkt schließlich über eine Hemmung der Prostaglandin-Synthese entzündungswidrig und schmerzlindernd bei Rheuma oder fieberhaften Infekten.

in ihrem wunderbaren Buch »Wiederkehr der Kelten« einen bosnischen Rutengänger, der sie über die Kraft der Bienen aufklärte: »Ja, die Bienen sind ein eigentümliches Volk! Um ihr Gift aufladen und gewinnen zu können, brauchen sie Erdstrahlen, und jeder wilde Bienenstock, der sich seinen Platz frei wählen kann, errichtet den Bau über Erdstrahlen. Meist in hohlen Baumstümpfen, die ja deshalb früh abstarben und hohl wurden, weil sie über Erdstrahlen wuchsen. Erdstrahlen bringen die natürlichen elektromagnetischen Felder des Menschen durcheinander. Er erkrankt in der Folge an Nervenschädigungen, an Rheuma und auch an anderen Gesundheitsstörungen. (...) Deshalb werden die Bienen ins Haus geholt, damit sie den Erdstrahlen die schädigende Wirkung entziehen und so zu Helfern des Menschen werden.«

Der Standort einer Pflanze wie auch das Vorkommen von Ameisenhaufen oder Bienenstöcken auf gestörten Plätzen deutet darüber hinaus noch auf eine gewisse immunmodulierende Wirkung hin. Für den Menschen sind solche Plätze auf Dauer kraftzehrend und krankmachend. Die Pflanzen, die sich dort ansiedeln, dürfen jedoch als eine Art Selbstheilungsversuch der Erde angesehen werden. Sie haben etwas Besonderes in sich, sodass sie den Unheilskräften solcher Orte widerstehen und diese Plätze entstören können. Diese Widerstandskräfte können uns nützlich sein.

Störzonen und Zeigerpflanzen

Wo beispielsweise Efeu (Hedera helix) wuchert und die Bäume voller Misteln (Viscum album) sind, da lässt es sich nicht gut leben. Erfahrungsgemäß wird an solchen Plätzen der Schlaf unruhiger, man regeneriert sich nicht mehr und sieht bald aus wie nach einem Urlaub in Transsylvanien. Auf Störzonen kommen auch gerne alte Beschwerden an die Oberfläche, sodass sich dort vielleicht ein wurzelbehandelter Zahn wieder meldet oder sich Rheuma verschlimmert.

Einen bemerkenswerten Fall schilderte hierzu eine Kollegin: Sie litt nach einem Umzug wochenlang unter einer Blasenentzündung, die sich weder durch Antibiotika noch durch naturheilkundliche Arzneien heilen ließ. Schließlich stieg die Entzündung ins Nierenbecken auf, und auch weitere Antibiotikagaben zeitigten keine nennenswerte Wirkung. Zuletzt riet man der Frau, einen Rutengänger zu Rate zu ziehen. Dieser stellte fest, dass ihr Bett genau auf einer Wasserader stand. Er fand nur einen Platz in der Wohnung, der zum Schlafen

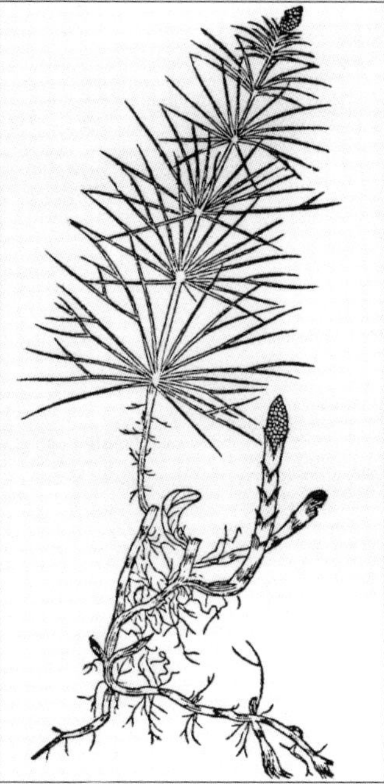

Schachtelhalm (Equisetum arvense) zählt zu den großen Antidyskratika – er regeneriert die Erde, die er besiedelt, und aktiviert als Heilpflanze genutzt die Blutabwehr. Hieronymus Bock, 1577.

Bodenheiler – Selbstheilungsversuch der Erde

Manche Pflanzen siedeln sich bevorzugt auf ausgelaugten Brachböden an und sind eine Art Selbstheilungsversuch der Erde. Inzwischen nutzt man beispielsweise Sachalin-Knöterich, um dem Boden Schwermetalle zu entziehen (Pöppelmann, 1996). Sonnenblumen entziehen belasteten Böden ebenfalls Metalle (Zeitschrift für Phytotherapie 4/2000). Zu den »Bodenheilern«, die man auf herabgewirtschafteten oder übersäuerten Böden trifft, zählen auch Ackerehrenpreis (Veronica agrestis), Ackerschachtelhalm (Equisetum arvense), Disteln (Kohldistel, Mariendistel), Kamille (Matricaria chamomilla) oder Schafgarbe (Achillea millefolium). Interessant ist, dass diese Gewächse nicht nur die Erde regenerieren, sondern auch den Boden in uns heilen. Zum Beispiel zählt der Ackerschachtelhalm zu den Antidyskratika (Signatur: hohler Stängel); innerlich regt Equisetum die Leukozytose an, unterstützt also die Blutabwehr und trägt zur Heilung chronischer Entzündungen bei. Ehrenpreisarten regenerieren neben der Erde auch die entzündete Magenschleimhaut. Disteln, vor allem die Mariendistel, schützen und regenerieren die Leber. Kamille und Schafgarbe wirken antibakteriell und antimykotisch und heilen in Form von Bädern oder Tamponaden beispielsweise Vaginalsoor, der in der Regel nur vorgeschädigte Gewebe befällt.

Störzone und Immunsystem

Störzonenzeiger	Wirkung auf das Immunsystem
Ameise (Formica rufa)	Ameisensäure regt die unspezifische Abwehr an; daher bei Allergien (Asthma, Heuschnupfen, Urticaria), Neuralgien, Rheuma sowie zur Begleitbehandlung bei malignen Erkrankungen indiziert (»Formica/Oxalis«, Amp. von Wala). Volksmedizinisch wird die Ameise bis heute in Form von Auflagen mit gequetschten Ameisensäckchen oder als Einreibung mit »Ameisengeist« (Alkoholauszug) bei Gicht, Rheuma oder Nervenschmerzen genutzt.
Biene (Apis mellifica)	Bienengift enthält u. a. Ameisensäure, daher sind die Anwendungsgebiete denen von Formica rufa ähnlich. In der Homöopathie ist Apis indiziert bei Rheuma sowie bei Allergien wie Insektenallergie, Quincke-Ödem oder Urticaria. Ferner bei allen akuten Entzündungen, die mit Rötung, Schwellung, brennenden oder stechenden Schmerzen einhergehen (Angina, Arthritis) sowie bei Autoimmunleiden wie M. Basedow (siehe auch Seite 180).
Efeu (Hedera helix)	Das mit dem Ginseng verwandte Gewächs wirkt vor allem auswurffördernd und krampflösend; daher Bestandteil von Arzneimitteln für Asthma, Bronchitis und Keuchhusten (»Hedera comp.« von Ceres/Alcea). Den Saponinen (Hederacosid) kommt außerdem eine antivirale Wirkung zu.
Eiche (Quercus robur)	Junge Eichenblätter wirken ausgesprochen Kraft spendend. Aufgrund des hohen Kalziumgehalts der Asche ist Quercus bei Allergien, Ekzemen und Neurodermitis indiziert (»Calcium Quercus«, Inject/Glob. von Wala).
Mistel (Viscum album)	Aufgrund der antitumoralen und immunstimulierenden Wirkung (Lektine, Viscotoxine und Polysaccharide) zur Behandlung inoperabler Tumore oder zur Rezidiv- und Metastasenprophylaxe operierter Tumore gebraucht (beispielsweise Injektionskuren mit »Helixor«-Amp. oder »Iscador«-Amp. von Weleda).
Pestwurz (Petasites officinalis)	Wird aufgrund der krampflösenden Wirkung vor allem bei Bronchitis und Bronchialasthma genutzt (etwa in Form von »Plantago-Hustensaft« von Wala oder »Petasites comp.« von Wala).
Schlehe (Prunus spinosa)	Zählt aufgrund des Blausäuregehalts der Triebspitzen zu den Roborantien und wird begleitend bei Hypotonie, bei Erschöpfungssyndrom sowie in der Rekonvaleszenz verordnet (»Prunus spinosa, Summitates«, Dil. von Weleda).
Schwalbenwurz (Vincetoxicum hirundinaria)	Wird in homöopathischer Form zur unspezifischen Abwehrsteigerung gebraucht, beispielsweise bei oder nach Impfungen oder Viruserkrankungen (Kuren mit »Engystol«, Amp. und/oder Tabletten von Heel).
Taigawurzel (Eleutherococcus senticosus)	Adaptogen und Immunstimulans (siehe Seite 178). Macht stressresistenter, steigert die körperliche und geistige Leistungsfähigkeit, führt zur Vermehrung der T-Lymphozyten sowie der natürlichen Killerzellen. Daher zur Leistungssteigerung, zur Grippeprophylaxe, bei Impfschäden oder Viruserkrankungen wie Herpes oder Pfeiffer (»Eleutherococcus« von Curarina).
Wasserdost (Eupatorium cannabinum)	Wirkt ähnlich immunstimmulierend wie die nordamerikanische Art (E. perfoliatum); bewährt sich zur Grippeprophylaxe, ferner zur Begleitbehandlung von Impfschäden, Viruserkrankungen oder bei Status nach Zeckenbiss (»Pascoleucyn«, Tropfen von Pascoe).

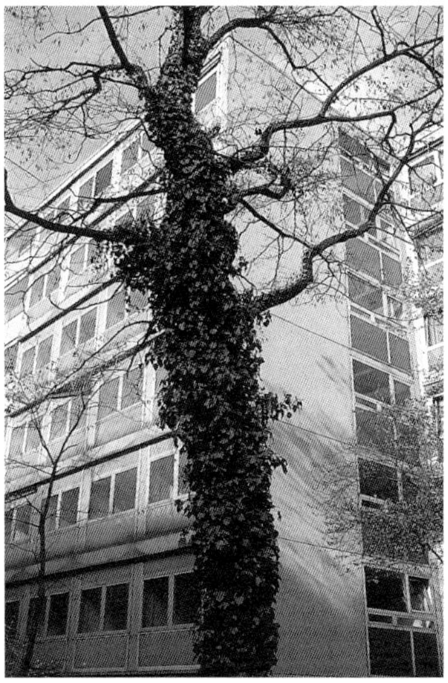

Wuchernder Efeu zeigt auf einen Blick: Hier lässt es sich nicht gut leben. Auch Misteln, gedrehte Bäume oder Baumkrebs deuten auf Störzonen hin (Foto: M. Madejsky).

geeignet war. Also wurde das Bett umgestellt, und im Laufe weniger Tage erholte sie sich zusehends.

Ähnliches erlebte ich in einem Reitverein, in dem alle Pferde, die in einer bestimmten Box untergebracht wurden, im Laufe der Zeit erkrankten; eines der Pferde verendete sogar an einer Kolik. Der Tierarzt, ein Hobby-Rutengänger, untersuchte den Stall und fand einen Reizstreifen, der durch diese Box verlief. Fortan wurde dort nur noch Stroh gelagert, und die Tiere erkrankten nicht mehr.

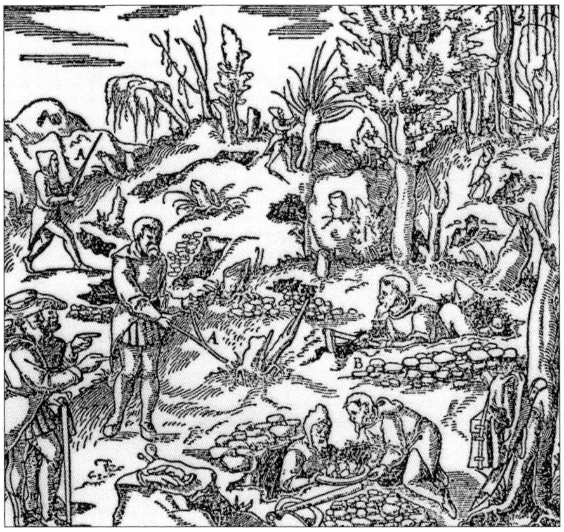

»Soviel nun die Gewächse betrifft, ist zu merken, dass, wo das Laub und die Blätter der Bäume beim Glänzen blau, grau, schwarz oder von Bleifarbe sind, es ein gewisses Zeichen eines Erzganges ist. Desgleichen, wo das Gras, die Kräuter und Blumen gegen ihre natürliche Eigenschaft niedriger, kleiner, dünner und dazu von finsterer und dunkler Farbe sind, ist dies auch ein Zeichen eines verborgenen Erzganges unter der Erde« (Paracelsus III/301).

Paracelsus lehnte das Rutengehen zwar als unsichere Wissenschaft ab, doch den Botschaften der Erde verschloss er sich deswegen nicht. Vermutlich benötigte er einfach keine Hilfsmittel wie Rute oder Pendel, weil er seine Sinne geöffnet hielt und einen Platz vor allem nach seinem Bewuchs beurteilte. Auch heute beachten viele Geomanten bei der Beurteilung eines Platzes den Bewuchs. Neben Efeu und Misteln gehören auch üppige Vorkommen von Schlehen (Prunus spinosa), Waldrebe (Clematis vitalba) oder Zaunrüben (Bryonia dioica) zur typischen Störzonenflora. Eine zuverlässige Zeigerpflanze auf unterirdisch fliessendes Wasser ist zum Beispiel der Wasserdost (Eupatorium cannabinum). Auf Wasseradern deuten auch Eichen (Quercus robur), denn: »Der Blitz sucht das Wasser im Untergrund. Daher sind die Eichen fast immer von Blitzen zerzaust und verwüstet, weil sie mit ihren langen Wurzeln im Wasserbereich des Untergrundes wurzeln« (Simonis, 1974). Dagegen zeigen Ameisenhaufen sowie Misteln so genannte Krebspunkte an, deren Unheilwirkung die der Wasseradern noch übersteigt. Gedrehte oder gezwieselte Bäume deuten ebenfalls auf solche Unheilsorte hin. Auch Plätze, wo die Erde »arbeitet«, also Abhänge, Erdrutsche oder Erdverwerfungen, müssen als lebensfeindlich angesehen werden.

Wo der Mensch krank wird, da wachsen aber wiederum die Pflanzen, die den krankmachenden Einflüssen widerstehen, und diese können auch die Abwehrkräfte des Menschen anregen (siehe Tabelle).

Sonnenanbeter oder Schattenblümlein

Um ein Pflanzenwesen wirklich verstehen zu können, ist es sinnvoll, sich in seine Lebensweise einzufühlen, einmal selber »Pflanze zu spielen« und den Standort auf sich wirken zu lassen.

Verweilt man zum Beispiel zur Blütezeit im Juli bei einer Königskerze (Verbascum spp.), dann erfährt man, mit welchen Lebensbedingungen es diese mächtige Sonnenpflanze zu tun hat. Sie bevorzugt trockene, steinige Böden und besiedelt bis ins Gebirge hinauf nur die sonnigsten Standorte. An einem Sommertag hält man es dort kaum aus, und obwohl die Sonne senkrecht herabsticht, steht die Königskerze noch am Ende des heißesten Tages ganz majestätisch da, als ob sie auch noch die letzten Strahlen der untergehenden Sonne mit ihren großen Blättern einfangen wollte. Königskerzen halten der ärgsten Hitze und Sonneneinstrahlung stand. Damit zeigen sie unter anderem, dass sie eine Kraft in sich tragen, sich vor Austrocknung zu schützen oder auch Strahlenschäden zu regenerieren. Diese Kraft nützt auch uns: Wenn an heißen Tagen die Schleimhäute vom Ozon angegriffen werden und austrocknen, dann wirkt der Tee aus Königskerzenblüten wohltuend regenerierend, und die Schleimstoffe, mit denen sich das Gewächs vor Austrocknung schützt, legen sich wie ein Balsam über die gereizten Schleimhäute. Auch die Blätter, die sich nach neueren Erkenntnissen durch Einlagerung von gelben Farbpigmenten (Flavonoide) vor Strahlenschäden schützen, dienen seit vielen Jahrhunderten zur wundheilenden Auflage.

Die Sprache der Königskerze ist im Grunde genommen ganz eindeutig; sie will mitteilen: »Ich bin eine Königin der Sonnenpflanzen, fange das Sonnenlicht ein, richte auf und übertrage Sonnenkräfte, weiß mich aber auch vor Hitze und Strahlung zu schützen und bin eine heilsame Freundin der Menschen.«

»Gebirgsblumen sind Sonnenkinder«, bemerkte einmal Kräuterpfarrer Weidinger. Dies muss auch Paracelsus aufgefallen sein. Was zum Beispiel die Gebirgsflora im Besonderen auszeichnet, ist unter anderem deren Resistenz gegen Höhenstrahlung. Eine Pflanze, die sich besonders widerstandsfähig zeigt, ist die Hauswurz (Sempervivum tectorum). Das saftige Dickblattgewächs wählt bevorzugt steinige Sonnenhänge der Südalpen. Schon die Römer pflanzten Hauswurz als eine Art natürlichen Blitzschutz auf ihren Dächern an. Weder Hitze noch Höhenstrahlung, weder Sturm noch Blitzschlag können dieser Pflanze etwas anhaben. Das ist ihre Signatur.

Einst stand die Hauswurz in dem Ruf, dass man mit ihrer Hilfe sogar glühendes Eisen anfassen könne. An heißen Sommertagen heizen sich die Blätter nämlich fühlbar auf und erreichen im Innern bis zu fünfzig Grad Celsius. Daraus leitete man vermutlich die Heilkräfte gegen hitzige Leiden ab: Bei Fieber, Hals- oder Magenentzündungen, Sonnenbrand oder auch Brandwunden diente Hauswurzsaft schon unseren Vorfahren als regenerierendes Mittel. Man könnte sie daher auch »Aloe vera der Alpenländer« nennen.

Paracelsus erblickte in ihr ein Arkanum gegen Brandwunden und Wunden nach Blitzschlag (siehe Rezept). Die Blattrosette ist wie ein pflanzliches Abbild der Sonne, und weil sie derart strahlenresistent ist, ist sie natürlich ein Heilmittel gegen die Strahlenschäden der Haut. Ferner zeigt sie durch ihre Art der Fortpflanzung, dass sie eine krebs-

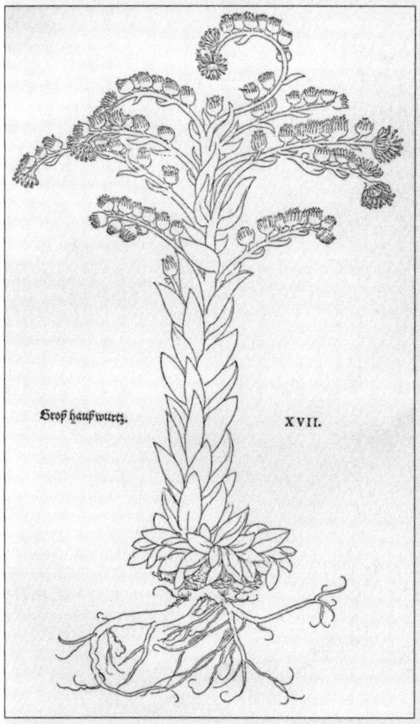

Die Dach- oder Hauswurz zeigt sich besonders widerstandsfähig gegen Hitze und Strahlung und zeigt damit ihre Heilkraft bei Strahlenschäden der Haut. Leonhard Fuchs, 1543.

Die Brandsalbe des Paracelsus

»Von den Wetterkrankheiten (= Blitzschlagwunden), die erwähnt wurden, merket euch, dass sie nur einer Brunst (= Brandwunde) gleich sind. Sie sind nicht anders zu behandeln, sondern nur mit Axungia Porci (= Schweineschmalz). Dieses soll sehr heiß geschmolzen werden und dann in Succum Barbae (Hauswurzsaft) gegossen werden und mit diesem eine Salbe daraus bereitet werden« (Paracelsus II/436).

feindliche Heilpflanze ist: Wie der Krebs Metastasen bildet, so bildet die Mutterpflanze kleine Ableger, die satellitenartig ringsherum angeordnet sind und an den neuen Wurzeln zur Erde herabgelassen werden.

Natürlich haben auch andere pflanzliche Sonnenanbeter die Kraft, Brandwunden oder Strahlenschäden der Haut zu heilen. Zum Beispiel wählt auch das Johanniskraut (Hypericum perforatum) nur die sonnigsten Plätze und erblüht erst ab Mittsommer, wenn die Sonne ihre größte Kraft entfaltet: »Es (das Johannisrotöl) lindert Schmerzen, vor allem bei Verbrennungen, da das Kraut zur Zeit des längsten Tages und der ärgsten Hitze blüht« (Fink, 1969).

Eigentlich ist es logisch, dass Sonnenpflanzen Sonnenschäden heilen. Doch den verantwortlichen Wirkstoffen kam man erst vor wenigen Jahrzehnten auf die Spur. Inzwischen weiß man, dass die Stoffe, mit denen sich Pflanzen vor Aus-

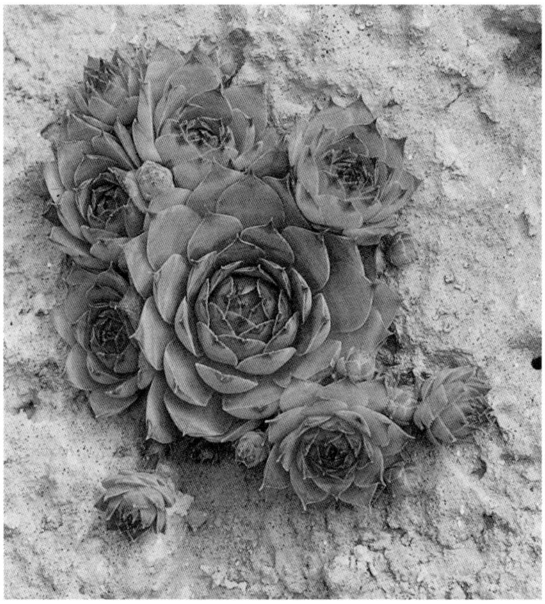

In der »Metastasen«-artigen Fortpflanzung der Dachwurz zeigt sich deren Verwandtschaft zum Krebs; die Extrakte werden bis heute zur Immunstimulation besonders bei Eierstock- und Gebärmutterkrebs gebraucht (Foto: M. Madejsky).

trocknung schützen (Schleimstoffe und Wachse), auch der menschlichen Haut Schutz bieten. Frischer Dachwurzpresssaft wirkt daher regenerierend auf die Haut, und die Wachse von Jojoba bieten sogar gewissen Strahlenschutz.[23] Weil diese Pflanzen der ständigen UV-Strahlung ausgesetzt sind, müssen sie ihre Zellen effektiv vor Strahlenschäden schützen. Längst ist bekannt, dass sonnenhungrige Gewächse hierzu vermehrt Flavonoide[24] anreichern. Flavonoide sind eine Art Sonnenschirm der Pflanzenwelt.

Reich an diesen Schutzstoffen sind beispielsweise auch Goldruten (Solidago spp.). Deren Flavonoide zeigten in Versuchen sogar eine Schutzwirkung vor Röntgenstrahlenschäden der Haut (Madaus, 1938). Inzwischen wurden Flavonoide auch von der Kosmetikindustrie als biologische Sonnenschutzmittel entdeckt.

Nach der Begegnung mit den Sonnenpflanzen ist es besonders wohltuend, sich in einen schattigen Wald zurückzuziehen. Dort trifft man vielleicht auf Ehrenpreis (Veronica officinalis), Sanikel (Sanicula europaea) und andere Schattenblümchen. Diese tragen zwar auch beachtliche Wundheilkräfte in sich, doch gegen Austrocknung oder Strahlung müssen sie sich kaum schützen.

Waldbewohner haben ein ganz anderes Lichtverhalten als Sonnenpflanzen. Oft ist deren Lichtverwertung viel effektiver, wie es Eiben (Taxus baccata) zeigen, die am liebsten im Schatten von hohen Buchen, Eschen oder Tannen gedeihen. Es macht also in jedem Fall einen Unterschied, ob eine Pflanze sonnige Orte wählt, bis ins Gebirge hinaufklettert, oder ob sie einen schattigen Wald wählt.

Natürlich gibt die Vorliebe für schattige Plätze erste Hinweise auf die Heilwirkung. Wundheilpflanzen, die wie Ehrenpreis oder Sanikel im Wald vorkommen, wird man doch eher bei Wundsein an den »verborgenen« Stellen (Hauterkrankungen von nicht lichtexponierten Stellen wie Hautfalten) oder bei »inneren Wunden« (beispielsweise Magenschleimhautentzündung) gebrauchen.

Man denke auch an die Tollkirsche (Atropa belladonna), deren Blüte sich stets unter dem Blatt vor der Sonne versteckt. Im homöopathischen Arzneimittelbild schlägt sich dieses Lichverhalten in Leitsymptomen wie »Lichtscheu, Verschlimmerung durch Sonnenhitze oder Folgen von Sonnenstich« nieder.

Was die Steine bricht

Nicht zuletzt ist bei den Standortstudien noch die Bodenbeschaffenheit wichtig. Bevorzugt ein Gewächs Kalk- oder Silikatböden, humösen oder steinigen Grund, feuchte oder trockene Plätze – einfach alles kann von Bedeutung sein.

Zum einen zeigen sich im Boden Zusammengehörigkeiten von Heilmitteln, die vielleicht in Rezepturen miteinander harmonieren. Beispielsweise wird man Kalziumkarbonat (Calcium carbonicum) mit Vorteil als Ergänzungsmittel für die Küchenschelle (Pulsatilla pratensis) verordnen, weil diese auf Jurakalkböden gedeiht. Zum anderen kann man aus der Bodenbeschaffenheit viele Indikationen direkt ableiten. Als Beispiel seien hier die Steinbrechgewächse (Saxifragaceen) genannt, von denen einige Arten Silikatböden bevorzugen. Steinbrecharten waren schon vor Paracelsus bei Nierensteinen in Gebrauch: »Aber wenn im Magen oder in der Blase oder irgendwo im Körper des Menschen sich Schleim zusammenballt und sich so verhärtet wie ein Steinchen, dann zerstoße jener Samen (= Wurzelknöllchen) von Steinbrech in

23 Jojobaöl, das eigentlich ein Wachs ist, hat ohne Zusätze einen Lichtschutzfaktor 4.
24 Flavonoide (von lateinisch flavus = gelb), sind im Zellsaft der Pflanze gelöste Farbpigmente, die der Pflanzenzelle Schutz vor kurzwelligem UV-Licht bieten. Diese Stoffe kommen daher fast ausschließlich in oberirdischen Pflanzenteilen vor und reichern sich vermehrt in strahlenexponierten Sonnenpflanzen oder Gebirgskräutern an.

Weitere Signaturen steinbrechender Arzneien

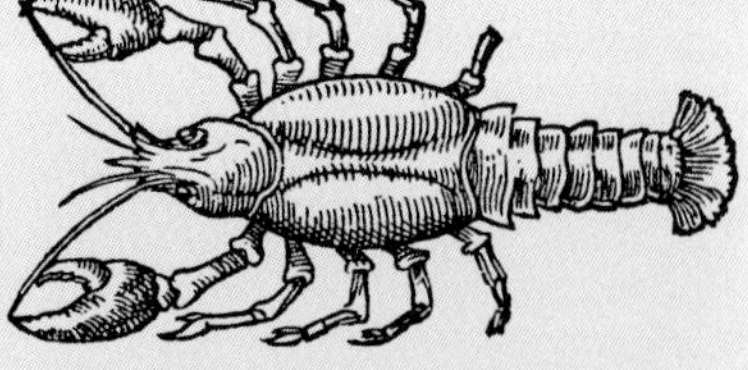

Paracelsus lobte den Flusskrebs als Heilmittel bei tartarischen Leiden.

Neben manchen Steinbrecharten, die den felsigen Grund erweichen, und neben den »Mauerblümchen« wie Löwenzahn oder Schöllkraut zeigen noch weitere Heilpflanzen und Arzneitiere ihre steinauflösenden Kräfte.

Zum Beispiel weist die »Steinhärte« von Samen oder anderen Pflanzenteilen ebenfalls auf »steinbrechende« Kräfte hin. Wegen seiner steinharten Samen wurde der Steinsame (Lithospermum officinale) volksmedizinisch bei Nierensteinen gebraucht und diente in der Sympathiemagie zum Schutz vor Hagel.

Die Neigung zur Verhärtung beziehungsweise Steinbildung erkennt man ebenfalls in Gewächsen, die wie die Berberitze (Berberis vulgaris) sehr hartes Holz ausbilden und daher bei der Rezidivprophylaxe von Nierensteinen gute Dienste leisten (etwa in Form von »Juniperus/Berberis comp.«-Kapseln von Weleda).

Auch »Stein gegen Stein« zu gebrauchen, ist eine urhomöopathische Idee: Vor der Häutung bilden sich am Mageneingang des Flusskrebses kohlensaure Kalksteinchen, so genannte Krebssteine (Lapis cancri) oder Gastrolithen, die dem Krebs als Kalkreservoir dienen und sich nach der Häutung wieder auflösen. Paracelsus wies mehrfach auf die Heilkraft des Krebses bei tartarischen Krankheiten hin: »Es (der Saft des gestoßenen Krebses) lässt überhaupt keinen Stein im Menschen wachsen, sondern es vertreibt ihn mit Gewalt« (III/709).

Angeregt durch Rudolf Steiner, entwickelte die anthroposophische Heilmittelfirma Weleda als Begleitmittel bei Nierensteinleiden »Renodoron« (Amp./Tabl.), das Lapis cancri, gemeinsam mit Flintstein auf D15 potenziert, enthält. Neuerdings gibt es ein besseres Folgepräparat: Silex-Lapis Cancri solutus D4/D6/D15.

Wasser, und er trinke das so oft nach dem Essen und nicht nüchtern, und so zerbricht jenes Getränk das, was im Menschen wie ein Steinchen hart und widerstrebend ist, und so wird jener Mensch geheilt werden« (Hildegard von Bingen).

»Du wirst dir merken, dass ein steinbrechendes Mittel einen Stein leicht bricht.« (Paracelsus I/930)

Bei der Behandlung von Nierensteinen greifen Volksmediziner, Homöopathen und Phytotherapeuten bis heute auf den Knöllchen-Steinbrech (Saxifraga granulata) zurück, der zwar nicht auf felsigem Grund vorkommt, aber dennoch drei beachtenswerte Signaturen aufweist: Die nierenförmigen Grundblätter haben anatomische Ähnlichkeit mit dem erkrankten Organ, die körnige Beschaffenheit der Wurzel zeigt Sympathie zu Nierensteinen, und an der Fähigkeit, über spezielle Drüsen Kalk auszuscheiden, erkennt man schließlich das Resolvens.

Für Paracelsus war aber besonders das Wachstum an felsigen Standorten von Bedeutung, weshalb er zum Austreiben von Blasengrieß oder -steinchen eine im Gebirge vorkommende Art empfahl (Saxifraga montana; I/930), vermutlich, weil er am felsigen Standort ein besonderes Phänomen beobachtete: »Es können dabei die Mineralien des felsigen Bodens intensiv angegriffen, im Saft gelöst (...), durch besondere Drüsen aber an der Peripherie wieder abgesondert werden, wo dann weiße Kalkkrusten, ein feiner Kalkstaub auf der Blattoberfläche sichtbar wird« (Pelikan, 1958).

Nicht nur der Steinbrech hat die Fähigkeit, sich mit Hilfe von Pflanzensäuren einen Weg durch felsigen Grund zu bahnen. Diese Fähigkeit haben alle »Mauerblümchen«. Zum Beispiel gedeihen Brennnesseln (Urtica dioica), Löwenzahn (Taraxacum officinale) oder Schöllkraut (Chelidonium majus) in Mauerritzen, und lässt man sie dort, dann vermögen sie Kraft ihrer Wurzeln selbst Betonplatten regelrecht zu sprengen.

Während das Schöllkraut wegen seinem gelben Pflanzensaft bei Gallensteinen Anwendung findet, nutzt man die stark harntreibende Löwenzahnwurzel (französisch »pis en lit«) auch zur Durchspülung der Harnwege bei Neigung zu Harngrieß- oder Nierensteinbildung. Ebenfalls in Form von Teekuren bewähren sich Brennnesselblätter, die, zusammen mit frischem Zitronensaft getrunken, reichlich Harnsäure ausschwemmen.

Die Alchimie des Paracelsus – Der Weg zur wahren Arznei

VON MAX AMANN

»Denn sie (die Natur) bringt nichts an den Tag, das für sich selbst vollendet wäre, sondern der Mensch muss es vollenden. Diese Vollendung heißt Alchimia.« (Paracelsus I/381)

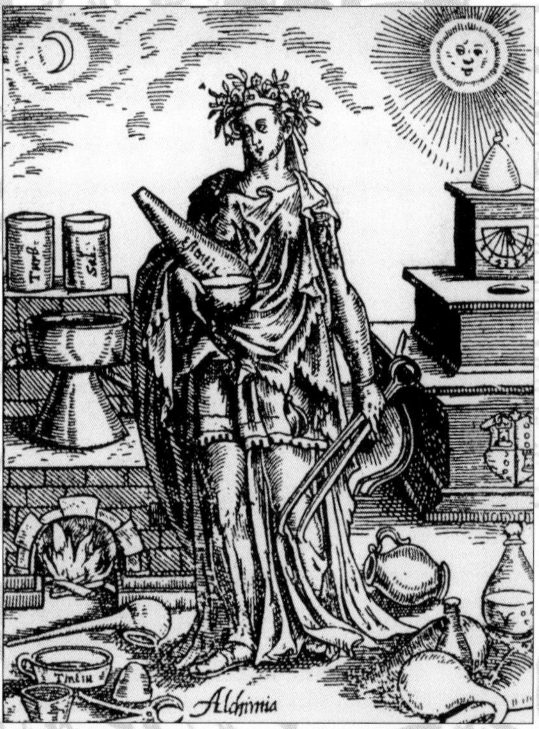

Jungfrau Alchimia, aus: »Quinta Essentia« von L. Thurneysser, 1574.

Die Essenz der Alchimie

»Der ist kein Arzt, der das Unsichtbare nicht weiß, das keinen Namen hat, das keine Materie und doch seine Wirkung hat.« (Paracelsus I/450)

Die Mutter aller Wissenschaften

Die Alchimie ist eine sehr alte Wissenschaft. Schon in vorgeschichtlicher Zeit wurde im Bereich von Handwerk und Gewerbe jahrtausendelang chemisch gearbeitet, beispielsweise im Textil- und Lederhandwerk oder in Bergbau und Metallurgie. Beobachten und Experimentieren waren die Voraussetzungen dafür.

Die Alchimie scheint in hellenistischer Zeit im Ostmittelmeergebiet entstanden zu sein. Das Wort Alchimie wird als Wissenschaft des schwarzen Landes Cham (Ägypten) oder vom Gießen (Chymia) gedeutet. Wissenschaft bedeutet, dass die Erfahrungen (Induktion) in einem System (Deduktion) zusammengefasst werden. Die Verbindung von Induktion und Deduktion bestimmt das weitere Vorgehen. Die Alchimie als Wissenschaft liefert eine Erklärung der Welt und Ratschläge zum praktischen Arbeiten.

»Die wissenschaftliche Kenntnis der Natur ist völlig wertlos, wenn nicht der Kontakt mit der Natur über poetische und gar mythische Wege wiederhergestellt wird.« (André Breton, Wortführer des Surrealismus; zit. nach Gebelein, 1991)

Von den antiken und mittelalterlichen, besonders den arabischen Alchimietexten sind nicht wenige bis in unsere Zeit überliefert. Paracelsus hat die meisten gekannt. Die abendländische Alchimie beginnt mit den Vorstellungen des Aristoteles (384–322 v. Chr.) zum Wesen der Materie und ihren Umwandlungsvorgängen. Die Lehre von den vier Elementen – unentbehrlich für alle, die die Alchimie verstehen wollen – ist wesentlicher Bestandteil dieser Vorstellungen. Sie wird daher im Folgenden ausführlicher erklärt.

Alchimie ist die Wissenschaft von den einzelnen Stoffen der Materie, ihren Eigenschaften und ihren Umwandlungen. Sie beobachtet natürliche Umwandlungsvorgänge, ahmt sie nach und schafft dann auch neue Stoffe, die die Natur selbst nicht erzeugen kann. Sie ist damit auch Handwerk und Kunst.

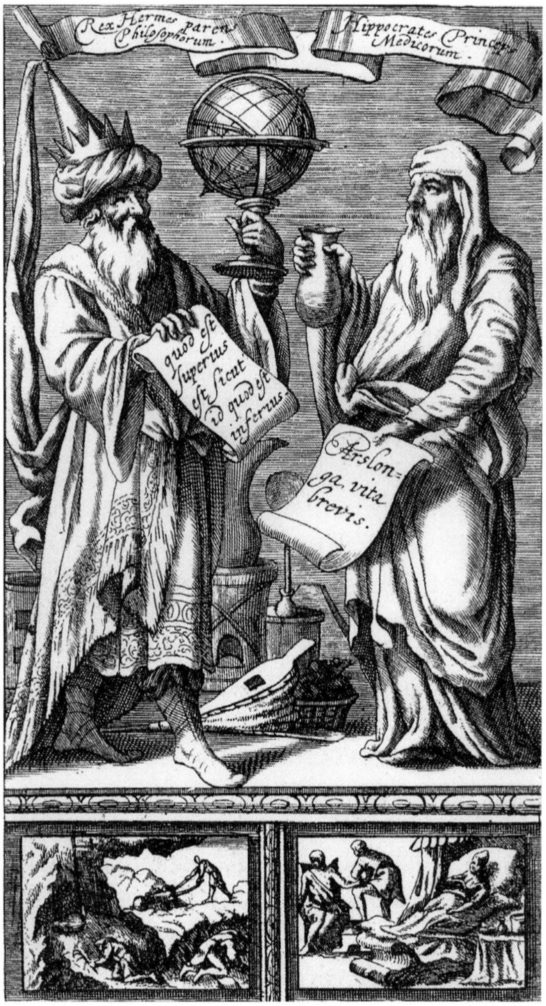

Der König der Philosophen, Hermes Trismegistos, und der Meister der Medizin, Hippokrates. Die Botschaft des Hermes ist: »Wie oben so unten.« Bei Hippokrates heißt es ergänzend: »Die Kunst ist lang, das Leben ist kurz.« Aus: »Königlicher Chymischer und Artzneyischer Palast« von Oswald Croll, 1684.

Für Paracelsus ist die Alchimie nicht ein Handwerk zur Erzeugung von Edelmetallen aus unedlen, sondern wissenschaftlich geprägte Kunst zur Herstellung wirksamer Arzneien.

Die Alchimie ist eine alte Wissenschaft, aus der zu Ende des 18. Jahrhunderts eine neue entstanden ist, nämlich die moderne Chemie. Alchimie galt von der Antike bis zur Entstehung der jüngeren Chemie als exakte Wissenschaft. Im Zuge der Aufklärung tauchten im Rokokozeitalter zunehmend Zweifel am Wert alchimistischer Aussagen auf. Bis zur Entdeckung des Sauerstoffs durch Antoine Laurent Lavoisier (1743–1794) hielt man die Metalloxide für Grundstoffe. Mit der Entdeckung des Elementencharakters der Metalle beginnt die Chemie. Derzeit wird Studenten die Alchimie als veralteter Aberglaube vorgestellt.

Einige wichtige Punkte zur Alchimie: Alchimie kennt die vier Elemente, nicht aber die große Anzahl chemischer Elemente der Moderne. Zwischen diesen zwei Elementbegriffen besteht keine Verbindung. Für ein alchimistisches Präparat spielt die chemische Zusammensetzung keine große Rolle. Durch unsere Kenntnis der chemischen Elemente hat sich die Naturwissenschaft Chemie zu einer Lehre von reinen Stoffen entwickelt, die möglichst eine genau definierte Zusammensetzung haben sollen und die man mit einer Formel benennen kann.

Die Alchimie versteht die Stoffe grundsätzlich anders. Wesentlich am Stoff sind seine Eigenschaften, die oft aus der Herstellungsart resultieren. Die Produkte können chemische Reinstoffe sein, meist aber sind es Stoffgemische. Zum Wesen alchimistischer Stoffe gehören ihr Verhalten bei der Weiterverarbeitung und ihre therapeutischen Eigenschaften.

Ein Beispiel dafür ist »Vitriol«, ein häufiger Rohstoff für Arzneien (vergleiche Seite 216). Es handelt sich um ein wasserhaltiges Sulfat von Schwermetallen. Bei alchimistischer Qualitätsangabe ist immer sowohl die Herkunft als auch die Farbe aufgeführt. Typischer Vitriol kommt beispielsweise aus dem Rammelsberg bei Goslar (Harz) und ist ein 50-prozentiges Eisen-(II)-Sulfat, das noch je etwa zehn Prozent Kupfer, Zink, Mangan und Aluminium enthält.

Dass es Gruppen von Verbindungen wichtiger Elemente gibt, war schon den Alchimisten wohl bekannt. So sind Schwefel, Sulfide, Sulfate und organische Schwefelverbindungen eine Gruppe ähnlicher Stoffe, die sich ineinander umwandeln können. Es wurde unterschieden zwischen der Gruppe der Eisenverbindungen und der Gruppe der Kupferabkömmlinge. In diesem Punkt weicht die Alchimie von der Chemie ab, da alle Alchimisten glaubten, Eisen könne in Kupfer verwandelt werden und umgekehrt.

Prima Materia und die vier Elemente

Die Lehre, dass sich die Materie aus vier Elementen zusammensetzt, findet sich zuerst in den erhaltenen Texten der griechischen Philosophen, bei Empedokles (492–432 v. Chr.) und Aristoteles (384–322 v. Chr.). Letzterer vertrat die Meinung, die Elemente seien aus einem Urstoff, der Prima Materia, hervorgegangen. Dieser Lehre gemäß sind alle Stoffe der irdischen Welt Mischungen aus den vier Elementen in verschiedenen Mischungsverhältnissen und Bindungsarten. Ein reines Element ist damit eigentlich eine Abstraktion. Bei Aristoteles können sich die Elemente ineinander umwandeln, was an die Vorstellung der späteren Alchimisten erinnert. Bis ins 18. Jahrhundert, als die Zweifel an der Alchimie zunahmen und die Aufklärung an Boden gewann, war die Lehre von den vier Elementen allgemein akzeptiert. Sie bildete den Kern des Medizinsystems des Galen (129–200) und damit der galenischen oder Humoralmedizin. Dieses System verwendete man im Abendland von der Antike bis etwa 1700.

»Es gibt vier Mütter der Dinge, die wir Elemente nennen, das Feuer, das Wasser, die Luft und die Erde.« (Paracelsus III/441)

Das Element Feuer bezeichnet energetische Erscheinungen, die drei anderen Elemente allgemein anzutreffende Substanzen. Jedes Element hat zwei Grundeigenschaften, die jeweils Teil eines Eigenschaftspaars sind: warm/kalt und trocken/feucht. Die Eigenschaften der Elemente sind:

- Feuer: warm, aber auch trocken
- Luft: feucht, aber auch warm
- Wasser: kalt, aber auch feucht
- Erde: trocken, aber auch kalt

Nach Aristoteles sind die Elemente nicht identisch mit ihren realen Namensgebern, sondern Begriffe für etwas Abstraktes. In der Realwelt kommt keines der Elemente in reiner Form vor, alle realen Stoffe – eigentlich aller vier Elemente – sind Mischungen in verschiedener Konzentration beziehungsweise Intensität. Nach der platonischen Ideenlehre könnte man die Elemente als Ideen der Materie sehen, die sich aus diesen je nach deren Stärke und Bindungsart manifestiert. Unsere Vorfahren waren der Meinung, die Elemente seien aus einem Urstoff, der Prima Materia, hervorgegangen und die Materie könne durch die Kunst wieder vom Groben befreit werden. Dann gehe sie in eine verklärte, vergeistigte Form über, das »fünfte Wesen« oder die Quintessenz. Dieser Idee liegt die

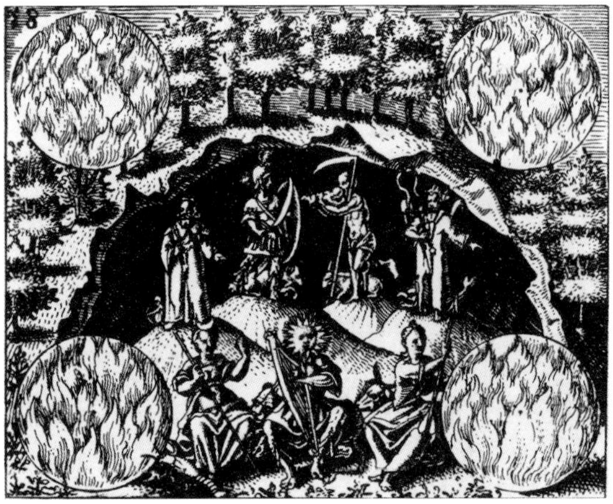

Die sieben Planetenmetalle, umgeben von den Geistfeuern der Elemente. »Wenn du nun zweifelst / wer sie sein / So sollstu mit dem Gemüte dein / Alle Metalle recht ansehn: / Der Himmel wird dirs gebn zu verstehn.« Aus: »Chymisches Lustgärtlein«, 1624.

philosophische Vorstellung zu Grunde, das abstrakte Urprinzip sei in den materiellen Zustand gestürzt, könnte aber wieder auferstehen, also erlöst werden. Prima Materia und Quintessenz sind sich also sehr ähnlich. Parallel dazu sind die Stationen dieses Erlösungsweges beim Menschen: Gesundheit – Krankheit – Heilung – Gesundheit.

Aus den Elementenqualitäten ergeben sich vier Verbindungswege zwischen ähnlichen Elementen und zwei zwischen gänzlich unähnlichen. Ähnlich sind Feuer und Luft, Luft und Wasser, Wasser und Erde, Erde und Feuer. Ganz unähnlich sind Feuer und Wasser beziehungsweise Luft und Erde.

»Jeder glaube dem anderen nur so viel, wie er selbst im Feuer erprobt hat. Denn in der Medizin darf man nichts glauben, was nicht im Feuer bewährt wurde. Darum lerne die Alchemie oder Spagyrie: Die lehrt das Falsche vom Echten scheiden.« (Paracelsus I/75)

»Quinta Essentia ist eine Materie, die körperlich aus allen Gewächsen und aus allem, in dem Leben ist, extrahiert wird. Sie wird von jedem verunreinigenden und vergänglichen Stoff geschieden und subtil sehr rein von allen Elementen gesondert. Es ist nun zu verstehen, dass Quinta Essentia nur die Natur, Kraft, Tugend und Arznei ist, die in dem Dinge ohne eine herbe und fremde Beimengung enthalten ist. Sie ist auch die Farbe, das Leben und die Eigenschaft des Dinges. Sie ist ein Geist, der dem Lebensgeist gleicht.« (Paracelsus III/21)

Nach Aristoteles sind ähnliche Elemente prinzipiell ineinander umwandelber, das heißt Luft kann sich in Wasser verwandeln oder Wasser in Luft. Nicht ineinander verwandelbar sind Feuer und Wasser oder Luft und Erde. In hellenistischer Zeit entstand ab 300 v. Chr. die stoische Schule der Philosophie. Diese übernahm die aristotelischen Vorstellungen von den Elementen und baute sie weiter aus. Man unterschied aktive, aufsteigende Elemente (Feuer △ und Luft 🜁) und passive, absteigende (Wasser ▽ und Erde 🜃). In den aktiven Elementen sah man etwas Geistiges, das Pneuma (»Hauch«, entspricht dem Yang-Prinzip), in den passiven dagegen das Stoffliche im engeren Sinn, die Hyle (»Materie«, entspricht dem Yin-Prinzip). Der zeitgenössische Spagiriker Junius[25] hat den Zusammenhang zwischen den vier Elementen und der modernen Lehre von den Aggregatzuständen dargestellt:

- Erde: fest
- Wasser: flüssig
- Luft: gasförmig
- Feuer: »strahlend« (Plasma, Photonen)

In den Jahrhunderten der Entstehung der stoischen Philosophie wurde im Ostmittelmeerraum auch die Alchimie geboren, die »Hermetik«, die Lehre des Hermes Trismegistos, zunächst wohl eine Geheimlehre, die auf ägyptische Mysterienkulte zurückging. Schon die ersten Alchimisten sahen wohl in den verbotenen Übergängen, nämlich in der Vereinigung von Feuer und Wasser oder von Luft und Erde, das Ziel ihrer Kunst. Das Erreichen dieses Ziels sollte zum »fünften Wesen« führen, zur Quintessenz, dem Geistigen, das in aller Materie steckt. Wenn es gelänge, die Quintessenz freizusetzen und anzureichern, so würde der »Stein der Weisen« entstehen, der alle Krankheiten heilen könnte.

Von den vier Elementen ist die Luft das am meisten vergeistigte, die Erde das gröbste. Vereinigungsoperationen von Erde und Luft, etwa die Sublimation, sind deshalb besonders aussichtsreich (siehe Seite 229). Vereinigungsoperationen von Feuer und Wasser, beispielsweise die Destillation, sind die nächste Wahl. Ein Beispiel aus der Arzneiherstellung sind Metallspiegel, die auf dem »trockenen« Weg gewonnen werden (vergleiche Seite 264). Das Metall wird in der Retorte geschmolzen, verwandelt sich also vom Festen (Erde) ins Flüssige (Wasser), bis es in einen dampfartigen Zustand übergeht (Luft) und destillierbar

25 Manfred M. Junius, Autor des Buches »Praktisches Handbuch der Pflanzen-Alchemie« und Betreiber der Australerba-Laboratorien in Adelaide, Australien.

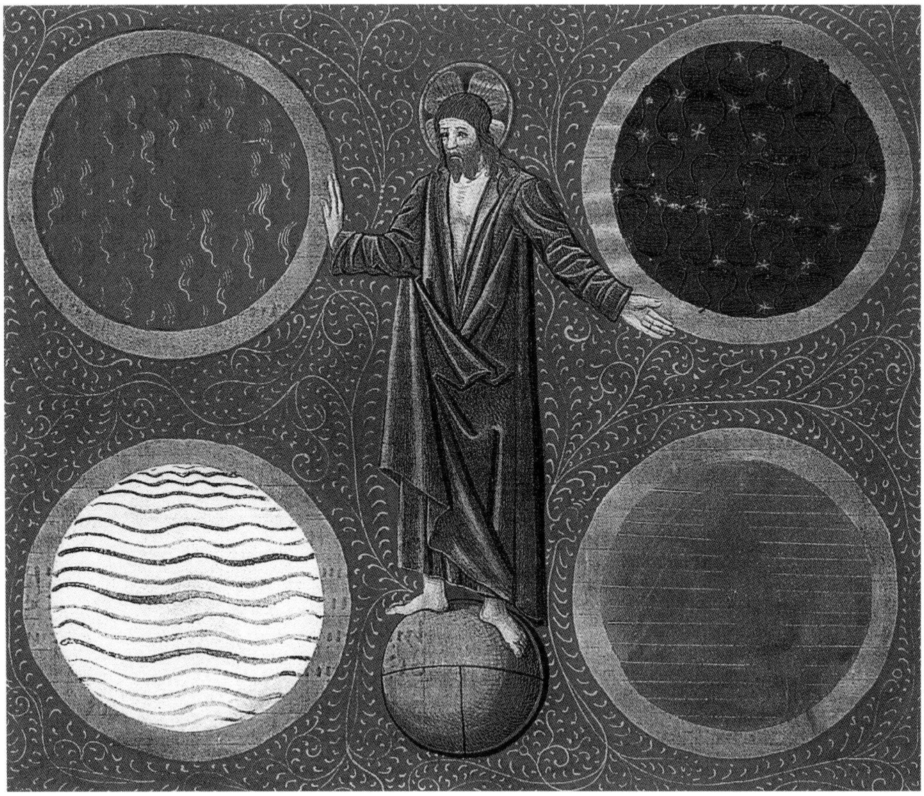

Jesus als Quintessenz inmitten der vier Elemente. Aus: »De proprietatibus rerum«, 15. Jahrhundert.

ist. Durch Abkühlung schlägt es sich am Retortenrand als dünner und fester Film nieder (Erde), den man Spiegel nennt. Bei diesem Prozess geht man also den »verbotenen« Weg von der Erde zur Luft und wieder zurück zur Erde.

Grobes und Feines: Die Quintessenz oder das »fünfte Wesen«

Bereits Aristoteles kannte ein fünftes Element. Im Gegensatz zu den vier irdischen Elementen bildet die Quintessenz die Himmelssphäre, den »Weltäther«. Schon in der späteren Antike bildete sich die Vorstellung heraus, die Quintessenz sei auch in der irdischen Materie enthalten. Das Weltbild des Mittelalters sieht die Weltwerdung als einen Sturz des Geistes in die Materie. Aus dem Urstoff, der Prima Materia, entstanden die Elemente. Diese stellen das Grobe dar. Sie haben das Feine, die Quintessenz, in sich aufgenommen. Nach dieser Vorstellung hat die Quintessenz den Charakter einer inkarnierten Seele, wobei eine gewisse Verwandtschaft zur Prima Materia zu erkennen ist. Diese Verwandtschaft spielt bei den alchimistischen Operationen eine Rolle. Der Urstoff ist schwarz, die Putrefactio (Fäulung, Seite 229) führt zur Nigredo (Schwärzung). Die Entwicklungsschritte Prima Materia – Elemente – Freisetzung der Quintessenz entsprechen dem Schema Gesundheit – Krankheit – Heilung.

»Das fünft wesen ist die natur / krafft / wirckung / tugend / farb / leben / Geist/ die artzeney selbst / und eigenschaft der ding / durch die kunst von seines Cörper gezogen.« (Aus Michael Toxites: »Onomasticum alterum«, zit. nach Soukup/Mayer)

Die Materie, aus den vier Elementen bestehend, ist die grobe Matrix, in der die Quintessenz fixiert ist. Sie stellt die verklärte Materie dar. Das Ziel alchimistischen Arbeitens ist ihre Befreiung. »Quinta Essentia ist, wenn die Natur über ihren gewöhnlichen Grad gestärkt wird« (Paracelsus III/752). »Die (...) Quinta essentia, der Weltgeist oder die Weltenergie, zeigt sich in den Kristallen als geometrisches Prinzip, in den Pflanzen als vegetative Kraft, im Tier als Empfindung und im Menschen als Vernunft. Sie wird auch als der Träger aller Erscheinungen angesehen« (Aschner, 1926, Vorwort).

Die Weltanschauung des Paracelsus wurzelt noch im Weltbild des Mittelalters. Seine Vorstellungen von Krankheit und Heilung sind nur durch

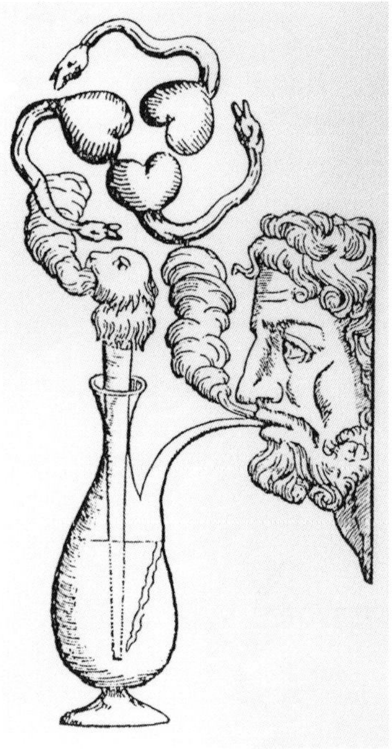

Der göttliche Atem, auch Pneuma genannt, belebt das »Große Werk«, sodass die drei Prinzipien vollkommen werden. Alchimistisches Manuskript, 17. Jahrhundert.

das Studium seines theologischen Weltbildes zu verstehen. Die oben dargestellten Entwicklungsschritte bedeuten auch Schöpfung – Sündenfall – Erlösung. Durch den Sündenfall ist die Krankheit in die Welt gekommen. Durch Ausübung der Kunst kann der Mensch dem Ziel der Erlösung ein wenig näher kommen.

Ums Jahr 1500 erhielt das Wort Quintessenz eine andere Bedeutung. Sie wurde nicht mehr als ein einheitliches Element angesehen, sondern als vergeistigtes Produkt aus einem bestimmten Stoff. Durch die Kunst sollte es möglich sein, eine Quintessenz der Melisse, des Goldes, des Salzes und sonstiger Stoffe herzustellen. Ob die Quintessenz noch an einer stofflichen Matrix fixiert sei, wurde nicht näher erklärt.

»Das Sichtbare und Greifbare ist der Körper der Welt, der da aus den drei Urstoffen besteht, dem Schwefel, Quecksilber und Salz.« (Paracelsus IV/800)
»Der Mercurius ist der Geist, der Sulfur die Seele und das Sal der Leib.« (Paracelsus III/228)

Paracelsus machte sich die neue Weltvorstellung zu Eigen: Er nahm vier Grundtypen der Quintessenz an; seiner Meinung nach gibt es also Quintessenzen des Wassers, des Feuers, der Luft und der Erde. Die Quintessenz eines bestimmten Stoffes setzt sich dann aus Mischung der Quintessenzen der Elemente zusammen. Dies ist die Darstellung in den frühen Schriften des Paracelsus. Nach seiner Vorstellung von den drei Prinzipien gab er jeweils das Wesen der natürlichen Dinge und der Produkte der Kunst nach den Prinzipien an, Elemente und Quintessenz erwähnte er nur am Rand.

Die drei Prinzipien (Tria Principia)

Die Lehre von den drei Prinzipien ist der Geniestreich Hohenheims, Hauptquelle seines Ruhms bis in unsere Zeit. Schon zu seinen Lebzeiten verbreiteten sich seine Manuskripte, die über die Prinzipienlehre Auskunft erteilten, in erster Linie wohl wegen des großen praktischen Nutzens, der aus diesem System zu ziehen ist. Nach Erscheinen der meisten paracelsischen Hauptschriften, also etwa ab 1570, wurde die Prinzipienlehre schlagartig berühmt; sie findet sich in fast allen spagirischen und chemiatrischen Schriften bis ins ausgehende 18. Jahrhundert. In diesem Schrifttum finden sich Hunderte von Belegstellen zur Prinzipienlehre[26], etwa in einem Drittel davon wird auf Paracelsus als Begründer der Lehre hingewiesen.

Die Quelle der Prinzipienlehre ist die arabische Alchimie. Sie lehrt, dass bestimmte Stoffe etwas enthalten, das man Merkur nennt, andere etwas, das Sulfur heißt. Diese zwei Dinge sind nicht mit Elementen identisch. Gelingt es, diese zwei Prinzipien anzureichern und den Gegensatz zwischen ihnen aufzuheben, so kann man sie vereinigen und hält dann den »Stein der Weisen« in der Hand. Dieser verwandelt unedle Metalle in Gold, Krankheit in Gesundheit. Hauptziel der arabischen Alchimie war nicht das Heilen, sondern die Goldmacherei. Auch das Hauptanliegen der europäischen Alchimie war im Mittelalter keineswegs die Arzneimittelherstellung.

Gegen Ende des Mittelalters äußerte man schon vereinzelt den Verdacht, dass es eventuell mehr als zwei Prinzipien geben könnte, etwa im schwierig zu deutenden »Buch der heiligen Dreifaltigkeit«.

Ob Paracelsus dieses Buch gekannt hat, ist nicht zu eruieren. Jedenfalls ist die Lehre von Sal, das Merkur und Sulfur als Drittes gegenübersteht, von ihm geschaffen, verbreitet und konsequent praktisch angewandt worden. Für die Alchimie als philosophisches System, für das praktische Arbeiten im Labor und für die Auswahl alchimistischer

26 Der Schulten-Verlag, Iserlohn, hat in der Hornfisher-Edition einige Dutzend alchimistische und chemiatrische Titel dieser Zeit veröffentlicht. Beim Durchblättern dieser Titel stößt man laufend auf den Namen Paracelsus. Seine Prinzipien werden von den meisten Autoren als Kernlehre der Alchimie dargestellt.

Produkte in der Therapie ist die Anwendung der Prinzipien der wichtigste Kunstgriff und somit unentbehrlich.

Das Zusammenspiel der drei Prinzipien

»Um den wesentlichen Inhalt dieses Kapitels kurz zusammenzufassen, enthält es nichts anderes, als dass Schwefel, Quecksilber und Salz die Grundsubstanzen sind, aber durch das Leben verborgen werden« (Paracelsus I/71).

Die Prinzipien sind etwas Geistiges, das in der Materie enthalten ist. Wie die Quintessenz im System der vier Elemente, so stellen die Prinzipien im System »Himmel – Erde« das Himmlische dar, das in die Materie gefallen ist.

Die Meinung, dass es drei Prinzipien sein müssen und nicht weniger oder mehr, leitet sich auch bei Paracelsus von seinem religiösen Weltbild ab, das im höheren Wesen eine dreieinige Person sieht. Die Lehre von der Bedeutung der Zahl Drei ist Gemeingut aller indogermanischen Völker; so hat beispielsweise der Weltbaum der Germanen drei Wurzeln. Auch das Christentum integrierte die Lehre von der Dreiheit. Die Zahl Drei ordnet man astrologisch dem Saturn zu, dem Hüter der Weisheit.

Die Prinzipien heißen Merkur (Mercurius), Sulfur (Sulphur) und Sal (Salz). Dies sind ungeschickte Bezeichnungen für etwas Immaterielles, die einen zwangsläufig an die Stoffe Quecksilber, Schwefel und Kochsalz denken lassen. Natürlich sind zur Namengebung Stoffe verwendet worden, in denen sich das jeweilige Prinzip besonders stark manifestiert; sie sind aber nicht identisch.

Die Worte Quecksilber, Schwefel und Salz können obendrein in alchimistischen Texten auch die Prinzipien bedeuten. Der Wirrwarr der Bezeichnungen geht noch weiter: Die Prinzipien heißen auch »Arkana«, »Urstoffe«, »Grundstoffe«, »Grundsubstanzen«, die »drei Elemente«, die »drei ersten Dinge« oder sogar die »drei Dinge«. Paracelsus selbst verwendete für die Prinzipien abwechselnd verschiedene Bezeichnungen.

Das System der drei Prinzipien ist abstrakter als das Vier-Elemente-System. Dieses ist gut geeignet, um die Materie in ihren Eigenschaften zu beschreiben. Disharmonien, damit auch Krankheitsursachen und mögliche Heilwege, sind leicht zu verstehen.

Trotz scheinbarer Einfachheit sind die Beziehungen der Prinzipien zueinander und zur Materie um einiges komplexer. Zu beurteilen ist nicht nur die Intensität der einzelnen der drei Prinzipien in einem Stoff, sondern auch das »Mengenverhältnis« zueinander und ob dieses Verhältnis harmonisch oder unharmonisch ist. Letzteres liegt beispielsweise oft im Verhältnis zwischen Merkur und Sulfur in natürlich auftretenden Stoffen vor.

Seit Übernahme des Prinzipiensystems hat Paracelsus dieses bevorzugt, weil er so seine Vorstellungen von Krankheit und Heilung besser darstellen konnte. Seiner Ansicht nach muss die Arznei immer vom Charakter der Krankheit sein, aber »gesünder« als das Leiden. Das System der vier Elemente gab er damit jedoch keineswegs auf.

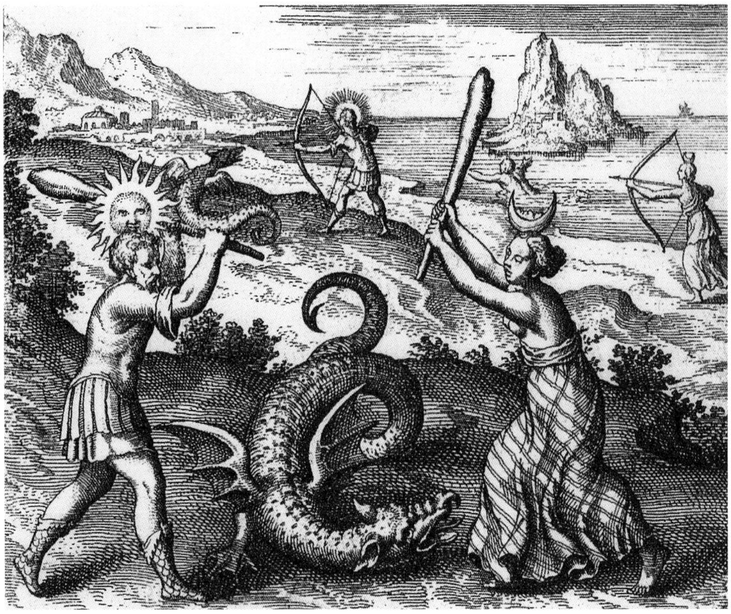

Sonne und Mond erschlagen den geflügelten Drachen, der den Mercurius symbolisiert, welcher als Quintessenz im Salz gebunden ist. Aus: »Atalanta fugiens«, 1618.

Sal, Sulfur und Merkur im Vergleich

Die drei Prinzipien treten stets gemeinsam auf. Außerdem sind sie an die Materie gebunden. Es gibt also weder ein reines Prinzip ohne Anteil der zwei anderen, noch gibt es das rein geistige Prinzip ohne Materie. Sehr wohl verschieden kann allerdings die Intensität sein, also der Gehalt in der Materie, das proportionale Verhältnis der Prinzipien und die Bindungsart zwischen ihnen. Ziel der Kunst ist die Prinzipienanreicherung in der Trägersubstanz, eventuell unter Bevorzugung eines bestimmten Prinzips.

Der »Stein der Weisen« ist meist als schweres, fettig glänzendes, gelbes oder rotes Pulver beschrieben worden. Er besteht fast nur aus den drei Prinzipien in harmonischer Bindung, mit sehr wenig Materie. Nach dieser Vorstellung hätten die Prinzipien also auch eine gewisse Masse. Je stärker

Die Eigenschaften der drei Prinzipien

Merkur ☿	Sulfur 🜍	Sal ⊖
Geist	Seele	Leib
dünnflüssig	zähflüssig	fest
flüchtig, leicht destillierbar	ölig, schwer destillierbar	kristallin, nicht destillierbar
warm oder kalt	heiß	kalt
Eigenschaften	Idee	Form

Physiologische Stoffe, in denen sich eines der Prinzipien betont manifestiert

Merkur ☿	Sulfur 🜍	Sal ⊖
Nervengewebe	Muskel-, Fettgewebe	Bindegewebe
wasserlösliche Vitamine, Hormone, Lecithin u.ä. Stoffe, Cholin, Acetyl-Cholin und sonstige Überträgersubstanzen im Nervensystem	fettlösliche Vitamine, Steroidhormone, Cholesterin, Steroide, allgemein Neutralfett	Spurenelemente, Mineralien, Glukose, Aminosäuren, Glykogen

Signaturen, die in Beziehung zu den drei Prinzipien stehen

Merkur ☿	Sulfur 🜍	Sal ⊖
	Farbe und Aussehen	
durchsichtig	durchscheinend	opak
glatt	fettig	rau
gemischt wirkende Farben	warme Farben	kalte Farben
blau, blauviolett schillernd, rosa, weiß, farblos	rot, kirschrot, feuerrot, orange, kräftiges Gelb	grün, moosgrün, braun, grau, schwarz
	Geruch und Geschmack	
ätherisch, faulig	aromatisch, harzig	erdig oder geruchlos
eigenartig	scharf, bitter	salzig, laugenhaft
Geruch/Geschmack erzeugt Mischung von Ekel und Faszination	wirkt stärkend	wirkt beruhigend

Essen und Trinken nach den Prinzipien

Merkur ☿	Sulfur 🜍	Sal ⊖
leichte Küche, Vollgetreide, Obst, Limonade, Schaumwein, pochierter Fisch, aber auch hochprozentige Gärprodukte	scharfe Küche der Tropen, fette Küche, Gegrilltes, Nüsse und Nussprodukte, milchsaure Produkte	Hausmannskost, viel Zucker, viel Salz, Liköre, Rotwein, Fleischkost, Mehlschwitzen, Käse, Mehlkost

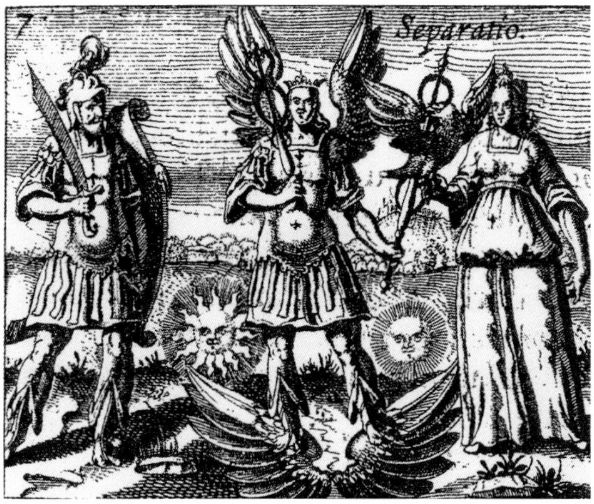

Ein notwendiger Schritt in der alchimistischen Umwandlung der Stoffe ist die Trennung der drei Prinzipien durch die »Separatio«. Aus: »Philosophia reformata«, 1622.

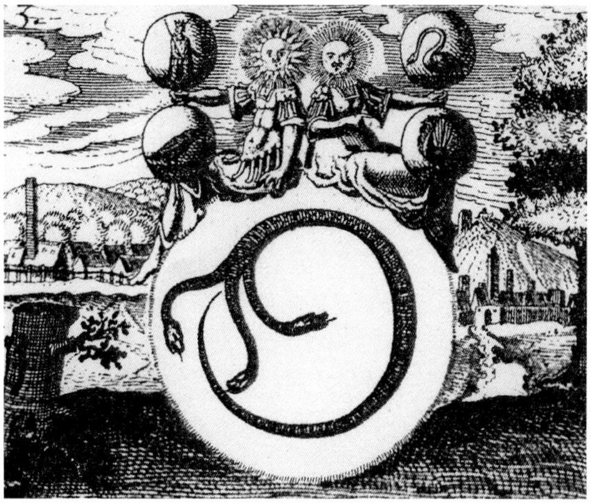

Die drei Prinzipien als dreiköpfige Schlange, umgeben von den vier Elementen, hier dargestellt als König, Schwan, Pfau und Rabe. Das Bild zeigt auch die Polarität von trocken (Sulfur, toter Baum) und feucht (Mercurius, lebender Baum). Aus:»Philosophia reformata«, 1622.

die Prinzipien angereichert und vom gröbsten Teil der grobstofflichen Trägersubstanz befreit worden sind, desto »gesünder« ist die Zubereitung.

Zur Wesensart der Prinzipien merkt man sich am leichtesten: Merkur ist das Flüchtige, Sulfur das Brennende, Sal das Feste.

Merkur ist das Bewegende, aber auch das Bewegte. Er ist das Veränderliche. Er ist der Geist. Er steckt aber auch in der Kraft (entspricht Sulfur) und in der Form (entspricht Sal), da die Prinzipien ja nie einzeln auftreten. Vergärung oder Destillation führen zu einer Intensivierung des Prinzips Merkur im Material. Merkur ist kalt oder heiß oder abwechselnd weich und hart. Er ist ein Hermaphrodit.

Chemische Elemente, die in verschiedenen Wertigkeiten auftreten, haben einen betonten Merkuraspekt. Es sind dies Stickstoff, Phosphor, Schwefel und viele Übergangsmetalle. Besonders ausgeprägt ist der Merkurcharakter im Quecksilber, Vanadium und Mangan.

Merkur ist das Prinzip des Wandels. Wandlung bewirkende Stoffe haben vielfach einen Merkuraspekt, ohne dass sie flüchtig oder destillierbar sein müssen.

Sulfur ist das Brennende, das Verzehrende. Er ist heiß, trocken und scharf. Seine Wirkung ist reinigend, aber auch der merkuriellen Zersetzung (Putrefactio) entgegengesetzt. Er ist die Seele, das Gefühl. Trotzdem (oder vielleicht gar deswegen?) ist er männlich. Sulfur ist das Prinzip der heftig verlaufenden Reaktionen, das Prinzip der Leidenschaft. Sulfur zeigt sich im Scharfen, im Bitteren und in allen Rottönen.

Starke Affinität hat er zu den Metallen, deren Hauptcharakter der sulfurische ist. Metallsulfide zeigen doppelten sulfurischen Charakter, sie sind die so genannten Markasite.

Falls destillierbar, gehen sulfurische Stoffe erst bei Anwendung energischer Methoden in einen anderen Stoff über (beispielsweise Wasserdampfdestillation der sulfurbetonten höhersiedenden ätherischen Öle). Zwischen Merkur und Sulfur herrscht ein starker Gegensatz. Diesen zu überwinden und die zwei Prinzipien zu harmonisieren ist ein wesentliches Ziel der Kunst.

»In dem ersten Exempel sagen sie, dass der Butter den Sulfur / das Serum oder Wasser den Merkur, und der Käs das Saltz vorstelle. In dem anderen nennen sie diß / das brennet / Sulfur / was räuchet / Merkur / und was in der Asche bleibet Saltz. In der Gewächszerlegung sagen sie / offenbahre sich das Öl / d.i. Sulfur / das Wasser / d.i. Merkur / und die Asche / die voll Saltz ist.« (Johann Schröder, 1685, S. 58)

Sal ist das dritte Prinzip. Von den drei Prinzipien steht es der Materie, besonders der Mineralwelt, am nächsten. Es ist die vergeistigte Materie. Es schafft Form und Struktur. Salhafte Stoffe haben oft sehr hohe Schmelz- und Siedepunkte, falls sie überhaupt schmelz- und destillierbar sind. Salhafte Stoffe sind fest und kristallisieren meist sehr gut. Nicht alle Alchimisten sehen Sal als weiblich an. Dem gegensätzlichen Paar Merkur-Sulfur steht Sal als vermittelndes Prinzip gegenüber, es gibt den anderen Substanz.

Stoffe und ihre Prägung durch die Prinzipien

Prinzip	allgemein	Beispiele
Merkur ☿	flüchtige Stoffe, Gase, leicht bewegliche Flüssigkeiten, Flüssigkeiten, die beim Schütteln schäumen	Wasser (v.a. aktiviertes), Äthanol, Äther, Aceton, Ammoniak, flüchtige Amine
	flüchtige Säuren, haben auch einen Sulfuraspekt	Kohlensäure, Ameisensäure, Essigsäure, Blausäure, schweflige Säure, Stickoxide, Salpetersäure, Salzsäure
	besonders flüchtige ätherische Öle, die »Kopfnoten« in der Parfümerie	Lavendelöl, Zitrusöle, Neroliöl; dies sind die so genannten antierotischen Öle
	einige Metalle	Quecksilber, Zink, Cadmium
	Alkalimetalle	Kalium
	einige Nichtmetalle	Phosphor und Schwefel; diese Elemente sind vom Sulfur noch stärker gezeichnet als vom Merkur; Selen
	verschiedene nicht flüchtige Stoffe	Merkur ist das Prinzip des Wandels; Wandlung bewirkende Stoffe haben vielfach einen Merkuraspekt, ohne dass sie flüchtig oder destillierbar sein müssen, z.B. Wirkstoffe vom Ginseng
	alle Enzyme	Bromelain aus Ananas; Präparate der Firma Mucos
	die wasserlöslichen Vitamine	Ascorbinsäure, Vitamin B_1
	alle oberflächenaktiven Stoffe	alle Emulgatoren und lecithinartigen Stoffe
	Saponine	viele Heilpflanzen enthalten Saponine,vergleiche auch Tabelle Pflanzen und ihre Prägung durch die Prinzipien
Sulfur 🜍	alle ätzenden Substanzen	nach Paracelsus etwa alle Säuren und allgemein die Korrosiva
	von den Säuren die öligen, sirupartigen	Flusssäure, Schwefelsäure, Phosphorsäure, Milchsäure
	ölige Stoffe, die schlecht oder gar nicht wasserlöslich sind	Petroleum, Rosenöl, Ylang-Ylang-Öl, allgemein die so genannten erotischen Öle, nach Paracelsus auch alle Harze, Vitamin A und E
	nicht destillierbare Lipide	Neutralfett, Cholesterin; Steroidhormone (= Sexualhormone) und Lecithinkörper, beide auch merkurgeprägt; Wachse, Erdwachs, Bitumen
	alle Metalle	insbesondere Gold, Eisen, Platinmetalle, aber auch Kupfer, Zink, Calcium, Magnesium
	sonstige Elemente	Arsen, Antimon, Phosphor, Schwefel, Selen, Tellur; sie bilden alle Modifikationen mit Halbleitercharakter und haben auch etwas betont Merkurielles
	von Mineralien v.a. die Metallsulfide, häufig mit Metallglanz und gelber Farbe	Realgar, Auripigment, Pyrit, Kupferkies, Zinkblende, auch Kupferglanz und Bleiglanz
Sal ⊖	feste Basen	Oxide, Hydroxide und Carbonate der Metalle
	feste Säuren	Weinsäure, Zitronensäure, Apfelsäure, Oxalsäure, Harzsäuren, Harnsäure
	Zucker aller Art und Zuckerderivate	Ascorbinsäure, Glukuronsäure, die als Glykoside vorliegenden Pflanzenwirkstoffe[27], Iridoidglykoside wie Aucubin
	Stoffe, die erdig oder modrig riechen	Patschuli, Vetiver, Eichenmoos
	Stoffe, die erdig, modrig oder zusammenziehend schmecken	Gerbstoffdrogen wie Tormentill
	von den Metallen die Erdmetalle	Aluminium, Titan, Zirkon (sowie die seltenen Erden und die Verbindungen dieser Metalle)

27 Teilweise mit Merkur oder Sulfur.

Langsame, zeitlich ausgedehnte Vorgänge und periodisch verlaufende Prozesse verstärken das Salprinzip. Salhafte Stoffe sind teilweise in Wasser sehr gut löslich, teilweise sind sie schwer aufzulösen.

Zusammenfassung:

- *Was stellen die drei Prinzipien dar?*

Sie sind nichts Stoffliches, aber eine wesentliche Eigenschaft der Materie, also etwas Geistartiges.

- *Gibt es eventuell weitere, noch unbekannte Prinzipien?*

An sich nicht. In der Lehre der späteren Chemiatriker gibt es fünf »Stoffe«. Die drei Prinzipien, das »Phlegma« (Dampf, Wasser) und die Faeces (Kot, Erde). Wasser und Erde halten die Prinzipien fest. Beim Destillieren kann man teilweise das Phlegma als wässrige Fraktion von den wertvollen Destillaten abtrennen, die Faeces bilden einen erdigen Rückstand. Auch in diesem Lehrsystem sind die Prinzipien stets gemischt und an eine stoffliche Matrix gebunden.

- *Haben die Prinzipien qualitativen Charakter?*

Ja, durch die jeweilige Wesensart.

- *Sind sie quantitativ erfassbar, als Intensität pro Gewichtseinheit des Trägerstoffs?*

Ja.

- *Ist die Intensität in Material gleicher Art immer gleich, oder kann sie verschieden stark sein?*

Je nach Herstellungsweg kann sie sehr verschieden ausfallen.

- *Kann die Intensität manipuliert werden, angereichert oder vermindert?*

Ja, die Anreicherung von ein, zwei, drei Prinzipien macht das Wesen der Kunst aus.

- *Können die Prinzipien ineinander verwandelt werden?*

Ja, auch dieses ist ein Hauptanliegen der Alchimie.

- *Gibt es harmonische beziehungsweise unharmonische Verhältnisse zwischen den Prinzipien?*

Ja, die Natur liefert nicht selten Stoffe mit einer verbesserungsbedürftigen Beziehung zwischen den Prinzipien. Dies ist beispielsweise der Fall bei unedlen Metallen. Es gibt aber auch Stoffe, in denen die Prinzipienbeziehung bereits recht harmonisch ist. Hierzu gehören etwa die Bienenprodukte.

- *Gibt es starke Missverhältnisse zwischen den Prinzipien?*

Ja, krankhafte Zustände gehören dazu.

- *Gibt es Subprinzipien?*

Eigentlich ja, man kann formulieren: Es gibt einen Merkur des Merkur, einen Sulfur des Merkur, ein Sal des Merkur. Es gibt einen Merkur des Sulfur, einen Sulfur des Sulfur, ein Sal des Sulfur. Es gibt einen Merkur von Sal, einen Sulfur von Sal, ein Sal von Sal.

Als Beispiel könnte man die Untertypen von Sulfur wählen (Destillation von Pflanzenmaterial): Merkur des Sulfur sind die leicht destillierbaren, ätherischen Öle; reiner Sulfur sind hochsiedende, scharf schmeckende, rötliche Öle, Sal des Sulfur ein Rückstand, der nach Ausglühen noch scharf schmeckt. Dieses System hat Frater Albertus verwendet. Man kann aber auch auf Subprinzipien verzichten und obige Zusammenhänge einfach mit einer Mischung der Prinzipien erklären.

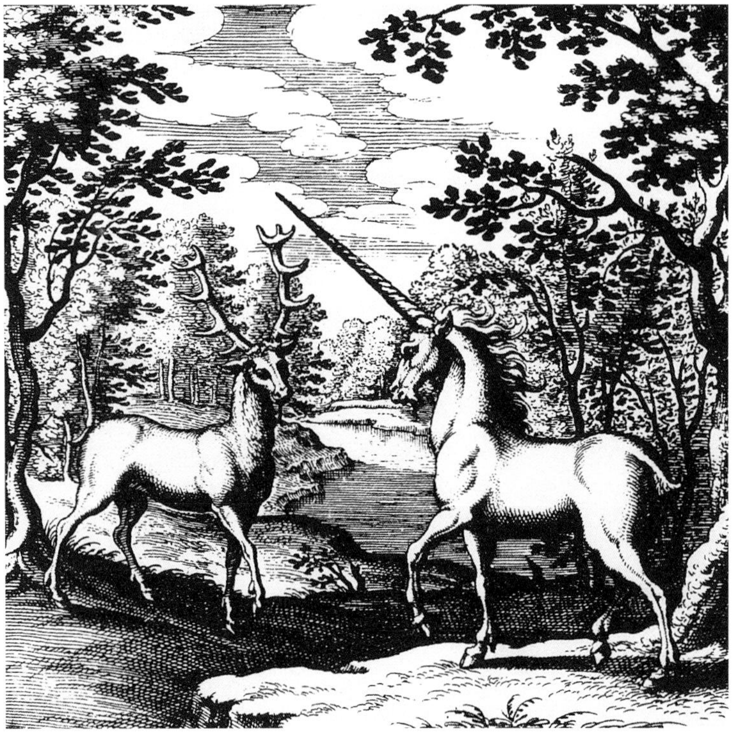

Mercurius als Hirsch und Sulfur als Einhorn begegnen sich im Wald (Salz). Aus: »De lapide philosophico«, Lambsprinck, 1625.

»Im Schwefel sind große Geheimnisse und Kräfte für beide Wissenschaften und niemand kann den vollkommenen Grund erforschen. Es sind so große Tugenden da, dass sich ein jeder darüber wundern muss. Nach der Erfahrung in beiden Wissenschaften ist zu merken, dass im Schwefel solche Kräfte sind, dass es nicht viele Dinge gibt, die ihn übertreffen oder in der Medizin und Alchimie ihm gleich sind.« (Paracelsus III/638)

»Sind die 3 vollkommen miteinander verbunden, so steht es um die Gesundheit gut. Wenn sie aber zerfallen, sich zertrennen und sondern, wenn die eine fault, die andere brennt und die dritte sonst irgendeinen Weg geht, so sind das die Anfänge der Krankheiten.« (Paracelsus I/70)

Pflanzen und Prinzipien

Prinzip	allgemein	Beispiele
Merkur ☿	Pflanzen mit stark zerteilten Blättern	Dill, Fenchel
	Pflanzen mit weißen Blüten, die zarten Geruch oder Aminduft verströmen	Melisse, Orange, Magnolie, Jasmin, Weißdorn
	Pflanzen mit ätherischem Ölgehalt, wenn das Öl kühlend wirkt	Lavendel, Minze, Zitrone
	saponinhaltige Pflanzen	Vogelmiere, Seifenkraut, Ginseng, Efeu, Tigerkraut (= Wassernabel; Hydrocotyle asiatica)
Sulfur 🜍	Pflanzen mit hohem Nitratgehalt	Brennnessel
	Pflanzen mit Dornen und Haken	Berberitze, Klette, Brennnessel (mit Merkur)
	bitter schmeckende Pflanzen	Tausendgüldenkraut, Wermut
	scharf schmeckende Pflanzen, Senfölpflanzen	Zwiebel, Knoblauch, Brunnenkresse, Senf, Chilis
	weitaus die meisten Gewürzpflanzen, die scharf und warm schmecken	Zimt, Galgant, Ingwer, Pfeffer
	nach Paracelsus auch Holzgewächse, besonders wenn sie Harz liefern	Lärche, Kiefer, Tanne, Buche, Eiche (je heißer die Flamme, desto sulfurischer das Holz)
Sal ⊖	stärkehaltige Pflanzen	Kartoffel, Mais; Pflanzen mit Salaspekt spielen in der Diät eine große Rolle – siehe auch unten
	mineralreiche Pflanzen	Kartoffel, Buche, Eiche, Arnika, Schachtelhalm, Harthölzer
	zuckerhaltige Pflanzen	Zuckerrohr, Zuckerrübe
	viele langlebige Pflanzen	Eibe, Olivenbaum (das Öl ist sulfurisch)
	Tanninpflanzen	Tormentill, Eichenrinde
	Wurzeln von ausdauernden Pflanzen	Zaunrübe, Alraune; auch zweijährige Wurzeln wie Engelwurz
	Flechten und Moose	Isländisch Moos, Irländisch Moos, Widerton

• *Gibt es ideale Trägersubstanzen, mit deren Hilfe die Ausübung der Kunst leichter fällt?*
Ja, bei den Feststoffen sind das Silikate, Tonmineralien, Jade, Chalzedon, Achat, Knochen, Zähne und Zucker, bei den flüssigen Stoffen die ätherischen Öle, Wasser, Äthanol, Essig und Glycerin.

Entgiftung des Körpers von Schwermetallen (Sal)

Eine Schwermetallvergiftung, beispielsweise durch Quecksilber, Arsen oder Cadmium, führt zur vorzeitigen Vergreisung, die einer Überbetonung des »Nerven-Sinnes-Systems« entspricht (= Sal-Zustand).

Das Rezept besteht aus Wurzel- und Krautdrogen, die günstig auf die Stoffwechselfunktionen von Leber, Galle und Niere wirken.

Besonders geeignet sind Liebstöckel, Engelwurz und Meisterwurz, die in alten Kräuterbüchern als Mittel für Bergarbeiter aufgeführt werden und Bestandteile des Theriak (mittelalterliches Heilmittel) waren.

»Succus Ligustici (Liebstöckel) mit Honig gekocht kann zu Thyriac gegeben werden. Auch Saft von Ostritium (Meisterwurz) oder Angelica (Engelwurz). Dies ist ein Gegenmittel gegen Gift« (III/565).

Das Rezept besteht aus:
- Engelwurzwurzel
- Klettenwurzel
- Liebstöckelwurzel
- Gundermannkraut
- Goldrutenkraut
- Meisterwurzwurzel
- Wegwartenwurzel
- Löwenzahnwurzel

Von den Wurzeln jeweils 50 Gramm, von den Kräutern jeweils 100 Gramm. Die Kräuter mi-

Krankheiten oder Krankheitsverläufe und ihre Prägung durch die Prinzipien

Prinzip	allgemein	Beispiele
Merkur ☿	Nervenleiden allgemein	Erkrankungen der Nervensubstanz und der Psyche
	psychosomatische Leiden	Herzneurose
	Krankheiten mit stetigem Symptomwechsel, »ändert Ort und Gestalt«	Schilddrüsenüberfunktion
	Krankheiten, bei denen Oberflächen befallen sind	Haut- und Schleimhauterkrankungen, Arteriosklerose, Krankheiten an Zellmembranen
Sulfur 🜍	akute Krankheiten, die mit einer Entzündung einhergehen; in der chinesischen Medizin sind das die so genannten Yang-Zustände (Sulfur ist Yang)	die »-itis-Krankheiten«, beispielsweise Arthritis. Es kommt zu Rubor (Rötung), Calor (Wärme), Tumor (Schwellung), Dolor (Schmerz)
	Muskelerkrankungen	Entzündungen, Zerrungen, Muskelkater
	alle fiebrigen Erkrankungen	Grippe, Lungenentzündung (Pneumonie)
	Erkrankungen der »Hohlorgane«	Gallenblase, Blase, Dickdarm, auch Magen und Dünndarm
	Leiden, bei denen Geschwüre auftreten	Syphilis, Furunkulose
Sal ⊖	die chronischen Krankheiten	die »-osen«, beispielsweise Arthrose; Salkrankheiten entsprechen den Yin-Krankheiten der traditionellen chinesischen Medizin
	degenerative Prozesse, die ohne erkennbare Entzündung unerbittlich fortschreiten	betroffen ist besonders das Bindegewebe (Stützfunktion)
	Abbauprozesse	Osteoporose
	pathologischer Aufbau	Exostosen
	gut- und bösartige Neubildungen	Tumore, Krebs
	Ablagerung in Geweben, die »tartarischen« Krankheiten	Rheuma, Steinbildungen

schen. Vom Gemisch 1 Esslöffel auf eine große Tasse, mit kochendem Wasser überbrühen und 5 bis 10 Minuten ziehen lassen. Absieben und mit Honig süßen. 2 bis 3 Tassen täglich während rund 7 Wochen; eventuell nach einer zweiwöchigen Pause die Kur wiederholen.

Als Ergänzung eignet sich das Lebermittel »Metaheptachol« von Metafackler, 3 Mal täglich 20 Tropfen, sowie Sulfur D6 (Schwefel), 3 Mal täglich 10 Tropfen. Alternativ zu Sulfur eignen sich auch Bärlauch oder Knoblauch als Nahrungsergänzung.

Die Kräuter bekommt man auch im Kräuterladen. Die Homöopathika nur in der Apotheke. Als weitere Therapie sind Schwitzkuren, zum Beispiel Sauna, zu empfehlen.

Nervöse Herzbeschwerden mit seelischer Unruhe (Merkur)

Mischung aus:
- Aurum metallicum dil. D12 (Gold)
- Crataegus e floribus Urtinktur (Weißdornblätter und -blüten)
- Hyoscyamus niger dil. D6 (Bilsenkraut)
- Leonurus cardiaca Urtinktur (Herzgespann)
- Potentilla anserina Urtinktur (Gänsefingerkraut)

Jeweils 20 ml in der Apotheke mischen lassen; 3 Mal täglich 20 Tropfen.

Zusätzlich »Aurum/Lavandula comp.« Salbe von Weleda, mehrmals täglich im Bereich des Herzens einreiben.

Als weitere Therapie sind Injektionskuren mit Herzmitteln zu empfehlen, beispielsweise mit »Cardiodoron« von Weleda.

Einige typische Arzneimittel zu den Prinzipien

Prinzip	allgemein	Beispiele
Merkur ☿	vor allem saponinhaltige Pflanzen	Ginseng, Efeu
	Produkte der alkoholischen Gärung	gärende Flüssigkeiten, Most, Weißbier, hochwertiger Weingeist, Melissengeist
	Alkalisalze, Zink- und Quecksilbersalze	Kalium chloratum, Kalium carbonicum, Zincum phosphoricum, Sublimat
	biologisch hergestellter Essig	echter Aceto balsamico aus Modena
	Produkte aus Steinobst mit einer Spur Blausäure	Schlehe
	Schwermetalle in starker Verdünnung	Mangan
	B-Vitamine, Ascorbinsäure	
	Enzyme	Präparate der Firma Mucos
Sulfur 🜍	verschiedene (giftige) Elemente	Arsen, Antimon, elementarer Phosphor, Schwermetalle
	alkaloidhaltige Pflanzen, Brechnussgewächse, Seidengewächse	Tollkirsche, Bilsenkraut, Immergrün, Brechnuss, Gifteiche (Rhus toxicodendron)
	Schwefelverbindungen aller Art	Pyrit, elementarer Schwefel, Schwefelsäure; es gibt nur wenige giftige Schwefelverbindungen
	Phosphorverbindungen	Phosphorsäure, elementarer Phosphor, Ferrum phosphoricum
	Metalle, Markasite	Gold; von den Markasiten der Kupferkies, Pyrargyrit (Rotgültigerz)
	bittere Pflanzen, Scharfstoffe, ätherische Öle, die meisten Gewürzpflanzen, Pflanzen mit Bitterstoffen und ätherischen Ölen	Gattung Artemisia (Beifuß, Wermut, Eberraute), Berberitze, Meisterwurz, Knoblauch, Pfeffer, Zwiebel
	bittere Rinden und Hölzer von Tropenbäumen	China, Quassia
	fettlösliche Vitamine	Vitamin A, E
	Carotinoide	Karotte, Tomate
	alle Produkte der milchsauren Gärung	Sauerkraut, Joghurt
	alle Stoffe, die eine starke Zersetzung aufhalten	Konservierungsstoffe wie Benzoesäure, ätherische Öle, Harze
	alle stoffwechselanregenden Stoffe	Doldenblütler, etwa Engelwurz, Liebstöckel
	alle ausleitend wirkenden Stoffe (mit Merkur)	Berberitze, Schöllkraut, Goldrute, Meisterwurz, Brennnesssel
Sal ⊖	viele homöopathische Zubereitungen aus Salstoffen (das Hauptanliegen der Homöopathie ist die Heilung chronischer Krankheiten; Salkrankheiten entsprechen den Yin-Krankheiten der traditionellen chinesischen Medizin)	aus Metallen: Oxide, Hydroxide, Carbonate, Phosphate, Sulfate, Causticum, Pflanzenaschen, Pottasche aus Buchenasche oder Weinstein zubereitet (auch Merkur)
	Spezialzubereitungen aus Zucker und/oder Honig von Zinn und Blei	Plumbum mellitum, Stannum mellitum (beide von Weleda)
	allgemein mit Zucker oder Honig zubereitete Arzneien	Sirupe, Liköre
	Wurzeln, besonders zuckerhaltige	gelber Enzian, Süßholz, Pastinak
	alle Pflanzen mit hohem Mineralgehalt	Kartoffel, Schachtelhalm
	alle tanninhaltigen Pflanzen	Eichenrinde, Blutweiderich
	Flechten, Moose	Bartflechte, Isländisch Moos
	alle Antidyskratika (Säfteverbesserer) und Resolventia (Auflöser) der Humoralmedizin	Engelwurz, Bibernelle, Meisterwurz, Liebstöckel, Goldrute, Klette, Sarsaparilla, Schierling (als »Conium D6«)

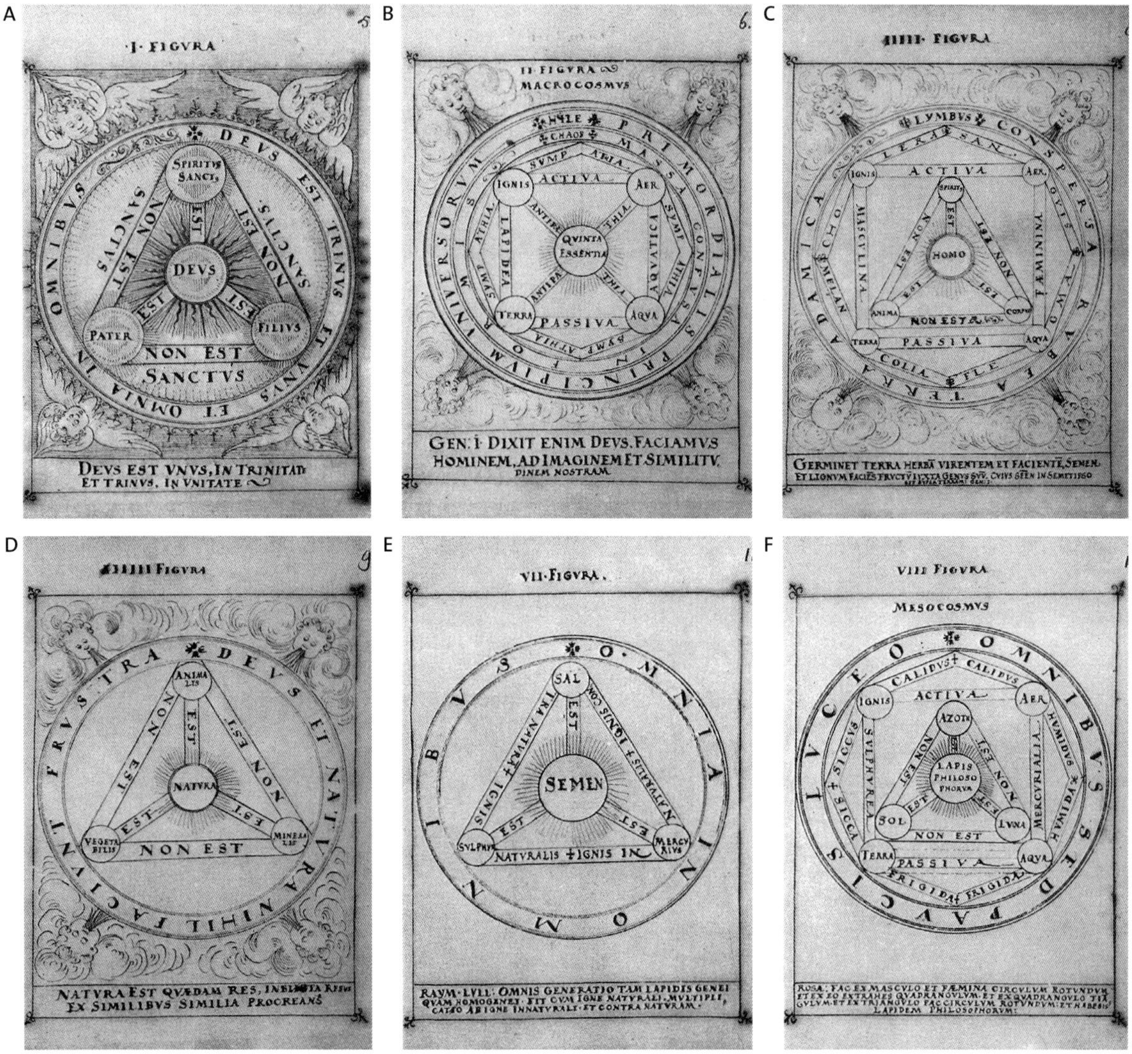

A) Die Trinität des Göttlichen.
B) Die vier Elemente und die Quintessenz.
C) Die Trinität des Menschen als Spiegelbild des Göttlichen in Beziehung zu den vier Elementen.
D) Die Trinität der Schöpfung.
E) Die »Tria Principia«.
F) Der »Stein der Weisen« in Bezug zur Trinität und zu den vier Elementen.
Alle Abbildungen aus: »Sylva philosophorum« von Cornelius Petraeus, 17. Jahrhundert, Bibliothek der Reichsuniversität, Leiden.

Balsam bei entzündlichen Hautleiden wie Neurodermitis (Sulfur)

Das Rezept wirkt einer Überbetonung des Wärmepols entgegen. Es besteht aus Blüten- und Krautdrogen, die entzündungshemmend und juckreizstillend wirken und den Hautstoffwechsel verbessern.

Mischung aus:
- Bellis perennis Urtinktur (Gänseblümchen)
- Betula alba Urtinktur (Birke)
- Calendula officinalis Urtinktur (Ringelblumen)
- Cardiospermum halicacabum Urtinktur (Herzsame)
- Chamomilla recutita Urtinktur (Kamille)
- Fumaria officinalis dil. D2 (Erdrauch)
- Hypericum perforatum D2 (Johanniskraut)
- Melissa officinalis Urtinktur (Melisse)
- Rosa centifolia Urtinktur (Rose)
- Viola tricolor Urtinktur (Stiefmütterchen)

Jeweils 10 ml über die Apotheke bei Spagyra mischen lassen; 3 Mal täglich 10 bis 30 Tropfen, je nach Alter. Man kann einen Teil der Mischung auch in eine Hautsalbe einrühren.

Zusätzlich »Dermatodoron« als Tropfen und Salbe von Weleda (enthält Bittersüßblüten und Pfennigkraut), 3 Mal täglich 15 bis 30 Tropfen und mehrmals täglich mit der Salbe die betroffenen Hautstellen einreiben.

Gleichzeitig sollte man unbedingt auf eine geeignete Diät achten. Besonders tierische Eiweißprodukte und denaturierte Substanzen können entzündliche Prozesse verschlimmern.

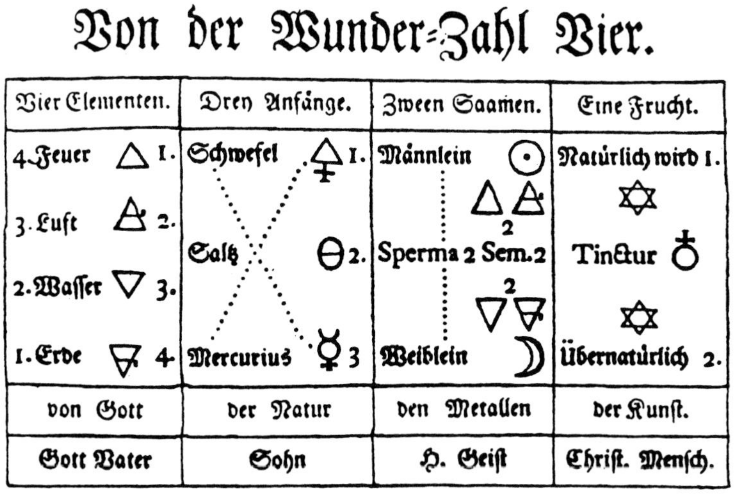

Von der Wunder=Zahl Vier.

Vier Elementen.	Drey Anfänge.	Zween Saamen.	Eine Frucht.
4.Feuer △ 1.	Schwefel 🜍 1.	Männlein ☉	Natürlich wird 1.
3.Luft 🜁 2.		△ 🜁 2	✡
	Saltz 🜔 2.	Sperma 2 Sem.2	Tinctur ♁
2.Wasser ▽ 3.		2 ▽ 🜃	✡
1.Erde 🜃 4.	Mercurius ☿ 3	Weiblein ☽	Übernatürlich 2.
von Gott	der Natur	den Metallen	der Kunst.
Gott Vater	Sohn	H. Geist	Christ. Mensch.

»Wer diese Tafel recht versteht, Sieht wie eins aus dem andern geht. Erstlich steckt alles in vierdter zahl Der Elementen überall, Daraus die Drey Anfäng entspringen, Welcher zwey Geschlechter herfürbringen, Männlich, Weiblich, von Sonn und Mond, Daraus wächset der Kayserliche Sohn: Dem auf der Welt gar nichts gleicht, Und übertrifft all Königreich« (Rosenkreuzerschrift, zit. nach Gebelein, 1991).

Die Beziehung zwischen Elementen und Prinzipien bei Paracelsus

Man liest häufig, Paracelsus habe die Lehre von den vier Elementen abgelehnt. Dies ist unrichtig. Er akzeptierte die Lehre von den Elementen als richtige Beschreibung der stofflichen Welt. Allerdings lehnte er die Lehren von Galen und Avicenna in der Humoralmedizin ab, nämlich die Beziehung zwischen den Elementen, den vier Säften im Körper und den vier Krankheitstypen.

»Es gibt also vier Elemente, aber nur drei erste Dinge, drei in der Luft, drei im Feuer, drei in der Erde und drei im Wasser.« (Paracelsus III/809)

Weiter liest man, es fänden sich in den Werken des Paracelsus keine Stellen, in denen er die Beziehung zwischen Elementen und Prinzipien beschreibe. Dabei stößt man bei aufmerksamer Lektüre häufig auf Stellen, in denen Paracelsus dieses schwierige Verhältnis darstellt: »Es gibt also vier Elemente, aber nur drei erste Dinge, drei in der Luft, drei im Feuer, drei in der Erde und drei im Wasser« (Paracelsus III/809). Diese Beziehung zwischen den Elementen und Prinzipien hat den Chemiatrikern und den Paracelsisten ziemlich zu schaffen gemacht.

Die Prinzipien, das Geistige in der Materie, von Paracelsus auch als erste Dinge bezeichnet, waren schon vor der Entstehung der materiellen Welt existent. Jedes der drei Prinzipien findet sich nach seiner Meinung auch in jedem der Elemente, jedoch in verschiedener Stärke.

Zunächst die Elemente: »Vier Wege müssen dabei verstanden werden. Der eine ist der Wasserkörper. Das sind die Kräuter, die viel Wasser liefern und mehr davon als von einem anderen Element. Der zweite ist der Feuerkörper. Das sind die Hölzer und die Harze, die Öle und die Wurzeln, die am meisten die Substanz des Feuers in sich haben. Der dritte ist der irdische Körper. Das sind die Steine, der Lehm und die Erde. Der vierte ist der Luftkörper. Die Luft ist in allen drei Körpern, wie wir es gemeldet haben« (Paracelsus III/11).

Zum Verhältnis zwischen den Elementen und den Prinzipien: Einen deutlichen Zusammenhang sieht Paracelsus zwischen dem Element Feuer und dem sulfurischen Prinzip. »Nun ist es zu sagen, dass der Sulfur das Element Feuer ist. Wenn man will, dass er in der Kraft einer Arznei sei, muss er flüchtig gemacht werden, damit er sich wie eine Flamme verliere« (Paracelsus III/645).

Etwas schwieriger zu verstehen ist das Verhältnis zwischen den Elementen Erde und Wasser mit dem Prinzip Sal: »Nicht aus der Erde, sondern aus dem Wasser entstehen die Steine der Erde, sie sind gleichsam das Erz des Wassers. Und was die Entstehung der Metalle betrifft, so vergessen sie (die Ärzte) dabei des Dinges, das sie vereinigt. Nicht zwei, sondern drei Dinge machen ein Metall« (Paracelsus I/354). Nach der Elementenlehre ist die Erde als Niederschlag (Koagulation) aus dem Wasser entstanden, durch Abnahme der Feuchtigkeit von Wasser zugunsten der Trockenheit von Erde. Dies ist möglich, da beide Elemente die Qualität Kälte besitzen.

Zum Verhältnis zwischen Elementen/Temperamenten und Prinzipien: »Man kann den Menschen nicht sicher in Melancholiker, Phlegmatiker, Choleriker und Sanguiniker einteilen. Ein Sanguiniker ist jeder Mensch, da das Blut ein Teil des Körpers ist. Deshalb muss er nach dem vorherrschenden Teil Sulphureus, Mercurialis oder Salsus genannt werden. Du wirst dir merken, dass du das, was jene Cholera nennen, roten Sulfur nennen wirst. Was jene Phlegma nennen, nennst du weißen Sulfur mit gelösten Salzen. Was jene Melancholiker nennen, sollst du merkurialische Flüssigkeit nennen« (Paracelsus III/449).

In der Elementenlehre hat der Gesunde eine der vier Konstitutionen (bzw. Temperamente), wobei das vorherrschende Element nicht zu stark sein darf. In der Prinzipienlehre liegen beim Gesunden die drei Prinzipien in ähnlicher Intensität und in harmonischer Beziehung zueinander vor.

Nach Meinung der Galeniker verläuft der Lebensprozess vom luftigen Zustand der Kindheit und Jugend hin zum erdigen Zustand im Alter: Feucht und warm wird zu trocken und kalt. Im Elementenschema steht die Feuer-Wasser-Achse rechtwinklig zur Luft-Erdachse (siehe Seite 98). Man könnte das so interpretieren, dass der Alterungsprozess zwei Wege nehmen kann: Luft – Feuer – Erde oder Luft – Wasser – Erde.

Den Alterungsprozess könnte man nach dem System der drei Prinzipien so darstellen: Merkur – Sulfur – Sal. Im Sinn der sympathischen Therapie würde das bedeuten, dass in Kindheit und Jugend mehr merkurische Arzneien zu verwenden sind, beim Erwachsenen eher sulfurische, im Alter schließlich salhafte. Die Krankheiten der sieben »Lebensalter«, die mit den Planeten zusammenhängen, folgen ebenfalls dieser Reihenfolge (siehe Planetentabelle, Seite 59).

Bei genauerer Überlegung muss man feststellen, dass die Beziehungen zwischen Elementen und Prinzipien komplizierter sind, als zunächst angenommen. Recht eindeutig ist die Ähnlichkeit zwischen Feuer und Sulfur.

Sulfur hat aber auch mit dem Element Luft einiges gemeinsam: »Der Sulphur hatte als Urstoff seines Wesens Feuer und Luft. Das Sal (Salz) hatte als Urstoff seines Wesens das Wasser. Und diese beiden waren der Urstoff des Mercurius (des Quecksilbers). Und so war also im Schwefel Feuer und Luft, aber keine Erde« (Paracelsus IV/871).

Die Identifizierung des Prinzips Merkur mit Luft und Wasser stimmt nur teilweise. Paracelsus schrieb: »Überwunden sind die Leute, die glauben, dass der Merkur von nasser und kalter Natur ist oder sein soll: Das ist nicht richtig, er ist voll großer Hitze und Feuchtigkeit« (Paracelsus III/337). Paracelsus sah also im Merkur ein heißes und feuchtes Prinzip und betonte folglich den Zusammenhang zwischen Merkur und Luft. Beide stehen seiner Meinung nach der Quintessenz besonders nahe, durchziehen also alles Geschaffene.

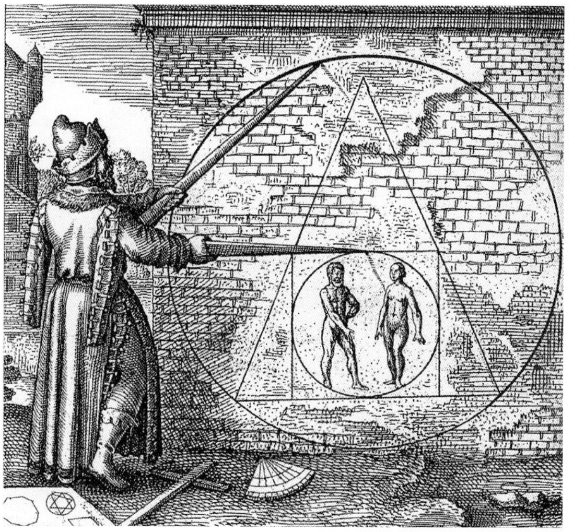

Die »heilige Geometrie« als Ausdruck der schöpferischen Kräfte des Universums. Quadrat und Dreieck deuten auf die geheime Beziehung der vier Elemente zu den »Tria Principia«. Der Kreis verkörpert die Vollendung. Die zwei Figuren symbolisieren das Seelenhafte (Sulfur, Mann) und das Vergeistigte (Mercurius, Frau), die Wand das Körperliche (Sal). Aus: Michael Maier, »Atalanta fugiens«, 1618.

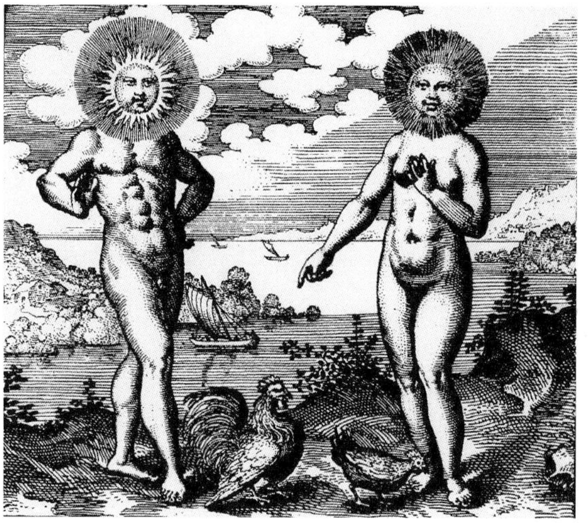

Die Polarität von Sonne – Sulfur und Mond – Mercurius. Aus: Michael Maier, »Atalanta fugiens«, 1618.

Zum Salz meinte Paracelsus: »Dies ist an und für sich ein materieller Humor (Saft)« (Paracelsus I/72). Das Prinzip Sal steckt also zunächst vor allem im Element Erde und im Mineralischen: »Alles, was die Erde hervorbringt, ist steinig. Jeder Wein erzeugt Weinstein im Gefäß« (Paracelsus I/806). Hier zeigt sich wieder die Idee der Koagulation der Erde aus dem Element Wasser.

Erde hat eben eine starke »Affinität« zum Element Wasser, was sich in der guten Wasserlöslich-

---

»So wie unser heute auf den Universitäten der ganzen Welt gelehrtes medizinische Wissen nur einer schmalen Mondsichel gleicht, während das gesamte praktisch wertvolle Heilwissen aller Zeiten und Völker einer Vollmondscheibe im Vergleich dazu entspricht, so dürfte auch unser Wissen von den Naturkräften und ihrer Verwertbarkeit durch den Menschen nur einen kleinen Teil dessen betragen, was noch kommen wird oder was vergangene Zeiten davon schon gewusst haben.« (Bernhard Aschner, 1926, Vorwort)

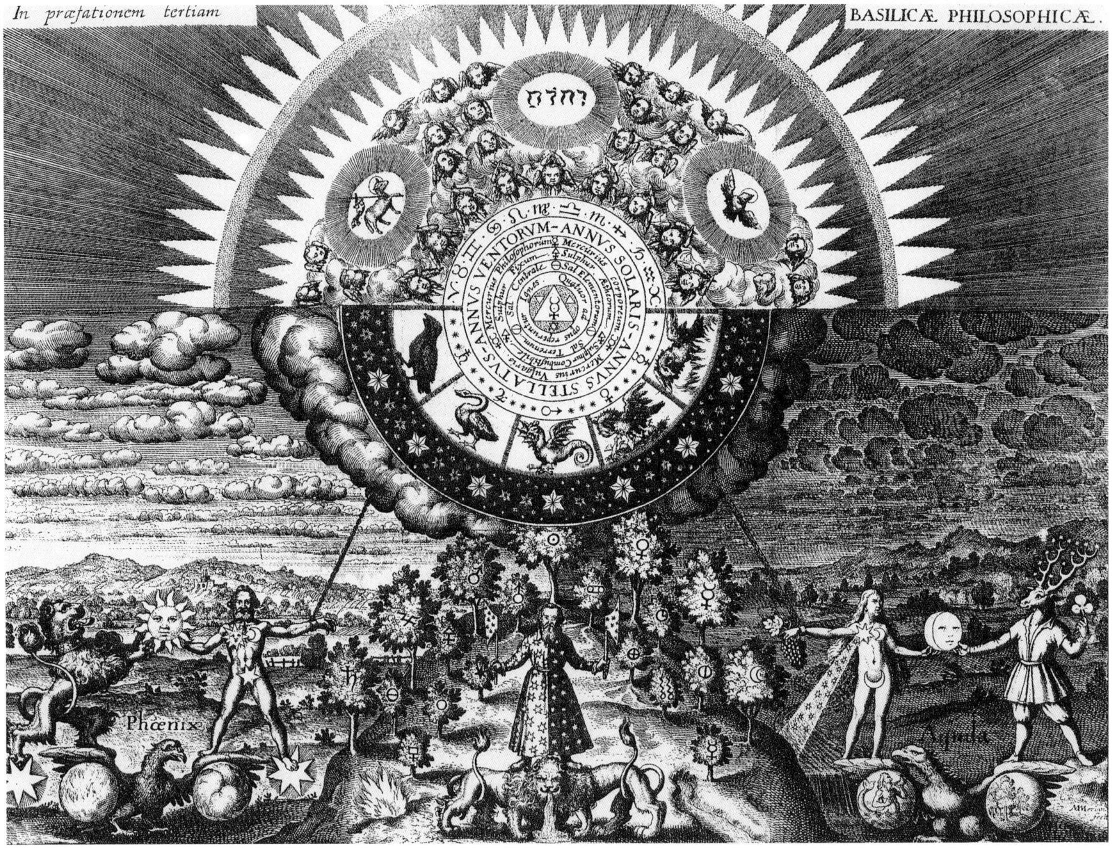

Der alchimistische Kosmos. Aus: »Opus medico-chymicum«, 1618.

keit vieler Salstoffe zeigt. Das Element Wasser hat also eine Beziehung zu den Prinzipien Merkur und Sal. »Im Wasser ist nämlich eine steinige Materie, die, wenn es lange kocht oder destilliert wird, wie ein Stein am Gefäße haftet« (Paracelsus I/809).

Wie Olaf Rippe in seinem Textbeitrag zeigt, entspricht Sulfur als Wärmeprinzip den aufsteigenden Elementen Feuer und Luft. Sal als Kälteprinzip ist dagegen mit den absteigenden Elementen Wasser und Erde identisch (siehe S. 100).

Dazwischen steht der Merkur, der die Polaritäten harmonisch gemischt enthält. Als »flüchtiger« Merkur tendiert er mehr zur Wärme (solve – lösen) und als »fixer« Merkur mehr zur Kälte (coagula – niederschlagen). Diese Polarität findet man beispielsweise bei der Destillation.

Chemie für Alchimisten

Alchimie und Chemie sind zwei ähnliche, aber nicht identische Wissenschaften. Letztere ist aus Ersterer hervorgegangen. Die insbesondere an Hochschulen vertretene Meinung, Alchimie sei die unwissenschaftliche und veraltete Vorläuferin der Chemie, ist irrig. Von der philosophischen Einstufung her gehört die Chemie zum System des dialektischen Materialismus, die Alchimie zum Universalismus, der als Scholastik die mittelalterliche Philosophie stark geprägt hat.

Es lohnt sich, gleichzeitig Kenntnisse der Chemie und der Alchimie zu haben. Um sich Schwierigkeiten zu ersparen, ist es in der Regel sinnvoll, in der Öffentlichkeit alchimistische Interessen und Kenntnisse für sich zu behalten. Es gilt der hermetische Ratschlag: »Wisse, wolle, wage und schweige.«

Für Paracelsus selbst war die Alchimie die Wissenschaft der Wissenschaften. In unserer Zeit äußerte sich beispielsweise Helmut Gebelein (1991), Professor für Chemie, in diesem Sinne.

Der Paracelsist Johann Kunckel schrieb über die Alchimie: »Die Chymie (= Alchimie) ist ohnstreitig eine der vornehmsten und nöthigsten Künste in der Welt und nicht unbillig eine Mutter und Ernährerin aller anderen Künste zu nennen (...), so ist wohl einem vernünftigen Menschen, nebst der Gottesgelahrtheit und Sorge vor seiner Seele, nichts nötiger und nützlicher, als die Erkänntnis der Natur, welche durch die Chymie einzig und allein erlernet wird. Daher ist es auch kommen, dass diese Kunst alsbald nach Erschaffung der Welt ihren Anfang genommen« (Kunckel, 1716; zit. nach Gebelein, 1991).

Bei der Erklärung von Phänomenen, die die alten Alchimisten beobachteten, kann uns die zeitgenössische Chemie teilweise erheblich weiterhelfen. Es sind hierzu keine anspruchsvollen Studien nötig. Nähere Angaben zu den im Folgenden besprochenen Themen finden sich in den im Literaturteil genannten Lehrbüchern der Anorganischen Chemie.

Der Atombau: Alle chemischen Elemente bestehen aus Atomen. Fast die ganze Masse eines Atoms befindet sich im kleinen, dichten Atomkern, der sich aus positiv geladenen Protonen und ungeladenen Neutronen zusammensetzt. Dieser wird umkreist von den negativ geladenen Elektronen, die groß und weich sind und nur geringe Masse haben. Elektronen sind immer in Bewegung. Man kann sie auch als Wellen betrachten, die stets bestimmte Figuren bilden. Dem Alchimisten ist jetzt bereits der Merkurcharakter von Elektronen klar. Den Protonen kann man Sulfur-Charakter zuschreiben, den Neutronen Salcharakter.

Die Elektronegativität[28]: 1932 schuf Linus Pauling diesen Begriff, der die Tendenz der Atome eines chemischen Elementes angibt, Elektronen abzugeben oder aufzunehmen. Werden Elektronen abgegeben, entstehen aus Atomen positiv geladene Kationen, die Metalle. Bei Elektronenaufnahme entstehen aus den Atomen negativ geladene Anionen, die Nichtmetalle.

Die Elektronegativität ist eine Zahl zwischen 0,9 und 4,1. Je größer diese Zahl ist, desto stärker ist die Tendenz zur Aufnahme von Elektronen und damit der nichtmetallische Charakter. Metalle haben eine Elektronegativität von 0,9 (Kalium) bis 1,7 (Zinn), Nichtmetalle von 2,4 (Schwefel) bis 4,1 (Fluor). Die Stoffe mit einer Elektronegativität zwischen 1,7 und 2,4 sind gewöhnlich Halbmetalle, beispielsweise Arsen mit 2,2 oder Antimon mit 1,8. Diese können Kationen, aber auch Anionen bilden.

Als freie Elemente sind Metalle Leiter, Halbmetalle Halbleiter und Nichtmetalle Nichtleiter.

Die Verbindungsbildung: Zwischen Atomen gibt es drei Möglichkeiten der Verbindungsbildung, die Metall-, die Ionen- und die Atombindung.

Die Metallbindung liegt in einem Stück eines reinen Metalls vor. Positiv geladene Ionen liegen regelmäßig verteilt in einem »Teig« aus frei beweglichen Elektronen. Dies ist der Grund, warum Metalle den elektrischen Strom gut leiten. Dem Alchimisten wird sofort klar, warum Paracelsus den Metallen sulfurischen Charakter (die Kationen) und merkuriellen Charakter (das »Elektronen-Gas«) zugeschrieben hat.

Das frei bewegliche »Elektronen-Gas« ist für den Metallglanz verantwortlich. Es ist also möglich, ohne Zuhilfenahme von Geräten einen Vorgang im atomaren Bereich wahrzunehmen!

Zweiter Verbindungstyp ist die Ionenbindung. Sie bildet sich, wenn zwei Elemente mit stark unterschiedlicher Elektronegativität sich verbinden. Natrium (1,0) verbindet sich mit Chlor (2,8) zu Kochsalz. Das Natriumatom hat ein Elektron an das Chloratom abgegeben zu der Verbindung Na^+Cl^-. Diese bildet Kristalle, in denen Ionen streng geregelt verteilt sind – ein Salz. Der Salcharakter der Salze ist eindeutig.

Dritter Verbindungstyp ist die Atombindung. Hier werden Atome mit ähnlicher Elektronegativität von Elektronen auf bestimmten Bahnen umkreist, die meist zwei Atome einschließen. Dies ist der Bindungstyp, in dem die Nichtmetalle – Kohlenstoff (2,5), Wasserstoff (2,2), Sauerstoff (3,5), Stickstoff (3,1) – die organischen Verbindungen aufbauen. Diese Stoffe sind Nichtleiter, haben aber etwas merkuriellen Charakter.

Bei erster Annäherung ist die Metallbindung also sulfurisch, die Ionenbindung salhaft und die Atombindung merkuriell. Können in einem Stoff mit Atombindung die Elektronen über längere Strecken im Molekül fließen, ohne dass diese Stoffe Leiter für den elektrischen Strom sind, so betont dies den merkuriellen Charakter organischer Verbindungen (z.B. Aromate wie Benzol, viele Farbstoffe, die Karotinoide und die Anthozyane).

Säuren und Basen: Dieses Thema ist kniffliger, als man zunächst annimmt. Wegen der großen Bedeutung für die Alchimie und die Therapie des Paracelsus, ist die Kenntnis des derzeitigen Standes in der Chemie jedoch erforderlich.

Säuren schmecken sauer, Basen basisch. Pflanzensäuren kannte schon der Urmensch, die Basen kamen erst mit Entstehung des Handwerks.

Nach Arrhenius (1887) sind Säuren Stoffe, die H^+-Ionen abgeben, Basen Stoffe, die OH^--Ionen abgeben. Eine weitere Definition von Säuren und Basen stammt von Brönsted (1923): Säuren geben Protonen (H^+) ab, Basen nehmen sie auf.

28 Die genaue Definition lautet: »Die Elektronegativität ist ein Maß für die Fähigkeit eines Atoms, in einer Bindung das bindende Elektronenpaar an sich zu ziehen.«

Harte und weiche Säuren und Basen

harte Säuren	harte Basen
Hydrogenium (H^+)	Fluorid (Fl^-)
Lithium (Li^+)	Chlorid (Cl^-)
Natrium (Na^+)	Hydroxid (OH^-)
Kalium (K^+)	Oxid (O^{--})
Magnesium (Mg^{++})	Carbonat (CO_3^{--})
Calcium (Ca^{++})	Nitrat (NO_3^-)
Aluminium (Al^{++})	Phosphat (PO_4^{---})
dreiwertiges Eisen (Fe^{+++})	Sulfat (SO_4^{--})
Titan (Ti^{++++})	Ammoniak (NH_3)
	Äthanol (C_2H_5OH)
	Acetat (CH_3CO-)
	Formiat (HCO_2-)
halbharte Säuren	**halbharte Basen**
Zinn (Sn^{++})	Bromid (Br^-)
Blei (Pb^{++})	Nitrit (NO_2^-)
Zink (Zn^{++})	Sulfit (SO_3^-)
zweiwertiges Eisen (Fe^{++})	Anionen höherer Fettsäuren (RCO_2^-)
zweiwertiges Kupfer (Cu^{++})	
Schwefeldioxid (SO_2)	
dreiwertiges Gold (Au^{+++})	
weiche Säuren	**weiche Basen**
einwertiges Kupfer (Cu^+)	Jodid (J^-)
Silber (Ag^{++})	Cyanid (CN^-)
einwertiges Gold (Au^+)	Rhodanid (SCN^-)
einwertiges Quecksilber (Hg_2^{++})	Benzol (C_6H_6)
zweiwertiges Quecksilber (Hg^{++})	Anionen organischer Säuren, besonders aromatischer, z.B. Benzoat ($C_6H_5CO_2^-$)

Der große Sprung der Erweiterung des Säuren-Basen-Systems gelang Lewis (1923) mit folgender Definition: Säuren sind Stoffe mit einer Elektronenlücke, Basen solche mit einem Elektronenüberschuss. In dieses System kann man positive Ionen, negative Ionen und Neutralstoffe einordnen. Säuren sind positiv geladen oder auch Neutralstoffe, Basen sind negativ geladen, können aber ebenfalls Neutralstoffe sein. Säure und Base reagieren miteinander und bilden ein Salz.

»Der Alchimist strebt danach, sich mit seinem Wesen aus dem gewöhnlichen Zusammenhang des Leiblichen herauszuziehen und in die Welt einzutreten, welche als ›Geist der Natur‹ hinter dem Bereich der sinnlichen Wahrnehmung liegt.« (Rudolf Steiner)

Schon Paracelsus hat darauf hingewiesen, dass Säuren einen sulfurischen Charakter haben, Basen dagegen einen salhaften, bei ihm »Kalke« oder »Aschen« genannt. Bilden sie ein Salz, verstärkt sich der salhafte Charakter.

Mit dieser Überlegung sind wir an einer Schnittstelle zwischen Alchimie und Chemie angelangt. Das Thema ist deshalb nicht einfach, und es bestehen sowohl für die Chemie als auch für die Alchimie große Möglichkeiten zur Weiterentwicklung!

»Weiche« und »harte« Säuren und Basen: Wer seine Chemiekenntnisse dem Schulunterricht vor Jahrzehnten verdankt, dem fallen die modernen Chemiekonzepte relativ schwer. Durch die sprunghafte Zunahme an Wissen und die technische Entwicklung der letzten Jahre ist das selbstverständlich.

Vor allem der Lewissche Säuren-Basen-Begriff kann einem ganz schön zusetzen, weil er so allgemein anwendbar ist.

Im Folgenden werden Säuren und Basen nach ihrer Härte unterschieden. Unter Härte/Weichheit ist zu verstehen, wie stark ein Stoff beim Anlegen eines elektrischen Feldes polarisierbar ist, das heißt, wie stark sich die Elektronen in dem Stoff verschieben können. Diese Stoffe können Elemente sein, Verbindungen oder Ionen. Es gibt harte, halbharte und weiche Säuren und Basen. Viele der Säuren sind Metallionen – Säuren und Metalle haben allgemein gesehen einen sulfurischen Charakter. Basen haben allgemein einen salhaften Charakter. Die Eigenschaft »hart« ist salhaft, die Eigenschaft »weich« ist merkuriell. Die dem Text zu Grunde liegenden Veröffentlichungen zum Thema stammen übrigens aus dem Jahr 1996, dargestellt ist also der (relativ) aktuelle Stand der Chemie.

Beeindruckend an diesen Publikationen ist, dass auf die Affinitätsregel hingewiesen wird: »Gleiches will zu Gleichem.« Harte Säuren bilden am liebsten ein Salz mit harten Basen, weiche Säuren mit weichen Basen. Man sieht: Auch die Chemie kennt das Gesetz der Sympathie und Antipathie.

Die Hälfte der in der Tabelle aufgeführten Stoffe waren den alten Alchimisten unbekannt. Sie sind dennoch aufgenommen worden, um das Wesen harter oder weicher Moleküle oder Ionen genauer darzustellen.

Das Wasserstoffion (es liegt in wässriger Lösung immer als H_3O^+-Ion vor) ist unter den harten Säuren aufgelistet. Die Eigenschaft »hart« ist aber salhaft. Säuren haben also etwas Salhaftes an sich. Paracelsus hat den sulfurischen Charakter der Säuren immer betont. Sind Säuren flüchtig oder destillierbar, so kommt noch ein merkurieller Aspekt dazu.

Das bedeutet: Säuren zeigen den Charakter der drei Prinzipien häufig schon in recht harmonischer Verbindung. Sie sind also dem Stein der Weisen schon recht nahe und gehören damit zu den Arzneien mit einem breiten Wirkungsspektrum. So lässt sich etwa die große Heilkraft von Ameisensäure und Essigsäure mühelos erklären, da beide besonders stark von Merkur gezeichnet sind.

Die in der Liste aufgeführten harten Basen waren Paracelsus und seinen Nachfolgern fast alle bekannt, die halbharten Basen weitgehend unbekannt, die weichen Basen ganz unbekannt. Die Salze der Chemiatrie sind also vom Anion her stark salhaft. Betont alkalische Stoffe aus Kationen und den Anionen Hydroxid, Oxid und Carbonat sind ebenfalls salhaft, das Ergebnis eines intensiven Feuerprozesses und nicht flüchtig.

Der Herstellungsprozess folgt dem Weg der Elemente von Feuer zu Erde – zwei trockenen Elementen. Diese salhaften Produkte, bei Paracelsus Aschen oder Kalke genannt, haben eine Affinität zu Wasser und lagern es gern an (Soda, Pottasche, leicht löslich, bilden Hydrate) oder reagieren heftig damit (Ätzkali, gebrannter Kalk). Sehr interessant sind die flüchtigen, harten »Basen« Wasser und Ammoniak. Ihre große merkurielle Flüchtigkeit verbindet sich mit dem Salcharakter »harter« Basen. Damit sind sie automatisch nicht nur interessante Reagenzien für chemische Operationen, sondern auch wertvolle Merkur-Sal-Arzneimittel.

Säuren und Basen im Vergleich: Säuren sind in erster Linie sulfurisch, Basen salhaft. Harte Säuren oder Basen sind salhaft, weiche merkuriell. Man ist versucht, die halbharten Säuren/Basen als sulfurisch einzustufen. Hierbei wäre Sulfur ein Drittes, das vermittelnd und verbindend zwischen den Grundprinzipien Merkur und Sal steht. Diese Meinung äußerten auch einige Alchimisten, wohl von ihren laborantischen Beobachtungen dazu angeregt.

Was uns die zeitgenössische Chemie mit ihrer Säuren-Basen-Lehre in Kombination mit der Hart-Weich-Lehre vermittelt, ist Folgendes: Bei Säure-Basen-Zusammenstellung aus der Tabelle kann man bei salzartigen Verbindungen die Stärke der Prinzipien variieren und damit beispielsweise die Arznei der Chronizität des Leidens angleichen.

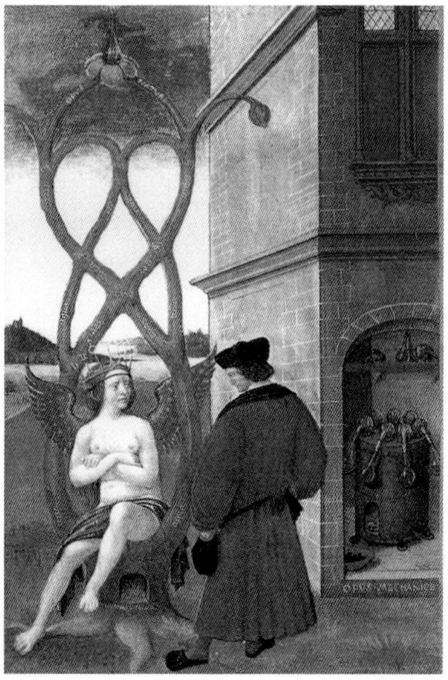

Die Natur, hier dargestellt als Engel (= Mercurius, Quintessenz) mit einer Planetenkrone, belehrt den Alchimisten: »Wie sollst Du Erkenntnis von etwas erlangen, wenn Du nicht in meine Schmiede kommst« (zit. nach H. Gebelein, 1991). Miniatur von Jehan Perréal, 1516.

So sind etwa Natriumsulfat (hart/hart = Sal/Sal) und Calciumsulfat (hart/hart = Sal/Sal) Mittel für hartnäckige chronische Fälle. Zinkoxid (mittelhart/hart) eignet sich zur Behandlung veralteter, chronischer Entzündungen. Zinn-II-Jodid (mittelhart/weich) ist sulfurisch-merkuriell, die Krankheit muss ein Leiden des Merkur sein, mit einem sulfurischen Reizungs- und Entzündungsaspekt. Ein solches Leiden ist beispielsweise der Raucherhusten; tatsächlich ist dieses Mittel genau dafür ein Spezifikum. Das Kupfer-I-Oxid (weich/hart = Merkur/Sal) eignet sich für Leiden, an denen diese zwei Prinzipien beteiligt sind. Dies sind chronische Leiden, bei denen aber fortwährend neue Symptome auftreten und der Ort der Beschwerden wandert. Da wir immer mehr mit solchen Fällen konfrontiert werden, ist Kupfer-I-Oxid für uns sehr wichtig geworden (homöopathisch als »Cuprum oxydatum rubrum« im Handel).

Alchimie für Chemiker

Für den Naturwissenschaftler, der in seinem Beruf mehr sieht als eine Methode des Broterwerbs, ist die Beschäftigung mit Wissen aus alter Zeit, beispielsweise Chemiegeschichte und Alchimie, zunächst kaum mehr als ein unterhaltsames Hobby. Bei weiterem Eindringen kann allerdings der Saulus/Paulus-Effekt auftreten. Das Hobby wird zur Passion und zu einer handfesten Wissensquelle und Gottesgabe. Das Studium der Alchimie führt zu einer großartigen Erweiterung des Weltbildes, man lernt die Verbindung der Natur- und Geisteswissenschaften in den Schriften von Lehrern wie Paracelsus oder Jakob Böhme kennen und kommt zu einer effektiveren Interpretation der Erfahrung. Dies meinte Paracelsus, wenn er von Erkenntnis »im Lichte der Natur« sprach.

Der Student der Alchimie kann die Scheuklappen ablegen, die ihm bei einem strengen naturwissenschaftlichen Studium verpasst wurden – die hohe Schule tendiert leider dazu, statt einer Bewusstseinserweiterung eine Bewusstseinsverengung ihrer Absolventen anzustreben. Einige Repräsentanten des Geisteslebens im 20. Jahrhundert haben diese große Chance erkannt. Zu ihnen gehörten C.G. Jung, Alexander von Bernus, Rudolf Steiner, Frater Albertus und Manfred Junius.

Dem im Labor tätigen Chemiker oder Pharmazeuten erschließt sich durch die Praxis der Alchimie noch eine weitere Möglichkeit: Beim laborantischen Nacharbeiten der alten Angaben hat er beste Aussichten, viel Interessantes und Unbeachtetes zu finden, das mehr als nur von historischem Interesse ist. Von den vielen Rezepten in den Alchimietexten der letzten zweitausend Jahre hat man nur einen winzigen Teil praktisch nachgearbeitet. Besonders raffiniertere Anweisungen, bei denen Stoffgemische aus Pflanzen- und Mineralwelt einen komplizierten Bearbeitungsweg durchlaufen, mit Arbeitsschritten, die dem Chemiker teilweise als sinnlos erscheinen, sind ausnahmslos nicht nachgeprüft. Was dabei für Produkte entstehen (vermutlich auch Stoffe, die der Chemie noch unbekannt sind), ist Terra incognita. Zeitlicher und finanzieller Aufwand dieser Studien wäre allerdings nicht gering.

Der Zusatz von katalytisch wirkenden Schwermetallen, zum Beispiel Mangan, kann durchaus neue Stoffe schaffen, die bei einfacher Tinkturherstellung nicht gebildet werden. Auch in jüngeren chemisch-pharmazeutischen Veröffentlichungen liest man, dass in alten Herstellungsrezepten unsinnige Zusätze verwendet werden, beispielsweise Ton im Theriak. Diesen »Forschern« ist offensichtlich das Phänomen der Katalyse an Oberflächen unbekannt.

Im vorhergehenden Kapitel sind schon einige Themen besprochen worden, die Physikochemiker interessieren dürften, wie die Erscheinungen in der Elektronenhülle im Säuren-Basen-System. Die alchimistische Betrachtungsweise schafft möglicherweise eine weitere Dimension des Verständnisses für die Tatsachen im Verhalten der Materie. Es ist reizvoll, dem Wirken des Prinzips Sal in Ionengittern, der Struktur von Silikaten oder bei Halbleitersubstanzen nachzugehen.

In einer komplizierteren Emulsion, einem so genannten Koazervat, manifestieren sich die Prinzipien folgendermaßen: Der Emulgator ist grundsätzlich merkuriell, die Ölphase sulfurisch, die Wasserphase merkuriell und durch das Gelöste salhaft. Die komplizierte Struktur des Koazervats (Öl in Wasser in Öl in Wasser ...) ist wie alle komplizierten Strukturen salhaft. Moderne Emulgatoren können solche Strukturen aufbauen; dadurch wurden Cremes vor einigen Jahrzehnten stark verbessert. Eine wirksame Emulsion verbindet also Merkur, Sulfur und Sal. Natürlich hat die Natur diese Superemulgatoren Milliarden Jahre früher geschaffen als der Mensch: die lezithinartigen Stoffe in allen Zellen, besonders in den Zellmembranen und im Nervengewebe.

Der Weg zur wahren Arznei

»Denn die Künste der Arznei liegen im Schlaf, wir müssen sie aufwecken, von selbst werden sie nicht aufstehen. Wecket sie daher auf und macht sie wachend.« (Paracelsus II/290)

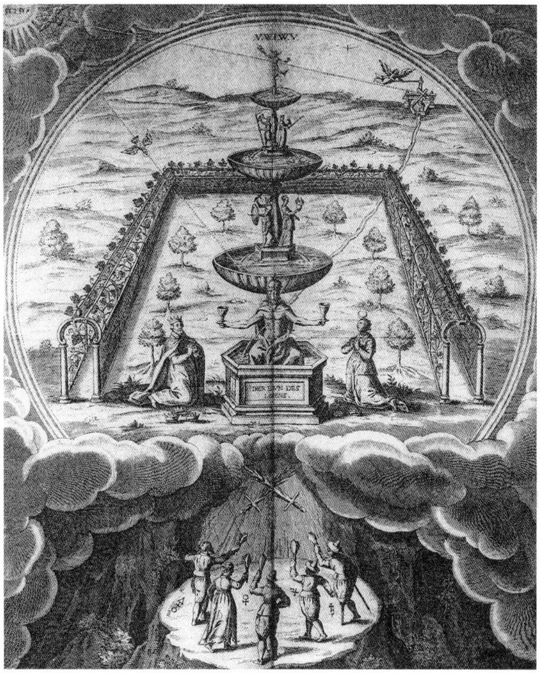

»Der Brunnen des Lebens.« Dargestellt ist der Umwandlungsprozess mit Hermes an der Spitze. In der Erde befinden sich die fünf Wandelplaneten, auf ihr Luna (Silber) und Sol (Gold). Die drei Kronen zu Füßen des Königs symbolisieren die drei Prinzipien, die im Gold besonders harmonisch vorliegen. Aus: »Cabala« von Steffan Michelspacher, 1616.

Die zeitgenössische Chemie kennt Millionen von natürlichen und synthetischen Stoffen, deren Zahl immer noch rasch weiterwächst. Aus der jahrtausendealten Tradition der Medizin und der Technik, durch Erfahrung gewonnen, kannte man zur Zeit des Paracelsus bereits die Wirkung von mehreren tausend Heilpflanzen und Hunderte von natürlichen Mineralien und Produkten der Technik.

Metallurgie und Handwerk entwickelten hauptsächlich anorganische Produkte. Auch die Alchimie beschäftigte sich vorwiegend mit der Bearbeitung anorganischer Materialien. Doch die Alchimie ist kein abgeschlossenes Fach, ihre zukünftigen Entwicklungsmöglichkeiten liegen unter anderem auch auf dem Gebiet synthetischer organischer Stoffe mit neuartigen Strukturen.

Bei Paracelsus wird eine recht große Anzahl organischer Materialien erwähnt, und zwar in Gestalt von Heilpflanzen und einfachen Produkten oder Auszügen aus diesen. Meist werden sie in der Therapie als einfache Gemische eingesetzt, so in der Volks- und der Humoralmedizin. Nur die wichtigsten wie die Melisse werden spagirisch weiterverarbeitet.

Über die alchimistische Bearbeitung anorganischer Stoffe war Paracelsus sehr gut unterrichtet. Die antiken und mittelalterlichen Schriften zum Thema und deren Autoren wurden bei ihm alle namentlich erwähnt. Paracelsus steht also in der alchimistischen Tradition des ausgehenden Mittelalters. Seine große Leistung ist außer der Entdeckung des Prinzips Sal die konsequente Anwendung alchimistisch zubereiteter Stoffe in der Therapie, und zwar solcher Zubereitungen, die wirksam sind, aber weitgehend frei von Nebenwirkungen und tückischen Folgen. Er trieb also bei seinen Zubereitungen nicht den Teufel mit Beelzebub aus. Viele seiner Zeitgenossen und Nachfolger konnten das nicht. Er äußerte sich deshalb vielerorts in seinen Schriften sehr kritisch über die Ärzte und Apotheker seiner Zeit.

Spätere Praktiker brachten beispielsweise Präparate aus Antimon derartig in Misskredit, dass junge Ärzte an einigen europäischen Hochschulen einen Schwur leisten mussten, niemals mit Antimon zu therapieren.

Das Wesen der Metalle

Schon in der europäischen Antike wurden die sieben bekannten Metalle den sieben Planeten zugeordnet (siehe Tabelle, Seite 64). In vorgeschichtlicher Zeit gelang auch bereits die Herstellung von Zinkmetall und Messing, doch wurden diese nicht in das Planetensystem eingeordnet. Ebenso stufte man Erze von Nickel und Kobalt lediglich als störende Stoffe im mitteleuropäischen Bergbau ein, entstanden durch Entartung aus wertvollen Metallerzen.

Die Alchimisten waren sich einig, dass Metalle Manifestationen des sulfurischen Prinzips sind, aber auch die anderen zwei Prinzipien in sich haben.

Die Spannung zwischen den Prinzipien Merkur und Sulfur, bedingt durch ihre große Verschiedenheit, ist in den Metallen bereits größtenteils abgebaut, und zwar durch das Wachstum der Metalle im Berg. Der Apotheker Johannes Schröder bemerkte hierzu: »Die Metalle bestehen aus einem salzichten Safft / oder Mercurio, der durch den Sulfur in der Erden coaguliert worden. (...) Bestehen also die Metall / wie alles andere / aus zwei Stücken / nemlich aus einer Feuchtigkeit / die Merkur genannt wird / und aus einem Feuer / das man Schwefel nennet.«

»Jedes Metall ist ein koagulierter Mercurius.« (Paracelsus III/447)

»Es gibt kein Metall, das ohne Sulfur ist. Jeder Körper eines Metalls besteht aus drei Dingen, aus Sulfur, Sal und Mercurius.« (Paracelsus III/639)

Die Metalle haben durch Harmonisierung der ersten zwei Prinzipien einen ganz wichtigen Schritt der Veredlung der Materie schon hinter sich. Sie sind deshalb bereits wirksame Arzneistoffe. Man kann sie, trotz ihrer teilweisen Giftigkeit, relativ leicht verbessern und entgiften.

Die Hierarchie der sieben Planetenmetalle in der Reihenfolge von unedel zu edel wurde von den Alchimisten folgendermaßen gesehen: Blei – Zinn – Eisen – Kupfer – Quecksilber – Silber – Gold. Diese Reihe bezieht sich auf die Gesamtintensität der Prinzipien im Metall, nicht auf die Qualität (Gebelein, S. 71).

»Der gelbe Markasit nimmt seine Farbe vom Schwefel, der gewaltig in ihm liegt, der weiße vom Mercurius, der gewaltiger in ihm liegt.« (Paracelsus III/872)

Blei und Zinn sind am stärksten von grober, erdiger Substanz (Faeces) geprägt, Gold am wenigsten. Quecksilber ist so stark von Merkur geprägt, dass viele Alchimisten es nicht als Metall einstuften (siehe Text von Patricia Ochsner). Auch Silber ist betont merkuriell, Gold hingegen stark sulfurisch. Dabei ist jedoch zu beachten, dass alle Metalle immer alle drei Prinzipien enthalten.

Ordnen wir die uns bekannten Metalle ins System der Prinzipien ein, so ergibt sich folgendes Bild:

Sulfurbetont sind Gold, Kupfer, Eisen, Kobalt, Nickel und die Platinmetalle.

Ein stärker betonter Salcharakter findet sich bei Erdmetallen: Magnesium, Calcium, Aluminium, Titan, Chrom, Molybdän, Wolfram, außerdem in den Elementen Kohlenstoff, Silizium, Germanium, Arsen, Antimon und Bismut. Härtende Legierungsbestandteile machen Legierungen salhafter (Hartblei enthält Antimon, Hartkupfer Arsen, Stahl Kohlenstoff).

Sulfurbetonte Metalle sind in reiner Form weich und duktil, dies gilt auch für Zinn und Blei, die aber durch ihren besonders unedlen Charakter abweichen. Das Grobe, das sie enthalten, ist nicht identisch mit Sal.

Über Vitriol und andere Metallverbindungen

Oxide: Den Alchimisten bekannt waren Kupfer-I-Oxid, Kupfer-II-Oxid, Eisen-II-Oxid, Eisen-III-Oxid, Zinkoxid und Calciumoxid. In diesen Verbindungen zieht der stark elektronegative Sauerstoff die Elektronen vom Metall zu sich, die Verbindungen sind keine Salze, aber teilweise Halbleiter. Die Metalle werden in diesen Verbindungen durch die Ladungsverteilung noch sulfurischer und damit zu potenziellen Arzneimitteln, die noch mehr Energie zuführen können als die reinen Metalle. Paracelsus schätzte ganz besonders das Kupfer-I-Oxid und das Eisen-III-Oxid.

Sulfide (»Markasit«): Nach dem Gesetz der Affinität besteht eine große Bindungstendenz zwischen den sulfurischen Metallen und Schwefel. Sulfidische Erze sind deshalb weit verbreitet und wichtige Schwermetalllieferanten. Markasite haben Metallglanz, sind oft gelb, aber schlechte Leiter des elektrischen Stroms.

Die Alchimisten kannten Pyrit, Markasit (beide FeS_2), Kupferglanz (Cu_2S), Kupferkies ($CuFeS_2$), Arsenkies (FeAsS), Zinkblende (ZnS), Bleiglanz (PbS), lichtes Rotgültigerz (Ag_3AsS_3), dunkles Rotgültigerz (Ag_3SbS_3) und seltenere Schwefelerze[29].

Dass die meisten Metalle beim Zusammenschmelzen mit Schwefel zu Sulfiden reagieren, nicht aber Gold, war den Alchimisten auch schon bekannt. Schwefel ist viel weniger elektronegativ als Sauerstoff, die Metallsulfide zeigen einen ganz anderen Aspekt des sulfurischen Metallcharakters. Als Arzneien zeigen sie in homöopathischer Zubereitung sehr gute Heilkräfte. Die Spagiriker verwendeten die natürlichen Metallsulfide gern und oft zur Weiterverarbeitung, stuften sie also als wichtige Rohstoffe ein.

29 Funde aus einem alchimistischen Labor: siehe Soukup/Mayer 1997.

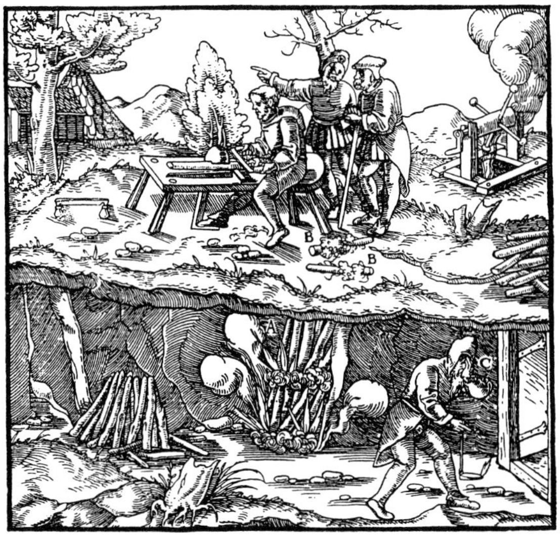

Feuersetzen zum Ausschmelzen der Metalle. Aus: Georg Agricola, »Vom Berg- und Hüttenwesen«, 1556.

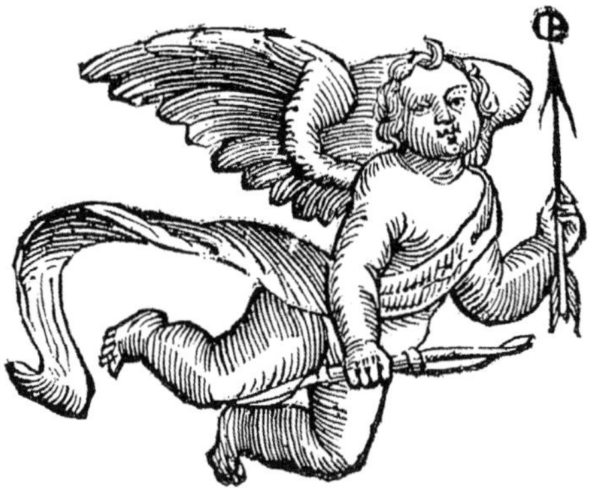

Vitriol als Amor, Holzschnitt

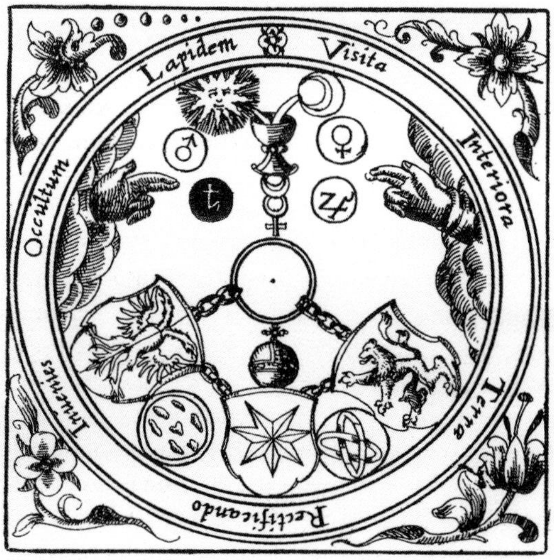

VITRIOL: Visita Interiora Terrae Rectificando Invenies Occultum Lapidem (»Besuche das Innere der Erde, durch Läuterung wirst Du den verborgenen Stein finden«). Vitriol-Emblem aus: »Chymisches Lustgärtlein, 1624.

Sulfate (»**Vitriol**«): »Der Vitriol ist ein mineralisches Saltz / dass denen Metallen am nächsten kommt / besonders aber dem Kupfer. (...) Theophrastus Paracelsus saget L. de Rer. Natural ort. der Vitriol sey ein Saltz seines Geschlechts / und von andern Saltzen unterschieden. ... weil der Vitriol nichts anders ist dann ein solvirter mineralischer Körper aus dem sauren Schwefel-Spir. dem metallischen venerischen oder martialischen Körper / dem elementatischen Wasser / und einer mineralischen Erden zusammengesetzt« (Johann Schröder).

Vitriol ist also entweder natürliches Kupfersulfat, Eisensulfat, eine Mischung hiervon oder auch ein gemischtes Sulfat mit Anteilen weiterer Schwermetalle. Natürlicher Vitriol ist immer wasserhaltig.

Die Entstehung des Vitriols im Berg: Seit vorgeschichtlicher Zeit ist im Erzbergbau das Feuersetzen üblich. In den Stollen wird starkes Feuer entfacht, um das Erz zu lockern. Sulfidisches Erz wird hierbei teilweise zum Oxid geröstet, dabei entsteht schweflige Säure. Diese oxidiert weiter zu Schwefelsäure, die die Metalloxide in die gelösten Sulfate verwandelt. Die Lösung sickert durch den Berg, sättigt sich und setzt sich nach Verdunstung des Wassers als krustenförmiges Hydrat ($CuSO_4 \times 5\ H_2O$, $FeSO_4$ x $7H_2O$) in den Gängen ab. Interessant bei diesem Vorgang ist – abgesehen von der stofflichen Seite – das Zusammenspiel der Elemente Erde, Feuer und Wasser oder Sal, Sulfur und Merkur. Das Naturprodukt dürfte als etwas Gewachsenes gegenüber dem Produkt der chemischen Synthese noch immaterielle Eigenschaften besitzen, die seine Verwendung als Arznei in alter Zeit begünstigten.

»Unter allen, die aus den Salzen entspringen, ist keines, das mehr Kraft der Minerale in sich hat, als der Vitriol.« (Paracelsus III/870)

In stillgelegten Stollen konnten die alten Bergleute das Wachstum des Vitriols aus der Bergfeuchte beobachten. Dies führte zur Vorstellung vom Zusammenhang zwischen Wasser und der Geburt der sulfurischen Metalle aus diesen Elementen: »In der Kälte kann das Feuchte koaguliert werden, wie im Kristall« (Paracelsus III/448).

Die wohl wichtigste Quelle des Vitriols war der Bergbau im Rammelsberg bei Goslar im Harz. Dort ist heute ein Schaubergwerk eingerichtet, in dem das Wachstum blauen Vitriols (Kupfersulfat), grünen Vitriols (Eisensulfat) und ihrer Mischung besichtigt werden kann. Zur Zeit des Paracelsus war Vitriol einer der wichtigsten Apothekenartikel[30]. Im Handel waren rohe Vitriole der folgenden Sorten:

– die grauschwarzen: schwarzes Atrament, Melanteria, Sory (stark eisen- und manganhaltig);

– die gelben bis roten: rotes Atrament, Misy, Chalcitis (Vitriolgemische mit Eisenoxidgehalt).

Beim aufgearbeiteten Vitriol[31] unterschied man grünen oder römischen (Eisen-II-Sulfat), der hauptsächlich im Leder- und Textilgewerbe benützt wurde, vom blauen, zyprischen, ungarischen (Kupfer-II-Sulfat), den die damaligen Ärzte und auch Paracelsus am meisten schätzten. Medizinische Verwendung fand auch der weiße Vitriol (Zinksulfat), zum Beispiel in der Augenheilkunde. Auch die aufgearbeiteten Vitriole waren keine einheitlichen Stoffe.

Vom Standpunkt der Alchimie gehören Vitriole zu den interessantesten Stoffen überhaupt. Der sulfurische Aspekt der Metallsulfide ist teilweise ersetzt durch den Salaspekt des Sulfations. Dadurch, dass an das Schwefelatom (Elektronegativität 2,4) vier Sauerstoffatome angelagert sind (Elektronegativität 3,5), entsteht das Sulfation SO_4^{--} mit seiner sehr starken Salzbildungstendenz.

Die entstehenden Metallsalze sind stark von Sal geprägt und zeigen hiermit eine starke Intensität von Sulfur und Sal nebeneinander. Dadurch werden sie zu ausgezeichneten Heilmitteln für Leiden, die nach einem akuten entzündlichen Stadium in einen chronischen Zustand übergegangen sind.

Spagiriker haben Vitriole gewöhnlich nicht als Arznei eingesetzt, sondern zu Folgeprodukten verarbeitet (»Colcothar«) und diese zu weiteren alchimistischen Operationen verwendet.

Alumen, Alaun: Der natürliche Alaunstein hat die Formel $KAl_3(OH)_6(SO_4)_2$. Da es nur wenige Vorkommen gibt und Alaun in der Färberei dringend benötigt wurde, waren die Minen jahrhundertelang heftig umkämpft. Durch Bearbeitung des Minerals gewinnt man Kalialaun ($KAl(SO_4)_2 \times 12H_2O$).

Der Alaun zeigt wieder die Beziehung zwischen Erde und Wasser. Das Erdmetall Aluminium hat starken Salcharakter, das harte Sulfation zeigt wieder den Sulfur-Sal-Aspekt, das Element Kalium, wesentliche Substanz im Nervensystem, repräsentiert Merkur. Alaun ist »ein Saltz von einer mineralischen Erden von saturnischer Natur« (Johann Schröder, S. 704).

30 Analysen der Vitriolsorten in E. Hickel, 1963.
31 Herstellungstechniken bei: Agricola, Vom Berg- und Hüttenwesen, 1556, S. 489.

Es wurde allgemein zum Stillen von »Flüssen« (Geschwüre, Blutungen) und zum Austrocknen und Festigen verwendet. Auch die Anwendung in der Färberei (zur Fixierung der Pflanzenfarben) zeigt den Salcharakter, da das Prinzip Sal für das Auftreten von Farben und natürlich auch für deren Haltbarkeit verantwortlich ist.

Nitrum, Salpeter: Die einzelnen Salpetersorten wurden nicht deutlich unterschieden. Ursprünglich kannte man nur den Mauersalpeter (Calciumnitrat $Ca(NO_3)_2$), der sich aus Harn, Dung und Erde bildet. Viel besser zur Herstellung von Schwarzpulver geeignet ist Kalisalpeter (Kaliumnitrat KNO_3), der sich bei der Umsetzung von Mauersalpeter mit Pottasche bildet. Als brennbare Substanz ist Salpeter sulfurisch. »Sal nitrum ist ein sulphurisches verbrennliches saltzicht bitteres Saltz« (Johann Schröder, S. 691). »Nitrum ist der concentrierte Sonnenstrahl« (Kirchweger, Aurea Catena Homeri, S. 57).

Salpeter wurde zur Behandlung tartarischer Krankheiten, die sulfurisch-salhafter Natur sind wie Gicht und Steinleiden, und zur Herstellung der sehr geschätzten Salpetersäure verwendet. Nitrum diente auch als Gegengift zu Arsenik.

Salz, Kochsalz: »Das Salz ist nämlich der Balsam, der den Menschen vor jeder Fäulnis bewahrt« (Paracelsus III/619).

Bei Paracelsus ist das Salz der Inbegriff des Prinzips Sal. Wie alle salbetonten Stoffe hat Kochsalz stark konservierende Eigenschaften – die Prinzipien Sulfur und Sal konservieren, das Prinzip Merkur fördert die Putrefactio, also Gärungs- und Fäulnisvorgänge. Paracelsus hat das Salz gern bei Operationen zugesetzt, wenn er etwas koagulieren, also niederschlagen wollte. Am liebsten verwendete er hierzu geröstetes Salz; Erde wurde also mit Feuer behandelt.

»Verstehet nun weiter, dass auch der Mensch sich so führen muss, dass sein Sulfur Sulfur als Nahrungsmittel haben muss, Mercurius Mercurius und sein eingeborenes Salz Salz« (Paracelsus III/620).

Schon vor Paracelsus war Kochsalz für die Alchimisten unentbehrlich zur Herstellung von Salzsäure und Königswasser, einer Mischung von Salz- und Salpetersäure, die Gold angreift und zu lösen vermag. Im Salz fanden sie also etwas Geisthaftes, einen Spiritus mit starker korrosiver Wirkung.

In der zeitgenössischen Chemie ist Kochsalz ein extremes Beispiel für die Ionenbindung, weil zwei harte Ionen zusammentreten, die sich in der

Elektronegativität stark unterscheiden (1,0 und 2,8). Salz bildet auch gern würfelförmige Kristalle, ein Hinweis auf das strukturfördernde Salprinzip.

Überraschend ist die Vorstellung des Paracelsus, dass Salz heiß sei, und zwar im dritten Grad der Hitze. Diesen Hitzegrad haben auch Quecksilber, Arsenik, Realgar, Kupfer, Sulfur und Vitriol. »Die vom Wasser stammen, sind im dritten Grade der Hitze« (Paracelsus III/391). Merkur ist heiß, das Wasser merkurieller Natur.

Spätere Alchimisten sahen zwischen Salpeter und Salz einen Gegensatz, den Kirchweger wie folgt dargestellt hat:

Das eine iſt 🜕,	Das andere iſt 🜔.
Das eine iſt Acidum,	Das andere iſt Alcali.
Das eine iſt Spiritus,	Das andere iſt Corpus
Dieſer iſt Vater,	Dieſe iſt Mutter.
Männlicher Same,	Weiblicher Same.
Agens Univerſale,	Patiens Univerſale.
♃☿ Primordialis,	🜔 Primordiale.
Himmel und Lufft,	Waſſer und Erde.
Der Stahl,	Der Magnet.
Der Hammer,	Der Ambos.

Das Geheimnis der Planetenmetalle

Die Metalle, die »im Feuer zerstört, verbrannt und ganz hinweg genommen werden« (Paracelsus III/326) sind unedel. Die edlen Metalle sind Silber und Gold.

Quecksilber: »Mercurius wird in der Philosophia adepta nicht für ein Metall gehalten« (Paracelsus I/604).

Sein Charakter ist so stark merkuriell, dass viele Alchimisten es nicht als Metall aufgefasst haben. Als Merkur-Substanz verbindet es sich mit fast allen anderen Metallen, besonders auch mit Gold und Silber, zum Amalgam. In diesen Legierungen befindet sich jetzt eine hohe Merkurintensität, die Amalgame können gut weiterverarbeitet werden.

Der rote Zinnober (HgS) zeigte den Alchimisten durch seine Farbe sulfurischen Charakter, ebenso das rote Quecksilberoxid (HgO). Sublimat ($HgCl_2$) ist sublimierbar, ist also auch stark merkuriell. Es hat die Alchimisten als Stoff mit einer Erde-Luft-Beziehung beziehungsweise den Merkur-Sal-Eigenschaften stark interessiert. Es wirkt stark ätzend, ist also eine Säure. Diese korrosive Eigenschaft zeigt den Sulfur an. Damit manifestieren sich also alle drei Prinzipien. Dies dürfte Paracelsus wohl veranlasst haben, Sublimat trotz seiner hohen Giftigkeit häufig zu verwenden.

Kalomel (Hg_2Cl_2, »das schöne Schwarze«) ist von allen Quecksilberverbindungen die am wenigsten giftige. Es wird aus Quecksilber und Sublimat hergestellt und ist wie Sublimat seit der Antike bekannt. Kalomel schmeckt süß (»Mercurius dulcis«) und besitzt damit auch einen Salaspekt.

»Er purgieret alle schädlichen Feuchtigkeiten gantz gelind / dahero man selben auch denen Kindern geben kann« (Johann Schröder, S. 572). Auch Kalomel war eines der Lieblingsmittel von Paracelsus.

Eine weitere Quecksilberverbindung hat ebenfalls betonten Salcharakter: Turpeth Minerale, ein basisches Quecksilbersulfat ($2HgO \times HgSO_4$). Es ist ein fast vergessenes Heilmittel für Atemnot und Durchfall. Bei Paracelsus hieß es Turbith.

Verreibt man Quecksilber mit Schwefel, so entsteht ein schwarzes Quecksilbersulfid (HgS). Auch diese Reaktion dürfte seit der Antike bekannt sein. Das Produkt heißt »Aethiops mineralis« (der kopfüber Gestürzte). Mit Aethiops ist eine Koagulation oder Fixierung gemeint. Seinen Charakter als Erde-Luft-Mittel mit Sulfuraspekt macht es zu einer Arznei für schwierige Hautleiden.

Blei: Es galt als besonders unedles Metall, stark verunreinigt mit grober Erde. »Das Blei enthält viel erdhaltige Substanz« (Darmstaedter, Die Alchimie des Geber, S. 39). Der Feuerprozess erhöht das Blei zu seinen Oxiden, aus denen saturnale Arzneien hergestellt werden können, nämlich gelbe Bleiglätte (PbO) und besonders rote Mennige (= Minium; Pb_3O_4). Hier zeigt sich ein Sulfuraspekt. Bleiweiß ($PbCO_3 \times Pb(OH)_2$) wurde wie die anderen Bleiverbindungen schon in der Antike beschrieben. Bleiacetat schmeckt süß (Salaspekt); es wurde als Bleiessig innerlich verwendet. Mit Bleiverbindungen kann man Erd- beziehungsweise Salaspekte verstärken. Bleioxide verarbeitete man gern zu Wundsalben; mit der Giftigkeit des Bleis kam man durchaus zurecht.

Minium (Mennige) für therapeutische Zwecke stellte Paracelsus folgendermaßen her: Blei wird mit Salz kalziniert und anschließend mit Eisendraht gerührt, bis das Oxid rot wird. Von der Verwendung der damals üblichen Handelsprodukte riet Paracelsus dringend ab. Die Firma Weleda liefert Minium in potenzierter Form zur Behandlung von Suchterscheinungen (Schwäche des Saturnprinzips im Menschen).

»Mein Leib ist Erde so geneigt, dass alles, was ich in mich fasse, auch der Erde ähnlich wird.« (Paracelsus III/330)

»Der Stein der Kälte ist in mir.« (Paracelsus III/330)

Zinn: »Das Zinn hat keine Quinta Essentia, sondern die Natur der vier Elemente« (Paracelsus III/328). Zinn galt als bleiähnlich, aber nicht ganz so unedel. Es wurde als feindlich zu Eisen und Kupfer angesehen, freundlich zu Silber und Gold. Als Heilmittel verwendete man Zinnverbindungen zur Zeit des Paracelsus selten, später erkannte man dann die Heilwirkung auf die Leber und stellte Zinnacetat sowie Zinnhonig her. Weleda liefert potenzierten Zinnhonig (Stannum mellitum) zur Behandlung von chronischen Leberschäden und Arthrose.

Eisen: Eine der großen Schwächen der Alchimie war die allgemein akzeptierte Ansicht, dass Eisen und Kupfer sich bei alchimistischen Operationen leicht ineinander umwandeln. Diese Meinung wurde gestützt durch gemischte Eisen-Kupfer-Verbindungen wie den Kupferkies, den daraus gebildeten Vitriol und die Beobachtung, dass sich auf einem Eisenblech in Kupfervitriol Kupfer abscheidet. Deshalb betrachtete man Eisen und Kupfer, Mars und Venus als verwandte Elemente, aber recht unedle Stoffe, was man an ihrer leichten Zersetzung (Rost, Patina) erkennen konnte. »Die unedlen harten Metall sind das Eisen und Kupfer« (Johann Schröder, S. 504).

Dame Venus ist etwas edler als Herr Mars, was an der rötlichen Kupferfarbe zu erkennen ist.[32] Sonst sind sie das klassische Ehepaar, ewig streitend, aber unzertrennlich.

Paracelsus vertrat die Meinung, der Weg zum langen Leben führe nicht über das Gold, sondern über Eisen und Kupfer.

Das große therapeutische Potenzial im Eisen ist daran erkennbar, dass man aus ihm die verschiedensten roten Verbindungen bilden kann, den Crocus Martis. Dies ist eine Signatur des veredelten Sulfurprinzips. Rot bedeutet also Mars, Feuer, Sulfur. Heilanzeigen sind Stoffwechselaktivierung, Rekonvaleszenz, Vitalisierung und Geriatrie.

»Es ist schwer und mühselig, aus einem unwürdigen gemeinen Mann einen Fürsten oder König zu machen. Aber das Eisen erkämpft sich durch seine Streitbarkeit auch Herrlichkeit und es setzt sich an die hohe Stätte der Könige. Man muss aber vorsichtig sein, damit man nichts übereile und damit das Eisen nicht gefangen werde« (Paracelsus III/329). Es ist also schwierig, aber besonders lohnend, alchimistisch mit Eisen zu arbeiten.

Limatura (Eisenfeilspäne) als Ausgangsstoff und Chalybs (Stahl) fanden insbesondere Verwendung, wenn die Produkte einen extremen Marscharakter aufweisen sollten. »Eisen ist das Weiblein, Stahl das Männlein.«

Eisenhammerschlag und Magnetit (Fe_3O_4) wurden in der Therapie nicht verwendet. Der blauschwarze Eisenhammerschlag (»blaue Eisenschlaggen«) wurde weiter geglüht bis zur Entstehung von Eisen-(III)-Oxid (Fe_2O_3). Dieses galt wegen seiner roten Farbe und Herkunft als wertvolles sulfurisches Mittel (Crocus Martis). Der beim Glühen von Eisen-(III)-Sulfat entstandene Crocus Martis hieß auch rotes Colcothar. Paracelsus beschrieb noch einen weiteren Crocus Martis, der ein basisches Eisen-(III)-Acetat ist.

32 Die Rotfärbung steht für einen veredelten Sulfur, der im Gold am reinsten vertreten ist. Das erklärt wohl diese Meinung.

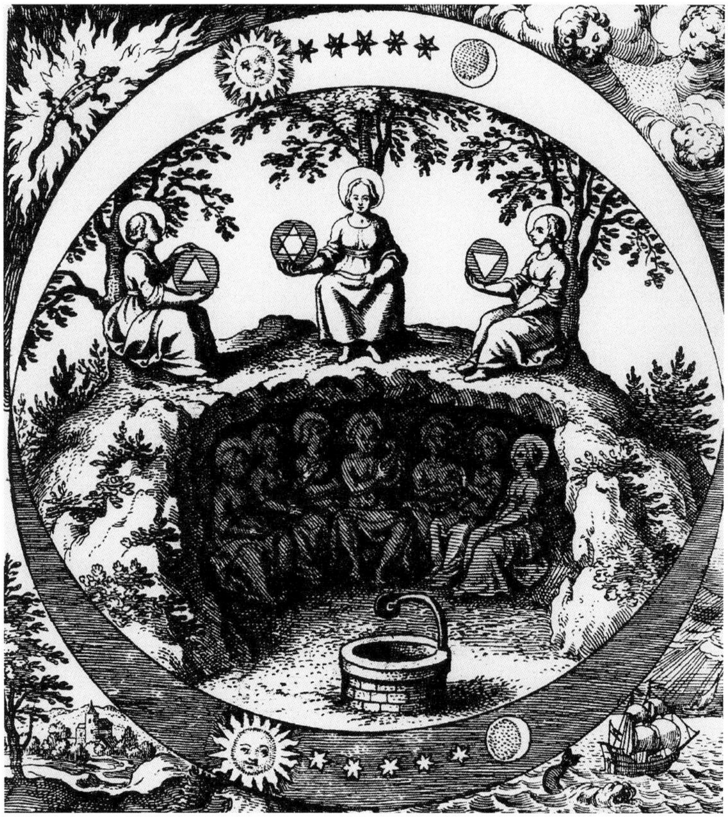

Die sieben Planetenmetalle in der Erde. Die »zwei Lichter« Sonne und Mond sowie die fünf Wandelplaneten zeigen sich in den oberen Elementen Feuer und Luft, aber auch in den unteren Elementen Wasser und Erde. Auf dem Berg ist das »Große Werk« der Alchimie dargestellt – die Vereinigung von Feuer und Wasser. Aus: »Musaeum hermeticum«, 1625.

Pyrit (FeS_3), ein »Markasit«, wurde in der Regel nur zur Weiterverarbeitung genutzt. Ein therapeutisch verwendetes Eisensulfid war der »schwarze Eisensafran« (FeS), der durch Zusammenschmelzen von Eisen und Schwefel und Löschen der Schmelze in Wasser hergestellt wurde, ein »Aperiens« (Eröffner).

Grüner Vitriol ($Fe_2SO_4 \times 7H_2O$) war als Naturprodukt im Handel. Man stellte ihn auch künstlich aus Eisen und Schwefelsäure her. Er war wohl ebenfalls nur ein Zwischenprodukt, das dann weiterverarbeitet wurde.

Die Limatura ließ man häufig in feuchter Atmosphäre verrosten[33]. Mit Säuren verarbeitete man den entstandenen Rost gerne zu Salzen vom Typ Crocus Martis.

Kupfer: »Das Kupfer ist das andere aus den unedlen und härteren Metallen / und bestehet nach Theophrastus' Meinung aus einem purpurfarben Schwefel / rothem Saltz und einem gelben Mercurio« (Johann Schröder, S. 521).

Die Alchimisten schätzten den warmen, rötlichen Farbton des Kupfermetalls sehr und erkannten auch die Goldähnlichkeit dieses Elementes. Nach Paracelsus unterscheidet nur ein grober Erdanteil Kupfer von Gold. Die farbliche Darstellung der Prinzipien zeigt, dass alle drei in edlen Unterarten vorliegen und sich bereits in einem guten Verhältnis zueinander befinden. Die Giftigkeit des Kupfers ist seit ältester Zeit bekannt; es muss also unbedingt zur Entgiftung »getötet« werden (vergleiche Seite 232).

»Das rohe und allein schlechthin solvirte Kupfer (...) ist ungesund und verursachet / als ein recht mineralisches Gifft / unterschiedene Symptomata (...) Wann man es aber künstlich und philosophisch bereitet / so verdienet es in der Artzney nicht ein geringes Lob« (Johann Schröder, S. 521).

Das alchimistische Arbeiten am Kupfer ist nicht ganz so schwierig wie das an Eisen, weil Kupfer etwas edler ist, aber ebenso lohnend und ebenfalls von größter Wichtigkeit.

Wichtigster Arzneistoff aus Kupfer ist das Kupfer-(I)-Oxid, ein rotgefärbter Halbleiter, der auch natürlich, als Kupfererz (Cuprit), vorkommt. Als Crocus Veneris oder Aes ustum (geglühtes Kupfersulfat) war es eines der Hauptmittel der alchimistischen Ärzte, und zwar völlig zu Recht. »Der Crocus Veneris ist die Quinta Essentia der Venus« (Paracelsus III/36).

Seit der Antike ist die so genannte Ägyptische Salbe bekannt. Sie enthält Kupfer-(I)-Oxid, das in diesem Falle durch Reaktion zweiwertigen Kupfers mit Honig gewonnen wird. Paracelsus verwendete sie gern und oft.

Die Firma Wala liefert mit der »Kupfersalbe Rot« eine Salbe aus Cuprit zur Anregung der Wärmebildung in Organen (venusische Regeneration).

Das schwarze Kupfer-(II)-Oxid wurde nicht als Arznei gebraucht, es ist zu »verbrannt«.

Grünspan, basisches Kupferacetat ($Cu(OH)(CH_3CO_2)$), Flos Aeris, Kupferblüte, Aerugo, wurde von allen Alchimisten geschätzt, weil bei der Tötung des metallischen Kupfers ein grünes Pigment[34] entsteht. »Ein schöner edler Grünspan, der ein Balsam des Kupfers genannt werden kann und gar hoch zu loben ist von allen Ärzten« (Paracelsus III/246).

Paracelsus kannte zwei Herstellungsweisen: Bei Grünspan für arzneiliche Zwecke behandelte er Kupfer mit Essig, Honig und Salz in der Hitze, »für die Alchimie« behandelte er Kupfer mit Salz, Schwefel und Weinstein (dies ist also kein Kupferacetat).

Paracelsus kannte ein weiteres »Kupfervitriol«, das er aus Kupfer und Salzwasser herstellte: Kupfer-(II)-Chlorid ($CuCl_2 \times 2H_2O$). Es zeigt die grüne Farbe des Prinzips Sal.

Silber: Die Edelmetalle Silber und Gold enthalten einen edlen fixen Merkur. Gold ist edler, weil es einen edlen Sulfur in großer Intensität in sich führt. Nach Paracelsus hat es alle anderen Planetenmetalle und alle zwölf Zeichen des Tierkreises in sich. Es besitzt also starke merkurielle, verbindende Kräfte, verglichen mit Quecksilber ist es aber sulfurischer und fixer.

Die beiden ähnlichen Metalle Silber und Quecksilber haben eine starke Affinität zueinander. Paracelsus verarbeitete gewöhnlich Silberamalgam weiter.

Schon sehr lange ist die Wirkung von Silber auf das Nervensystem bekannt: »Es stärcket das Haupt insonderheit / wie ingleichen dessen Geist. (...) in ihm stecket ein sonderbares Gehirn-Confortativ, dass die animalischen Geister erquicket/ und gleichsam bestrahlet / daher tauget es in alles Haupt-Krankheiten / dem Schlag / der schweren Noth« (Johann Schröder, S. 497).

Silbernitrat, der »Höllenstein«, wurde als äußerliches Ätzmittel verwendet. Heute ist es als »Argentum nitricum« eines der wichtigsten Ho-

33 Rost ist ein Eisen-III-Oxid-Hydroxid (etwa FeOOH).

34 Die Grünfärbung ist eine Eigenschaft des Prinzips Sal.

möopathika zur Behandlung von Schleimhautentzündungen.

Gold: Das edelste der Metalle hat einen stark sulfurischen Charakter, doch im Gegensatz zum verbrennbaren sulfurischen Schwefel ist es unverbrennbar, enthält also einen ganz anderen Typ Sulfur. Gold und elementarer Schwefel reagieren nicht miteinander, es gibt also keine Affinität. Der Sulfuraspekt ist auch an der Farbe des Goldes erkennbar. »Es ist ein kaltes, starres und gefrorenes Feuer« (Paracelsus III/334). »Ein Feuer kann das andere nicht verbrennen oder verzehren« (Paracelsus III/334).

Metallisches Gold hat keinen therapeutischen Wert. Zur Herstellung der Arznei muss das Gold chemisch in Lösung gebracht werden, was am einfachsten mit Königswasser durchzuführen ist. »Die Quinta Essentia des Goldes ist ohne Corrosion nutzlos. Ohne Corrosivum ist es tot« (Paracelsus III/148).

Es gibt auch andere Vorschläge zur »Tötung« des Goldes mit Antimonchlorid, Goldschwefel oder Hirschhornsalz, die anscheinend nicht alle nachgeprüft sind. Die Reaktion mit Königswasser führt zu Goldchlorid ($AuCl_3$ oder $HAuCl_4$), welches wieder entgiftet werden muss. Das hieraus hergestellte trinkbare Gold, »Aurum potabile« (rotes kolloides Gold), wird im nächsten Kapitel beschrieben.

Zink: Paracelsus hat vermutlich als Erster dieses Element als ein achtes Metall erkannt; es heißt bei ihm »Zincken«. Er ordnete es wegen seiner entspannenden und entkrampfenden Wirkung wie Kupfer der Venus zu. Außerdem stellte er auch die Verwandtschaft zum Quecksilber fest, erkennbar an der Flüchtigkeit des Zinks.

Zinkoxid (ZnO) war zur Zeit des Paracelsus ein gebräuchlicher Apothekenartikel und unter den Namen Tutia (aus der arabischen Alchimie), Nihil, weißer Hüttenrauch, in Umlauf. Zinkcarbonat ($ZnCO_3$) war ebenfalls apothekenüblich als Cadmia oder Lapis calaminaris (Galmei). Im Handel befand sich auch stark verunreinigtes Zinksulfat ($ZnSO_4 \times 7H_2O$) als weißes Vitriol, Vitriolum album.

Schon an dieser Aufzählung ist zu erkennen, welche Bedeutung Zinkverbindungen in der Therapie (für Nerven-, Haut- und Augenleiden) hatten. Paracelsus verwendete Zink gerne und häufig.

Arsen und Antimon – ihre besonderen Heilkräfte

Arsen: Arsenverbindungen werden als Arzneien und Gifte verwendet, seit es Bergbau gibt. Paracelsus kannte auch diese Stoffe gut und verwendete sie oft. Durch die Kunst der Alchimie kann man aus diesen besonders starken Giften besonders wirksame Arzneien herstellen.

Arsenik (As_2O_3) bildet sich beim Verhütten arsenhaltiger Erze als Rauch und schlägt sich nieder. Der schwarze Hüttenrauch (Arsenik und Ruß) ist ein schweres Gift[35]. Als Mineralien kommen vor: Realgar (As_4S_4) = Arsenicum rubrum, und Auripigment (As_2S_5) = Arsenicum citrinum. Alle drei Verbindungen waren apothekenüblich, und man verwendet sie noch heute als Homöopathika, vor allem als Reaktionsmittel zur Entgiftung.

»Arsenicus ist ein Rauch, der von Metallen kommt, besonders der vom Blei. Es ist Realgar oder der Ruß der Metalle. (...) Bei der Bereitung muss das Gift weggenommen werden« (Paracelsus III/191f.).

Am Arsenik, der ein »Rauch« ist, zeigt sich ein erheblicher merkurieller Charakter. Realgar und Auripigment enthalten Schwefel und beweisen auch in ihrer Farbe den starken Sulfuraspekt.

Zu den Verbindungen des Arsens: »Der weiße Arsenik (Arsenicum album) ist der edelste in der Arznei, der gelbe (Auripigment) ist ärger, der rote (Realgar) ist gar nichts wert« (Paracelsus III/669). Diese Aussage bezieht sich allerdings nur auf alchimistisch unbearbeitete Stoffe.

Antimon[36]**:** Neben Gold ist Antimon das Element, das die Alchimisten am meisten interessiert hat. Die Bezeichnung Antimon bedeutet in alchimistischen Schriften ausnahmslos nicht metallisches Antimon, sondern immer den Grauspießglanz (Sb_2S_3), Vitrum Antimonii.

Paracelsus war anscheinend der Erste, der es wagte, Antimonverbindungen innerlich zu verwenden. Lösliche Antimonverbindungen sind ebenso giftig wie Verbindungen des Arsens.

Die große Zeit der Antimonalchimie kam erst nach Paracelsus, mit dem Erscheinen des Buches »Triumphwagen des Antimons« von Basilius Valentinus (1604). Paracelsus verwendete Antimonverbindungen oft als Hilfsmittel zur Herstellung von Arzneien aus anderen Stoffen und auch als Arznei.

35 Agricola zu Berufskrankheiten im Bergwerksbuch, 1556, S. 183–184.

36 Von antimonos (griechisch) = gegen die Einsamkeit.

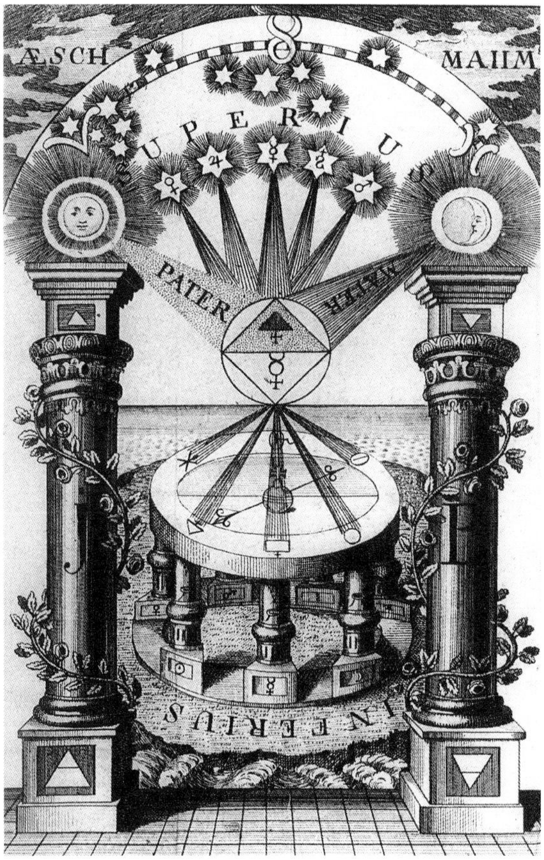

» Kompass der Weisen«, 1782. Beim alchimistischen Arbeiten ist die Polarität aller Erscheinungen zu beachten (zwei Säulen). Die Arbeit untersteht den Planetenkräften und hat einen Bezug zum Sternzeichen Stier (Venus). Auf dem Kompass sind wichtige Stoffe abgebildet: Salz, Sulfur, Mercurius, Salmiak, Vitriol, Salpeter, Alaun und im Zentrum das Antimon.

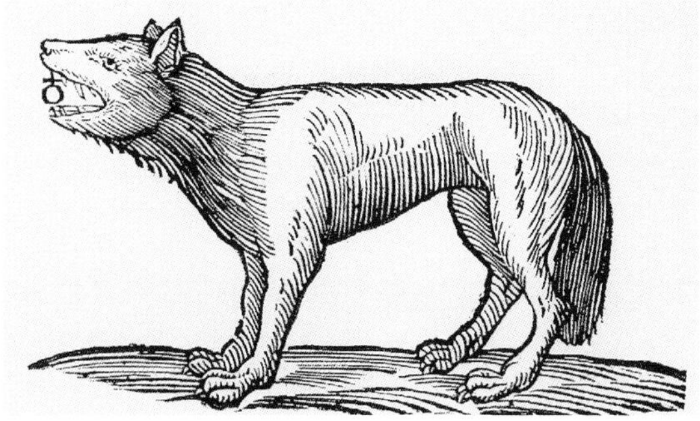

Antimon als Wolf. Anonymer Holzschnitt.

Grauspießglanz (Sb_2S_3), »Antimon« oder Antimonium crudum, ist aus dem Erz Antimonit ausgeschmolzenes (gesaigertes) Mineral. Beim Erhitzen entsteht hieraus Spießglas (Sb_2O_3), das man weiter verarbeitet. »Das Spießglas ist ein mineralischer Körper, der der metallischen Natur gar nahekommt« (Johann Schröder, S. 604). »Spießglas hat seinen Körper vom Mercurius und ist die gröbste Art von Mercurius, nachdem er gereinigt wird« (Paracelsus III/889).

Antimontrichlorid ($SbCl_3$), Oleum Antimonii oder Antimonbutter genannt, wurde von Paracelsus durch Destillation aus Sublimat und Spießglas hergestellt. Mit Wasser zersetzt es sich zu Antimonylchlorid (SbOCl) oder Algarotpulver ($Sb_4O_5Cl_2$). Diese »fixierten« Verbindungen aus Antimon verwendete man im Mittelalter oft zur äußerlichen Behandlung, ebenso den Aethiops antimonialis (Verbindung aus Quecksilber, Antimon und Schwefel).

Paracelsus noch unbekannt waren die wichtigen Antimonverbindungen Goldschwefel (Sb_2S_5), Kermes minerale, Sulfur Antimonii auratus und Brechweinstein ($KSb(OH)_2C_4H_2O_4$). Diesen hat der Paracelsist Mynsicht als Erster beschrieben. Sulfur Antimonii auratus und Brechweinstein sind übrigens in der naturheilkundlichen Praxis als Mittel für chronische Lungenleiden unentbehrlich.

Über Schwefel und Wasser

Schwefel (S_8), **Sulfur:** Für die Alchimisten ist Schwefel ein extremer Vertreter des Prinzips Sulfur, besonders in Gestalt des geschmolzenen roten Schwefels, der alle Metalle außer Gold angreift.

»Roh soll er in der Arznei nicht gebraucht werden, sondern von seinen Schlacken geschieden werden, dann ist er eine vortreffliche Arznei« (Paracelsus III/646). Zur Reinigung reicht es, den Schwefel zu sublimieren. Die Schwefelblumen (Flores Sulfuris) haben nicht die Summenformel S_8, sondern S_8O. Es sind wahrscheinlich verschiedene Schwefeloxide, in einer Matrix aus dem Hauptanteil Schwefel S_8 (mit ringförmigen Molekülen) gelöst. Reiner Schwefel ist geruchlos. Schwefelblüten riechen nach Schwefeldioxid, weil eine langsame Zersetzung stattfindet. Die Alchimisten waren also nicht auf dem Holzweg ...

Da das Prinzip Sulfur an der Entstehung vieler Leiden beteiligt ist, ist die Anwendung von Schwefelzubereitungen bei sehr vielen Krankheiten sinnvoll. »Das Fieber entsteht durch die Fäulnis des Sulfur« (Paracelsus I/796). Tritt bei einer Entzündung Eiter auf, so ist die Krankheit ein Sulfur-Sal-Prozess. Die Arznei muss dann entsprechend zubereitet sein (I/845). »Im Feuer (Sulfur) liegt die Verwandlung und die Feinheit« (Paracelsus III/578).

Häufig geeignet als Arznei für fiebrige und eitrige Krankheiten ist die Schwefelsäure (H_2SO_4), Oleum Vitrioli, oder Spiritus Vitrioli, eine ver-

Antimon in der Alchimie

wissenschaftliche Bezeichnung	chemische Formel	alchimistische Bezeichnung	homöopathische Mittel	wichtige Indikationen
metallisches Antimon	Sb	Regulus Antimonii, Spießglanzkönig	Stibium (metallicum), Antimonium (metallicum)	Vereinsamung, Kreativitätsverlust und Folgen davon
Antimonit (Erz)	Sb_2S_3	Antimonglanz, Grauspießglanz	Antimonit	Störung der Beziehung zwischen der Person und ihren Organen
Antimonsulfid[37]	Sb_2S_3	Antimon Spießglanz	Antimonium crudum	Rheuma, Gicht Fettsucht, Stoffwechselstörungen, Hauterscheinungen
Antimontrioxid und Antimontrisulfid[38]	Sb_2S_3 oder $2(Sb_2S_3)Sb_2O_3$	Kermes minerale, Karthäuserpulver	nicht im Handel	
Diantimonpentasulfid	Sb_2S_5	Goldschwefel[39], rotes Schwefelantimon	Antimonium sulfuratum auratum	absolut chronische Lungenleiden, Inkarnationsstörungen
Natriumthioantimonat	Na_3SbS_4	Schlippe'sches Salz[39]	nicht im Handel	
Antimontrioxid	Sb_2O_3	Spießglanzglas	nicht im Handel	
Diantimontetraoxid	Sb_2O_4	Flores Antimonii	nicht im Handel	
Antimontrichlorid	$SbCl_3$	Butyrum Antimonii, Antimonbutter	Antimonium chloratum	um sich fressende Krankheiten
Antimonylchlorid	SbOCl	Mercurius vitae	nicht im Handel	
Antimonylchlorid	$Sb_4O_5Cl_2$	Algarot	nicht im Handel	
Kalium-antimonyltartrat	$KSb(OH)_2(C_4H_2O_6)$	Brechweinstein	Antimonium tartaricum, Stibium tartaricum	chronische Lungenleiden, Gastroenteritiden
Quecksilbersulfid und Antimonsulfid	$HgS + Sb_2S_3$	Spießglanzmohr	Aethiops antimonialis, Hydrargyrum stibiatosulfuratum	Psoriasis, entzündliche Augenleiden

dünnte Lösung von schwefliger Säure H_2SO_3, meist zu H_2SO_4 oxidiert.

Wasser: Bei Laborarbeit und Heilbehandlung legte Paracelsus größten Wert auf eine angemessene Wasserqualität. Er unterschied Süßwasser, saures Wasser, scharfes Wasser und salziges Wasser. Heiße Heilquellen sind saurer Natur.

37 Aus dem Erz ausgeschmolzen (»gesaigert«),
38 Durch Fällung gewonnen.
39 »Schlippe hat mehr Sulfur, Goldschwefel mehr Merkur« (Basilius Valentinus).

Die Herkunft der Vitriole und der Mineralien allgemein liegt im Element Wasser. Nach Johann Schröder ist das wertvollste Wasser das Quellwasser, das am Westhang eines Berges austritt. Zum Bierbrauen verwendete er am liebsten Regenwasser aus Märzgewittern. Etwas ganz Besonders ist das Destillat aus Tau, der im Mai bei zunehmendem Mond vor Sonnenaufgang gesammelt wurde (Schröder, S. 403).

Paracelsus machte es sich leichter. Er hielt Wasser, das beim Kochen Kalk absetzte, für am gesündesten. Destilliertes Wasser war seiner Mei-

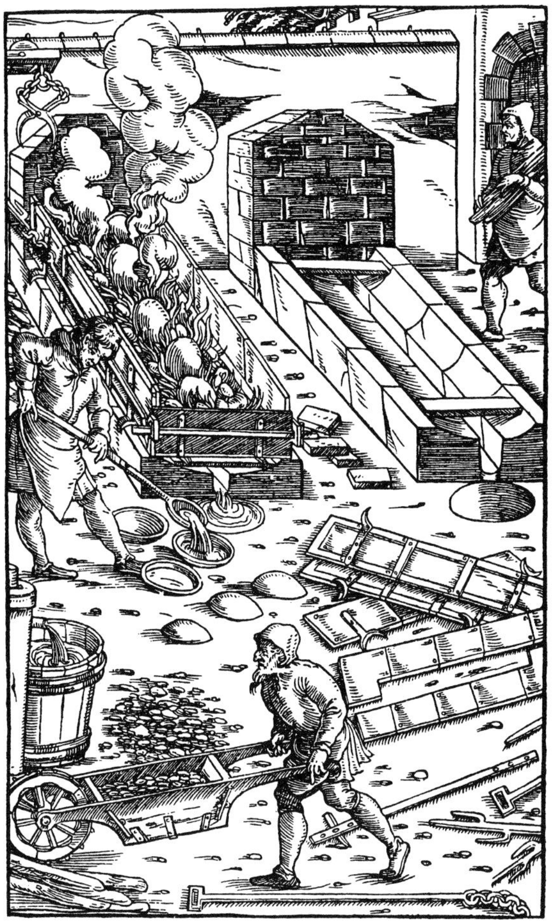

Saigern: Ausschmelzen von Grauspießglanz aus dem Erz. Aus: Georg Agricola, »Vom Berg- und Hüttenwesen«, 1556.

nung nach weniger empfehlenswert, weil es so leicht »fault«. Als Beispiel nannte er Kaiser Friedrich III., der aus Angst vor Gicht nur destilliertes Wasser trank, davon aber einen üblen Mundgeruch bekam (Paracelsus I/810).

Vom Königswasser und anderen Korrosiva

»Die Corrosiva verzehren wie ein Feuer ein Ding« (Paracelsus III/70f.). Korrosiva sind reaktionsfreudige Stoffe, die mehr oder weniger ätzend und auflösend wirken. Es handelt sich um Säuren, Basen und einige weitere Chemikalien.

Säuren: »Es gibt verschiedene Säuren, in Metallen, in Edelsteinen, in Marcasiten, Cachimiis, in Chimolea montana etc« (Paracelsus I/604). Alle Säuren haben einen mehr oder weniger sulfurischen Charakter. Dies zeigt sich auch darin, dass sie Metalle angreifen. Sie sind deshalb auch zur »Tötung« der Metalle geeignet (siehe Seite 232).

Essigsäure: Weinessig ist seit vorgeschichtlicher Zeit bekannt. Dieser enthält fünf bis allerhöchstens zehn Prozent Essigsäure. In allen alchimistischen Schriften wird empfohlen, den stärksten erhältlichen Essig zu verwenden. Destilliert man Essig behutsam, so reichert sich die Essigsäure im Rückstand etwas an. Dies ist der »destillierte« oder »geschärfte« Essig der Alchimie. Das Konzentrieren der Essigsäure durch Destillieren einer Mischung von Essig und viel Kochsalz war Paracelsus noch nicht bekannt.

Konzentrierte Essigsäure wurde erst im 17. Jahrhundert durch Zersetzung von neutralem Kupferacetat ($Cu(CH_3CO_2)_2$) zugänglich: »Spiritus Veneris«.

Handfeste Alchimie kann man nur mit starken Säuren betreiben. In den Schriften des Geber werden keine starken Säuren beschrieben. Gegen Ende des Mittelalters verbreitete sich in Europa die Kenntnis der Schwefelsäure (H_2SO_4). Paracelsus kannte sie sehr gut und verwendete sie oft im Labor und auch in der Therapie.

Es gab zwei Sorten von Schwefelsäure: Spiritus Vitrioli, eine dünne wässrige Lösung, und Oleum Vitrioli, konzentrierte Schwefelsäure, ein ziemlich dickes Öl. »Die Oel bedeuten allhier wässerichte und keine fette Feuchtigkeiten / seyn also selbe von denen Spir. in nichts / dann in der Dicke unterschieden« (Schröder, S. 736).

Die Schwefelsäure wurde durch vorsichtiges Entwässern von Vitriol oder Alaun und anschließendes kräftiges Erhitzen als Destillat zugänglich. Als Feuerprodukt hat die Schwefelsäure stark sulfurischen Charakter.

Zur arzneilichen Verwendung: »Oleum Vitrioli ist ein Arzneimittel ohne jeden Zusatz aus dem Stoff, welcher im Vitriol enthalten ist. ... aus diesem ziehe das Phlegma und Öl heraus (...) und reinige es vollkommen von seinen Verunreinigungen bis auf den Geist. Von diesem Arzneimittel gib drei Tropfen vermischt mit anderen Wässern zu trinken« (Paracelsus I/93f).

Salpetersäure (HNO_3), auch Aqua forte und Scheidewasser genannt, war ebenfalls um 1500 allgemein bekannt. Man stellte sie durch Destillation aus einem Gemisch von Salpeter und Vitriol her. »Aqua forte löst Kupfer und Silber« (Schröder, S. 703).

Salzsäure (HCl), Spiritus Salis, erzeugte man durch starkes Erhitzen einer Mischung aus Salz und Ziegelmehl und durch Auffangen der Dämpfe in einer mit Wasser gefüllten Vorlage. »Der Salzgeist und der Salpetergeist sind Universal-Menstrua (Lösungsmittel)« (Kirchweger, S. 87).

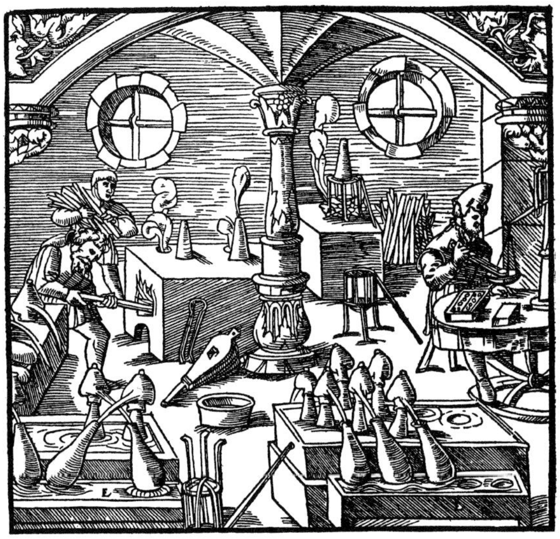

Säureherstellung durch Destillation. Aus: Georg Agricola, »Vom Berg- und Hüttenwesen«, 1556.

Königswasser (Aqua Regia) wird heute durch Vermischen von Salpetersäure und Salzsäure hergestellt. Es enthält Nitrosylchlorid (NOCl) und Chlor (Cl_2), die auch Gold angreifen.

Früher wurde das Königswasser hergestellt, indem man Kochsalz oder Salmiak zu konzentrierter Salpetersäure zugab und das Ganze anschließend destillierte. Die »Solutio«, einer der wesentlichen alchimistischen Prozesse, benötigt starke Säuren. »Jede hat eine Schärfe vonnöthen. (...) Die Solutio der Mineralen und Metallen muss nach den Graden der Coagulation angestellt werden. (...) Aus was etwas besteht, in diesem ist es und wiederum löslich« (Kirchweger, S.47 und S. 86).

Seit langem sind natürlich auch die Fruchtsäuren wie die Zitronensäure bekannt. Flüchtige Säuren wie Essigsäure haben außer Sulfur noch einen Merkuraspekt, ölige sind stark sulfurisch (Schwefelsäure), feste wie Zitronensäure oder Weinsäure zeigen auch etwas Salhaftes.

Basen (»Alkalien«): Der Begriff Alkali stammt aus dem arabischen Mittelalter. Er bezeichnet einen reaktionsfreudigen, auflösend wirkenden Stoff. Aus dieser Zeit kommt auch der Begriff des utopischen Alkahest, dem »wahren Alkali der Philosophen«. Der Alkahest wäre folglich das universelle »Menstruum«, eine Zubereitung, die alle anderen Stoffe auflösen kann.

»Sal alcali des Theophrast: Weidenasche, gebrannter Kalk und Bohnenasche, ziehet davon eine Laugen aus und koaguliertets« (Schröder, S. 337).

Ältestes Alkali ist die Asche. Mit Aschenlauge kann man waschen. Lösliches Aschensalz ist Natriumcarbonat und/oder Kaliumcarbonat. Die Asche von Dill wurde von Paracelsus äußerlich bei Problemwunden verwendet. Er differenzierte zwischen Asche aus Samen, aus Kraut und aus Wurzeln, wobei die Wurzelasche das beste, nichtätzende »Alkali« enthielt (Paracelsus III/550).

Im Mittelalter war »Alkali« im Mittelmeergebiet ein üblicher Handelsartikel. Es handelte sich um Asche aus mineralreichen Brackwasserpflanzen aus der Familie der Gänsefußgewächse: Queller (Salicornia herbacea), Salzkraut (Salsola Soda) und Kalisalzkraut (Salsola Kali).

Soda, Natriumcarbonat ($Na_2CO_3 \times 10H_2O$), Natron, Sal causticum alcalinum, kommt auch in Salzseen vor und war deswegen im islamischen Raum gut bekannt.

Pottasche, Kaliumcarbonat (K_2CO_3), wurde erst in der Spätzeit der Chemiatrie von Soda unterschieden. Beide Karbonate sind milde Basen, wirken aber in Lösung oder geschmolzen stark auflösend, sind also gute Resolvenzien und werden als solche alchimistisch häufig verwendet.

In Europa stammte die Pottasche aus zwei Quellen: Die unreine Pottasche war Asche aus Buchenholz. Sie wurde als häufigstes Alkali viel verwendet, besonders zur Glasfabrikation. Die zweite Art von Pottasche war reines Kaliumcarbonat (Tartarus calcinatus), entstanden durch das Glühen von Weinstein. Dieser Stoff ist eine der edelsten Manifestationen des Prinzips Sal. Paracelsus verwendete die Pottasche bei sehr vielen alchimistischen Operationen.

Seit der Antike wurde beschrieben, wie beim Brennen von Kalkstein ($CaCO_3$) Calciumoxid (CaO) entsteht, der sehr scharfe »lebende Kalk« (Calx vivus). Dieser galt als äußerst feurig und austrocknend. Beim Löschen mit Wasser entsteht Löschkalk ($Ca(OH)_2$), der schon in der Antike unentbehrlich war für die Herstellung von Mörtel.

Im alten Ägypten, dem Land der Alchimie, gelang in der Antike die Umsetzung von gelöschtem Kalk mit Soda oder Pottasche. Hierbei fällt Calciumcarbonat aus, die zurückbleibende Lösung ist Ätznatron (NaOH) oder Ätzkali (KOH). Hiermit standen schon im frühen Mittelalter sehr starke Basen zur Verfügung, also extreme Korrosiva.

Ammoniak (NH_3) ist schon sehr lange in Form verfaulten Harns bekannt, in welchem sich der Harnstoff zu Ammoniak zersetzt hat. Harn wurde als wichtiger Industriestoff zum Beispiel in öffentlichen Bedürfnisanstalten gesammelt. Viele alchimistische Herstellungsweisen verwenden verfaulten Knabenharn. Die flüchtige Base Ammoniak verbindet Merkur- und Salcharakter.

Weitere Korrosiva: Sublimat ($HgCl_2$), ein starkes Gift, spaltet Salzsäure ab und greift Metalle an; Gifte sind grundsätzlich Korrosiva.

Arsenik ist ebenfalls sauer und ein starkes Gift. »Was ist der Arsenic anders als ein Corrosiv? Zerfrisst er nicht und corrodiert alle Metalla und verschonet selbst das Gold und Silber nicht?« (Kirchweger, S. 46).

In der Kunst sind alle Korrosiva zur »Tötung« und Auflösung unentbehrlich, Gift wird mit Gift bekämpft, um die üblen Nebenwirkungen aufzuheben. Bei der Herstellung von Sulfur-Sal-Arzneien zur Bekämpfung chronischer Krankheiten und für die Geriatrie benötigt man sowohl saure wie auch basische Korrosiva.

Pflanzen und Tiere in der Alchimie

Das Schwergewicht alchimistischen Arbeitens liegt auf der Beschäftigung mit anorganischen Stoffen. Dies liegt im Wunsch begründet, aus unedlen Stoffen das edle Gold herzustellen. Paracelsus war der erste, der die großen Möglichkeiten der Alchimie zur Arzneimittelherstellung klar erkannte. Auch die Lehren zur Herstellung wenig gefährlicher Arzneimittel aus stark giftigen Stoffen sind sein Verdienst.

Pflanzliche Materialien: Studiert man die erhaltenen Rezepte von Paracelsus, so findet man etwa hundert pflanzliche Stoffe. Vollzählig vertreten sind alle Pflanzen der mittelalterlichen Klostermedizin (Hildegard von Bingen, Albertus Magnus, Konrad von Megenberg), die wichtigsten Kräuter der Volksmedizin, die auch uns bekannten exotischen Gewürze und die vielen Harze der Medizin seiner Zeit.

Von den Lippenblütlern werden erwähnt: Andorn, Betonie, Braunelle, Bohnenkraut und Melisse. Letztere »erneuert alle Kräfte des Körpers und behebt Podagra« (III/448). »Melissa ist von allen Pflanzen, die die Erde hervorbringt, die beste Pflanze für das Herz« (Paracelsus III/452). Ferner sind genannt Minze, Poleiminze, Majoran, Rosmarin und Salbei.

Doldenblütler: Bibernelle, Engelwurz, Koriander, Liebstöckel, Meisterwurz. Besonders schätzte Paracelsus den Dill: Alle Teile sind nützlich, außerdem die Wurzelasche und Colcothar für Wunden, die Samenasche und weißer Vitriol gegen Feigwarzen. Doldenblütler wirken allgemein ausleitend (Paracelsus III/565).

Korbblütler: Beifuß; »Wein von Artemisia ist sehr gut, wenn man Artemisia in Wein gären lässt« (Paracelsus III/532); ferner Eberraute und Wermut.

> »Die Rose selbst ist kalt. Alles Kalte ist feucht. Daher ist die Rose kalt, feucht und koaguliert.«
> (Paracelsus III/563)

Sonstige Kräuter: Brunnenkresse, Bergkümmel, Berberitze, Brennnessel (Brennnesseltee aus Kraut und Wurzel mit der Asche aus den Blättern verstärken, Paracelsus III/538), Ehrenpreis, Eibisch, Christrose, Dachwurz, Germer, Holunder, Johanniskraut, Kalmus, Kamille, Königskerze, Kohl, Mohn, Nelkenwurz, Pfingstrose (Wurzel und Samen), Rose, Safran, Schöllkraut, Silberdistel, Tausendgüldenkraut, Teichrose, Wasserpfeffer, Wegerich. Die Mittel Berberitze, Johanniskraut und Schöllkraut weisen durch ihre gelbe Farbe auf einen kräftigen Sulfuraspekt hin.

Wegerich enthält fünf Arten Merkur und fünf Arten Sal. Je nach Krankheit ist die Zubereitung verschieden. Merkur und Sal werden abgetrennt (als »Essentia« und »Alkali«) und wieder vereinigt. Dies führt zu einer Merkur-Sal-Arznei oder, anders formuliert, zu einer Luft-Erde-Arznei, geeignet für die Behandlung von chronischen Leiden mit Beteiligung von Geist und Leib (Paracelsus III/541f.).

Viele Rezepte sind einfach Mischungen zusammenpassender Mittel. Allerdings wird die Mischung oft digeriert oder putrefiziert. Nicht selten wird in den Rezepten auch ein Zusatz von Vitriol, Colcothar oder Bolus genannt. Seine Lieblingsmittel wie Johanniskraut, Melisse oder Schöllkraut verarbeitete Paracelsus meist wesentlich gründlicher alchimistisch.

Weitere, häufig verwendete pflanzliche Arzneistoffe: Cardamom, Cubeben, Ingwer, Muskat, Nelken, Zimt, Zitwer, also tropische Gewürze.

Öle und Harze: Drachenblut, Galbanum (eines der Lieblingsmittel von Paracelsus), Kampfer, Lärchenterpentin (häufig verwendet), Lorbeeröl, Myrrhe, Olivenöl, Skammonium, Wacholderöl und Weihrauch. Außerdem das Holz von Buchsbaum, Lärche und Sadebaum.

Sehr gern benutzte Paracelsus Bernstein: »Aber in Wahrheit sage ich dir, dass kein höherer Grund in aller Medizin zu finden ist, als im Bernstein (›Electrum‹) verborgen steckt« (Paracelsus III/371).

Über alles schätzte Paracelsus den Wein. Er sollte klar sein wie Diamant, von schillerndem Rot und nicht sauer (Paracelsus III/591). Dann enthält der Wein die Sonnenkraft. Alle Produkte aus Wein sind für die Alchimie von höchstem Interesse: Wein selbst als edles Auszugsmittel, der merkurbetonte Weinbrand, der salhafte Weinstein und die salhafte Asche aus den Reben, die edelste aller Holzaschen. »Der rechte Lapis vegetabilis wird im Weine gefunden, als dem edelsten Wesen aller wachsenden Dinge. In seiner Eigenschaft wird dreyerley art des Saltzes, dreyerley art des Mercurii, und dreyerley art des Schwefels gefunden« (Basilius Valentinus).

»Das ist Alchimie, das zum Ende zu bringen, was nicht zu seinem Ende gekommen ist, das Blei vom Erz zum Blei zu bringen und das Blei zu verarbeiten, wozu es dient. Lerne erkennen, was die Alchimie ist, dass sie nur das ist, was das Unreine durch das Feuer zum Reinen macht. Sie ist die Kunst, die das Nutzlose vom Nützlichen entfernt und es zu der letzten Materie und zum letzten Wesen bringt.« (Paracelsus I/513–514)

Tierprodukte (oder Tiermaterialien): Die etwa zwei Dutzend von Paracelsus erwähnten Materialien zerfallen in drei Kategorien:

1. In Salben anzuwendende Fette: Dachsfett, Fuchsfett, Hirschtalg, Murmeltierfett.
2. Die nervenwirksamen Tierprodukte: Ambra, Bibergeil (Castoreum), Moschus, Zibet. Sie kommen in vielen Mischrezepten vor. Der Homöopathie der Gegenwart stehen noch Stinktier (Mephitis) und Purpurschnecke (Murex) zur Verfügung. (Anscheinend musste sich auch Paracelsus mit zahlreichen Psychopathen herumschlagen ...)
3. Am meisten schätzte er Perlen, Korallen und Bienenprodukte. Über Honig schrieb Paracelsus ausführlich, beispielsweise: »Die Erfahrung lehrt, dass kein Tier als vernünftiges Tier dem Menschen so gleicht wie die Bienen. Ihre natürliche Weisheit kann nicht geleugnet werden« (III/691). »Wir sollen zuerst verstehen, dass die erste Materie des Honigs die Süße der Erde ist« (III/685). »Ihr solltet auch verstehen, dass der Honig in seinem Wesen und in seiner Materie ein Harz der Erde ist« (III/686).

Honig ist also eine maßgeschneiderte Arznei für den Menschen. Er verbindet das Oben (Himmel) mit dem Unten (Erde). Paracelsus brauchte ihn auch sehr gern als Mittel bei alchimistischen Prozessen. Über alchimistische Produkte aus Perlen äußerte er sich ebenfalls höchst lobend; diese Stoffe gehörten zu seinen am häufigsten verschriebenen Arzneimitteln. Die Korallen sollten tiefrot sein und nicht bräunlich.

Einige Kunstgriffe des Meisters

Über Medizin und Alchimie der Antike und des Mittelalters war Paracelsus hervorragend informiert. Er erwähnte in seinen Schriften alle wichtigen Autoren dieser Fächer aus fast zweitausend Jahren. Während er sich über die galenische Medizin eher kritisch äußerte, verwendete er das arabische Alchimiesystem, das sich im Abendland durchgesetzt hatte. Er bereicherte es allerdings wesentlich, und zwar durch neue Techniken und Präparate, durch neue Anwendungen schon bekannter oder von ihm gefundener Stoffe und letztlich durch Aufstellung von Begriffen, die tatsächlich eine Neugeburt der Alchimie einleiteten. Außer dem Prinzip Sal schuf er die Begriffe Magisterium, Arkanum, Quintessenz und Elixier neu oder füllte sie wenigstens mit neuer Bedeutung. So wurde er zum Begründer der Chemiatrie.

Für die durchzuführenden Operationen kennt die klassische Alchimie etwa zwanzig Begriffe. Einige davon sind von der modernen Chemie übernommen worden und bezeichnen jetzt übliche Labortechniken. Für alle Alchimisten hat jeder Prozess auch eine metaphysische Bedeutung, da die Alchimie eine Universalwissenschaft ist. Die Reihenfolge der Operationen spielt hierbei eine große Rolle. Ein alchimistisches Präparat wird stets in mehreren Schritten hergestellt, für die esoterische Alchimie sind sieben, manchmal auch acht, zehn oder zwölf Schritte notwendig. Die Reihenfolge dieser Schritte ist vorgeschrieben. Ziel dieses Vorgehens ist aber immer die Herstellung des »Steins der Weisen« aus ganz bestimmten Stoffen. Der erste Schritt, die Calcinatio, zeigt, dass ein Metall oder Erz der Ausgangsstoff ist. Will man eine Arznei aus organischen Stoffen herstellen, ist die Reihenfolge sinnlos und die Mehrzahl der Operationen unnötig.

In den Schriften des Meisters findet sich eine dreistellige Zahl von Arzneimittel-Rezepten zur Behandlung konkreter Krankheitszustände. Der Herstellungsweg ist dabei ganz verschieden. Er reicht von einfachen Mischungen bis zu verzwickten, mehrstufigen, häufig sehr schwer verständlichen Operationen.

Man kann nach diesen Rezepten die hermetischen Produkte der Alchimie wie die Tinktur oder den »Stein der Weisen«, aber auch Arzneimittel

Prozesse beim alchimistischen Arbeiten

Ceration (Ceratio)	Weichmachung. Entstehung eines wachsartigen Produkts aus Stoffgemischen bei längerer Bearbeitung. Schwer schmelzbare Stoffe werden durch Behandlung leichter schmelzbar gemacht.
Destillation (Destillatio)	Besteht keineswegs nur aus Verdampfen und Kondensieren. Es gibt neben der bekannten aufsteigenden Destillation (per ascensum) beispielsweise auch noch die absteigende (per descensum).
Digestion (Digestio)	Das Material wird mit einem Lösungsmittel in milder Wärme über längere Zeit hinweg ausgezogen.
Exaltation (Exaltatio)	Wirkungsverstärkung bei alchimistisch gewonnenen Präparaten (»Erhöhung«).
Fermentation (Fermentatio)	Ist keine Gärung[40], sondern die Einwirkung einer kleinen Menge Stoff auf eine große Menge Substrat, das umgewandelt wird; so verwandelt beispielsweise der Stein der Weisen Quecksilber zu Gold.
Filtration (Filtratio)	Trennen vom Unlöslichen (gerne absteigende Destillation genannt).
Fixierung, Figierung (Fixatio, Fixio)	Festmachen, Dampf oder Flüssigkeit gehen in einen stabilen Feststoff über. So ist beispielsweise der Übergang von Quecksilber in Quecksilberoxid eine Fixierung, ebenso der Niederschlag eines Metallspiegels aus Metalldampf.
Kalzination (Calcinatio)	Jede Art Pulverisierung, besonders unter Anwendung von Feuer. Kalkbrennen ist eine Kalzination, ebenso Entstehung eines Oxids (»Kalk«) durch Erhitzen eines unedlen Metalls in Luft.
Koagulation (Coagulatio, Congelatio)	Entstehung eines Niederschlags, beispielsweise durch Auskristallisation in der Kälte oder Niederschlagsbildung bei chemischer Reaktion. »Gerinnen«, etwas Flüssiges wird in einen festen Zustand überführt. »Die Hitze hat die Gewalt zu lösen, die Kälte hat die Gewalt zu koagulieren« (Paracelsus III/942).
Kohobation (Cohobatio)	Destillation, bei der das Destillat wiederholt auf den Rückstand geschüttet und erneut destilliert wird.
Konjunktion (Conjunctio)	Vereinigung von Materialien, die nach aufwendiger Bearbeitung ein wünschenswertes Produkt höherer Kategorie ergeben. Symbol ist die chemische Hochzeit von König und Königin, die den hermaphroditischen Sohn zeugen.
Lösung (Solutio)	Jede Form von Auflösung, physikalisch wie chemisch. Kochsalz in Wasser ist ebenso eine Lösung wie das Lösen von Kalk in Salzsäure. Auch einfachste Lösevorgänge haben einen alchimistischen Aspekt.
Präzipitation (Praecipitatio)	Niederschlagen eines Feststoffs aus einer flüssigen Lösung.
Putrefaktion, Fäulung (Putrefactio)	Umfasst Fäulnisprozesse, Hefegärung, bakterielle Gärung (Alkohol, Essig, Milchsäure), kann aber auch Herstellung einer Tinktur durch längeren Auszug aus Frischmaterial bedeuten.
Reverberation (Reverberatio)	Glühen im Ofen mit hohen Temperaturen.
Sublimation (Sublimatio)	Verdampfen eines Feststoffs ohne vorherige Verflüssigung, mit anschließender Rückbildung des Feststoffes aus der Gasphase.
Tingieren (Projectio)	Von »tingere« = färben; grundsätzlich das Einfärben von Produkten oder Substanzen, aber auch etwa die Herstellung des roten Löwen = rote Tinktur.
Trennung (Separatio)	Zerlegung des Ausgangsmaterials in Fraktionen, in denen Merkur, Sulfur und Sal einzeln angereichert sind. Grundoperation der Spagirik-Trennung Festes/Flüssiges, Destillierbares/Nicht-Flüchtiges.
Vermischung (Conjugatio)	Mischen zueinander passender Einzelstoffe zu einem Ganzen, das mehr bewirkt als die Summe der Teile; also jedes gute Mischrezept (Synergieeffekt).
Zementation (Cementatio)	Glühen mit nichtflüchtigen Stoffen im Ofen.
Zirkulation (Circulatio, Rotatio)	Kochen am Rückfluss, oft 4–6 Wochen.

40 In der Tat wird jedoch leider auch dieser Begriff so verwendet, dass man die Anwendung eines Gärprozesses vermuten könnte. Es liegt beim Betrachter, die Unterscheidung im jeweiligen Fall zu treffen.

Alchimistische Operationen bei Paracelsus

Nicht zu allen in der alchimistischen Literatur genannten Operationen finden sich Angaben im Gesamtwerk des Paracelsus. Im Kapitel »Über die Natur der Dinge« beschreibt er im siebten Buch »Über die Verwandlungen der natürlichen Dinge« (Paracelsus III/259ff.) sieben Operationen in der folgenden Reihenfolge:

»So sollet ihr hier auch verstehen, dass die Grade in richtiger Reihenfolge aufeinander folgen. Sonst wäre das ganze Werk unseres Geheimnisses zerbrochen, umsonst und vergebens alle Mühe und Arbeit« (Paracelsus III/261f.). Bei dieser dringend anzuratenden Reihenfolge ist wichtig zu wissen, dass sie in erster Linie bei der Metallverarbeitung zu befolgen ist!

1. Kalzination	inklusive Reverberation und Zementation
2. Sublimation	inklusive Exaltation und Fixation
3. Lösung	Solutio
4. Fäulung	inklusive Digestion und Zirkulation
5. Destillation	inklusive Kohobation. Ferner wird nochmals das »Fixieren« erwähnt, als Anwendung von Wärme zur Veränderung eines Stoffes. »Wenn Vitriol z.B. fixiert wird, heißt er Kolkotar« (Paracelsus III/262).
6. Koagulation	Coagulatio
7. Färben	Tingieren

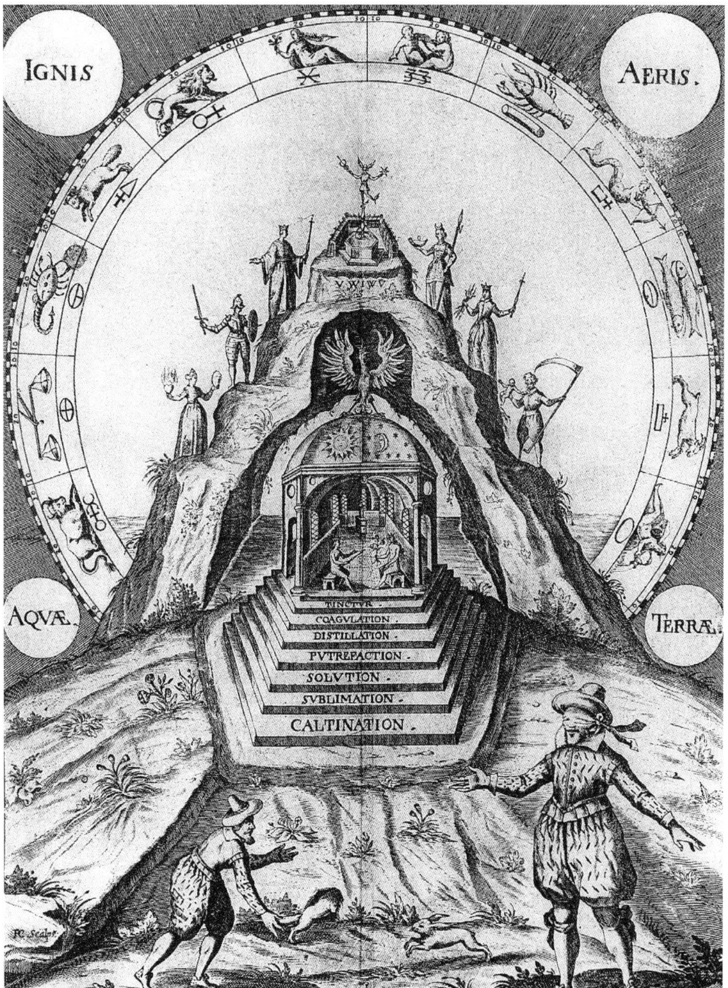

Die sieben Stufen zur Arznei. Stephan Michelspacher, 1616.

herstellen. Zu diesem Zweck müssen dann eigentlich nie alle angebenen Schritte oder ihre Reihenfolge eingehalten werden.

Seit Paracelsus hat sich eine hermetische Richtung der Alchimie entwickelt, deren Ziel nicht die Herstellung von Arzneimitteln ist, sondern die Vervollkommnung der Persönlichkeit der Alchimisten. Arbeitet ein Adept in dieser Richtung überhaupt im Labor, muss er zur Erreichung seines Ziels einen der oben angegebenen komplizierten Wege einhalten. Manche Adepten der Alchimie wie Jakob Böhme oder Carl Gustav Jung haben überhaupt weitgehend auf laborantische Arbeit verzichtet.

Der Alchimist Paracelsus aber verwendete die Kunst nicht, um sein Ego zu befriedigen, sondern um möglichst wirksame Arzneien für seine Patienten zu schaffen. In den Apotheken fand er nur Einzelstoffe und Einfachstprodukte vor. Er war also ein Arzt, der sich notgedrungen mit Forschung und Entwicklung auf dem Gebiet der Pharmazie beschäftigte. Trotz der Belastung durch seine ärztliche Tätigkeit und sein Wanderleben, waren seine Erfolge bei der Schaffung neuer Arzneimittel einzigartig. Ihm verdanken wir die Schaffung einer neuen Therapieform, der Iatrochemie oder Chemiatrie. Dies ist eine Anwendung modifizierter Naturstoffe und synthetischer Stoffe als Heilmittel. Als nach dem Tod des Paracelsus seine Schriften gedruckt wurden, wurde er postum schlagartig in ganz Europa berühmt. Es entstand die Schule der Paracelsisten, die immer noch existiert.

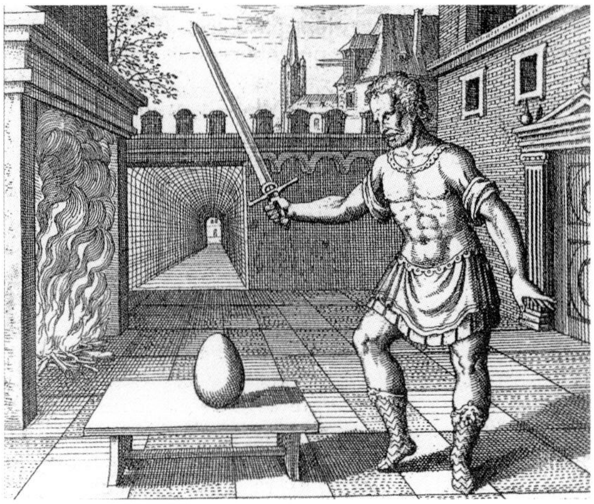

Das philosophische Ei symbolisiert die Ausgangssubstanz für den Stein der Weisen, auch »Prima Materia« genannt; es wird durch die Putrefactio (Fäulung) verwandelt, sodass das Geistartige ausschlüpfen kann. Das Schwert verkörpert einerseits die Macht des Geistes und das Element Luft, andererseits aber auch das innere geistige Feuer, das durch das äußere Feuer des Ofens verstärkt wird (Roob, 1996). Aus: »Atalanta fugiens« von Michael Maier, 1618.

Destillation: »Bei der Destillation scheiden sich das Wasser und das Oel von allen körperlichen Dingen« (Paracelsus III/272). Die Destillation ist die wohl am einfachsten durchführbare Operation, die auch heute noch von einigen Arzneimittelfirmen angewendet wird. Im Gegensatz zu der einfachen Mischung, dem Magisterium, sind hier jedoch bereits einige Geräte erforderlich. Dennoch ist es wohl die Operation, die sich dem Interessierten noch am leichtesten erschließen dürfte.

Neben einer Reinigung wird durch diese Operation auch eine Vergeistigung – also eine Anreicherung des Merkur – erreicht. Das erklärt auch die häufige Anwendung der wiederholten Destillation. Mittels einer Hitzequelle, die sich nach dem Material und dem gewünschten Endprodukt richtet, wird eine meist flüssige Substanz in einem Kolben erhitzt. Die aufsteigenden Dämpfe werden durch Rohre wiederum gekühlt und schlagen sich nieder, um schließlich im Vorsatzgefäß, dem Rezipienten, aufgefangen zu werden. Je nach Anwendung des Hitzegrads oder Beginn der Kondensation entstehen die so genannten Fraktionen. Im Wesentlichen handelt es sich um verschiedene Substanzen mit unterschiedlichem Siedepunkt.

Die Destillation pflanzlichen Materials ergibt (abhängig vom steigenden Hitzegrad der Wärmequelle) beispielsweise Fraktionen in der folgenden Reihenfolge:

1. Das »Phlegma« (Dampf). Dieses verfliegt und kann mit den Mitteln dieser Zeit nicht niedergeschlagen werden. Heutzutage könnte man, etwa mit Hilfe von Kühlfallen, diese subtilsten Dämpfe auffangen und vielleicht weiter untersuchen. »Durch die Destillation scheidet sich zuerst das Phlegma von ihnen, dann der Mercurius, dann das Oel, drittens das Harz, viertens der Sulfur und fünftens das Sal« (Paracelsus III/278).
2. Der »Mercurius«. Bei vorher vergorenen Pflanzenprodukten wäre das beispielsweise der übergehende Alkohol.
3. Das »Öl«. Der flüchtigste Teil des Sulfur, beispielsweise die ätherischen Öle.
4. Das »Harz«. Harze sind nach Paracelsus stets sulfurischer Natur, es könnten beispielsweise schwerer flüchtige Stoffe aus Pflanzenharz sein.
5. Der »Sulfur«. Dies ist offensichtlich der Anteil, der nur bei energischer Hitzeanwendung übergeht. Diese Fraktion ist oft ölig, rot gefärbt und scharf schmeckend, ein Korrosivum.
6. Das »Sal«. Dies ist der Rückstand der Destillation. Ob ein Teil des Sulfur im Rückstand bleibt, ist außer von der angewendeten Temperatur auch vom Material abhängig (Paracelsus III/278).

»Dann soll er auch die Grade der Scheidung kennen, als da ist Destillieren, Lösen, Faulen, Ausziehen, Kalzinieren, Reverberieren, Sublimieren, Reduzieren, Koagulieren, Pulverisieren und Lavieren.«
(Paracelsus III/272)

»Nun ist es auch hoch vonnöthen, die Grade und Staffeln zur Verwandlung zu kennen, wieviele es gibt. Es sind nicht mehr als sieben Grade. (...) Es sind dies: kalzinieren, sublimieren, lösen, faulen lassen, destillieren, koagulieren und färben (›tingieren‹).«
(Paracelsus III/258)

Spezialformen der Destillation sind auch die Kohobation, das Zurückschütten des Destillats auf den Rückstand und erneutes Destillieren, sowie die Zirkulation, die Destillation im geschlossenen System, am Rückfluss.

Sublimation: Die Sublimation ist in ihrem Wesen der Destillation sehr ähnlich. Allerdings wird hier ein Feststoff verdampft, ohne dass vorher eine Verflüssigung entsteht. Anschließend bildet sich dieser Feststoff aus der Gasphase zurück, wird niedergeschlagen und aufgefangen. Zu dieser Arbeit ist ein sehr hoher Hitzegrad erforderlich. Es leuchtet deshalb ein, dass es sich um eine äußerst sulfurische

Operation handelt. Selbstverständlich kann nicht jedes Material sublimiert werden, da häufig eine vorhergehende Verflüssigung stattfindet.

»Der erste Grad des Feuers bei der Destillation ist Balneum Mariae, das ist die Destillation im Wasser. Der zweite Grad des Feuers ist die Destillation in der Asche. Der dritte Grad des Feuers ist die Destillation im Sand, der vierte Grad des Feuers ist die Destillation in freiem Feuer.« (Paracelsus III/279)

Die Sublimation ist einer der »verbotenen Wege«; sie geht den Weg von der Erde über die Luft zur Erde, ohne die dazwischenliegenden Elemente zu durchlaufen. Das erklärt sicher ihre häufige Anwendung, die insbesondere zur Verarbeitung von Metallen unabdinglich ist (vergleiche Metallspiegel, Seite 264). Einige weitere sublimierbare Stoffe sind: Salmiak, Hirschhornsalz, Schwefel.

Solve et coagula – Tötung und Wiederbelebung: Ziel des Meisters ist die Herstellung hochwertiger Arzneistoffe, die dann einzeln, öfter noch in Mischung, die wahre Arznei darstellen. Art, Zahl und Reihenfolge der Herstellungsschritte richten sich konsequent nach Ausgangsmaterial und therapeutischen Eigenschaften, die das Produkt haben soll. Häufig werden sehr verschiedenartige Stoffe zu Mischungen vereinigt, teilweise werden diese Mischungen weiterverarbeitet. Richtlinien sind die Signaturen der Stoffe, ihre Stellung im System der Elemente, der Prinzipien und der Bezug des Pro-

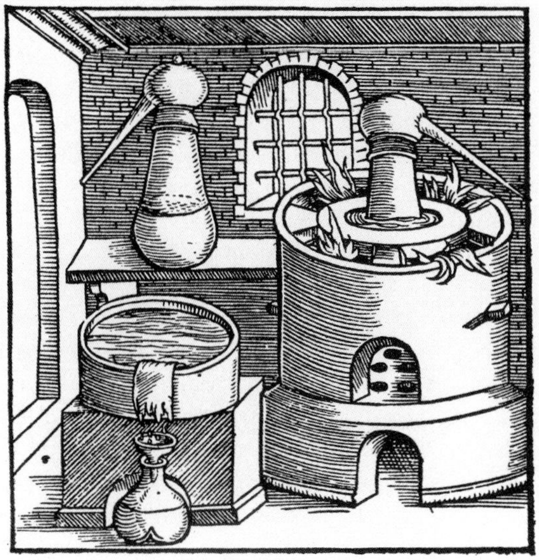

Destillation und Filtration. Aus: »Alchemie des Geber«, 1541.

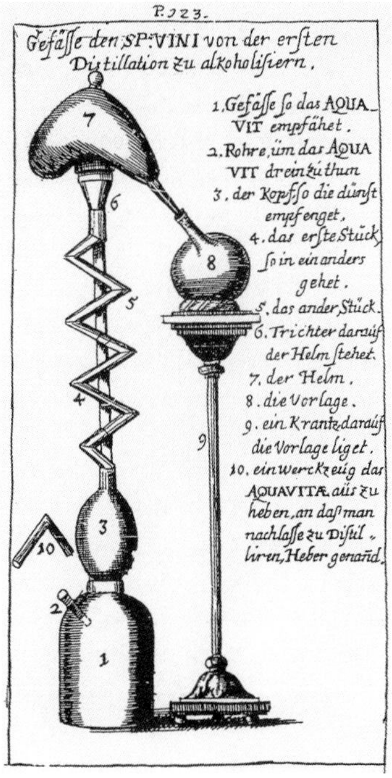

Gerät zur fraktionierten Destillation. Aus: »Chymischer Handleiter«, 1674.

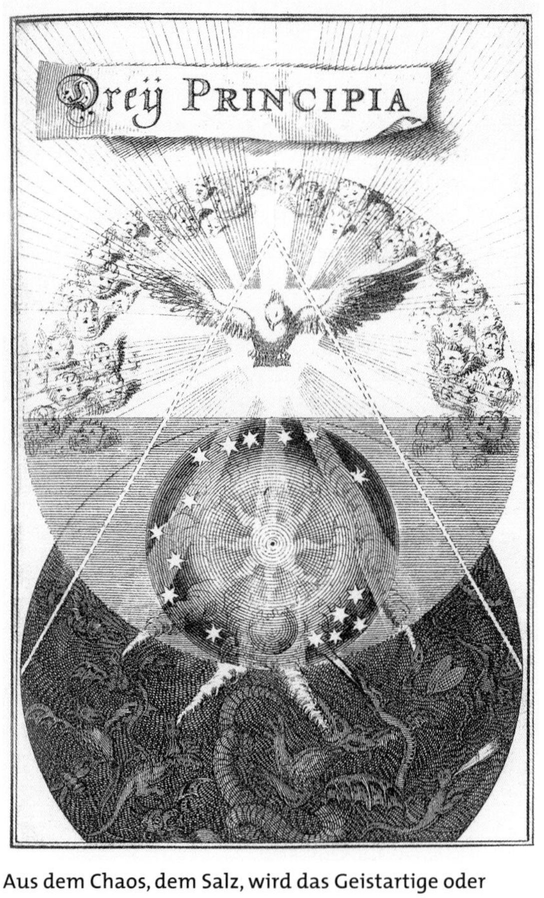

Aus dem Chaos, dem Salz, wird das Geistartige oder Merkurielle befreit, hier dargestellt als weiße Taube. Das Sulfurische oder das Seelenhafte in der Mitte, das an ein Auge erinnert, bindet den Geist an das Salz. In ihm findet auch die energetische Verwandlung statt. Jacob Böhme, 1682.

dukts zur Krankheit, die geheilt werden soll. Die Arznei soll der Krankheit gleichen, aber »gesünder« sein.

Einen Naturstoff als Arznei so zu verwenden wie er gefunden wird, ist eine Vergeudung seines Potenzials. Die wirkliche Arznei entsteht durch die Kunst, welche die durch den Fall in die Materie unvollkommene Substanz wieder vollkommen macht. »Spagyriker heißt der, der die einzelnen Substanzen im Körper scheiden kann, das Reine vom Unreinen, und der Erfahrung hat« (Paracelsus III/447).

Viele an sich wirksame Stoffe sind zunächst giftig: fast alle Metalle, Arsen und Antimon, deren Verbindungen und die Mehrzahl der stärker wirkenden Arzneipflanzen. Der Zubereitungsprozess muss bei Giftstoffen eine Entgiftung einschließen, ohne dass die Wirkung verloren geht.

Durch die Alchimie kann die Entgiftung mit einer Wirkungsverstärkung verbunden sein, wenn man Art, Anzahl und Reihenfolge der Operationen richtig wählt. »Wenn auch ein Ding ein Gift ist, kann es in die Form eines ungiftigen Dinges gebracht werden. Ein Beispiel vom Arsenik (...). Glühe ihn mit sale nitri (Salpeter), dann ist er kein Gift mehr. (...) Ich scheide das, was nicht ein Arcanum ist, von dem, was ein Arcanum ist, und ich gebe die richtige Dosis vom Arcanum« (Paracelsus I/479).

»Wenn das Gift Antimonium eingenommen wird, erzeugt es einen trockenen, dürren Husten, viel Seitenstechen und Hauptweh, Stuhlverstopfung, eine Geschwulst der Milz, hitziges Blut, Räudigkeit und Krätze, Ausdörrung und stärkere Gelbsucht treten auf. Die Zeichen der oben gemeldeten Mineralien sind dem Geiste des Antimonium[41] zuzuschreiben« (Paracelsus II/388).

Ist der Arzt nicht im Stande, aus den Giften Arzneien herzustellen, verliert er den Löwenanteil der wirksamen Heilmittel: »Unsre Arznei ist im Mercurius, Sulfur und Sal. Unser Gift ist aber auch in diesen drei Dingen, denn in einem stehen beide. Wir finden durch den Tod der Dinge, dass dasjenige, was uns in unserer Not helfen kann, auch das bei sich hat, was uns die Not gemacht hat« (Paracelsus III/386).

Auch unter ungiftigen Stoffen sind nicht wenige potenzielle Arzneien. Es ist unbedingt sinnvoll, auch diese durch die Kunst zu verbessern. Der Spagiriker muss sich aber darüber Gedanken machen, ob er nicht unabsichtlich aus einem harmlosen Stoff ein Gift herstellt: »Ihr sehet, wie die Kunst ein untödliches Ding tödlich machen kann. Honig ist untödlich, in der dritten Elevation wird er tödlich« (Paracelsus I/594f.).

»Der Spiritus des Salzes hat drei Arten des Salzes in sich, die zwar an sich gut sind, aber doch leicht in ein Gift oder in ein Ätzmittel zu verwandeln sind. (...) Im Tartarus sind nämlich alle Arten des Giftes« (Paracelsus I/595). Der Weg zur harmlosen, aber wirksamen Arznei ist die »Tötung« und »Wiederbelebung«.

»Die Tötung des Antimons ist die Sublimation.«
(Paracelsus III/251)

»Denn obwohl Rost der Tod des Eisens und des Stahls ist, gibt es doch noch andere Todesarten, von denen noch viel mehr zu halten ist. Ihr sollet wissen, dass jeder Crocus Martis ein getötetes Eisen ist, jedes Vitriol, Grünspan oder gebranntes Erz ein getötetes Kupfer, jeder sublimierte, präzipitierte und kalzinierte Mercurius Zinnober etc. ein getötetes Quecksilber, jedes Bleiweiß, Mennige oder Bleigelb ein getötetes Blei, jede Lasur ein getötetes Silber. So ist auch jedes Gold, aus dem seine Tinktur, seine Quinta Essentia, sein Harz oder Crocus, das Vitriol oder der Sulfur ausgezogen wurde, tot. Es sieht dann keinem Gold mehr gleich, sondern es ist ein weißes Metall wie fixes Silber« (Paracelsus III/244).

Nach Elementen eingeteilt, haben die Tötungsoperationen einen Bezug zu Feuer, Wasser oder Luft. Metalle werden gewöhnlich mit Feuer getötet, desgleichen Verbindungen von Arsen und Antimon: »Die Tötung der Arsenicalia, Auripigmenta, Operimenta und Realgaria geschieht so, dass sie mit Salpeter geschmolzen werden und zu einem Öl gelöst werden« (Paracelsus III/252). Hier entstehen Arsenate mit dem weniger giftigen fünfwertigen Arsen (AsO_4^{---}).

Pflanzen tötet man mit Wasser in Form der Putrefactio, der Gärung. Bei starken Giftpflanzen muss man danach noch destillieren.

Salze kann man im Luftprozess der Destillation töten: »Die Tötung aller Salze und aller Dinge, die von der Natur des Salzes sind, ist ein Hinnehmen und Destillieren der Flüssigkeit und der öligen Substanz, außerdem noch die Extraktion seines Salzgeistes. Denn wenn ihm dies hinweg genommen wird, nennt man es tote Erde oder Totenkopf« (Paracelsus III/251).

Bei der Tötung kommt es zu einer Veränderung im Verhältnis der Prinzipien. Dies ist besonders der Fall, wenn bei der Tötung ein Trennprozess stattfindet, eine (teilweise) Scheidung der Prinzipien in getrennte Reaktionsprodukte.

41 Also dem unbearbeiteten Merkur des Antimons.

Das Brennen der Schwermetalle oder ihrer Markasite (Sulfide) zu Oxiden intensiviert im Reaktionsprodukt den Sulfur, was teilweise an der gelben oder roten Farbe von Metalloxiden zu sehen ist. Werden Erdmetalle oder Holz zu Asche verbrannt, ist im Produkt, einem »Kalk«, das Salprinzip angereichert. Bei einem Fäulungsprozess findet ein Erde-Wasser-Vorgang statt, der zur »Nigredo« (Schwärzung) führt. Ein Destillat aus einem solchen Ansatz ist aber merkuriell, beispielsweise wenn sich Alkohol gebildet hat. Der Luftprozess Destillation oder Sublimation trennt Merkur und Sal.

Nach der »Tötung« der Stoffe führt man in der Spagirik eine »Wiedergeburt« durch. Auf diese Weise entsteht aus den Rohstoffen die Arznei. Der Tötungsprozess ist gewöhnlich eine Scheidung, der Prozess der Wiedergeburt eine Wiedervereinigung der getrennten Tötungsprodukte.

»Die Entstehung aller natürlicher Dinge ist zweifach, eine ist von der Natur und ohne jede Kunst, die andere ist durch die Kunst, nämlich durch die Alchemie. Wenn man gewöhnlich darüber spräche, würde man sagen, dass alle Dinge aus der Erde mit Hilfe der Fäulnis (Putrefaction) von der Natur geboren werden. Die Fäulnis ist nämlich der höchste Grad und der erste Anfang der Entstehung. Die (...) Fäulnis (...) verwandelt (transmutiert) die erste Gestalt und das erste Wesen aller natürlichen Dinge, in der gleichen Weise auch ihre Kräfte und Tugenden. (...) Denn das beweist sich augenscheinlich und die tägliche Erfahrung zeigt es an, dass viele Dinge gut, gesund und eine Arznei sind. Nach ihrer Fäulnis sind sie aber schlecht, ungesund und ein reines Gift. Andere Dinge wieder sind schlecht und ungesund, giftig und schädlich, nach ihrer Fäulnis aber werden sie gut, sie verlieren all ihre Schlechtigkeit und werden eine edle Arznei« (Paracelsus III/221f.).

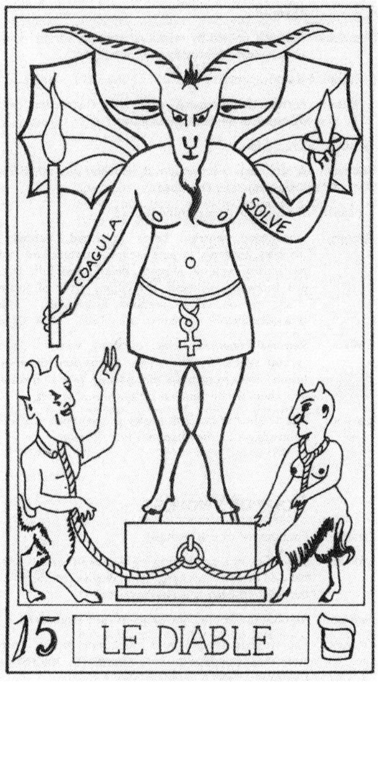

Tarotkarte »der Teufel«, 19. Jahrhundert. Er verkörpert die Gebundenheit des Geistes an die Materie, die durch das alchimistische Arbeiten überwunden wird (Merkursymbol). Auf seinen Armen steht die Losung »solve et coagula«. In den Händen hält er die Fackel der Weisheit und eine Schale (weiblich) mit einem Kristall (männlich) als Symbol für die tantrische Vereinigung von Feuer und Wasser.

»Sehet den Mercurius vivus, den Sulphur vivus und crudus, Antimonium crudum an (...). Solange sie lebendig sind, wie gering ist ihre Kraft und Tugend. (...) Sie sind vielmehr ein Gift als eine Arznei. Wenn sie aber durch die klugen Handgriffe und durch die Geschicklichkeit des Alchemisten in ihrem ersten Wesen vollkommen zerstört, getötet und dann weislich bereitet werden (...), dann sehet, wie großen Nutzen, große Kraft und große Tugend, schnelle Wirkung sie zeigen und beweisen« (Paracelsus III/243).

Die uralte Bezeichnung für Tötung und Wiedergeburt ist »Solve et Coagula« (löse und mache fest). »Die Koagulation kommt nach dem Vergären und Verdauen zustande« (Paracelsus I/551).

Die Reihenfolge der spagirischen Schritte, die Art der Durchführung und der zeitliche Aufwand sind streng vorgeschrieben.

Wärmeprozesse beim alchimistischen Arbeiten: Die Anwendung von Feuer ist eigentlich die wichtigste alchimistische Arbeit. Wärmequelle, Übertragungsmedium, Hitzegrad und die Zeit der Einwirkung sind in allen Rezepten genau vorgeschrieben. Relativ oft finden mehrere Wärmeprozesse hintereinander statt. Ein Beispiel ist Steigerung der Temperatur beim Destillieren, um zuerst das Flüchtige abzutrennen (Phlegma, merkurielle Fraktion, riecht oft ätherisch) und um anschließend bei höherer Temperatur den flüchtigen Sulfur als Destillat zu gewinnen; dieser geht oft als rotes stinkendes Öl über. Im Rückstand bleiben die nichtflüchtigen Anteile von Sulfur und Sal.

Wird der Rückstand weiter »gebrannt«, nimmt Sal weiter zu; der Feuerprozess kann auch, je nach Material, Sulfur nochmals verstärken.

Durch den Feuerprozess kann aus Metallen ein »Kalk« (Oxid) entstehen. Dieser Kalk ist tot, kann aber wiederbelebt werden. Metalle können, wie andere Stoffe auch, sterben. Sie werden dann zu einer Asche, die nicht wiederbelebbar ist. Die Asche ist dann wie Glas oder Schlacke, die man mit den damaligen Techniken nicht wieder aufbereiten konnte (Paracelsus III/253f.).

Der Weg zur wahren Arznei ist immer mehrstufig. Er führt vom (oft giftigen) Rohstoff durch Einsatz stark wirkender Mittel (beispielsweise Feuer oder Behandlung mit reaktionsfreudigen

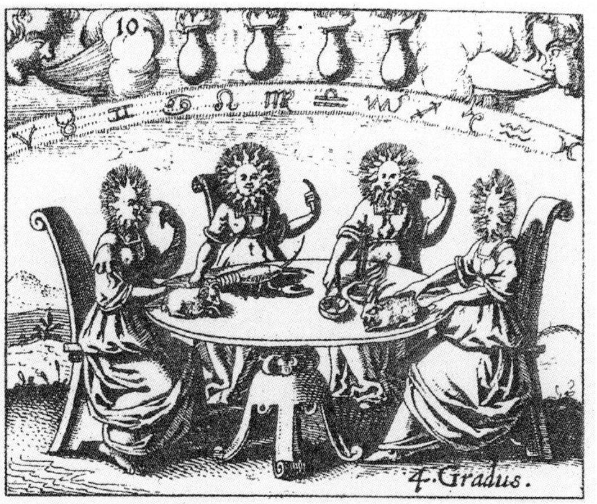

Die vier Grade der Wärme in Analogie zu Jahreszeiten, Sternzeichen und Planeten. »Es ist der Widder / Krebs und Wag / Und dann der Steinbock.« Aus: »Chymisches Lustgärtlein«, 1624.

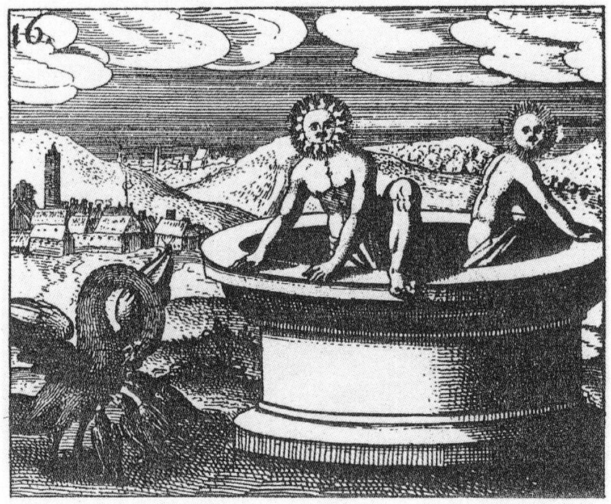

»Drauff kompt ein newe Tugent widr / In ihre zart und trefflich Gliedr: / Welche hernachmals / wie ich meld / Die lebhafftige Stärck erhält.« Aus: »Chymisches Lustgärtlein«, 1624.

Chemikalien wie starken Säuren) zur Marter und dadurch zum Tod.

Anschließend muss man eine Wiederbelebung durchführen. Diese kann ebenfalls mehrstufig sein, wodurch man zu den hermetischen Arzneien, den Arkana und Elixieren kommt. Einfache Mischungen von Arzneistoffen werden Magisterien genannt; Präparate, bei denen nur eine Operation zur Vergeistigung vorgenommen wurde, heißen Quintessenzen. Die wirksame Arznei entsteht durch mehrfache Wandlungsprozesse: »Macht harte Dinge weich (...) darum sagt Aristoteles: Macht aus einem leichten schwer (...) vom Wasser macht Feuer, so habt ihr die gantze Kunst« (Isaac Hollandus, S. 259f.).

Marter und Tod der Metalle: Um aus Metallen oder ihren Erzen eine wirksame Arznei herzustellen, sind einige energische Operationsschritte notwendig. Man kann zur Eröffnung den Weg des Sulfur oder den Weg des Merkur gehen, wobei ersterer der wichtigere ist. Der Sulfur-Weg ist der des Feuers, der Merkur-Weg der des Wassers. Beides sind die Wege zum Tod. Der Tod führt zu einem erdhaften Zustand, dem »Kalk«. Jetzt ist der Weg frei zur Auferstehung, zur Befreiung von der groben Materie und hiermit zur Verklärung. Wie der Patient geht der Stoff den Weg der Gesundheit über die Krankheit zur Heilung.

Der Weg des Feuers: Es ist der Weg der Bearbeitung der halbedlen Metalle Eisen, Kupfer und Zink. Nur eine energische Hitzebehandlung führt zum Ziel: Erhitzen im Ofen, im Sandbad oder durch eine direkte Flamme. Oxid ist die einfachste Kalzination; bei Paracelsus wurde das in dieser Form nicht beschrieben, da er den Sauerstoff noch nicht kannte. Er schlug folgende Wege zum Kalzinieren vor:

– Behandeln mit Salz
– Erhitzen mit Schwefel
– Behandeln mit Säuren
– Amalgambildung mit Quecksilber

Die Marter der Metalle. Aus: »Buch der heiligen Dreifaltigkeit«, 1488.

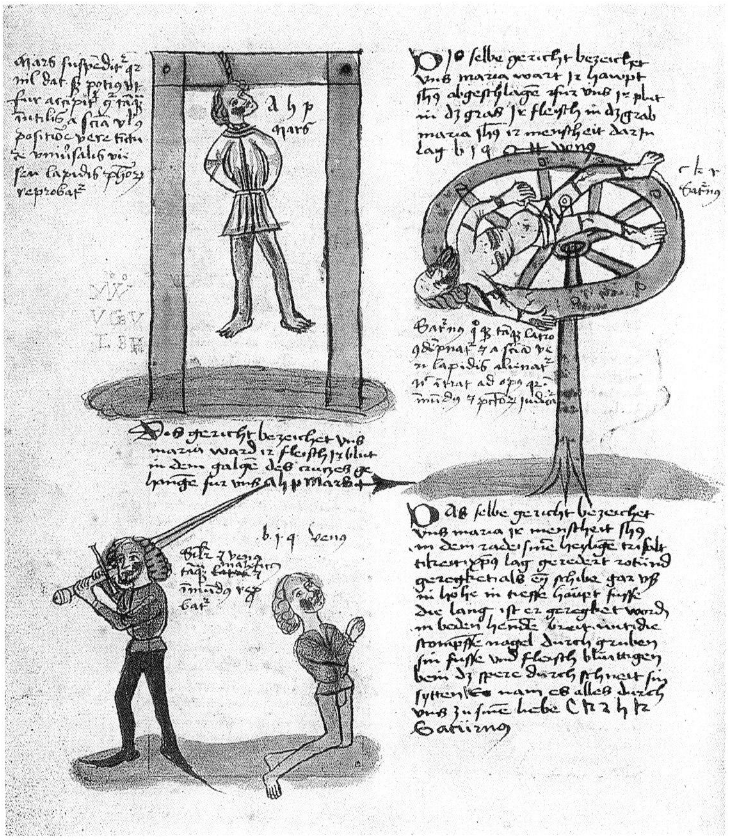

Die Kalzination ist eine Tötung, eine Korrosion. Die Korrosiva sind auf der einen Seite die Stoffe Sauerstoff und Schwefel in der Hitze, andererseits Essig, Schwefelsäure, Salz, Salmiak, Sublimat oder Quecksilber, die schon in der Kälte reagieren, aber unter Wärmeanwendung intensivere Wirkungen zeigen.

Der Weg des Wassers: Dieser eignet sich für die halbedlen Metalle Kupfer und Eisen, mehr noch für unedle Metalle wie Blei und Zinn. Der Weg des Wassers ist die Putrefactio, die Fäulung. Dieser Prozess wird in wässriger Lösung unter Anwendung milder Wärme durchgeführt, beispielsweise an der Sonne oder durch Eingraben in gärenden Mist. Am besten ist es, den Wasserprozess nach dem Feuerprozess durchzuführen. Das Metall wird mit Salz, Honig, Essig, Schwefel oder Weinstein erhitzt. Anschließend setzt man die mit der Reaktionsmasse bedeckten Bleche längere Zeit feuchter Luft aus.

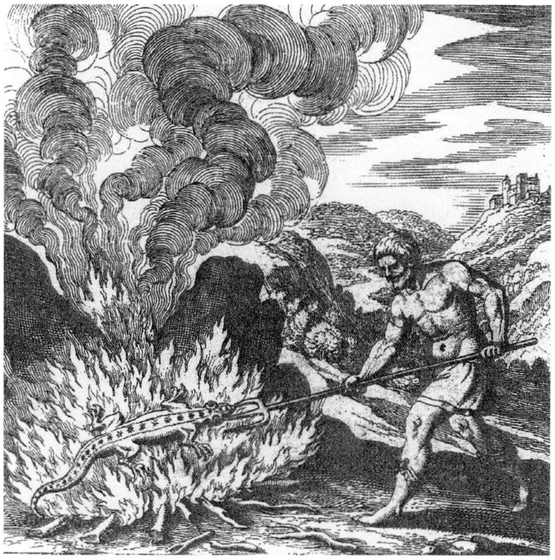

Rösten im Feuer befreit durch den Tod die Seele (Salamander), die im Stofflichen gebunden ist. Aus: »De lapide philosophico«, 1625.

»Putrefactio ist die Fäulnis eines Dinges in das letzte Wesen.« (Paracelsus III/752)

Die Natur beschreitet ebenfalls den Wasserweg zur Tötung der Metalle. So wird aus Eisen Rost, aus Kupfer Patina. Im Berg entstehen mittels eines Wasser-Erde-Prozesses aus den Metallen und den Markasiten die Vitriole. Solche Stoffe muss man nicht mehr »töten« – dies hat die Natur schon erledigt –, sondern nur noch wiederbeleben zu ihrer besseren Nutzung. Nach dem Tod durch Wasser geschieht die Wiederbelebung durch Feuer: »Die Tötung des Wassers geschieht durch das Feuer, die Tötung des Feuers durch das Wasser« (Paracelsus III/252).

»Im Feuer liegt die Verwandlung und Feinheit. Im Salz die Farbe. Im Mercurius die Arznei (...) Die wachsende Kraft, das Leben, ist in allen dreien als ein Elixier. Darum soll das Geheimnis der Dinge durch die spagirische Kunst im Feuer, aber nicht im Element, gesucht werden. Denn durch das Feuer kommt es zur Erhöhung. Im Salz entstehen alle Farben. Denn wo nicht Salz ist, ist auch keine Farbe. Wie alle Dinge Farbe haben, so haben sie auch Salz. Kein Ding ist ohne Arznei oder Tugend, daher kann es auch nicht ohne Mercurius sein.« (Paracelsus III/578)

Im Folgenden wird beschrieben, wie man mittels Feueranwendung aus Vitriol die höchst wichtigen Produkte Colcothar und Crocus herstellt.

Röstet man Schwermetallsulfate, die Vitriole, so entstehen je nach Temperatur und Einwirkungszeit zunächst wasserfreie Sulfate (das Phlegma ist entwichen) und danach durch Verlust von Schwefeltrioxid basische Sulfate (Mischverbindung von Oxid und Sulfat des Schwermetalls). Weiteres Erhitzen unter Temperaturerhöhung führt schrittweise zu den Metalloxiden. Die noch sulfathaltigen Verbindungen heißen Colcothar, die weitgehend oder völlig sulfatfreien Oxide Crocus.

Alle Vitriole waren von der Antike bis zur Neuzeit allgemein bekannte Handelsprodukte. Die Vitriole, natürliche wie künstliche, sind im wässrigen Medium getötete Metalle. Sie haben einen tartarischen, erdhaften Salcharakter und werden durch Feuer nicht getötet, sondern wiederbelebt. Übertreibt man diesen Prozess, so kann er zum endgültigen Sterben der Substanz führen; es bildet sich dann eine Asche.

Die Produkte des Brennens der Vitriole sind ganz verschieden, je nach Temperaturführung, Einwirkungsdauer, Metallart und Gemisch der Schwermetalle im Ausgangsmaterial. Wissenschaftlich sind diese Vorgänge weitgehend unerforscht, auch auf Literaturangaben kann man sich kaum verlassen.

Beim Brennen des Vitriols entsteht außer Colcothar ein weiteres erwünschtes Produkt: der Spiritus Vitrioli, verdünnte Schwefelsäure, der bei passender Prozessführung aus dem Vitriolwasser und dem gebildeten Schwefeldioxid übergeht, sowie Oleum Vitrioli, konzentrierte Schwefelsäure, aus wasserfreiem Vitriol durch starkes Erhitzen überdestillierte konzentrierte Schwefelsäure.

»Wenn Kupfer ohne Ätzmittel zerbrochen und getötet wird, dann habt ihr ein Vitriol. Aus diesem bereitet die quintam essentiam, das Öl und die Flüssigkeit. So ist das Saure der Venus vollendet« (Paracelsus I/604).

Colcothar: Colcothar ist ein Produkt, das durch Anwendung von nicht zu starkem Feuer aus Vitriol entsteht. In alchimistischen Rezepten ist Colcothar einer der häufigsten Bestandteile, in komplizierteren, beispielsweise dem Theriak, ist es immer enthalten. Natürlich war dieses viel verwendete Produkt apothekenüblich. Wegen der stark schwankenden Zusammensetzung des Ausgangsstoffes war die Qualität von Colcothar sehr unterschiedlich. Paracelsus beklagte sich in diesem Zusammenhang bitter über die geringen Kenntnisse der Apotheker. Als Colcothar waren im Handel:

- durch Feuersetzen im Erzberg entstandene Produkte: gelbes und rotes Atrament,
- durch Brennen des Minerals entstandene Produkte: Chalcanthum ustum (gebranntes Kupfervitriol).

Paracelsus äußerte sich ausführlich über die Qualitätsbestimmung (III/653ff.). Das verarbeitete Vitriol muss zunächst auf ausreichenden Kupfergehalt geprüft werden, beim Brennen soll es rot werden: »Vitrioli calcinatio aperta, daher entstehet das Colcothar. Rp. Vitriol / calcinirs / d.i kochs und verbrenns in einem irdenen Gefäß / bis er nach gäntzlich verlohrner Feuchtigkeit roth werde. Der Vitriol vermindert sich in dieser Calcination um den halben Theil. (Dieses kommet auch unter den Theriak / adstringieret und stillet das Bluten)« (Johann Schröder, S. 722).

Für die Rotfärbung kommen drei Ursachen in Frage:

1. Das Vitriol war Kupfervitriol, es wurde zu Kupfer-(I)-Oxid geröstet; folglich liegt also kein Colcothar vor, sondern ein Crocus.
2. Durch oxidierendes Brennen ist aus einem Mischvitriol ein Produkt entstanden, das rotes Eisen-(III)-Oxid enthält.
3. Ein eventueller Mangangehalt macht sich durch gefärbte Oxide bemerkbar.

Eine gelbe, rosa oder besser rote Färbung ist ein Qualitätsmerkmal von Colcothar (Farbsignatur der Lebensenergie). Der Feuerprozess hat den Sulfur intensiviert, das merkurielle Wasser als Spiritus entfernt und das sulfur-salhafte Sulfation teilweise durch das salhafte Oxid ersetzt. Die Beziehung Sulfur–Sal ist also neu geordnet und intensiviert. Ein Stoff dieser Art wirkt stark ordnend und reinigend. Paracelsus verwendete ungemischtes Colcothar nur äußerlich, in problematischen Fällen von Geschwüren (»Krebs«) ein Gemisch aus Essig, Vitriol und reichlich Colcothar. Die Wirkung dieser Rezeptur sollte man unbedingt an Tumoren der Haut nachprüfen.

Crocus: In der Alchimie ist dies eine safranfarbene Schwermetallverbindung, gewöhnlich ein Oxid oder basisches Salz. Es zeigt einen salhaften Aspekt an. Colcothar und Crocus sind sich ähnlich und wurden schon immer gerne verwechselt. Crocus ist noch salbetonter als Colcothar, also noch besser für chronische Leiden geeignet. Die Eignung nimmt also von Vitriol zu Crocus zu: Vitriol < Colcothar < Crocus.

»Wenn das Vitriol zu seinem Colcothar kalziniert wird, dann wird es leicht selbst zu Kupfer. Denn eine seltsame Natur des Kupfers ist in ihm und im Kupfer des Vitriols.« (Paracelsus III/666)

In Mischungen kann man das Rezept durch Zusatz eines Crocus am besten einem sehr chronischen Leiden anpassen. Durch die Anwendung starken Feuers oder sehr sulfurischer Agenzien bei der Herstellung zeigt der Crocus aber auch intensiven Feuer- und Sulfur-Charakter, der die Farbsignatur hervorruft: »Alle Metallen sollen roth werden als Blut, Zinn und Silber nicht, denn alle Metallen sind in ihrem Innersten roth, doch eines röther als das andere« (Isaac Hollandus, S. 99).

Mit einem Crocus kann man einem Patienten zuverlässig Vitalenergie zuführen, falls dies überhaupt noch möglich ist. Crocus hat also immer quintessenzielle Eigenschaften und wertet dadurch Rezepte auf. Die alchimistische Literatur kennt einen Crocus Martis (Mars) und einen Crocus Veneris (Venus).

Crocus Martis: dreiwertige Eisenverbindung, entweder Eisen-(III)-Oxid oder auch ein basisches Eisen-(III)-Salz.

»Eisenrost ist für die Quinta Essentia des Mars gehalten worden, was nicht richtig ist, sondern der Crocus Martis ist das Oleum Martis« (Paracelsus III/36).

»Ihr sollet wissen, dass jeder Crocus Martis ein getötetes Eisen ist (...) vom Eisen ist also zu wissen, dass es getötet und zu Crocus wird, indem du Stahlblech nimmst, glühst und dann mit gutem starkem Weinessig ablöschest. Dies (...) tue so oft, bis du siehst, dass der Essig schön rot wird (...), destilliere die Feuchtigkeit (...) davon und koaguliers zu einem trockenen Pulver. Das ist ein gar edler Rost des Mars« (Paracelsus III/244f.).

Es handelt sich um $Fe(OH)_2(CH_3CO_2)$, das als »Ferrum aceticum« noch homöopathisch erhältlich ist. Das natürliche Eisen-(III)-Oxid, Hämatit, liefert die Firma Weleda in Ampullen und als Verreibung.

Crocus Veneris: Kupfer-(I)-Oxid (Cu_2O) kann durch Erhitzen des Metalls mit nicht zu starker Luftzufuhr oder Zersetzen von Kupfersulfat hergestellt werden.

»Um den Crocus des Kupfers zu bereiten, nimm gut gepulverten Grünspan. Gieße darauf reichlich destillierten Essig. Schüttle dreimal täglich. Den gefärbten Essig schütte vorsichtig ab und sublimiere bis zur Trockenheit (...) neunmal mit warmem Wasser waschen (...), dann soll es getrocknet werden. Du wirst dann den Crocus des Kupfers oder Flos Aeris haben« (Paracelsus III/379).

Die »Ägyptische Salbe«, seit der Antike bekannt, wird durch Kochen von Grünspan mit Essig und Honig hergestellt. Sie enthält fein verteiltes Kupfer-(I)-Oxid. Paracelsus verwendete sie häufig. Das natürliche Kupfer-(I)-Oxid, Cuprit, wird ebenfalls von der Firma Weleda in Ampullen und als Verreibung geliefert. Eine Injektion in Akupunkturpunkte kann sensationelle Wirkungen haben. Die Firma Wala liefert eine Salbe mit Cuprit (»Kupfersalbe rot«). Cuprit ist ein Reaktionsmittel, das gleichzeitig regeneriert und Wärmeprozesse anregt. Es ist also eine wichtige Arznei zur Behandlung chronischer Krankheiten.

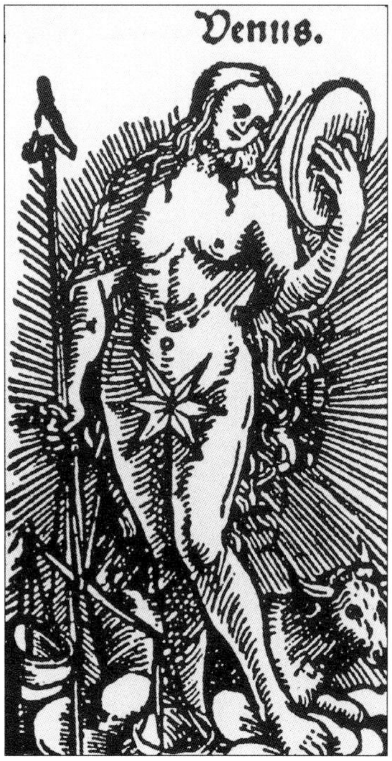

Magisterium, Quintessenz, Arkanum und Elixier, die vier Arzneispezialitäten der Paracelsusmedizin

Die Heilkunst liegt immer an der Schnittstelle von Metaphysik und therapeutischem Handwerk. Schon einfache Operationen wie das Ausziehen von Pflanzenmaterial mit Wein oder Branntwein führen zu einer gewissen Vergeistigung der Zubereitung. In kniffligen Fällen und bei chronischen Leiden ist es dringend ratsam, Präparate mit anspruchsvollerem Herstellungsweg einzusetzen.

Da alle Krankheiten geistiger Natur sind, muss die Arznei nach dem Prinzip der sympathischen Heilung unter allen Umständen vergeistigt werden. Erst dann kann Geistiges mit Geistigem geheilt werden.

»Da der Mensch zweifach ist, ein Teil Erde und Wasser, der andere Teil Feuer und Luft, so folgt daraus, dass die übernatürliche Krankheit in dem einen Teil, das ist in dem geistigen Teil ihren Ursprung nimmt und nicht in dem anderen« (Paracelsus I/777). Alle Krankheiten haben also metaphysische Ursachen und sind übernatürlicher Natur (Feuer, Luft).

Wie schon zu Beginn festgestellt, ist die Heilung ein Weg der Erlösung von der Gebundenheit des Geistes an die Materie, wodurch Krankheit erst möglich wurde. Krankheit ist nach Paracelsus mit dem Sündenfall verbunden, er stellt das Chaos dar, während die Heilung zu einer neuen Ordnung auf der geistigen Ebene führt. Hierfür braucht es eine vergeistigte Arznei, die Paracelsus Arkanum nannte: »Es sind alle Arcana so beschaffen, dass sie ohne Materie und Corpus ihr Werk vollbringen. Und zwar aus dem Grunde, weil die Krankheiten nicht Corpora sind. Darum soll Geist gegen Geist gebraucht werden, wie der Schnee vor der Sonne dahinschmilzt und vom Sommer« (Paracelsus I/451).

Hat man die vergeistigte Arznei geschaffen, wird der Weg frei zur Behandlung der Diathese oder Konstitution (siehe Lehrbücher der Homöopathie), der völlig festgefahrenen, veralteten Leiden und allgemein aller Krankheiten, die auf normale Therapie nicht ansprechen. Zu den kniffligen Fällen gehören auch alle Krankheiten des Nervensystems und der Psyche, weil sie ausnahmslos einen metaphysischen Aspekt haben.

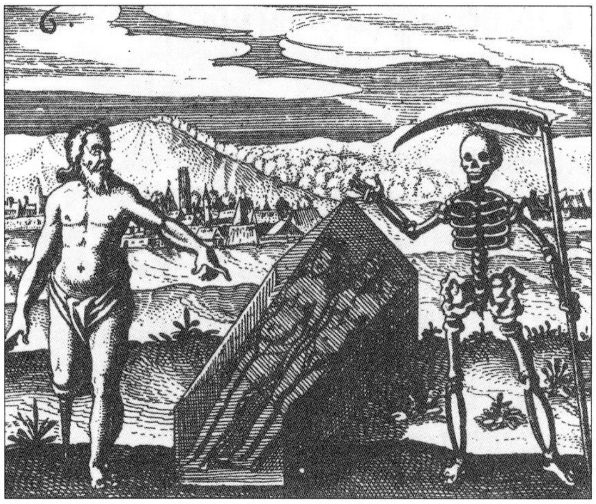

Die Fäulung (Putrefactio): »Erstlich / muss der Saamen verderbn / Faulen / zugleich gänzlich absterbn: / Auff dass er widrumb aufferstehe / Zu den höchstn Göttern herfür geh. / Ohn diesen Process hab ich nie / Etwas sehn wachsen / auff Erdn hie: / Ohn diesen Process / Weg und weiß / Ist umbsonst all dein Müh und Fleiß. / Wann nun der Todt in solchen nöthn / Die zwey Liebhabende wird tödtn: / So wird Vulcanus drauff dem Leben / Newe Gestalt und Gliedmaß gebn.« Aus: »Chymisches Lustgärtlein«, 1624.

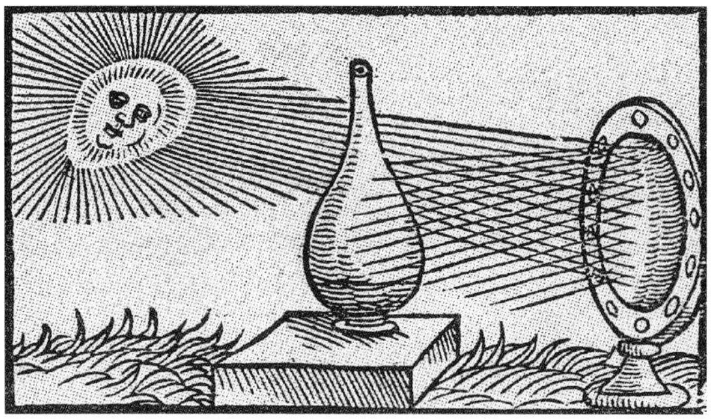

Sonnenstrahlen wirken über einen Spiegel auf die Essenz ein. Aus dem Destillierbuch des Cunrat Geßner, 1583.

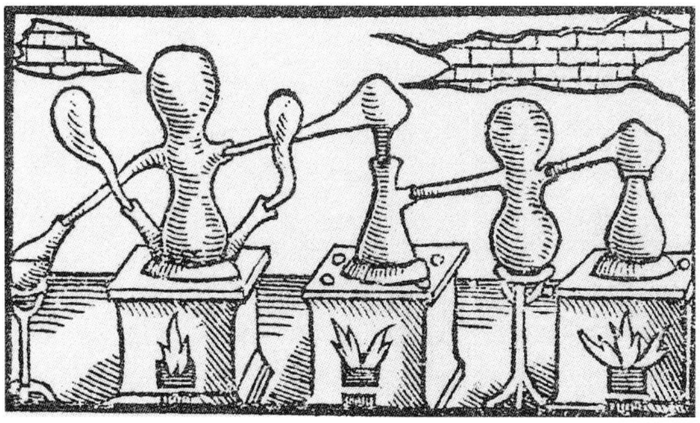

»Von etlichen Destillier Instrumenten. Ein seltzame Figur / So die Alchimisten gebrauchen / hierher gesetzt aus einem alten geschribnen Alchimeybuch.« Aus dem Destillierbuch des Cunrat Geßner, 1583.

Das Magisterium (Paracelsus III/49–60): »Das ist ein Magisterium, was von den Dingen ohne Scheidung abgezogen wird« (Paracelsus III/49). Eine der einfacheren Operationen, die sich bis heute erhalten hat, ist das Magisterium. Darunter wird die »intelligente Mischung« verstanden, in der durch sinnvolles Kombinieren verschiedener Einzelstoffe eine synergistische Rezeptur geschaffen wird.

Ein Magisterium setzt sich aus Stoffen zusammen, die miteinander verwandt sind; sie erhalten gerade durch diese Verwandtschaft ihre Kraft: »Wenn auch die Dinge, die dazu genommen werden, nicht von der gleichen Komplexion und Kraft bei der Tätigkeit sind, kommt es doch bei der Bereitung dazu. Ein ähnliches Ding ist mehr als ein Ding von gleicher Komplexion, und daraus entspringt solche Kraft« (Paracelsus III/49). Dies zeigt, dass ein Magisterium keineswegs kraft- oder wirkungslos ist. Die Herstellung ist alles andere als selbstverständlich oder einfach und setzt profunde Kenntnisse voraus.

»Die Magisteria unterscheiden sich von den Quintis Essentiis dadurch, dass sie nur nach der Komplexion und den vier Elementen sind, während die Quintae Essentiae sich nicht so verhalten« (Paracelsus III/33). Das Magisterium ist also, ungeachtet seiner möglichen Heilkraft, ein kaum vergeistigtes Mittel, ganz im Gegensatz zu der Quinta Essentia.

»Wesentlich zum Verständnis der medizinischen und alchimistischen Lehren des Paracelsus ist es, dass er nur mit Kräften operierte. Der Stoff und das Medikament an sich wirken nur insofern, als sie Träger astraler Kräfte sind und in sich die Quinta essentia des betreffenden Stoffes bergen.« (Aschner 1926, Vorwort)

Das Magisterium wird »ohne Scheidung« ausgezogen. Dies bedeutet, die spagirische Scheidung und Wiedervereinigung der Prinzipien wird nicht durchgeführt. Sehr wohl durchgeführt wird allerdings die Putrefactio oder »Fäulung«. Dabei handelt es sich um ein mindestens vierwöchiges Ausziehen des zu extrahierenden Materials, das sowohl ein reiner Stoff als auch eine Mischung sein kann. Der Auszug wird in milder Wärme durchgeführt. Eine Putrefactio ist immer ein langsamer Prozess (Erde und Wasser), denn »der Spiritus Vini ist ein astralischer Geist (Merkur) und greift die Animam (Sulfur) nicht recht an« (Toeltius, S. 37).

Wie Paracelsus schrieb, werden alle Dinge aus der Erde mit Hilfe der Fäulnis (Putrefaktion) von der Natur geboren. »Die Fäulnis ist nämlich der höchste Grad und der erste Anfang der Entstehung. Die Fäulnis nimmt ihren Anfang und ihr Herkommen von einer feuchten Wärme (Luftelement). Die ständige feuchte Wärme (langsamer Prozess!) bringt Fäulnis« (Paracelsus III/221f.).

Bereits eine Verlängerung der Behandlung zum philosophischen Monat (40 Tage) ist eine Verbesserung. Teilweise muss man sogar bis zu vier Monate putrefizieren. Die Putrefaktion ist also teilweise nur ein Ausziehen mit Lösungsmitteln, beispielsweise die uns heute bekannte Arzneiform »Tinktur«.

»Wenn Essig in Wein gegossen wird, macht er den ganzen Wein zu Essig. Das ist ein Magisterium. Wenn Honig in Wein gegossen wird, macht er den Wein nicht zu Honig. Daher ist er kein Magisterium.« (Paracelsus III/49)

Bei Paracelsus findet sich ein Rezept, in dem frische Melisse einfach vier Wochen mit Weingeist ausgezogen wird. Häufig wird aber eine Putrefaktion im engeren Sinne durchgeführt, also eine alkoholische, milchsaure oder bakterielle Gärung mit Mikroben.

Ein Rezept von Libavius (Libavius, S. 361) nennt ein Magisterium aus Wein: »Ältesten und besten Wein« einen Monat im Mist oder im Erdboden putrefizieren, dann in der Kälte zur Eisbildung bringen. Die Arznei ist das flüssig gebliebene Konzentrat; es muss noch einige Zeit digeriert werden.

Ein Rezept von Paracelsus: »Wein von Artemisia (Beifuß) ist sehr gut, wenn man Artemisia in Wein gären lässt. Ein besserer Brauch ist der, dass man sie in Wein sieden lasse und dann in gärenden Wein schütte. (...) Dies ist eine sehr gute Arznei für alle Frauenkrankheiten« (Paracelsus III/532).

Beim allgemeinen Magisterium aus Kräutern handelt es sich um Pflanzenmaterial, das man zunächst in Branntwein vier Wochen putrefiziert. Danach erfolgt das Destillieren. Das Destillat versetzt man wieder mit frischen Kräutern und putrefiziert und destilliert es erneut. Diesen Vorgang wiederholt man mehrmals. Zum Abschluss versetzt man das Destillat nochmals mit frischem Pflanzenmaterial, putrefiziert nun aber nicht, sondern lässt das Gemisch vier Wochen zirkulieren. Im fertigen Präparat sind nicht nur die ätherischen Öle angereichert, sondern Merkur und Sulfur sind intensiviert und verbunden worden.

Magisterium aus den Metallen (auch für die Herstellung von Argentum potabile und Aurum potabile geeignet): »Zuerst wollen wir die Magisteria der Metalle erklären, die mit vielen seltsamen Tugenden sich zeigen. (...) Es ist zu verstehen, dass ihre Bereitung ohne alle Ätzmittel geschehen soll, dann auch ohne alle anderen Dinge, deren Komplexion gegen die Metalle ist (aggressive Stoffe). Dadurch liefern die Metalle Magisteria, die nicht weniger bezüglich ihrer Tugend zu achten sind als ihre Quinta Essentia« (Paracelsus III/52). Metallpulver oder dünne Blättchen lässt man vier Wochen mit hochprozentigem Alkohol zirkulieren. Das gebildete Öl, das man abtrennt, ist die Arznei.

Magisterium aus Perlen: Perlen zerstossen, in konzentriertem Essig einen Monat digerieren, Essig abdestillieren. Der Rückstand ist das Magisterium der Perle, ein Verjüngungsmittel, das seinesgleichen sucht.

Magisterium aus Korallen: Korallenpulver mit Salpeter kalzinieren und mit Branntwein extrahieren. Extrakt abfiltrieren und destillieren. Der Rückstand der Destillation wird in Wasser gelöst, diese ist das Magisterium aus Koralle. Es ist ein »Alkali«. Paracelsus verwendete Koralle vor allem in der Psychotherapie gegen Angstzustände und als blutungsstillendes Mittel.

Therapeutisch kann man die Magisterien nach den klinischen Indikationen der verarbeiteten Stoffe einsetzen. Die Arznei ist im Gegensatz zur Ausgangssubstanz »lediglich« verbessert worden.

Die Quintessenz (Paracelsus III/21–37): »Quinta Essentia ist, wenn die Natur über ihren gewöhnlichen Grad gestärkt wird« (III/751). »Quinta Essentia ist eine Materie, die körperlich aus allen Gewächsen und aus allem, in dem Leben ist, extrahiert wird. Sie wird von jedem verunreinigenden und vergänglichen Stoff geschieden und subtil sehr rein von allen Elementen gesondert. Es ist nun zu verstehen, dass Quinta Essentia nur die Natur, Kraft, Tugend und Arznei ist, die in dem Dinge ohne eine herbe und fremde Beimengung enthalten ist. Sie ist auch die Farbe, das Leben und die Eigenschaft des Dinges. Sie ist ein Geist, der dem Lebensgeist gleicht« (Paracelsus III/21).

Die Quintessenz ist viel »vergeistigter« als das Magisterium, aber keine spagirische Zubereitung im engeren Sinn. Sie wird aus dem Material extrahiert: »Der Weg, auf dem die Quinta Essentia extrahiert werden kann, ist mannigfaltig. Es kann durch Sublimationen geschehen, durch Kalzinationen, durch Säuren, durch Corrosiva, durch süße und durch herbe Stoffe« (Paracelsus III/25).

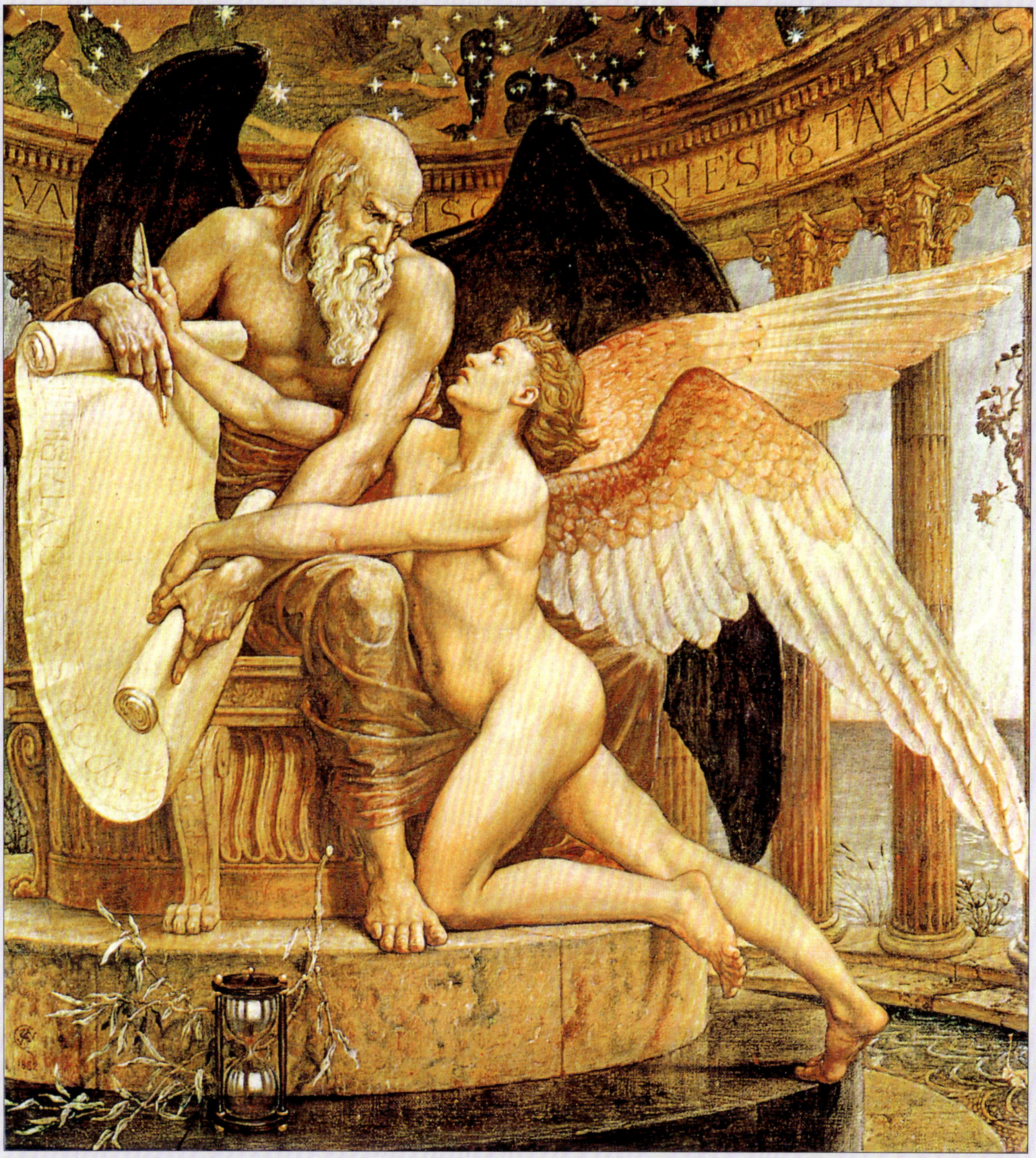

Saturn, hier dargestellt als Vaterfigur, verkündet dem Menschen seine Bestimmung. Saturn gilt in der Hermetik als »Hüter der Schwelle« zum kosmischen Bewusstsein und als Herrscher über die Zeit. Er verkörpert auch die Berufung, das Prinzip der Inkarnation des Geistes in die Materie, und er ist die höchste Einweihungsstufe in der Hermetik. Walter Crane, »Der Weg der Bestimmung«, 1882, Mailand, Privatsammlung.

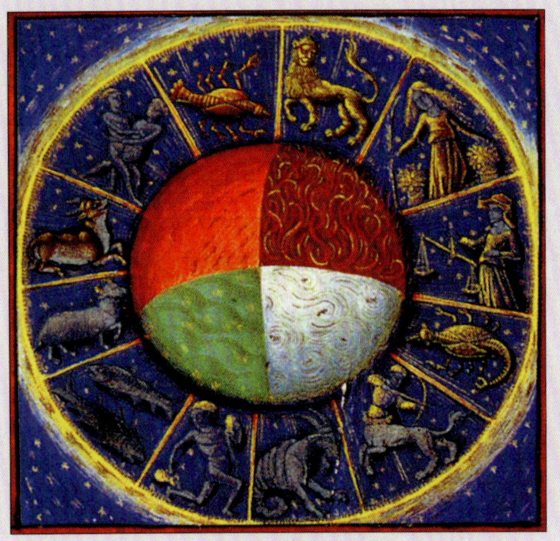

Die vier Elemente und der Tierkreis. Die Darstellung deutet an, dass die Elemente himmlischen Ursprungs sind und sich im Irdischen widerspiegeln (Kreis mit Kreuz). Bartholomaeus Anglicus, »De proprietatibus rerum«, 15. Jahrhundert, Bibliothèque nationale Paris.

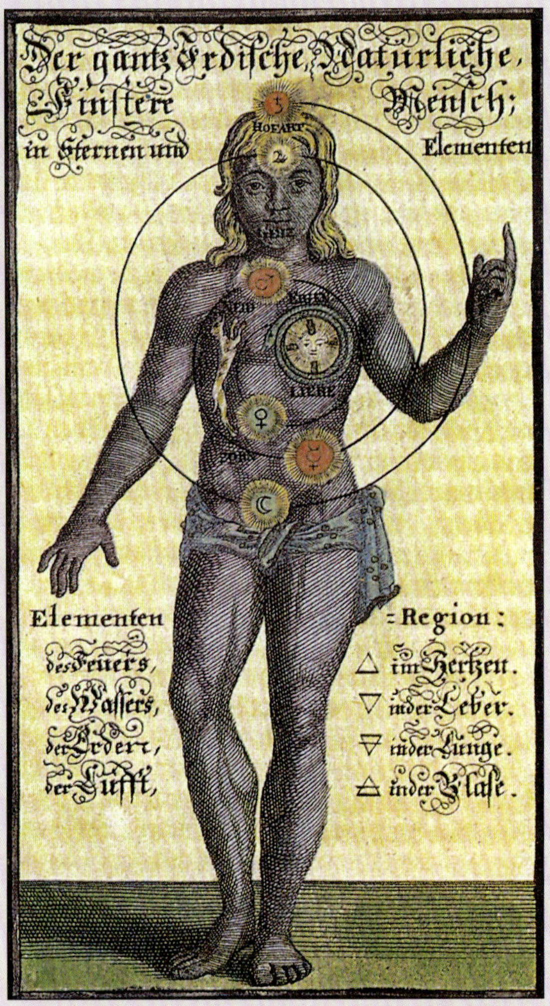

Das Bild stellt den inkarnierten Menschen mit seinen sieben Untugenden dar, die man durch Erkenntnis und durch die Heilkräfte der sieben Planetenmetalle in Tugenden verwandeln kann. Außerdem sind die Elemente und ihre Organbezüge abgebildet. Johann Georg Gichtel, »Theosophia Practica«, 1736.

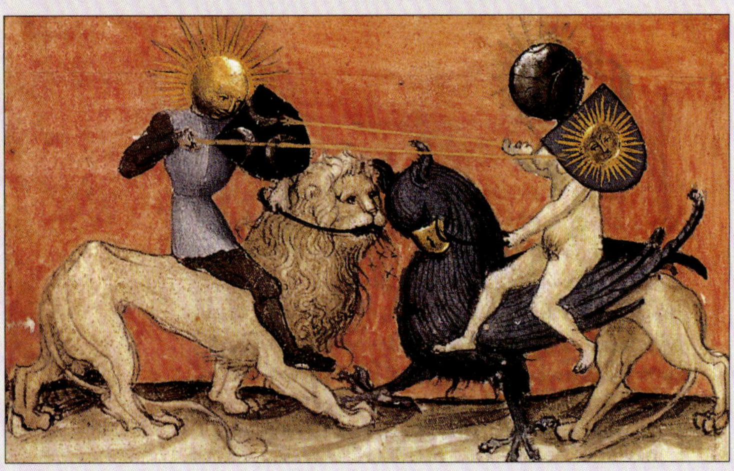

Das solare Prinzip verkörpert die Vernunft, das Element Feuer, das Zeugende und den alchimistischen Sulfur. Das lunare Prinzip, auf einem Greif reitend, symbolisiert den Geist (das Phantastische), das Element Wasser, das Gebärende und das alchimistische Quecksilber. Die Polarität ist nur scheinbar ein Gegensatz, denn die Sonne hält ein Schild mit Mondsicheln und der Mond eines mit einer Sonne (vergleiche das chinesische Symbol von Yang und Yin). »Aurora consurgens«, spätes 14. Jahrhundert.

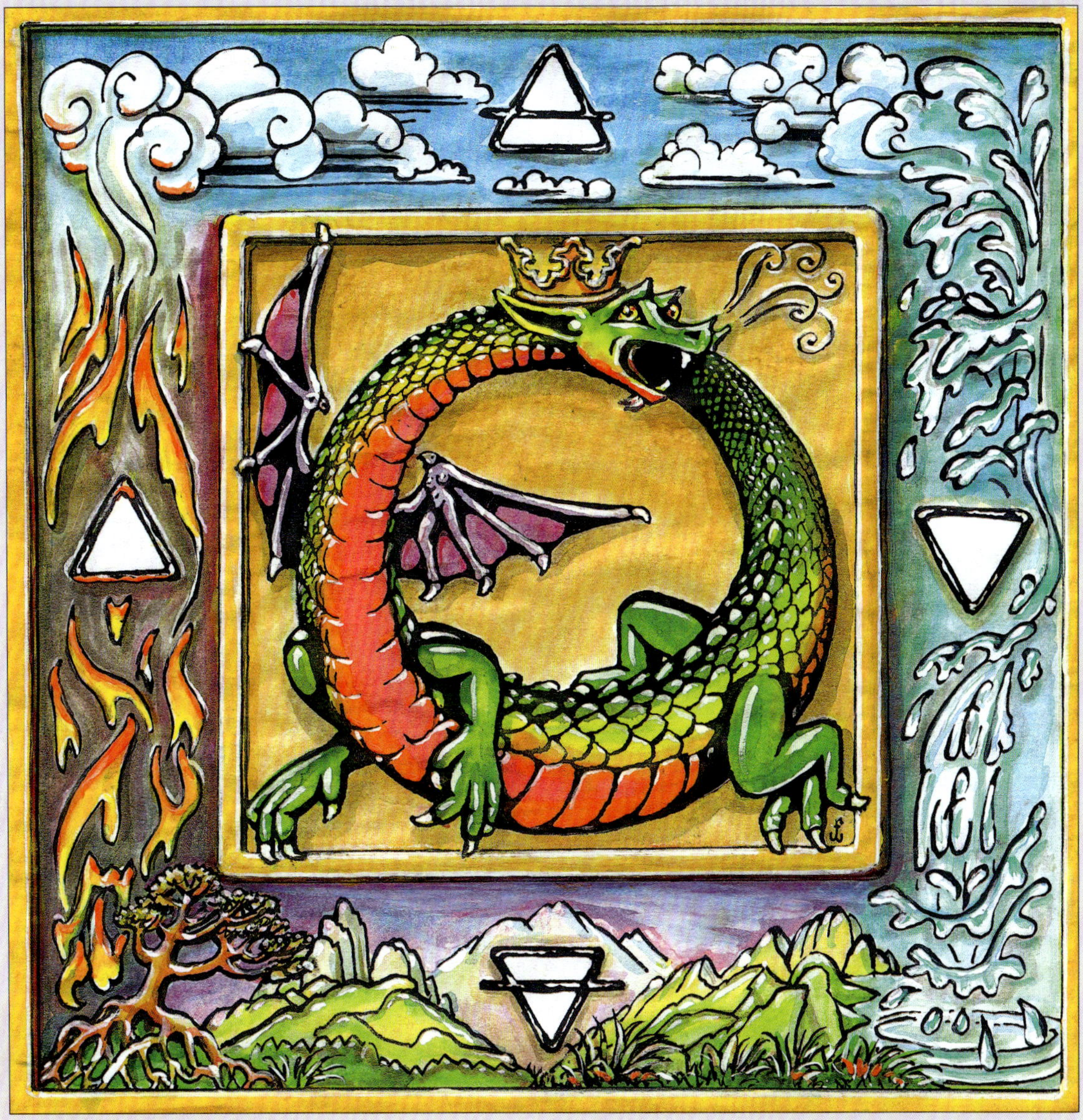

Der Ouroboros und der Kreislauf der Elemente symbolisieren die alchimistischen Umwandlungsprozesse. Aquarell von Fred Weidmann, 2000.

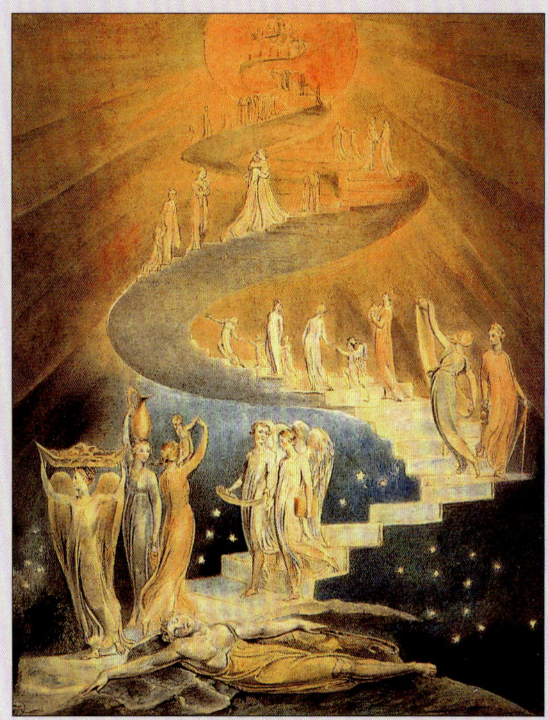

1

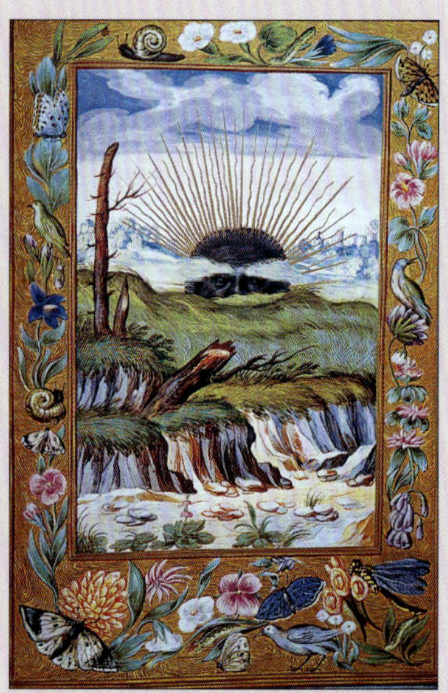

3

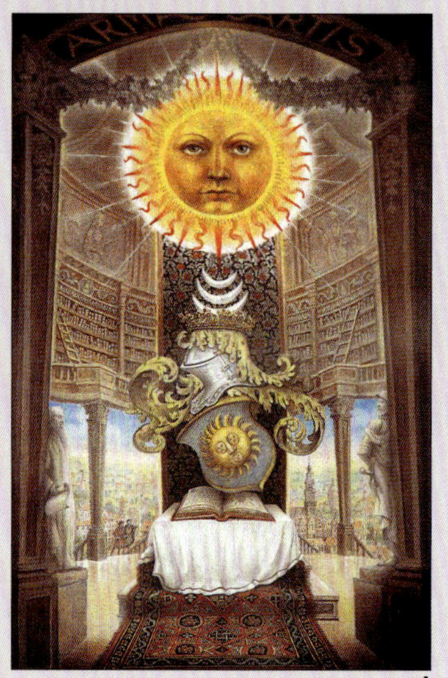

4

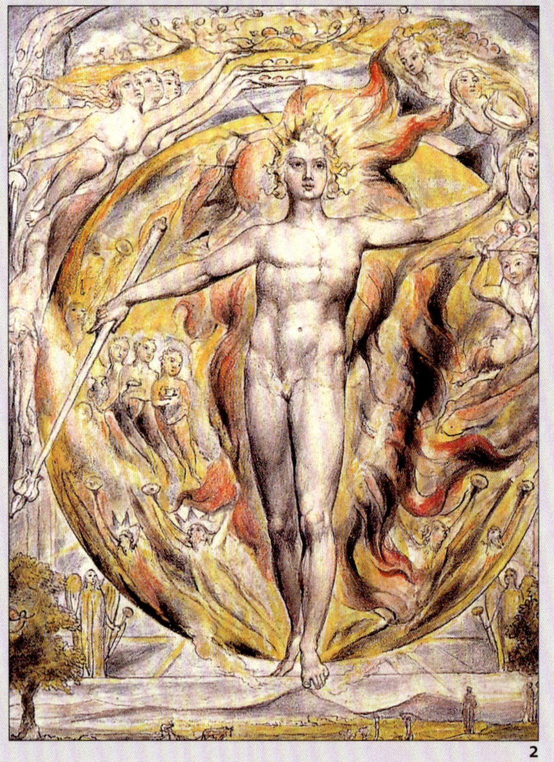

2

1 Die »Tria Principia«: Die Sonne verkörpert den Sulfur und der schlafende Mensch das Salz. Dazwischen finden wir den Mercurius als spiralige Treppe, die das Oben mit dem Unten verbindet. Auf ihr wandeln geflügelte Geistwesen, die dem Element Luft entsprechen. William Blake (1800–1803), British Museum.

2 Die Sonne, mit dem Zepter der Weisheit, als strahlende Gottheit bei ihrem Aufgang am östlichen Horizont. Sie verkörpert in der Hermetik den erwachten Menschen, der sich am Lauf der Sonne orientiert (Orient = Orientierung). William Blake (1816–1820), Pierpont Morgan Library, New York.

3 Die »schwarze Sonne« ist ein Symbol für das alchimistische Salz und für den Prozess der Fäulung oder Putrefactio (Schwärzung = Nigredo). Durch den Tod, der die Befreiung des Geistes aus der Materie verkörpert, können sich Sulfur und Mercurius aus dem Salz lösen. Splendor Solis, 16. Jahrhundert.

4 Der Tempel der Alchimisten; aufgenommen bei Soluna. Vermutlich aus dem Schrifttum der Rosenkreuzer, 20. Jahrhundert.

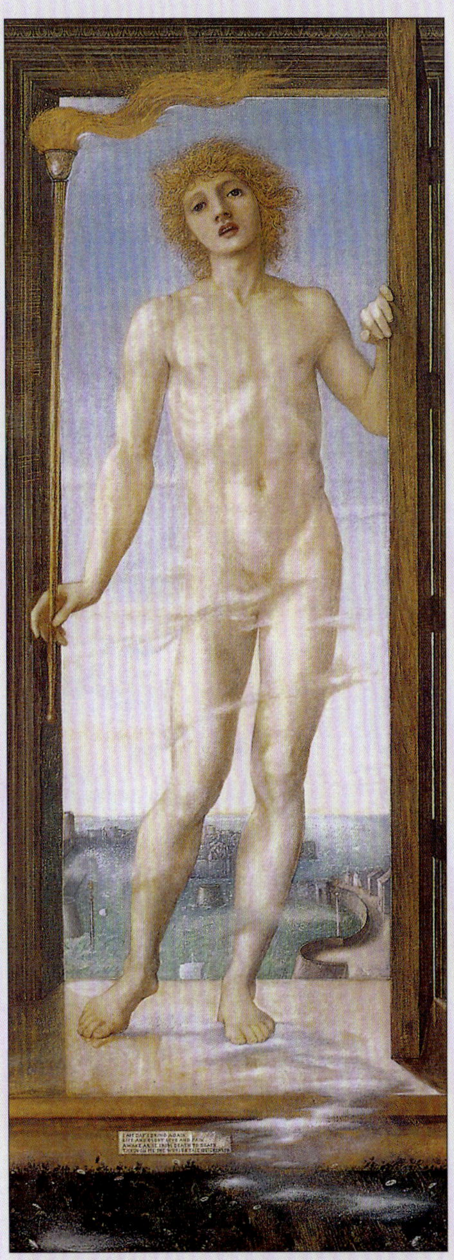

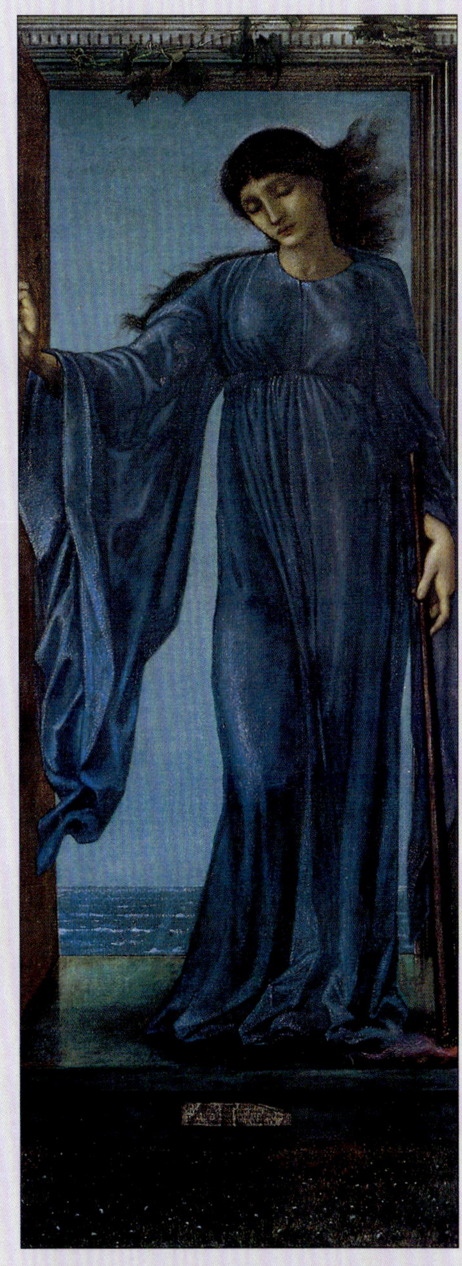

»Öffne die Augen und Du siehst das Licht. Schließe die Augen und das Licht ist bei Dir.«
(Marino Lazzeroni)

Das Solare mit der brennenden Fackel symbolisiert die Bewusstheit, während das Lunare mit der erloschenen Fackel die Intuition und Innenschau verkörpert. Edward Burne-Jones (1870), The Fogg Art Museum, Harvard University, Cambridge.

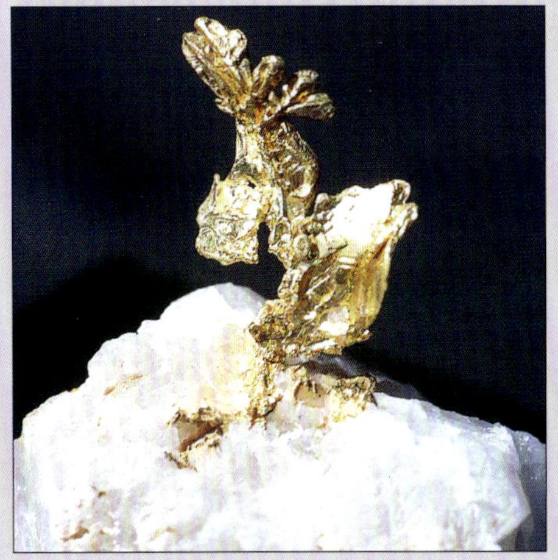

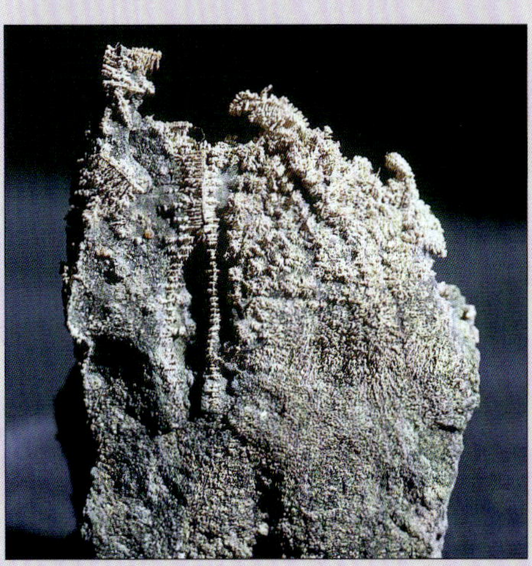

Gediegenes Gold auf Quarz: Die Kombination von potenziertem Aurum metallicum (D12) und Quarz (D12) eignet sich zur Stimulation des logischen Denkvermögens und zur Erholung nach Überarbeitung.

Gediegenes Silber auf Arsen: In potenzierter Form sind Argentum metallicum (D12) und Arsenicum album (D6 bis D12) zur Anregung der Ausscheidungsvorgänge und zur Regeneration bei chronischen Stoffwechselleiden geeignet. Beide Mittel eignen sich auch zur Behandlung von seelischer Unruhe. (Fotos: O. Rippe.)

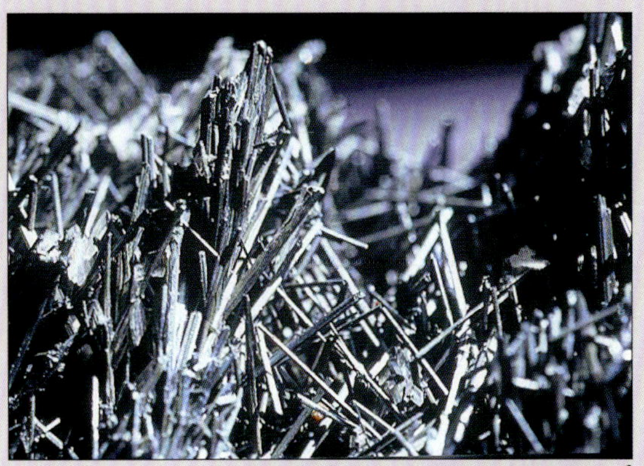

1

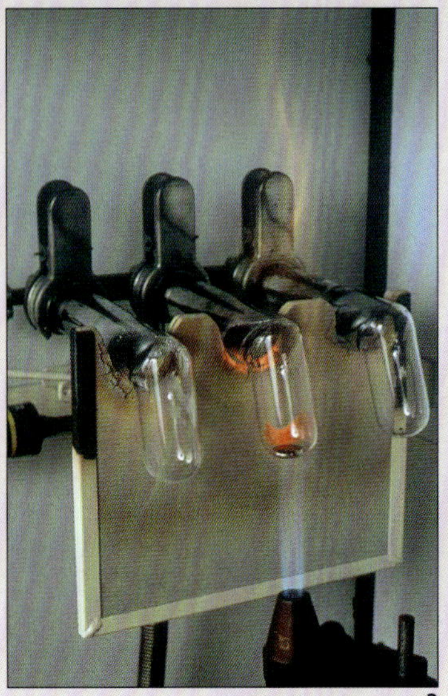

2

1 Die Signatur von Antimon zeigt einen Bezug zum Nervensystem. Es eignet sich in potenzierter Form als Heilmittel bei chronischen Stoffwechselleiden, aber auch zur Stabilisierung seelischer Prozesse, wenn die Nerven zerrüttet sind (Foto: O. Rippe).

2 Glühen von Antimon zur Herstellung eines Metallspiegels auf dem »trockenen Weg« (Foto: Weleda AG).

3 Metallspiegel von Gold, Silber und Kupfer, die auf dem »nassen Weg« gewonnen wurden (Foto: M. Madejsky, aufgenommen bei Weleda AG).

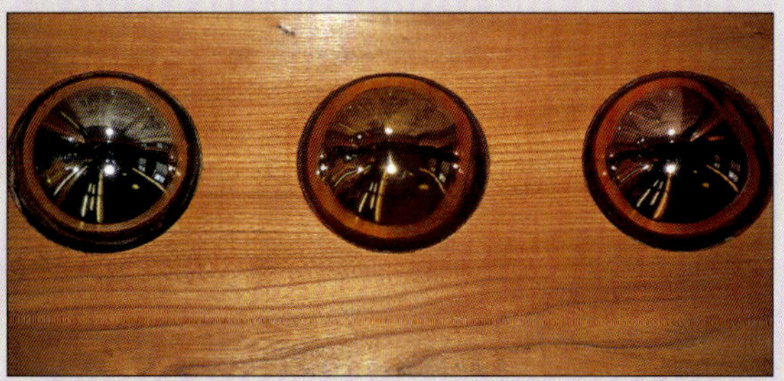

3

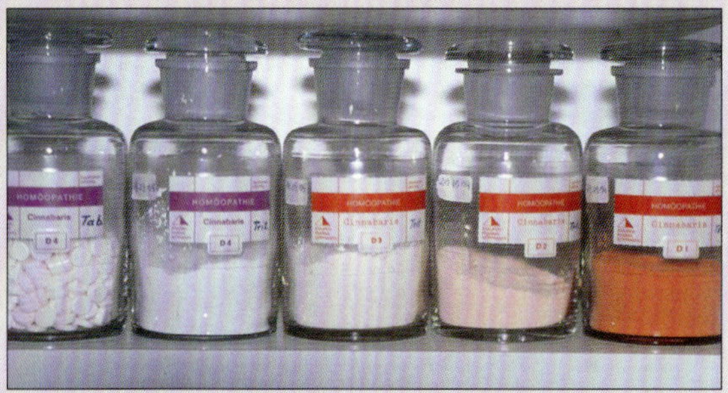

4

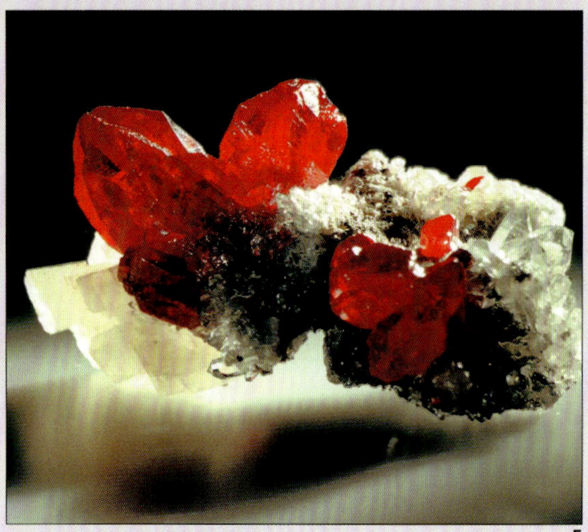

5

4 Potenzierung von Zinnober durch eine Milchzuckerverreibung. Mit zunehmendem Farbverlust durch die Potenzierung vergeistigt sich gleichzeitig das Präparat, weil es seine Stofflichkeit verliert. Zucker dient dabei als Matrix für das Geistartige der Arznei (Foto: M. Madejsky, aufgenommen bei Staufen-Pharma).

5 Homöopathisches Zinnober ist ein bewährtes Heilmittel bei eitrigen Entzündungen (Sinusitis, Angina tonsillaris). Astrologisch ordnet man es Merkur, Mars und Sonne zu (Foto: C.-C. Lyncker).

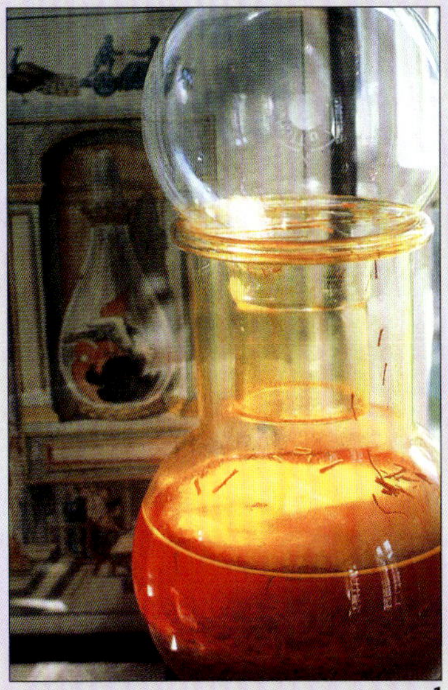

1

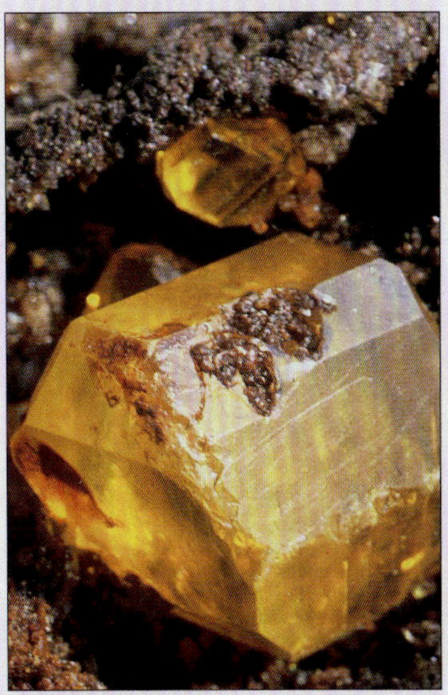

2

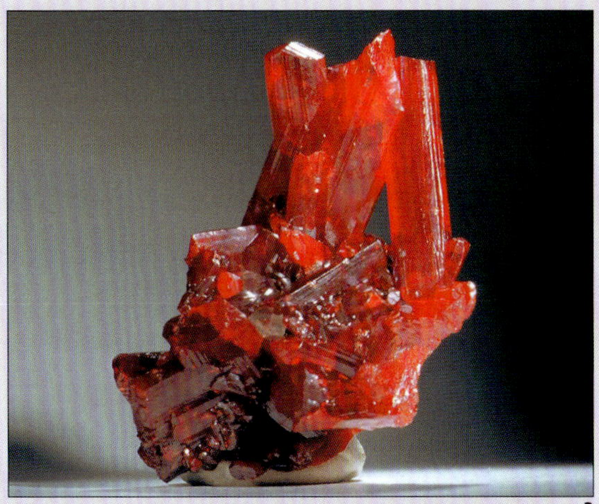

3

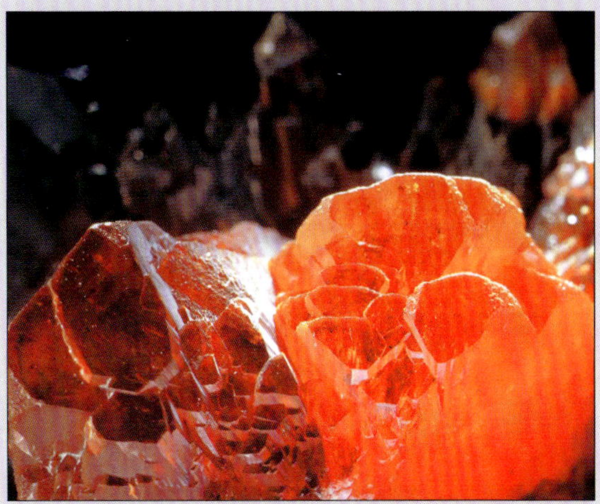

4

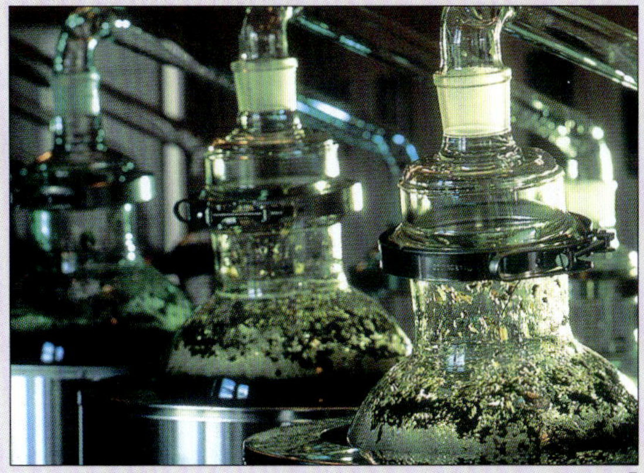

5

1 Paracelsus verwendete Safran (Crocus sativus) vor allem als Heilmittel gegen Melancholie. Es ist Bestandteil des Präparats »Sanguisol« (Soluna) zur Behandlung von Erschöpfungszuständen und Depressionen (Foto: Soluna, N. Baumgartl).

2 Potenzierter Schwefel ist das wichtigste Entgiftungsmittel der Homöopathie. Man verwendet es als Reaktionsmittel zu Beginn einer Behandlung chronischer Erkrankungen und am Ende der Behandlung akuter Leiden, um Resttoxine auszuscheiden (Foto: O. Rippe).

3 Realgar, eine Verbindung aus Arsen und Schwefel, verwendet man noch heute in potenzierter Form bei chronischen Stoffwechselleiden mit entzündlichem Charakter, z. B. Arthrose (Foto: C.-C. Lyncker).

4 Auripigment, das ebenfalls aus Schwefel und Arsen besteht, dient in potenzierter Form zur Reinigung des Körpers von entzündlichen Stoffwechselschlacken (Foto: C.-C. Lyncker).

5 Destillation (Foto: Soluna, N. Baumgartl).

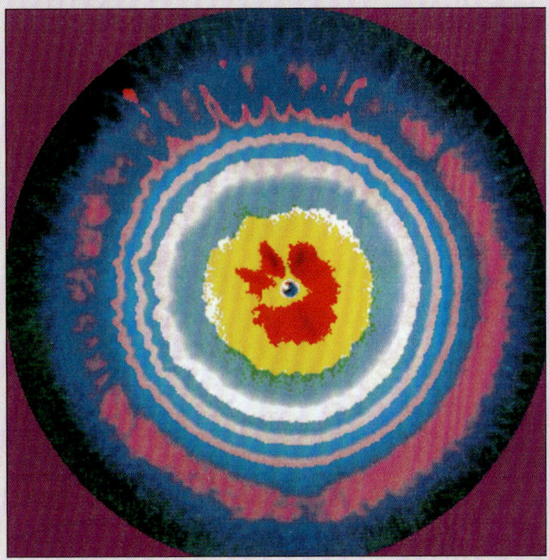

1

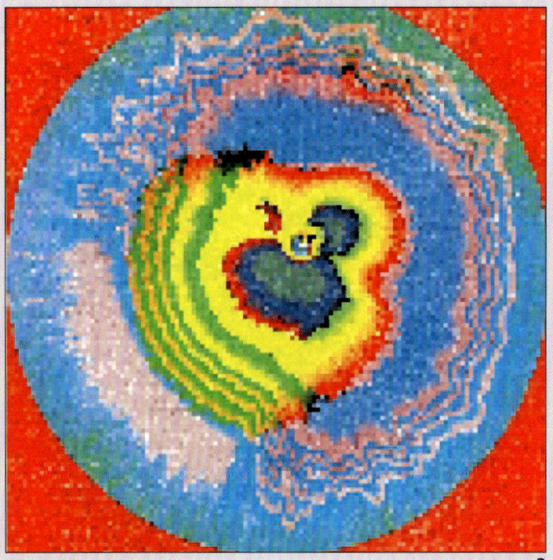

2

Energiefeldfoto von Echinacea in spagirischer Zubereitung der Firma Pekana (1) im Vergleich mit einer homöopathischen (2). Es wird deutlich, dass in diesem Fall die Spagirik eine höhere Ordnung bewirkt. Der dirkete Vergleich erfolgt nicht über die chemische Zusammensetzung, sondern durch unsere sinnliche Wahrnehmung.

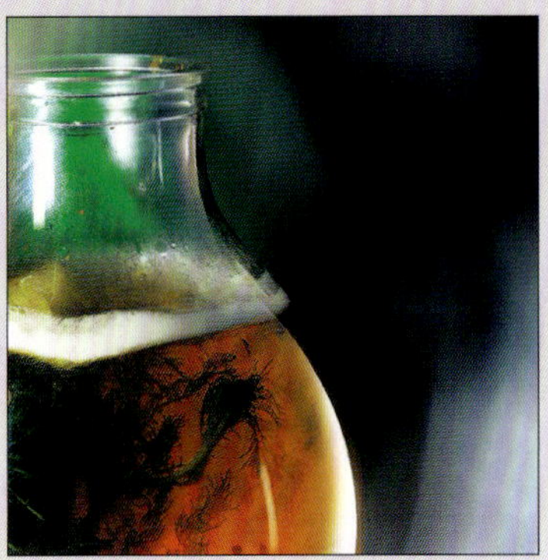

3

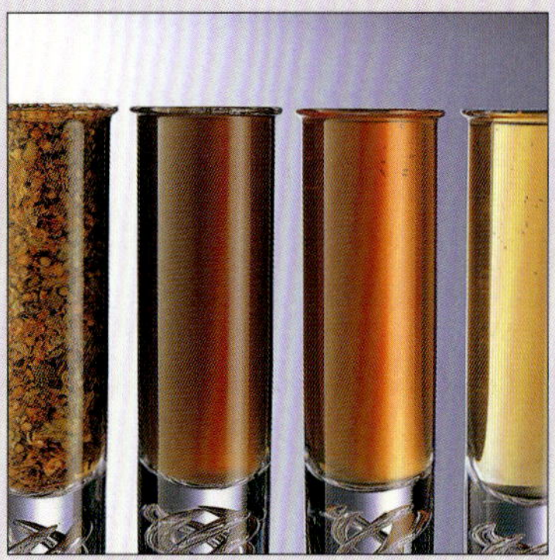

4

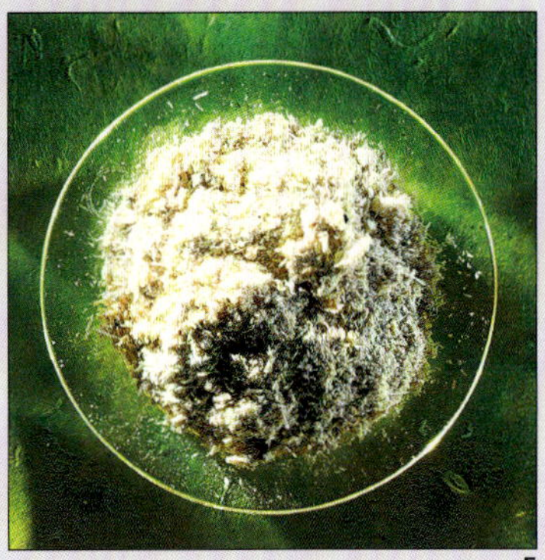

5

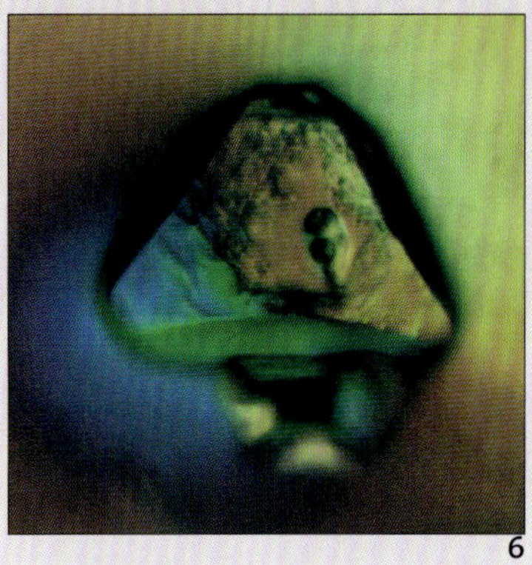

6

3 Hefegärung (Putrefactio, Fermentatio).
4 Filtration (Purificatio, Filtratio).
5 Veraschung (Calcinatio).
6 Aschekristall.

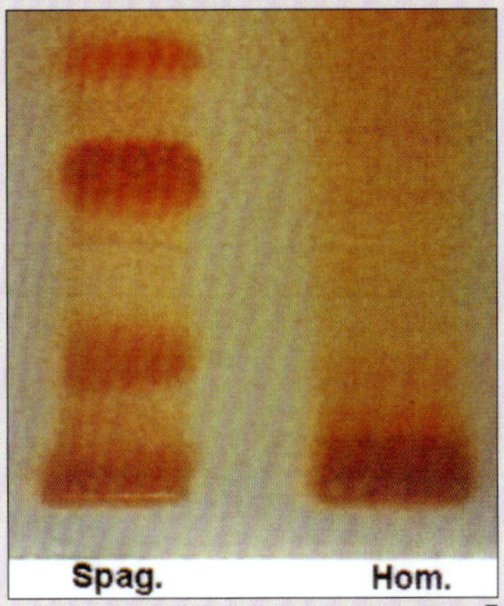

7

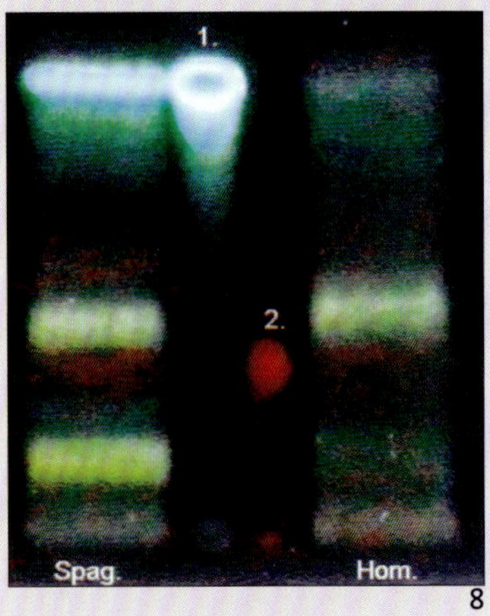

8

7/8 Chromatografischer Vergleich von Gundermann (Glechoma hederacea, oben) und Holunder (Sambucus nigra, unten) in spagirischer und in homöopathischer Zubereitung. Die unterschiedliche Farbdichte und Größe der Abschnitte macht deutlich, dass, rein substanziell gesehen, die Spagirika den Homöopathika überlegen sind. Dies gilt aber nur aufgrund ihrer besonderen Herstellungsweise für bestimmte Arzneien der Firma Pekana.

(Alle Fotos: Pekana, Naturheilmittel GmbH.)

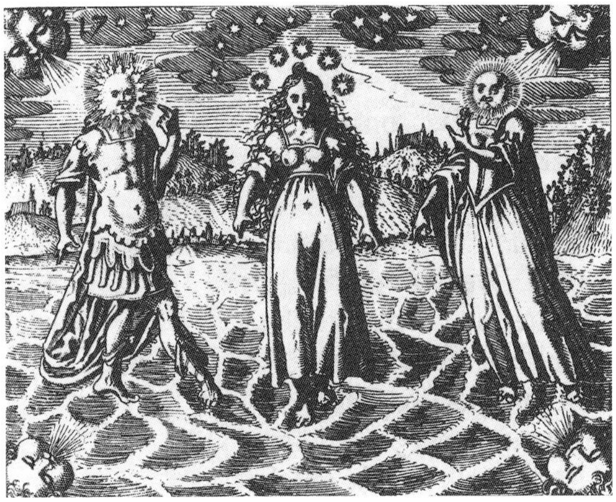

Die Geburt der Quintessenz. Aus: »Chymisches Lustgärtlein«, 1624.

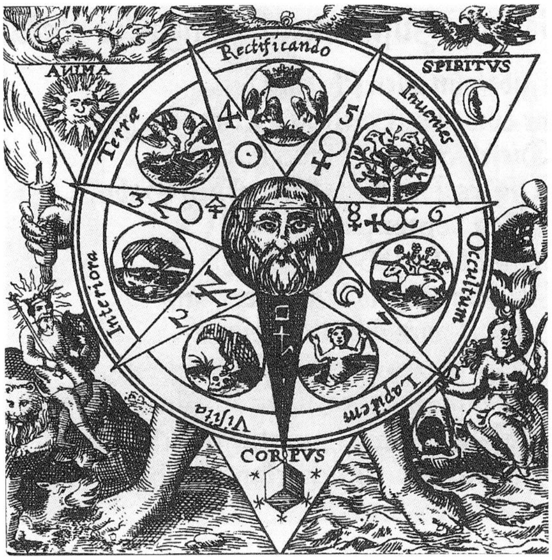

»Das gantze Philosophische Werck«. »All ding / welche zuvor mit fleiß / sind vorgebild in Figurs weiß. / Die kanstu alle (glaub es mir) / In eim runden Kreiß sehen hier. / Der alt Man ist der Anfang klar / Der raicht dir auch den Schlüssel dar: / Der Schwefel und Mercurius, / Mit dem Saltz / das Werck geben muss. / Sihstu hier nichts / so ist es nichts / Warumb begehrstu mehr Berichts? / Dann also wirst bey hellem Schein / Mitten im Licht gantz stockblind sein.« Aus: »Chymisches Lustgärtlein«, 1624.

Dies ist eine Aufzählung von Operationen nach Prinzipien, die sich auch im Charakter der Operation manifestieren. Sublimation wie Destillation sind merkuriellen Charakters und intensivieren den Merkur. Die Behandlung mit Säuren und Korrosiva ist sulfurisch, schafft aber ein Sulfur-Sal-Produkt, ein Salz. Die Kalzination ist die Anwendung des sulfurischen Feuers, schafft jedoch ein stark salhaftes Produkt, eine Asche (beispielsweise Pflanzenasche) oder einen Kalk (beispielsweise ein Metalloxid), der viel sulfurischer ist als Asche. Süßes macht salhaft, Herbes intensiviert Sal und Sulfur.

Bei der Herstellung der Quintessenz werden die vier Elemente im Material getrennt und wiedervereinigt. »Quinta essentia, welchs da ist das fünffte Wesen aus einem jeden simplici / und componirt außgezogen die seel / krafft und tugent durch die destillierung so man die vier element voneinander scheydet / unnd wider in ein einigs wesen bringt« (Hieronymus Brunschwygk, 1512).

Die Herstellung einer Quintessenz erfordert immer eine Reihe aufeinander folgender Schritte. Fast immer sind mehrere Destillationen notwendig, die Essenz ist abwechselnd im Destillat und im Rückstand. »Bei der Destillation scheiden sich das Wasser und das Oel von allen körperlichen Dingen. (...) Bei der Sublimation scheidet sich das Fixe vom Flüchtigen, der geistige Teil vom körperlichen, das Reine vom Unreinen, Sulfur von Sal und Mercurius von Sal (III/272f.). Die übernatürliche Medizin ist das, wenn in der Medizin oder in der Pflanze die Tugend von der Substanz geschieden wird, das Reine vom Unreinen« (Paracelsus III/434).

Manche Stoffe eignen sich besonders zur Herstellung von Quintessenzen von Pflanzen: Melisse, Nieswurz, Schöllkraut, Silberdistel, Wacholder, Wein, alle psychoaktiven Pflanzen. Kräuter während der Hauptwachstumsperiode, etwa frische Melisse, sind besonders geeignet.

Von den Metallen eignen sich alle Planetenmetalle und Antimon, von den Mineralien Perlen, Korallen, Smaragd und von den Tierstoffen Ambra, Moschus, Bibergeil sowie Zibet.

Quintessenz aus Pflanzen: Das Pflanzenmaterial wird 4–6 Wochen in sanfter Wärme – zur Zeit des Paracelsus gerne in Pferdemist – putrefiziert und anschließend destilliert. Dieser Prozess wird mindestens einmal wiederholt. Es folgt eine sechstägige Zirkulation, dann eine vorsichtige Destillation bei geringer Temperatur, etwa im Wasserbad. Das zurückbleibende gefärbte, dicke Öl ist die Quintessenz, die noch vier Tage digeriert wird. Sie muss wohlriechend und -schmeckend sein.

Quintessenz aus Tierprodukten: Die Stoffe werden mit Mandelöl gemischt, längere Zeit in die Sonne gestellt und dann ausgepresst und mit starkem Branntwein sechs Tage lang digeriert, anschließend destilliert. Der Rückstand wird im Wasserbad eingedampft. Das zurückbleibende Öl ist die Quintessenz.

Quintessenz aus Metallen: »Quinta Essentia des Goldes ist wie das Feuer, Quinta Essentia des Silbers wie das Wasser, Quinta Essentia des Blei wie die Erde und Quinta Essentia des Quecksilbers wie die Luft (III/22). Es ist schwer und fast unglaublich, die Quinta Essentia ohne Corrosiva aus den Metallen zu extrahieren« (Paracelsus III/25).

Das Metall wird mit Hilfe einer passenden Säure gelöst, anschließend wird der Säureüberschuss abdestilliert. Es folgt eine Putrefaktion, bis ein Öl entsteht, das man destilliert, einen Monat putrefiziert und erneut destilliert. In der Vorlage bilden sich zwei Schichten. Die untere ist ein geschmeidiger weißer Körper – die Quintessenz, die man mehrmals mit Alkohol und Wasser waschen muss.

»Darum wisset, dass die Arcana nur die Tugend und die Kräfte sind. Darum sind sie Volatilia (vergeistigt), haben keine Corpora (Materie), sind ein Chaos (dem geistigen Ursprung verwandt), sind klar und durchsichtig und der Gewalt des Gestirns unterworfen (astrologische Korrespondenz).« (Paracelsus I/385)

Quintessenz aus Mineralien: Das Mineral – es kann sich auch um Perlen, Korallen oder Edelsteine handeln – löst man in starkem Essig; die gefärbte Lösung wird langsam eingekocht. Der Rückstand wird gewaschen und dann feuchter Luft ausgesetzt, um zu zerfließen. Die daraus entstehende Quintessenz ist ein dicker Schleim.

Die Rezepte von Paracelsus zur Behandlung von Wahnsinn und Ähnlichem sowie seine »Schutzrezepte« sind komplizierte Mischungen verschiedenster Quintessenzen, darunter der Metalle und immer mehrerer psychoaktiver Pflanzen: »Nur durch Quintae Essentiae kann solches (Schutz vor Geisteskrankheiten) zustande gebracht werden« (Paracelsus II/77). Alle Quintessenzen haben zudem eine verjüngende Wirkung.

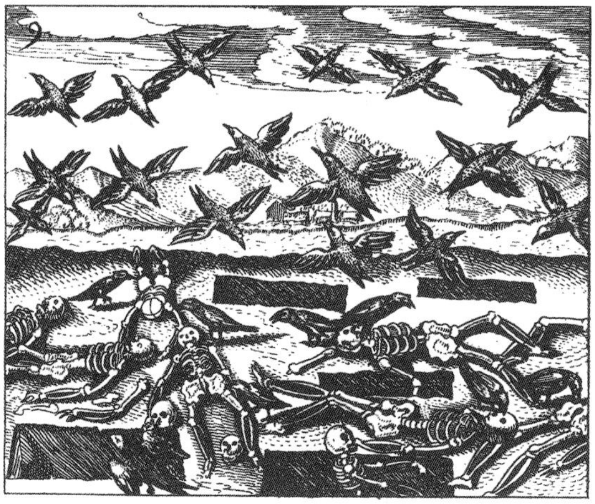

Die Schwärzung (Nigredo). Aus: »Chymisches Lustgärtlein«, 1624.
»Die Statt verwüstet wird vom Fewr / Und vielen Feinden ungehewr: / Es stirbt und verdirbt bald darauff / Mit seim König der Bawershauff. / Die schwarzen Rappen (Raben) thun verzehrn / Die todten Körper / nah und fern: / Was Seel und Geist hat / hier auff Erd / dasselbe bleibt ganz unzerstört. / Welchs / wann es mit dem Leib sehr fest / Des Königs sich vereinign läst: / So wird alsdann allen gegebn / Ein Anfang zu eim newen Leben.«

Das Arkanum (Paracelsus III/37–48): Es ist ein alchimistisches oder spagirisches Präparat im engeren Sinne. »Das ist ein Mittel, das nicht von Ärzten erfunden ist, sondern von den Artisten (Alchimisten), die die Bezwinger und Erfinder aller feinen Mittel sind. Es wird nicht Arzneimittel oder Remedium genannt, sondern ein Arcanum« (II/58). »Ohne ein Corpus sind die Arcana, sie sind Arzneien, die du so verstehen sollst« (II/371).

Wie die Quintessenz ist das Arkanum eine geistige Arznei, es muss aber nach den Regeln der Spagirik zubereitet werden. Nicht jeder ist zur Herstellung von Arkana qualifiziert: »Deshalb hat Gott durch Mittel bestimmt und angeordnet, dass solche Arcana und Mysteria durch gute Geister den Menschen offenbart werden. Manche Menschen nehmen die Natur von Engeln vom Himmel an sich. Solche Menschen haben dann einen vollkommenen Verstand der Natur« (Paracelsus III/363).

Arkana lassen sich nicht aus allen Materialien herstellen. Paracelsus äußerte sich hierzu recht unverbindlich: »Das erste Arkanum ist Mercurius Vitae. Das zweite ist Prima Materia. Das dritte ist der Stein der Weisen. Das vierte ist die Tinktur« (Paracelsus III/29).

Zum Herstellungsweg gab er an, es habe immer eine Tötung und eine Wiederherstellung stattzufinden: »Die Arcana sind etwas Neues (...), die Form muss erst zerbrochen und eine neue daraus geschaffen werden« (Paracelsus I/103).

»Alle Corpora also, die dir feindlich sind (giftige Eigenschaften der Stoffe) müssen hinweggenommen werden, auf dass alle Gegenmittel dahinschwinden und du das Gute erhältst, das du suchst. Und ebenso wie ein Stück Gold nütze und gut, das nicht ins Feuer gebracht wurde, ebensowenig ist auch die Arznei nütze und gut, die nicht durchs Feuer geht, denn alle Dinge müssen durchs Feuer in anderer Form wiedergeboren werden, in der sie dem Menschen dienstlich sein sollen. Denn der Arzt soll nicht Gifte, sondern Arcana brauchen« (Paracelsus I/395).

Den Unterschied zwischen den geistigen Arzneien Quintessenz und Arkanum erklärte er folgendermaßen: »Obwohl wir jetzt gesagt haben,

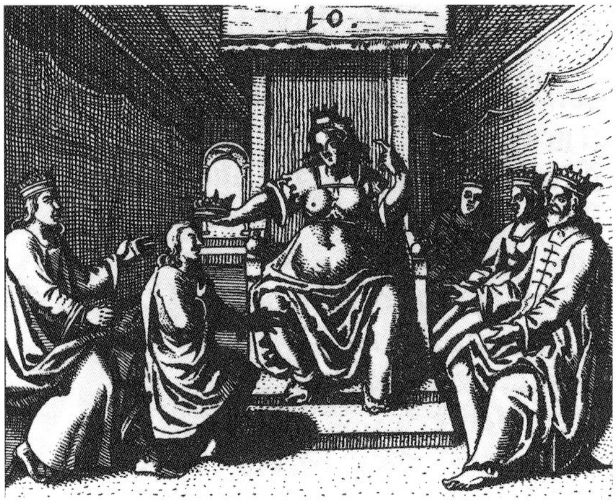

Die Weißmachung (Albedo). Aus »Chymisches Lustgärtlein«, 1624.
»Die wider lebend Schwester schön / Ihrm lieben Bruder thut vorgehn: / Dann dieselbige bekompt widr / Wie Chrystallin / ihr weiße Gliedr / Sie klagt an ihre Brüder sehr / Dass sie geliebt haben bisher / Nichts / als der Erden schwerelast / Und was himlisch / verachtet fast. / Vermant sie / dass sie möchten gleich / Werden dem Gestirn ihrs Bruders reich: / Drauff setzt sie auff ihr Häupter schon / jedem ein newe Ehren Cron.«

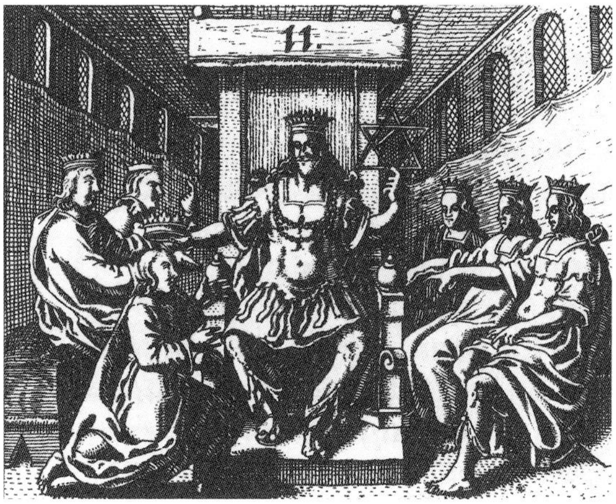

Die Rothfärbung (Rubedo). Aus »Chymisches Lustgärtlein«, 1624.
»Der König von des Todtes Bandn / Bringt newe Frewd / ist aufferstandn: / Mit seinen Gaben ER erquickt / Was vor war trawrig unterdrückt./Seinen Gesellen wird er hold / Crönt sie mit schönem / klarem Gold: / Die zartten Glieder dieser zeit / Mit lauterm Purpur ER bekleidt. / Hier ist der wahre AZOTH frey / Der Weyßen Medicin darbey: / Welche mit ihren kräfftign dingn / Kranck Glieder widr zur Gsundheit bringn.«

dass Quinta Essentia die größte Kraft der Dinge ist, sagen wir von den Arcanis, dass sie mehr als die Quinta Essentia sind, weil alle Arcana Quintam Essentiam in sich haben und zwar sehr subtil und scharf (Merkur und Sulfur), sodass sie dadurch eine Tugend empfangen, die stärker ist als die Quinta Essentia« (Paracelsus III/31).

Paracelsus hat sich nur zur Herstellung des »Arcanum Vitrioli« konkret geäußert (Paracelsus II/59): Das entsprechende Vitriol wird zunächst destilliert, das Destillat zurückgeschüttet. Dieser Vorgang wird dann wiederholt, das entstehende Destillat im Wasserbad reduziert. Der rote ölige Rückstand ist das Arcanum Vitrioli. Es kann in verdünntem Zustand bei Epilepsie und ähnlichen Leiden eingesetzt werden. Besser jedoch ist es, wenn es in wässriger Lösung einen Monat lang mit einem Gemisch von Kampfer, Koralle, rotem, gelbem und weißem Sandelholz, Samen und Wurzeln der Pfingstrose oder Eichenmistel putrefiziert wird.

Ein weiteres Arkanum beschrieb Johann Schröder (S. 576): Ein Gemisch aus Vitriol, kalziniertem Alaun, Salz und Quecksilber wird langsam steigend erhitzt. Es entsteht ein rotes Sublimat, das man mit Essig digeriert Auch dieser Vorgang wird wiederholt. Die Lösung wird eingedampft. Zurück bleibt ein blassgelbes Pulver, das mit warmem Wasser ausgewaschen wird. Dieses gereinigte Pulver ist das Arkanum.

Das Arkanum wird häufig aus einem roten Pulver hergestellt (Signatur der Lebensenergie). Es eignen sich also beispielsweise Zinnober, Goldschwefel (Sb_2S_5), roter Schwefel, rote Schwefelsäure oder das rote Öl aus der Melisse: »Nun ist es die Kunst und Art der Alchemie, die Farben voneinander zu trennen (...) und so oft die Farben sich ändern, so oft ändern sich die Kräfte, denn beim Schwefel gibt es gelbe, weiße, rote und schwarze Farben. Nun entspricht einer jeden Farbe eine besondere Eigenschaft und eine besondere Kraft« (Paracelsus I/390).

> »Nimm nicht Anstoß daran, dass du weder Gold noch Silber durch sie (die Spagirik) zu erlangen vermagst, sondern betrachte sie von dem Gesichtspunkte, dass da die Arcana offenbar werden und der Betrug der Apotheker aufgedeckt wird, wie bei ihnen der gemeine Mann begaunert und betrogen wird.« (Paracelsus I/394).

Der roten Tinktur, dem Aurum potabile, stehen die Arkana schon recht nahe. Aurum potabile, auch roter Löwe genannt, ist das »Superarkanum«. Ähnlich wie die Quintessenzen sind die Arkana bei schweren neurologischen und psychischen Leiden einsetzbar.

Arkana fördern die »Bildekräfte« (Element Wasser). Dies ist der anthroposophische Begriff für die ordnenden Geistkräfte im Organismus. Wenn die »Ich-Organisation« (Element Feuer) nicht mehr steuernd eingreift, besteht die Gefahr von Neubildungen aller Art. Man kann Arkana bei solchen Leiden einsetzen, ferner auch bei Leiden, die sich einer simplen klinischen Diagnose entziehen.

Außerdem dienen sie als Zusatz zur Verbesserung der Wirkung von Rezepten, die nach klinischen Indikationen zusammengestellt wurden: »Achtet darauf, damit ihr nicht den Leib mit Arzneien behandelt, denn das ist vergeblich. Behandelt aber den Geist, dann wird der Leib gesund. Denn der Geist ist krank und nicht der Leib« (Paracelsus I/51).

Das Elixier (Paracelsus III/73–81): »Ein Elixier ist ein innerer Erhalter des Körpers in seinem Wesen, wie es ihn ergreift. So wie ein Balsam ein äußerer Erhalter aller Körper vor Fäulnis und Zersetzung ist« (Paracelsus III/73).

»Von den Elixyren: In den Apotheken ist Elixyr ein geistiger Liquor von sonderbaren Kräfften, die er durch die Infusion bekommen / und ist meistens mit den fließenden Rezepten eines. Die Elixyr seyn balsamische mit geistigen medicamentosen Ausflüssen / vermittelst der Infusion und digestion imprägnirte Liquores« (Johann Schröder, S. 218). Schröder tat sich also mit der Definition des Elixiers recht schwer. Es ist anscheinend eine mit sanfter Wärme produzierte Flüssigkeit, eine sehr vergeistigte Arznei mit einer besonderen Harmonie zwischen Merkur und Sulfur.

Für den Alchimisten Geber ist das Elixier eine Zubereitung, in der der Sulfur nicht mehr durch Feuer zerstört werden kann; das Elixier verbindet sich mit den Metallen und entspricht dem »Stein der Weisen«.

Elixiere sind geheimnisvolle Stoffe: »Es ist von den Elixieren zu verstehen, dass sie diese Natur (ihre stark erhaltenden Eigenschaften) nicht von der Natur oder von ihren Komplexionen (Stoffmischung und Zubereitung) haben, sondern es ist ein Mysterium, das mehr als ein Specificum ist, ein großes Wunder des Schöpfers mit vielen Anzeichen (Indikationen)« (Paracelsus III/ 73).

Die Elixiere enthalten den Lebensgeist, der häufig wie bei den Arkana an der roten Farbe erkennbar ist (Rubedo = Rötung). Sie verhindern den Fäulnisprozess (Nigredo = Schwärzung), der am Anfang der klassischen alchimistischen Reihenfolge der Prozesse steht: Zunächst die Schwärzung (= Scheidung und Zersetzung), dann die Weißung (Albedo = Vergeistigung) und zum Schluss die Rötung (= Vervollkommnung).

Der gewaltige Ruf der Elixiere brachte schon damals geschäftstüchtige Apotheker dazu, Arzneien unter diesem Namen in Verkehr zu bringen. Es sind viele Rezepte zu Elixieren überliefert; diese Artikel scheinen sich also ganz gut verkauft zu haben.

Die Bestandteile dieser Apothekerelixiere waren hauptsächlich Pflanzen, darunter zahlreiche Lippenblütler, viele Wurzeln von Doldenblütlern, alle erhältlichen tropischen Gewürze, besonders die Ingwergewächse, ferner Safran, Wacholder sowie Ambra, Moschus, Asche von Perlen, Knochenasche und Gold. Die pflanzlichen Bestandteile schwanken zahlenmäßig zwischen 3 und 60. Dieser Elixiertyp zeigt also große Ähnlichkeit zum Theriak und Mithridat, den Universalheilmitteln des Mittelalters, die zwischen 45 und 250 Bestandteile enthielten. Nachfolgend einige Beispiele.

»Elixyr alliatum« (Schröder, S. 219) zur Prophylaxe bei pestartigen Seuchen: Zerstoßene Knoblauchzehen mit Branntwein destillieren und kohobieren, dabei immer wieder frischen Knoblauch zusetzen; bei der letzten Destillation Kampfer zugeben. Die Arznei ist das Destillat, das man am besten in Wasser aus Kardobenediktenkraut oder Ehrenpreis einnimmt.

Elixier aus Pomeranzenschalen (Chymischer Handleiter, S. 457) zur Herzstärkung: Zitronen und/oder Pomeranzenschalen, Ambra, Moschus, Zucker und reinen Alkohol drei Tage im Wasserbad digerieren. Anschließend auspressen und filtrieren. Meist sind die Rezepturen für Elixiere viel komplizierter.

Elixier des Kunrat Geßner: »Ein ander Elixier des Lebens / welches wunderbarlicherweise das Haupt stercket« (Geßner, S. 79). Das Rezept enthält viele Gewürze, einschließlich Galgant und Zitwer, Kalmus, Salbei, Majoran, Betonie, Augentrost, Fenchel, Enzian, Rose, Feigen, Mandeln, Weinbeeren und Honig. Das Gemisch zieht man mit hochprozentigem Alkohol aus und destilliert es behutsam, also sehr langsam bei niedriger Temperatur.

Elixiere des Paracelsus: Das »Elixier Proprietatis« (III/81) besteht aus Aloe, Myrrhe und Safran, die man in angesäuertem Branntwein, zum Beispiel mit Vitriol, zwei Monate erwärmt und anschließend destilliert. Vom Destillat digeriert man das rote Öl einen Monat in Branntwein, der durch Zirkulation gealtert ist. Dieses Rezept findet sich in vielen späteren Schriften (Schröder, S. 223); es war bis ins 18. Jahrhundert apothekenüblich. Es handelt sich um ein solares, reinigendes und belebendes Rezept.

Paracelsus beschreibt eine Reihe weiterer Elixiere, darunter das »Elixir Subtilitatis« aus Olivenöl, Honig, Branntwein und den Quintessenzen aus Melisse und Schöllkraut (III/80). Die Arznei ist zur Reinigung des Körpers gedacht.

Für das »Elixier der Quintessenzen« (III/79) werden einige pflanzliche Quintessenzen gemischt zwei Monate lang in die Sonne gestellt; dann gibt man ein Magisterium und die Quintessenz aus Wein zu und digeriert einen Monat lang. Dieses Rezept ist zur allgemeinen Wiederherstellung gedacht (Rekonvaleszenz).

Die Elixiere sind »Fermente«, das heißt, sie können schon in kleiner Menge eine beliebige Arznei veredeln und sie auf diese Weise »erhöhen«. Natürlich sollte eine Affinität zwischen der einfachen Arznei und dem zugesetzten Elixier bestehen; dies ist durch Verarbeitung gleicher und ähnlicher Ausgangsstoffe gegeben.

Paracelsus verschrieb oft Mischungen aus mehreren Mitteln der vier Spezialkategorien und setzte sie auch einfachen Arzneien zu.

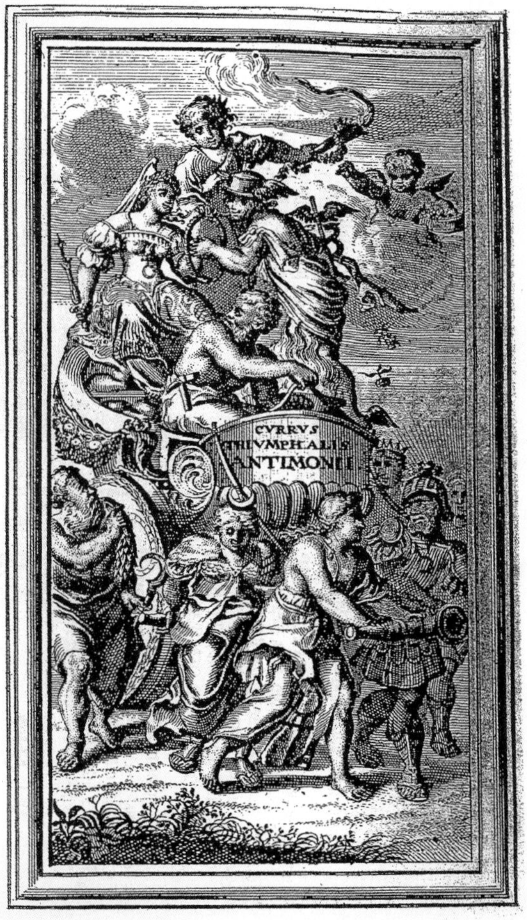

Der Triumphwagen des Antimon von Basilius Valentinus. Titelkupfer der Ausgabe von 1727.

Zum Abschluss noch ein Elixier aus Gold: »Elixir ist eine fermentartige Arznei von den sieben Metallen (III/ 445). Von allen Elixiren ist das höchste und mächtigste das Gold« (Paracelsus III/148). Um aus Gold eine Arznei zu machen, muss man es mit stärksten Korrosiva wie Königswasser in Lösung bringen. »Niemand scheue vor dieser Bereitung zurück, denn das Corosivum ist mehr als das Gold selbst« (Paracelsus III/174).

Durch das Korrosivum wird das Gold getötet und in die sulfurische Tetrachlorogoldsäure ($HAuCl_4$) verwandelt. Diese Goldlösung wird jetzt in ein Lebenswasser (Aqua Vitae) gebracht, das man aus den oben genannten Gewürzen und Kräutern, besonders Melisse, Vitriol, Honig und Weinstein in Branntwein hergestellt und zehn Tage am Rückfluss gekocht hat. Die Mischung aus Goldsalz und Aquavit wird einen Monat lang am Rückfluss gekocht. Hierbei wird das Goldchlorid zum kolloidalen tiefroten Gold reduziert, das in Lösung bleibt (Paracelsus II/91, 93).

Mit dem trinkbaren Gold ist die Umwandlung des Menschen vom »Saturn« (Blei) zur »Sonne« (Gold) möglich, denn »als ein Kind der Sonne gilt der edle und königliche Mensch, geziert mit einer Strahlenkrone der Weisheit, einer Sonnenscheibe der Weltherrschaft und dem goldenen Schwert der Gerechtigkeit, weise, sanftmütig, großmütig und beherzt« (Basilius Valentinus).

Alchimistische Firmenkonzepte

von Olaf Rippe

»Gott hat niemals eine Krankheit entstehen lassen,
für die er nicht auch eine Arznei geschaffen hätte.«
(Paracelsus I/96)

In der Tradition alter Meister – Zimpel-Spagirik (Staufen-Pharma, Göppingen)

Auf den schlesischen Arzt Carl Friedrich Zimpel (1801–1879) geht die Pflanzenspagirik der Firma Staufen-Pharma zurück.

Als Ausgangssubstanzen zur Arzneiherstellung dienen die frischen, zur Blütezeit geernteten Pflanzen. Wichtig ist hierbei, dass man möglichst die ganze Pflanze (Planta tota) verwendet, also neben den oberirdischen Teilen auch die Wurzel. Ausnahmen bilden beispielsweise Bäume, von denen man nur die blühenden Triebe verwendet, und einige exotische Heilpflanzen. Die Verwendung der ganzen Pflanze ist keineswegs selbstverständlich, da die meisten Firmen bestimmte Pflanzenteile bevorzugen. Nun hat aber jeder Teil besondere Eigenschaften, und es ist durchaus sinnvoll, auf keine zu verzichten. Die Verwendung von Frischpflanzen, wie sie auch Paracelsus propagierte (III/21), macht ebenfalls Sinn, da das Geistartige der Pflanze mit dem Verwelken verloren geht. Paracelsus meinte hierzu: »Darum ist hier ein Unterschied, dass die gedörrten Kräuter u. dgl. wie das Fleisch zu achten sind, denn ihnen fehlt der grüne Geist, das ist das Leben« (Paracelsus III/24). Auch Hahnemann vertrat diese Meinung, sodass nach den Vorschriften des homöopathischen Arzneibuches Homöopathika möglichst aus Frischpflanzen hergestellt sein müssen. Im Gegensatz dazu sind die üblichen Fluidextrakte oder Pflanzentinkturen des Handels aus maschinell getrockneter Ware hergestellt. Homöopathische Urtinkturen sind also in jedem Fall zu bevorzugen.

Die ausgelesenen, gereinigten und zerkleinerten Frischpflanzen setzt man nun mit Wasser und Hefe an und überlässt sie rund sieben Tage einem Gärungsprozess; man nennt diesen Vorgang »Fermentatio« (enzymatische Umwandlung und Veredelung).

Die Gärung schließt die Pflanze auf. Man könnte auch sagen, dass sie das stoffliche Gewand auflöst, sodass sich Sulfur und Mercurius, die im Salz gebunden sind, voneinander trennen können (solve = lösen). Der flüchtige Mercurius bindet sich dabei an den entstandenen Alkohol, der die Matrix für das Geistartige bildet. Weil Alkohol selbst flüchtig und geistartig ist, ist er ein ideales Medium, um das Merkurielle auszuziehen und zu konservieren (Sal-Eigenschaft).

Nach dem Ende der Gärung erfolgt eine schonende Wasserdampfdestillation, die den Mercurius abtrennt, reinigt, anreichert und vergeistigt (Purificatio). Das Destillat wird in einer Vorlage mit 80-prozentigem Alkohol aufgefangen und verdünnt diesen bis auf 20%, damit ist der Destillationsvorgang abgeschlossen.

Hierbei spielt der Hitzegrad eine wichtige Rolle, denn er bestimmt, wie schnell sich die flüchtigen Teile abtrennen. Heute macht man dies in der Regel mit einer elektrischen Heizhaube, die durch einen Thermostat geregelt wird. Pflanzen brauchen in der Regel ein mildes Feuer. Möglichst sanft und mit Spürsinn soll sich das Feine vom Groben lösen, wie es bei Hermes Trismegistos heißt.

Die Wasserdampfdestillation entspricht diesen Anforderungen. Dabei erhitzt man den Ansatz nicht direkt, sondern leitet von außen Wasserdampf in den Destillationskolben ein. Der Dampf erwärmt den Ansatz sehr behutsam, und die flüchtigen Teile trennen sich sanft. Gleichzeitig schlägt sich das Flüchtige am oberen Rand des Kolbens immer wieder nieder, um erneut aufzusteigen. Jeder kennt dieses Phänomen, wenn sich beim Kochen von Wasser Wassertropfen am Deckel bilden. Nur ein geringer Teil ist jeweils so vergeistigt oder »merkurialisiert«, dass er weiter »zum Himmel« aufsteigt.

Bei der anschließenden Kondensation durch Wasserkühlung von außen schlägt man dieses Vergeistigte wieder zur Erde nieder (coagula = niederschlagen) und fängt es in einem gesonderten Gefäß auf.

Das alkoholische Destillat, das man erhält, zeichnet sich durch einige Besonderheiten aus. Es besteht fast ausschließlich aus Aromastoffen, da diese wie Alkohol und Wasserdampf sehr flüchtig sind und daher gut ins Destillat übergehen.

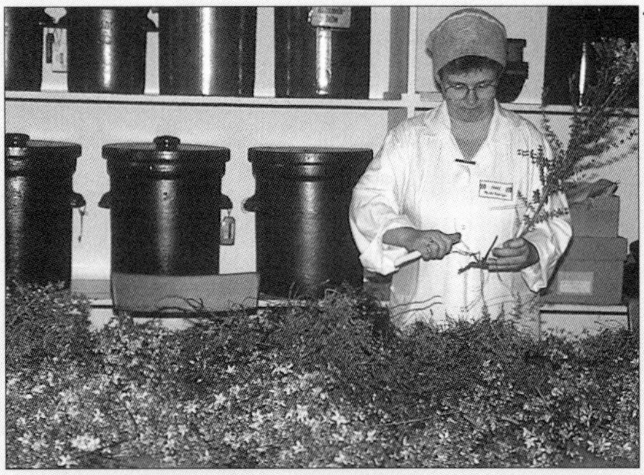
1

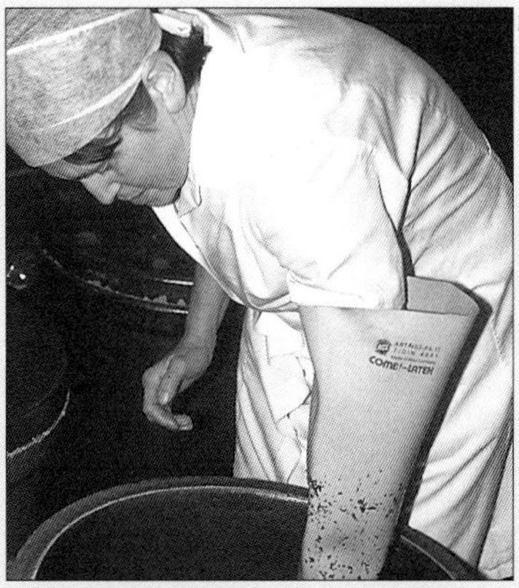
2

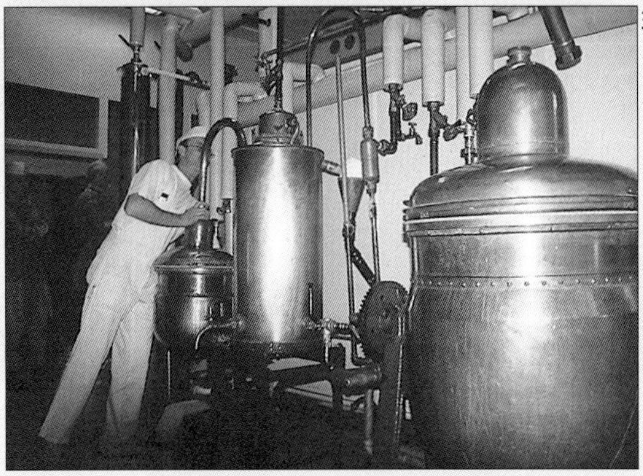
3

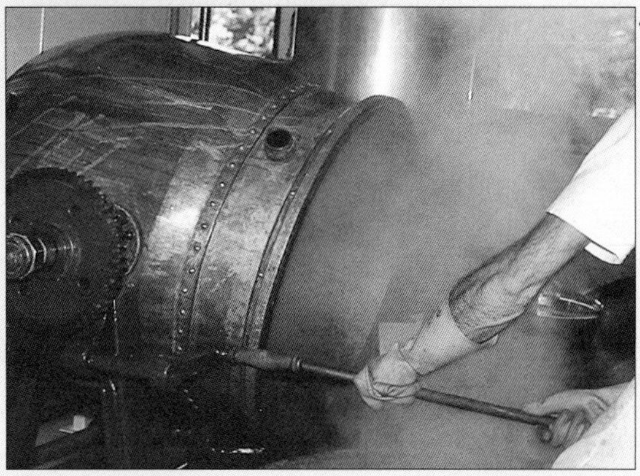
4

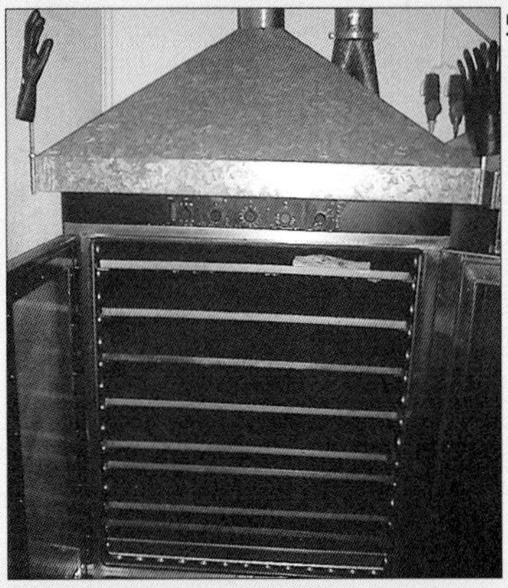
5

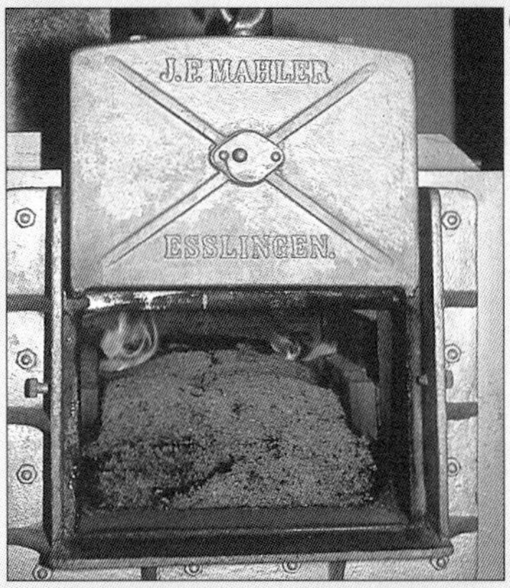

6

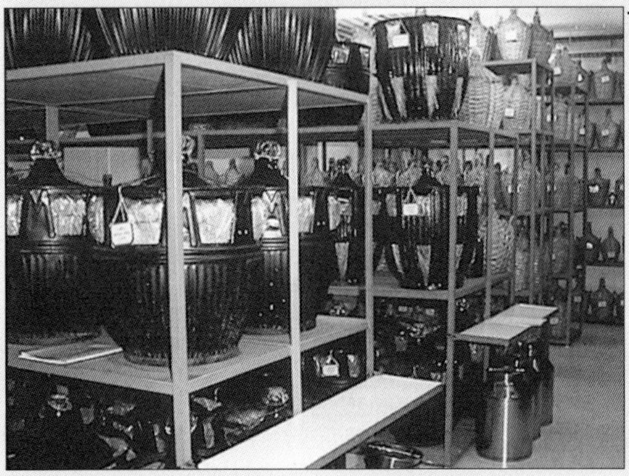
7

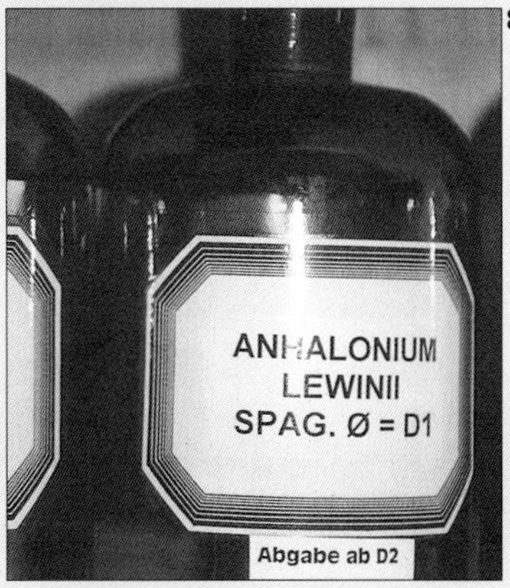

8

1 Zerkleinern des Pflanzenmaterials.
2 Durchmischen des Gäransatzes.
3 Destillationsanlage aus Kupfer.
4 Entleeren der Destille.
5 Trocknungsapparate für die Rückstände nach der Destillation.
6 Veraschen des Rückstands nach der Destillation.
7 Eine längere Lagerzeit vollendet die Arznei.
8 Spagirische Urtinktur von Anhalonium lewinii (Peyotl).
(Fotos 3, 5, 7: O. Rippe, 1, 2, 4, 6: Staufen-Pharma, 8: M. Madejsky)

Im Gegensatz zu einer Teezubereitung oder einem gewöhnlichen Alkoholauszug einer Pflanze findet man aber keine Substanzen wie Gerbstoffe, Bitterstoffe oder Alkaloide im Destillat, da diese nicht flüchtig sind. Somit sind auch sämtliche potenziell toxischen Stoffe nicht mehr vorhanden, wohl aber die geistartigen Informationen dieser Wirkstoffgruppen. Dies ist der Grund, warum man destillierte Präparate gerne mit Homöopathika vergleicht. Man setzt sie in der Regel mit einer D6 gleich; entsprechend beträgt die Normaldosis von Spagirika rund 3 Mal pro Tag 5 bis 10 Tropfen.

Manche Alchimisten führen die Destillation mehrmals durch, indem sie das Destillat immer wieder dem vergorenen Pflanzenbrei zusetzen und erneut destillieren (Kohobation). Dadurch wollen sie eine stärkere Anreicherung des Merkuriellen erreichen. Chemisch-physikalisch macht das mehrfache Destillieren keinen Sinn, da man keine messbare Veränderung findet, alchimistisch hat sich jedoch die Schwingung erhöht, was durchaus mit einer homöopathischen Potenzierung vergleichbar ist. Oft zieht man den verbleibenden Pflanzenbrei nochmals gesondert mit Alkohol aus, um die restlichen sulfurischen Stoffe, die nicht flüchtig sind, zu gewinnen, die man dann später mit dem Destillat vereint. Auf beides verzichtet die Spagirik nach Zimpel.

Was aber auch Staufen-Pharma macht, ist die Trocknung und Veraschung des Pflanzenrückstands (Calcinatio). Von dieser Asche löst man nun etwas im Destillat und filtriert es nach einiger Zeit (Chymische Hochzeit). In alten Schriften nennt man als Zeitraum für alchimistische Operationen häufig 40 Tage; dies entspricht dem »philosophischen Monat«.

In der Asche, dem alchimistischen Salz, befinden sich Mineralien und wichtige Spurenelemente. Die Mineralwelt, die dem Element Erde entspricht, ist für uns wie für die Pflanze das Stützgerüst der Lebensfunktionen. Keineswegs will man aber durch die Zugabe von Mineralsalzen eine Substitutionstherapie durchführen, hierzu ist die Menge viel zu gering. Das durch das Feuer Geläuterte soll vielmehr die Lebensprozesse im Menschen anregen.

Nach der Vereinigung muss die Essenz unbedingt einige Zeit lagern, mindestens ein Jahr, am besten länger. Wie ein guter Weinbrand schmeckt sie mit zunehmender Lagerung immer gefälliger – ein Zeichen, dass erst die Reifung die Arznei vollendet und zu einem Arkanum macht.

Spagirik nach Dr. Beyersdorff (Pekana Arzneimittel, Kisslegg)

Die Firma stellt Komplexmittel aus Homöopathika und Spagirika sowie spagirische Urtinkturen her. Die ausgezeichneten Rezepte wurden vom Gründer Dr. Beyersdorff unter anderem durch radiästhetische Methoden auf ihren Synergismus überprüft und zusammengestellt. Vor allem die Anwendung fast vergessener Heilpflanzen ist interessant, so etwa Gundermann (Glechoma hederacea) oder Klebkraut (Galium aparine) zur Entgiftung schwerlöslicher Toxine aus Körpergeweben. Vom Autor mit viel Erfolg verwendete

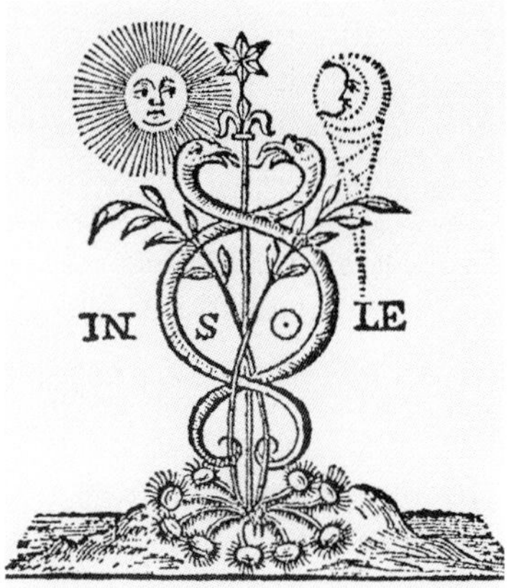

Signet des spagirischen Laboratoriums »Soluna«. Der Hermesstab erwächst aus neun Sonnentaupflanzen (Drosera rotundifolia). Die Symbolpflanze der Alchimie vollzieht die Putrefactio und Separatio in natürlicher Weise nach.

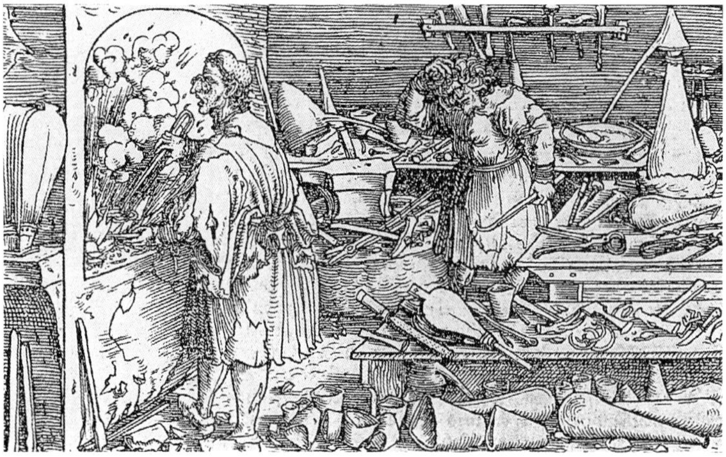

Alchimisten bei der Arbeit. Holzschnitt aus dem 16. Jahrhundert.

Präparate sind zum Beispiel »Toxex« zur Gewebeentgiftung, »Itires« zur Lymphentgiftung, »Proaller« zur Allergiebehandlung oder »Dercut« zur Behandlung chronischer Hautleiden. Die Komplexmittel eignen sich auch als Ergänzung für homöopathische Einzelmittel in Hochpotenzen.

Die spagirische Herstellung unterscheidet sich wesentlich von der Vorgehensweise anderer Firmen. Zunächst werden die Frischpflanzen aus biologischem Anbau mit Hefe, Zucker und Wasser vergoren, wobei wie üblich Alkohol entsteht (Fermentatio). Nach der Gärphase wird nun aber nicht der Alkohol mit den flüchtigen Teilen abdestilliert, sondern nur abfiltriert (Purificatio). Die Begründung für diesen Verzicht ist der Erhalt von sulfurischen Substanzen, nämlich speziellen Wirkstoffen, Enzymen und Vitaminen, die, rein stofflich gesehen, tatsächlich durch die Destillation verloren gehen, im Filtrat aber vorhanden sind. Dadurch ist außerdem ein direkter Vergleich mit homöopathischen Urtinkturen möglich (siehe Farbtafeln, Seite 248). Allerdings verzichtet man so auf die weitere Vergeistigung der spagirischen Arznei durch die Destillation.

Der Rückstand nach der Filtration wird nun getrocknet und verascht, ein Teil der Asche im Filtrat gelöst (Calcinatio und Conjugatio); somit ist auch das Salzhafte in der Arznei vorhanden. Nach einiger Zeit erfolgt eine nochmalige Filtration und die Mischung mit Homöopathika, die den nur schwach vergeistigten Merkur der Spagirika verstärken. Dadurch wird verständlich, warum nicht die jeweilige Einzelsubstanz ein Arkanum ist, sondern erst das Gesamtgemisch.

Der Ouroboros und die Arznei (Soluna Arzneimittel, Donauwörth)

Die spagirische Firma Soluna wurde 1921 vom Alchimisten und Dichter Alexander von Bernus (1880–1965), einem Freund von Rudolf Steiner, gegründet. Der Firmenname setzt sich aus Sol (Sonne) und Luna (Mond) zusammen, womit das hermetische Grundprinzip angedeutet wird: Das Arkanum entsteht aus der Vereinigung der zwei Lichter (Chymische Hochzeit).

Das Herstellungsverfahren der Firma zeichnet sich durch einige Besonderheiten aus. Diese fangen bereits beim Anbau der Kräuter nördlich von Bergamo an, der nach biologisch-dynamischem Vorbild der anthroposophischen Landwirtschaft erfolgt. Die Bewässerung erfolgt mit spiralisiertem Wasser aus einer eigenen Quelle. Die Quellfassung besteht aus Esskastanienholz, in das man sieben Spiralen geschnitzt hat. Während das Wasser durch die Spiralen fließt, wird es mit den sieben Planetenmetallen in alchimistischer Zubereitung imprägniert.

Das Ernten der Kräuter erfolgt zu ihrem jeweiligen Wachstumsoptimum nach dem Mondstand. Die Pflanzen werden schonend vor Ort luftgetrocknet und vakuumverpackt nach Deutschland gebracht. Leider muss die Firma auf Frischpflanzen verzichten, da der Produktionsablauf nicht unterbrochen werden darf und das ganze Jahr hindurch erfolgt. Die Art der Trocknung garantiert allerdings eine gute Qualität.

Die Rezepte bestehen immer aus Kräutern, die man mit alchimistisch zubereiteten Mineralien und Pflanzensalzen mischt; vor allem die Planetenmetalle und Antimon sind dabei von Bedeutung. Die Arzneien sollen in erster Linie die sieben Planetenorgane stabilisieren und regenerieren. Beispielsweise wirkt das goldhaltige Präparat »Cordiak« auf das solare Herz, das silberhaltige »Cerebretik« auf das lunare Gehirn und das antimonhaltige »Azinat« auf die Abwehrfunktionen der saturnalen Milz.

Anders als sonst bei Komplexmitteln üblich, stellt man aber nicht zuerst die einzelnen Substanzen her, um sie dann zu mischen. Soluna setzt die Kräuter gemeinsam mit den Mineralien an, die das Salzhafte des Präparats bilden. Auf diese Weise vermischen sich die Eigenschaften der Einzelsubstanzen bereits zu Anfang der Herstellung. Dies ist eine Vorgehensweise, die zwar in der Spagirik durchaus üblich ist, aber ansonsten von keiner der dem Autor bekannten Firmen angewendet wird.

Die Kräuter und Mineralien werden abends in einem Alkohol-Wasser-Gemisch und einem Destil-

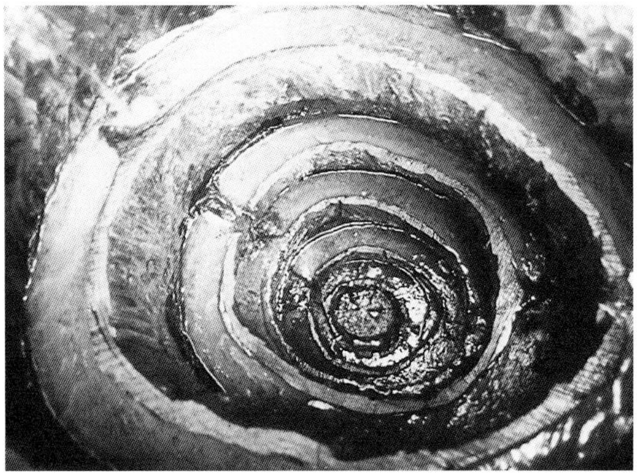

Zur Bewässerung der Kräuter wurde ein Esskastanienbaum spiralförmig ausgehöhlt. Während das Wasser hindurchläuft, wird es mit den sieben Panetenmetallen imprägniert (Foto: Soluna, N. Baumgartl).

lat, das aus dem vorhergehenden Produktionsablauf stammt, angesetzt. Das Destillat und der Alkohol dienen als Matrix für die quintessenziellen Eigenschaften der Ausgangssubstanzen. Die Menge eines Produktionsablaufs beträgt nie mehr als sechs Liter, entsprechend der menschlichen Blutmenge.

Nun wird das Gemisch in einen gesonderten Raum gebracht, der mit einem Dach nach den Idealmaßen der Cheopspyramide versehen ist und in dem sich ein Oktogon befindet; dies ist ein achteckiger gläsener Raum. Hier ruht das Gemisch sieben Tage lang bei einer konstanten Temperatur von 37°C, analog der menschlichen Körpertemperatur. Nur zum Sonnenaufgang rührt man es 32 Mal im Uhrzeigersinn, zum Sonnenuntergang 28 Mal gegen den Uhrzeigersinn, was mit dem Rhythmus von Sonne und Mond korrespondiert.

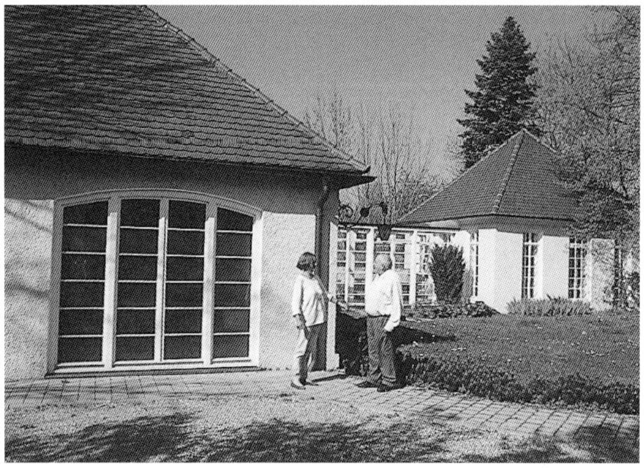

Die Produktionsräume der Firma Soluna sind nach hermetischen Gesichtspunkten gebaut. Im linken Haus ist die Produktion untergebracht, im rechten befindet sich das Oktogon, in dem die Ansätze sieben Tage ruhen (Foto: O. Rippe).

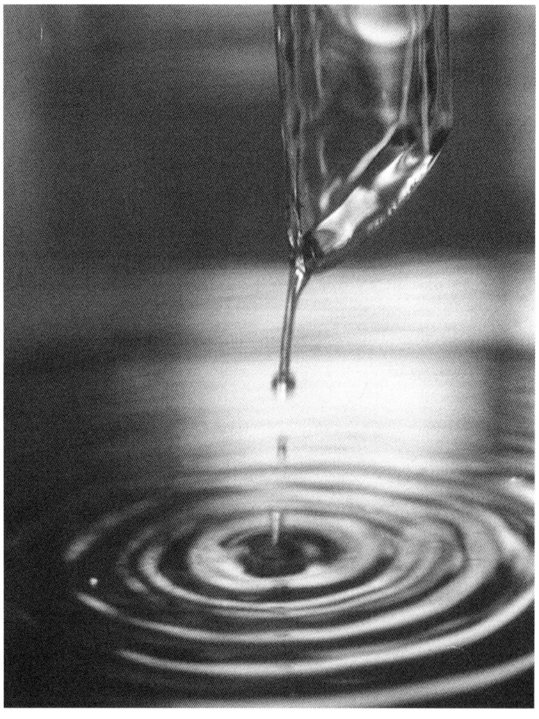

Der Filtrationsrückstand wird bei Soluna mehrfach schonend destilliert (rund 1 Tropfen pro Sekunde). Das Destillat dient als Matrix für den neuen Ansatz (Foto: Soluna, N. Baumgartl).

Der Zeitraum von sieben Tagen bewirkt, dass der Ansatz die Schwingungen der sieben Planetentage erfährt. Das Oktogon hat ebenfalls eine besondere Bedeutung. Taufbecken und Taufhäuser sind beispielsweise ebenfalls achteckig. Die Taufe ist ein symbolischer Akt der geistigen Erneuerung und Wiedergeburt. Die Zahl Acht ist aber in der Hermetik auch dem Planeten Merkur zugeordnet. Da die Proportion die Qualität der Schwingung, die in einem Raum herrscht, beeinflusst, merkurialisiert das Oktogon die Tinktur zusätzlich. Die Pyramidenform der Dachkonstruktion dient unter anderem dazu, bestimmte Eigenschaften der vier Elemente und der Quintessenz zu verstärken.

Die Ruhezeit im Oktogon entspricht der Putrefactio und Separatio (Fäulung und Trennung). Es findet keine Gärung statt, da der Ansatz wie bei einer gewöhnlichen Tinkturherstellung in Alkohol ohne Hefezusatz erfolgt. Dies ist deshalb von Bedeutung, weil dadurch während der Ruhezeit neben den flüchtigen Aromastoffen auch alle nichtflüchtigen und sulfurischen Substanzen wie Bitter- oder Gerbstoffe ausgezogen werden und auch im fertigen Handelsprodukt enthalten sind.

Nach den sieben Tagen erfolgen eine mehrfache Filtration und die abschließende Umfüllung in Handelsflaschen. Allerdings ist die Produktion damit noch nicht beendet, denn: Woher kommt das Destillat, in dem der Ansatz erfolgte?

Des Rätsels Lösung besteht darin, dass man den Rückstand nach der Filtration mit Quellwasser versetzt und unter Luftkühlung mehrfach schonend destilliert. Der Rückstand nach der Destillation wird kompostiert, aber nicht mehr zu Asche calciniert und dem Destillat zugesetzt.

Auf die Frage, warum Bernus auf eine Veraschung verzichtete, findet man eine mögliche Anwort bei Paracelsus: »Die spagyrische Kunst lehrt alles Reine einer Substanz von dem Unreinen und der Substanz zu scheiden. Denn die Kraft und Natur eines jeden Dinges wirken, nicht die Substanz selbst. Daher lehrt die Kunst, die Grade zu erhöhen. Wo nämlich die Natur aufhört, beginnt der Spagyriker. Wenn das Reine von dem Unreinen geschieden wird, bleiben die Schlacken zurück und diese nützen überhaupt nicht« (Paracelsus

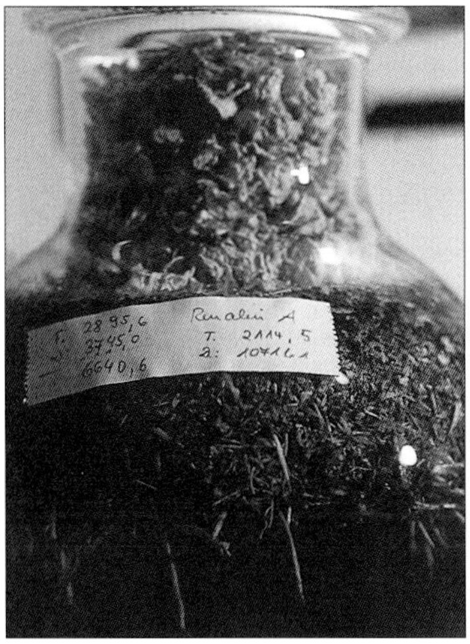

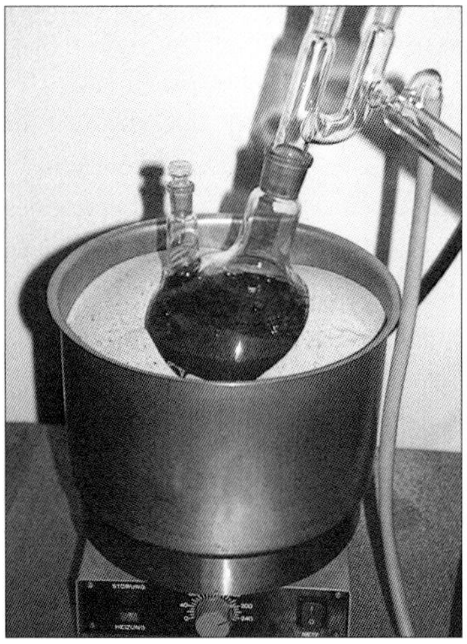

Links: Gemeinsamer Ansatz von Kräutern und alchimistisch zubereiteten Mineralien in einem Alkohol-Wasser-Gemisch, zusammen mit einem aus der vorherigen Zubereitung gewonnenen Destillat (Foto: Soluna, N. Baumgartl). Rechts: Destillation von Antimon im Sandbad (Foto: M. Madejsky).

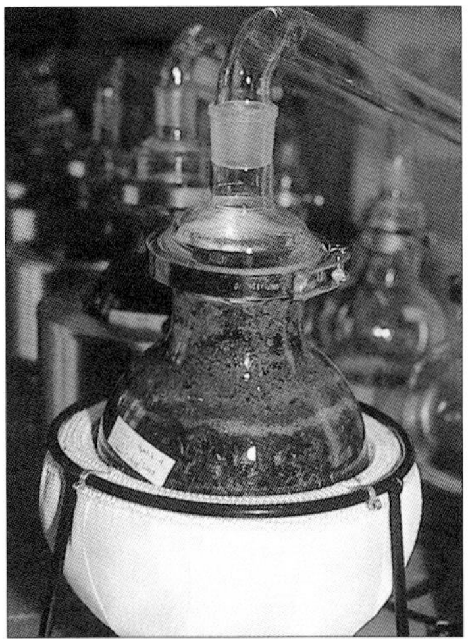

Der Filtrationsrückstand wird mit Quellwasser versetzt und mehrfach schonend destilliert. Der Rückstand dient als Kompost. Das Destillat bildet die Matrix für den neuen Ansatz (Foto: O. Rippe).

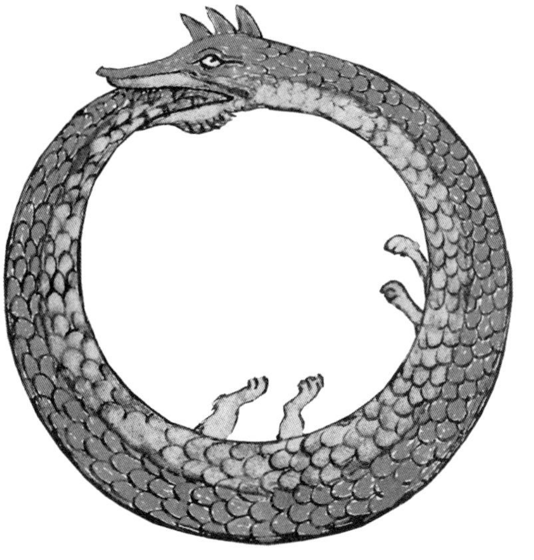

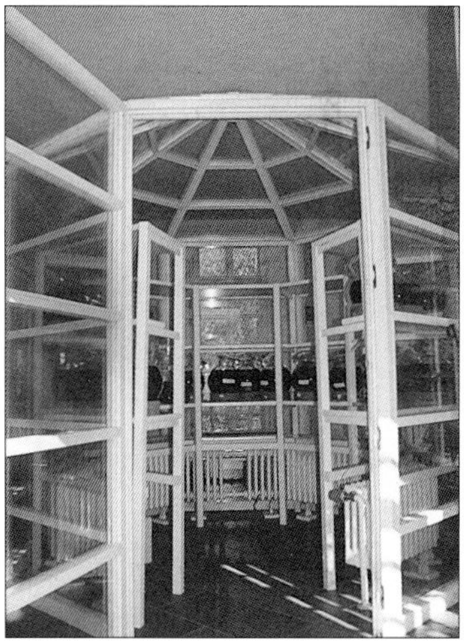

Siebentägige Ruhephase im Oktogon bei konstanten 37 °C. Morgens wird das Mazerat 33 Mal rechts herum gerührt, abends dagegen 28 Mal links herum (Foto: O. Rippe).

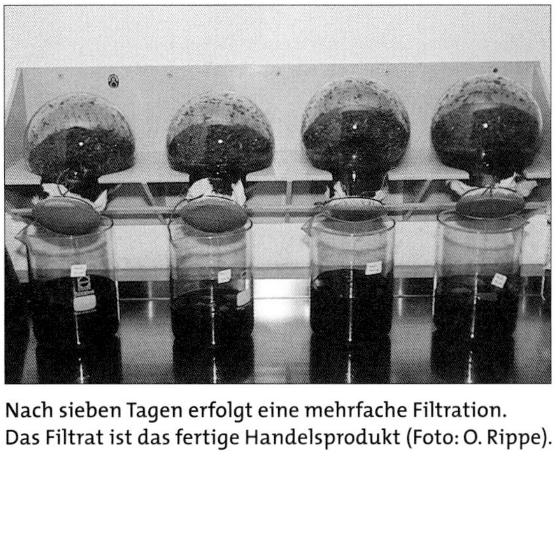

Nach sieben Tagen erfolgt eine mehrfache Filtration. Das Filtrat ist das fertige Handelsprodukt (Foto: O. Rippe).

III/451). Allerdings finden sich in anderen Textstellen auch Hinweise darauf, dass man die Schlacken veraschen und dem Destillat zusetzen sollte (III/280). Es sind also beide Wege sinnvoll.

Erst durch die Destillation schließt sich der Kreis. Und als solchen muss man die Herstellung der Solunate verstehen. Das Vorbild für Bernus war der Ouroboros, die Schlange, die sich selbst verschlingt. Sie ist ein Synonym für die Erweckung, die Wiedergeburt, die mehrfache Destillation und den ewigen Kreislauf der Schöpfung, der von Zyklus zu Zyklus vollkommener wird. Dies gilt auch für die Solunate, denn in jeder Flasche befindet sich immer auch ein vergeistigter Anteil aus allen bisherigen Herstellungsprozessen. Da man das Destillat aus der vorherigen Produktion als Basis für einen neuen Herstellungsprozess verwendet, vergeistigt sich das Präparat mit jedem Zyklus etwas mehr – mit anderen Worten: Die Präparate werden mit jedem Produktionskreislauf immer besser.

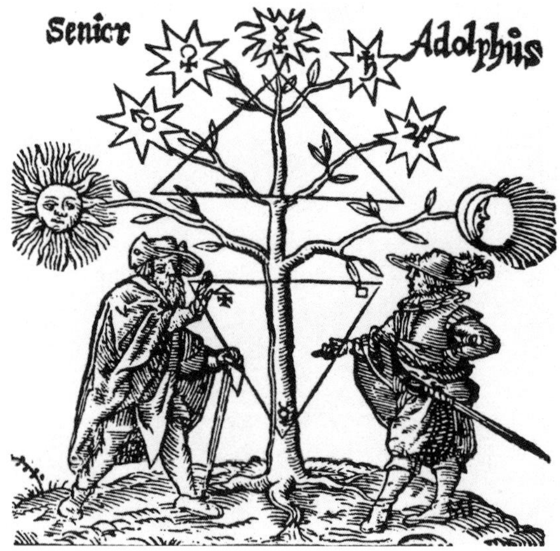

Der Baum der Philosophen: Dargestellt sind die zwei Lichter und die fünf Wandelplaneten mit Merkur in der Mitte. Er überträgt das göttliche Licht in die Materie und verkörpert sich dort als Mercurius oder Quintessenz. Basilius Valentinus, 1659. (Vgl. Grafik Seite 127.)

Der anthroposophische Weg zum Arkanum

Einen Sonderweg in der Arzneiherstellung gehen die Firmen Wala und Weleda. Ihre pharmazeutischen Prozesse gehen auf Anregungen von Rudolf Steiner (1861–1925) zurück, den Begründer der Anthroposophie.

Nachdem Rudolf Steiner die verschiedenen hermetischen Schulen seiner Zeit studiert und sich maßgeblich an deren Entwicklung beteiligt hatte, ging er bald seinen eigenen Weg. Das theosophische Weltbild Helena Blavatzkys, die sich vor allem mit östlichen Erleuchtungstechniken beschäftigte, beeinflusste ihn ganz besonders. Rudolf Steiner kam aber bald zur Überzeugung, dass die abendländischen Geistesströmungen der Vergangenheit für unsere Kulturentwicklung wichtiger seien und neu belebt werden müssten. Entsprechend hat er die Vier-Elementen-Lehre, die Tria Principia und die paracelsische Vorstellung von den Planetenkräften im Menschen in das Weltbild der Anthroposophie integriert. Das größte Anliegen Steiners war dabei die Aufhebung der Trennung von Natur- und Geisteswissenschaften zu Gunsten einer hermetischen Wissenschaft, die auf den Lehren antiker Mysterienkulte beruht.

Einiges von der Bedeutung der Anthroposophie für die Heilkunde haben wir bereits kennen gelernt, besonders interessant sind aber auch die Vorstellungen Steiners zur Herstellung von Arzneimitteln.

Alles fängt wie immer bei den Ausgangssubstanzen an. Der Anbau der Kräuter erfolgt nach biologisch-dynamischen Regeln, die auch astrologische Gesichtspunkte berücksichtigen, wie die Aussaat und Ernte nach den Gestirnsständen (Kalender nach Maria Thun).

Bei den Präparaten verzichtet man auf synthetische Produkte und bevorzugt natürliche Substanzen. Synthetika »tragen Fremdwirkungen in den Organismus hinein; sie setzen sich an die Stelle der Tätigkeiten der eigenen Wesensglieder und bedeuten daher in vielen Fällen ein Ablähmen bestimmter eigener Lebensvorgänge, sodass zum Beispiel vorübergehend ein Wahrnehmen des Schmerzes verhindert wird, was aber keine wahre Heilung darstellt« (Rudolf Hauschka). Auf Synthetika verzichtet man vor allem auch deshalb, weil nur natürliche Substanzen von nützlichen Elementarwesen beseelt sind.

Selbstverständlich bearbeiten auch Anthroposophen die natürlichen Substanzen, denn alle Stoffe der Natur sind zunächst unvollkommen. Der Mensch muss sie durch seine Tätigkeiten vollenden, was bedeutet, dass er ihre Heilkraft auf alchimistischem Wege freisetzt. Steiner meinte, man müsse die Stoffe, die eine »geronnene kosmische Tätigkeit« darstellen, vermenschlichen, damit sie als Heilmittel wirken könnten. Dies solle aber mit Methoden geschehen, die die Eigenschaften der Elementarwesen fördern und nicht beeinträchtigen. »Wenn der Mensch daran geht, die Substanzen zu verwandeln, so sind die Elementarwesen auf alle Fälle in Mitleidenschaft gezogen« (Rudolf Hauschka). Der Mensch kann ihre Kräfte durch geeignete Maßnahmen aber auch fördern.

Eine wichtige Anregung Steiners war die Idee, bei der Herstellung von Arzneien auf Alkohol zu verzichten. Alkohol hat eine mumifizierende Wirkung und lähmt die Kräfte der Elementarwesen. Besser wäre es, so Rudolf Steiner, nur einen wässrigen Auszug zu machen, da Wasser der natürliche Träger der geistartigen Kräfte einer Pflanze ist. Agrippa von Nettesheim schrieb über das Wasser: »In ihm liegt die Samenkraft aller Dinge. (...) So groß ist die Macht dieses Elementes, dass ohne das Wasser nicht einmal eine geistige Wiedergeburt stattfindet. (...) Es besitzt die Kraft der Zeugung, der Ernährung und des Wachstums.«

Diese Idee hat aber einen Schönheitsfehler: Wasser ist zwar eine gute Matrix für geistartige Informationen – dies ist ein Grund für die Heilkräfte bestimmter Quellen –, doch es wirkt nicht konservierend. Dadurch entsteht das Problem, dass bei einem Ansatz von Kräutern in Wasser, ohne Zusatz von Alkohol oder Hefe, schon nach kurzer Zeit die milchsaure Gärung in eine alkalische und stinkende Fäulung umschlägt, was jeder bestätigen kann, der schon einmal eine Brennnesseljauche hergestellt hat.

Man arbeitete viele Jahre lang an diesen Problemen, um das chemisch Unmögliche zu schaffen. Schließlich fand man mit der »Rhythmisierung« die Lösung.

Rhythmen tragen das Leben (Wala Heilmittel, Bad Boll)

Der Firmenname »Wala« steht für die Anwendung von Wärme- (WA) und Lichtrhythmen (LA) zur Arzneiherstellung unter Zusatz von Aschen. Gleichzeitig ist es ein Name für die Erdgöttin.

Die Pflanzen aus biologisch-dynamischem Anbau werden bei Wala gesammelt, wenn das jeweilige Wachstumsoptimum erreicht ist. Auch sammelt man meistens nur bestimmte Pflanzenteile mit der größten Heilkraft, manchmal allerdings auch die ganze Pflanze. In jedem Fall erfolgt die Ernte bei Anbruch der Dämmerung und sollte mit Sonnenaufgang beendet sein. Es bleibt also unberücksichtigt, dass manche Pflanzen wie die Ringelblume ihren Geist erst zu anderen Zeiten voll entfalten. Vermutlich soll die Pflanze im »erwachenden« und nicht im »erwachten« Zustand der Natur entnommen werden. Außerdem sind vor Sonnenaufgang Elementarwesen am aktivsten. Generell berücksichtigt man beim Anbau und Sammeln auch kosmologische Faktoren.

Die Verarbeitung der Kräuter sollte vormittags abgeschlossen sein. Der Ansatz erfolgt in destilliertem Quellwasser.

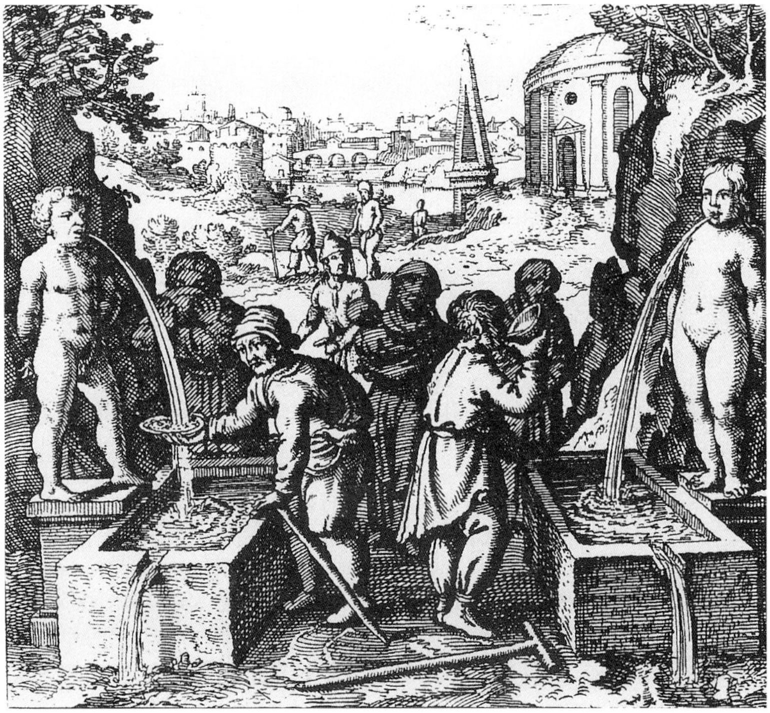

Das Element Wasser, Quelle und Träger des Lebens. »Des Menschen Seele Gleicht dem Wasser: Vom Himmel kommt es, Zum Himmel steigt es, Und wieder hernieder Zur Erde muss es, Ewig wechselnd« (Johann Wolfgang von Goethe). Abbildung aus: »Atalanta fugiens« von Michael Maier, 1618.

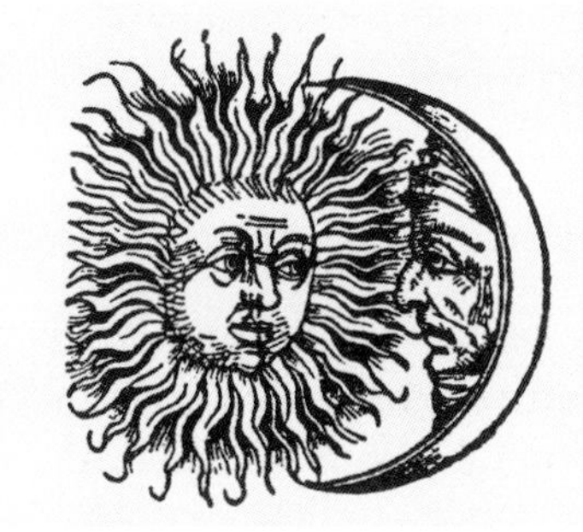

Sonne und Mond verkörpern die Polarität bei der Rhythmisierung. Aus Schedels »Buch der Chroniken«, 1493.

Am Abend beginnt die eigentliche »Rhythmisierung«. Zum Sonnenunter- und Sonnenaufgang wird die »Grundsubstanz« für rund zwei Stunden dem Licht ausgesetzt. Dabei erfolgt eine Abkühlung auf 4 °C (Zusammenziehung = Salz) und eine rhythmische Bewegung zum Herzen hin, also gegen den Uhrzeigersinn, bis sich eine Spirale bildet. Tagsüber und nachts bleibt die Grundsubstanz vom Licht abgeschirmt und in Ruhe; man erwärmt sie auf 37 °C (Ausdehnung = Sulfur).

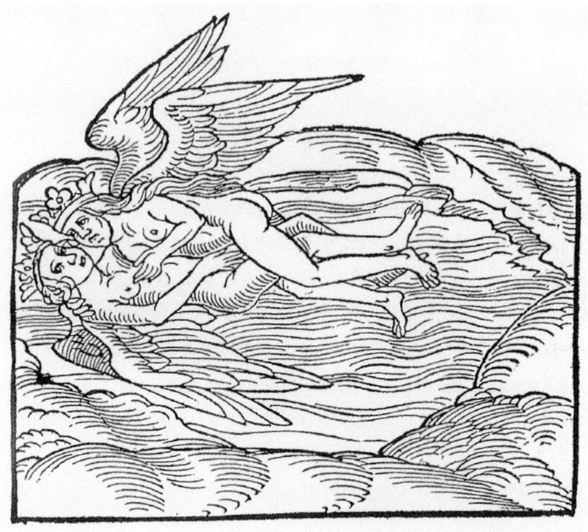

Durch die Gärung löst sich der geflügelte Mercurius von Sulfur und Salz. Aus: »Rosarium philosophorum«, 1550.

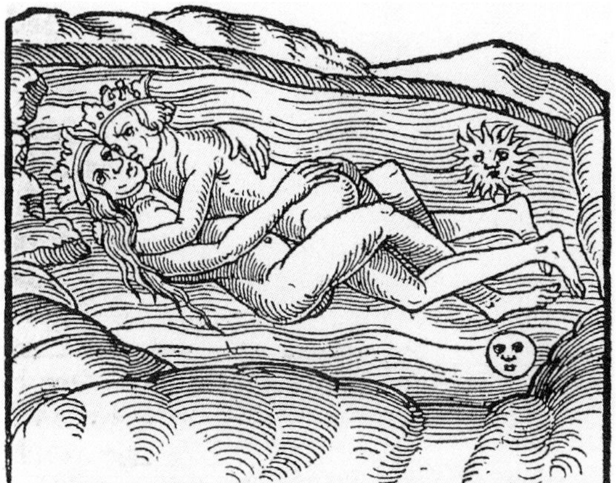

Die Vollendung der Arznei ist die erneute Zusammenführung des Getrennten und Geläuterten, dargestellt als heiliger Koitus von Sonne und Mond. Aus: »Rosarium philosophorum«, 1550.

Licht - Dunkelheit, Wärme - Kälte und Bewegung - Ruhe bilden die Polaritäten und Rhythmen der Natur, die das Leben tragen (Rudolf Steiner). Entsprechend muss auch die Arznei bei ihrer Herstellung diese Prinzipien erfahren. Der Wandel der Polaritäten entspricht dabei dem merkuriellen Prinzip.

Die Rhythmisierung wird während sieben Tagen durchgeführt – die Grundsubstanz erfährt also die Schwingung der sieben Planetentage. Dabei erfolgt eine Gärung durch die pflanzeneigene Mikroflora, die man nicht durch zugesetzte Hefen verstärkt (Fermentatio). Während der Gärphase löst sich das Stoffliche auf und das Sulfurische löst sich vom Merkuriellen. Der Licht- und Wärmeprozess entspricht einer Merkurialisierung der Ausgangssubstanz und der Destillation.

Nach 3,5 Tagen filtriert man den Ansatz. Das Filtrat rhythmisiert man weitere 3,5 Tage, allerdings ohne weiteren Wärmerhythmus, während man den Rückstand in dieser Zeit trocknet und verascht. Ein Teil der Asche wird nach diesen sieben Tagen im Filtrat gelöst; so gibt man der Grundsubstanz das Salzhafte zu. Danach ruht die Tinktur in der Regel ein Jahr, sie durchläuft also auch die Schwingung der vier Jahreszeiten und der zwölf Sternzeichen.

Neben den rhythmisierten Pflanzenauszügen mit Wasser stellt man bei Wala auch alkoholische Essenzen zur äußeren Anwendung her, die man nur mit einem Lichtrhythmus und einem Aschezusatz behandelt, sowie Ölauszüge, die man nur einem Wärmerhythmus unterzieht. Weitere Ausnahmen bilden tierische und mineralische Produkte.

Bei Wala verwendet man die rhythmisierten Grundsubstanzen ausschließlich zur weiteren Potenzierung in wässrigem Milieu nach homöopathischem Vorbild. Nach den Vorschriften Hahnemanns müsste nun die Potenzierung durch ein zehnmaliges Schlagen auf eine feste Unterlage in Richtung Erdmittelpunkt geschehen. Wala geht hier eigene Wege, indem man die Substanz himmelwärts schleudert, sodass sich beim Niederschlagen der Flüssigkeit ein spiraliger Wirbel bildet. Dadurch reichert sich der Merkur nochmals an. Außerdem ist die Spirale das geometrische Urmuster des Lebens.

Der Potenzierer steht mit dem Gesicht nach Osten, in Richtung Sonnenaufgang. Außerdem

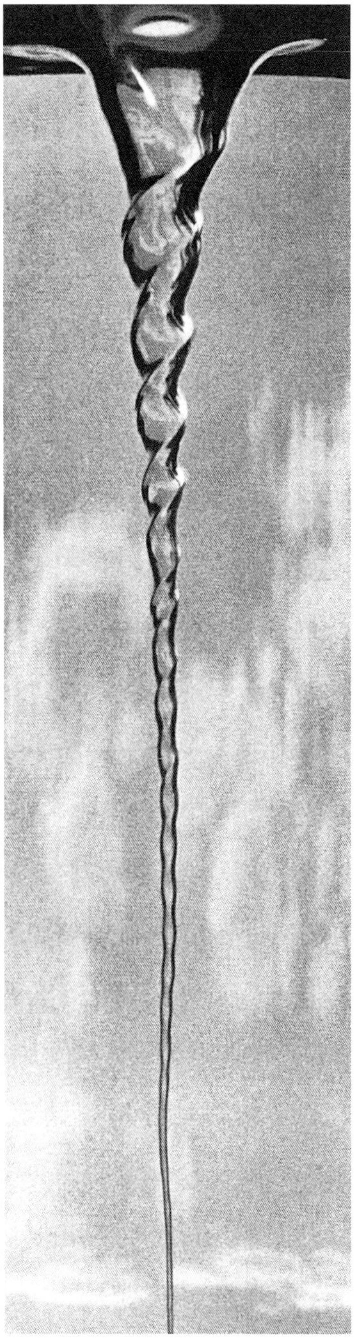

Wala potenziert die Heilmittel zum Himmel hin, sodass sich beim Niederschlagen ein spiraliger Wirbel bildet. Hierdurch wird die Grundsubstanz stark merkurialisiert (Foto: Th. Schwenk).

führt er seine Arbeit nur morgens und nur in einer kontemplativen Stimmung durch. Das Potenzieren erfolgt nicht durch zehn Schüttelschläge, wie sie Hahnemann vorschrieb, sondern nach Zeit (die Schüttelzeit beträgt etwa 2,5 Minuten pro Potenzierungsschritt).

Bei Mischungen werden die Substanzen über die letzten drei Stufen gemeinsam potenziert und auf Globuli übertragen, was eine Homogenisierung der Bestandteile bewirkt. Wala stellt auch zahlreiche Ampullenpräparate her, die zur Therapie des »Rhythmischen Systems« dienen. Die Rezepte sollen die Planetenkräfte und die vier Wesensglieder im Menschen harmonisieren. Zudem kompensieren sie ein Ungleichgewicht der drei Prinzipien Sal, Sulfur und Mercurius.

Metalle – Erinnerungsträger der Schöpfung (Weleda AG, Schwäbisch Gmünd)

Der Name Weleda leitet sich von der germanischen Hohepriesterin und Heilerin Veleda ab. Weleda ist im Vergleich zu Wala die größere der beiden wichtigen anthroposophischen Firmen. Da viele Substanzen in Urtinktur angeboten werden, ist auch der Anbau umfangreicher. Neben vielen Fertigarzneien bietet Weleda, anders als Wala, zahlreiche Einzelsubstanzen an, aus denen man individuelle Mischrezepte anfertigen kann (der Rezeptvermerk »von Weleda mischen lassen« ist erforderlich).

Die Pflanzen aus biologisch-dynamischem Anbau werden wie allgemein üblich zum Wachstumsoptimum gesammelt, also auch tagsüber. Wie bei Wala achtet man beim Anbau und bei der Verarbeitung auf die Stellung der Gestirne.

Weleda verwendet ebenfalls die Rhythmisierung in wässrigem Milieu, allerdings nur bei wenigen Präparaten (mit Rh gekennzeichnet). Der Vorgang unterscheidet sich im Detail von Wala, ist aber prinzipiell derselbe. Ausführlich beschreibt Holger Ehrhardt das Verfahren in den »Korrespondenzblättern für Ärzte (138)« der Firma Weleda.

Man verwendet ausschließlich Frischpflanzen und stellt am Tag der Ernte einen Preßsaft nach den Vorschriften des homöopathischen Arzneibuches her. Nur der Saft wird rhythmisiert, nicht die zerkleinerten Pflanzenteile wie bei Wala.

Die Rhythmisierung findet in Zwei-Liter-Standkolben statt. Rund 1,5 Stunden vor und nach 6 Uhr (Sternzeichen Fisch), beziehungsweise vor und nach 18 Uhr (Sternzeichen Jungfrau), werden die Säfte rhythmisch bewegt und dabei morgens auf 37 °C erwärmt und abends auf 4 °C abgekühlt; die Erwärmungs- und Abkühlungsphase dauert jeweils etwa 1 bis 2 Stunden. Tagsüber und nachts ruht die Tinktur bei gleich bleibender Temperatur (tagsüber 37 °C, nachts 4 °C).

Nach einiger Zeit beginnt bei der Rhythmisierung ein Gärprozess durch die pflanzeneigene Mikroflora, der zunächst stürmisch verläuft und nach einiger Zeit abklingt und von Pflanze zu

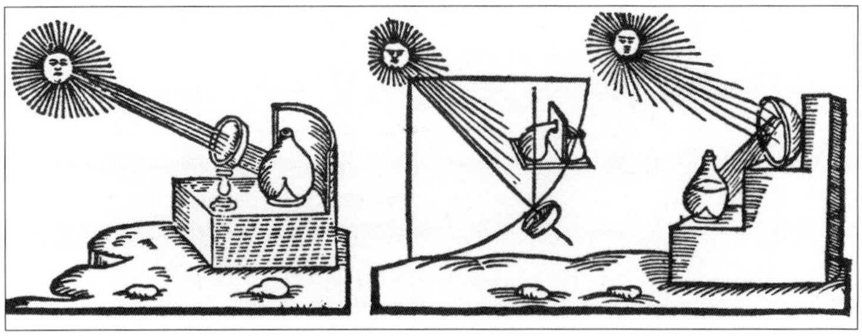

Ausnützen der Sonnenenergie bei der Destillation. Aus: Libavius, »Alchymia«, 1606.

Pflanze unterschiedlich lang dauert. Mit dem Abklingen der Gärphase werden auch die Bewegungszeiten verringert; ansonsten verläuft die Rhythmisierung immer nach demselben Muster und teilweise über einige Wochen. Etwa in der Mitte der Verarbeitungszeit werden die Säfte filtriert. Der Rückstand wird nicht verascht.

Die »Rh-Urtinkturen« werden nur als wässrige Lösung abgegeben, meist ab D3 (nach Anbruch rund sechs Wochen haltbar). Einige dieser Mittel liefert Weleda auch in Ampullenform zur Beeinflussung des »Rhythmischen Systems«. Wegen der speziellen Zubereitung sollte man die Mittel nicht mit alkoholischen Substanzen mischen.

Außer bei der Rhythmisierung verwendet man bei Weleda Alkohol zur Arzneiherstellung; allerdings ist schon bei tieferen Potenzen der Alkoholgehalt gering (ab D6 meist um die 18 Prozent), sodass die Mittel auch für Kinder gut geeignet sind.

»Wie ihr es nun vom Golde gehört habet, in der gleichen Weise sollet ihr es auch von den allen anderen Metallen verstehen, dass ihr kein metallischen Arcanum oder eine metallische Arznei in den Körper bringen sollet, es sein denn, dass es vorher flüchtig gemacht wurde und nicht mehr ein Metall werden kann.« (Paracelsus III/255)

Die Potenzierung erfolgt wie bei Wala nach Zeit. Dabei wird die Flüssigkeit aus dem Handgelenk oder in einer Hängevorrichtung bewegt, sodass sich beim Verschütteln eine Lemniskate (∞) bildet, die geistartige Eigenschaften verstärkt. Die liegende Acht ist dem Merkur zugeordnet.

Im Mittelpunkt der Weledatherapie stehen vor allem spezielle Metallpräparate, die nach überlieferten Vorstellungen mit den Planetenkräften korrespondieren. Metalle sind »Erinnerungsträger der Erdenentwicklung« (Rudolf Steiner); das bedeutet, dass sie Träger der geistartigen Schöpfungskräfte sind.

Die metallischen Arzneien heißen bei Weleda »präpariert«, was bedeutet, dass sie speziell behandelt wurden. Um die Metalle zu vergeistigen, erhitzt man sie im Vakuum so lange, bis sie über ein flüssiges Stadium in einen dampfartigen und flüchtigen Zustand übergehen und destillierbar sind (solve; Anreicherung des Merkur). Während des Destillationsprozesses erfolgt eine Luftkühlung, sodass sich die Metalle in der Retorte als dünner Film an den Wänden niederschlagen (Koagulation). Man nennt die so gewonnenen Präparate Metallspiegel. Durch diesen Wandlungsprozess vom Festen über das Flüssige ins Gasförmige und wieder ins Feste verlieren die Metalle ihre kristalline Struktur und gehen in einen amorphen Zustand über. Dabei erhalten sie etwas von ihrer ursprünglichen kosmischen, gasförmigen Natur zurück (Schramm, 1991).

Paracelsus schrieb hierzu: »Wisse, dass unsere Metalle nichts anderes sind als der beste Teil der gemeinen Steine. Es ist aber nicht gut, nicht lauter, nicht rein und nicht vollkommen, solange es noch in den Steinen verborgen und vermischt ist. Es muss darin erkannt und herausgesogen werden. Es muss gepresst, gedrungen und geschmolzen werden. Dann ist es kein Stein mehr, sondern ein zubereitetes vollkommenes Metall. Es gleicht dem Gestirn des Himmels« (Paracelsus III/342f.).

Die Präparierung führt man mit den Planetenmetallen sowie mit Zink, Bismut und Antimon durch, nicht aber mit Quecksilber, das sich nicht als Spiegel niederschlagen lässt. Diese Herstellungsweise nennt man auch den »trockenen Weg«, da die Ausgangssubstanz sich nicht in Lösung befindet. Bei Gold, Silber und Kupfer wendet man ebenfalls den »nassen Weg« an. Hierbei wird das Metall in Lösung gebracht, bei Gold durch Lösung in Königswasser. Anschließend wird die Lösung erwärmt und ein Reduktionsmedium zugegeben. Hierduch kommt es zur Ausfällung des Metalls an den Gefäßwänden. Das Metall sinkt aber nicht zu Boden, wie man vermuten möchte, folgt also nicht den Gesetzen der Schwerkraft, sondern schlägt sich »gasförmig« und gleichmäßig an allen Wänden nieder. Auf diesem Weg hergestellte Metallspiegel verwendet man für Salbenpräparate.

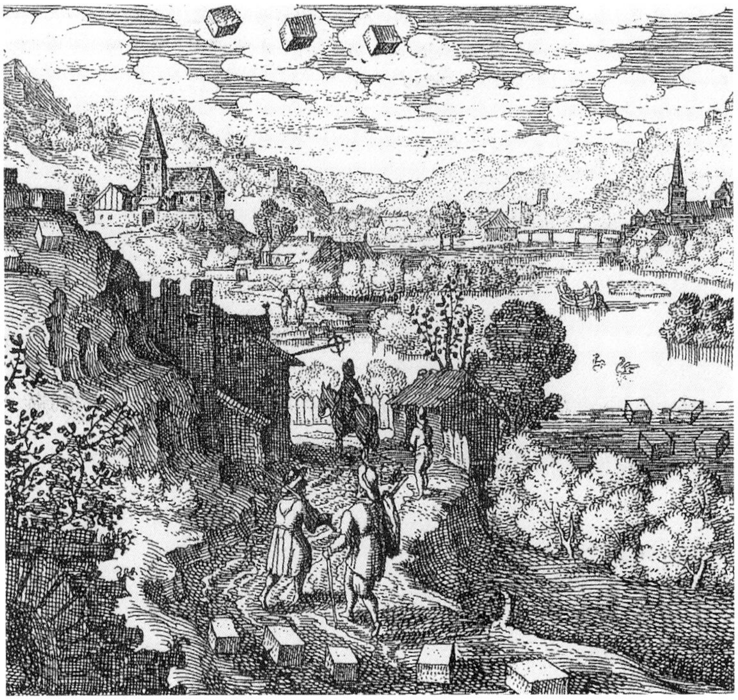

Das Ausgangsmaterial für den Stein der Weisen findet man im Wasser, in der Erde und in der Luft. Das Feuer ist nicht abgebildet. Es wird durch den Menschen dargestellt. Durch das Feuer werden die Stoffe aus den anderen drei Reichen geläutert. Aus: »Atalanta fugiens« von Michael Maier, 1618.

Bei der späteren Potenzierung der Metalle achtet man darauf, dass der korrespondierende Planet möglichst keinen negativen Einfluss ausübt; beispielsweise soll er keine Konjunktion mit der Sonne und auch keine störenden Aspekte mit anderen Planeten bilden.

Spezielle Metallpräparate sind auch die Honigzubereitungen mit dem Saturnmetall Blei und dem Jupitermetall Zinn[42], in denen das Geistartige besonders fest verankert ist. Die sehr salzhaften Metalle will man durch die astralen Kräfte des Honigs energetisieren.

Für Paracelsus war Honig, den er oft verwendete, ein Träger der Quintessenz. Honig ist eine wunderbare Arznei, aber auch ein Medizinpferd[43], also eine Matrix, die die Wirkung von anderen Arzneien verstärkt.

Bei der Herstellung von Metallhonig schmilzt man die Metalle und bringt sie in eine Wabenform, die dem Formprinzip der Sonne und der Quintessenz entspricht (Hexagramm). Diese Form füllt man mit Honig. Nach nochmaliger Schmelzung und Überführung in eine Wabenform wird Rohrzucker anstelle von Honig verwendet. Auch der aus Pflanzen gewonnene Zucker ist eine Matrix und ein Medizinpferd. Anschließend wird das Ganze gemahlen und mit Milchzucker verrieben, ab den höheren Potenzstufen auch mit Alkohol verschüttelt.

Bei dieser Herstellung kommt es zu einer geistartigen Verbindung der drei Naturreiche Mineral (Erde – Metall), Pflanze (Wasser – Zucker) und Tier (Luft – Honig). Die Arznei ermöglicht der »Ich-Organisation« (Feuer – Mensch), wieder die Kontrolle über katabole Stoffwechselprozesse zu gewinnen. Zinn und Blei werden durch diese Art der Herstellung zu idealen Geriatrika – Zinnhonig bei chronischen Leber- und Gelenksleiden, Bleihonig bei Arteriosklerose und Nachlassen der Geisteskräfte.

Trotz Präparierung und Honigzubereitung können Metalle aber oft nur schwer vom Organismus verarbeitet werden; dies gilt besonders für Kinder. Um den Körper langsam an die Metallschwingung zu gewöhnen, stellt man bei Weleda deshalb spezielle Zubereitungen aus Metallen und Pflanzen her – die »vegetabilisierten Metalle« (siehe Tabelle).

Die sieben Metalle korrespondieren über die Planetensphären auch mit der Pflanzenwelt. Um sie miteinander zu vereinen, mischt man sie aber in diesem Fall nicht einfach, sondern vereinigt sie auf völlig neuartige Weise.

Die Verbindung der zwei Naturreiche erfolgt bereits beim Anbau der Kräuter: In der ersten Generation werden die Pflanzen mit einem metall-

42 Die Präparate heißen »Plumbum mellitum« (Bleihonig) und »Stannum mellitum« (Zinnhonig). Die Potenz der Wahl ist die D12, die Dosis ein bis zwei Mal täglich fünf Tropfen. »Plumbum mellitum« wird von Weleda auch als Fertigarznei unter der Bezeichnung »Scleron« geliefert.

43 Der Begriff stammt aus der ayurvedischen und tibetischen Medizin.

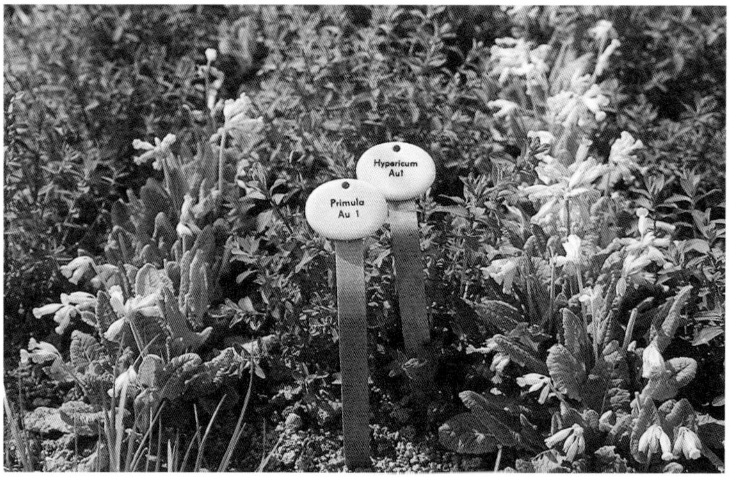

Bei Weleda düngt man die solaren Pflanzen Johanniskraut und Schlüsselblume mit Gold, um beide Naturreiche miteinander zu verbinden (Foto: M. Madejsky).

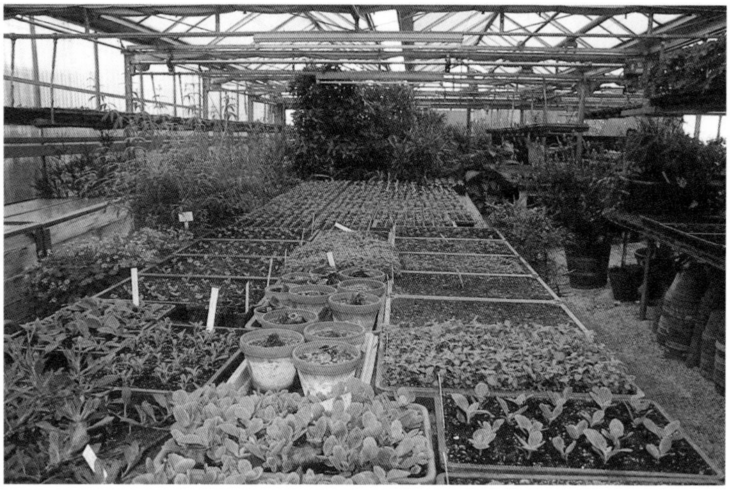

Gewächshaus im Weleda-Garten (Foto: M. Madejsky).

haltigen »Urdünger«, der aus Potenzen der korrespondierenden Planetenmetalle besteht, gedüngt. Eine neue, neutrale Saat dient zur Aufzucht der nächsten zwei Generationen, der gewonnene Kompost aus der ersten Aufzucht, der die Metallschwingungen enthält, dient als zusätzlicher Dünger. Erst die Ernte der dritten Generation verarbeitet man zur Arznei. In der Regel liefert Weleda die »vegetabilisierten Metalle« in wässriger rhythmisierter Form oder als alkoholische Lösung in D2 oder D3, als Dilution und auch als Ampullen.

Die Pflanze potenziert sozusagen das Metall. Anders gesagt: Das Salhafte des Metalls wird in das Sulfurische und Merkurielle der Pflanze übergeführt, also lebendiger, womit es der Organismus besser und schneller verarbeiten kann.

Die Präparate dienen vor allem zur Einleitung einer Metalltherapie, aber auch als Begleitmittel zur Behandlung der sieben Planetenorgane.

Im Prinzip könnte man jede Pflanze mit einem verwandten Metall in Verbindung bringen, doch hat sich die Firma auf Pflanzen beschränkt, bei denen die Korrespondenzen besonders deutlich sind.

Die »vegetabilisierten Metalle«

Planet	Vegetabilisierte Metalle	Anwendungshinweise
Mond	Bryophyllum Argento cultum (Keimzumpe – Silber)	Schock, Unruhe; Hysterie, Schlafstörungen; Abortneigung; Ablösungsproblematik von Mutter und Kind.
	Thuja occ. Argento culta (Lebensbaum – Silber)	Stockung der Ausscheidungsvorgänge; Erschöpfungszustände; zur Anregung der Abwehrprozesse.
Merkur	Bryophyllum Mercurio cultum (Keimzumpe – Quecksilber)	Unruhe und seelische Extremsituationen, Schlafstörungen, Zwangsneurose, rezidivierende Entzündungen.
	Nasturtium Mercurio cultum (Brunnenkresse – Quecksilber)	Entzündliche Prozesse im Darmgebiet; Dysbiose; Colitis.
Venus	Tabacum Cupro cultum (Tabak – Kupfer)	Nervöse Krampfzustände von Darm, Gefäßsystem und Lunge; Suchttherapie, Asthma.
	Chamomilla Cupro culta, Radix (Kamillenwurzel – Kupfer)	Krampfneigung; Erregungszustände; epileptiforme Anfälle. Zahnungsbeschwerden von Kleinkindern.
	Melissa Cupro culta (Melisse – Kupfer)	Zirkulationsstörungen im venösen Kreislauf; Durchwärmung des Abdomens; Spasmen des Unterleibs; auch bei Schilddrüsenüberfunktion.
Sonne	Hypericum Auro cultum (Johanniskraut – Gold)	Depressionen, besonders im Winter; funktionelle Herzkreislaufstörungen; Neuralgien.
	Primula Auro culta (Schlüsselblume – Gold)	Herzneurose; Stenokardie; Erschöpfung; seelische Erregung und Depression, besonders im Frühjahr.
Mars	Urtica dioica Ferro culta (Brennnessel – Eisen)	Anämie, Erschöpfung, Hypotonie, Lungenschwäche; Anregung der Vitalität.
	Chelidonium Ferro cultum (Schöllkraut – Eisen)	Entlastung der Galle; Willensschwäche und Depression (Mutlosigkeit).
Jupiter	Taraxacum Stanno cultum (Löwenzahn – Zinn)	Degenerative Lebererkrankungen; von der Leber abhängige Ekzeme; Verdauungsstörungen.
	Cichorium Stanno cultum (Wegwarte – Zinn)	Hypomanische und manische Verstimmung; Verdauungsschwäche; chronische Bronchitis.
Saturn	Cichorium Plumbo cultum (Wegwarte – Blei)	Verdauungsschwäche, Obstipation, Blähungen, Anregung der Milzfunktionen.
	Aconitum Plumbo cultum (Eisenhut – Blei)	Nervenleiden (beispielsweise Trigeminus, Zoster); Psychasthenie; Angstzustände; vor allem bei Sklerotikern anwenden. Das Mittel ist seit Februar 2000 nicht mehr im Handel.

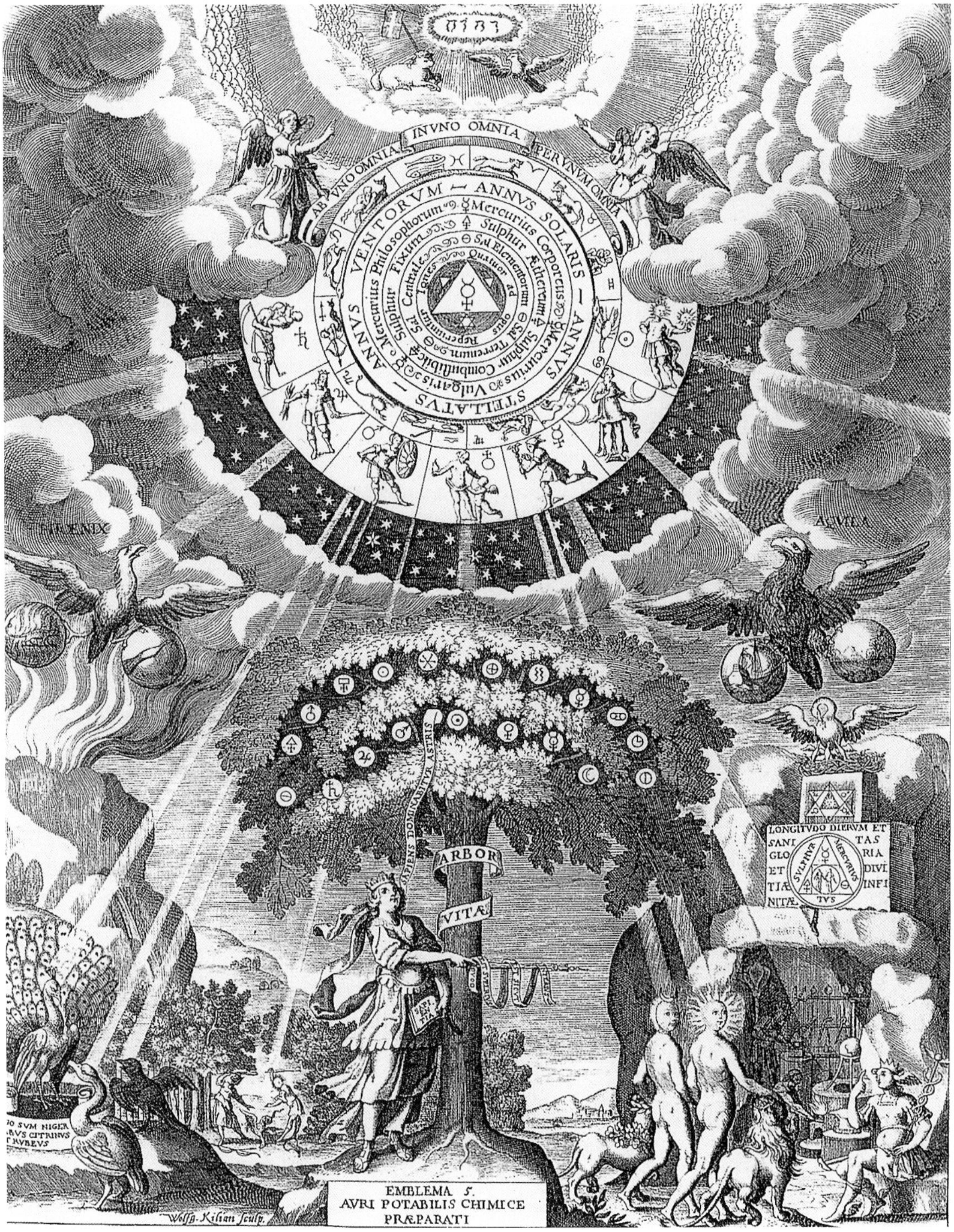

Die Zubereitung von »Aurum potabile«. Aus: Malachias Geiger, »Microcosmus hypochondriacus sive de melancolia hypochondriaca«, 1651.

Quecksilber – Gold der Alchimisten

VON PATRICIA OCHSNER

»Der Arzt, der die Heilkräfte der Wurzeln und Kräuter kennt, ist ein Mensch; der, der die des Wassers und des Feuers kennt, ein Dämon; wer die Kraft des Gebetes kennt, ein Prophet und wer die Kraft des Quecksilbers kennt, ein Gott.«
(Sprichwort, zit. nach Pollak, 1968)

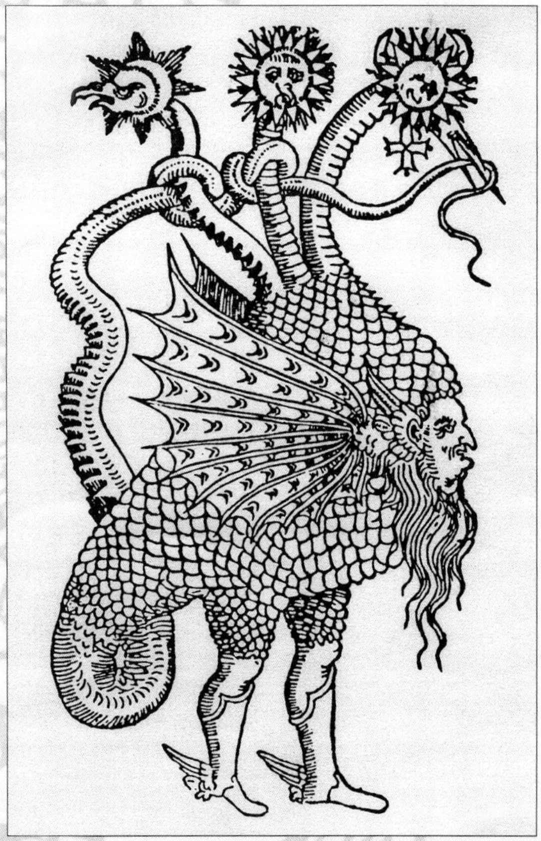

Der Drache Nagari symbolisiert das Quecksilber als vermittelnder Faktor zur Herstellung von Gold und Silber und stellt gleichzeitig den menschlichen Verstand beim Prozess der Transmutation dar (aus: M. Uyldert, 1984).

Merkur und Mercurius

»Es ist nicht so, wie die sagen: alchimia mache Gold, mache Silber; hier ist das vornehmen: mach arcana[44], und richte dieselbigen gegen die Krankheiten.«
(Paracelsus, zit. nach Peuckert, I/548)[45]

In alten Schriften oft als »König der Metalle« verehrt, fand Quecksilber schon früh eine breite Verwendung als Heilmittel. Innerlich und äußerlich angewendet, wurden ihm göttliche Kräfte zugeschrieben. Auf der Suche nach dem »Stein der Weisen«, dem »Großen Elixier«, der »Quinta Essentia«, dem »Magisterium«, mit dessen Hilfe man unedle Metalle in Gold verwandeln, Krankheiten heilen und ein unendlich langes Leben erlangen kann, wurde immer wieder das wundersame Metall Quecksilber zu Hilfe genommen. Seine einzigartigen physikalischen und chemischen Eigenschaften, seine Wandlungsfähigkeit und Nichtfassbarkeit, die glitzernde Schönheit seiner Metallverbindungen stehen seiner Toxizität krass gegenüber. »Denn das Quecksilber ist an sich selbst so, dass es Gut und Böse zusammen vereinigt hat, sodass sie nit von einander zu scheiden sind. Aus der Ursache folgt: was dir Böses geschieht, das ist dem Guten und dem Bösen zuzulegen; was Gutes geschieht, ist ihnen auch beiden zuzumessen« (Paracelsus, zit. nach Peuckert II/337).

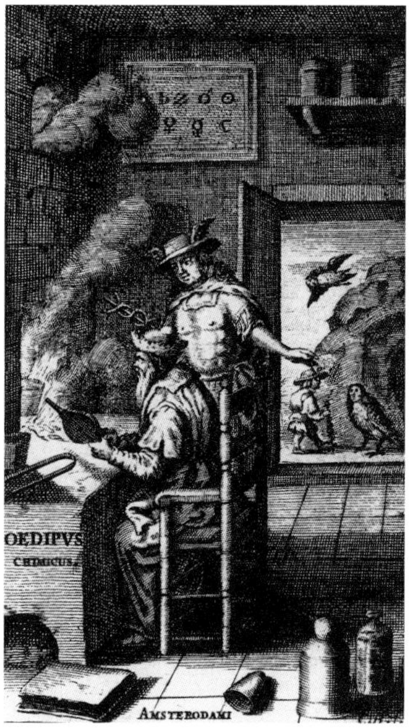

Merkur offenbart dem Alchimisten das Geheimnis des Elixiers. Aus: »Oedipus chimicus«, 1664.

»Der selbe, der, was aus der Natur dem Menschen zu Nutz wächst, es dahin bringt, dahin er von der Natur geordnet wird, der ist ein Alchimist.«
(Paracelsus zit. nach Peuckert I/544)

Die vielseitigen Formen und entsprechend unterschiedlichen Eigenschaften, in denen sich das Metall Quecksilber präsentiert, bilden die Grundlage einer teilweise phantastisch-mystischen Spekulationschemie, der Alchimie oder Alchemie, die in ihren Grundzügen bis heute überlebt hat. Waren es vor Jahrhunderten die Scheidekünste der Alchimisten, so sind es heute computergesteuerte numerische und grafische Methoden (Computer Aided Molecular Design oder kurz Molecular Modeling), die uns den »lapis philosophorum«[46] mit seiner Kraft der ewigen Jugend schenken sollen. Abhängig von Börsenkursen und »Shareholder-value« vergessen die modernen Alchimisten der chemischen Pharma- und Agroindustrie oft, dass die chemische Wandlung eines unedlen Stoffes in einen edlen auch als Modell für die seelische Umwandlung stand.

Mercurius – römischer Gott des Handels und Gewerbes, Götterbote und Seelengeleiter und ein wundersames Metall. Seit Urzeiten faszinierte dieses eigentümliche, silbrig glänzende, bei Raumtemperatur flüssige »Argentum vivum« (Hydrargyrum, daher die Abkürzung für Quecksilber: Hg), das lebendige Silber, die Menschen. Und bis

44 Arcanum/Arkana: Grundbegriff der Goldmacherkunst und ursprüngliche Bezeichnung der Alchimisten für ein »Heilmittel« zur Verwandlung unvollkommener Metalle in vollkommene. Paracelsus übertrug den Begriff auf besonders stark wirksame Arzneimittel wie Opium.

45 Zitate werden den Übertragungen ins Neudeutsche von Aschner und Peuckert entnommen. Beide Autoren berufen sich auf die Husersche Sammlung und sind Paracelsusspezialisten. Durch ihr unterschiedliches wissenschaftliches Interesse – Peuckert als Volkskundler, Aschner als praktizierender Arzt – ergeben sich zum Teil leicht andere Übertragungen, was sich sinngemäß auf den Inhalt auswirkt.

46 Philosophenstein: alchimistischer Begriff für den Stein der Weisen.

zum heutigen Tag wird seine Anwendung kontrovers diskutiert.

Zur Zeit des Paracelsus fand Quecksilber in den verschiedensten Bereichen technische und medizinische Anwendung. Der Erzabbau wurde gefördert, um die steigenden Bedürfnisse der wachsenden Städte nach glitzernden Goldbechern und glänzenden Schwertern zu befriedigen. Der Bedarf an Bleikugeln und Schusswaffen stieg ständig an. Bleiazid und Quecksilberfulminat gelten als sehr empfindliche Explosivstoffe. Besonders hoch ist die Sensibilität dieser Verbindungen auf mechanische oder thermische Beanspruchung – Eigenschaften, die der Entwicklung von Schusswaffen und Kanonen seit dem 14. Jahrhundert sehr nützlich waren. In der Metallurgie war der Gebrauch von Quecksilber bis Ende des 19. Jahrhunderts speziell in der Gold- und Silbergewinnung üblich.

Quecksilber hat die Eigenschaft, mit anderen Metallen feste oder flüssige Legierungen, so genannte Amalgame, zu bilden. Bestimmte Anreicherungsverfahren der Edelmetallgewinnung beruhen auf der Bildung von Amalgamen[47]. Zerkleinerte silberreiche Erze wurden mit Quecksilber behandelt, wobei sich das Silber unter Amalgambildung löste. Aufgrund der leichten Verdampfbarkeit von Quecksilber kann durch Erhitzen Silber und Gold in Reinform gewonnen werden. Dieser Effekt wurde zur Feuervergoldung und -versilberung genutzt. Die zu veredelnden Gegenstände wurden mit einer Amalgampaste des gewünschten Edelmetalls bestrichen und anschließend – zur Entfernung des Quecksilbers – erhitzt. Eine günstige Methode, aus Tand silbrig Glitzerndes und goldig Glänzendes zu verfertigen ...

Paracelsus brauchte die Begriffe Merkur und Mercurius für zweierlei Dinge: für die Materie in Form des Metalls, als Synonym von Argentum vivum und für das geistige, merkurialische Prinzip, als eine der drei Säulen der Arzneikunde und Medizinlehre.

Argentum vivum – der materielle Mercurius

Paracelsus sah einen Grund für die Giftigkeit des materiellen Quecksilbers in seinen vielfältigen physikochemischen Eigenschaften. Metallisch, halogeniert, oxidiert, methyliert – je nach Verbindung verändern sich seine Form, Eigenschaften, Farbe und Toxizität.

47 Über die Scheidung der Metalle von ihrem Berg und ihren Erzen, Paracelsus III/S. 274.

Chronische Vergiftungen durch metallisches Quecksilber wurden seit Beginn seiner extensiven Nutzung in Physik und Chemie von den Wissenschaftlern selbst immer wieder beschrieben. Anorganisches Quecksilber ist als Element relativ ungiftig, seine ionischen Formen Hg^{+} und Hg^{++} hingegen stark giftig. Die leichte Oxidier- und Löslichkeit des Quecksilbers im Organismus führt zur Bildung metallorganischer Verbindungen. Gebunden an lipophile Gruppen überwindet das Schwermetall relativ einfach die speziell gestalteten Membran-Trennwände zwischen Organismus, Nervensystem und Fötus. Sowohl die Blut-Hirn-Schranke als auch die Placenta hindern viele Stoffe am Eindringen, nicht aber metallorganische Quecksilberverbindungen. Meerestiere, Pilze und Bakterien bilden Thiol[48]- und Methyl(CH_3)-Quecksilberverbindungen. Das stark giftige Methylquecksilber kann via Nahrungskette in den Darm gelangen, wo es zu einem gewissen Teil direkt aufgenommen wird oder mit den Chloridionen der Magensäure kaum spaltbare, aber gut fettlösliche Verbindungen (R-Hg-Cl) bildet, deren Resorption im Darm und Speicherung im Fettgewebe dann nicht mehr zu verhindern ist.

Paracelsus waren diese naturwissenschaftlichen Fakten noch nicht bekannt. Auch wenn paracelsische Ausführungen nicht im modernen wissenschaftlich-objektiven Schreibstil gehalten sind, bieten sie trotzdem Erklärungen und Erkenntnisse modernster Art. Seine Beobachtungen und Überlegungen können heute in ihren Grundzügen naturwissenschaftlich-analytisch bewiesen werden. Trotz modernster Technologien erscheinen neueste wissenschaftliche Untersuchungen oftmals kaum aufschlussreicher als paracelsische Analogien, Lehren und Erklärungen. Ausgehend von seinen Alltagsbeobachtungen, schloss er auf die Giftigkeit von Quecksilberdämpfen. Diese führte er richtigerweise auf das Fehlen einer kristallinen Struktur zurück: »Dass nun vom Mercurio[49] soviel Schaden entspringt, ist dadurch bedingt, dass er nicht die Vollendung erlangt. Und das Vollendete des Mercurii ist Coagulatio (feste Form, Struktur)« (Paracelsus II/417).

Die Vollendung eines Metalls sah Paracelsus in seiner reinen, kristallinen Struktur. Zur Vollen-

48 Thiolgruppen: SH-Gruppen sind Bestandteile von Aminosäuren wie Cystein, Cystin, Taurin, Methionin. Als Proteinbausteine sind sie ubiquitär (überall verbreitet) vorhanden. Gebunden an Thiolgruppen gelangen Hg-Ionen in die Zellen und Organe des Organismus.

49 Quecksilber (Hg): flüssiges, silbrig glänzendes Metall; in Kontakt mit Luftfeuchtigkeit überzieht ein dünnes Oxidhäutchen die Tropfen.

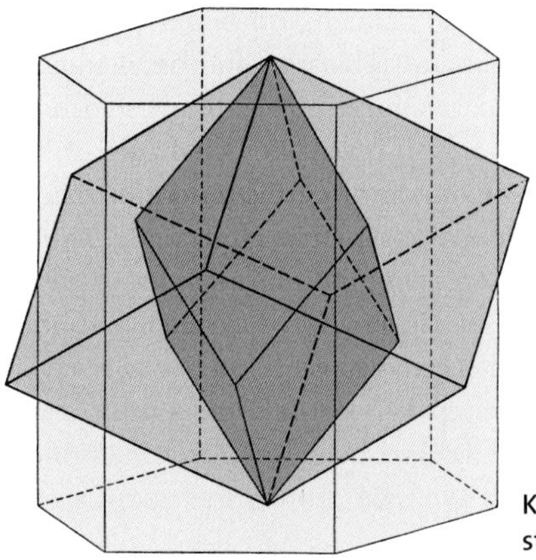

Kristalline Gitterstruktur von Hg.

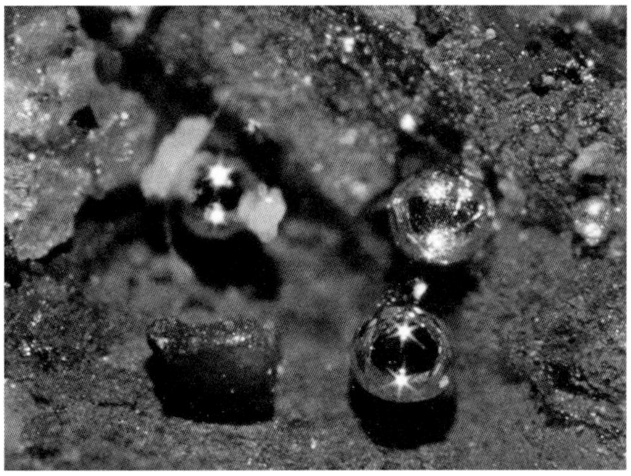

Jungfernquecksilber, Mercurius vivus naturalis (Foto: C.-C. Lyncker).

dung muss sich das Metall also in seinem festen Zustand befinden. Während die meisten Metalle und Erze durch Erhitzen und Wiedererstarren in der Kälte in ihre kristalline Form überführt werden können, ist dies bei Quecksilber nicht möglich. Sein niedriger Dampfdruck führt dazu, dass das Metall in der Hitze verdampft. Dass Quecksilberdämpfe extrem giftig sind, wusste Paracelsus. Seine außerordentliche Schädlichkeit führte er denn auch vor allem auf diese Dämpfe zurück.

Physikalische Daten von Hg (Suva 1963)

Schmelzpunkt:	–38,8 °C
Siedepunkt:	356,9 °C
Dichte bei 0 °C:	13,595 g
Atomgewicht:	200,6
Maximal zulässige Arbeitsplatzkonzentration (MAK)	0,1 mg/m^3

»Denn alle die Dinge, die nicht koaguliert sind und deren letzte Materie coagulatio sein sollte, haben alle Geschlechter und Arten von Giften und Arzneien in sich. Nun gibt es keines, dessen Ende Coagulatio ist und das nicht dahin gebracht werden kann, nur Mercurius ... Daher ist hier der Unterschied zu merken, wenn vom Mercurio geredet werden soll, dass er nicht vollkommen geboren wird, sondern, dass er die Eigenschaft und lebendige Art in sich erhält, welche die andern Metalle tot in sich haben« (Paracelsus II/417).

Der direkte Übergang eines Metalles aus seinem festen Aggregatzustand in den gasförmigen Zustand konnte Paracelsus wohl beobachten, ebenso dessen Rückführung. Da ihm die Möglichkeiten heutiger Druck- und Kühltechnik nicht zur Verfügung standen, war es ihm dagegen nicht möglich, die Vollendung des Mercurius, seine Kristallstruktur, zu studieren. Der Erstarrungspunkt von elementarem Quecksilber liegt bei –38,8 °C. Erst bei diesen tiefen Temperaturen erstarrt es zu einem silberglänzenden, geschmeidig weichen, hämmer- und dehnbaren Metall, das sich als guter Wärme- und Elektrizitätleiter erweist.

Bei gewöhnlichen Temperaturen verflüchtigt sich Quecksilber so stark, dass der Luftraum eines größeren Zimmers ohne weiteres die in einem normalen Thermometer enthaltene Metallmenge in sich als Dunst aufnimmt.

Das Wachsen von Hg-Kristallen in übersättigtem Hg-Dampf bei niedrigem Druck erfolgt durch Ordnen der kondensierten Hg-Atome zum Kristall. Die kleinste Zelle, mit der das Gitter des festen Quecksilbers beschrieben werden kann, stellt ein einfaches, ein Atom enthaltendes Rhomboeder dar. Weiter bilden sich flächenzentrierte Rhomboeder mit vier Atomen in der Elementarzelle sowie hexagonale Prismen mit drei Atomen in der Elementarzelle (nach Gmelin, 1960).

Dünne Schichten, wie sie nach dem Verdampfen durch Rekristallisation entstehen, weisen offenbar dieselbe kristalline Struktur wie kompaktes festes Quecksilber auf. Extrem dünne Hg-Schichten weisen kaum mehr Gitterstrukturen und keine freien Elektronen enthaltende Metallphasen auf. Ihre elektrische Leitfähigkeit ist stark reduziert. Extrem dünne Schichten kristallinen Quecksilbers scheinen eine amorphe Struktur aufzuweisen, die durch Elektronenstrahlen in den kristallinen Zustand überführt werden können (Gmelin, 1960). Untersuchungen in flüssigem Quecksilber haben ergeben, dass in den gegenseitigen Entfernungen der einzelnen Hg-Atome Periodizitäten auftreten. Trotz der Beweglichkeit der Atome liegt eine Art kristalline Struktur vor. Quecksilber im Dampfzustand ist äußerst stabil und heteropolar und hat eine fast unbegrenzte Lebensdauer als Hg_2-Molekül. Stöße und die Einwirkung von Magnetfeldern vermögen seinen Zerfall auszulösen. Faktoren, die der Wissenschaft längst bekannt sind, aber nicht in die »Medizin« Eingang fanden.

Für Paracelsus standen die drei materiellen Aggregatzustände der Metalle fest – flüssig – gasförmig auch stellvertretend für die geistigen Prinzipien Sal – Sulfur – Merkur.

Sal	**Sulfur**	**Merkur**
Körper	Seele	Geist
fest	flüssig	gasförmig

Ohne Sal, die feste Form, ist der Merkur nicht vollkommen und daher giftig. Gemäß Paracelsus wird einem Metall durch seine feste Form seine Giftigkeit genommen. Elementares Quecksilber oder seine anorganischen festen Verbindungen werden, sofern keine Reaktion mit körpereigenen Stoffen stattfindet, vom Organismus nicht aufgenommen und sind daher ungiftig. Seinen technischen Möglichkeiten entsprechend beschränkten sich die Beobachtungen des Paracelsus auf den flüssigen und gasförmigen Zustand des Quecksilbers. Darauf basierend zog er den Schluss, die Toxizität von Quecksilber rühre von seiner fehlenden kristallinen Struktur her. Quecksilberdämpfe gelten unbestritten als äußerst toxisch und führen immer wieder zu akuten Vergiftungen. Moderner ausgedrückt heißt dies, die Toxizität von Quecksilber ist abhängig vom Aggregatzustand und der daraus folgenden leichten Verdampfbarkeit. Die Beobachtungen und Rückschlüsse des Paracelsus betreffend Quecksilbervergiftungen entsprechen heutigen naturwissenschaftlichen Erkenntnissen.

Paracelsus war außerdem bekannt, dass das Schwermetall vom Organismus kaum abgebaut und entsorgt werden kann. Zudem wurde bis heute keine gesundheitsfördernde Wirkung für Quecksilber beschrieben. Als lebenswichtiges Spurenelement ist Quecksilber bisher nicht bekannt. Leider werden all diese bereits von Paracelsus erkannten Tatsachen kaum in die aktuellen Diskussionen einbezogen.

Mercurius – das geistige Prinzip

Neben den materiellen Eigenschaften befasste sich Paracelsus eingehend mit dem geistigen Prinzip – dem merkurialischen Wesen, der Astronomie. Paracelsus ordnete das geistige Prinzip des Mercurius dem Mond zu. Dem Erdtrabanten vergleichbar, gliedert sich das menschliche Leben in rhythmisch ablaufende Prozesse. Mercurius ist hierbei das verbindende, harmonisierende Element zwischen den

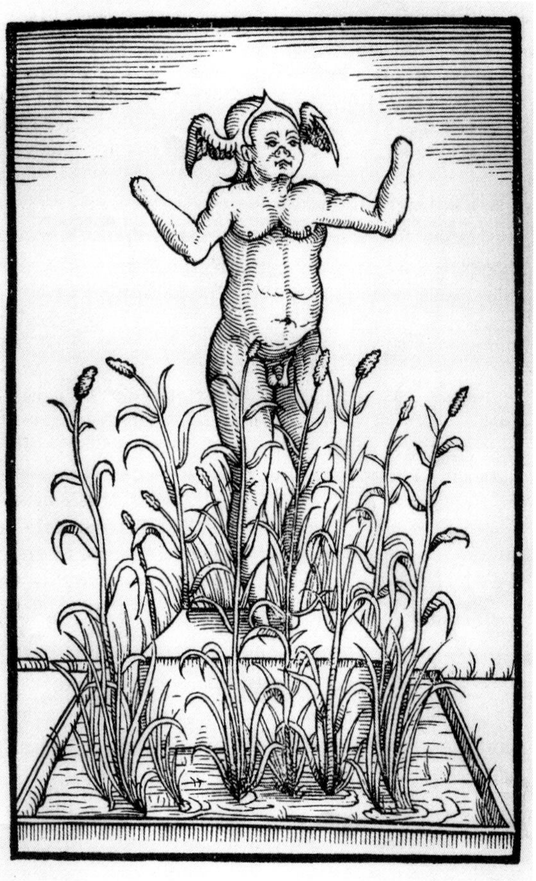

Die abgehackten Hände symbolisieren die Fixierung von Quecksilber (Umwandlung vom Wässrigen ins Erdhafte), zum Beispiel durch Verreibung mit Schwefel oder durch Amalgamisierung. Aus: »Della Transmutatione Metallica,« 1572.

Polen des flüchtigen, vergeistigten Sulfurs und des materiellen Sal. Wechselhaft wie der Mond verbindet der Götterbote Merkur Kopf und Bauch; sein Ziel ist stets das Gleichgewicht.

»Es ist auch augenscheinlich, dass der Mensch ihn (den Mercurius) nicht verdauen kann, dass er ihn nicht verzehren kann, denn alle Metalle werden verdaut, diese aber nicht.« (Paracelsus II/429)

»Ihr habt mercurius, das ist Quecksilber, im Wasser und einen gleichen mercurius in der Erden, das ist sanguinea, und einen gleichmäßigen mercurius im Feuer, das ist der mercurius an sich selbst und in der Luft einen solchen, manna, also sind viererlei mercurii, viererlei Metall, und sind doch im Menschen einerlei Wirkung« (Paracelsus, zit. nach Peuckert I/523).

Astronomisch sind Sonne und Mond Vater und Mutter, die alle Kreaturen mit Hilfe der Gestirne gebären. Sonne und Mond gebären durch

Sulfur und Sal den Mercurius. Sal, das Salz, ist ein Körper des Herbstes und Winters und gibt allen Kreaturen Form und Farbe; Sulfur, der Schwefel, entspricht dem Wesen des Frühlings und Sommers und steht für das Wachsen sowie die Verdauung. »Wenn der Mercurius geboren ist, braucht er als tägliche Nahrung immer Schwefel und Salz, damit er wachsen kann« (Paracelsus I/659). »Von dem fremden Salz, das der Sulfur in sich hat, und von dem fremden Sulfure, den das Salz in sich hat, stammt der Mercurius. Der Mercurius ist also ein hermaphroditischer zweifacher Samen sulfuris und salis« (Paracelsus I/685).

»Der Mensch kann weder dem Mond noch dem Argentum vivo Schaden zufügen, er kann sie nicht verderben, sie bleiben immer in ihrem Wesen unverletzt vom Menschen.« (Paracelsus II/424)

Der Mercurius, das geistige Prinzip des Quecksilbers, ähnelt dem materiellen Prinzip: geistig orientiert, unfassbar, flexibel, offen, dauernd in Veränderung, mal glänzend und farbig, dann wieder grau und dumpf. Dieser Ansatz ist in allem Lebendigen vorhanden, in den Elementen ebenso wie in den Pflanzen, den Tieren und den Menschen. Der Merkur ist die Lebenskraft, das Lebensprinzip (Archeus), der Geist (Spiritus), der alles durchdringt. In der modernen Literatur zur Spagirik wird das merkurialische Prinzip von einigen Autoren dem Weiblichen zugeordnet, während Sulfur stellvertretend für das Feurige, Männliche steht. Zur Vollendung der Dreieinigkeit fehlt noch das Prinzip der Materie: Sal. Sal steht für das Körperliche, die Materie, das neutrale Prinzip, das die beiden Pole Bewusstsein und Seele verbindet. Eben dieses Feste, Verbindende, also Sal, fehlt laut Paracelsus dem Quecksilber.

Üblicherweise liegt in den Metallen das geistige Prinzip. Der Mercurius, die Quintessenz, erstarrt und muss erst durch das Feuer geweckt werden. Durch Energiezufuhr auf materieller und/oder geistiger Ebene findet eine Transformation statt. Dieser Umwandlung entpringt die Lebenskraft.

Spannend wird die Bezeichnung der geistigen Prinzipien in Analogie zu ihren materiellen chemischen Elementen. Merkur in seiner metallischen Form symbolisiert die Stetigkeit der Wandlung. Mittels eines Oxidhäutchens in Kugelform gehalten, verdampft und verflüssigt sich Quecksilber unter Energieabgabe und -aufnahme ständig. Ein ewiger Zustand der Unordnung und Unruhe; entsprechend auch sein geistiges Prinzip.

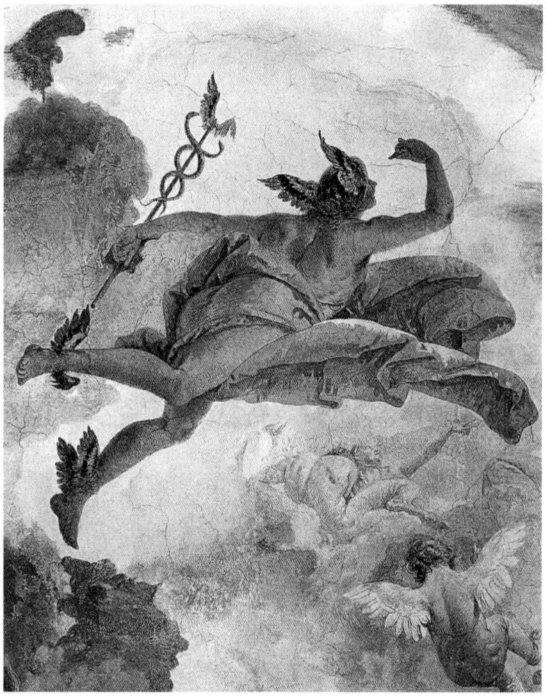

Der geflügelte Götterbote Merkur/Hermes mit seinem Stab. Die zwei Schlangen symbolisieren Weisheit und Bewusstheit, aber auch die Elementenkräfte und die Tria Principia. Mit ihm verwandelt er die Materie, und er dient ihm als Schlüssel zu den Toren in verborgene Welten. Tiepolo Giambattista, 18. Jahrhundert.

Die Doppelgestalt des Sulfurs, flüchtig und fest, bildet die Brücke vom Mercurius zum Sal. Sulfur, der Schwefel, ist bei Raumtemperatur fest. Seinen flüssigen Zustand erlangt er erst bei Temperaturen ab 120 °C. Kolloidaler Schwefel riecht sehr unangenehm. Die menschliche Nase nimmt in ihrer Funktion als Duftdetektor kleinste Stoffmengen wahr. Bereits das Verreiben winziger Mengen Schwefelpulver reicht aus. Ganz ohne moderne Messverfahren können unsere Sinnesorgane den festen und gasförmigen Zustand des Elementes Schwefel leicht wahrnehmen.

Das Salz, Sal, verkörpert die Materie, den festen Zustand, das Unflexible. Im modernen spagirischen Herstellungsverfahren entspricht Sal der Asche, die alle Mineralstoffe und anorganischen Bestandteile der Arzneipflanze enthält. Quecksilber geht leicht mit Schwefel chemische Verbindungen ein und kann so in eine feste Form gebracht werden. Quecksilber-Schwefel-Verbindungen gelten als relativ ungiftig und finden seit langer Zeit in verschiedenster Form in der Medizin Anwendung.

Die naturwissenschaftlichen Daten der Metalle entsprechen voll und ganz dem philosophischen Ansatz von Merkur, Sulfur und Sal. Im Gegensatz zur heute gängigen Praxis transkribiert Paracelsus seine gedanklichen Ansätze auf die materielle Ebene. Seine Behandlungsmethoden zur Quecksilberentgiftung entsprechen der dahinter stehenden Philosophie. Paracelsus kannte keine Trennung von Körper, Geist und Seele. Für ihn war die Dreieinigkeit naturgegeben.

Körper, Geist und Seele werden heute von verschiedensten Spezialisten getrennt, zerlegt und analysiert. Je stärker eine Person die Trennung zwischen Kopf und Bauch vollzieht, umso eher werden sich auf einer der drei Ebenen Störungen einstellen. Unser Geist kann wie Quecksilber unseren ganzen Körper durchdringen und vergiften. Wird der Kopf aber durch unsere Seele, unser Bewusstsein, an den Körper gebunden, so ist die Gefahr ernsthafter Störungen mindestens so weit gebannt, dass Abweichungen vom Wohlbefinden bereits in ihren Anfängen wahrgenommen und angegangen werden können. Eine Trennung führt dazu, dass Unangenehmes völlig verdrängt und abgekoppelt wird. Das ist der Beginn der Ersatzteilmedizin ohne philosophischen Hintergrund.

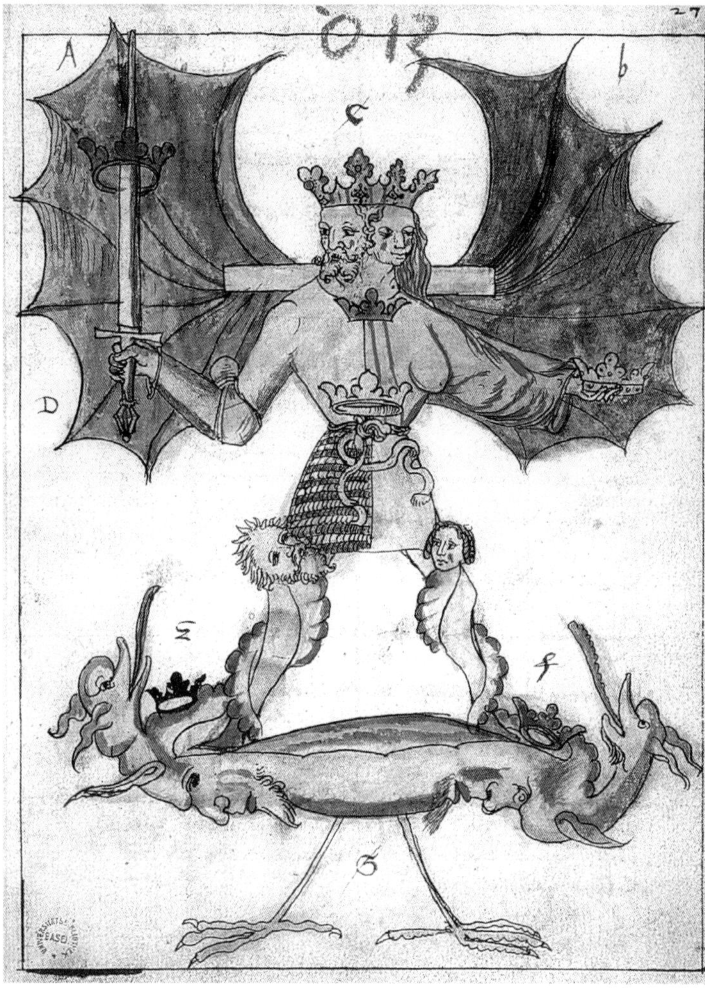

Die polare Natur des Quecksilbers. Aus: »Donum dei«, 1550.

Das Wesen des Mercurius

Eine grundlegende Eigenschaft von Quecksilber ist seine Fähigkeit, Extreme zu vereinigen. Als Metall tritt es in flüssiger Form auf und besitzt eine enorme Beweglichkeit. Beim Zerfallen zerspringt und zerstäubt Quecksilber sogleich, strebt aber gleichzeitig danach, immer wieder runde, in sich geschlossene Kugelformen zu bilden. Hier zeigt sich seine bindende Kraft. Von alters her gilt Merkur, der Götterbote, als Vertreter der vermittelnden und verbindenden Kräfte.

Den physikalischen Eigenschaften des Metalls entsprechend, trägt auch der seelische Merkurprozess zwei Seiten in sich. Geformtes wird gelöst, Aufgelöstem wird wieder Form verliehen. Im menschlichen Organismus sind die merkurialischen Kräfte vor allem dort tätig, wo keine festen Bahnen bestehen, nämlich im Lymphsystem. Die Lymphe ist das Organ der Begegnung und der Abwehr. Die Lymphe nimmt im Gegensatz zum Blut alles Fremde auf und grenzt dieses erst später ab, während das Blut sofort abwehrt. Hier bewirkt das strömende, fließende, zwischen Auflösung und Bindung hin und her pendelnde Wesen des Mercurius, dass gegensätzliche Kräfte ineinander übergeführt werden.

An die Wirkrichtungen des metallischen Quecksilbers sind entsprechende Qualitäten im Seelischen gebunden. So wie Quecksilber seine eigenen Kügelchen wieder zusammensucht, so werden auch die Teile des menschlichen Körpers, die sich vom Ganzen abgesondert haben, um ein eigenes Leben zu führen, durch Merkurkräfte wieder zusammengefügt, denn der »Mercurius hat die Macht den ganzen Körper zu erneuern; in ihm sind nämlich das seltsamste Laxativum und Alterativum, die nicht genug ergründet werden können« (Paracelsus III/95).

> »Denn das Gold ist nur ein Mercurius; weil es aber koaguliert ist, hat es dieselbe Art nicht mehr; sie ist noch da, jedoch tot. So verhält es sich auch mit dem Silber, Kupfer und Eisen, die alle die mercurialische Art in sich haben.« (Paracelsus II/417)

Wie jeder Organismus ist der menschliche Organismus eine Ganzheit, die in sich vielfältig gegliedert ist. Ausgehend von einer Zelle wachsen und differenzieren sich Zellen und Organe. Jeder Teil muss auf die Ganzheit des Organismus abgestimmt sein. Wohl entfaltet jede Zelle, jedes Organ ein eigenes Leben, aber kein unabhängiges. Der Merkurprozess ermöglicht die Verlebendigung festgefahrener Vorstellungen und macht das Denken beweglich und wandlungsfähig. Weiter werden ihm die Fähigkeit zu seelischen Begegnungen und die Kraft zu vermitteln zugesprochen. Die Lebenskraft wird gefestigt, ein ausgeglichenes Selbstwertgefühl und ein In-sich-Ruhen stellen sich ein.

In der Begegnung mit dem Fremden bildet sich im seelischen Bereich die Sicherheit der Selbstempfindung. Störungen des Merkurprozesses können zum Beispiel zu Autoaggressionskrankheiten und Allergien führen, weil der Organismus zwischen Bekannt und Unbekannt nicht mehr sicher unterscheiden kann.

»In allem Tropfenförmigen liegt eine Resultierende zweier Kräfte, etwas, was zum Leben will, und etwas, was dieses Leben aus ihm aussaugt.« (Rudolf Steiner, zit. nach Selawry, 1991)

Das Wesen des Mercurius ähnelt dem Verdauungsprozess von Nahrungsmitteln. Die aufgenommene Nahrung ist dem Organismus zuerst völlig fremd und damit Gift. In einem ersten Schritt nach der Nahrungsaufnahme muss diese abgebaut und in ihre Einzelteile zerlegt werden. Die Unverträglichkeit von Nahrungsmitteln zeigt sich, wenn zum Beispiel Eiweiße unter Umgehung des Magendarmtraktes unmittelbar ins Blut gespritzt werden. Hierauf reagiert der Organismus mit einem anaphylaktischen Schock. Immer häufiger erweisen sich bestimmte Nährstoffe für viele Menschen als »zu stark«, um vom Organismus im normalen Verdauungsprozess völlig entgiftet zu werden. Daraus entstehen vielfältige »allergische« Krankheiten.

Der Verdauungsprozess von Nahrungsmitteln muss also so eingerichtet sein, dass er die entstehende Vergiftung im Entstehungszustand durch einen heilenden Gegenprozess überwindet. Nachdem die Nahrung den Magendarmtrakt passiert hat und durch den Verdauungsprozess bis in ihre Einzelteile abgebaut wurde, können die zerstückelten, gelösten Teile aufgenommen werden.

In einem zweiten Schritt müssen diese Einzelteile belebt und eingegliedert werden. Hierbei ist es wichtig, dass die Teile nicht ein eigenständiges Leben zu führen beginnen. Jenseits des Darmgebietes werden diese atomisierten Stoffe belebt und tröpfchenförmig in die Lymph- und Blutbahn aufgenommen. Stufenweise werden sie in die Ganzheit der menschlichen Organisation eingegliedert. Nimmt der Organismus Nahrung auf, die während der Verdauung nicht alle Eigenkräfte verloren hat, so kann sie eigenwillig Fremdgesetzmäßigkeiten gegen die letzten Endes Ich-bestimmte Ganzheit aufrechterhalten. Es bilden sich Allergien.

Zusammenfassend kann der Merkurprozess als dreiphasig charakterisiert werden. In einer ersten strömenden, auflösenden Phase führt er zur Begegnung und Wahrnehmung entgegengesetzter Kräfte. Hierbei sind die Schleimhäute und die Drüsen, speziell die Lymphdrüsen, seine bevorzugten Wirkungsorte. Die Begegnung in der zweiten Phase führt zu einer Umwandlung und zur Entstehung von etwas Neuem, Mittlerem. In der Lunge erreicht der Merkurprozess in einer dritten Phase seinen Endpunkt. Durch die Atmung verbindet sich der Mensch mit seiner Umwelt im Geben und Nehmen, in Sympathie und Antipathie. Der Merkurprozess ermöglicht die Vielfalt seelischen Lebens in Beziehung zur Erde und wirkt der Weltflucht als einem willensmäßigen Erlösungsstreben entgegen.

Der »Quecksilbermensch« kann von der Erde kaum gehalten werden, er fühlt sich nur in Luft, Licht und Wärme wohl.

Der Schaden des Mercurius

Quecksilber ist sehr empfindlich, reagiert auf jede kleine Bewegung, indem es sich in Windeseile in Kügelchen teilt. Wie die Worte eines Menschen kann es heilen, aber auch vergiften. Seiner Weltanschauung entsprechend, sprach Paracelsus die Schädlichkeit des Mercurius nicht allein der Materie zu.

Einen wesentlichen Grund für die Schädlichkeit des Quecksilbers sah er in der offenen, lebendigen, nicht kompakten Art des Mercurius, einen weiteren in der Veranlagung und dem Wesen des Patienten. Die Materie des Schwermetalls kann vom Menschen beeinflusst werden, die energetische Wirkung aber entzieht sich dem Menschen.

So lässt das physikalische Verhalten von Quecksilber manche Aussage über sein Verhalten im Körper zu. Frech und aufdringlich drängt sich Quecksilber überall durch, geht durch die feinsten Spalten und lässt sich sogar durch die feinen Poren eines ledernen Beutels pressen. Dieses ruhelose, leicht bewegliche und zitternde Metall bringt eine extreme Unruhe und Zittern der Glieder hervor. So empfindlich Quecksilber auf Temperaturschwankungen reagiert, so wechselnd und sensitiv zeigt sich das unter der Herrschaft des Merkurs stehende Wesen des Patienten.

Aus paracelsischer Sicht stammt der Mensch vom Limbus ab und wird aufgrund seiner Gleichheit auch von ihm beeinflusst. Der Limbus, moderner ausgedrückt der Ur-Vater, gilt als geistige Schöpferkraft aller Elemente der Erde. Er vereinigt alle Elemente und Charaktere in sich und liegt außerhalb unserer irdischen Welt im All. Himmel und Erde legen sich schützend wie eine Gebärmutter um alles Lebendige. Trotz des mütterlichen Schutzes der Atmosphäre, sind wir den unterschiedlichsten außerirdischen Energien ausgesetzt. Da unsere Erbanlagen dem All entspringen, unterstehen sie auch seinem Einfluss.

Während die Schädlichkeit des materiellen Quecksilbers mit chemischen Grundkenntnissen leicht nachzuvollziehen ist, wird seine Intoxikation auf energetischer Ebene um einiges schwieriger. Die Welt wurde so geschaffen, dass gegensätzliche Elemente nicht zusammentreffen. So folgt der Sommer dem Winter, Schnee und Eis weichen der Sommerhitze. Im Zeitalter des Alles-ist-machbar wird dieses Gesetz oft vergessen. Mitten in der Sommerhitze Ski laufen? Kein Problem, die Schneekanone liefert uns den Pulverschnee, der Helikopter bringt uns auf die Piste. Die Natur hingegen lässt nur Gleiches und Gleiches zusammenkommen.

Paracelsus ordnete das geistige Prinzip des Mercurius dem Mond zu. Die Beeinflussung von Quecksilberintoxikationen durch den Mond führte er allerdings nicht auf den gut sichtbaren Erdtrabanten zurück, sondern auf das Mondprinzip der Erde. Gleich dem äußeren, sichtbaren Mond ist der Erdenmond Rhythmen unterworfen. Diese kosmisch-terrestrischen Verbindungen bringen Kälte, Zittern, Gliederschmerzen, Lähmungen und Steifheit mit sich.

Paracelsus stellte sich die Vergiftung unsichtbar vor, ohne dass das Metall selbst vorhanden war. Er benutzte hierzu das Bild einer Tinktur, die vorhanden ist, ohne dass ihr Element vorliegt. Durch diese Tinktur wirkt das entsprechende Element im Menschen. Unsere Erde ist kosmischen, außergalaktischen und von Menschenhand geschaffenen Strahlen ausgesetzt. Die Absorption der Strahlung durch die Erde erfolgt in Höchstgeschwindigkeit. Dem menschlichen Körper vergleichbar präsentiert sich Mutter Erde als dynamischer Ort. Stellen mit angereicherter Energie und davon abzweigende Energieströme bilden terrestrische Strahlennetze. Ihre Einflüsse auf den Menschen werden heute kaum mehr berücksichtigt, obschon ihre Bedeutung eher zugenommen hat.

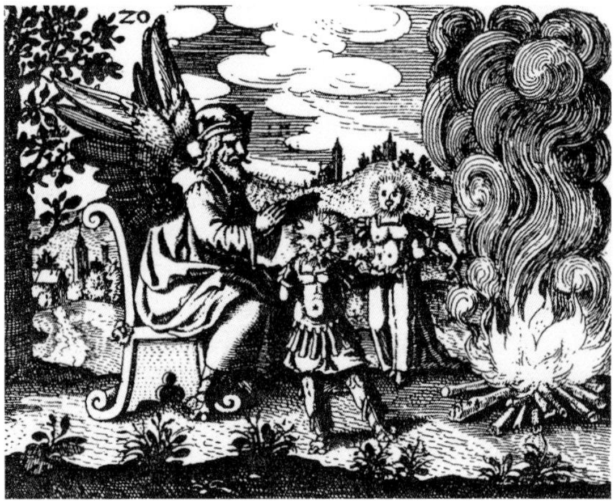

Der Mercurius, oder das Quecksilber.
»Im Mercurio ist allwegn / Was die Weissen zusuchen pflegn: / Im selben werden fürgestellt / Die höchsten Schätz der ganzen Welt. / Diesem schadt nicht die grosse Flamm / Des Fewrfressenden Vatrs / zusamm: / Dann er fliegt hinweg allezeit/ Vom warmen Fewer herd gar weit. / Jedoch/ wann du ihn wirst darein/ können behalten steiff und fein: / So wirstu durch sein Kind auff Erdn / Glückselig geschätzet werdn.« Aus: »Chymisches Lustgärtlein«, 1624.

Wie bei der chronischen Quecksilbervergiftung zeigen sich Schäden durch Strahlung ebenfalls erst nach Jahren in Form von Kopfschmerzen, Schlafstörungen oder Störungen des Immunsystems. Die kosmisch-terrestrische Strahlung beruht auf der Wechselwirkung zwischen allem Lebendigen. Um Veränderungen auf molekularer Ebene herbeizuführen, dauert es Monate bis Jahre. Im Laufe der Zeit allerdings bringen negative Strahlen die Zellen und Organe aus dem Gleichgewicht.

»Denn alle Strahlen der Planeten und des Limbus, der der Same ist, dringen in uns ein und rufen eine wesentliche Wirkung hervor. Und so ist es notwendig zu wissen, wie widerwärtig Argentum vivo dem Menschen ist.« (Paracelsus II/424)

Weil diese äußere Tinktur (Energie) Kälte in den Menschen bringt, entsteht Krankheit. Da die Natur des Menschen warm ist und der irdische Mond kalt, sind die beiden einander widerwärtig. Krankheit und Gesundheit können wohl nebeneinander stehen. Sieger ist der Stärkere. Da nun Quecksilber dem Winter entspricht, sind die Symptome der Krankheit die des Winters: Zittern, Zähneklappern, Schweißausbrüche. Paracelsus erklärt die Beschwerden damit, dass unter merkurialischem Einfluss die Körperwärme sich ins Innere zurückziehe. Die fehlende Wärme in den äußeren Hautschichten und Gliedern führt zu Aufwärmreaktionen wie Zittern der Muskulatur. Durch die Schweißausbrüche versucht der innerlich stark überhitzte Organismus, Wärme abzugeben. Ein Ungleichgewicht entsteht. In der Folge zieht sich die Wärme immer stärker zusammen, und im Innern ensteht eine so große Hitze, dass Lunge, Herz, Hirn und alle andern Organe und Gewebe faulen, das Mark, die Knochen, Adern und das Fleisch verbrennen. Dies führt zu den vielfältigen Beschwerden und Krankheiten einer chronischen Quecksilberbelastung.

»Darauf wisset, dass argentum vivum ein Gift in sich hat. Das selbige tingiert[50] er in den Menschen, und die selbige Tinctur, die er und andere Planeten unsichtbar haben und welche der Färber sichtbar hat, ist die, welche die Tinctur krank macht.« (Paracelsus, zit. nach Peuckert II/349)

»Wo ein Glied zittert, da ist die Hitze davongewichen. Durch diese Weichen wird die Hitze im Zentrum sehr groß und die Temperatur sehr hoch. Jetzt entsteht da ein Feuer.« (Paracelsus II/427)

Eine chronische Vergiftung zeigt sich zuerst in einer Schädigung des Nervensystems, Kopfschmerzen, Schwindel und schlechter Merkfähigkeit. Bei weiterem Fortschreiten stellt sich ein feinschlägiger Tremor der Finger beider Hände ein. Das Schriftbild des Patienten verändert sich, wirkt eckig und abgehackt. Schriftproben eignen sich gut zur Diagnostik und zur Beurteilung eines Behandlungserfolgs. Quecksilber erzeugt Magen- und Darmentzündungen mit vermehrtem Speichelfluss, oftmals begleitet von einem metallischen Geschmack. Die psychischen Auffälligkeiten, wie Reizbarkeit, Aufbrausen wegen der geringsten Kleinigkeit, die Gewohnheit, alles in nervöser Unruhe zu verrichten, Müdigkeit und Schlaflosigkeit entsprechen ihrem Wesen nach einem gesteigerten Merkurprozess. Nach der Entfernung der Quecksilberquelle, beispielsweise der Zahnplomben, und während der Ausleitung können »Entzugserscheinungen« in Form von geschwächten Merkurprozessen auftreten. Zur vollständigen Genesung ist die Wiedergewinnung des merkurialen Gleichgewichtes notwendig.

50 Aschner übersetzt tingiert mit »färbt« (II/425).

Akute Vergiftungssymptome mit Quecksilber und dessen Verbindungen

Eine akute Vergiftung äußert sich im Auftreten eines Metallgeschmackes im Mund, durch Übelkeit, blutige Durchfälle, Unruhe, Tremor, Krämpfe, Lähmungen, Husten und Lungenentzündungen.

»Leitsymptome« chronischer Quecksilbervergiftungen

Anämie, Angst, Appetitlosigkeit, Asthma, Atemwegserkrankungen, Augentrockenheit, Augenstörungen, Autoimmunerkrankungen, diastolischer Blutdruck erhöht, Bronchitis, Candida-Infektionen, Cystitis, chronische Colitis, Stomatitis, Depressionen, Erregbarkeit, Fehlgeburten, GIT-Störungen, Durchfälle, Gehörschwäche, Gelenkschmerzen, Gewichtsverlust, Gleichgewichtsstörungen, Haarausfall, Haare ohne Glanz, Herzerkrankungen, Arrhythmien, Hautausschläge, Jucken, lokalisierte Ekzeme, Immunschwäche, Infektanfälligkeit, Infertilität, Juckreiz, Konzentrations- und Denkstörungen (»Blackouts«), Kopfschmerzen, Migräne, Gesichtsneuralgien, Druckgefühl im Kopf (Schraubzwingengefühl), Metallgeschmack, Müdigkeit, rasche Ermüdung, Mattigkeit, multiple Sklerose, Muskelschwäche, Nackenschmerzen, Netzhautentzündungen, neurologische Störungen, Reizblase, Reizbarkeit, Sehstörungen, vermehrte Speichelsekretion (Hypersalivation → Leitsymptom einer akuten Hg-Vergiftung), Sprachstörungen, verwaschene Sprache, Schlaflosigkeit, Schwindel, Schwitzen, Stimmungsschwankungen, Zittern, Tremor mer-

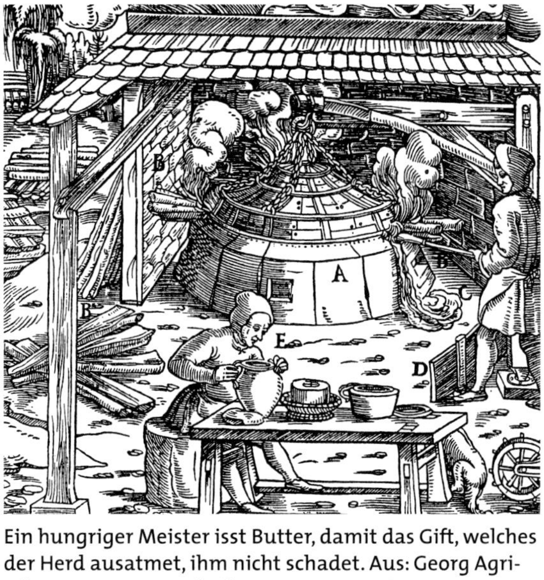

Ein hungriger Meister isst Butter, damit das Gift, welches der Herd ausatmet, ihm nicht schadet. Aus: Georg Agricola, »Vom Berg- und Hüttenwesen«, 1556.

curialis, Übelkeit, Zahnfleischentzündung, Störungen des Zentralnervensystems, Zungenbrennen, Mundtrockenheit, Aphten, geschwollene Zunge, Zahneindrücke.

Klinische Unterscheidung chronischer Belastungen

Chronisch anorganische Intoxikation → neurotisches Syndrom
Chronisch organische Belastung → Parästhesien, Neurasthenien, kognitive Störungen

Strahlung – der unsichtbare Schaden

Wird in einer Quecksilberdampflampe ein feiner, glühender Dunst erzeugt, so strahlt dieser ein intensiv grünlich-bläuliches Licht aus. Dieses an violetten und ultravioletten Strahlen sehr reiche Licht hat eine gewisse Ähnlichkeit mit dem natürlichen Licht großer Höhen, weswegen man mit seiner Hilfe die so genannte künstliche Höhensonne erzeugt. Dieses kalte Licht nimmt den warmen rötlichen Farben alle Geltung und lässt die menschliche Haut fahl und leichenartig blass erscheinen. Diese Erscheinungsform des Quecksilbers ist ebenso eine Eigenart wie sein flüssiger Zustand. Quecksilberlicht mit all seinen Eigenschaften ist auch Quecksilber – nur eben Quecksilber in Lichtform!

Die hervorstechendste Eigenschaft von Quecksilber in Lichtform ist seine hohe chemische Aktivität. Mit seiner Hilfe können chemische Umwandlungen herbeigeführt werden. So wird beispielsweise Ergosterin durch Bestrahlung in einen dem Vitamin D ähnlichen Stoff umgewandelt.

Chemische Reaktionen finden meist in flüssigen Medien statt. Dass sich Quecksilber seiner Schwere und Dichte zum Trotz flüssig erhält, deutet darauf hin, dass seine Kräfte im Flüssigen liegen. Der flüssige Zustand des Mercurius wird zum Verbindenden zwischen »fest« und »gasförmig«, und sowohl elementares Quecksilber als auch glühender Quecksilberdampf wird zu einem wichtigen katalytischen Element der Chemie. Durch feinste Verdünnung wird ein Zustand großer Oberflächenbildung herbeigeführt. Dabei strebt die Materie aus dem dreidimensionalen in einen zweidimensionalen Zustand. Dieser steht dem Lichtwesen nahe und hebt den Stoff aus seinem Schwerebereich. In diesem Zustand ist Quecksilber ein wichtiges katalytisches Element, das den Ablauf gewisser chemischer Reaktionen beschleunigt oder gar erst ermöglicht. Quecksilber schaltet sich in jeglicher Form als verbindendes, rhythmisches Element ausgleichend zwischen die chemischen Polaritäten.

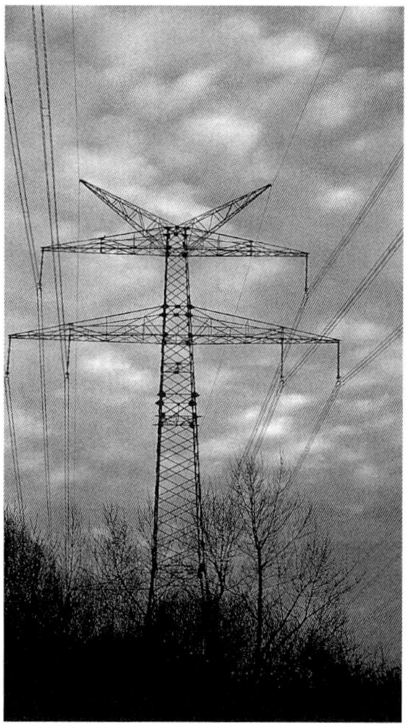

Elektrosmog, die dunkle Seite des Mercurius unserer Zeit (Foto: M. Madejsky).

»Der Mensch kann weder die Gestirne noch die Elemente verletzen oder ihnen anderweitig Schaden zufügen. Auch wenn er es wollte, sie würden doch immer in ihrem Wesen unverletzt und unverändert bleiben. Der Mensch ist anders zusammengesetzt. In ihm sind alle Elemente und Wesen vereint«, erklärte Paracelsus und folgerte, dass »wir vom Gestirne, von den Elementen etc. vergiftet werden müssen und in ihre Wesen und ihre Natur verfallen« (Paracelsus II/424); und entgegen der immer noch geltenden Lehrmeinung legte er hohen Wert auf diese Beeinflussung.

Zur Zeit des Millenniums ist die Beeinflussung des Menschen durch die Energie der Gestirne und Elemente wohl diejenige, die am wenigsten gefährlich ist. Überall, wo wir uns aufhalten, sind wir heute einer künstlichen elektromagnetischen Strahlenbelastung ausgesetzt, deren Intensität ständig steigt und bereits millionenfach über der natürlichen Strahlungsenergie liegt. Forschungsergebnisse der letzten Jahre vermitteln Einblicke in die sensiblen bioelektrischen Vorgänge im zentralen und peripheren Nervensystem. Diese werden mittels starker künstlicher, elektromagnetischer Umwelteinflüsse behindert und verändert.

Sämtliche Lebensvorgänge beruhen auf der Steuerung durch verschiedenste Signale. Die Frequenzen der natürlichen Impulsgeber liegen unterhalb des sichtbaren Lichts. Die feinen Ströme sind mit heutiger Technologie kaum messbar. Genau in diesen Bereichen werden die elektromagnetischen

Impulse neuester Quellen angesiedelt, also weit unter dem Eigenrauschen elektronischer Geräte. Sie sind kaum messbar und daher umso schädlicher, da sie zu einer Verzerrung der natürlichen elektromagnetischen Felder und zu Störungen im natürlichen Zusammenwirken der Felder führen. Der flächendeckende Ausbau von Mobilfunknetzen führt zusammen mit der Zunahme elektrischer und elektronischer Geräte zu einer erhöhten Elektrosensibilität des menschlichen Organismus.

Wechselwirkungen zwischen Metallverbindungen – aus Zahnfüllungen, Nahrung, Umwelt – und künstlichen elektromagnetischen Feldern führen im menschlichen Organismus zu Stresssituationen des Immunsystems. Ein Anstieg von Krankheiten allergischen und nervösen Ursprungs kann seit Mitte des letzten Jahrhunderts beobachtet werden. Zusammenhänge zwischen Strahlung und Beschwerden werden mittlerweile zwar in der Autoelektronik anerkannt, nicht aber für das weitaus sensiblere System Mensch. So eröffnete der Automobilhersteller Audi für 20 Millionen Schweizerfranken beziehungsweise 25,56 Millionen Mark ein »Zentrum für Elektronische Verträglichkeit«, wo die Fahrzeuge einem »Dauerfeuer mit elektromagnetischer Strahlung«[51] ausgesetzt werden. Mit dieser Prüfung sollen durch Elektrosmog ausgelöste Pannen vermieden werden. Der Elektrosmog, der von Hochspannungsleitungen, Radiosendern, Funk- und Mobilfunkantennen, Sicherheitsanlagen, Bankomaten und Telefonkabinen ausgeht, kann die ganze Elektronik vom Antiblockiersystem über den Airbag und den Tempomaten bis hin zur Lichtmaschine lahm legen. Was mit den Insassen geschieht, interessiert dagegen weniger ...

»Sie (Dämpfe der Erze) treiben den Menschen in eine lange Krankheit, die kurz wäre, wenn der Körper statt dessen da wäre.« (Paracelsus II/387)

Auch die Politiker verschwenden kaum einen Gedanken an ihre Wählerinnen und Wähler. Die neueste »Verordnung über den Schutz vor nichtionisierender Strahlung« des schweizerischen Bundesrats vom 23. Dezember 1999 (Stand am 1.2.2000) soll gemäß Artikel 1 den »Menschen vor schädlicher oder lästiger nichtionisierender Strahlung schützen«. So weit, so gut. Ihr Geltungsbereich erstreckt sich auf die Begrenzung elektrischer und magnetischer Felder ortsfester Anlagen, Anforderungen an Bauzonen und die Ermittlung und Beurteilung der Immissionen von Strahlung. Erstaunlicherweise wird in Artikel 2[2, 3] die Regelung der Begrenzung der Emission von Strahlung elektrischer Geräte (Mikrowellenöfen, Kochherde, Elektrowerkzeuge und Mobiltelefone) ausgeschlossen. Auch ist keine Regelung für die Begrenzung von Strahlung auf elektrische oder elektronische medizinische Lebenshilfen wie Herzschrittmacher vorgesehen. Die Frage drängt sich auf: Wozu eine Strahlenschutzverordnung, wenn es dabei eher um störungsfreies Radiohören als um Menschen geht? Wie beim Quecksilber scheinen auch hier die Regeln des »Stärkeren« beziehungsweise Unempfindlichen zu gelten.

51 Zeitungsartikel: *Berner Zeitung*, 26. April 2000.

Schleichendes und allgegenwärtiges Gift

Im Buch »Über die Bergkrankheiten, worin nur die Quecksilberkrankheiten enthalten sind« vermittelt uns Paracelsus alle zur Schwermetallentgiftung notwendigen Kenntnisse. Er unterrichtet uns über das Wesen der Vergiftung, deren symptomatische Verschiedenheit und die unterschiedlichen therapeutischen Möglichkeiten. Seine Rezepturen und Therapiemaßnahmen sind auch nach heutigem Wissensstand brauchbar und können Anregungen zur Behandlung von Quecksilbervergiftungen geben.

Seine detaillierten Beschreibungen der Symptomatik und deren Behandlungsmöglichkeiten versetzen in Erstaunen, denn in der heute zugänglichen modernen Literatur über Schwermetallvergiftungen sind solch präzise formulierten Angaben kaum zu finden. Heutige Autoren – egal welcher medizinisch-therapeutischer Glaubensrichtung – scheuen im Allgemeinen die Publikation genauer Therapieschemen und Verfahren zur Entgiftung.

Unsere Atemluft ist mit Quecksilber durchsetzt[52], das Schwermetall gelangt über die Boden- und Wasserverseuchung in unsere Nahrungskette, wir arbeiten im Lichte seiner Strahlung, bedienen uns seiner Desinfektionskraft in Arzneimitteln. Schäden entstehen in erster Linie durch Einatmen von Quecksilberdämpfen und quecksilberhaltigem Staub sowie durch Nahrungsmittel. Kein Gedanke wird dabei an seine unübertroffene Macht über den Organismus, in den es eingedrungen ist, ver-

52 Laut einer Publikation des Fraunhofer-Intstituts für atmosphärische Umweltforschung aus dem Jahre 1991 lagen die Werte der Hg-Konzentration in der Luft in der nördlichen Hemisphäre um 21,8% und in der südlichen Hemisphäre um 12,7% höher als bei Messungen von 1977–1980, was auf einen globalen Anstieg der Quecksilberkonzentration hinweist. Interessant ist auch ein Zusammenhang zwischen dem Anstieg von SO_2 (Schwefeldioxid) und der Hg-Konzentration.

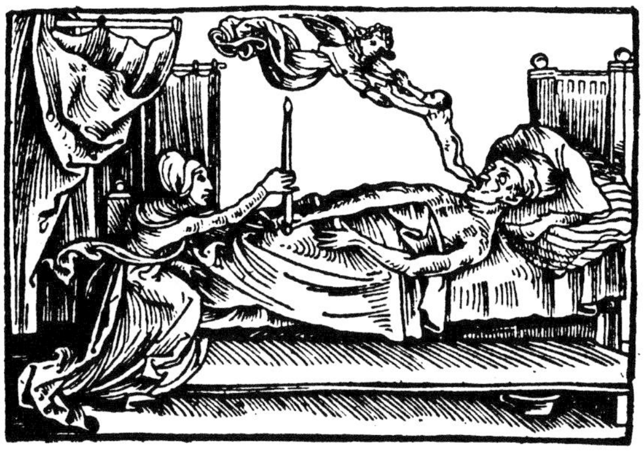

Die Seele verlässt den Sterbenden durch den Mund. Der Merkurprozess ist unter anderem die Loslösung des Geistartigen aus dem Stofflichen. Quecksilber war schon lange als schleichendes Gift bekannt, das die Seele zum Himmel schickt. Als Stoff zur Zahnfüllung war es Paracelsus noch unbekannt. Schon in der Antike verwendete man für solche Zwecke Blei, daher auch der Name Plombe, von Plumbum für Blei. Holzschnitt, 1508.

schwendet. Obschon sich die heutige Wissenschaft dieser Macht durchaus bewusst ist, nimmt sie das Risiko auf sich.

Bewusst oder unbewusst verfällt der Mensch immer wieder dem Gold der Alchimisten. Deutlich wird dies besonders im medizinischen Kontext. Immer unsichtbarer, verdünnter und in neuen Verbindungen wird heute, wie schon vor 500 Jahren, das Schwermetall »eingeschmuggelt«. Gleichzeitig wettert man über importierte chinesische Arzneimittel, die Schwermetallrückstände enthalten. Das ist doppelzüngig – wie die ganze Quecksilberdiskussion. Gerade in den in Heilmitteln verabreichten Quecksilberverbindungen lauert eine besondere Gefahr. Quecksilber, als Zusatzstoff nicht beachtet und stark verdünnt, sitzt gemäß Paracelsus besonders fest und ist daher noch schwieriger zu kurieren: »Denn oftmals ist der mercurius, der in der Arznei administriert worden ist, weil sie seiner nicht beschuldigt werden wollten, so hart ertötet worden, dass er sich langsam zum Leben begibt – welches die Blatternärzte für eine Kunst halten, ich aber nicht« (Paracelsus, zit. nach Peuckert II/354).

Ebenso verfahren die »Blatternärzte« von heute. Bis Mitte der Achtzigerjahre wurde noch jedem Baby nach der Geburt der Nabel mit einem quecksilberhaltigen Desinfektionsmittel gepflegt. Die breit angelegte öffentliche Diskussion von heute bezieht sich nicht auf den menschlichen Organismus als Entsorgungsstätte, sondern mehr auf die Problematik quecksilberhaltiger Böden und Mülldeponien. Der Mensch als Schwermetalldeponie ist insofern nicht interessant, als die Umweltproblematik erst bei seiner Kremation in Erscheinung tritt.

Vorher fördert das Schwermetall durch Chronifizierung von Krankheiten während Jahrzehnten die Umsatzzahlen aller medizinischen und verwandten Richtungen.

Quecksilber wirkt also auch wirtschaftsfördernd. Wie lange die Gesundheit des Menschen dies noch aushält, sei dahingestellt. Nach dem Absetzen jahrelang eingenommener Medikamente geschehen wahre Wunderheilungen; Lebern erholen sich, wenn sie sich nicht mehr mehrmals täglich mit Fremdmolekülen beschäftigen müssen, und sogar die Därme beginnen wieder zu arbeiten.

Der Organismus wird durch Impfungen frühzeitig mit Quecksilber imprägniert. Impfschäden sind der Homöopathie seit langem bekannt. Impfempfehlungen ändern und mehren sich. Immer beliebter werden drei- und vierfache Impfstoffe. Da die Impfstoffe in wässriger Form vorliegen, müssen diese arzneibuchkonform konserviert werden. Unkonservierte Einzeldosen scheinen sich nicht für einen Impftag in der Kinderarztpraxis zu eignen ...

Ein beliebtes Konservierungsmittel ist Thiomersal. Gemäß der amerikanischen Gesundheitsbehörde FDA und der europäischen Medikamentenagentur zeigen die zur Verfügung stehenden Ergebnisse, dass »die in jedem Medikament vorkommende Menge Ethylmercuriat bei isolierter Einnahme kein Gesundheitsrisiko darstellt«, aber »eine besondere Aufmerksamkeit muss diesen Medikamenten bei wiederholter Exposition geschenkt werden wegen einem potenziell neurotoxischen Effekt von kumulierten Dosen« (Pharma-Digest, 1999).

»Die Menschen sind ihm (dem Mercurio) unterwürfig, sie nehmen seine Einwirkung wie den Duft einer Rose an.« (Paracelsus II/427)

Während amerikanische Highschools und Colleges sich weigern, nicht vorschriftsmäßig geimpfte Schüler aufzunehmen und auf diese Weise Druck auf die Bevölkerung ausüben, leidet Europa derzeitig unter der »Impfmüdigkeit« der Leute. Um das Image der Impfungen aufzubessern, wurden Ende der Neunzigerjahre die Impfstoffhersteller von den zuständigen Behörden aufgefordert, so rasch als möglich die quecksilberhaltigen Konservierungsmittel zu ersetzen. Ein Ersatz bei Augentropfen, Immunglobulinen oder Nasentropfen wurde nicht für nötig befunden.

Üblicherweise werden arzneilich verwendete Stoffe in ihrer ganzen Anwendungsvielfalt ersetzt und vom Markt genommen. Für Quecksilberverbindungen scheinen andere Regeln zu gelten. Die Spitze der Unlogik gipfelt in Empfehlungen wie »das Risiko, dem die Bevölkerung bei einer Nicht-Impfung ausgesetzt ist, ist wesentlich höher im Vergleich zum hypothetischen Risiko bei Verwendung eines Quecksilberderivates« (Pharma-Digest, 1999).

Untersuchungen, die das Verhalten des Immunsystems bezüglich Impfstoffen, die gemeinsam mit quecksilberhaltigen Konservierungsmitteln verabreicht wurden, und solchen ohne derartige Konservierungsmittel beschreiben, gibt es leider nicht.

Thiomersal ist leicht hydrolytisch spaltbar. Der amphiphile S-Hg-CH_2-CH_3-Rest schlüpft problemlos durch die Membranen oder bindet sich an Metalloproteine. Eine subakute Form der Quecksilbervergiftung ist die Akrodynie, auch als Feer-Selter-Swift-Krankheit bekannt, die vorab Kinder im Alter zwischen drei Monaten und vier bis fünf Jahren trifft. Zu Beginn sind die Kinder weinerlich, reizbar und depressiv, leiden unter Schlafstörungen und Schweißausbrüchen; später folgen Gangstörungen, Schmerzen an Händen und Füssen und weitere Symptome. Interessanterweise fällt das Auftreten dieser Symptome mit dem Zeitraum zusammen, in dem die meisten der heute üblichen Impfungen in kurzen Zeitabständen verabreicht werden. Auffällig hierbei ist die Beobachtung, dass der Symptomenkomplex der Beschwerden nach Impfungen eher dem Bild einer subakuten Quecksilbervergiftung als einer Reaktion des Immunsystems entspricht. Da die Mehrzahl der Kinderärzte frisch geimpften Säuglingen und Kindern ein fiebersenkendes und schmerzstillendes Medikament für die ersten ein bis drei Tage nach der Impfung verordnen, wird ein Zusammenhang zwischen dem quengeligen, subfebrilen, unter Schlafstörungen leidenden Kind und der Impfung meist übersehen. Das Kind wird nach Impfplan weiter »immunisiert«, die diffusen Beschwerden werden symptomatisch behandelt, bis das Immunsystem überreagiert und sich ein »echtes« Krankheitsbild zeigt. Ist das Alter der Überimpfung erst einmal überstanden, werden die löchrigen Zähne mit Amalgam preiswert und beständig geflickt, Erkältungen mit quecksilberhaltigen Nasentropfen und Sprays kuriert, entzündete Augen mit durch Quecksilber konservierten Augentropfen beruhigt. Weshalb die Naturwissenschaft so stark am Gebrauch von Quecksilber hängt und dieses trotz seiner Giftigkeit immer noch nicht verboten hat, ist schlicht unverständlich. Die magische Kraft des Alchimistengoldes lebt weiter ...

Moderne Quecksilberquellen

Nahrungsmittel: Fische, Meeresfrüchte, Pilze.
Industrie und Umwelt: Barometer, Thermometer, Chlorherstellung, Druckerschwärze, Tinte (Herstellung), Fungizide (Getreide, Wiesen, Blumen), Gerbereien, Holzschutzmittel, Abwasser, Klärschlamm, Klimaanlagen, Filter, Krematorien, chemische Laboratorien, Lichtdruckverfahren, Kehrichtverbrennungsanlagen, Neonröhren, Stromsparbirnen, Spiegel, Papierherstellung, Stoffdruckereien, Weichmacher, Arbeit in Zahnarztpraxen.
Gebrauchsgegenstände: Amalgamzahnfüllungen, Batterien, Bleichcremes, Bodenwachs, Politur, Desinfektionsmittel (beispielsweise Mercurasept, rosafarbene Schüttelmixtur), Farben, Filzstoffe, Heftpflaster, Keramik, Konservierungsmittel (Augentropfen, Kontaktlinsenflüssigkeit, Nasentropfen, Impfstoffe), Kosmetika, Lederfärbemittel, Saatgut, Tätowierfarben.

Medizinische Anwendung von Quecksilberverbindungen

Als Diuretikum, Laxans, Desinfektionsmittel und speziell in der Behandlung der Lustseuche wurde das Heilmittel Quecksilber ebenso berühmt wie berüchtigt. Die heutigen »Quacksalber«[53] beschränken seine medizinische Anwendung auf UV-Lampen, Zahnfüllungen, Desinfektionsmittel, Impfstoffe, Augentropfen, Nasenlösungen und Immunglobuline.

Die medizinsche Verwendung von Quecksilber wurde schon zur Zeit des Paracelsus kontrovers diskutiert. Paracelsus selbst gab einerseits klare Anweisungen zum Umgang mit akuten und chronischen Quecksilbervergiftungen; er widmete diesen Krankheiten ein eigenes Buch und wetterte gegen die Unkenntnis der Ärzte, die Quecksilber medizinisch anwendeten. Andererseits nannte er aber auch Rezepturen mit quecksilberhaltigen Verbindungen. Quecksilbersalben und Pflaster wiesen noch zu Anfang des 20. Jahrhunderts gewaltige Mengen an Quecksilber auf. Die graue

53 Alte Bezeichnung für Medizinalpersonen, die mit Quecksilberpräparaten kurieren.

Quecksilbersalbe setzte sich zum Beispiel aus 1/3 Quecksilber und 2/3 Salbengrundlage zusammen und wurde fleißig angewendet. Noch heute ist in der Behandlung der Gürtelrose die Verschreibung einer quecksilberhaltigen Schüttelmixtur gang und gäbe, obschon mit der homöopathischen Verreibung von Zinnober bessere Resultate erzielt werden können.

Quecksilber in der Homöopathie

»Sulfur, Mercurius und Sal, die in Metallen und metallischen Dingen zum Teil (jedoch verborgen) ruhen, sind auch im Menschen vorhanden. Wenn Gleiches zu Gleichem kommt, und mit Verstand gebraucht und angewendet wird, wird der Natur geholfen« (Paracelsus III/368).

In der Homöopathie wird das Individuum als Ganzes behandelt. So geht die Homöopathie davon aus, dass die Symptome einer Krankheit den Versuch des Körpers oder der Seele darstellen, ihr Gleichgewicht wiederzufinden. Als naturnahe Heilmethode sucht sie die Natur zu unterstützen statt zu unterdrücken, und fördert die körpereigenen Selbstheilungskräfte, statt diese zu schwächen. Obschon erst Ende des 18. Jahrhunderts durch Dr. med. Christian Friedrich Samuel Hahnemann als neue Therapiemethode eingeführt, vertrat bereits Paracelsus die Heilwirkung nach dem Ähnlichkeitsprinzip. So lehrte er, dass dasselbe Gift, das den Menschen krank gemacht hat, ihn auch wieder heilen wird, und fügte zum besseren Verständnis folgendes Beispiel an: »Ein Bergmann sucht Silber; bis er es findet und hat, erlangt er zuerst ein Erz. Nun folgt demnach, weil er das Erz sucht, und damit umgeht, so erlangt er seine Krankheit, die auf der Erde nicht sein kann, sondern nur in der Erde. Wenn er nun die Krankheit ahnt und dasselbe Erz nimmt, das er gehauen hat, und das Silber darin schmelzen lässt, so findet er in dem, was entweicht, dasselbe, was ihn krank gemacht hat. Jetzt findet er beim Abtreiben auch das, was ihn gesund machen kann. Wisset daher, dass der Dunst, der von dem Erz ausströmt, dieselben Gifte in sich hat, die beim Schmelzen von dem Silber weichen« (Paracelsus II/386).

Vergleichbar mit dem Duft einer Rose, der einen in Ohnmacht versetzen kann, ohne dass der Körper der Rose dabei verletzt wird, setzt man in der homöopathischen Therapie nicht die Materie als wirksames Prinzip ein, sondern stark verdünnte (potenzierte) Mittel. Die einzelnen Substanzen entfalten ihre heilende Wirkung durch spezielle Verdünnungs- und Verschüttelungsvorgänge. Diese Art der Arzneizubereitung nannte Hahnemann »dynamisieren«; heute wird mehrheitlich der Begriff »potenzieren« (von Potenz = Kraft, Vermögen, etwas zu verrichten) angewendet.

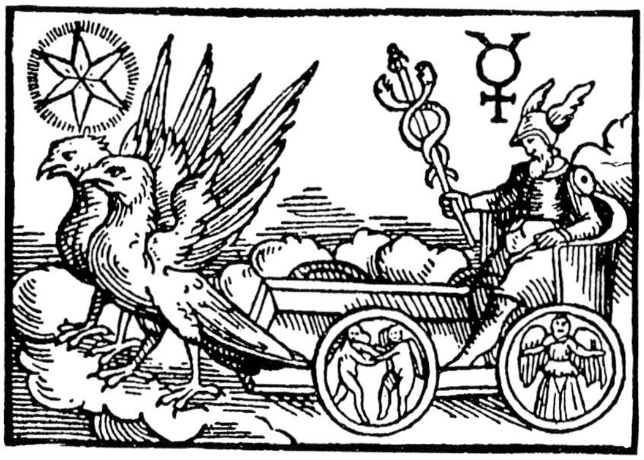

Der Wagen des Merkur/Hermes wird von zwei Adlern gezogen, ein Symbol für die polare Natur des Quecksilbers. Die von Merkur beherrschten Sternzeichen (Zwilling, Jungfrau) sind als Räder abgebildet. Quelle unbekannt.

Während des Potenzierungsvorgangs werden die Arzneigrundstoffe stufenweise verdünnt, was zu einer Abnahme ihrer materiellen Wirksamkeit, gleichzeitig aber zu einer Verstärkung ihrer energetischen Heilwirkung führt. Homöopathika setzen Reize und sind in der Lage, die Ordnung im Organismus wiederherzustellen. In diesem Sinne werden die heilenden Eigenschaften von Quecksilber in der Homöopathie genutzt. Nicht die stoffliche Natur spielt hier eine Rolle, sondern gewisse Eigenschaften, die erst erscheinen, wenn die Materie zurücktritt und als solche unwesentlich wird. Störungen des schwankenden Merkurkraftsystems führen zu den gleichen Krankheitsverläufen, wie sie durch materielles Quecksilber verursacht werden.

»Wähle, um sanft, schnell, gewiss und dauerhaft zu heilen, in jedem Krankheitsfall eine Arznei, welche ein ähnliches Leiden für sich erregen kann, als sie heilen soll.« (Samuel Hahnemann)

Quecksilber kann als homöopathischer Mercurius eine an falscher Stelle konzentrierte Kraft zurückholen. Einem Desinfektionsmittel gleich halten Merkurprozesse Körper und Geist »rein«. Der Natur des Quecksilbers entsprechend sind ständig zwei Prozesse latent vorhanden: einer, der die Lebenskraft stärkt, ein zweiter, der dieses Leben aussaugt. Wie stoffliches Quecksilber kann auch das Wesen eines Menschen diese Prozesse bewirken.

Homöopathische Anwendungsgebiete von Mercurius entsprechen den Beschwerden, die auch durch materielles Quecksilber hervorgerufen werden. Hier liegen auch die Gründe für die Wechselhaftigkeit merkurialischer Beschwerden während der Entgiftung des Organismus.

Mercurius herrscht über das Nerven- und Lymphsystem. Sein Wesen und sein Arzneimittelbild zeigen sich immer dann, wenn Störungen ihren Ursprung in dem nicht richtig vollzogenen Übergang eines äußeren in einen inneren, lymph- und blutbildenden Verdauungsprozess haben. Der Merkurprozess ermöglicht sowohl auf geistiger als auch auf körperlicher Ebene die Begegnung mit dem Fremden, dessen Wahrnehmung, den Austausch und die Abgrenzung, umfasst aber auch das Verbindende zwischen dem Selbst und dem Fremden. Innerhalb des Ichs vermittelt der Merkurprozess den Übergang zwischen den durch die Vergangenheit geprägten Vorstellungskräften des Kopfes und den auf das Gegenwärtige und Zukünftige ausgerichteten Kräften des Körpers. Im Gleichgewichtszustand zwischen Körperlichkeit und Geistigkeit erlebt sich das Selbst in seiner Ganzheit.

»Unsre Arznei ist im Mercurius, Sulfur und Sal. Unser Gift ist aber auch in diesen drei Dingen, denn in einem stehen beide. Wir finden durch den Tod der Dinge, dass dasjenige, was uns in unserer Not helfen kann, auch das bei sich hat, was uns die Not gemacht hat.« (Paracelsus II/386)

Können die gegensätzlichen Kräfte nicht ineinander übergeführt und ausgeglichen werden, kann sich dies organisch beispielsweise in Form einer Halslymphdrüsenentzündung (Mercurius-Angina) äußern. Auch in den Schleimhäuten und Lymphdrüsen des Dickdarms wirkt der Merkurprozess zwischen den geistbefreienden Sulfur- und den geistbindenden Salprozessen vermittelnd. Dickdarmentzündungen mit chronischen Durchfällen sind oftmals Symptome eines gestörten Merkurprozesses. Verlagert sich die Störung des merkurialen Gleichgewichts auf die strukturierte verhärtete Seite, so gerät sie in den Wirkungsbereich stark zelliger Organe wie der Leber. Hier treffen sowohl materiell als auch energetisch Sulfur und Mercurius aufeinander. Materielles Quecksilber bindet ebenso leicht Schwefel, wie der flüchtige Sulfur dem Mercurius tägliche Nahrung ist. Ein Überschuss an Mercurius führt auf beiden Ebenen zu einem Mangel an Sulfur. Auf der materiellen Ebene können schwefelhaltige Aminosäuren zugeführt werden, auf energetischer Ebene kann mit Hilfe von homöopathischem Quecksilber das merkuriale Ungleichgewicht ausgeglichen werden.

»Oft heilen Mercurius und Sulfur Paralysis (Lähmung), weil körperlicher Sulfur da ist oder in der Nachbarschaft verletzt wurde. Daher muss beachtet werden, dass jede Krankheit zweifach oder auch dreifach sein kann; das ist die Mischung der Krankheit. Wenn der Arzt ein Simplex nimmt, soll er beachten, wie hoch es in der Flüssigkeit (Mercurius) ist, wie hoch im Öl (Sulfur), und wie hoch im Salz (Sal), dann auch wie die Krankheit die Nachbarschaft verletzt. Entsprechend soll er die Flüssigkeit, das Salz oder Sulfur extrahieren und, soweit es notwendig ist, anwenden. Kurz, die Regel soll eingehalten werden, dass eine Medizin für die Verletzung und die andere für die Krankheit eingegeben werde« (Paracelsus I/637).

Paracelsus und die Zähne oder: Die Dosis macht das Gift

Paracelsus wäre es aufgrund seiner Weltanschauung wohl kaum in den Sinn gekommen, Quecksilber, wenn auch in gebundener Form, in die Mundhöhle einzubringen. Wusste er doch bereits, dass sublimierter Mercurius durch seinen Rauch sowohl einen Schlaganfall als auch einen epileptischen Anfall provozieren kann. Allergische Schockreaktionen und Krampfzustände gehören zum Bild einer akuten Quecksilbervergiftung. Patienten mit einer »Sublimat«-($Hg(II)Cl_2$)-Allergie reagieren bereits auf den Kontakt mit Kleinstmengen davon mit heftigen Beschwerden. Die Missinterpretation dieses wechselhaften, eben merkurialischen Symptomenkomplexes führt zu Fehlbehandlungen, die statt zu einer Besserung zur Chronifizierung der körperlichen Beschwerden oder gar in die psychiatrische Klinik führen. Speziell das Nervensystem betreffende Beschwerden werden oftmals verkannt und mit Antidepressiva, Beruhigungs-, Schlaf- und Schmerzmitteln behandelt, was dann tatsächlich eine Depression hervorrufen kann.

Bei der Auseinandersetzung über die Giftigkeit von Quecksilber in Zahnfüllungen scheiden sich die (schulmedizinischen und biologisch denkenden) Geister. Seit Jahrhunderten sind die toxikologischen Auswirkungen von Quecksilber bekannt. In den Bereichen der Wissenschaft und Industrie wird versucht, die Arbeit mit diesem giftigen Metall wenn immer möglich zu vermeiden oder zumindest nur unter strengen Schutzmaßnahmen auszuführen. Jedes Kind weiß, wie gefährlich ein kaputtes Fieberthermometer ist.

In der Zahnmedizin liegt die Sache anders. Die offensichtlich auch heute noch von Zahnärzten geschätzten Eigenschaften von Amalgam scheinen auf den ersten Blick tatsächlich überzeugend: billiger Werkstoff, gutes Desinfektionsmittel, gute Anpassungsfähigkeit, schnelle und unkomplizierte Verarbeitung.

Im Schutze offizieller Verordnungen und unter Vorgabe, die Grenzwerte einzuhalten, beruft sich die Gilde medizinischer Wissenschaftler immer wieder auf die paracelsische Feststellung: »Alle Dinge sind Gift, nichts ist ohne Gift. Allein die Dosis macht, das ein Ding kein Gift ist.« Dieser Satz wird gedreht und verändert, bis sich die wundersame Wandlung toxischer Stoffe zu harmlosen Substanzen vollzieht ...

Die Unsinnigkeit der Aufstellung von Grenzwerten zeigt sich gerade in der Quecksilberdiskussion. Da Methylquecksilber bereits in Konzentrationen, die unterhalb des MAK-Wertes[54] liegen, mutagen wirkt, kann also selbst bei Einhaltung der vorgeschriebenen Werte eine Fruchtschädigung nicht ausgeschlossen werden. Hinzu kommt, dass bereits kleinste Mengen an Quecksilberdampf kurzfristige Überschreitungen des Grenzwertes provozieren. Laut veröffentlichten Versuchsergebnissen (Suva, 1963) verdampfen bei 25 °C pro Stunde 0,085 mg Quecksilber. Abhängig von der Oberflächenstruktur, der Temperatur und dem Druck werden kurzfristig Werte erreicht, die über den festgesetzten »unschädlichen« Konzentrationen liegen. Weshalb also überhaupt ein Grenzwert, wenn dieser schon beim Zerschlagen eines einfachen Fieberthermometers kurzfristig überschritten wird?

Selbstverständlich wurde das Verteilungsvolumen der unterschiedlichen Medien – Luft und Mensch – bei den Grenzwerten nicht berücksichtigt, was aber keine Rolle spielt, da Quecksilber bereits in sehr kleinen, aber häufig verabreichten (eingeatmeten) Mengen ebenso toxisch wirkt wie in Großmengen, die zu akuten Vergiftungen führen. Akute Intoxikationen sind leichter erkenn- und behandelbar als chronische.

Vergessen ist die Warnung: »Drum ist der Dunst zu scheuen, der von ihnen geht, aus der Ursach, dass seine Materia nicht zu der härtesten

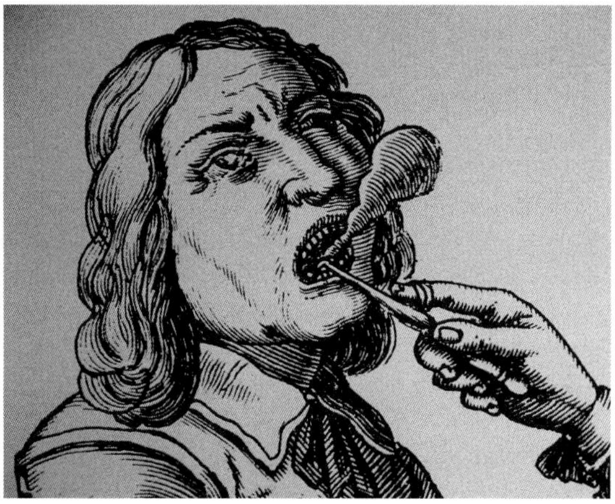

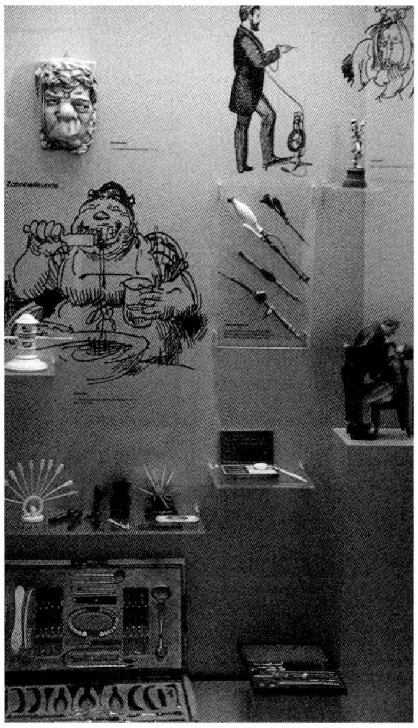

Zahnärztliche Instrumentarien. Medizinhistorisches Museum, Zürich (Foto: O. Rippe).

Coagulation geführt worden ist« (Paracelsus, zit. nach Peuckert II/341).

Die Wissenschaft des 20. Jahrhunderts gibt sich damit zufrieden zu erwähnen, dass die allenfalls gefundenen Werte an der analytischen Nachweisgrenze liegen oder Messungen wegen der Bindungsfreudigkeit von Quecksilber schwierig seien. Elementares Quecksilber im gasförmigen Zustand wird von der WHO (Weltgesundheitsorganisation) als Gift mit kumulativer Wirkung beim Einatmen klassifiziert. Anorganische und organische Quecksilberverbindungen werden als sehr giftig angesehen. Da Methylquecksilber gehäuft als Metabolit in Meerestieren und -früchten vorkommt, sollten schwangere Frauen wenn möglich auf den Genuss von Meerestieren verzichten.

Modernes Dentalamalgam ist eine Quecksilber-Silber-Kupfer-Zinn-Legierung, exakte Mischungen sollten kein freies Quecksilber enthalten.

54 MAK-Wert: Maximale Arbeitsplatzkonzentration bei einem 8-Stunden-Tag. Die Suva schreibt in einer Publikation von 1963 zum Thema MAK-Wert: »Wie die Erfahrung lehrt, erleiden bei Konzentrationen unter 100 $\mu g/m^3$ = 0,1 mg/m^3 nur überempfindliche und schwächliche Personen sowie Jugendliche oder Schwangere Gesundheitsschädigungen. Da solche Personen von vornherein für Arbeiten mit Quecksilber und quecksilberhaltigen Stoffen als untauglich betrachtet werden, dürfte es kaum notwendig sein, den MAK-Wert auf 0,01 mg/m^3 herabzusetzen, wie dies verschiedene Autoren vorgeschlagen haben.« Eine unlogische Schlussfolgerung, die Paracelsus zweifellos geärgert hätte.

In den Phasen gebunden, beispielsweise als Ag_2Hg_2, gilt Amalgam als korrosionsbeständig. Da Amalgame zum Teil ein ganzes Menschenleben lang beständig sind, ohne erkennbaren Schaden anzurichten, und keine normierten Korrosionstests für Dentalamalgame existieren, schließen die Anhänger der einfachsten und preiswertesten Zahnplomben ungeniert daraus, dass, falls überhaupt Korrosionen stattfinden würden, diese im Grenzbereich der analytischen Nachweismethoden anzusiedeln seien. Frei nach dem Prinzip: Was nicht gemessen werden kann, existiert nicht ... Vergessen wird leider, dass Quecksilber gerade in Verbindung mit Zinn als starkes Nervengift wirkt. In der Homöopathie wird Stannum metallicum D12 aufgrund seiner Jupiter-Merkur-Polarität als Antagonist bei einer Quecksilbervergiftung eingesetzt.[55]

Kaum Beachtung in der ganzen Zahnplombendiskussion finden die korrosionsfördernden Eigenschaften von saurem Speichel, Kochsalzlösungen und Fluoriden. Seit Jahrzehnten werden den Zahnpasten Kochsalz und Fluoride zugesetzt. Das für den Zahnschmelz gute Fluorid wirkt korrosiv auf die Amalgamfüllungen. Unbemerkt schlucken und atmen wir tagtäglich auf die eine oder andere Art kleine und kleinste Mengen des Schwermetalls ein, das uns laut wissenschaftlichen Untersuchungen keineswegs schadet – abgesehen von den paar wenigen Ausnahmen, die allergisch reagieren ...

»Merket Euch den Hergang in der Weise: Ich nehme an, du hättest einen Kranken, der eine bestimmte Menge Mercurii und zwar lebendigen, in sich tragen würde; dieser hat folgende Zeichen: die Zähne sind fast schwarz, die Glieder lahm und die Krankheit wandert von einer Stätte zur anderen, zuerst in den Gliedern (Glaichen) und Gelenken. Das sind die Zeichen des lebendigen Mercurii, sie sind so, wie wenn eine harte verborgene Eiterbeule an einem bestimmten Ort liegen würde. Wenn aber der Mercurius nicht lebendig ist, ist die Krankheit dem Monde entsprechend, die Knochen sind verhärtet, der Harn gefärbt und der Atem stinkend. So werden beide Mercurii erkannt.«
(Parcelsus II/432)

Seit 1992 ist die Anwendung von Amalgamen in Deutschland auf Anordnung des Bundesgesundheitsamtes zwar eingeschränkt, unlogischerweise aber immer noch zur Behandlung des kautragenden Bereichs der Seitenzähne zugelassen. In einem Pressebericht von 1995 schreibt das BfArM[56], » dass Amalgame Quecksilber freisetzen und dadurch messbar zur Quecksilbergesamtbelastung des Menschen beitragen. In verschiedenen Studien konnte aus Amalgamfüllungen stammendes Quecksilber in Körperflüssigkeiten bzw. -geweben nachgewiesen werden. Aufgrund dieser Tatsache sind entsprechende Risikoabwehrmaßnahmen im Sinne des vorbeugenden Gesundheitsschutzes, welche die Quecksilberbelastung des Patienten reduzieren helfen, angezeigt.«

Die von den Behörden angesprochenen Risikoabwehrmaßnahmen müssen relativiert werden, denn keiner traut sich aufs Glatteis der wirklich wissenschaftlich geführten Diskussion. Dieser Zustand führt in eine Sackgasse. Die Schulmedizin und mit ihr das ganze Versicherungs- und Gesundheitswesen weigert sich, eine nicht unfallbedingte erhöhte Quecksilberbelastung des menschlichen Organismus als Ursache von Krankheit anzuerkennen. Daher wird die bereits Paracelsus bekannte Symptomatik der chronischen Vergiftung mit Quecksilber nur in Ausnahmefällen richtig zugeordnet und entsprechend therapiert. Scheinbar nicht zusammenhängende Symptomenkomplexe werden einzeln therapiert, und zwar meist erfolglos.

Seit Urzeiten ist die Frage der Dosis ein wichtiges Kriterium zur Abgrenzung eines Nahrungs- oder Heilmittels von einem Giftmittel. Grenzwerte kannte Paracelsus nicht. Aber er war sich der Abhängigkeit der akuten und/oder chronischen Schädlichkeit gewisser Substanzen von der Menge bewusst, die vom Organismus aufgenommen wurde.

Ernster als heute nahm Paracelsus eine länger währende Quecksilberbelastung als Ursache von Krankheiten und warnte vor einem längerfristigen Verweilen in Gebieten hoher Quecksilberbelastung. Während seiner Aufenthalte in Gegenden hoher merkurialer Belastung behandelte er auch deren Bewohner. Hierbei machte er die Beobachtung, dass die Menschen durch die ständige Berührung mit Quecksilberdampf schwerer erkrankten als Menschen anderer, weniger belasteter Bergregionen. Er verfasste daraufhin seine Schriften über die Quecksilberkrankheiten.

»Denn die Regiones (Gegenden), so nahe bei der Art sind und den mercurialischen Dampf berühren, leben Krankheiten halber in schwererer Sorge denn andere Regiones. Es ist auch ungesunder zu wohnen, da Mercurius behalten [gelagert]

55 Hinweis Olaf Rippe, 2000.

56 Bundesinstitut für Arzneimittel und Medizinprodukte, Berlin, Pressedienst Nr. 4/95.

wird, denn da wo er nit behalten wird« (Paracelsus, zit. nach Peuckert II/341).

Manchmal treten Zahnschmerzen mit verschiedenen Begleiterscheinungen wie Schwärzung, Fäulnis, Wackeln, Ausfallen und starken stechenden Schmerzen auf. Paracelsische Vorschläge zur Behandlung solcher Leiden widersprechen unserer Vorstellung einer zahnmedizinischen Behandlung völlig. Dass die Schwärze mittels Zähneputzen entfernt werden soll, mag einleuchten, mehr Schwierigkeiten bereitet die Behandlung der Fäulnis, bei der unter anderem Honig eingesetzt wird. Sollten die antibiotischen Eigenschaften des Honigs zusammen mit den milieuverändernden und desinfizierenden Wirkungen des destillierten Alaunwassers, des Wegerichsalzes, des Beinwells aber tatsächlich ausreichen, so wäre ein preiswerter Ersatz für Amalgamfüllungen gefunden. Sind aber alle Bemühungen vergebens, ein letzter Tipp: »Gegen das Ausfallen infolge der mercurialischen Kräfte hilft nur Oleum de Nuce moscata (Muskatöl)« (II/436) und selbstverständlich, »wie es der gewöhnliche Brauch erfordert« (II/436), Aderlass und Schröpfen.

Oleum de Nuce moscata

Seit Mitte des 12. Jahrhunderts werden Muskatnüsse beschrieben und als Heilmittel empfohlen. Medizinisch wird Muskatnuss vor allem als Geschmacksstoff, Stimulans und Tonikum angesehen. In der Volksmedizin wird das Samenpulver bei Magenbeschwerden, Blähungen und Verdauungsstörungen eingenommen. Das durch Pressung gewonnene Muskatöl eignet sich vorzüglich für Einreibungen bei Rheuma, Ischias, Nervenschmerzen und Erkrankungen der oberen Atemwege. Dem medizinisch wichtigen Muskatöl (ätherisches Öl mit Alpha-Pinen und Myristicin) konnte eine Wirkung auf die Prostaglandinsynthese sowie eine antimikrobielle Wirksamkeit nachgewiesen werden. Die Anwendung von Muskatöl bei ansteckenden und eitrigen Fiebererkrankungen oder Zahnschmerzen ist somit auch aus naturwissenschaftlicher Sicht gerechtfertigt.

Dosierung von Muskatöl:
Innerlich: 2–3 Mal täglich 1–3 Tropfen Öl auf einem Stück Würfelzucker oder mit Honig vermischt einnehmen.
Äußerlich: als Liniment 10% ätherisches Öl z.B. in Bilsenöl lösen und mehrmals täglich leicht einmassieren.

Über die Bergsucht – eine gewerbemedizinische Schrift

Die drei Bücher über die Bergsucht werden von vielen Autoren als erste gewerbemedizinische Schrift der Weltliteratur bezeichnet. Die Datierung des Werkes ist umstritten; erstmals veröffentlicht wurde es erst nach dem Tod von Paracelsus.

Paracelsus griff in seinen Schriften über den Bergbau und dessen Auswirkungen ein bis dahin von der Medizin äußerst stiefmütterlich behandeltes Thema auf: die Arbeits- und Umweltmedizin. Obwohl als Errungenschaft des 20. Jahrhunderts gepriesen, bemühten sich bereits die Ägypter und Babylonier um die Gesundheit der arbeitenden Menschen. Griechische und römische Schriftsteller berichteten über die Gefahren von Bergbau und Hüttenbetrieben, speziell von Blei- und Quecksilbervergiftungen, während in medizinischen Schriften bis Mitte des 20. Jahrhunderts kaum etwas über Berufs- und Umweltkrankheiten, schon gar nicht zu Vorbeugung und Behandlung, zu finden ist. Je nach Wertschätzung der »Kapitalanlage Mensch« wurde seit je mehr oder weniger Wert auf den Bereich der Arbeitsmedizin gelegt.

Mit Beginn des 15. Jahrhunderts blühte der Bergbau wieder auf. Im Vorfeld der Industrialisierung waren Metallvorkommen für die Besitzer der Schlüssel zu Reichtum und Zukunft, für die Erzleute, Schmelzer und Knappen jedoch waren sie gleichbedeutend mit Krankheit und Elend. Die Arbeit der Bergleute, die hockend in engen Gängen Erz abbauten, war kräfteraubend und auszehrend. Hinzu kamen der ständig präsente Staub der Umgebung. Bestand bereits im Altertum eine Diskrepanz der medizinischen Versorgung zwischen »Arbeitgeber und Lohnempfänger«, so vergrößerte sich diese umso mehr, je stärker das physisch arbeitende Volk ausgebeutet wurde. Die Gesundheit der Bergleute war für den gewöhnlichen Arzt nicht von Interesse. Paracelsus, der dem Volk eng verbunden war, beschäftigte sich auf einmalige Art mit den Berufskrankheiten der Bergleute, mit der Lungensucht und den Vergiftungen durch Schwermetalle.

Die Grundsteine unserer modernen Lebensweise wurden im Wesentlichen von den Handwerkern, Bergleuten und Metallurgen der letzten Jahrtausende gelegt. Mit ihrem geduldigen Ausprobieren, Vergleichen und Beobachten schufen sie eine hoch entwickelte chemische Technologie. Sie förderten Silber und Gold, gewannen Eisen, Kupfer, Blei, Zinn, Quecksilber und manch anderes Metall aus ihren Verbindungen. Sie schmolzen

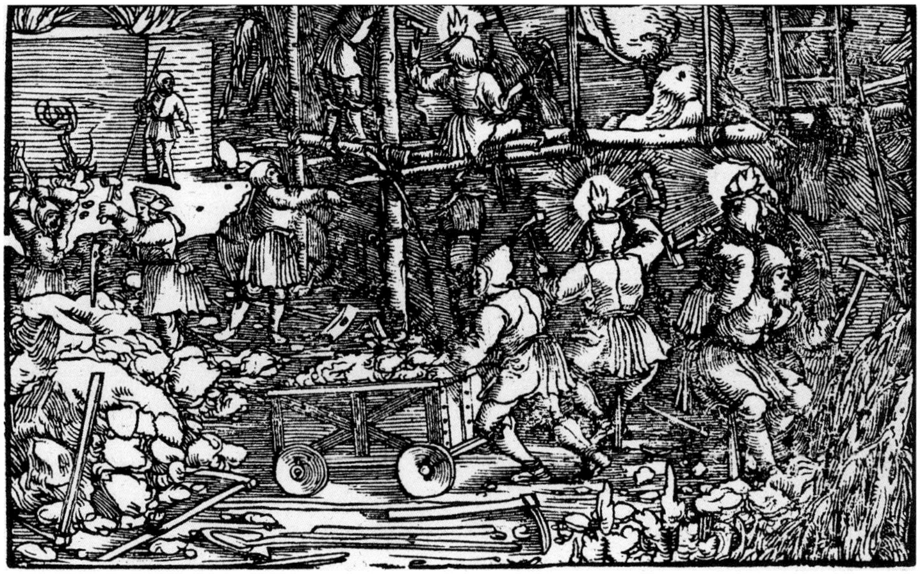

Bergleute bei der Arbeit. Adamus Lonicerus, 1582.

Glas, brannten Tonwaren, die sie kunstvoll bemalten und glasierten, gerbten Leder, erzeugten alkoholische Getränke, konservierten und verbesserten die Nahrungsmittel.

»Die Leute in der Wäscherei, in Silber-, Gold-, Salz-, Alaun-, Schwefelbergwerken oder in der Vitriolsiederei[57], in Blei-, Kupfer-, Zwitter-, Eisen-, oder Quecksilberbergwerken, die solches Erz bauen, verfallen in die Lungensucht, in Schwindsucht des Leibes, in Magengeschwüre; alle diese heißen bergsüchtig. Wisset ferner, dass von diesen Krankheiten nichts bei den alten Skribenten gefunden wird. Daher sind sie bis jetzt unbeschrieben geblieben und auch die Heilung wurde ausgelassen. Da aber der Mensch der Entdecker des Ursprungs solcher Krankheiten ist, kann er diese durch das Licht der Natur ergründen.«
(Paracelsus II/375)

So gewann denn Paracelsus seine Kenntnisse über Schwermetalle nicht an den Universitäten, sondern mitten im Alltag der Bergleute. Von seinem Vater wurde er in die Mineralogie und Scheidekunst eingeführt. In der Umgebung von Villach in Kärnten (Österreich) wurden in mehreren Bergwerken und Hütten verschiedene Erze abgebaut. Später, als Laborant in metallurgischen Betrieben, lernte Paracelsus das Handwerk des Bergbaus und der Metallurgie gründlich kennen. »Es ist auch bewiesen, dass dieses Land Kärnten in den Künsten, die die Metalle, Vitriole, Erze und dergleichen betreffen, das erste im deutschen Lande gewesen ist.«

57 Vitriol = glasartig, blauer Vitriol → Kupfer(II)sulfat, grüner Vitriol → Eisen(II)sulfat, weißer Vitriol → Zinksulfat.

Neben den erwähnten Metallen wurde auch »treffliches Zinnobererz, das nicht ohne Quecksilber ist,« geschürft (Paracelsus I/463).

Die Beobachtung, dass Menschen, die in der Nähe von Bergwerken wohnten oder in Gruben arbeiteten, häufiger und unter stärkeren Beschwerden litten, führte Paracelsus dazu, sich

Zinnober – die Begegnung von Sulfur und Merkur

Die schönen feurig-roten Zinnoberkristalle erinnern an Halbedelsteine und zeigen nichts Metallisches mehr. In ihnen spielt sich ein ganz besonderer Naturprozess ab: die Beziehung des Quecksilbers zum Schwefel. Quecksilber ist in seinen Salzen und Verbindungen anders als Chrom, Nickel oder Kupfer kein farbiges Metall. In Verbindung mit Schwefel steigert es sich indes zu einer mineralischen Entzündung. In dieser »Inflammatio« verliert der Schwefel seine Flüchtigkeit, das Quecksilber seine flüssige Metallität. Sulfur bringt den Mercurius in einen Zustand, in dem er sich nicht mehr durch Glanz und große Schwere charakterisiert, sondern zur reinen Farbe wird. Die Art, wie sich Quecksilber dem Licht verschließt, die Dunkelheit in sich einschließt und der Erdenschwere unterliegt, äußert sich in Verbindung mit dem flüchtigen, brennenden Schwefel in ihrer intensivsten Art – einem dichten, schweren, leidenschaftlichen Rot, dessen Komplementärfarbe, ein intensives Blaugrün, der des Quecksilberlichtes entspricht.

näher mit dem Thema auseinander zu setzen. In seinen Schriften über die Bergkrankheiten widmete Paracelsus das dritte Buch allein den Quecksilberkrankheiten. Denn: »... so wisset hier am Anfang dieses Buches, dass die Krankheiten des Quecksilbers keinen Teil oder Gemeinschaft mit den sulphurischen, merkurialischen oder salinischen Wesen, auch keinen Anhang mit anderen Metallen oder Erzen haben. Es ist auch hierin nit richtig anzunehmen, dass etwas vom mercurio abgeschieden werde, als wenn man sagen wollte: das Böse, so vom Guten geschieden werde, bringe die Krankheiten« (Paracelsus, zit. nach Peuckert II/337). Seine Schriften haben bis heute nichts an Aktualität eingebüsst. Obschon heute kaum jemand mehr in der Nähe von Bergwerken wohnt oder in einer Erzgrube arbeitet, steigt die Zahl von Asthmatikern in den westlichen Ländern weiter an. Eine mögliche Beeinflussung durch chronische Blei- und Quecksilberintoxikationen durch verseuchte Luft und Böden darf nicht mehr von vornherein ausgeschlossen werden.

Die Beobachtungen des Paracelsus beschränkten sich nicht allein auf die arbeitsmedizinische Problematik der Quecksilberverarbeitung, sondern auch auf deren Einfluss als Arznei. Im Zeitalter der »Lustseuche« wurden Quecksilberpräparate – ähnlich den heutigen Antibiotika und Cortisonzubereitungen – für alles und jedes eingesetzt. Betreffend Schädlichkeit des Quecksilbers spielt die »Eintrittspforte« keine Rolle. Die Wirkung ist immer dieselbe. »Daher wäre es billig, wenn die mercurialischen Ärzte, die mercurialische Arznei zu verordnen pflegen, in Salben, im Rauch oder dergleichen Präzopitat, Corrosiv in Wasser, über den Grund Mercurii besser unterrichtet und darüber nachdenken würden« (Paracelsus II/429). Irrtümlich angewendet entstehen schwere, meist unheilbare Krankheiten.

Könnte die heute allgegenwärtige Chronifizierung von Krankheiten einen Zusammenhang haben mit der Quecksilberbelastung, der wir tagtäglich ausgesetzt sind?

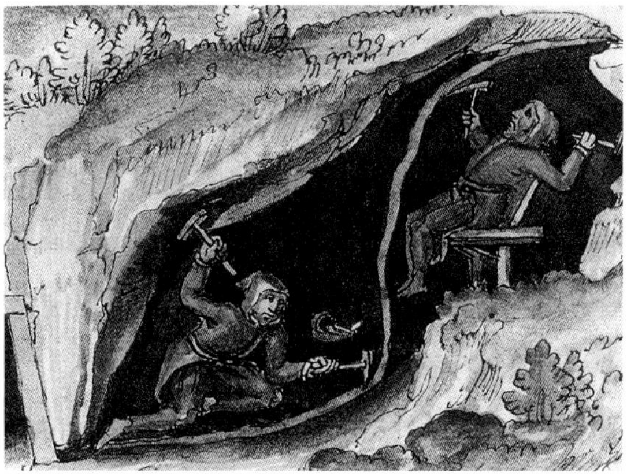

Bergleute verfolgen eine Erzader im Gestein: Aus: »Schwazer Bergbuch«, Mitte 16. Jahrhundert.

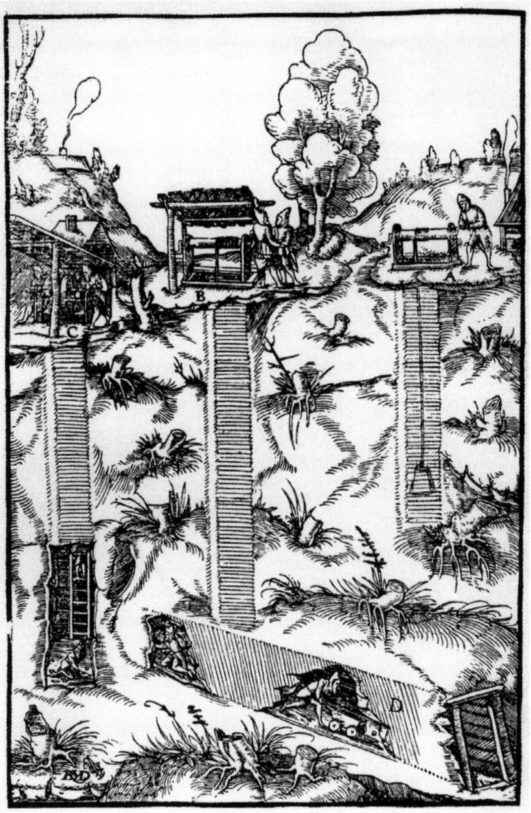

Die lederne Arbeitskleidung und die spitzen Hüte der Bergarbeiter dienten als Vorbild für die traditionelle Darstellung von Erdzwergen. Aus: Georg Agricola, »De Re Metallica«, 1556.

Quecksilbervergiftung – Krankheit des Mondes der Erde

»Ferner wird der Körper nur krank, wenn er von einem Gestirn entzündet wird, die Gestirne rufen immer innere Kämpfe im Körper hervor.«
(Paracelsus I/77)

Die Philosophie der astronomischen Physica

Der Jahreslauf auf der Erde mit Sommer und Winter wiederholt sich stetig und in der gleichen Reihenfolge. Die Zeitrechnung im Erdinneren ist eine andere: Während sich die Wachstumszyklen auf der Erde alljährlich wiederholen, dauern sie in der Erde länger. »Das verstehet so: In der Erde ist der Samen der Metalle und Minerale gesät. Diese haben ihren Herbst und ihre Ernte, um hervorzubrechen, nacheinander nach der göttlichen Ordnung früher oder später« (Paracelsus II/420). In Analogie zur oberirdischen Blüte-, Frucht- und Erntezeit, wachsen und blühen auch die unterirdischen Gewächse, die Metalle, und bringen im Laufe der Zeit Früchte hervor. So wie auf der Erde alles für den Menschen Notwendige wächst, wird er aus ihrem Inneren auch mit den Metallen versorgt. Mit jedem zu seiner Zeit. Wie das Veilchen vor dem Thymian, den Rosen, Kirschen, Äpfeln und Birnen blüht, so kennen auch die Metalle ihre individuellen Blüte- und Erntezeiten in ihrem »Jahreslauf«. Nur handelt es sich hier nicht um die uns bekannten 365 Tage[58] und ein paar Minuten, sondern um Jahrzehnte oder Jahrhunderte.

»In der gleichen Weise strahlt vom Monde eine heimliche Art aus, die den Menschen kränkt, ohne dass er die Kälte mit seinen Sternen beherrscht. So ist auch dieser Winter der Erde, der nur ein Mercurius vivus, das ist Argentum vivum, ist. Er hat alle Eigenschaften des Mondes und die Natur des Winters, in ihm liegen alle Wintersterne, Winterarten und was dazugehört.« (Paracelsus II/422)

Der uns bekannte Jahreslauf mit den Jahreszeiten Frühling, Sommer, Herbst und Winter ist durch den Stand der Sonne und der Planeten vorgegeben. »Es ist im Himmel eine Rotte von Sternen, die den Sommer machen, unter welchen der oberste Stern die Sonne ist, die doch für sich selbst keinen Sommer macht, sondern mit der ihr zugehörigen Rotte. So ist auch der Winter von einem Haufen von Sternen bedingt, ... und beide müssen aufeinander folgen« (Paracelsus II/421). Im Unterschied dazu sieht Paracelsus den unterirdischen Sommer als »ein Haufen von Erzstücken, welche in ihrer Natur die Art des Sommers haben. So gibt es auch ein Erz, das die Natur des Winters in sich hat« (Paracelsus II/421). Die Jahreszeit eines Metalls wird im Gegensatz zur Erdoberfläche nicht durch äußere Faktoren bestimmt, sondern durch seine Eigenschaften als Metall und Erz.

Die Philosophie der astronomischen Physica nimmt hier ihren Ursprung. Die Konkordanz der Natur, Eigenschaft und Qualität der »äußeren« und »inneren« Jahreszeiten erlauben den Vergleich. Durch den Aufschluss der Erze werden die Metalle in die oberirdische Welt gebracht, und der Sommer mit seiner Sommernatur oder der Winter mit seiner Winternatur finden sich im äußeren Sommer oder Winter wieder.

Wie die Jahreszeiten haben auch die Planeten ihre Entsprechungen in den Metallen. Jedem Planeten wird ein Metall der Erde zugeteilt. Die alten Philosophen verglichen die sieben Metalle mit den sieben Planeten und ordneten sie einander zu. Außerdem wurden jedem Planeten und jedem Metall Farben zugeordnet. Diese Farben wurden auch dazu benutzt, um in Figuren, Bildern und Schriften die entsprechende Symbolik hervorzuheben. Im Großen und Ganzen stimmte Paracelsus mit den alten Lehren überein. Er hatte auch nichts dagegen, dass nicht allein die sechs Grundfarben, sondern auch eine Mischfarbe (nämlich Grau, Paracelsus IV/335) zugeordnet wird. Bei aller Übereinstimmung stand Paracelsus der üblichen Zuordnung und Namensgebung aber nicht ganz unkritisch gegenüber.

Die Planeten wirken nicht nur auf die Welt, sondern üben auch einen Einfluss im Erdinneren aus. Diese Kräfte können aber nicht in derselben Art auf uns Menschen wirken, da sie fest, koaguliert, erstarrt und verhärtet vorliegen und nicht austreten können. Nur Mercurius ist offen, daher

58 Paracelsus gibt 364 Tage und einige Minuten an.

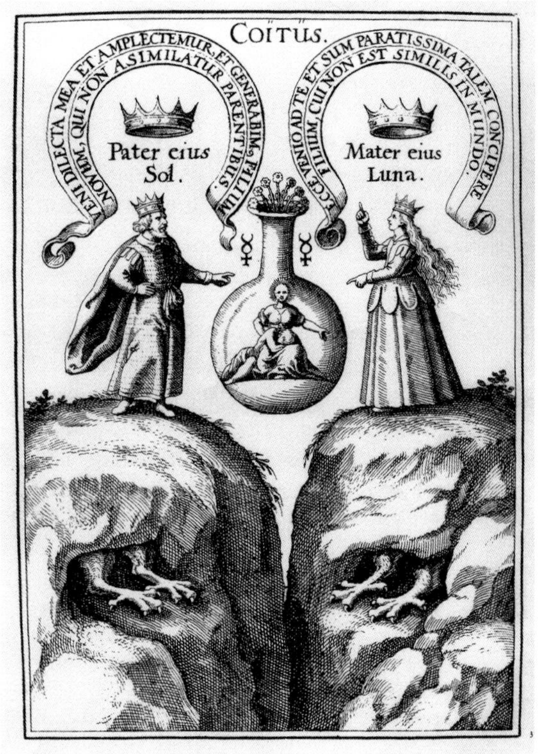

Die Vereinigung von Sonne und Mond erschafft den Merkur, wegen seiner Zwitternatur auch Hermaphrodit genannt. Aus: »Anatomi auri«, 1628.

treten von ihm lunatische Einflüsse aus, nicht aber seine Kräfte. »Nun gebührt es sich die Macht des Mercurii vivi zu erklären, damit ihr erkennt, welche Kraft und Macht er besitzt« (Paracelsus II/422).

Argentum vivum (anorganisches Quecksilber) übt unter allen »Gestirnen der Erde« als einziges Metall einen Einfluss auf den Menschen aus. Und zwar in der Art und Weise des Mondes. Er besitzt die gleichen Eigenschaften wie der Mond. So wie der Mond des Himmels, ist die Luna der Erde. Der Mond kann nicht, wenig, viel oder im Überfluss da sein. Seine Wirkung wird deshalb durch seine Präsenz gesteuert.

»Es ist nun die Ursache zu beschreiben, dass die beim irdischen Mond wohnen, wandeln oder handeln, von ihm verletzt werden. Dies kann mit dem oberen Mond nicht verglichen werden. Es bewirkt die lunatischen Krankheiten (= Psychosen, Neurosen)« (Paracelsus II/423).

Als nicht weise bezeichnete Paracelsus deshalb die Wahl des Begriffes »Mercurii«, da er nicht seiner Natur gemäß gewählt worden sei wie Aurum (die Sonne). Die Verwirrung entsteht dadurch, dass der Planet Merkur und das Metall Quecksilber einerseits und das geistartige Prinzip des Logos (Quintessenz), das wir als die unterschiedlichen göttlichen Eigenschaften der Materie begreifen können, mit Mercurius bezeichnet werden. Wobei Letzteres von wesentlicher Bedeutung ist. Betrachtet man alchimistische Abbildungen, so wird Mercurius entweder als lunares mütterliches Wesen dargestellt oder als das göttliche Kind aus der Vereinigung von männlich und weiblich, was nicht gerade zur Entwirrung beiträgt. Paracelsus beklagte also zu Recht die Sprachverwirrung.

Er vertrat daher die Ansicht, dass man für den Planeten Merkur eigentlich einen anderen Begriff wählen sollte, da er seinem Wesen nach ein Trabant der Sonne und damit lunar sei, analog dem Erdenmond, und dass er als Götterbote die Natur der Sonne den anderen Planeten mitteile. Früher wurde Quecksilber auch als »Argentum vivum« (lebendiges Silber) bezeichnet, wegen der ähnlichen Farbe und Natur von Quecksilber und Silber. Nur: Luna kommt als Name für Merkur auch nicht in Betracht, denn wie soll man dann den Unterschied zum Erdtrabanten darstellen? Also blieb Paracelsus letztlich bei der klassischen Namensgebung, und auch seine Zuordnungen waren im Wesentlichen die üblichen.

Wichtig hierbei ist allerdings, dass die Ebene der sieben Himmelskräfte und die der Trinität zwar Ähnlichkeiten aufweisen, aber nicht identisch sind.

Astrum	Farbe	Symbol	Organ	Metall
Saturn	Schwarz	Bauer, Sichel, Hacke	Milz	Blei
Jupiter	Weiß	Priester, Einhorn, Taube	Leber	Zinn
Mars	Rot	Krieger, Schwert	Galle	Eisen
Sonne	Gelb	König, Löwe	Herz	Gold
Venus	Grün	Schöne Frau, Pfeil und Bogen, Kind (Eros)	Niere	Kupfer
Merkur	Blau	Schlange, Drache	Lunge	Quecksilber
Mond	Grau	Königin, Greif	Gehirn	Silber

Therapeutische Aspekte der Quecksilberentgiftung

Paracelsus ordnete dem Mond das menschliche Gehirn zu und zählte die folgenden Krankheiten zu den lunatischen, durch den Mondlauf beeinflussten Krankheiten: Tobsucht, Wahnsinn, Katzenbiss (Starrkrampf?), Manie, Veitstanz sowie die »hinfallende Krankheit«. Im Unterschied zu den gewöhnlichen Mondkrankheiten handelt es sich bei einer Quecksilbervergiftung nicht um eine Krankheit des äußeren Mondes, sondern um eine Krankheit des Mondes der Erde.

Dieses Krankheitsverständnis ist grundlegend für das Verständnis der therapeutischen Überlegungen und Strategien. Ist der Mond abnehmend, entstehen Kälte und Dunkelheit. Das Quecksilber zieht sich dementsprechend in die Höhlen zurück und erstarrt. Zunehmender Mond bedeutet auch zunehmende Beschwerden durch den »lebendigen« Mercurius.

»Wenn nun ohne Kenntnis des Mondlaufes der Mondlauf bei den Kranken wie in einem Kalender gefunden wird, so merket euch, dass die mercurialischen Krankheiten in den Bergleuten mit den Zeichen des Aufganges oder mit den Zeichen des Abganges gefunden werden. Erkennet also ob der Mercurius im Aufgang oder Abgang ist.« (Paracelsus II/428)

Damit Quecksilber aus dem Körper entfernt werden kann, muss dieses als »Mercurius vivus« vorliegen. Ist Quecksilber dagegen an Proteine oder Membranen im Gewebe gebunden, ist seine Ausscheidung kaum möglich. Zur Ausscheidung muss Quecksilber wieder in eine strukturierte, feste und ausscheidbare Form gebracht, also gebunden werden. Dies geschieht auf verschiedenste Weise.

Damit ein Heilmittel wirksam sein kann, muss der Mercurius erst entfernt werden. Solange die innere (Zahnplomben) oder äußere Quecksilberquelle (Luft, Nahrung) bestehen bleibt, wird das entfernte Metall gleich wieder »nachgeliefert«. Der wichtigste und zugleich schwierigste Teil der Therapie ist es, das erstarrte Schwermetall lebendig zu machen. Meist liegt Quecksilber gebunden im Gewebe vor. Die Kunst liegt nun darin, diese Bindungen zu lösen und das reaktionsfähige Metall in eine ausscheidungsfähige Form zu bringen. Werden die Bindungen nur gelöst, das frei gewordene Quecksilber aber nicht gezielt gebunden, setzt es sich an einer anderen Stelle gleich wieder fest. Die Merkmale des lebendigen Mercurius sind so, dass die Krankheit und damit auch ihre Symptomatik wandert. Sind es an einem Tag stechende Schmerzen im Arm, fühlt sich am nächsten Tag ein Bein lahm an oder die Gelenke schmerzen. Die Zeichen des »nicht lebendigen« Quecksilbers wechseln gemäß Paracelsus nach Mondphasen und sind an folgenden Merkmalen erkennbar: Härte der Arme und Beine, stinkender Atem, gefärbter Harn.

Spielten zu paracelsischer Zeit lediglich die energetischen Einflüsse des Mondes eine Rolle im Verlauf quecksilberbedingter Beschwerden, so sind quecksilbergeplagte Organismen heute einer viel größeren Palette an elektromagnetischen Einflüssen ausgesetzt.

Paracelsus unterschied zwei Arten des Mercurius: den lebendigen und den harten, erstarrten. Beide Arten setzen sich in Höhlen und Gelenken oder in den Fußsohlen fest. Die Therapie der Quecksilbervergiftung nach Paracelsus war mit Bädern, Salben und Pflastern recht handfest. Die Ausscheidung geschieht über die Eintrittspforten (Augenhöhlen, Nase, Lunge, Magendarmtrakt oder Haut).

Vom Mercurius zum Mercurius vivus

Um das Quecksilber entfernen zu können, muss dieses als erste therapeutische Maßnahme lebendig gemacht werden. Hierzu dienen heiße Bäder aus schleimhaltigen Kräutern, Tannenschösslingen und jungen Wacholdernadeln, ein Absud von frischen Tannenzapfen oder Schwefelbäder (Paracelsus II/433).

Bad, um den Mercurius »lebendig« zu machen:[59]

schleimhaltige Kräuter
Tannenschösslinge
junge Wacholdernadeln
Absud von frischen Tannenzapfen

Die Zusammensetzung des paracelsischen Entgiftungsbades ist ganz auf die »Bedürfnisse« des Quecksilberkranken ausgerichtet. Die Wärme des Wassers fördert die Durchblutung und lässt die Haut aufquellen. Der Kranke wird erwärmt und die Haut auf die nachfolgenden Prozeduren vorbereitet. Die Nadelbaumzusätze, reich an

59 Bei diversen Paracelsus-Rezepten wird bewusst auf eine exakte Mengenangabe verzichtet. Die Rezepte dienen der Illustration und der näheren Untersuchung der pharmakologischen Eigenschaften und Synergien der betreffenden Inhaltsstoffe. Für den Gebrauch müssen die Mengen der Inhaltsstoffe von einer erfahrenen Fachperson auf die individuellen Bedürfnisse des jeweiligen Patienten angepasst werden.

ätherischen Ölen und Gerbstoffen, wirken in Kombination mit schleimstoffhaltigen Kräutern schleimlösend und auswurffördernd bei Atemwegserkrankungen, desinfizierend, hauterweichend und -schützend. Wichtig ist die Temperatur des Bades, die nicht unter 37 °C liegen sollte.

Eine erhöhte Quecksilberbelastung ruft oft Gliederschmerzen hervor, die rheumatischen und arthrotischen Schmerzen ähneln. Im Gegensatz zum eigentlichen Rheuma ist diesen aber mit entzündungshemmenden Substanzen nicht beizukommen. Speziell bei Gliederschmerzen können Schwefelbäder dank ihren durchblutungsfördernden und entzündungshemmenden Eigenschaften lindernd wirken.

Trink- und Badekuren mit schwefelhaltigen Wässern fördern die Entgiftung des Organismus und führen eine allgemeine Umstimmung herbei. Zur Quecksilberentgiftung wird heute Schwefel in Form schwefelhaltiger Aminosäuren oder homöopathisch als Sulfur D6 zugeführt.

Paracelsus empfahl Kuraufenthalte in Bad Pfäfers, Baden, Bad Gastein, Göppingen und anderen Heilquellen. Der hohe Mineralien- und Schwefelgehalt und die Wärme der Quellen sind heute noch in der Therapie chronisch kranker Menschen beliebt. Nur hat sich im Laufe der Jahrhunderte der Badekult verändert. Als Ort, wo sich das Nützliche mit dem Angenehmen verbinden ließ, waren Badekuren allseits beliebt. Neben dem gesundheitlichen Zweck wurde auch das Vergnügen gepflegt. So wies Paracelsus darauf hin, dass man es mit Speise und Trank »mäßig und fleißig halten und in keinerlei Weise Völlerei treiben sollte. Auch soll man der Unkeuschheit nicht pflegen und durch solche Dinge die Kräfte des Bades nicht verwirken« (Paracelsus III/743).

»Es ist nicht weniger wichtig, dass der Mercurius vivus eine Mutter aller sieben Metalle ist und mit Recht eine Mutter der Metalle genannt werden soll. Denn er ist ein offenes Metall. Wie er alle Farben in sich hat, die er dann im Feuer abgibt, so hat er auch alle Metalle verborgen in sich und er gibt sie auch nicht außerhalb des Feuers ab.« (Paracelsus III/228)

Badereisen sollen wiederholt werden und der Rundum-Gesundheitspflege dienen – ein Trend, der heute wieder zunimmt. Zu Wellnesszentren umgebaute Thermalquellen entwickeln sich in Verbindung mit Entspannungs-, Schönheits- und Fitnessprogrammen zu Oasen der Gesundheit. Während man heute im Whirlpool sprudelt und im Dampfbad schwitzt, verbrachte man zur Zeit des Paracelsus bis zu acht Stunden täglich in der Badewanne. Das Resultat war eine schorfige, entzündete Haut. Der »Badeausschlag« wurde als gutes Zeichen der Heilung angesehen. Diese Hautreaktionen durch zu langen Aufenthalt in Thermalwasser sind heute unerwünscht.

Nach dem heißen Kräuter- oder Mineralbad wird der Patient mit dem hautreizenden Hahnenfußsaft (Succo flammulae) oder Pfefferöl (Oleo de Piperibus) eingerieben und danach mit Theriak

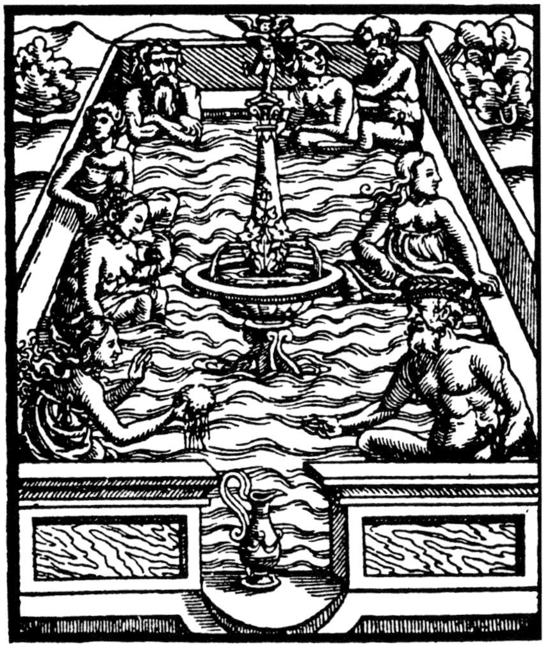

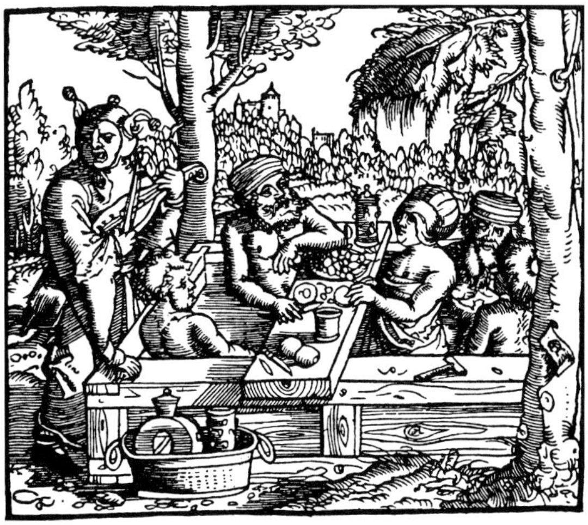

Gemeinsames Bad beider Geschlechter in Plummers (Vogesen). Holzschnitt, 1559.

Baderegeln der Thermalquelle Baden im 16. Jahrhundert

- »Man soll sich von einem wohlerfahrenen Arzt purgieren lassen.
- Wenn notwendig, soll man zur Ader lassen.
- Keinesfalls soll man das Schröpfen unterlassen.
- Im Bad soll man sich des Essens und Trinkens enthalten. Empfohlen sind aber zur Stärkung ein Weißwein-Trunk und in Wein getunkte und geröstete Brotscheiben.
- Man soll allenthalben im Bad Kurzweil haben mit Fabulieren und dergleichen, um damit dem Schlaf zuvorzukommen, denn der Schlaf zieht die Geister hinein und das Bad heraus.
- Den ersten Tag bade man zwei Stunden, den anderen drei, den dritten vier und so fort, bis eine starke Person auf acht bis neun Stunden im Tag kommt. Dann reduziere man wieder im gleichen Rhythmus. Die Badekur dauert sechs Wochen.
- Man soll vor allem auch sich vergnügen, singen, tanzen und spazierengehen.
- Die Badekur ist geglückt, wenn sich am ganzen Körper ein stark juckender Ausschlag zeigt. Er hat eine wohltätige Wirkung und zeigt an, dass die Krankheitsstoffe aus den Hautporen ausgeschieden werden.
- Am Ende der Kur soll man drei sauber gewaschene Hemden zuletzt durch das warme Badewasser ziehen und diese nicht auswringen, sondern so trocknen lassen, damit Schwefel und Alaun am Hemd hängen bleiben. Dann ziehe man dieses Hemd an, damit der Leib des Bades Art vorfinde und nicht bald eine Änderung bekomme. Am dritten Tag wechselt man das Hemd.«[60]

oder Mithridat zum Schwitzen gebracht. »Die Behandlung soll so fortgesetzt werden, ohne dass man auf die Schmerzen oder Krankheitstage achtet. Denn durch solche Schmerzen wird der mercurius lebendig« (Paracelsus II/434).

Öle, um den Mercurius »lebendig« zu machen:

Hahnenfußsaft (Succo flammulae)
oder Pfefferöl (Oleo de Piperibus)

Die Haut ist nach dem Baden sehr aufnahmefähig. Das Auftragen von stark reizenden, die Durchblutung fördernden Ölen ist besonders wirkungsvoll. Die schweißtreibenden Arzneien fördern den Abtransport von Giftstoffen über die Haut. Nach ein- oder mehrmaliger Durchführung der Bade-Öl-Schwitzkur sollte sich das Quecksilber aus seinen Bindungen gelöst haben und als Mercurius vivus vorliegen. Zur Entfernung des Quecksilbers ist die Ausscheidungsprovokation über die Haut am wirkungsvollsten, da der gelöste Merkur durch die Schweißporen entweicht (Paracelsus I/32).

Übermäßiges Schwitzen und Schmerzen galten wie der Badeausschlag als Zeichen nahender Heilung. Je nach Zusammensetzung des Theriaks konnte durchaus eine Schmerzlinderung erreicht werden. Theriak (Electuarium theriacale oder E. mithridaticum) war im Mittelalter ein wichtiges und berühmtes Arzneimittel. Theriak konnte bis zu 100 verschiedene Bestandteile enthalten und galt als allgemeines Heil- und Kräftigungsmittel.

Entfernung des Mercurius vivus

Nachdem der Patient gebadet, eingeölt und zum Schwitzen gebracht worden ist, sollte der Mercurius lebendig geworden sein und kann nach der folgenden (etwas gruseligen) Methode entfernt werden: Wurde ein Quecksilberdepot an einer Stelle entdeckt oder vermutet, so machte Paracelsus Umschläge mit einer Paste aus »weißem Realgar[61], Ätzkalk, Weidenasche und Rosenöl«. War ein ganzer Körperteil davon betroffen, ging er so weit, dass er die »geeigneteste Stelle« suchte, dort ein Loch machte und in diese künstliche Wunde die ätzende Paste strich.

Pflaster zum Ausleiten von Quecksilber (Paracelsus II/433):

weißer Realgar
Ätzkalk
Rosenöl

Diese korrosiv wirkende Paste wurde über 2 bis 3 Wochen aufgelegt, »bis der Schorf von selbst abfällt und der Mercurius ausläuft« (Paracelsus II/433). Das Pflaster wirkt stark erhitzend, womit das Quecksilber zum »Laufen« gebracht werden sollte. Mittels Durchblutungssteigerung sollte das Schwermetall an einem Ort gesammelt und durch die Ätzwunde entfernt werden können. Diese Methode der »Sammlung« wandte Paracelsus an, wenn eine Krankheit ausgezogen werden sollte. Nach Entfernung des Schorfes wurde die Wunde mit einem Gummipflaster zugedeckt, bis sie ver-

60 Kur- und Verkehrsverein Baden/Schweiz.

61 Arsenverbindung As(III)oxid, Acidum arsenicum, Giftmehl.

Rezept zur Herstellung von Theriak um 1900[62]

		deutsch	botanisch
1125 g	Mel depurat	gereinigter Honig	
15 g	Opium pulv.	Opium	Papaver somniferum
90 g	Radix angelicae, pulv.	Erzengelwurz	Angelica archangelica
30 g	Radix valerianae, pulv.	Baldrianwurzel	Valeriana officinalis
30 g	Radix scillae, pulv.	Meerzwiebel	Urginea maritima
30 g	Radix zeduriae, pulv.	Zitwerwurzel	Curcuma zedoaria
30 g	Cortice Cinnamomi cassiae, pulv.	Chinesische Zimtrinde	Cinnamomum cassia
15 g	Cardamom, pulv.	Kardamom	Elettaria cardamomum
15 g	Myrrhe, pulv.	Myrrhengummi	Commiphora molmol
15 g	Ferrum sulfuricum, pulv.	Eisensulfat	

narbte. Zur besseren Überhäutung empfahl Paracelsus (III/378) »Crocus martis« (= Eisen(III)nitrat = $Fe(NO_3)_3 \times 9H_20$). Crocus martis wird durch Kochen von Eisenspänen in einer Lösung aus altem Urin, Salz, Vitriol (hier: Schwefelsäure) und Salmiak hergestellt.[63] Das veilchenfarbige Pulver wird in die offene Wunde gestreut und dient mittels Eiweißfällung als Adstringens (zusammenziehendes Mittel), stillt das Blut, fördert die Granulation und hemmt Entzündungen.

Die weitere Behandlung erfolgte je nach Symptomatik. Wichtig: Das Quecksilber muss ganz entfernt werden, bevor die Behandlung Erfolg verspricht.

Gegen das merkurialische Zittern

Den Grund für das Zittern (eines der Symptome einer Quecksilbervergiftung) sah Paracelsus in der Gegensätzlichkeit der lunatischen Kälte zur menschlichen Wärme. Die Wärme zieht sich aus den Gliedern ins Innere zurück und verbrennt mit ihrem Feuer die inneren Organe wie Leber, Herz und Niere. Wärme und Durchblutungssteigerung von außen helfen mit, die Wärme im Körper wieder besser zu verteilen. Der Zusatz von gerbstoffreichen, hautschützenden und desinfizierenden Pflanzen ist aufgrund des Großeinsatzes an hautreizenden Stoffen äußerst wichtig. Gegen das merkurialische Zittern, dieses Zittern ohne Kältegefühl, ein Schlottern aller Körperteile, helfen heiße Bäder und wärmende Salben.

Bad gegen das merkurialische Zittern (Paracelsus II/434):

Agrimonia (Odermennig)
Floribus lilii convallii (Maiglöckchen)
Radice Hirundinariae (Schwalbenwurz)
Eierkalk

Dieses Bad kann mit Hahnenfuß (Flammulae) und Sadebaum (Sabina) angereichert werden.

Der Odermennig besitzt zusammenziehende und entzündungshemmende Eigenschaften, während die Schwalbenwurz wohl vor allem ihrer die Durchblutung fördernden und schweißtreibenden Eigenschaften wegen zugesetzt wird. Da dem Maiglöckchen Wirkungen gegen das Zittern nachgesagt werden und Salben mit Eierkalk gute Wundmittel sind, erscheint auch deren Anwendung sinnvoll. Der Zusatz von stark hautreizendem Hahnenfußsaft und des wundreinigenden, krampflösenden Sadebaums runden die Gesamtwirkung der Bademischung ab. Wärmend, durchblutungsfördernd, entzündungshemmend, krampflösend, schmerzstillend und schweißtreibend – eine Zusammenstellung verschiedener Pflanzen und Mineralien, die alle erforderlichen Wirkungen in sich vereint.

Nach dem Bad wird der Kranke mit einer stark durchblutungsfördernden Salbe eingerieben:

Salbe gegen das merkurialische Zittern (Paracelsus II/434):

Fuchsfett, ausgelassen
destilliertes Bibergeil (Castoreum)
destilliertes Terpentin mit Pfeffer
spanische Fliegen (Cantharidibus)
Lorbeerbeeren (Baccis Lauri)

Man mische diese Mixtur über der Glut.

62 Ladewig, 1922
63 Die modernere Darstellung der hellvioletten, leicht wasser- und alkohollöslichen Kristalle von Ferrum nitricum erfolgt durch Auflösen von Eisenpulver in 20- bis 30-prozentiger Salpetersäure (HNO_3).

Paracelsus ging bei der Zusammenstellung obiger Salbe gleich vor wie beim Bad und erhielt trotz stark unterschiedlicher Ingredienzen ein ähnliches Resultat. Er wählte durchblutungsfördernde, gut fettlösliche Ausgangsstoffe. Durch langsames Erwärmen über der Glut können sich die Öle und Harze im Fett lösen. Die desinfizierenden Eigenschaften des Terpentinöls und des Bibergeilöls stehen den hautreizenden Wirkungen der spanischen Fliege gegenüber. Als verbindendes Element fügt Paracelsus die Lorbeerbeeren hinzu. Diese besitzen sowohl antimikrobielle als auch durchblutungsfördernde Eigenschaften. Bewusst wählte Paracelsus auch die Grundlage: Fuchsfett galt zu seiner Zeit als Krampf lösend und war ein beliebtes Mittel gegen zitternde Glieder.

Die Salbe soll bei allen Krankheiten merkurialischen Ursprungs wirken und sogar im Stande sein, den merkurialischen Krampf eines Schlaganfalls zu nehmen. Wenn der Krampf aufhört, beginnt die Heilung.

Gegen die Berggelbsucht

Die Berggelbsucht kurierte Paracelsus mit Ribisel[64] und Wolfsmilch (Asula) und verordnete hievon allmorgendlich eine Drachme (mittelalterliches Maß, rund 3 bis 4 Gramm). Die stark reinigenden und entschlackenden Eigenschaften der Wolfsmilch helfen das Entgiftungssystem der Leber zu entlasten. Rote und schwarze Johannisbeeren schützen dank ihrem hohen Anteil an Bioflavonoiden die Zellstrukturen vor dem Angriff von Radikalen.

Allgemeine Empfehlungen

Weiter gehört ein mit »Liquor Tartari« ausgezogener Rhabarberextrakt als Abführ- und galletreibendes Mittel und zur Behandlung der Wassersucht zur therapeutischen Ausstattung. Dieser Auszug kann auch bei Frauen, die »wegen der Gebärmutter in solche Bergkrankheiten verfallen« (II/435), und allgemein bei Fieber, Kolliken und Krämpfen angewendet werden.

Gegen die Kontraktur (Zusammenziehen) mercurii, diese Änderung des Muskeltonus, hilft Baden mit Drachenwurz (Serpentina[65]) und Maiglöckchen (Lilio convallium) sowie wiederholtes Einsalben mit warmem Fett. Wärme und Förderung der Durchblutung stehen also wieder im Vordergrund. Die Muskeln entspannen sich in der Wärme, der Schmerz lässt nach.

Zur Behandlung der wechselnd auftretenden Beschwerden wie heftiges Magenweh oder Seitenstechen an Milz und Leber, Kopfschmerzen, Nieren- und Kreuzschmerzen gibt es keine besonderen Rezepte. Bei heftigen Schmerzen empfahl Paracelsus die großen Arkana wie beispielsweise Laudanum (Zubereitung mit Opium).

64 Aschner vermutet hinter dem Namen einen Diminutiv von schwarzen Johannisbeeren/Cassisbeeren. Siehe hierzu auch Seite 300.
65 Aschner übersetzt Piemontische Drachenwurz, Dracunculus minor.

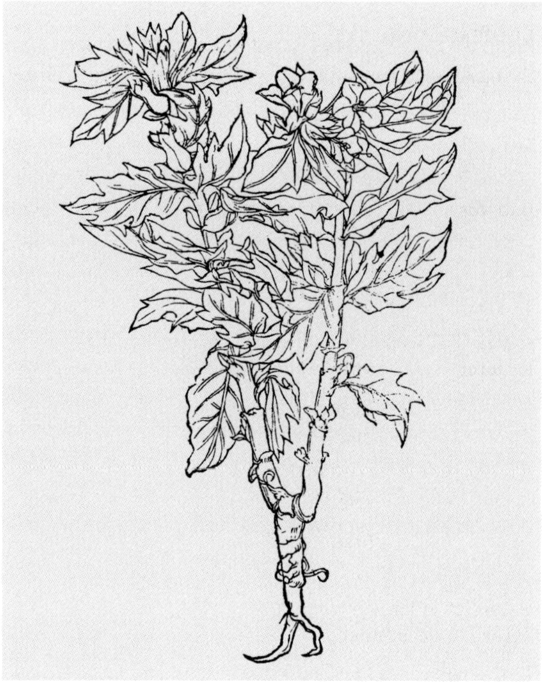

Bilsenkraut war früher oftmals Bestandteil von Opiumrezepturen. Otto Brunfels, 1532.

Quecksilberentgiftung nach Paracelsus

Paracelsus gliederte die Quecksilberentgiftung in vier Schritte:

- Entfernen der Schwermetallquelle
- »Lebendigmachen« des Mercurius: das Quecksilber wird aus seinen Bindungen und Lagerstätten im Organismus gelöst
- Entfernung des zirkulierenden Schwermetalls
- Entgiftung des Organismus

Für jeden Schritt verordnete Paracelsus andere Rezepturen, die nach denselben Prinzipien wirksam sind und einander ergänzen: wärmende und durchblutungsfördernde zur Mobilisierung des fixen Mercurius und zur vollständigen Entgiftung, stark ätzende zur Entfernung des Mercurius vivus.

Quecksilberentgiftung nach Paracelsus

Droge/Zubereitung		Anwendungsgebiet	Wirkung
		Phase 1 = Quecksilbermobilisation	Vorbereitung der Haut auf die hautreizende Wirkung von Pfefferöl oder Hahnenfußsaft
Bad aus	Tannenschösslinge Wacholdernadeln		hautreizend, wärmend durchblutungsanregend
	Tannenzapfen		austrocknend, desinfizierend, entzündungshemmend
schleimhaltige Kräuter	Beinwellwurzel und Kraut		hautaufweichend, entzündungshemmend, schmerzstillend
	Eibischblüten, Kraut und Wurzel		hautaufweichend
	Huflattichblüten und Blätter		hautaufweichend, hautreizend, leicht schmerzstillend
	Pestwurzblätter[66]		hautaufweichend, entzündungshemmend, stark schmerzstillend
Schwefel- oder Thermalbad mit Trinkkur verbunden			durchblutungsfördernd, hautreizend, Schwefel bindet Quecksilber
Einreiben mit	Pfefferöl		stark hautreizend und wärmend, da das Öl den Wärmeaustausch zwischen Haut und Umgebung verhindert
	Hahnenfußsaft		stark hautreizend
		Phase 2 = Quecksilberentfernung	ätzend
Pflaster aus	Arsen-(III)-Oxid Ätzkalk Weidenasche Rosenöl		ätzend verbrennt die Haut fördert die Wundheilung wärmend, pflegt die Haut, zusammenziehend
		Phase 3 = Entgiftung und bei merkurialischem Zittern	Entzündungshemmung
Bad aus	Odermennig		zusammenziehend, entzündungshemmend
	Maiglöckchen		stärkend auf Gefässmuskulatur
	Schwalbenwurz		schweißtreibend
	Eierkalk		fördert die Wundheilung
Verstärkende Badezusätze	Hahnenfuß Sabina		stark hautreizend wundreinigend, schmerzlindernd
		Phase 3	Krampflösung
Salbe aus	Fuchsfett		wärmend, krampflösend, Salbengrundlage
	Bibergeilöl		desinfizierend
	Terpentinöl mit Pfeffer		desinfizierend, wärmend
	Spanische Fliegen		hautreizend
	Lorbeerbeeren		durchblutungsfördernd, entzündungshemmend

66 Wegen des zum Teil hohen Gehalts an Pyrrolizidin-Alkaloiden nicht bei verletzter Haut anwenden.

Zusätzlich nach Beschwerden verordnete Arzneien

Droge/Zubereitung	Pflanze	Anwendungsgebiet	Wirkung
Ribisel	Rote/Schwarze Johannisbeere	Ausleitung, Gelbsucht	galletreibend, antioxidativ
Asula	Wolfsmilch	Entgiftung, Gelbsucht	schleimhautreizend, abführend
Rhabarberextrakt	Rhabarber	Entgiftung	galletreibend, abführend
Serpentina	Drachenwurz	Entgiftung	hautreizend, schweißtreibend
Lilio convallium	Maiglöckchen	Entgiftung, Hautklärung	zusammenziehend, stärkend
Theriak	bis zu 100 Komponenten	Entgiftung	allgemein stärkend
Laudanum	Zubereitung aus Opium	Schmerzen	stark schmerzstillend und beruhigend

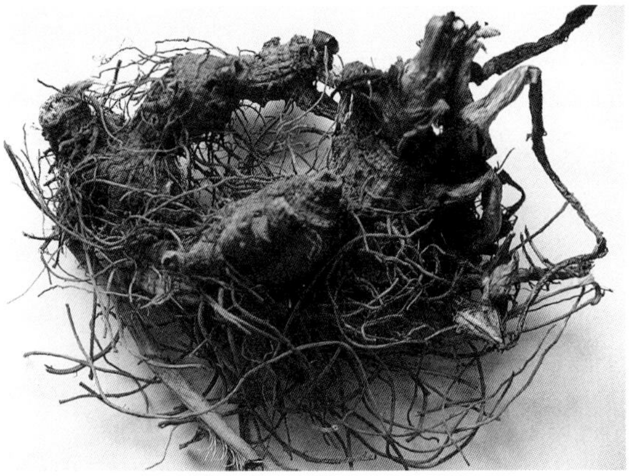

Die Wurzel vom Pestwurz verwendete Paracelsus als giftwidriges, immunstimulierendes und schmerzstillendes Mittel (Foto: O. Rippe).

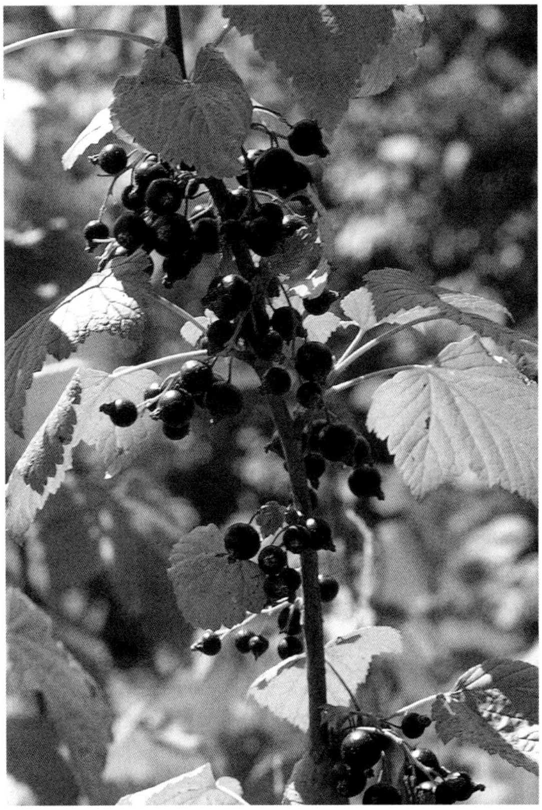

Schwarze Johannisbeere (Ribisel) wirkt galletreibend und als Antioxidans (Foto: M. Madejsky).

Paracelsus fügte auch Pflanzen bei, die die Haut schützen.

»Merket Euch über das Austreten folgendes: jeder Mercurius setzt sich in den Höhlen der Gelenke ab. (...) In der gleichen Weise dringt der Mercurius vivus wenn er in einen Graben gelegt wird, nach abwärts, bis er einen Katarakt findet, worin er bleibt. (...) Er sammelt sich manchmal in den Bändern, manchmal unten in der Sohle, so tief er fallen kann. (...) Manchmal fällt er in der Höhle der Augenwinkel heraus, manchmal durch die Nasenlöcher, oftmals durch den Rachen hinab in den Magen und mit dem Stuhl nach außen. Durch die Zeichen und durch gute Erfahrung ist dies alles zu erkennen, wo die Dinge liegen« (Paracelsus II/432–433).

Das paracelsische Verfahren der Quecksilberentgiftung eignet sich als Basis zur Linderung von quecksilberbedingten Beschwerden. Die Einteilung in vier Phasen entspricht modernen Maßnahmen der Schwermetallentgiftung.

Arzneimittel des Paracelsus

Die von Paracelsus eingesetzten therapeutischen Maßnahmen ergeben durchaus einen Sinn und eignen sich zur Übertragung in die heutige Zeit. Zur Überprüfung, welche Anwendungen der Einzelsubstanzen im 16. Jahrhundert bekannt und üblich waren, wurde das Kräuterbuch von Lonicerus aus dem Jahre 1679 zu Rate gezogen. Lonicerus kannte die alten Kräuterbücher und vertrat die von Paracelsus bekämpfte Gilde der Auswendiglerner und Abschreiber. Lonicerus soll als »zuverlässige« Quelle des zu Zeiten des Paracelsus verbreiteten Arzneischatzes und dessen Anwendung dienen. In seinen botanischen Beschreibungen zitierte er auch Schriften oder Namensgebungen von

Paracelsus, bezog seine Anwendungshinweise aber bei keiner der überprüften Drogen auf Paracelsus. So kann davon ausgegangen werden, dass Lonicerus paracelsische Schriften zwar kannte, die spezielle Art der Herstellungsvorschriften des Paracelsus aber nicht in sein Werk einfügte.

Produkte pflanzlichen Ursprungs

Wolfsmilch (Asula/Euphorbia L. species)

Aschner deutet den Begriff Asula als Wolfsmilch. Lonicerus schreibt, dass das Harz sehr hitzig und trocknend wirkt und ohne große Ursache nicht innerlich gebraucht werden sollte. Der Name Wolfsmilch (Euphorbium) bezieht sich auf den weißen, scharfen Milchsaft, der vornehmlich zur Herstellung von hautreizenden und blasenziehenden Salben und Pflastern diente. Im Mittelalter war Euphorbia cypriassis zudem als Abführ- und Brechmittel bekannt. In Russland wurden pulverisierte Wurzeln von Euphorbia palustris in Dosen zu 4 g[67] als Abführmittel gegeben.

Den reinigenden und entschlackenden Eigenschaften bei innerlicher Verabreichung von Wolfsmilch stehen in nicht therapeutischen Dosen unangenehme Wirkungen gegenüber. Der Milchsaft erzeugt Würgen, starke Reizungen des Magen-Darm-Traktes, der Atemwege und Schleimhäute bis hin zum Eintreten einer akuten Nierenentzündung. Das homöopathische Arzneimittelbild der Wolfsmilch deutet auf eine gute Wirksamkeit bei Beschwerden, die durch eine Überlastung der Entgiftungssysteme enstanden sind, hin.

Hahnenfußsaft (Succo flammulae/Ranunculus acris L., Ranunculus ficaria L., Ranunculus bulbosus L., Ranunculus sceleratus L.)

Die medizinische Verwendung von Hahnenfußgewächsen war früher sehr beliebt. Gebraucht wurden der frische Saft und das frische, blühende Kraut verschiedenster Ranunculaceae und die Wurzeln von Ranunculus bulbosus. Dank ihrem hohen Saponingehalt sind Hahnenfußgewächse besonders als Hautreiz- und Ableitungsmittel bekannt. Nach längerem Hautkontakt mit der frischen Pflanze kommt es durch das Protoanemonin, das Haut und Schleimhaut reizt, zu Bläschenbildung und schwer heilenden Verätzungen.

Beliebt war lange Zeit eine Salbe aus den Blüten und Blättern, die auf den Nacken aufgetragen wurde und Schleim aus den Augen treiben sollte. Der Saft der Blätter wurde verwendet, um Warzen zu entfernen. Pflaster aus den Blättern brauchte man bei Hüftschmerzen, zum Ableiten von Zahn-, Augen-, Ohren- und Kopfschmerzen und zum Ausziehen von Beulen.

Ranunculus sceleratus zeigt die stärkste Hautreizwirkung unter den Hahnenfußgewächsen. Sein homöopathisches Arzneimittelbild gleicht dem einer chronischen Quecksilbervergiftung. Brennende, stechende Schmerzen, lebhafte, angstbesetzte Träume, Laufschnupfen und Niesen gehören ebenso dazu wie eine Landkartenzunge und Schmerzen in der Lebergegend. Durch das Einreiben der Haut mit Hahnenfußsaft ist eine homöopathische Einwirkung und dadurch zusätzliche Linderung der Beschwerden zu erwarten.

Lorbeerbeeren (Baccis lauri, Laurus nobilis L.)

Baccae lauri sind die Früchte des Lorbeerbaumes. Lonicerus nennt sie »warm« und »erweichend«. Gegen ein »blödes Haupt« empfiehlt er, Lorbeerbeeren zu zerstossen und nachts in einem Säcklein über das Bett zu hängen. Genauso hilfreich sollen sie in Wein eingelegt sein. Sie treiben den Schweiß und damit auch gleich die inneren Gebrechen aus. Auch bei Nieren- und Blasensteinen wird ein Lorbeerbeerenauszug in Wein getrunken.

Das blausäurehaltige Kirschlorbeerwasser kann innerlich verabreicht mit Quecksilber das hochgiftige Quecksilberzyanat bilden. Die äußerst giftige Blausäure ist vor allem in den Blättern und Samen enthalten, während das Fruchtfleisch beinahe frei davon ist. Eine äußerliche Anwendung gegen die Krämpfe und das Zittern sollte nicht zu einer Vergiftung führen. Das ätherische Öl der Blätter und der Beeren hat anregende und narkotische Eigenschaften. Lorbeerblätter und Beeren wirken durch den Gehalt an ätherischen Ölen äußerlich hyperämisierend und zeigen antimikrobielle Wirkungen. Die Homöopathie setzt den Kirschlorbeer vornehmlich bei krampf- und lähmungsartigen Erscheinungen ein. Lorbeerblätter werden heute vorwiegend als Gewürz benutzt.

Die Farbstoffe der violettschwarzen Beeren schützen die fettige Salbe vor dem Ranzigwerden.

Maiglöckchen (Floribus lilii convalli/Convallaria majalis L.)

Äußerlich wendete Lonicerus das Maiglöckchen zur Klärung der Augen und gegen kleine rote Äderchen im Gesicht an. »Wem die Glieder oder das Haupt zittern, die sollen den ganzen Körper mit Maiglöckchenwasser einreiben« und dieses trocknen lassen. Zudem vertreibt es auch den

67 Madaus 1987, Bd. II, S. 1324.

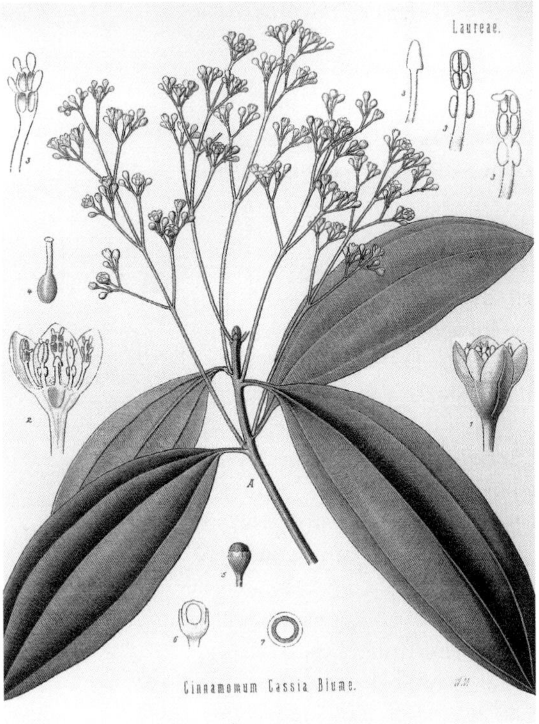

Zimtrinde verwendete Paracelsus als Zutat für seine Opiumzubereitungen zur Anregung des Stoffwechsels und um einer Verstopfung vorzubeugen, die für Laudanum typisch ist. Aus »Köhler's Atlas der Medizinal-Pflanzen«, 1887.

»Wehtum der Gemächt«, wenn in Maiglöckchenwasser getunkte Tücher aufgelegt werden. Ein Weinbrand aus den Blüten des Maiglöckchens soll das Gedächtnis stärken.

Heute wird die Droge aufgrund ihrer Toxizität nur noch selten angewendet. Während heute Frischpflanzen- und alkoholische Extrakte in der Herztherapie angewendet werden, setzt Lonicerus Destillate aus Maiglöckchenauszügen ein. Die herzwirksamen Inhaltsstoffe des Maiglöckchens sind nicht flüchtig und bleiben im Wasser gelöst. Eine innere Anwendung als herzwirksames Arzneimittel scheint zu Zeiten des Lonicerus nicht bekannt gewesen zu sein.

Odermennig, Leberkletten (Agrimonia eupatoria L.)

Das Kraut des Odermennigs soll alle Unreinheiten vom Menschen wegnehmen, wenn sein Haupt und sein Körper damit gewaschen werden. Ebenso rühmte Lonicerus seine wundheilungsfördernden Eigenschaften. Bäder mit dem Absud von Odermennigblättern sollen erfrorene Glieder in acht Tagen heilen. Im heißen Bad entfalten die Blätter eine schweißtreibende Wirkung und eignen sich bei Steinleiden, die durch Hitze und Dürre entstanden sind.

Der Odermennig entfaltet seine homöopathische Wirkung speziell in der Magen-Leber-Region und bei Muskel- und Knochenschmerzen.

Pfefferöl (Oleo de Piperibus, Piper nigrum L./ Capsicum annuum L.)

Paracelsus nutzte die durchblutungsfördernden Eigenschaften des Pfeffers.

Piper nigrum, schwarzer Pfeffer, wird seit Hippokrates als Gewürz und in der Medizin verwendet. Dioskurides berichtete, dass in Indien ein Baum wachse, dessen unreife Samen den weißen und schwarzen Pfeffer liefern. Der schwarze sei kräftiger als der weiße. Er sei erwärmend, harntreibend und die Verdauung fördernd. Lonicerus beschrieb den Pfeffer als hitzig und sehr trocken und wendete ihn äußerlich zusammen mit Weihrauch in einer Salbe an. Paracelsus verwendete vermutlich ein Öl aus Capsicum, aus spanischem Pfeffer. Seit Beginn des 16. Jahrhunderts wurde der spanische Pfeffer aus Südamerika importiert. Die hautreizende Wirkung von Capsaicin wird heute besonders in der Rheuma- und unspezifischen Schmerztherapie genutzt. Capsicum-Extrakte sind häufig Bestandteil moderner Ableitungsmittel über die Haut.

Ribisel (Ribes rubrum L.)

Aschner vermutete hinter dem Namen »Ribisel« einen Diminutiv von Cassis, schwarzer Johannisbeere (Ribes nigrum L.). Diese gilt heute im Allgemeinen als wirksames Mittel gegen Erkältungen und Husten, ihre Frucht wird gern gegessen oder zu Wein und Likör verarbeitet. Bis in die zweite Hälfte des 16. Jahrhunderts war sie in Nordeuropa kaum bekannt. Deshalb ist es wahrscheinlicher, dass Paracelsus mit Ribisel die rote Johannisbeere meinte. Lonicerus kannte die leuchtend roten Beeren und ihre Blätter als kühlende, trocknende und zusammenziehende Mittel. Rote Johannisbeeren sind verdauungsfördernd und geeignet für hitzige Menschen. Gegen die Trunksucht und den »Fluss der güldin Adern« (Gelbsucht) werden Säfte aus Johannisbeeren und Sauerampfer gegeben. Eine den Gallefluss fördernde und den Appetit stimulierende Wirkung ist seit langem bekannt. Dank ihrem hohen Gehalt an rotvioletten Farbstoffen (Flavonoide, Anthozyane) sind rote und schwarze Johannisbeeren vorzügliche Antioxidantien und haben eine wichtige Schutzfunktion für die Schwefelgruppen bioorganischer Moleküle und Entgiftungssysteme. Die schwarze Johannisbeere wird deshalb heute wieder vermehrt eingesetzt.

Rosenöl (Rosae spec.)

Die Gartenrose ist vermutlich die am häufigsten in Literatur, Legenden und Erinnerungen beschriebene Pflanze. Es gibt etwa 10 000 verschiedene Rosenarten. Neben ihrer Schönheit und ihrem Duft wurde die Rose immer auch wegen ihrer medizinischen, diätetischen und kosmetischen Verwendbarkeit geschätzt. Bei den alten Ägyptern galt sie als Universalmittel. Griechen und Römer benutzten die Rose als kühlendes und adstringierendes Mittel. Dioskurides empfahl die zubereiteten Blätter gegen Kopf-, Augen-, Ohren-, Zahnfleisch-, After- und Gebärmutterschmerzen und beschrieb die genaue Herstellung von Rosenöl und Rosenpastillen.

Rosenöl eignet sich besonders zur Pflege trockener, entzündeter und empfindlicher Haut. Paracelsus benutzte das Öl zum Anrühren der ätzenden Paste. So verband er Wärme, Lieblichkeit und Hautfreundlichkeit des Rosenöls mit den scharfen und zerstörerischen Eigenschaften des Arsens, des Ätzkalks und der Weidenasche.

Sadebaum, Sevenbaum (Sabina, Juniperus sabina L.)

»Es brauchen dieses Kraut die allzu unverschämten und züchtigen Weiber um die Empfängnis der Geburt zu verhindern«, berichtete Lonicerus, obwohl er meinte, man müsste dies eigentlich verschweigen, da solcher Brauch gottlos sei. Äußerlich als Salbe oder Pflaster angewendet, hilft der Sevenbaum Wunden zu reinigen und Schmerzen zu lindern. Auch löst er Schorf und Hautschuppen ab. In Wein gesotten und getrunken soll er den Magen stärken und die Schmerzen im Darm lösen. Auf der Haut erzeugt das ätherische Öl des Sadebaums starke Reizungen und Entzündungen. Da innerliche Vergiftungen bei Anwendung höherer Konzentrationen (> 1 %) nicht ausgeschlossen werden können, sollte man nach neueren Erkenntnissen auf großflächige Anwendung verzichten. Die Zweigspitzen enthalten 3–5 % ätherisches Öl.

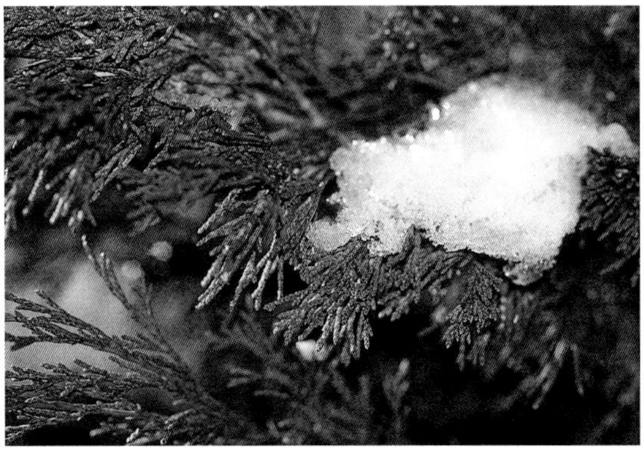

Sadebaum verwendete man früher als hautreizendes und krampflösendes Mittel gegen das merkurialische Zittern (Foto: M. Madejsky).

Paracelsus widmete der Sabina mehrere Textstellen. Er benutzte sie vor allem als wundreinigendes Mittel, starkes Emmenagogum, Diuretikum und in Balsamen zur Heilung von Kontrakturen.

Schwalbenwurz (Radice Hirundinariae, Vincetoxinum hirundinaria Medik)

Die Schwalbenwurz ist innerlich und äußerlich ein Wundtrank und »ein herzliche Wurzel der Frauen Blödigkeit zu befördern« (Lonicerus 1679). Lonicerus wies auf die abtreibende und menstruationsfördernde Wirkung von Dampfbädern der Wurzel hin.

Der Droge wird eine harn- und schweißtreibende, verdauungs- und menstruationsfördernde Wirkung zugeschrieben. Die enthaltenen Alkaloide wirken tumorhemmend. Paracelsus nutzte die Schwalbenwurzel als Badezusatz. Ihre schweißtreibenden Eigenschaften und ihre gute Wirksamkeit bei der Heilung alter Wunden machen sie zu einem idealen Ausleitungsmittel. Paracelsus sah in der Schwalbenwurz eines der besten Mittel gegen die Pestilenz.

Drachenwurz, Schlangenwurz (Serpentina/ Dracunculus minor → Calla palustris L.)

Die Beschreibung von Dracunculus minor des Lonicerus entspricht den botanischen Gegebenheiten von Calla palustris. Das Kraut und die Wurzeln wurden in Salben, Ölen und Pflastern gegen Altersflecken, alte Wunden und Krebsgeschwüre eingesetzt.

Die Glucomannane, Bassorin und Stärke enthaltende Droge lässt bei Kontakt die Schleimhäute stark anschwellen. Die in den Blättern enthaltenen Calciumoxalatkristalle bohren sich, wenn sie ungelöst sind, wie Spitzen in die Haut und führen zu einer starken Hautreizung. Drachenwurz hat auch schweißtreibende und schleimlösende Effekte.

Tanne, Fichte, Lärche (Picea abies L./Abies alba M.)

Nadelbäume spielten in der Medizin schon seit langem eine Rolle. Je nach Verfügbarkeit wurden verschiedene Arten benutzt. Paracelsus erwähnte speziell die koagulierenden Eigenschaften der Tanne, Fichte und Lärche (III/844). Ihre Harze unterscheiden sich durch die Subtilität des Sulfurs. Das ausgetretene Harz ist fest gewordener Sulfur, der im Beisein von Mercurius koaguliert.

Terpentin

Als Terpentin wird das Harz verschiedener Nadelbäume bezeichnet. Paracelsus deutete Terpentin als nicht koagulierter Sulfur, der das Holz und die Rinde in subtiler Weise durchdringt. Erst beim Austritt und nach Kontakt mit dem Mercurius wird der Sulfur fest. Lonicerus beschrieb die Natur aller Harze als erwärmend, erweichend, zerteilend und reinigend.

Zur äußerlichen Anwendung wurden Pflaster und Salben hergestellt. Diese sollten alte und neue Wunden reinigen, Schorf und Grind ablösen.

Tannenschösslinge

Tannenschösslinge werden im Frühjahr gesammelt, frisch verarbeitet oder schonend getrocknet. Volksmedizinische Anwendung finden sie bei der Behandlung von Atemwegserkrankungen, in wärmenden Rheumasalben und Bädern. Sirup oder Honig aus frischen Tannenschösslingen ist ein beliebtes Mittel gegen Reizhusten. Als Hautreizmittel wird das aus Nadeln, Zweigspitzen oder Ästen gewonnene Terpentinöl verwendet.

Tannenzapfen

Der Sud von frischen Tannenzapfen diente als Warzenmittel, das Pechpflaster gegen Schenkelgeschwüre. Das Harz wurde gegen Nieren- und Steinleiden, gegen Hüftbeschwerden und bei Wunden angewendet. Junge, grüne Tannenzapfen enthalten viele Gerbstoffe, die entzündungshemmend auf die Haut wirken.

Wacholder (Juniperus communis L.)

Die Wacholderbeeren galten schon im Altertum als antiseptisches und diuretisches Heilmittel. In der Volksmedizin einiger europäischer Länder spielt Wacholder mit einem breiten Spektrum von Anwendungen eine große Rolle.

Die Beeren dienen auch der Herstellung eines ätherischen Öls, das als geschmacklicher Hauptbestandteil von Gin benötigt wird. Die würzig duftenden Nadeln des Wacholderbaumes wurden von vielen Völkern zu Räucherzwecken benutzt.

Paracelsus verwendete Wacholder wegen der ausgleichenden entkrampfenden Eigenschaften als Nieren-, Blutreinigungs- und Wundmittel.

Produkte tierischen Ursprungs

Destilliertes Bibergeil (Castoreum)

Bibergeil wird aus den Markierungsdrüsen männlicher und weiblicher Biber gewonnen. Durch die Kraft seiner Hitze wirkt es krampflösend. Mit Pfeffer und Honigwasser getrunken, wirkt Bibergeil menstruationsfördernd und treibt Totgeburten aus.

Castoreum macht hitzig, trocknet und läutert und »ist deswegen denjenigen so aus Fülle den Krampf haben oder das Zittern der Adern sehr bequem«. Äußerlich als Salbe angewendet, nimmt Bibergeil das Zittern und die Lähme von den Gliedern. Als besonders vorzüglich lobte Lonicerus ein in Apotheken erhältliches Bibergeilöl, welches sich für alle Gebrechen der Glieder und Nerven eigne, deren Ursache die Kälte sei. Vermutlich verwendete Paracelsus bei der Herstellung seiner wärmenden Salbe dieses von Lonicerus beschriebene ätherische Bibergeilöl. Eine wärmende und leichte Entzündungshemmung kann anhand der Inhaltsstoffe erwartet werden.

Spanische Fliegen (Cantharidibus)

Blasenkäfer oder Pflasterkäfer werden die getrockneten Körper des Käfers Lytta vesicatoria genannt. Die Anwendung von Canthariden war weit verbreitet. Beliebt war die Haut und Schleimhaut reizende Wirkung in blasenziehenden Pflastern und als Aphrodisiakum. Tinkturen wurden innerlich bei neuralgischen und anderen stechenden Schmerzen gegeben. Lonicereus lobt die Eigenschaften von stark fettigen Canthiaridensalben bei Rissen und Schrunden. Die hautreizende Wirkung der spanischen Fliege ist recht oberflächlich. Daher heilen Wunden von Blasen der spanischen Fliege narbenlos ab.

Eierkalk

Kalk hat die Eigenschaft, Säure-Base-Verhältnisse in Richtung basisch zu verschieben. In Salben und Öle gemischt, wurde er bei verschiedenen Hautleiden vom Vertreiben von Warzen bis zur Schönheitspflege angewendet. Lonicerus brauchte ihn auch als Bindemittel in Pflastern gegen den Wolf. In seinem Kräuterbuch von 1679 erklärte er die Herstellung von Eierkalk: Eierschalen in einen Topf gegeben und diesen in einen Brennofen für Ziegel stellen, und zwar bis alle organischen Bestandteile verglüht sind und die weiße Kalkasche übrigbleibt. Diesen Kalk verwendet man speziell für Salben gegen chronische Hautleiden.

Fuchsfett

Laut Lonicerus fanden im 16. Jahrhundert mehr oder weniger alle inneren Organe des Fuchses medizinische Verwendung. Fuchsfett war eine beliebte Salbengrundlage. Fuchsschmalz soll gut bei zitternden Gliedern, Krämpfen, Rheuma und

Gliederschmerzen sein. Zur Konservierung gab Lonicerus Dill und Thymus (Welscher Quendel, Immenkraut, Thymus serpilli) zum frisch gewonnenen warmen Fuchsfett. Alles zusammen wurde gekocht, bis alles Wasser abgedampft war. Das Öl wurde vor der Anwendung erwärmt.

Laudanum paracelsi – Beispiel eines Schmerz- und Beruhigungsmittels

Laudanum zählte in früherer Zeit zu den wichtigsten Arzneischätzen. Der Frankfurter Stadtarzt Johann Schröder (1600–1664) erklärte seine beachtliche Verwendungsvielfalt folgendermaßen:

»Das Laudanum opiatum ist nichts anderes, denn ein Extrakt des Opii, der durch Beymischung der Gifft-Mittel und Herzstärckenden Artzneyen verbessert worden. Man nennet es aber Laudanum, weilen dergleichen Mittel ein sonderbares Lob verdienet, wegen der vortreflichen Tugenden, die es in denen schwersten Kranckheiten leistet, dergleichen seyn,

- die Schmertzen stillen,
- den Schlaff bringen,
- alle Flüss stillen,
- das Brennen löschen,
- die Natur stärcken, die unruhigen Geister in der Tobsucht, Zipperlein, der schweren Noth, etc. beruhigen« (zit. nach Kuhlen 1983, S. 210).

Laudanum paracelsi

»Nun ist zuverstan als wir darzu sezen sedativa, die selben sind mer dan zu glauben nützlich darin, als opium thebaicum und dergleichen die andern; wollen wir ir vermischung aufzeigen und bereitung und ist also:

opii theabaici	dr. II
cinamomi	unc. s
musci	
ambrae	ana scr. I
seminis papaveris utriusque	unc. s
mandragorae	dr. s
masticis	dr. III
succi hyoscyami	dr. I

Misch sie klein gestossen zusammen und mach daraus ein zeltli mit gesotten Kittensaft und vergrab es in ein kütten wol wider zugemacht, dornach in ein deig getan und in den Backofen lassen backen wie ein brot, demnach herausgenommen 1 lot under 10 lot arcani vitrioli« (Sudhoff, zit. nach Kuhlen 1983, S. 251).

Laudanum, eine Zubereitung zur Schmerzstillung und Sedierung, gehört zu den ausgefeiltesten Rezepturen unserer Vorfahren. Je nach bevorzugtem Einsatz wurden die Zutaten in ihrem Verhältnis zueinander verändert. Paracelus betonte, Drogen mit beruhigender Wirkung seien wirkungsvoller als Opium. Das Geheimnis ihrer Wirkung liegt im Zusammenspiel der einzelnen Substanzen. Daher bleiben sich die Hauptingredienzen aus Nachtschattengewächsen und Mohn in der Vielzahl der Rezepturen gleich. Beigefügt wurden in den meisten Fällen die Wirkung unterstützende Pflanzen und Geschmackskorrigentien.

Die möglichst breit angelegten Angriffsstellen der Drogen und das Wechselspiel aller Inhaltsstoffe berücksichtigt die unterschiedlichen Bedürfnisse. Durch Beimischung von schleimhaltigen, abführenden Drogen zum stopfenden Opium wird die Ausscheidung von Giftstoffen nicht behindert. Ebenso erscheint der Zusatz krampflösender und entzündungshemmender Substanzen in der Schmerzbehandlung sinnvoll. Die Erfahrung, dass starke Schmerzen einen nicht schlafen lassen und dass umgekehrt Schlaf und Betäubung die Schmerzempfindung senken, ist allgemein bekannt.

»Viele haben in der Alchimie quintum essentia gesucht, das nichts anderes ist, als wenn die vier corpora von den Arkanen genommen werden, und das was dann übrig ist, ist das eigentliche arcanum. Dieses arcanum ist ein Chaos, und es ist dem Gestirn möglich es zu führen, wie eine Feder vom Wind. So soll nun die Bereitung der Arznei sein, dass die vier corpora von den Arkanen genommen werden und darnach soll das Wissen da sein, was in diesem arcanum das astrum sei, und darnach was das astrum dieser Krankheit sei, was das astrum in der Arznei wider diese Krankheit sei.« (Paracelsus, zit. nach Peuckert I/548)

Ab dem 16. und 17. Jahrhundert trat die Anwendung von Solanaceen (Alraune, Bilsenkraut, Tollkirsche) stark in den Hintergrund, während die Verwendung des Mohns stetig anstieg. Laudanum wandelte sich immer mehr zum reinen Schlaf- und Schmerzmittel. Auf die krampflösenden und beruhigenden Eigenschaften der Nachtschattengewächse wurde wohl nicht zuletzt auch aufgrund der christlichen Hetzjagd gegen die Hexen verzichtet. Die so genannten Flug- oder Hexensalben wurden öfter als »grüne Salben« beschrieben, was auf den Gebrauch von Bilsensaft oder Öl hindeutet. Als einziges in unseren Breitengraden seit Jahrhunderten bekanntes Öl färbt Bilsenkrautöl Salben und Schmieren grün. Mit zunehmendem Beweisnotstand gegen die vermeintlichen Hexen

Wirkungen der Rezepturbestandteile des Laudanum paracelsi

Laudanum paracelsi	Droge	Stammpflanze	Wirkung
opii theabaici	Opium	Papaver somniferum	schmerzstillend beruhigend stopfend
cinamomi	Zimt	Cinnamomum verum	aromatisierend motilitätsfördernd im Magen-Darm-Trakt
musci	Moschus*		stark beruhigend
ambrae	Amberkraut	Teucrium marum	krampflösend
seminis papaveris utriusque	Mohnsamen	Papaver spec.	schmerzstillend beruhigend
mandragorae	Alraune	Mandragora officinarum	krampflösend
masticis	Mastix	Pistacia lentiscus	aromatisierend adstringierend
succi hyoscyami	Bilsensamen	Hyoscyamus niger	krampflösend
Kittensaft	Quittensaft	Cydonia oblongata	leicht abführend

*Drüsensekret des männlichen Moschustieres: Moschus moschiferus

kamen die »grünen Salben« in Verruf. Dank ihrer Allgegenwärtigkeit als Wund- und Heilsalben und ihrem potenziellen Vermögen psychoaktiver Wirkung waren sie wie geschaffen als »Beweise« gegen Beschuldigte.

Tinctura opii crocata – ein Relikt des 17. Jahrhunderts

Der Schlaf- und Schmerzmittelverbrauch war in den letzten Jahrhunderten vielleicht niedriger als heute, die Auswahl an Rezepturen für den Usus oder auch Abusus derselben aber kaum geringer. Die Mehrheit der Vorschriften aus alten Arzneibüchern befasst sich mit Schmerzmitteln. Die meisten davon enthalten wenigstens ein Nachtschattengewächs oder Opium. Ein Überbleibsel des alten Schmerz- und Schlafarzneimittelschatzes ist die »Tinctura opii crocata«. In Deutschland bis 1968[68] und in der Schweiz bis 1990[69] in den offiziellen Arzneimittelbüchern aufgeführt, wurde das Präparat in den neuen Arzneibüchern ersatzlos gestrichen. Ein Sieg der Einzelsubstanz Morphium über das Vielstoffgemisch Opium. Die Rezeptur der Tinctura opii crocata soll vom englischen Arzt Thomas Sydenham (zit. nach Kuhlen 1983, S. 246) aus dem Jahre 1660 stammen und war sicher nicht weniger wirksam als ihre Einzelsubstanzen.

Die Rezeptur blieb sich gleich, und auch die Herstellungsvorschrift veränderte sich kaum. Der einzige Unterschied bestand darin, dass die safranhaltige Opiumtinktur nicht im Wein, sondern im geschmacklosen Alkohol ausgezogen wurde.

Seit dem Aufschwung der synthetischen, hübsch verpackten Schmerzmittel in den letzten

68 Aufgeführt im DAB 6 von 1926, gültig bis 1968.
69 Ph. Helv. VI von 1971, gültig bis 1990.

Laudanum liquidum Sydenhami 1660		Tinctura opii crocata bis 1990		Drogen
Opii optimi in taleolas dissecti	unc. II	Extractum opii siccum	5,0 g	Opium
Croci	unc. I	Crocus	3,0 g	Safran
Cinnamomi	ana dr. I	Cortex cinnamomi	1,0 g	Zimt
Caryophyllorum		Flos caryophylli	1,0 g	Gewürznelke
Vini Malacensis	lb. I	Äthanolum 94%	25 g	Alkohol = Lösungsmittel
		Ausgekochtes Wasser	q.s.	

40 Jahren sind bald auch die letzten Überreste der Schmerz- und Betäubungsmittelkultur unserer Vorfahren verschwunden. Auch wenn die Arzneimittelindustrie bezüglich neuer pflanzlicher und synthetischer Schmerzmittel unermüdlich forscht, werden wohl eines Tages wieder die »alten«, nicht mehr patentierbaren Rezepturen den Markt erobern.

Bewährte Rezepturen

Wärmende Bademischung

10 g Kamillenblüten (Chamomilla recutita L. Rauschert)
10 g Lavendelblüten (Lavandula angustifolia Mill)
10 g Holunderblüten (Sambucus nigra L.)
10 g Kiefernadeln (Pinus spec. L)
10 g Kalmuswurzel (Acorus calamus L.)

Die frischen Pflanzenteile werden schonend getrocknet, auf die gleiche Größe zerkleinert und in einer großen Schüssel gemischt.

Die Mischung wird in 1 Liter Wasser aufgekocht und abgesiebt. Den Sud gibt man dem Badewasser bei.

Bad bei starken Muskelverspannungen

50 g Johanniskraut (Hypericum perforatum L.)
5 g Lavendelblüten (Lavandula angustifolia Mill.)
5 g Storchenschnabelkraut (Geranium robertianum L.)
10 g Sandelholz (Santalum album L.)

Die frischen Pflanzenteile werden schonend getrocknet, auf die gleiche Größe zerkleinert und in einer großen Schüssel gemischt.

Die Mischung wird 10 Minuten in 1 Liter Wasser aufgekocht und dem Badewasser beigegeben.

Salbe gegen Muskelverspannung

10 g Erzengelwurztinktur (Angelica archangelica L.)
10 g Beinwelltinktur (Symphytum officinale L.)
10 Tropfen Gewürznelkenöl (Syzygium aromaticum L., Merr)
100 g Hydrophile Salbe (aus dem Handel)

Die Tinkturen und das Öl werden nacheinander einzeln in die Salbe eingearbeitet.

Die schmerzenden Stellen mehrmals täglich dünn einreiben, eventuell massieren.

Öl gegen das merkurialische Zittern

10 ml Rosmarinöl (Rosmarinus officinalis L.)
10 ml Lavendelöl (Lavandula angustifolia Mill.)
20 ml Wacholderöl (Juniperus communis L.)
20 ml Eukalyptusöl (Eucalyptus globulus Labill.)
140 ml Johannisöl (Hypericum perforatum L.)

Die Öle werden einzeln abgemessen und in einer dunklen, gut verschließbaren 200-ml-Flasche gemischt. Um ein Ranzigwerden des Öls zu verzögern, sollte der Ausguss nach jedem Gebrauch mit einem sauberen Tuch abgewischt werden.

Die schmerzenden Stellen mehrmals täglich mit diesem wärmenden Öl einreiben

Wickel zur Unterstützung der Leber

25 g Mariendistelkraut (Silybum marianum L, Gaertn.)
25 g Fenchelsamen (Foeniculum vulgare Miller)
25 g Erdrauchkraut (Fumaria officinalis, L.)
25 g Kamillenblüten (Chamomilla recutita L Rauschert)

Die frischen Pflanzenteile werden schonend getrocknet, auf die gleiche Größe zerkleinert und in einer großen Schüssel gemischt.

100 g der Mischung mit 2–3 dl Wasser aufbrühen und 10 Minuten ziehen lassen. Ein mehrfach gefaltetes Baumwolltuch wird damit getränkt, auf die Leber gelegt und mit einem Wolltuch bedeckt. Nach 20 Minuten sollte der Wickel erneuert werden. Zur weiteren Unterstützung der Entgiftungsfunktion der Leber 1 Teelöffel Kräutermischung auf 1 Tasse geben, als Aufguss 5 Minuten ziehen lassen und 1–3 Mal täglich eine Tasse trinken.

Schwermetallentgiftung mit Wurzeln[70]

50 g Wegwarte (Cichorium intybus L.)
50 g Silberdistel (Carlina acaulis L.)
50 g Berberitze (Berberis vulgaris L.)
50 g Erzengelwurz (Angelica archangelica L.)
50 g Klettenwurz[71] (Arctium lappa L.)
50 g Bibernelle (Pimpinella major L., Huds.)

70 Nach Madejsky/Rippe 1997a, S. 152.
71 Radix bardanae.

Die getrockneten Wurzeln werden zu gleichen Teilen gemischt.

Zwei Esslöffel der Mischung mit 600 ml kochendem Wasser überbrühen, 10 Minuten ziehen lassen, absieben und über den Tag verteilt trinken.

Diese Teekur wird bei Schwermetallbelastung während 2–3 Monaten durchgeführt. Die gleichzeitige Einnahme von Schwefel (beispielsweise Sulfur D6) ergänzt den Tee.

Quecksilberentgiftung ein halbes Jahrtausend nach Paracelsus

Die bereits von Paracelsus definierten Phasen der Schwermetallentgiftung dienen nach wie vor als Grundlage der Therapiemaßnahmen bei Vergiftungen. Die Methoden haben sich dagegen mittlerweile geändert. Bei der akuten Vergiftung werden allgemein Komplexbildner eingesetzt, die mittels Ionenaustausch Quecksilber von seinen Bindungsstellen verdrängen und abbinden. Ein gewichtiger Nachteil ist ihre unspezifische Wirkung. Durch Bindung werden lebenswichtige Ionen aus dem Organismus entfernt. Die gleichzeitige Gabe hoher Dosen an Mineralstoffen kann eine Verschiebung des Elektrolythaushaltes verhindern helfen.

Die modernen therapeutischen Maßnahmen sind nicht unbedingt angenehmer zu ertragen als die paracelsischen. Überreaktionen, ausgelöst durch das frei gewordene Quecksilber, sind häufig und können sehr schmerzhaft sein. Schmerzmittel helfen im Allgemeinen kaum.

Die Behandlung chronischer Überbelastung besteht aus dem Erkennen und Ausschalten der Ursache. Außer dem Luft- und Fischkonsum stammt die wohl größte Belastung für den Menschen von seinen Zahnfüllungen. Vor und während der Entfernung des Amalgams sollte unbedingt eine dem Patienten angepasste Begleitbehandlung durchgeführt werden. Die Beseitigung der Quecksilberquelle muss mit größter Vorsicht und technisch korrekt durchgeführt werden, um eine weitere Quecksilberausschwemmung möglichst gering zu halten. Unkorrekt entfernte Amalgamfüllungen in Zähnen führen zu einer massiven Überschwemmung des Organismus mit Dämpfen und metallischem Quecksilber. Die Folgen sind akute Vergiftungen und eine deutliche Verschlimmerung des Beschwerdebildes.

Werden die paracelsischen Entgiftungsmethoden mit den Methoden der heutigen Medizin kombiniert, entsteht eine therapeutische Vielfalt, die dem jeweiligen Patienten und seinem Beschwerdebild angepasst werden kann. Statt mit Muskelrelaxantien, Antirheumatika und Beruhigungsmitteln können Tonusänderungen einzelner Muskeln oder Muskelgruppen relativ einfach mit spezifischen Salben angegangen werden. Die Entgiftung einer chronischen Quecksilberbelastung verlangt sowohl vom Patienten als auch vom Therapeuten viel Zeit und Geduld. Wärmende Schwefel- und anregende Meersalzbäder förderten nicht nur zu paracelsischer Zeit die Schwermetallentgiftung, sollten aber dosiert angewendet werden.

Ausschläge waren früher erwünscht, heute weniger. Werden Blockaden und Therapiestillstände beobachtet, so können mittels gezielt eingesetzter Phytotherapeutika und Homöopathika die Ausscheidungsvorgänge unterstützt werden. Im Laufe der Entgiftung stellt sich der Körper auf die neue Situation ein und reagiert immer empfindlicher. Im elektromagnetischen Strahlenfeld entwickeln diese Patienten häufig eine Hypersensibilität, zum Teil überlagert von Allergien. Die modische Einhüllung in Synthetikfasern führt zu einer weiteren Aufladung des Organismus und einer Interferenz mit Quecksilber. Mondkrankheiten sind die Folge. Verspannungen und Verkrampfungen, Kopfschmerzen, Schlafstörungen, Schwindel und Epilepsie sind einige bereits von Paracelsus beschriebene Folgen. Wie lange unser Gesundheitssystem diese »unerkannten« Folgekrankheiten des Goldes der Alchimisten finanziell noch tragen kann, steht in den Sternen geschrieben.

Überblick über aktuelle therapeutische Maßnahmen

Jeder Patient reagiert mit einer ihm eigenen Symptomatik auf eine chronische Überbelastung seiner Entgiftungssysteme. Quecksilber ist einer der vielfältigsten Stoffe – dementsprechend verschieden und wechselhaft sind auch die Beschwerden. Paracelsus sah im Mercurius eine lebenskräftespendende, vitalenergetische Kraft, eine alle Materie durchflutetende Energie, einen überall anwesenden Götterboten. Diese Kraft nutzte er bei der Herstellung potenter Arzneimittel auch zur Therapie.

Der unberechenbare, unkontrollierte Mercurius wird im heute gängigen Weltbild nicht mehr wahrgenommen. Der materialisierte Mercurius – das Schwermetall Quecksilber – scheint an seine Stelle getreten zu sein und durchdringt langsam die physische Ebene. Wandelbar wie der kräftespendende energetische Mercurius, passt sich Quecksilber den gegebenen Strukturen an und hakt sich fest. Die Formebene wird nicht etwa von einem Hauch Vitalität durchdrungen, sondern in ihren Funktionen stark eingeschränkt und fixiert.

Bei der Therapierung einer chronischen Quecksilbervergiftung sollten die verschiedenen, aus den Fugen geratenen Ebenen berücksichtigt werden. Da im fortgeschrittenen Stadium die Entgiftungssysteme des Organismus völlig überlastet sind, ist eine materielle Ausleitung vorsichtig anzugehen. Mit zunehmender Entlastung des Körpers und wiederhergestellten Organfunktionen steigt die Reaktivität und Sensibilität des Organismus an. Die wieder erworbene Reaktionsfähigkeit kann zum erneuten Aufflammen nicht ausgeheilter alter Verletzungen führen, die man nicht mit den Beschwerden der Vergiftung verwechseln darf. Mit zunehmendem Gleichgewicht steigt auch die Durchlässigkeit zur Aufnahme des geistigen Mercurius, was zu einem Anstieg der Lebensfreude und zu Gesundheit führt.

Der pharmazeutische Markt bietet eine Vielzahl vitalitäts- und energiesteigernder Produkte an. Unkontrolliert eingenommen führen diese häufig eher zu einer Überlastung als zu einer Vitalitätssteigerung des Organismus. Vitamin- und Mineralstoffpräparate enthalten oft Farbstoffe und andere Zusätze, welche vor der Einnahme auf Verträglichkeit getestet werden sollten. Besteht der Verdacht auf eine chronische Quecksilberbelastung, sollte man unbedingt eine in dieser Problematik erfahrene Fachperson konsultieren und nicht selber an sich herumdoktern. Die Gefahr einer Verschleppung und somit Verschlimmerung der Symptomatik ist relativ groß. Gezielt eingesetzte Nährstoffe können die Entgiftungssysteme aber unterstützen und zu einer Energiesteigerung führen.

Säure-Base-Haushalt: Chronische Vergiftungen und zur Vorbereitung von Zahnsanierungen

Substanz und Tagesdosis	Empfohlene Art	Eigenschaften und Wirkungen[72]	Interaktion mit Quecksilber[73]	Anmerkung
Entsäuerung	Basische Diät über mehrere Monate	• Entsäuerung des Gewebes	• Mobilisation von Hg aus dem Gewebe	• Meiden von Zucker, Kaugummi, sauren Früchten und Nikotin • Vorwiegend vegetarische Ernährung ohne Milch und Eier.
Basische Salzmischung Beispiel: Na-Bic, Citrat. Es sind verschiedene Präparate im Handel.	Einnahme individuell über mehrere Monate	• pH-Veränderung • Gewebeentsäuerung	• Mobilisation von Hg aus dem Gewebe	• Urin-pH kontrollieren; das Ziel ist erreicht, wenn der pH-Wert nach dem Frühstück und dem Mittagessen ansteigt. • Reaktionsfähigkeit des Organismus steigt, die Bauchspeicheldrüse arbeitet optimal im basischen Bereich → Medikation von Diabetes-mellitus-Patienten überwachen beziehungsweise anpassen.
Baseninfusion Menge und Abstände individuell	Infusionen • Gewebeentsäuerung	• pH-Veränderung	• Mobilisation von Hg aus dem Gewebe säuerungszustände.	• Beschränkung auf schwere Vergiftungsfälle und akute Über- • Zusätze homöopathischer Mittel und Nährstoffsupplementierung.

72 Naturwissenschaftlich anerkannte Eigenschaften und Wirkungen.

73 Die Angaben beruhen auf Erkenntnissen der Chemie und der Erfahrungsmedizin.

Nährstoffsupplementierung[74]: Vor und während der Zahnsanierung und bei Nährstoffmangel

Substanz und Tagesdosis	Empfohlene Art der Applikation	Funktion im Organismus[75]	Interaktion mit Quecksilber[76]	Anmerkung
Selen Tagesdosis 50–200 µg Sonderfälle: 400–600 µg	Mit dem Essen in mehreren Dosen über den Tag verteilt einnehmen	• Schutz vor peroxidativen Schäden • Gluthathionperoxidase = Se-haltig	• Körper bildet unlösliches Hg-Selenid → Selenmangel bei Hg-Belastung • Se bindet Hg im Atomverhältnis 1:1	• Bessere Resorption in gebundener organischer Form, beipielsweise als Selenmethionin • Nicht zusammen mit Zink und Vitamin C einnehmen
Zink Tagesdosis 15–30 mg abends	Zwischen den Mahlzeiten einnehmen, mehrere Einzeldosen	• Zink fördert katalytisch die Zellatmung und Eisenaufnahme	• Induziert Synthese von Metallothionin (Metallbindendes Protein) zur Entsorgung von Schwermetallen • Zink mindert Toxizität und erhöht Hg-Ausscheidung	• Substitution über Monate je nach Zinkstatus • Vorsicht: Überdosierung löst Muskelschwäche und Müdigkeit aus! • Nach 4 Wochen Anwendung 2 Wochen Pause machen
Vitamin C Tagesdosis 1–3 g in 500-mg-Dosen	Mit dem Essen einnehmen, vorzugsweise mehrere Einzeldosen oder Präparat mit Retardeffekt	• Antioxidans • Verbessert Resorption von Zink	• Fördert Ausscheidung durch Hydroxylierung des Quecksilbers → Wasserlöslichkeit steigt	• Resorption von Vitamin C wird in Gegenwart von Bioflavonoiden verbessert
Vitamin E Tagesdosis 400–800 IU/d	Mehrere Einzeldosen über Tag verteilt mit dem Essen einnehmen	• Fettlösliches Antioxidans • Oxidationsschutz für Zellmembranen	• Mindert die neurotoxischen Wirkungen von Methylquecksilber und anorganischem Quecksilber	• Vitamin-E-Mangel vermindert Zn-Spiegel im Plasma → Zink-Mangel verstärkt, Se-Mangel erhöht Bedarf an Vitamin E, wichtiger Zusatz bei FS-Gabe
Omega-3-Fettsäuren[77] Tagesdosis individuell 4–12 g/d **Omega-6 Fettsäuren**[78] Tagesdosis individuell 4–12 g/d	Einnahme 3 Mal täglich zu den Mahlzeiten	• Zellwandaufbau, wichtig für Elastizität der Zellwände • Regulation der Blutfettwerte • Senkt Neigung zu Entzündungen	• Mindern vor allem neurotoxische und weichteilrheumatische Symptome wie Entzündungsreaktionen und Empfindlichkeit auf Strahlung	• Sollten Vitamin E als Oxidationsschutz enthalten. Wenn nicht, wird gleichzeitige Einnahme von Vitamin E empfohlen
Bioflavonoide und Anthozyane Tagesdosis 300–800 mg, oft Extrakte aus Cassis (vergleiche Paracelsus)	Einnahme 3 Mal täglich nach den Mahlzeiten	• Schutz vor oxidativem Stress	• Mindern weichteilrheumatische Symptome wie Entzündungsreaktionen und Empfindlichkeit auf Strahlung	• Wichtige Bestandteile des antioxydativen Schutzsystems • Wirkung wird durch gleichgleichzeitige Einnahme von Vitamin C unterstützt • Unterstützende Wirkung bei gleichzeitiger Glutathionsupplementierung[79]
Coenzym Q10 Tagesdosis 30–120 mg	Einnahme 3 Mal täglich nach den Mahlzeiten	• Fettlösliches Antioxidans	• Mindert Schäden durch freie Radikale	• Unterstützt und regeneriert Entgiftungssysteme von Leber und Niere

Selen und Zink immer zeitlich getrennt einnehmen.
Vitamin C und Zink gemeinsam einnehmen.
Ungesättigte Fettsäuren (FS) immer zeitgleich mit Vitamin E einnehmen.

74 Dosierungsangaben sind Empfehlungen und richten sich nach dem individuellen Bedarf des Patienten; die Nährstoffsupplementierung wird in naturwissenschaftlichen Kreisen kontrovers diskutiert.

75 Naturwissenschaftlich allgemein anerkannte Funktionsweise.

76 Angaben beruhen auf Erkenntnissen der Chemie und der Erfahrungsmedizin.

77 Eicosapentaensäure (EPA), Docosahexaensäure (DHA) in Fischölen, a-Linolensäure in Pflanzenölen wie Nachtkerzenöl, Leinöl, Rapsöl.

78 Linolsäure: hoher Anteil in Borretschöl, Nachtkerzenöl, Sonnenblumenöl, Maiskeimöl, Sajaöl usw.

79 Untersuchungen zeigen, dass die gleichzeitige Verabreichung von reduziertem Glutathion und Anthozyanen einen synergistischen Effekt ausübt. Eine wechselseitige Funktion als Redoxpaar wird diskutiert (Ohlenschläger, Treusch).

Komplexbildner/Ionenaustauscher: Akute Intoxikation und schwere chronische Vergiftungen

Substanz und Tagesdosis	Empfohlene Art der Applikation	Funktion im Organismus	Interaktion mit Quecksilber	Anmerkung
DMPS 2-3-Dimercapto-1-Propano-Sulfonsäure	Infusionen: 5 mg/kg Körpergewicht. Abstand individuell.	• Chelatbildung über die SH-Gruppen	• Bindet Quecksilber und andere Schwermetalle	• Zur Testung und Mobilisation • Anwendung in Infusionen sollte auf schwere Fälle mit ausgeprägten neurologischen und starken weichteilrheumatischen Schmerzen beschränkt bleiben
DMSA 2-3-Dimercaptosuccinylsäure	2 Mal wöchentlich 100 mg in Kapseln	• Chelatbildung über die SH-Gruppen	• Bindet Blei und andere Schwermetalle	• Nur für schwere Fälle • Voraussetzung: keine eingeschränkte Nierenfunktion • Große Trinkmenge und Mineralstoffersatz wichtig
Calcium-dinatrium-EDTA ($CaNa_2$-EDTA)	Infusionen, Abstand und Anzahl individuell	• Chelatbildung durch Austausch von Calcium gegen Metallionen	• Bindet vor allem Hg^{++}, wenig Hg und Hg^{+}	• Für schwere Fälle • Unspezifisch • Mineralstoffersatz

Phytotherapie: zur Mobilisation und Ausscheidung

Substanz und Tagesdosis	Empfohlene Art der Applikation	Funktion im Organismus	Interaktion mit Quecksilber	Anmerkung
Braunalgen (Salzwasseralgen) **Chlorella** (Grünalgen)	Zur Hg-Ausscheidung sind große Mengen erforderlich. Diese sollten bei Verschlechterung der Symptomatik zusätzlich erhöht werden.	• Jodhaltig und deshalb vor allem zur Mobilisation von Ablagerungen in der Schilddrüse geeignet (Braunalgen) • Keine Beeinflussung der Schilddrüse (Grünalgen)	• Binden freies Hg im Darmtrakt • Regulieren durch ihren hohen Anteil an Ballaststoffen die Darmtätigkeit	• Algenpräparate enthalten viele Spurenelemente und Eiweiße, Hg wird mit dem Stuhl ausgeschieden. • Vor allem bei GIT-Symptomen und Candidiasis
Gundermann Glechoma hederacea L.	Tee: Zur Hg- und Pb-Ausscheidung. Dosierung individuell.	• Ätherisches Öl • Flavonoide • Sesquiterpene	• Mobilisiert Quecksilber aus dem Gewebe	• Speziell bei mit starkem Durchfall begleiteten Magen-Darm-Entzündungen
Koriander Coriandrum sativum L.	Tinktur: Tagesdosis über den Tag verteilt einnehmen, langsam steigern. Dosis individuell, je nach Präparat unterschiedlich.	• Ätherisches Öl (0,4 bis 1,7%) • Fettes Öl mit ungesättigten Fettsäuren • Hydroxycumarine	• Mobilisiert vor allem Quecksilbereinlagerungen im Zentralnervensystem • Das ätherische Öl stimuliert Magensaftsekretion • Karminative und leicht spasmolytische Wirkungen nachgewiesen • In vitro antibakterielle und antifungale Wirkung belegt	• Galle- und Stuhlausscheider • Bei zentralnervösen Beschwerden → neurologische Symptome beachten • Appetitmangel • Bei GIT-Symptomen und und Candidiasis
Wermut Artemisia absinthium L.	Tee, Tinkturen, ätherisches Öl	• Ätherisches Öl (0,2 bis 1,5%) • Bitterstoffe • Absinthin	• Fördert Hg-Ausscheidung durch Verdauungsanregung im oberen Magen-Darm-Trakt	• Kombination mit Koriander zur Anregung der Gallensekretion • Steigerung der Magensaftsekretion mit erhöhter Säurekonzentration • Eine Kombination von Wermutkraut mit anderen Bitterstoffdrogen kann durchaus sinnvoll sein
Mariendistel Carduus marianus L. Gaertn.	Tagesdosis: 12–15 g Droge, entsprechend 200–400 mg Silymarin, berechnet als Silybin	• Silymarin • Flavonoide • Bitterstoffe • Gerbstoffe	• Silymarin beziehungsweise Silybin wirkt hepatoprotektiv gegenüber zahlreichen Leberschädigungen • Gesteigerte Regenerationsfähigkeit der Leber • Cholagoge Wirkung	• Kombination mit Koriander bei zellulärer Imprägnation • Leberschutzmittel

Substanz und Tagesdosis	Empfohlene Art der Applikation	Funktion im Organismus	Interaktion mit Quecksilber	Anmerkung
Löwenzahn Taraxacum officinale Web.	Frischpflanzensaft, Tee, Tinkturen	• Bitterstoffe • Flavonoide • Schleimstoffe	• Fördert Hg-Ausscheidung durch Verdauungsanregung im oberen Magen-Darm-Trakt	• Bitterstoffe wirken cholagog und sekretionsfördernd im oberen Gastrointestinaltrakt. • Kombination mit Koriander
Knoblauch Allium sativum L.	Tagesdosis: 4 g frische Knoblauchzwiebel beziehungsweise 8 mg Öl	• Alliine	• Sulfhydryl-Gruppen mit schwermetallbindenden Eigenschaften	• Hg-Verschleppung möglich • Kombination mit ausscheidungsfördernden Mitteln erforderlich
Bärlauch Allium ursinum L.	Tinktur: Tropfen individuell dosieren.	• Alliine	• siehe Knoblauch	• Die diversen schwefelhaltigen Verbindungen wirken antimikrobiell, lipidsenkend, antioxidativ, aggregationshemmend und fibrinolytisch.
Kaffee[80] Coffea arabica L.	3 Esslöffel Kaffeepulver pro Liter, 15 Min. kochen. Ein- bis mehrmals täglich Einläufe	• Purinalkaloide: Koffein, Theobromin, Theophyllin • Chlorogensäure	• Stimuliert Gluthathion-S-Transferase in der Leber • Choleretícum • Bindung freier Radikale gesteigert • Toxinausscheidung durch erhöhten Gallefluss gesteigert	• Je schwerer die Vergiftungserscheinungen, desto häufigere Anwendung • 0,5–1 l einlaufen lassen, 10–15 Min. halten
Goldrute Solidago virgaurea L.	• Tinkturen individuell dosieren • Tee: Aufguss, Tagesdosis 6–12 g	• Saponine • ätherisches Öl • Bitterstoff • Katechingerbstoff • Flavonoide	• Stimuliert Hg-Ausscheidung über die Nieren	• Wasser treibend, entzündungslindernd, wundheilend und schwach spasmolytisch bei innerlichem Zittern
Schöllkraut Chelidonium majus L.	• Tinkturen individuell dosieren • Tee: Infus, Tagesdosis 15 g	• Isochinolinalkaloide: Berberin, Chelidonin, Sanguinarin • Kaffeesäurederivate	• Fördert Gallefluss	• Fördert Hg-Ausscheidung über die Galle • Zentral-sedativ bei Zittern, spasmolytisch mit direktem Angriff auf die glatte Muskulatur bei Zittern

80 In Kreisen der Schul- und Erfahrungsmedizin umstritten.

Schwefelhaltige Aminosäuren[81]: Entgiftung und Unterstützung des körpereigenen Entgiftungssystems

Substanz und Tagesdosis	Empfohlene Art der Applikation	Funktion im Organismus	Interaktion mit Quecksilber	Anmerkung
L-Glutathion Tagesdosis 300–600 mg[82]	Zwischen den Mahlzeiten in mehreren Dosen über den Tag verteilt einnehmen	• Wasserlösliches Antioxidans • Entgiftung freier Radikale • Reduktion von oxidiertem Vitamin E und Vitamin C	• Bindet Methyl-Hg • Ausscheidung über enterohepatischen Kreislauf	• Resorption oral nur in magensaftresistenter Form gewährleistet • Oral optimal in Kombination mit Anthozyanen[83] • Injektionen sind vorzuziehen • Nur reduzierte Form wirksam
L-Cystein Einzeldosis 0,5–1,5 g	Nüchtern einnehmen, da bessere Resorption.	• Cystein bestimmender Faktor der Gluthathionsynthese • Oxidationsschutz durch Inaktivierung elektrophiler und oxidierender Verbindungen • Rolle bei Fettsäuresynthese zur Produktion der Zellwände und Myelin • Rolle bei Leukotriensynthese • Cystein fördert Zn-Resorption	• Erhöht Mobilisation von Schwermetallen aus den Depots • Bildung starker HgS-Bindungen • Hg-Verschleppung möglich	• Empfohlen bei hohem Verbrauch an SH-Gruppen des Glutathionsystems. • Zum Schutz vor Nebenwirkungen (Cystinbildung) hoher Cysteingaben auf ausreichende Vitamin-C-Zufuhr achten! • Cystein kann Insulin-Wirkung stören → Achtung: Diabetiker! Nicht zusammen mit Komplexbildnern geben. • Speziell bei Atemwegserkrankungen, für Raucher und Patienten mit chronischen Entzündungen
N-Acetylcystein 3 x 200 mg bis 3 x 600 mg täglich	Zwischen den Mahlzeiten über den Tag verteilt einnehmen	• Vorläufer von Cystein • Abspaltung der Acetylgruppe in der Darmwand und Leber • Verteilung vor allem im wässrigen Milieu des Extrazellulärraumes		
Methionin Einzeldosis 0,5–1,5 g	Zwischen den Mahlzeiten über den Tag verteilt einnehmen	• Vorläufer von Cystein		

Unterstützende Mittel: bei individuell auftretenden Beschwerden

Vitamin-B-Komplex bei Nervenstörungen, homöopathische Lymphmittel bei Ödemen und allgemeinen Ausscheidungsproblemen, homöopathische Unterstützung der einzelnen Organe.

Das Schema wurde nach Angaben von verschiedenen Firmen, Ärzten, Heilpraktikern, spezialisierten Kliniken und diversen Publikationen zusammengestellt.

81 Verschiedene pharmazeutische Präparate im Handel.
82 Laut Dosierungsvorschlag eines Nahrungsergänzungsmittels (»Recancostat«) zur Tumortherapie werden steigernd Dosen bis 2,4 g Glutathion eingenommen.
83 Ohlenschläger, Treusch.

Therapiemöglichkeiten: Kurzer Überblick

Paracelsus	2001	Phase	Kombinationsstherapie
Expositionsprophylaxe erkennen und Ausschalten → Entfernen der Schwermetallquelle			
Bäder mit ätherischen Ölen, Schleim- und Gerbstoffen	Orthomolekular verdrängen mit zweiwertigen Ionen wie Mg, Ca, Se, Zn, evtl. Cr	Mobilisation	Bäder mit ätherischen Ölen, Schleim- und Gerbstoffen, Schwefel- und Meersalzbäder
Schwefel- und Thermalbäder	Milieutherapie (Säure-Base-Gleichgewicht)		Milieutherapie (Säure-Base-Gleichgewicht)
Einreiben mit hautreizenden Ölen	Einsatz von Komplexbildner/Ionenaustauscher		Wärmende Öle und Salben zur Schmerzlinderung
Ausleitung über die Haut mittels ätzendem Pflaster		Ausscheidung	Schwitzkuren
	Verschiedene Pflanzenpräparate zur Mobilisation (Bärlauch, Koriander) von Hg aus dem Gewebe und zur Förderung der Ausscheidung (Mariendistel, Goldrute, Löwenzahn, Gundermann)		gezielt auf die individuelle Situation des Organismus abgestimmte Phytotherapeutika und Homöopathika
Entzündungshemmende, schweißtreibende Bäder	Omega-3- und Omega-6-Fettsäuren[84]	Entgiftung	Wärmende und schweißtreibende Bäder
Auf die Beschwerden abgestimmte Unterstützung mit Pflanzenpräparaten	Acetylcystein, schwefelhaltige Aminosäuren Kaffee-Einläufe		Acetylcystein, schwefelhaltige Aminosäuren Kaffee-Einläufe Omega-3- und Omega-6-Fettsäuren[84]
			gezielt auf den Organismus abgestimmte Phytotherapeutika oder Homöopathika
Stark hautreizende Salbe		Schmerzlinderung und Änderung des Muskeltonus (Zittern, Krämpfe)	Wärmende Salben und Bäder Douglasienöl Hafertinktur Schüssler-Salze

84 Omega-6-Fettsäuren: Fischöl, Omega-3-Fettsäuren: Nachtkerzenöl, Borretschöl.

Gib nur ein, hilfts, so hilfts!

(Paracelsus, zit. nach Peuckert I/547)

Gedanken zu Diagnostik und Arzneiwahl

Drei Mal täglich einnehmen – und die Beschwerden verfliegen augenblicklich. Dieser Grundsatz der Arzneimitteltherapie scheint Paracelsus überlebt zu haben. Die Vielzahl an Arzneimitteln, die sich im Handel befinden und täglich neu auf dem Markt erscheinen, machen es dem Therapeuten nicht einfach, die Übersicht zu behalten. Wegen mangelnder Zusammenarbeit zwischen den verschiedenen medizinischen Sparten geht viel Wissen verloren. Die Fülle an Informationen kann unmöglich kritisch verarbeitet werden.

Wie bereits zur Zeit des Paracelsus steigt die Notwendigkeit, scharf zwischen wirksamen und unwirksamen Medikamenten zu trennen. Das ist schwierig, fehlt es doch noch an Erfahrung mit all den neuen so genannten Lifestyle-Medikamenten. Die naturwissenschaftliche Medizin wird zur Erfahrungsmedizin, der Kranke zum Versuchskaninchen. Die mangelnde Zeit zur Kommunikation und Weiterbildung, zur vertieften Auseinandersetzung mit einem Thema, führt zum ungenauen, oft auch falschen Einsatz von Arzneimitteln. Dadurch steigen die Kosten im Gesundheitswesen ins Unendliche.

Paracelsus sah in der Diagnostik die allererste Aufgabe eines Therapeuten. Hierfür ist wichtig, dass dieser die äußere Anatomie bis ins kleinste Detail kennt und den Kranken einer entsprechenden Untersuchung unterzieht. So riecht zum Beispiel der »Quecksilberpatient« eigenartig. Sein unangenehm süsslicher Geruch durchdringt den ganzen Raum. Er findet sich überall, im Urin, im Stuhl, im Schweiß, in Nasen- und Mundgeruch.

Erst wenn die Zusammenhänge erkannt und verstanden sind, kann die Arzneimittelwahl stattfinden. Ohne Kenntnis aller Einflüsse und Zusammenhänge ist keine Heilung möglich. Therapieblockaden bleiben bestehen, oder Beschwerden treten kurz nach Therapieende wieder auf. Mit der genauen Betrachtung des Patienten beginnt die Arzneimittelwahl. Sie soll nach Paracelsus nicht nach Krankheitsstadien, sondern nach dem homöopathischen Prinzip »Gleiches heilt Gleiches« vorgenommen werden. Nicht immer ging Paracelsus nach diesem Prinzip vor, manchmal behandelte er symptombezogen, so zum Beispiel im Fall der von Quecksilber belasteten Bergleute. Den Biss eines Skorpions dagegen heilte er »homöopathisch« mit Skorpiongift.

»Es soll die Anatomie dieses äußeren Menschen ganz dem Arzte eingebildet oder eingeprägt sein, und so ganz, dass er nit ein Härlein auf dem Haupte, nit eine Pore darin auslasse, sondern alles ganz aus dem Inaugenscheinnehmen heraus verstehe. Daraus folgt nun, dass das Setzen von Rezepten ebenso geordnet werden muss, auf dass Glied zu Glied komme, je eins dem andern gegeben werde, und nit nach den Graden eins, zwei, drei, vier, medium, finis, principium etc.« (Paracelsus, zit. nach Peuckert I/519).

»Denn die Sterne lehren die Krankheiten erkennen, die Kräuter lehren sie heilen.« (Paracelsus III/861)

»Nach dem Inhalt und Maß dieser Anatomie sollt ihr die Krankheiten zu nehmen wissen und dieselbigen wissen zu verstehen und zu erkennen, damit ihr dann wisst, warum der Skorpion das skorpionische Gift heile; darum nämlich, weil er des andern Anatomie ist; so ist der äußere Mensch der inneren Anatomie, je eins die des andern« (Paracelsus, zit. nach Peuckert I/520).

Die Kunst der Verschreibung liegt in der präzisen Auswahl des pharmakologisch und/oder energetisch wirksamen Arzneimittels. Hierzu ist die genaue Kenntnis all seiner Wirkungsprinzipien notwendig. Langer Gebrauch und häufige Verwendung sind noch keine Garanten für die Heilkraft eines Medikaments. Bei den heute wie vor 500 Jahren gängigen Mehrstufentherapien ist oft nicht ersichtlich, wo welches Arzneimittel seine erwünschte oder unerwünschte Wirkung tut. Jeder gesunde und kranke Organismus hat seine speziellen Stärken und Schwächen. Diesen entsprechend können Heilmittel aufgenommen und umgewandelt werden – und entfalten ihre Wirksamkeit oder eben nicht.

Die immer noch gängige Einteilung in Krankheitsstadien erleichtert die Arzneimittelwahl, falls die vorgegebenen Therapieschemen individuell angepasst werden. Resistenzbildungen gegen Antibiotikatherapien und Dosiserhöhungen wegen enzyminduktiver Effekte sind Beispiele für unpräzis gewählte Arzneimittel.

»Denn die Kunst der Ordinierung der Rezepte nach den Graden ist falsch und ein Betrug. (...) Denn weder die Krankheiten noch die Arznei sollen oder wollen also in die Ordnung geführt werden, und die Natur erzittert darüber, dass sie in die Grade geführt werden soll. Die rechte Ordnung der Natur will, dass Anatomie mit Anatomie verglichen werde, Glied mit Glied, nit stärker noch schwächer, nicht stärker und noch stärker, denn die Krankheiten gradieren sich nicht, noch auch die Arznei« (Paracelsus, zit. nach Peuckert I/519).

»Ist dein Wirken wider den Himmel und flickst du nur mit der Kraft der Erde und nicht nachdem du den Himmel betrachtet hast, so bricht all deine Arbeit wieder auf und ein Schneider macht deine Arbeit besser als du. Darum hat man auch in einem Jahr mehr Glück zu heilen als in einem anderen, darum hat eine Zeit mehr Bedeutung als die andere.« (Paracelsus I/447)

Eine überlegt ausgewählte Arznei in einer dem Patienten angepassten Dosierung sollte zur Linderung der Beschwerden führen, nicht zu deren Chronifizierung oder Verlagerung auf andere Körperteile oder Organe. Die Erfahrung zeigt, dass gewisse Krankheiten gerade nach einer schulmedizinisch einwandfreien Therapie andere Krankheiten »hervorrufen«. So führen bestimmte Antibiotikakuren zu einem Ungleichgewicht der Darmflora, die nur schwer in den Griff zu bekommen ist. Gleichzeitig ist das bereits überlastete Immunsystem vollständig mit dem Wegschaffen der »Antibiotikaleichen« beschäftigt. Die so dringend benötigten Makrophagen[85] können durch die ständigen Durchfälle und das Fehlen von Darmbakterien nicht aktiviert werden. Ein Krankheitsrückfall ist vorprogrammiert.

Dem Organismus schlecht angepasste Ernährung führt ebenfalls zu Darmproblemen. Der natürliche Ausscheidungsvorgang wird gestört. Andere Wege zur Ausscheidung müssen aktiviert werden. Der Darm als Ursache von Magenbrennen, Atemwegserkrankungen und Hautproblemen wird selten in die therapeutischen Überlegungen mit einbezogen. Das Verschreiben von Arzneimitteln, die die Magensäure hemmen, und von Laxantien gehören Anfang des 21. Jahrhunderts zur Standardverordnung. Der Gebrauch von Abführmitteln hat sich von der einmaligen Maßnahme zur Entgiftung zu einem täglichen Ritual entwickelt.

»Weil nun der Arzt allein von dem Äußeren wächst und ist, deswegen kann er ein Weissager der Krankheiten, zukünftiger und gegenwärtiger, sein, und ein Wissender davon, was Kraft und Macht eine jegliche Krankheit aus den Sternen genommen habe, aus denen sie wächst. Gleichsam wie du dir das vom Wachsen der Form vornehmen und es ergründen kannst, musst du auch das Wachsen der Krankheit verstehen, und zwar in der Hinsicht: du siehst, dass aus dem Samen abietis, der Tanne, eine Tanne wächst, und du kennst derselben Tanne Form, Gestalt, usw., wie sie werden wird und wiewohl du das weißt, so weißt du doch nit, was das ist, das diese Form so treibt; du weißt aber wohl, wie sie wird. So wisse nun dergleichen von den Krankheiten« (Paracelsus, zit. nach Peuckert I/540).

Paracelus wetterte immer wieder gegen Standardverordnungen, die allerdings bis heute überlebt haben. Obwohl in den letzten Jahren ein Umdenken begonnen hat und die Patienten nicht mehr ganz so willig wie noch vor 20 Jahren sämtliche Medikamente schlucken, setzen konservative Kreise immer noch auf »bewährte« Therapieschemen. Selbst Therapeuten der »biologisch« ausgerichteten Medizin erliegen dieser Versuchung. So probiert man beispielsweise bei der orthomolekularen Medizin, das im Organismus gebundene Quecksilber mittels Zufuhr immenser Mengen von Vitaminen und Mineralstoffen zu verdrängen. Nach längerer Einnahme führt dies zu einer Überlastung der Leber, nicht aber zu einer Verdrängung des Quecksilbers. Vergessen ist der paracelsische Gedanke, dass allein die Dosis das Gift ausmacht.

85 Amöboid bewegliche mononukleäre Zellen, die Mikroorganismen, Zelltrümmer und Fremdkörper aufnehmen, speichern und eliminieren. Makrophagen werden durch Desoxycholsäure (DCA) stimuliert. Der Bedarf an DCA kann nur in Anwesenheit einer genügend großen Menge Darmbakterien, die zu deren Synthese nötig sind, gedeckt werden (Vlcek, 1989).

Epilog: Geistbewegendes bei Paracelsus

von Christian Rätsch

»Der Geist ist lebendig,

und das Leben ist der Geist;

das Leben und der Geist wirken alle Dinge,

sind aber ein Ding und nicht zwei.«

(Paracelsus, zit. nach Kiesewetter, 1977, S. 52)

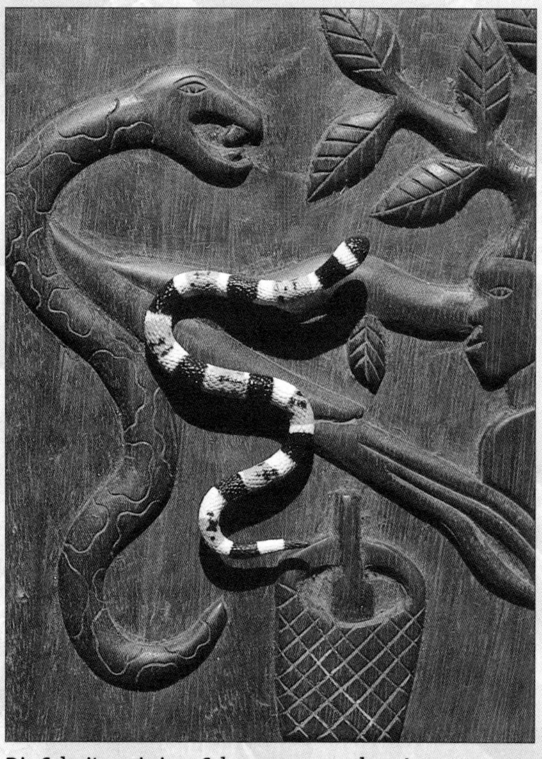

Die Schnitzerei eines Schamanen aus dem Amazonasgebiet zeigt die Ayahuasca-Liane (Banisteriopsis caapi) in ihrer magischen Schlangengestalt – ein typisches Beispiel paracelsischer Signaturenlehre (Foto: C. Rätsch).

Paracelsus, »der ja bekanntlich voller Widersprüche ist« (Kiesewetter, 1894, S. 82), war eine schillernde und charismatische Figur, ein manisch Besessener, ein »Lärmer, Schwärmer und Trunkenbold« (Kiesewetter, 1977, S. 46), und gleichzeitig jemand, der erfolgreich heilen konnte, aber in den höheren Schichten gefürchtet, nicht offiziell anerkannt und deshalb verachtet wurde. Ein Arzt, der sich mit dem Volk gemein macht und mit den Leuten säuft, wird vom Establishment als Bedrohung empfunden.

Paracelsus, der »Luther der Medizin« (Kiesewetter, 1977, S. 40), stimmt laut seinen Schriften in vielen Punkten mit schamanischen Konzepten und Praktiken überein: im Gebrauch psychoaktiver Substanzen, der alkoholischen Trunkenheit, im Wandern durch die Welten, in der Signaturenlehre, in der sorgfältigen Dosierung und nicht zuletzt im unaufhaltsamen Trieb nach Wissen und Erkenntnis.

Vielleicht beginnt die ganze Geschichte um Paracelsus am Genfersee in der Schweiz. Dort standen vor rund 4500 Jahren Pfahlbaudörfer. Bei wissenschaftlicher Durchsicht der prähistorischen Hinterlassenschaften in den längst untergegangenen Siedlungen wurden die getrockneten und erstaunlicherweise über die Jahrtausende hinweg erhaltenen Fruchtkapseln des Schlafmohns (Papaver somniferum) gefunden und zweifelsfrei identifiziert. Die Funde deuten darauf hin, dass die Pfahlbauern das Geheimnis des Opiums und dessen Wirkung kannten und nutzten (Hartwich, 1899).

Die Signaturenlehre rückt Paracelsus zumindest in die Nähe des Schamanismus. In den heute noch existierenden Stämmen und Völkern, deren kulturelles Zentrum der Schamanismus ist, gibt es viele Beispiele für die von Paracelsus verwendete Signaturenlehre. Stellvertretend sei ein Beispiel angeführt: Im peruanischen Amazonasgebiet wächst eine Liane, die meist mit ihrem Namen aus dem Quechua, Ayahuasca, wörtlich »Ranke der Seele«, bezeichnet wird (botanisch handelt es sich um ein Schlinggewächs der Familie Malpighiaceae, Banisteriopsis caapi). Die Schamanen sehen in ihr eine pflanzliche Gestalt der Schlange, die zum einen den Lebensfluss und den Amazonas verkörpert. Wenn man also ein Heilmittel auf Grundlage der Ayahuasca-Liane zu sich nimmt, wird man mit den Kräften des gewaltigen Flusses und der perfekt an das dortige Leben angepassten Schlange verbunden. Im schamanischen Kontext ist das Gestaltkonzept mit der Rückführung in die Lebenswelt verbunden. Ob auch Paracelsus solche Konzepte hatte, ist heute schwer zu beurteilen.

Der »trunkene Heiler«

Ein gewisser Johannes Oporinus, während zwei Jahren der Famulus des Paracelsus, formulierte 1555 in einem berühmt gewordenen Brief an Johannes Weyer[86] ein paar drastische Bemerkungen zu seinem Lehrer: »So sehr war er Tag und Nacht, während ich fast zwei Jahre bei ihm verkehrte und wohnte, dem Trunk und der Prasserei ergeben, dass man ihn kaum eine Stunde oder zwei nüchtern fand, besonders nachdem er von Basel fort gereist war und im Elsass unter den Edlen, Bauern und Bäuerinnen wie ein zweiter Äskulap gefeiert worden war. Dessen ungeachtet, wenn er am betrunkensten war und, nach Hause gekommen, mir etwas von seiner Philosophie zu diktieren pflegte, so schien sie so ordentlich zusammenzuhängen, dass sie von einem nüchternen Menschen nicht hätte verbessert werden können. (…) Zwischendurch gab er vor, viel Wunderbares prophezeien zu können, und sonderbare Arcana und Mysterien zu kennen, so dass ich … mich immer vor ihm fürchtete« (zit. nach Peuckert, S. 144f.).[87]

Paracelsus (1493 oder 1494 bis 1541) war einer der ersten Naturheilpraktiker. Er wollte die Arzneien selber durch Probieren studieren und nicht einfach unkritisch die Lehrmeinungen der antiken und mittelalterlichen Autoren oder die Meinungen von Nonnen und »alten Weibern« übernehmen (Peuckert, 1944, S. 87f.). Es ist kaum anzunehmen, dass Paracelsus immer unter dem Einfluss von Alkohol stand. Zu seiner Zeit bezeichnete man alle veränderten Bewusstseinszustände als »Trunkenheit«.[88] Es ist leider nicht überliefert, ob Paracelsus öfter »trunken« von anderen Substanzen war; möglich ist es, denn er kannte eine ganze Reihe psychoaktiver Stoffe, die er »arcana« oder »Geheimmittel« nannte. Solche Dinge reichten aber über die Medizin hinaus und

86 Johann Weyer (auch Wyer, Weier), Schüler des Agrippa von Nettesheim, veröffentlichte 1575 sein Buch »Von den Teuffeln/Zaubrern/Schwarzkünstlern/Hexen…« in Frankfurt am Main. Es war ein mutiges Werk, denn er kritisierte den herrschenden Hexenwahn und war ein öffentlicher Gegner der Hexenprozesse. Weyer bezeichnete die Teufelsbuhlschaft, den Hexensabbat und den Schadenzauber als eine Illusion (Rueb, 1996, S. 109).

87 »Da Paracelsus sowohl mit der Bereitung seiner Geheimmittel als mit der Kundgebung seiner sonstigen Künste ungemein zurückhaltend war, häufte Oporinus später alle erdenklichen Schmähungen auf seinen Meister und trug so am meisten zu seiner Verunglimpfung bei« (Helmut Werner, in: Paracelsus, 1989, S. 8).

88 Johannes Hartlieb (um 1400–1468) charakterisierte beispielsweise in seinem »Kräuterbuch« (ca. 1440) die Wirkung der Alraune (Mandragora officinarum L.) als »Trunkenheit«.

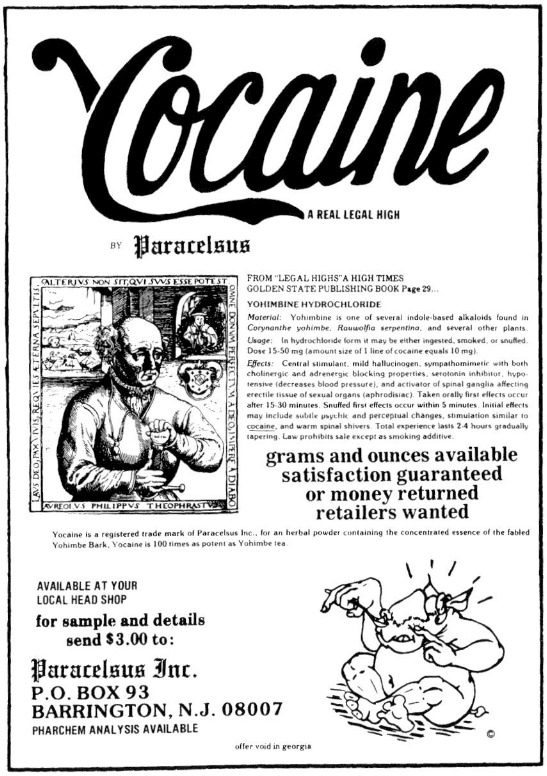

Dass Paracelsus von all seinen Jüngern und Nachfolgern ausgeplündert wurde, zeigt sich am Beispiel dieser Anzeige im »Head Magazin« von Mai 1978, S. 75. Nicht nur die Paramediziner, Heilpraktiker, Homöopathen, sogar die geschäftetreibenden (Ex-)Hippies nutzen das Charisma seines Namens.

berührten die Alchimie und Magie oder Zauberei.[89]

Für den Arzt und Alchimisten[90] Paracelsus war der Magier ein »natür-licher Heiliger« (Braun, 1990, S. 117); die Magie oder »Zauberei« galt ihm als »die Kenntnis der Mysterien der Natur« (Peuckert, 1944, S. 91). In den »Archidoxen« »begegneten uns die großen mysteria naturae, die so wunderbarlich sind, mehr denn jemals erfahren wird. Darum ist uns zu bedenken, wie sich die Kunst verhält dessen mit den Mysterien der Natur gegenüber denen, die solche nicht erreichen.« Der Arzt »hat seine Tage vollbracht mit den Arcanis und hat in Gott und in der Natur gelebt als ein gewaltiger Meister des irdischen Lichts«, kommentierte er in seinem Spätwerk »Labyrinthus«.

In den »Archidoxen« unterschied er vier Geheimmittel: »So ist prima materia (Urmaterie) das erste arcanum, nach diesem lapis philosophorum (Stein des Weisen), und das dritte mercurius vitae (hermetisches Leben), tinctura (Tinktur, Essenz) das letzte« (Peuckert, 1944, S. 128). Die arzneilich genutzten Geheimmittel, »Elixiere der Heilkunst«, gehören der ersten Kategorie an: »Sie (die Arznei) ist ein Same, der gibt das ganze Kraut mit allen neuen Tugenden, mit Verzehren des alten Wesens, also dass die alte Substanz, das alte Wesen, die alte Natur keine Wirkung mehr hat.« Die Arznei erneuert also das Leben und befreit dadurch den Menschen von seinen Leiden. Paracelsus schrieb: »Das ist allein ein arcanum, das uncorporalisch ist und untödlich, eines ewigen Lebens, über alle Natur zu verstehen« (Archidoxen V). Die Kraft eines Krautes erklärte Paracelsus dennoch als »gottgegeben« (in: »De vera influentia rerum«). Die paracelsischen Geheimmittel (Arkana) dienen nicht nur als Arznei, sondern sind auch Möglichkeiten, in die Mysterien der Natur eingeweiht zu werden. Und sie sind oft Substanzen, die wir heute als psychoaktiv bezeichnen (siehe Rätsch, 1998).[91]

Paracelsus war anscheinend ein Mensch, der das Leben schätzen und genießen konnte; vielleicht wurde diese Tendenz bei ihm durch den Gebrauch seiner Geheimmittel gefördert oder verstärkt. Paracelsus war trotz aller Schwierigkeiten immer ein Bejaher des Lebens: »Das Gestirn erleuchtet den Menschen in den Künsten und Geheimnissen des natürlichen Lichtes und zeigt ihm die herrlichen Wunderwerke der Natur. Darum soll es für den Menschen die höchste Freude sein zu leben und soll dem Tode feind sein, da er ihn da hinwegrafft von der Erkenntnis der natürlichen Geheimnisse und Wunder« (Paracelsus XII/319).

Laudanum sanctum, das »heilige Gelobte«

»Ich hab ein Arcanum, heiß ich Laudanum, ist über alles, wo es zum Tode weichen will.« So beschrieb Paracelsus sein liebstes oder eines seiner liebsten Geheim- und universellen Heilmittel. Die

89 Das Wort »arcanum« kommt aus dem Lateinischen und heißt »Geheimnis«. »In manchem Sinne das Geheimnis eines Wissens von unermeßlicher Tragweite. Im weiteren Sinne ein Mittel, welches alle Leiden und Krankheiten zu heilen vermag, dessen Anwendung auch Jugend verleihen können soll« (Helmut Werner, Lexikon der Esoterik, Wiesbaden: Fourier, 1991, S. 44). »Arkane sind in der Alchemie üblicherweise geheime Mittel, Arzneimittel« (Gebelein, 1991, S. 68). Paracelsus selbst zählte auch die magischen Beschwörungen von Engeln und Dämonen ganz nach spätantikem Vorbild zu den Arkana.

90 Paracelsus soll auf seiner »Großen Wanderung« bis in den Orient gelangt und dort von »arabischen Alchimisten aus der Sekte der Sufi eingeweiht« worden sein (Gebelein, 1991, S. 216).

91 Auch andere Autoren benutzten das »paracelsische« Wort »arcanum«. Giovanni Battista della Porta (1535–1615) schrieb in seinem Werk über die »Natürliche Magie«, dass man sich mit einem Arkanum in einen Vogel, Fisch oder eine Gans verwandeln und dadurch »viel Spaß haben würde«. Er führte als brauchbares Mittel an erster Stelle die stark halluzinogene Tollkirsche (Atropa belladonna L.) an (Porta, 1589).

Die den Geist bewegenden Geheimmittel (Arkana) des Paracelsus

Nicht alle diese Mittel sind im Text ausführlich betrachtet worden; ansonsten hätten wir ein weiteres Buch verfassen müssen. Aber die meisten hier aufgeführten Pflanzen werden bis heute in der Pharmazie und Homöopatie genutzt.

- Atropa belladonna (Tollkirsche)

Die psychoaktive Tollkirsche (Atropa belladonna L.) wurde im 15. und 16. Jahrhundert als ein Arkanum zur Tierverwandlung angesehen. Tollkirschenblätter gehörten angeblich auch zu den Zutaten der »Hexensalbe« sowie den Ingredienzien der als Schmerzmittel verwendeten Pappelsalbe (Unguentum populeum).

- Crocus sativus (Safrankrokus)

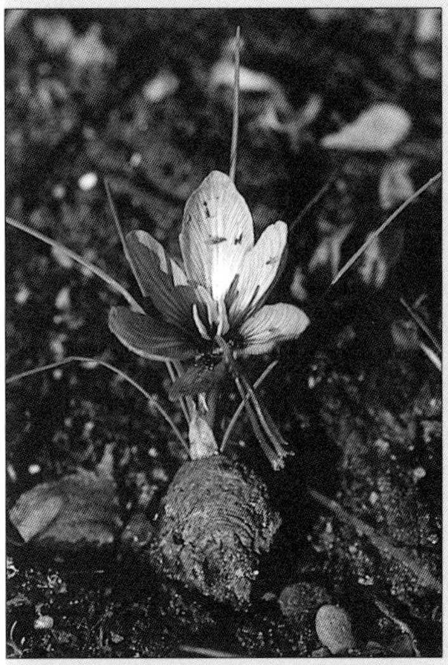

Der Safrankrokus (Crocus sativus) ist nicht nur eines der teuersten Gewürze der Welt, sondern auch der pharmaziegeschichtlich längste Begleiter des Opiums (Foto: C. Rätsch).

- Helleborus sp. (Nieswurz)

Die Schwarze Nieswurz oder Christrose (Helleborus niger L.) zählte Paracelsus zu den psychoaktiven Arkana oder Geheimmitteln. Das Kraut oder die Wurzel (Rhizoma, Radix; Hellebori nigri) wurde in der Antike zu Niespulver zermahlen. Wenn es geschnupft wurde, löste es starkes Niesen aus. Dadurch sollten die Krankheitsdämonen aus dem Körper vertrieben werden. Im Altertum wurde mit der Nieswurz der Wahnsinn behandelt. Das Mittel wird heute noch als homöopathische Potenz (Helleborus niger D3, D4, D12, D30, D200) bei psychischen Leiden verwendet, beispielsweise bei Gemütsleiden, Psychosen, manischen Zuständen, Geistesverwirrung, bei Gehirntrauma oder bei den Folgen von unglücklicher Liebe und unterdrückter Menstruation.

- Hexensalbe
- Hyoscyamus niger (Schwarzes Bilsenkraut)
- Hypericum sp. (Johanniskraut)
- Laudanum
- Papaver somniferum (Schlafmohn und Opiumlieferant)
- Salamandra sp. (Salamander)

Der Salamander, ein Schwanzlurch, besonders der Feuersalamander (Salamandra maculosa) ist ein geheimnisvolles Wesen und wohl deshalb in Magie, Alchimie, Braukunst und Volksmedizin so stark geehrt, gefürchtet und exponiert. Das fast unsichtbare und doch so schöne Geschöpf wird von vielen Stadtmenschen eher in den Bereich der Sage und der Märchen verbannt – ganz ähnlich wie die Alraune –, aber der Salamander ist eine biologisch definierte Tierart, die sich den Lebensraum auf unserem Planeten mit uns teilt. »Der Salamander findet sich in der altpersischen Mythologie als das Tier, das Feuer zum Erlöschen bringt wie ebenso bei den Alchimisten des Mittelalters« (Habermehl, 1987, S. 123).

Der Salamander, beziehungsweise sein Drüsensekret (Salamandarin), ist psychedelisch wirksam und vermutlich deswegen das Symbol der Alchimie. Kaum Konkretes ist über seinen Gebrauch im Mittelalter auszumachen. Bei Paracelsus spielte er eine gewisse Rolle; er warnte aber auch vor dem Salamander (Rudgley, 1999, S. 220). In Slovenien diente der Salamander als psychoaktive Ingredienz eines alkoholischen Destillates und als Homöopathikum. Noch heute wird bei Epilepsie und Gehirnerweichung Salamandra maculata als homöopathischen Ersatz für Bufo rana, die Kröte, empfohlen: »Sechste Potenz und höher« (Boericke, 1992, S. 160).

- Spiritus (Alkohol)

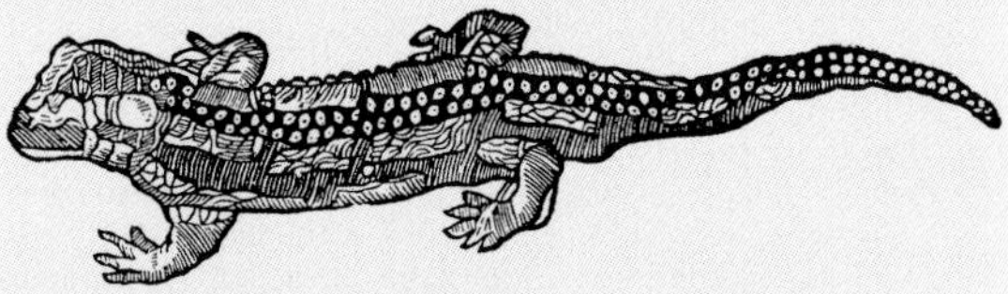

Der psychoaktive »Molch«, der Feuersalamander (Salamandra maculosa), Holzschnitt aus: Gesner, »Thierbuch«, 1669.

Herkunft des Namens ist umstritten, kann aber aufzeigen, dass Paracelsus kein besonders guter Philologe war.[92] Er wollte seinen »Superstoff« gerne als das »Gelobte« in die Geschichte einfließen lassen.

Den Hauptbestandteil seines Laudanums, Opium[93], nannte er sogar den »Stein der Unsterblichkeit«, eine deutliche Anspielung auf den alchimistischen »Stein der Weisen« (Seefelder, 1996, S. 97).

Der Schlafmohn (Papaver somniferum L.), der einzige Opiumlieferant, ist eine der ältesten Kulturpflanzen der Schweiz, des Heimatlandes von Paracelsus. Bereits vor vier Jahrtausenden pflanzten die Pfahlbauer eine stark morphinhaltige Mohnsorte am Genfersee (Hartwich 1899, Kraushaar und Lieberherr, 1996, S. 16). In Rom zur Zeit der Cäsaren waren »Schlummertrünke«, die als Hauptbestandteil Opium enthielten, sehr beliebt. Sie wurden auch als »schmerzstillendes Katapotium« (Catapotium) bezeichnet.[94] Die psychoaktive Wirkung des deutschen (Schlaf-) Mohns wurde bereits im 9. Jahrhundert von Walahfried Strabo (809–849) in seinem hexametrischen Hortulus als der »Ceres geheiligt« besungen (Schmitz, 1981, S. 380). Von den Wikingern ist bekannt, dass sie Opium als Heilmittel und wahrscheinlich auch als Rauschmittel verwendet haben (Robinson, 1994, S. 547).

Nachdem Paracelsus mit seinem Laudanum den an starker Gicht leidenden Buchdrucker Johann Froben erfolgreich von seiner Krankheit geheilt hatte, setzte er sein Arkanum und »Geheimmittel« häufiger bei der Krankenbehandlung ein. Zehn Jahre später rühmte er sich, dass er damit »achtzehn Fürsten, die von ihren Medici schon aufgegeben waren, vom Tode zum Leben gerettet« habe (Kraushaar und Lieberherr, 1996, S. 17).

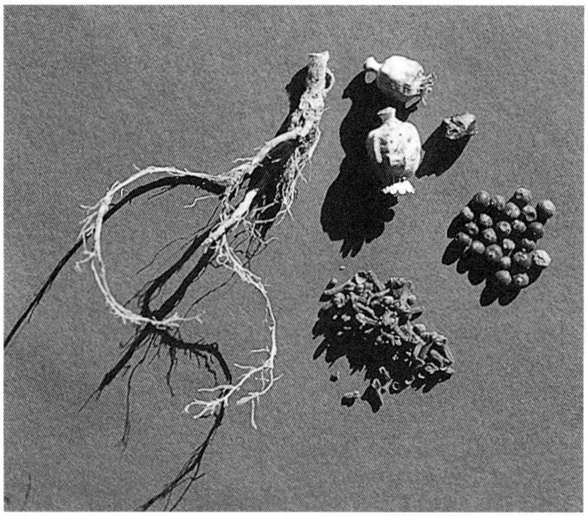

Die Grundlage des Laudanums als psychoaktiver Kern einer medizinischen Bombe, die durch die Jahrhunderte in den Köpfen der Anwender explodierte. Bilsenkrautwurzel (links), Opium produzierende Mohnkapseln (Früchte; Mitte oben), Gewürznelken (Mitte unten) und Wacholderbeeren (rechts) (Foto: C. Rätsch).

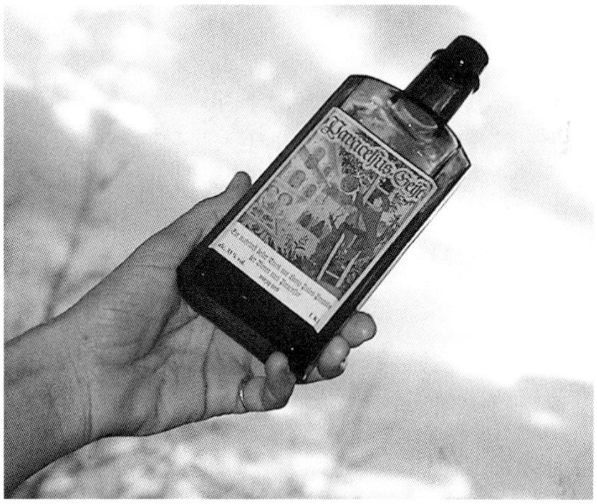

Der »Paracelsus-Geist« aus der Flasche, ein österreichischer Kräuterlikör – immerhin ein Destillat, ob mit oder ohne paracelsischen Geist sei dahingestellt (Foto: C. Rätsch).

Sein Famulus Johannes Oporinus schrieb darüber: »Mit seinem Laudanum, so nannte er Pillen in der Form von Mäusedreck, welche er in ungleicher Anzahl nur in der äußersten Not der Krankheiten, wie zum heiligen Anker (wie man sagt) seine Zuflucht nehmend, eingab, sich so brüstete, dass er sich auch nicht entblödete zu behaupten, dass er allein, nur durch den Gebrauch von diesen, Tote zum Leben zurückbringen könne und das hat er dann und wann, als ich bei ihm war, tatsächlich bewiesen, und die, die tot zu sein schienen, plötzlich wieder zu sich kamen« (zit. nach Peuckert, 1944, S. 146).

92 »Paracelsus überrascht uns immer wieder mit eigenen Wortschöpfungen, die er nicht weiter erläutert. So dürfen wir Laudanum als das nehmen, was es ist: ein Warenzeichen« (Seefelder, 1996, S. 97).

93 Die »Wiederentdeckung des Opiums für den Arzneischatz« wird meist Paracelsus zugeschrieben (Seefelder, 1996, S. 97).

94 Ein überliefertes Rezept nennt folgende Zutaten: Sili (vermutlich Taumelkerbel, Chaerophyllum temulentum L.), Acorus calamus, »Ruta« (entweder die Samen von Ruta graveolens oder Peganum harmala), Castoreum (Bibergeil), Cinnamomum (Zimt, wahrscheinlich Cinnamomum verum), Tränen des Mohns (Opium), Panaxwurzel (unbestimmbar), Mandragora (Alraunenwurzel, Mandragora officinarum), getrocknete Äpfel (vermutlich Alraunenfrüchte), Lolium temulentum, Pfefferkörner (Piper nigrum). Die Zutaten wurden zerkleinert und mit Rosinenwein, also einem sehr süßen, schweren Wein, beträufelt und zu einer Masse verrieben. Diese Mixtur erinnert stark an die späteren opiumhaltigen Schlafschwämme und den Theriak (Schmitz, 1981, S. 380; Seefelder, 1996, S. 36).

Zutaten	Stammpflanze	Wirkstoffe
Wacholderbeeren (Juniperi fructus)	Juniperus communis L.	0,5–2% ätherisches Öl (Monoterpene als Hauptkomponenten)
Gewürznelken (Caryophylli flos)	Syzygium aromaticum (L.) Merr. et Perry	10–15% ätherisches Öl (Hauptbestandteil Eugenol)
Bilsenkrautwurzel (Hyoscyami radix)	Hyoscyamus niger L.	0,03–0,28% Tropanalkaloide- (Hyoscyamin/Atropin, Scopolamin)
Opium	Papaver somniferum L.	Opiumalkaloide (Morphin, Codein, Thebain usw.)

Man weiß, dass Paracelsus eine Pasquille gedichtet hat, die »Laudanum sanctum« (heiliges Laudanum) hieß. Sie war wahrscheinlich eine Lobpreisung seines Laudanums; leider ist aber gerade dieses Gedicht verschollen (Peuckert, 1944, S. 151).

Das Laudanumrezept verriet Paracelsus erst auf seinem Sterbebett.[95] Sein hoch geschätztes Geheimmittel bestand aus einem alkoholischen Auszug aus »reifen Wacholderkörnern, mit Gewürznelken zerstoßen, Rinde der Bilsenkrautwurzel und Opium«[96] (Kraushaar und Lieberherr, 1996, S. 17). Das Laudanum war also, wie aus der nachfolgenden Tafel ersichtlich wird, eine pharmakologisch hoch aktive Komposition[97]:

Ein Vorläufer des Laudanums war das Anodynum specificum.

Das Anodynum specificum des Paracelsus
(nach Pouchet, zit. in Seefelder, 1996, S. 96)

Opium	4 Teile
Zitrussaft	180 Teile
Zimt	4 Teile
Gewürznelken	45 Teile

Dieses Gemisch einen Monat lang in die Sonne stellen, auspressen und folgende Zutaten hinzufügen:

Ambra	4 Teile
Safran	45 Teile

Während eines Monats ausziehen lassen, dann filtrieren und folgende Zutaten hinzufügen:

Korallensaft	2 Teile
Magisterium perlae	2 Teile
Goldtinktur	2 Teile

Das Laudanumrezept des Paracelsus war offensichtlich eine stark psychoaktive Substanz, die Visionen oder Halluzinationen hervorrufen konnte: »Der lothringische Kirchenrichter und Hexenverbrenner Remegius, der bereits mehr als achthundert Frauen auf dem Scheiterhaufen verbrannt hatte, behauptete, im Laudanumrausch selbst schon eine Reise auf den Hexenhügel Bocksberg unternommen zu haben. Daraufhin verurteilte er sich zum Tode, schluckte zwei Esslöffel Opiumtinktur und ging in Flammen auf« (Kraushaar und Lieberherr, 1996, S. 17).

Der Arzt und Alchimist Oswald Croll (1560–1609) beschrieb in seinem »Hermetischen Probierstein« das Laudanum Paracelsi.[98] Der Schüler und Nachfolger Sylvius de la Boë erhielt 1637 in Basel den Doktorhut, wurde aber nur bei seinem Spitznamen »Doctor opiatus« genannt. Er verkündete immerhin: »Ich würde nicht die ärztliche Praxis ausüben wollen, wenn ich das Opium entbehren müsste« (Seefelder, 1996, S. 97f.).

95 »Die großen Geheimnisse seines Könnens nahm der Hohenheimer mit ins Grab« (Peuckert, 1944, S. 363).

96 Obwohl Paracelsus in den meisten seiner Schriften gegen Galen (130–200 n.Chr.) gewettert hatte, gehörte der »Corpus Galenicus« doch zu den Quellen, aus denen der Hohenheimer bei der Kreation seines Laudanumrezeptes schöpfte. Besonders die Traktate »De theriaca, ad Pisonem« und »De theriaca, ad Pamphilianum« sowie »De antidotis« heben die Bedeutung von Opium als besonderes Mittel hervor (Debru, 1997).

97 Ähnliche Kompositionen aus Opium, Nachtschattengewächsen und Gewürzen haben im Orient eine sehr lange Tradition, die sich bis nach Mesopotamien zurückverfolgen lässt. Solche Zubereitungen sind in Europa hauptsächlich unter dem Namen »Orientalische Fröhlichkeitspillen« bekannt geworden (vergleiche Christian Rätsch: Die »Orientalischen Fröhlichkeitspillen« und verwandte psychoaktive Aphrodisiaka, Berlin: VWB, 1990).

98 »Das Laudanum opiatum ist nichts anders denn ein Extract des Opii, der durch Beymischung der Gifft-Mittel und Herzstärkenden Artzneyen verbessert worden«, kommentierte der Frankfurter Stadtrat Johann Schröder (1600–1664) in seiner »Pharmacopoea medico-physica« (Seefelder, 1996, S. 98).

Ein Rezept des Paracelsus für ein Sedativum auf Opiumbasis (nach Seefelder, 1996, S. 97):

Opii thebaici drachm. 2	2 Drachmen Rohopium
Cinnamomi unc. semis	½ Unze Zimt
Musci, ambrae ana scrup. 1	Moschus/Ambrasirup
Semini papaveris utriusque unc. semis	½ Unze Mohnsamen
Mandragorae drachm. semis	½ Drachme Alraune
Masticis drachm. 3	3 Drachmen Mastix
Succi hyosc. drachm. 1	1 Drachme Bilsenkrautsaft

Im Jahre 1624 erschien eine erweiterte deutsche Ausgabe eines französischen Apothekerbuches zur Spagirik. Darin schrieb der Autor: »... extracta composita, die man per excellentiam mit einem Namen Laudanum nennt / als wenn sagen wolte ein Remedium, das man nicht gnug loben kann / auch alles Lob übertrifft / wie die schönen und wunderlichen Wirckungen / (die es täglich beweiset / wenn es von vortrefflichsten Practicis gebraucht wird) solches gnugsam darthun. Man kann auch den Namen des Laudani etlicher Massen solchem allgemeinen Extracto Opii geben / weil es der Grund und Basis aller anderen ist ...« (Febure, 1624, S. 537).

Der Alchimist Johann Agricola (1590–1668) veröffentlichte in Leipzig 1638 sein Werk »Chymische Medicin«. Darin gibt es ein Kapitel mit der Überschrift »De Laudano: De Anodyno Specifico«. Entweder wusste der Autor Genaueres über das paracelsische Rezept, oder er imitierte nur das zu jener Zeit gut bekannte und bewährte Laudanum.

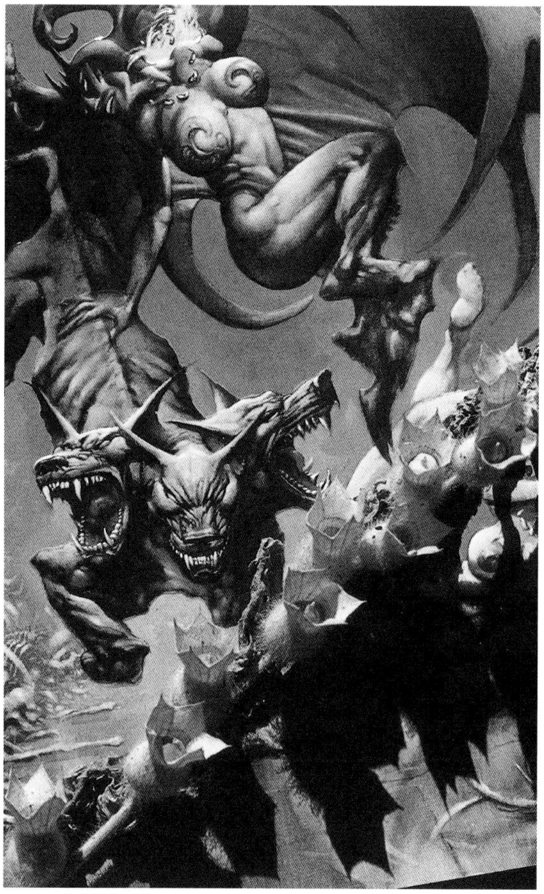

Das Schwarze Bilsenkraut (Hyoscyamus niger L.) ist seit der Antike ein bekanntes Heilmittel, aber auch eine gefürchtete Schamanen- und Zauberpflanze. Das Bilsenkraut kann starke Halluzinationen auslösen und wurde deswegen von Orakelpriesterinnen, Magiern und »Hexen« für Beschwörungen, Liebestränke und Räucherungen verwendet (vergleiche Storl, 2000). Bilsenkraut war angeblich eine der Zutaten zum paracelsischen Laudanum; es wurde auch in den narkotischen Schlafschwämmen, der pharmazeutischen Pappelsalbe und den so genannten Hexensalben verarbeitet (Foto: C. Rätsch).

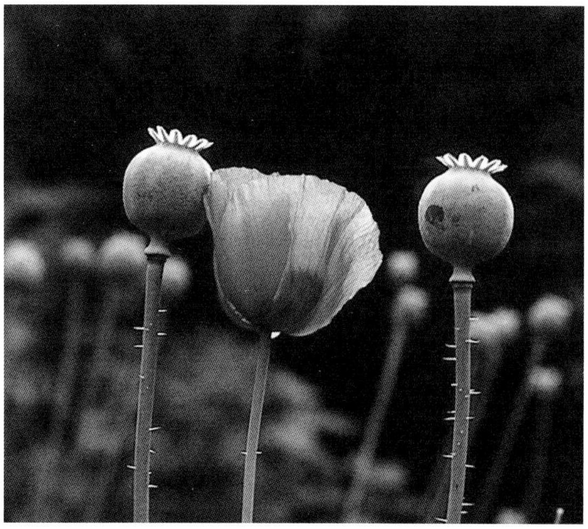

Der Schlafmohn (Papaver somniferum L.) gehört zu den ältesten Kultur-, Nutz- und Heilpflanzen Europas (Foto: C. Rätsch).

»Laudanum ist die Vermählung,
die Hoch-Zeit von Demeter und Apollon.«
(Galan O. Seid)

»Dort, wo sich die Wege treffen, dort ist das alleinige Geheimnis.« Der anonyme Herausgeber von den Magischen Unterweisungen (Paracelsus 1993, S. 64)

Hier sein Rezept:

»Nimm Opii (Opium) 4 Lot, Seminis Papaveris (Schlafmohnsamen) 2 Lot Bilsenwurzel 1 Lot, Mumiæ[99] 4 Lot, Campher 3 Quintlein, Safran ½ Lot, Bibergeil 1½ Quintlein, Ambræ, Moschi jedes 1 Quintlein. Diese Stücke soll man zerstoßen und in ein Kolbenglas tun, darüber einen Spiritum Vini (Weingeist)[100] gießen, zweene Finger hoch über die Materiam gehend« (Agricola, 2000, S. 1268).

Diese Rezeptur sieht schon von der Beschreibung her sehr geistbewegend aus. Sie ist aufgrund der Gewichtsangaben leicht zu erstellen und zu erforschen. Zu Anwendung und Wirkung schrieb Agricola: »Dies Laudanum ist ein Hauptstück in Fiebern und Hauptkrankheiten, auch wider das Grimmen, denn wo ein unmäßiges Grimmen sich erweiset, so soll man von diesem Laudano 3 oder 4 Gran eingeben und den Nabel äußerlich mit gutem Zibet salben, so wird man nächst Gott nichts Gewisseres haben, das geschwindere Hilfe erzeiget, als eben das Laudanum« (Agricola, 2000, S. 1268).

In einem Alternativrezept führte Agricola noch Alraunenwurzel, Einhorn und Eichenmistel auf.

»Nicht allein das Opium / sondern auch das aus dem Opio præparierte Laudanum opiatum / verursacht ganz gewiss jetzt gedachte böse Zufälle / wen man es nicht recht gebraucht ...«
(Kommentar von Johann Hiskia Cardilucio zu Febure, 1624, S. 538)

1670 wurde das geschichtsträchtige Laudanum vom englischen Arzt Thomas Sydenham (1624–1689) neu beziehungsweise nochmals erfunden. Sein Laudanum (Laudanum liquidum Sydenhami) war eine Tinktur, die aus Opium, Safran (Crocus sativus), Zimt (Cinnamomum verum), Nelkenpulver (Syzygium aromaticum) und spanischem Wein[101] bereitet wurde. Später wurde sie nur noch aus Opium, Safran und hochprozentigem Alkohol (aus 70-prozentigem Ethanol) gewonnen (Opii tinctura crocata; DAB6)[102].

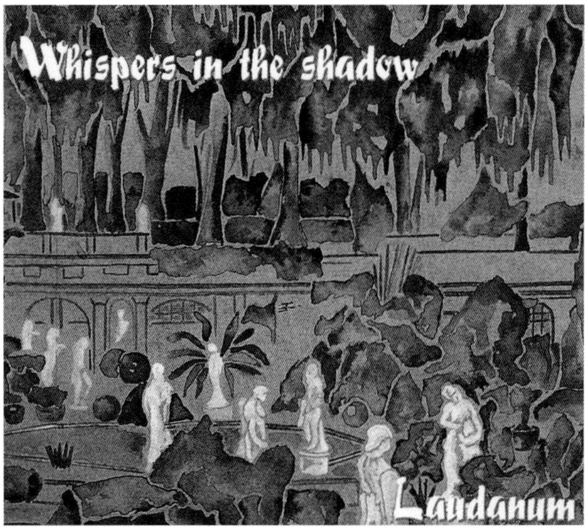

Die österreichische Dark-Wave-Band »Whispers in the shadow« hat ihr düsteres Album dem Laudanum gewidmet und es per Cover in einen antiken Kontext gestellt (MOS Records, Vaduz/Liechtenstein, 1997).

Sydenham, der »englische Hippokrates«, war von seiner eigenen Rezeptur begeistert: »Dieses Mittel ist ein so unentbehrliches und nützliches Werkzeug in den Händen eines geschickten und geübten Arztes, dass die Arzneiwissenschaft ohne dasselbe nur unvollkommen und wankend würde. Denn wer es gehörig anzuwenden weiß, wird damit mehr ausrichten, als man von einem einzigen Mittel erwarten könnte. Und derjenige muss sehr unerfahren sein und von der Kraft dieser Arznei wenig Kenntnis haben, der sie nur als schlafmachend, schmerzstillend kennt und den Durchfall damit zu stillen weiß; während man sie doch unter sehr vielen anderen Umständen anwenden kann, indem sie das kräftigste, herzstärkende und ein fast sozusagen einziges Mittel, so bisher in der Natur gefunden war, ausmacht« (zit. nach Seefelder, 1996, S. 99).

Bis ins 19. Jahrhundert wurde Laudanum, zu der Zeit auch »Hoffmannstropfen« genannt, als eines der wirkungsvollsten Universalheilmittel geschätzt und als Rauschmittel konsumiert (Seefelder, 1996, S. 102): »Es war das nicht unumstrittene Verdienst des im Kanton Schwyz geborenen Paracelsus, dass die Patentmedizin Laudanum über vierhundert Jahre zur meistkonsumierten Droge emporstieg und bis in unser Jahrhundert hinein in kaum einem Haushalt fehlte« (Kraushaar und Lieberherr, 1996, S. 18).

99 »In der Mumie ist Alles, und die durch sie verursachten Dinge sind natürlich, obwohl man sie bis jetzt noch nicht verstanden hat« (Kiesewetter, 1977, S. 61).

100 »Die Lebenskraft (Archäus, Spiritus vitae etc.) ist keine grobe Materie, sondern der Geist des Lebens. (...) Der Spiritus oder Liquor vitae formt sich gleich dem Schatten an der Wand nach dem äußeren Menschen und ist dessen innerer Schatten. (...) Der Spiritus vitae kommt vom Spiritus mundi her und erhält den Körper gesund ...« (Kiesewetter, 1977, S. 60f.).

101 In der Antike und in der Spätantike wurde Opium meist in Wein aufgelöst getrunken. Schlafmohn und Opium wurden auch dem Bier und Met zugesetzt. Tabernaemontanus hat in seinem »Kreuterbuch« (16. Jahrhundert) ein Rezept für Gerstenmet angeführt, dessen wirksamer Bestandteil Magsaamen (Papaver somniferum) ist!

102 Die pharmazeutisch standardisierte Tinktur soll rund 1% Morphin enthalten. Die größte therapeutische Einzelgabe wird mit 1,5 g Opiumtinktur angegeben (Wagner 1985, S. 165).

Muse Laudanum, das »Gelobte«

Das Erstaunliche am Laudanum ist, dass es nicht nur Medizin- und Pharmaziegeschichte geschrieben hat, sondern in Literatur und Kunst deutliche kulturgeschichtliche Spuren hinterlassen hat. Diesen wollen wir ein bisschen folgen.

Goethe war beispielsweise ein großer Anhänger des paracelsischen Geheimmittels, das er im »Faust« als »holden Schlummersaft« rühmte. Lord Byron, Percy Shelley und Mary Godwin wurden von dem Wundertrank so stark angezogen, dass sie an den Genfersee übersiedelten, an den Ort also, wo die ersten Spuren der Mohnkultivierung nachzuweisen sind. Dort schrieben die drei Autoren im Laudanumrausch ihre Romane »Kontinent der Verheissung« (Byron), »Rausch der Gefühle« (Percy Shelley) und »Frankenstein oder Der moderne Prometheus« (Mary Godwin).

Am bekanntesten wurde das Laudanum wahrscheinlich durch den englischen Dichter Thomas de Quincey (1785–1858). Er bejubelte Laudanum als »ein Allheilmittel, ein Pharmakon Nepenthes für alles menschliche Weh; hier war das Geheimnis des Glücks auf einmal entdeckt, über das die Philosophen so viele Jahrhunderte diskutiert hatten ...«[103]

Aber es gab noch andere berühmte und geschätzte Schriftsteller, die das Laudanum liebten und damit ihre Schaffenskraft stimulierten, so zum Beispiel Charles Baudelaire, Novalis, Samuel Taylor Couleridge, George Crabbe, Edgar Allen Poe, James Thomson, Gérard de Nerval, Victor Hugo und noch viele mehr (siehe Hayter, 1988).

Auch der französische Komponist Hector Berlioz (1803–1869) schrieb seine »Symphonie Fantastique« (op. 14) unter dem Einfluss von Laudanum. Sein häufig gespieltes Werk ist die musikalische Beschreibung eines Opiumtrips. Wer der Musik kontemplativ oder meditativ folgt, nimmt träumerisch an der Reise teil. Es gibt zahlreiche Beispiele dieser Art.[104] So hat also Paracelsus mit einem seiner Geheimmittel lange nach seinem Tod noch auf die Kulturgeschichte eingewirkt.

Heute ist das Laudanum in der westlichen Welt kaum noch von Bedeutung. Opiumhaltige Rezepturen (Tinctura Opii DAB9, Electuarium Theriaca n. Erg.6 zu DAB, Opii tinctura crocata DAB6) sind weitgehend aus den Apotheken verschwunden. Zum einen, weil sie unter das Betäubungsmittelgesetz fallen, zum anderen, weil sich die praktizierenden Ärzte scheuen, derartige Mittel zu verordnen, oder glauben, reine, extrahierte Wirkstoffe oder synthetische Derivate seinen besser zu handhaben. Selbst homöopathische Zubereitungen aus Opium werden kaum noch benutzt, obwohl sie ab D6 rezeptfrei sind.

103 Thomas de Quincey: Bekenntnisse eines englischen Opiumessers, München: dtv, 1985, S. 183.

104 Siehe dazu Seefelder, 1996.

Die Pappelsalbe (Unguentum populeum)

Das paracelsische Rezept für die »Flugsalbe« erinnert stark an die pharmazeutische Pappelsalbe (Unguentum populeon, Unguentum populeum, Unguentum Populi). Sie wurde früher ähnlich wie heute das Aspirin als universales Schmerzmittel verwendet.

> Herodes:
> Wie, er erweckt die Toten?
> 1., 2. Nazarener:
> Jawohl. Er erweckt die Toten.
> Herodes:
> Ich verbiete ihm, das zu tun.
> Es wäre schrecklich,
> wenn die Toten wiederkämen!
> (aus: Richard Strauss, Salome)

Diese medizinische Pappelsalbe wurde praktisch in allen Kräuterbüchern und Pharmakopöen seit dem 15. Jahrhundert erwähnt (Kuhlen, 1983, S. 233–236). Im »Garten der Gesundheit« von 1485 werden neben den Pappelknospen (Gemmae Populi) folgende Zutaten in gleichen Teilen genannt: Mohnblätter (Papaver somniferum), Hauswurz-blätter (Sempervivum tectorum L.), Lattichblätter (Lactuca sativa oder Lactuca virosa), Knabenkrautblätter (Orchis spp.), Nachtschatten (Solanum sp.), Bilsenkrautblätter (Hyoscyamus niger) und Alraunenblätter (Mandragora officinarum). Alle Zutaten werden zerstossen und mit Schmalz gesotten. Aufschlussreich ist auch die Applikation: Man soll die Salbe auf die Schläfen und den Bauchnabelbereich auftragen; es wird also das gleiche Verfahren wie bei der echten Hexensalbe angewandt. In späteren Rezepten wurden außerdem Tollkirsche (Atropa belladonna) und Hanf (Cannabis sativa) als Zutaten genannt (Vries, 1991).

> »Laudanum war billiger als Bier oder Gin,
> sogar billig genug
> für die schlechtbezahltesten Arbeiter ...«
> (Hayter, 1988, S. 33)

Noch in der Ausgabe des Jahres 1938 wurde in »Hagers Handbuch der pharmazeutischen Praxis« eine Art »Hexensalbenrezept« aufgeführt, eine zusammenge-setzte Pappelpomade: »Pomatum Populi compositum: Je 100 T. gepulverte, getrocknete Belladonna-, Bilsenkraut-, Mohn- und Nachtschattenblätter werden gemischt, mit 400 T. Alkohol (95%) durchfeuchtet, nach 24 Stunden im Wasserbad 3 Stunden lang mit 4000 T. Schweineschmalz digeriert, dann 800 T. getrocknete Pappelknospen (nicht über ein Jahr alt) zugefügt, weitere 10 Stunden im Wasserbad stehen lassen, stark ausgepresst, absetzen lassen und koliert« (Bd. 2, S. 513).

Eine pharmazeutische Pappelsalbe gibt es bis heute unter dem Namen Unguentum populi in der Apotheke zu kaufen, allerdings ohne psychoaktive Bestandteile. Sie eignet sich zur Behandlung von entzündeten Nasenschleimhäuten, Hämorrhoiden, Wunden, Verbrennungen, Gicht und Rheuma.

Volksmedizin – Hexenmedizin

Paracelsus stand der offiziellen Politik der Hexenverfolger kritisch gegenüber – zu seiner Zeit ein großes Wagnis, denn er hätte nur allzu leicht selbst als Hexer oder Zauberer verschrien, angeklagt und verbrannt werden können (Rueb, 1996). Allerdings glaubte auch er an die Existenz von Hexen. Hexen waren für ihn Frauen, die durch ihren »Ascendenten«, ihre Anlage oder durch Hass- und Rachegefühle zur Hexerei getrieben wurden (Peuckert, 1944, S. 283).

Paracelsus soll ein guter Kenner der »Hexen- oder Flugsalben« gewesen sein. Er beschrieb im 9. Abschnitt des philosophischen Buches über die Hexen und ihre Werke, wie die Hexen ihre »Gabeln salben, auf denen sie reiten« und mit deren Hilfe sie zum Hörselberg oder einem anderen Hexentanzplatz »fahren« (fliegen). Dazu gehörten laut Paracelsus zwei Dinge: Erstens »liegt es an dem Geist, dass er sie dorthin trage«, und zweitens an den Stecken oder Gabeln, die mit »Katzenschmalz oder dergleichen Zeremonien« bestrichen wurden (Paracelsus, 1989, S. 140f.)[105]. Die »Fahrt« konnte also nur angetreten werden, wenn die geistige Einstellung (das so genannte Set), die Umgebung samt Ritualgegenständen (das Setting) und

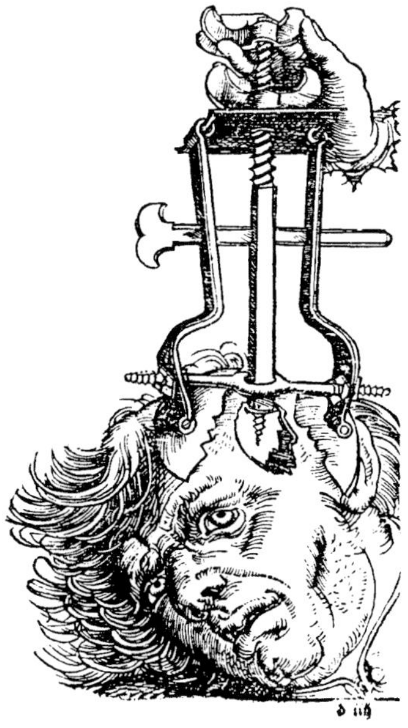

Zur Zeit des Paracelsus war die Chirurgie kaum von der Hexenfolter zu unterscheiden, wie diese zeitgenössische Abbildung zeigt.

die richtige Droge in rechter Dosierung zusammenspielten.

Von Paracelsus selbst ist keine genaue Rezeptur einer derartigen Flugsalbe überliefert. Erst nach seinem Tode erwähnt Johannes Praetorius (1630–1680) ein angeblich paracelsisches Rezept in seinem erst-mals 1668 erschienenen Buch: »Paracelsus berichtet, dass die Hexensalbe von den Hexen aus dem Fleisch der jungen, neugebornen Kindlein gemacht werde, welches sie wie einen Brei kochen zusammen mit Kräutern, die Schlaf[106] verursachen, als da sind Mohn, Nachtschatten, Sonnenwendel, Schierling und dergleichen. Wenn nun die Hexen sich mit der Salbe einschmieren und folgende Worte sprechen: oben aus und nirgends an, so sollen sie, seiner Meinung nach, durch die Feuermauern, durch die Fenster und durch andere enge Löcher mit Hilfe des Teufels davonfahren.«[107]

Diese »Hexensalbe« des Paracelsus bestand also aus Fett, Opium/Mohn (Papaver somniferum L.), Nachtschatten (Atropa belladonna L.), Schierling (Conium maculatum L. oder Cicuta virosa L.) und »Sonnenwendel«. Der »Sonnenwendel« kann mehrfach gedeutet werden (Arends, 1935, S. 251):
1) Beifuß (Artemisia vulgaris L. = »Sonnenwendgürtel«)
2) Wegwarte (Cichorium intybus L., auch »Sonnenwirbel«)

105 In Sudhoffs Paracelsus-Ausgabe heißt es an dieser Stelle, »so sie nemen kazenschmalz, wolfschmalz, eselmilch und dergleichen« (Bd. 14, S. 25, 1933; vergleiche Kuhlen, 1983, S. 339).

106 Für Paracelsus war der »natürliche Schlaf« ein »arcanum« in der Arznei (Heilkunde), das in allen Krankheiten helfe und sehr gesundheitsförderlich sei; doch dürfe der »expertus medicus« auch ein künstliches »somniferum« applizieren (Kuhlen 1983, S. 38).

107 Johannes Praetorius: Hexen-, Zauber- und Spukgeschichten aus dem Blocksberg, Frankfurt am Main: Insel, 1979, S. 40.

Vielleicht sind aber auch die Kräuter »Sonnenwende« oder »Sonnenwendkraut« gemeint:
1) Ringelblume (Calendula officinalis L.)
2) Johanniskraut (Hypericum perforatum L.)

Wenn es sich bei dieser Angabe des Praetorius tatsächlich um ein paracelsisches Geheimmittelrezept handeln sollte, dann würde sicherlich das Johanniskraut als Kandidat für den »Sonnenwendel« in Frage kommen. Wie würde aber eine nach dieser Rezeptur zubereitete Salbe wirken? Vermutlich psychoaktiv, vielleicht sogar visionär (Peuckert, 1960; vergleiche auch Kuhlen, 1980 und 1984). Nach wie vor ist die Hexensalbe bisher nicht wirklich erforscht worden (Madejsky, 1997; Vries, 1991). Dabei hat sie schon einige Opfer gefordert, denn es ist besonders wichtig, bei einer derartigen Rezeptur die genaue Dosierung zu kennen und sie bei Experimenten gewissenhaft einzuhalten.

Jedenfalls könnte sich der ursprünglich heidnisch-schamanische Gebrauch solcher Rezepturen erhalten haben. Und damit wäre Paracelsus immerhin ein Retter der kirchlichen und herrschaftlich unterdrückten und inquisitorisch verfolgten Rudimente der germanischen Schamanentradition. Das macht ihn aber noch lange nicht zu einem Schamanen. Dafür zu einem der wenigen, die sich getraut haben, etwas derartig Verruchtes wie die Hexensalbe, die möglicherweise zu seinen Arkana gehörte, überhaupt zu erwähnen. Und damit macht er uns ein Geschenk – mit dem wir allerdings sehr sorgfältig umgehen sollten.

Der Meister der Dosierung

Viele Geheimmittel des Paracelsus haben, so würden wir heute sagen, eine hohe pharmakologische Aktivität oder Toxizität (Giftigkeit). Bei solchen Stoffen ist es also besonders wichtig, die richtige Dosierung zu kennen, um sie ohne Risiko verschreiben und nutzen zu können. Da Paracelsus mit vielen sehr toxischen Substanzen (Quecksilber, Arsen, Helleborus niger[108]) experimentierte, musste er geradezu zwangsläufig seinen vielleicht berühmtesten Spruch formulieren: »Alle Dinge sind Gift. Allein die Dosis macht, dass ein Ding kein Gift ist. So viel wie nötig, aber so wenig wie möglich.«

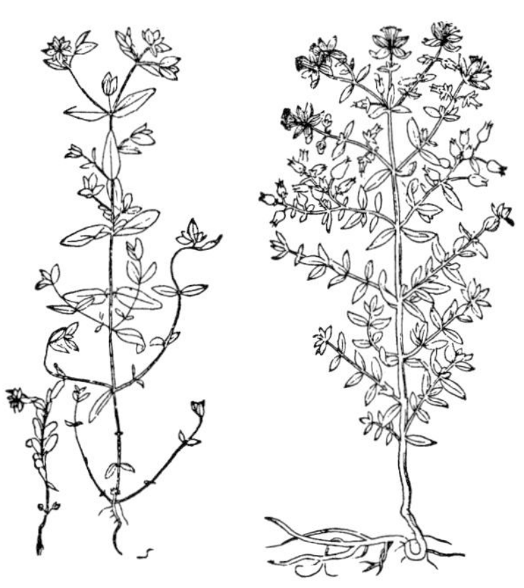

Das Johanniskraut (Hypericum perforatum) ist auch unter dem heute weithin vergessenen Namen Hartheu bekannt. Als Arcanum Perforatum ist es eines der hoch gelobten Geheimmittel des Paracelsus. Holzschnitt aus: Otto Brunfels, »Kreuterbuch«, 1532).

Dies ist wahrscheinlich der meist zitierte Ausspruch in medizinischen, pharmazeutischen und psychedelischen Werken überhaupt. Er wurde sogar als Aufdruck für T-Shirts benutzt ...

Die paracelsische Bemerkung bezüglich Wundarznei ist weniger bekannt, in diesem Zusammenhang aber wichtig: »Wie also die Natur geordnet ist, so wisse, dass allemal Böses und Gutes ein Arcanum machen, und dass Gift ebensowohl muss im Leib sein als der Balsam, Saures sowohl als Süß« (Peuckert, 1944, S. 183). Im zweiten Buch seiner »Bergsucht« heißt es, »gleicherweise mögt ihr es am Exempel des Theriaks verstehen, dessen Güte ohne Gift nichts taugt.« Weiter schrieb er: »Ein jeglich Ding, das kommt auf die Perfection, ist ohne Gift und wohl temperiert.«

Paracelsus knüpfte damit an die antiken Erkenntnisse bezüglich der durch die unterschiedliche Dosierung einer Substanz ausgelösten Wirkungen an. Die alten Griechen oder Hellenen waren sich sehr wohl über die Bedeutung der Dosierung einer Substanz im Klaren. (Rätsch, 1995), wofür sich zahlreiche Belege im antiken Schrifttum finden. Anhand der Wirkung des Weines wurde dieser Zusammenhang in der Komödie »Dionysos oder Semele« des Dichters Eubulos (4. Jahrhundert v. Chr.) veranschaulicht: »Für vernünftige Leute bereite ich nur drei Mischkrüge vor: einen für die Gesundheit, den sie als ersten austrinken; den zweiten für die Liebe und das Vergnügen, und den dritten für den Schlaf. Wenn der geleert ist, gehen die Leute, die man weise nennt, nach Hause. Der vierte Mischkrug gehört nicht mehr mir, sondern zur Maßlosigkeit. Der fünfte ist voll von Schreien; der sechste lässt schwärmen und grölen; der siebente bringt blaugeschlagene Augen; der achte ruft den Gerichtsdiener; der lässt straucheln. Dann füllt man ihn in ein kleines Gefäß, so schlägt er dem, der es leert, leicht die Beine weg und wirft ihn zu Boden.«

108 »Dafür kannte ich die Nieswurz (Helleborus niger L.), / die ich deinem kranken Kopf zur Heilung schicke / und zugleich ganz Anticyra um Hilfe bitte ...«, heißt es in einem Schmähgedicht, das Paracelsus in Basel verfasst hat (Peuckert, 1944, S. 152). Die Nieswurz gehörte für ihn, genauso wie Quecksilber und Arsen (Arsenik), zu den Arkana.

Literaturverzeichnis

Paracelsus-Zitate:
Da der Urtext von Paracelsus nicht zugänglich war, wurden die Werke von Aschner (Arzt) und Peukert (Volkskundler) zum Vergleich herangezogen und verglichen. Beide Ausgaben beziehen sich auf die Herausgabe der paracelsischen Schriften durch Huser. Einzelne Zitate wurden Schmaltz (1941) entnommen, der vorgibt, sich auf den Urtext, herausgegeben von Sudhoff, zu beziehen.

Wenn nicht anders angegeben, sind sämtliche Paracelsuszitate in diesem Buch der Übersetzung von Bernhard Aschner entnommen, mit Angabe von Band und Seitenzahl. Die vierbändige Ausgabe ist als Reprint im Buchhandel erhältlich: »Paracelsus – Sämtliche Werke«, Anger-Verlag Eick.

Agricola, Georg:
Vom Berg- und Hüttenwesen, München: dtv 1994 (Reprint von 1556).
Agricola, Johann:
Chymische Medicin. Ein Kompendium der Bereitung und Anwendung alchemistischer Heilmittel, Elberfeld: Buchverlag Oliver Humberg 2000.
Aigremont:
Volkserotik und Pflanzenwelt, Berlin: Express Edition 1987.
Allgeier, Kurt:
Paracelsus. Sein Genie, seine Weisheit, seine Rezepte, München: Heyne Verlag 1984.
Amann, Max:
»Pflanzen für ein langes Leben«, in: *Naturheilpraxis* 2/1995.
»Die hermetischen Grundlagen der Spagirik«, in: *Naturheilpraxis* 10/1997.
»Der Alchimist Paracelsus. Einige seiner Kunstgriffe zur Herstellung wirksamer Arzneien«, in: *Naturheilpraxis* 5/1998.
»Nicholas Culpeper und die astrologische Heilkräuterkunde«, in: *Naturheilpraxis* 10/1998.
Arends, G.:
Volkstümliche Namen der Arzneimittel, Drogen, Heilkräuter und Chemikalien, Berlin: Springer 1935.
Arroyo, Stephen:
Astrologie, Psychologie und die vier Elemente, Hamburg: Rowohlt 1989.
Aschner, Bernhard:
Die Krise der Medizin. Lehrbuch der Konstitutionstherapie, Heidelberg: Haug Verlag 1930.
Lehrbuch der Konstitutionstherapie, Stuttgart/Leipzig: Hippokrates Verlag 1933.
Technik der Konstitutionstherapie, Heidelberg: Haug Verlag 1961.
Aschner, Bernhard (Hg.):
Theophrastus Paracelsus. Sämtliche Werke, 4 Bde., Anger: Anger-Verlag Eick 1993 (Originalausgabe 1926/1930).
Bachmann, Manuel; Hofmeier, Thomas:
Geheimnisse der Alchemie, Basel: Schwabe & Co. 1999.
Bächtold-Stäubli, Hanns:
Handwörterbuch des deutschen Aberglaubens, Orginalausgabe 1927, Berlin/New York: Walter de Gruyter 1987.
BAG, Abteilung Toxikologie:
Antidote bei Vergiftungen, Bundesamt für Gesundheitswesen, Bern, Bulletin 3, 17.1.2000.
Baigent, Michael; Leigh, Richard:
Verschlusssache Magie, München: Droemer Knaur 1997.
Banzhaf, Hajo:
Der Mensch in seinen Elementen. Feuer, Wasser, Luft und Erde, eine ganzheitliche Charakterkunde, München: Kailasch 1993.
Bauer, Wolfgang; Dümotz, Irmtraud; Golowin, Sergius:
Lexikon der Symbole, Wiesbaden: Fourier Verlag 1980.
Baumann, Helmut:
Die griechische Pflanzenwelt in Mythos, Kunst und Literatur, München: Hirmer Verlag 1993.
Becker, Stefan R.:
»Das Johanniskraut (Hypericum perforatum) – Antidepressivum aus der Natur: Möglichkeiten einer Therapie leichter bis mittelschwerer Depressionen«, in: *Schweizerische Zeitschrift für Ganzheitsmedizin* 1/94: 46–49 und 2/94: 92–94.
Bernus, Alexander von:
Alchymie und Heilkunst, Dornach: Verlag am Goetheanum 1994.
Betschart, Ildefons:
Theophrastus Paracelsus, Bern: Paul Haupt Verlag 1953.
Beuchert, Marianne:
Symbolik der Pflanzen, Frankfurt: Insel Verlag 1995.
Bingen, Hildegard von:
Heilkraft der Natur – »Physika«, Freiburg i. B.: Herder 1993.
Bock, Hieronymus:
Kreütterbuch, München: Verlag Konrad Kölb 1964 (Reprint von 1577).
Boericke, William:
Homöopathische Mittel und ihre Wirkungen, Leer: Verlag Grundlagen und Praxis 1972.
Handbuch der homöopathischen Materia medica, Heidelberg: Haug 1992.
Böhme, Gernot; Böhme, Hartmut:
Feuer – Wasser – Erde – Luft. Eine Kulturgeschichte der Elemente, München: C.H. Beck 1996.
Böhme, Martin:
Wirkungen von Quecksilber und Cadmium auf die sekretorische Aktivität der Darmschleimhaut, Dissertation, Saarbrücken 1992.
Bott, Victor:
Anthroposophische Medizin, Heidelberg: Haug Verlag 1982.
Bott, Victor; Schramm, M. Henning:
Mensch und Heilmittel, Schaffhausen: Novalis Verlag 1992.
Braun, Lucien:
Paracelsus – Eine Bildbiografie, Zürich: Schweizer Verlagshaus 1988.
Paracelsus: Alchemist – Chemiker, Erneuerer der Heilkunde, Zürich: Silva-Verlag 1990.
Braunschweig, Hieronymus:
Destillier-Kunst, Beilage einer Ausgabe von Dioscurides, München: Verlag Konrad Kölbl 1968 (Reprint von 1610).

Bruns, Margarete:
Das Rätsel Farbe – Materie und Mythos, Stuttgart: Reclam 1997.
Burgerstein, Lothar:
Burgersteins Handbuch Nährstoffe. Prävention und Therapie, Heidelberg: Haug Verlag 1997.
Carrichter, Bartholomaei:
Horn des heyls Menschlicher Blödigkeit oder Kreutterbuch darinn die Kräuter deß Teudschenlands / auß dem Licht der Natur / nach rechter art der himmlischen Einfließungen beschriben, Grünwald: Verlag Konrad Kölbl 1981 (Reprint von 1606).
Croll, Oswald:
Von den innerlichen Signaturn oder Zeichen aller Dinge, Frankfurt a. M.: Johann Friderich Weißen und Gottfrid Tampach 1623.
Crowley, Aleister:
Astrologick, Basel: Sphinx Verlag 1976.
Daems, Willem F.:
»Mensch und Heilpflanze«, in: William Thomson: *Heilpflanzen und ihre Kräfte*, Köln: Verlag Helmut Linden 1988, S. 185–199.
Denn der Himmel ist der Mensch und der Mensch ist der Himmel, Dornach: Verlag am Goetheanum 1993.
Darmstaedter, Ernst:
Die Alchimie des Geber, Walluf-Nendeln: Sändig 1978 (Reprint von 1922).
Debru, Armelle (Hg.):
Galen on Pharmacology, History and Medicine, Leiden/New York/Köln: Brill 1997.
Düntzer, Ignaz:
Gesundheitsregeln der Schule von Salerno, hrsg. von Erwin Braun, Basel: Gesellschaft für Präventivmedizin 1841.
Engel, Fritz-Martin:
Zauberpflanzen – Pflanzenzauber, Hannover: Landbuch-Verlag 1978.
Evola, Julius:
Die hermetische Tradition. Von der alchemistischen Umwandlung der Metalle und des Menschen in Gold, Interlaken: Ansata 1990.
Faust, Volker:
Psychopharmaka. Arzneimittel mit Wirkung auf das Seelenleben, Stuttgart: Trias 1994.
Febure, Nicaise Le:
Neuvermehrter Chymischer Handleiter, 3 Bde., Iserlohn: Schulten-Verlag 1997 (Reprint von 1624, vermehrte Ausgabe von 1674).
Figala, Karin; Priesner, Claus:
Alchemie. Lexikon einer hermetischen Wissenschaft, München: C.H. Beck 1998.
Fink, Hans:
Verzaubertes Land – Volkskult und Ahnenbrauch in Südtirol, Innsbruck: Tyrolia-Verlag 1969.
Fritschi, Hans-Josef:
Spagyrik. Lehr- und Arbeitsbuch, Ulm: G. Fischer 1997.
Fuchs, Leonhard:
Kreüterbuch, München: Verlag Konrad Kölbl 1964 (Reprint von 1543).
Gaude, Werner:
Die alte Apotheke, Stuttgart: Deutscher Apotheker Verlag 1986.
Gebelein, Helmut:
Alchemie, München: Diederichs 1991.
Geerk, Frank:
Paracelsus – Arzt unserer Zeit, Zürich: Benziger Verlag 1993.
Gessmann, G.W.:
Die Geheimsymbole der Alchymie, Arzneikunde und Astrologie des Mittelalters, Ulm: Arkana 1964.
Geßner, Cunrat:
Von allerhand künstlichen und bewerten Oelen / Wassern / und heimlichen Artzneyen, Lindau: Antiqua-Verlag 1979 (Reprint von 1583).
Gichtel, Johann Georg:
Theosophia Practica, Schwarzenburg: Ansata 1979 (Reprint von 1779).
Glauber, Johann Rudolf:
Glauberus concentratus, Ulm: Haug Verlag 1961 (Reprint von 1715).
Gmelin, Johann Friedrich:
Gmelins Handbuch der anorganischen Chemie, Weinheim: Verlag Chemie 1960.
Gmelin – Institut für anorganische Chemie und Grenzgebiete in der Max Planck Gesellschaft zur Förderung der Wissenschaften (Hg.):
Die Alchemie des Andreas Libavius, Weinheim: Verlag Chemie 1964 (Reprint von 1597).
Goedings, Peter (Hg.):
Wege zur Erkenntnis der Heilpflanze, Stuttgart: Verlag Freies Geistesleben 1996.
Goethe, Johann Wolfgang von:
Farbenlehre, Stuttgart: Verlag Freies Geistesleben 1979.
Golowin, Sergius:
Paracelsus, Mediziner – Heiler – Philosoph, München: Goldmann 1993.
Gschwend, Rudolf:
Quecksilber-Formen, Lustmühle bei St. Gallen, Paracelsus Klinik, o.J.
Habermehl, Gerhard G.:
Gift-Tiere und ihre Waffen, Berlin/Heidelberg: Springer-Verlag 1987 (4. Aufl.).
Hänsel, Rudolf:
Phytopharmaka, Berlin/Heidelberg: Springer-Verlag 1993.
Hänsel, Rudolf; Steinegger, Ernst:
Pharmakognosie, Berlin und Heidelberg: Springer-Verlag 1992.
Hahnemann, Samuel:
Organon der Heilkunst, Heidelberg: Haug Verlag 1987 (1. Auflage 1810).
Hartwich, Carl:
»Über Papaver somniferum und speziell dessen in den Pfahlbauten vorkommende Reste«, in: *Apothekerzeitung* 1899: 39–41.
Hauschka, Rudolf:
Heilmittellehre, Frankfurt a. M.: Klostermann Verlag 1965.
Hayter, Alethea:
Opium and the Romantic Imagination, Wellingborough: Crucible 1988.
Heindel, Max:
Astro-Diagnose, Darmstadt: Rosenkreuzer Gemeinschaft 1969.

Helmstädter, Axel:
Spagyrische Arzneimittel. Pharmazie und Alchemie der Neuzeit, Stuttgart: Wissenschaftliche Verlags-Gesellschaft 1990.

Hickel, Erika:
Chemikalien im Arzneischatz deutscher Apotheken des 16. Jahrhunderts, unter besonderer Berücksichtigung der Metalle, Veröffentlichungen aus dem Pharmaziegeschichtlichen Seminar der TH Braunschweig, 1963.

Hiller, Helmut:
Paracelsus-Lexikon, Anger: Anger-Verlag Eick 1996.

Hofmann, Albert; E. Schultes, Richard:
Pflanzen der Götter, vollst. überarb. Ausgabe, Aarau: AT Verlag 1998.

Hodel, Christian; Schurgast, Hugo:
Chronische Quecksilberbelastungen, Internationaler Kongress für orthomolekulare Medizin, Kongressbericht, Zürich 1997.

Höfler, Max:
Volksmedizinische Botanik der Germanen, Berlin: VWB 1990 (Reprint von 1908).
Volksmedizin und Aberglaube in Oberbayern. Gegenwart und Vergangenheit, Vaduz/Liechtenstein: Sändig 1994 (Reprint von 1888).

Hollandus, Isaac:
Curieuse und rare Chymische Operationen, Iserlohn: Schulten-Verlag 1997 (Reprint von 1714).

Hollemann, Arnold F.; Wiberg, Egon; Wiberg, Nils:
Lehrbuch der Anorganischen Chemie, Berlin: de Gruyter 1995.

Honegger, Heinrich:
Die antidyskratische Behandlung als Basistherapie chronischer Krankheiten, Heidelberg: Haug Verlag 1959.

Hoppmann, Jürgen G.:
Astrologie der Reformationszeit, Berlin: Clemens Zerling 1998.

Hornfisher, Daniel:
Löwe und Phönix. Das große Handbuch der praktischen Spagyrik und Alchemie, Braunschweig: Aurum-Verlag 1998.

Husemann, Wolff (Hg.):
Das Bild des Menschen als Grundlage der Heilkunst, Stuttgart: Verlag Freies Geistesleben 1986.

Huser, Johannes (Hg.):
Paracelsus. Bücher und Schriften, 5 Bände, Hildesheim: Olms-Verlag 1971–1973 (Reprint von 1589–1590).

Jacobi, Jolande:
Paracelsus – Arzt und Gottsucher an der Zeitenwende, Freiburg: Walter 1991.

Jones, Peter Murray:
Heilkunst des Mittelalters, Stuttgart: Belser 1999.

Jütte, Robert (Hg.):
Paracelsus heute – im Lichte der Natur, Heidelberg: Haug 1994.

Jung, C. G.:
Psychologie und Alchemie, Olten: Walter 1972.

Junius, Manfred M.:
Praktisches Handbuch der Pflanzen-Alchemie, Interlaken: Ansata 1992.

Kaim, Wolfgang; Schwederski, Brigitte: *Bioanorganische Chemie*, Stuttgart: Teubner Studienbücher 1995.

Keller, Frank Beat (Hg.):
Krank warum? Vorstellungen der Völker, Heiler, Mediziner, Ostfildern: Cantz Verlag 1995.

Kemper, Fritz H.:
»Phytotherapie für kontaminierte Böden«, in: *Zeitschrift für Phytotherapie* 4/2000.

Kent, James Tyler:
Kent's Arzneimittelbilder, Heidelberg: Haug Verlag 1958.
Zur Theorie der Homöopathie, Leer: Verlag Grundlagen und Praxis 1985.

Kiesewetter, Carl:
Die Geheimwissenschaften, Leipzig: Verlag von Wilhelm Friedrich 1894 (2. Aufl.).
Geschichte des Neueren Occultismus, Schwarzenburg: Ansata-Verlag 1977 (Nachdruck der Ausgabe von 1891–95).

Kirchweger, A.J.:
Aurea Catena Homeri, Frankfurt: Böhme-Verlag 1723.

Klossowski de Rola, Stanislas:
Alchemie, München: Droemer Knaur 1974.
The Golden Game. Alchemical Engravings of the Seventeenth Century, London: Thames and Hudson 1988.

Klutz, Monika:
Die Rezepte in Oswald Crolls Basilica Chymica und ihre Beziehungen zu Paracelsus, Braunschweig: Veröffentlichungen aus dem Pharmaziegeschichtlichen Seminar der TU Braunschweig, Bd. 14, 1974.

Koelsch, Franz:
Von der Bergsucht und anderen Bergkrankheiten, Berlin: Julius Springer Verlag 1925.

Koob, Olaf:
Gesundheit, Krankheit, Heilung. Grundbegriffe einer menschengemäßen Heilkunst in der Anthroposophie Rudolf Steiners, Stuttgart: Verlag Freies Geistesleben 1981.

Kranich, Ernst-Michael:
Die Formensprache der Pflanzen, Stuttgart: Verlag Freies Geistesleben 1976.

Kraushaar, Beat; Lieberherr, Emilie:
Drogenland in Mafiahand. Entwicklung, Kommentar und Materialien zur Drogensituation in der Schweiz, Zürich: Werd Verlag 1996.

Kuhlen, Franz-Josef:
»Hexenwesen – Hexendrogen«, in: *Pharmaziegeschichtliche Rundschau* 9 (1980), 29–31 und 41–43.
Zur Geschichte der Schmerz-, Schlaf- und Betäubungsmittel in Mittelalter und früher Neuzeit, Stuttgart: Deutscher Apotheker Verlag 1983.
»Von Hexen und Drogenträumen«, in: *Deutsche Apotheker Zeitung* 124 (1984), 2195–2202.

Künzle, Johann:
Chrut und Uchrut – Praktisches Heilkräuterbüchlein, Feldkirch: Verlagsbuchhandlung Unterberger 1935.

Kuhn, Michael:
De nomine et vocabulo – Der Begriff der medizinischen Fachsprache und die Krankheitsnamen bei Paracelsus, Heidelberg: Universitätsverlag C. Winter 1996.

Kur- und Verkehrsverein Baden (Hg.):
Baden – Quer durch die Bäderstadt, Sonderdruck, Baden: Direktion Kur- und Verkehrsverein Baden 1993.
Kybalion:
Eine Studie über die hermetische Philosophie des alten Ägyptens und Griechenlands, München: Akascha-Verlagsgesellschaft 1993 (Original 1908).
Ladewig, L.:
Rezeptbuch zu »Großer illustrierter Hausarzt«, Leipzig: Verlag Georg Meyer 1922.
Leo, Alan:
Esoterische Astrologie. Vom Wesen des Menschen, Hamburg: Hugendubel 1997 (1. Auflage 1927).
Lonicerus, Adamus:
Kreuterbuch, München: Verlag Konrad Kölbl 1962 (Reprint von 1679).
Madaus, Gerhard:
Lehrbuch der biologischen Heilmittel, Ravensburg: Mediamed Verlag 1987 (Reprint von 1938).
Madejsky, Margret:
»Wider Pestilenz und faule Geschwär. Antibiotisch wirkende Pflanzen früher und heute«, in: *Zeitschrift Naturheilpraxis* 2/1996.
»Traumförderung. Mit Traumsteinen und Orakelpflanzen ins Land der Träume«, in: *Zeitschrift Naturheilpraxis* 8/1996.
Heilmittel der Sonne, zus. mit O. Rippe, München: Peter Erd 1997.
»Hexenpflanzen – oder: Über die Zauberkünste der weisen Frauen«, *Zeitschrift Naturheilpraxis* 10/1997.
»Schlangen in Mythos und Heilkunst«, in: *Naturheilpraxis* 11/1997.
»Signaturlehre. Heilmittelerkenntnis aus der Zwiesprache mit der Natur«, in: *Naturheilpraxis* 5/1998.
»Alchymilla – die Allhelferin unter den Frauenkräutern«, in: *Naturheilpraxis* 10/1998.
Alchemilla – eine ganzheitliche Kräuterheilkunde für Frauen, München: Goldmann Verlag 2000.
Marzell, Heinrich:
Die heimische Pflanzenwelt im Volksbrauch und Volksglauben, Leipzig: Verlag von Quelle & Meyer 1922.
Zauberpflanzen – Hexentränke, Stuttgart: Kosmos 1964.
Meier, Pirmin:
Paracelsus – Arzt und Prophet, Zürich: Pendo Verlag 1998.
Mertz, Bernd A.:
Das Handbuch der Astromedizin, Genf: Ariston 1991.
Paracelsus und seine Astrologie, Wettswil: Edition Astrodata 1993.
Metzler, Hermann und Carlo:
»Amalgam – eine Glaubensfrage?«, in: *Schweizerische Monatsschrift Zahnmedizin*, 108/8, 1998.
Metzner, Ralph:
Der Brunnen der Erinnerung, Braunschweig: Aurum Verlag 1994.
Müller, Ingo Wilhelm:
Humoralmedizin, Heidelberg: Haug Verlag 1993.
Müller-Ebeling, Claudia; Rätsch, Christian; Storl, Wolf-Dieter:
Hexenmedizin, Aarau: AT Verlag 1998.
Neményi, G. von:
Heidnische Naturreligion, Bergen: Peyn und Schulze Verlag 1991.
Nettesheim, Agrippa von:
De Occulta Philosophia. Drei Bücher über die Magie, Nördlingen: Greno 1987 (Nachdruck von 1533).
Nörr, Heidrun:
Phytochemische und pharmakologische Untersuchungen der Adaptogendrogen Eleutherococcus senticosus, Ocimum sanctum, Codonopsis pilosula, Rhodiola rosea und Rhodiola crenulata, München: LMU 1993.
Ortega, Sanchez:
Anmerkungen zu den Miasmen oder chronischen Krankheiten im Sinne Hahnemanns, Heidelberg: Haug Verlag 1984.
Ortho-Analytic (Hg.):
Begleitinformation zu Haar-Analysen, Ursachen und Therapieempfehlungen, Rapperswil: Ortho-Analytic, o.J.
Ovid:
Metamorphosen, München: Goldmann Verlag 1981.
Pächter, Heinz:
Paracelsus – Das Urbild des Doktor Faustus, Zürich: Büchergilde Gutenberg 1955.
Paracelsus:
Mikrokosmos und Makrokosmos. Occulte Schriften, hrsg. von Helmut Werner. München: Diederichs 1989.
Magische Unterweisungen des edlen und hochgelehrten Philosophi und Medici Philippi Theophrasti Bombasti von Hohenheim Paracelsus genannt, München: Arbeitsgemeinschaft für Religions- und Weltanschauungsfragen 1993 (Moonchild-Edition 19, Reprint der Ausgabe Leipzig 1923, Original aufgefunden 1589).
Paris, Ernst-Günter:
Der Schlüssel zur esoterischen Astrologie, München: Urania 1984.
Pekana (Hg.):
Das homöopathisch spagyrische Heilmittelprogramm, Kisslegg 1999.
Pelikan, Wilhelm:
Heilpflanzenkunde, Dornach: Philosophisch-Anthroposophischer Verlag am Goetheanum 1958.
Sieben Metalle, Dornach: Verlag am Goetheanum 1981.
Peuckert, Will-Erich:
Theophrastus Paracelsus, Stuttgart/Berlin: Kohlhammer 1944.
»Hexensalben«, in: *Medizinischer Monatsspiegel* 8 (1960), 169–174 (Nachdruck in: Jochen Gartz (Hg.): *Halluzinogene in historischen Schriften*, Solothurn: Nachtschatten Verlag 1999, S. 187–195.)
Theophrastus Paracelsus Werke, 5 Bde. Basel/Stuttgart: Schwabe 1965–1968.
Peters, Hermann:
Der Arzt und die Heilkunst in alten Zeiten, Düsseldorf/Köln: Diederichs 1969 (Reprint von 1900).
Pharma-Digest:
Gefahren quecksilberhaltiger Konservierungsmittel, Bern: Schweizerischer Apothekerverein (Stand 24.11.1999).

Pollak, Kurt:
Wissen und Weisheit der alten Ärzte, Düsseldorf/Wien: Econ Verlag 1968.
Die Heilkunde der Antike, Düsseldorf/Wien: Econ Verlag 1969.
Pöppelmann, Christa:
»Schwere Last für Obst und Gemüse«, in: *Kraut & Rüben* 3/1996.
Priesner, Claus; Figala, Karin:
Alchemie. Lexikon einer hermetischen Wissenschaft, München: C.H. Beck 1998.
Rätsch, Christian:
Von den Wurzeln der Kultur, Basel: Sphinx Verlag 1991.
Heilkräuter der Antike in Ägypten, Griechenland und Rom – Mythologie und Anwendung einst und heute, München: Diederichs Verlag 1995.
Pflanzen der Liebe, überarb. Neuauflage, Aarau: AT Verlag 1995.
Räucherstoffe – Der Atem des Drachen, Aarau: AT Verlag 1996.
»Ayahuasca, der Schamanentrunk von Amazonien«, in: *Naturheilpraxis* 10/1997.
Enzyklopädie der psychoaktiven Pflanzen, Aarau: AT Verlag 1998.
Rätsch, Christian (Hg.):
Naturverehrung und Heilkunst, Südergellersen: Verlag Bruno Martin 1993, erw. und überarb. Neuauflage unter dem Titel: *Rituale des Heilens*, Aarau: AT Verlag 2000.
Rau, Thomas:
Kursunterlagen Amalgamsymposium, Kirchlindach, EBI-Pharm AG 1999.
Reber, Ernst:
Quecksilber und seine Gefahren, Schweizerische Unfallversicherungsanstalt Suva, Schweizerische Blätter für Arbeitssicherheit, Luzern 1963.
Reckeweg, Hans-Heinrich:
Homöopathia antihomotoxica, Baden-Baden: Aurelia Verlag 1983.
Reichling, Jürgen; Müller-Jahncke, Wolf-Dieter:
Arzneimittel der Besonderen Therapierichtungen. Historische Grundlagen und heutige Anwendung, Heidelberg: Haug Verlag 1996.
Renggli, Verena:
N-Acetylcystein – Dosierungsmöglichkeiten, Infoline, Institut für Pharmakotherapie, Basel 1999.
Ungesättigte essenzielle Fettsäuren, Infoline, Institut für Pharmakotherapie, Basel 1999.
Retschlag, Max:
Die Alchimie und ihr großes Meisterwerk, der Stein der Weisen, Leipzig: Richard Hummel Verlag 1934.
Riedel, Erwin:
Anorganische Chemie, 4. Aufl., Berlin: de Gruyter 1999.
Moderne Anorganische Chemie, Berlin: de Gruyter 1999.
Righetti, Marco:
Forschung in der Homöopathie, Göttingen: Burgdorf Verlag 1988.
Rippe, Olaf:
»Die Laus auf der Leber: Psychische Symptome bei Erkrankungen von Leber und Galle; ihr Hinweischarakter zur Auswahl geeigneter Heilmittel«, in: *Naturheilpraxis* 12/1995.
Heilmittel der Sonne; zus. mit M. Madejsky, München: Peter Erd 1997.
»Pflanzen und ihre kosmischen Heilkräfte. Ein Beitrag zum Thema Astrologie und Phytotherapie«, in: *Naturheilpraxis* 10/1997.
»Die hermetischen Schlüssel zur Heilkunst«, in: *Naturheilpraxis* 11/1997.
»Die fünf Entien des Paracelsus. Über die Ursachen der Krankheiten und die Wege zur Heilung«, in: *Naturheilpraxis* 5/1998.
»Homöopathie mit Edelsteinen. Zum 900. Geburtstag von Hildegard von Bingen«, München: *Naturheilpraxis* 7/1998.
»Die vier göttlichen Wurzeln der Existenz. Die antike Vier-Elementen-Lehre und ihre Bedeutung in der Kräuterheilkunde«, in: *Naturheilpraxis* 10/1998.
»Das Herz – Organ der Selbsterkenntnis«, in: *Naturheilpraxis* 4/1999.
»Elementenlehre und Konstitution«, in: *Naturheilpraxis* 4/2000.
Robinson, D.:
»Plants and Vikings. Everyday Life in Viking Age Denmark«, in: *Botanical Journal of Scotland*, 46/4 (1994), 542–551.
Roob, Alexander:
Alchemie und Mystik, Köln: Taschen-Verlag 1996.
Römpp (hrsg. von Jürgen Falbe und Manfred Regitz):
Römpp Lexikon der Chemie – Version 2.0, Stuttgart/New York: Georg Thieme Verlag 1999.
Roth, Lutz, Max Daunderer, Kurt Kormann:
Giftpflanzen – Pflanzengifte, München: ecomed Verlagsgesellschaft 1988.
Rudgley, Richard:
The Encyclopaedia of Psychoactive Substances, New York: St. Martin's Press 1999.
Rueb, Franz:
Mythos Paracelsus, Berlin/München: Quintessenz 1995.
Hexenbrände. Die Schweizergeschichte des Teufelswahns, Zürich: Weltwoche 1996.
Sagan, Samuel:
Heilende Planetenkräfte, Freiburg i.B.: Ebertin 1998.
Schaffner, Willi:
Heilpflanzen und ihre Drogen, München: Mosaik Verlag 1992.
Scheffer, Mechthild; Storl, Wolf-Dieter:
Das Heilgeheimnis der Bach-Blüten, München: Hugendubel Verlag 1991.
Schipperges, Heinrich:
Der Garten der Gesundheit, München/Zürich: Artemis Verlag 1985.
Schlegel, Emil:
Religion der Arznei, Regensburg: Johannes Sonntag Verlag 1987.
Schlüren, Erwin:
Homöopathie in Frauenheilkunde und Geburtshilfe, Heidelberg: Haug Verlag 1977.
Schmaltz, Dieter:
Pflanzliche Arzneimittel bei Theophrast von Hohenheim, Stuttgart: Hippokrates-Verlag 1941.
Schmitz, Rudolf:
»Opium als Heilmittel«, in: G. Völger (Hg.), *Rausch und Realität*, Bd. 1, Köln: Rautenstrauch-Joest-Museum 1981, S. 380–385.

Schneider, Wolfgang:
Mein Umgang mit Paracelsus und Paracelsisten, Frankfurt a. M.: Govi-Verlag 1982.

Schramm, Henning M.:
Metalle und Mineralien in der Therapie, Schaffhausen: Novalis Verlag 1991.
Märchen und Heilmittel, Schaffhausen: Novalis Verlag 1993.
Heilmittel-Fibel zur anthroposophischen Medizin, Schaffhausen: Novalis Verlag 1997.

Schröder, Johann:
Chymische Apotheke oder höchstköstlicher Arzney-Schatz, München: Verlag Konrad Kölbl (Reprint von 1685).

Schuder, Rosemarie:
Paracelsus und der Garten der Lüste, Berlin: Edition q 1992.

Schwedt, Georg:
Paracelsus in Europa. Auf den Spuren des Arztes und Naturforschers 1493–1541, München: Diederichs Verlag 1993.

Schwenk, Theodor:
Das sensible Chaos, Stuttgart: Verlag Freies Geistesleben 1962.

Seefelder, Matthias:
Opium: Eine Kulturgeschichte, Landsberg: ecomed 1996 (3. überarbeitete Auflage).

Seeger, Ruth; Neumann, Hans Günter:
Giftlexikon. Ein Handbuch für Ärzte, Apotheker und Naturwissenschaftler, Stuttgart: Deutscher Apotheker Verlag 1993.

Selawry, Alla:
Metall-Funktionstypen in Psychologie und Medizin, Heidelberg: Haug Verlag 1985.

Seligmann, Siegfried:
Die magischen Heil- und Schutzmittel aus der belebten Natur, Bd. 1: *Das Pflanzenreich*, Bd. 2: *Das Tierreich*, Berlin: Dietrich Reimer Verlag 1996.

Shelley, Mary W.:
Frankenstein oder Der Moderne Prometheus, diverse Ausgaben und Auflagen, erstmals erschienen 1831.

Sill-Fuchs, Martha:
Wiederkehr der Kelten, München: Dianus-Trikont Buchverlag 1983.

Simonis, Werner Christian:
Arzneitiere, Stuttgart: Verlag Freies Geistesleben 1962.
Erde, Mensch und Krankheit, Stuttgart: J. CH. Mellinger Verlag 1974.
Heilpflanzen, Schaffhausen: Novalis-Verlag 1983.

Slemr, Franz:
Trend der Quecksilberkonzentration in der Luft, Frauenhofer Institut für atmosphärische Umweltforschung, Frankfurt a. M.: Wiss. Verlag Maraun 1991.

Soluna, Laboratorium (Hg.):
Spagyrik in der täglichen Praxis, Donauwörth: Soluna 1998.

Soukup, Rudolf Werner; Mayer, Helmut:
Alchemistisches Gold. Paracelsistische Pharmaka. Laboratoriumstechnik im 16. Jahrhundert, Wien 1997.

Spunda, Franz:
Paracelsus, Leizig: Verlag Karl König 1926.

Staufen-Pharma (Hg.):
Spagyrische Arzneimittel-Lehre, Göppingen: Staufen-Pharma 1953.

Stauffer, Karl:
Symptomenverzeichnis, Regensburg: Johannes Sonntag Verlag 1981.
Klinisch homöopathische Arzneimittellehre, Regensburg: Johannes Sonntag Verlag 1988.

Steiner, Rudolf:
Grundlegendes für eine Erweiterung der Heilkunst nach geisteswissenschaftlichen Erkenntnissen, zus. mit Ita Wegman, Dornach: Verlag am Goetheanum 1925.
Physiologisch-Therapeutisches auf Grundlage der Geisteswissenschaft (Vorträge von 1920/24), Dornach: Rudolf Steiner Verlag 1975.
Geisteswissenschaft und Medizin (Vorträge von 1920), Dornach: Rudolf Steiner Verlag 1976.
Die Kunst des Heilens vom Gesichtspunkte der Geisteswissenschaft (Vorträge von 1923/24), Dornach: Rudolf Steiner Verlag 1980.

Stöckly, Anton:
Quecksilbervergiftungen, Schweizerische Unfallversicherungsanstalt, Suva, Berufskrankheiten, Merkblatt 3, Luzern 1971.

Stöger, E. und F. Friedl:
Arzneibuch der chinesischen Medizin – Monographien des Arzneibuches der Volksrepublik China, Stuttgart: Deutscher Apotheker Verlag 1990.

Storl, Wolf-Dieter:
Von Heilkräutern und Pflanzengottheiten, Braunschweig: Aurum Verlag 1993.
Heilkräuter und Zauberpflanzen zwischen Haustür und Gartentor, Aarau: AT Verlag 1996.
Kräuterkunde, Braunschweig: Aurum Verlag 1996.
Pflanzendevas – Die Göttin und ihre Pflanzenengel, Aarau: AT Verlag 1997.
»Hexenmedizin – eine gute Medizin?«, in: C. Müller-Ebeling et al.: *Hexenmedizin*, Aarau: AT Verlag 1998.
Götterpflanze Bilsenkraut, Solothurn: Nachtschatten Verlag 2000.

Stoltzenberg, Stoltzius von:
Chymisches Lustgärtlein, Darmstadt: Wissenschaftliche Buchgesellschaft 1964 (Reprint von 1624).

Stübler, Martin; Krug, Erich (Hg.):
Leesers Lehrbuch der Homöopathie, Bd. 2: *Mineralische Arzneistoffe*, Heidelberg: Haug Verlag 1988.

Sudhoff, Karl (Hg.):
Paracelsus. Sämtliche Werke, 14 Bde., *1. Abteilung: Medizinische, naturwissenschaftliche und philosophische Schriften*, Hildesheim: Olms-Verlag 1996 (Reprint von 1922–1933).

Surya, G.W.:
Die verborgenen Heilkräfte der Pflanzen, Freiburg i. B.: Hermann Bauer Verlag 1960.
Paracelsus richtig gesehen, Bietigheim: Rohm 1980 (1. Auflage 1922).
Astrologie und Medizin, Bietigheim: Rohm 1980 (1. Auflage 1921).

Tabernaemontanus, Jakobus Theodorus:
Kräuterbuch, München: Konrad Kölbl 1993 (Reprint von 1731).

Tegtmeier, Ralph:
Sternenglaube und Sternenzauber. Das Weltbild der Astrologie, Köln: DuMont 1990.
Thurneysser zum Thurn, Leonhard:
Onomasticum, Berlin: Grawen Kloster 1574.
Beschreibung Influenzischer / Elementischer und natürlicher Wirckungen / Aller fremden und heimischen Erdgewechssen, Grünwald: Verlag Konrad Kölbl 1981 (Reprint von 1578).
Tobyn, Graeme:
Culpeper's Medicine, Shaftesbury: Element Books Limited 1997.
Toeltius, J.G.:
Coelum Reseratum Chymicum, Iserlohn: Schulten-Verlag 1994 (Reprint von 1737).
Trismegistos, Hermes:
Erkenntnis der Natur und des darin sich offenbarenden großen Gottes, Sauerlach: Edis 1997 (nach einer Vorlage von 1786).
Uyldert, Mellie:
Verborgene Kräfte der Metalle, München: Irisiana Verlag 1983.
Valentinus, Basilius:
»Triumphwagen des Antimonii«, in: Roth-Scholtz, *Deutsches Theatrum Chemicum*, Hildesheim: Olms-Verlag 1976 (Reprint von 1727).
Vlcek, Bohuslav:
DCA – Die Überlebens-Formel ist in unserem Körper, Weingarten/München: Edition Tomek, Verlag Fischer 1989.
Voegeli, Adolf:
Heilkunst in neuer Sicht, Heidelberg: Haug Verlag 1955.
Vogel, Heinz-Hartmut:
Wege der Heilmittelfindung, Bad Boll: Natur-Mensch-Medizin Verlags GmbH 1994.
Die vier Hauptorgane, Bad Boll: Natur-Mensch-Medizin Verlags GmbH 1995.
Organe der Ich-Organisation, Bad Boll: Natur-Mensch-Medizin Verlags GmbH 1996.
Zur Krankheitsdisposition, Bad Boll: Natur-Mensch-Medizin Verlags GmbH 1997.
Vries, Herman de:
»über die sogenannten hexensalben«, in: *Integration* 1 (1991), 31–42.
Wagner, Hildebert:
Pharmazeutische Biologie, Bd. 2: *Drogen und ihre Inhaltsstoffe*, Stuttgart: Gustav Fischer Verlag 1993.
Arzneidrogen und ihre Inhaltsstoffe, Stuttgart: Wissenschaftliche Verlagsgesellschaft 1999.
Wala (Hg.):
Arzneimittelverzeichnis, Bad Boll: Wala-Heilmittel GmbH 1999.
Waltershausen, Bodo Sartorius:
Paracelsus. Am Eingang der deutschen Bildungsgeschichte, Leipzig: Felix Meiner 1935.
Weber, Reto:
Vergiftungen mit Quecksilber und Phosphorsäureestern, Dissertation, Basel 1988.
Weiß, Rudolf Fritz:
Lehrbuch der Phytotherapie, Stuttgart: Hippokrates Verlag 1991.
Wichtl, Max (Hg.):
Teedrogen, Stuttgart: Wissenschaftliche Verlagsgesellschaft 1989.
Widmann, Martin; Mörgeli, Christoph:
Bader und Wunderarzt. Medizinisches Handwerk in vergangenen Tagen, Medizinhistorisches Museum Zürich, Zürich 1998.
Weleda (Hg.):
Korrespondenzblätter für Ärzte. Paracelsus: Ein Vorkämpfer für eine menschengerechte Heilkunst, Schwäbisch-Gmünd: Weleda AG 1993.
Korrespondenzblätter für Ärzte. Besondere Verfahren der Weleda, Schwäbisch-Gmünd: Weleda AG 1994.
Arzneimittelverzeichnis, Schwäbisch-Gmünd: Weleda AG 1998.
Wolfram, Elise:
Die Okkulten Ursachen der Krankheiten, Dornach: Verlag am Goetheanum 1991 (1. Auflage 1912).
Worwood, Valerie Ann:
Liebesdüfte, München: Goldmann Verlag 1990.
Zedler, J.H.:
Großes vollständiges Universal-Lexikon, Graz: Akademische Druck- und Verlagsgesellschaft 1962.
Zimmermann, Walther:
Homöopathie, Grundlagen und Herstellung, München: Schriftenreihe der bayerischen Landesapothekerkammer, Heft 30, 1984.

Internetadressen

www.kraeuter.ch – Monographien aus dem Kräuterbuch des Tabernaemontanus.

www.levity.com – Zahlreiche Alchimietexte und -bilder.

www.paracelsus.uzh.ch – Forschungsprojekt zu Paracelsus.

www.natura-naturans.de – Internetseite der Autoren Amann/Madejsky/Rippe mit Veranstaltungen und Texten.

Stichwortindex

Die Stichworte beschränken sich im Wesentlichen auf Krankheiten, Therapiekonzepte und wichtige Begriffe aus der paracelsischen Medizin. Selten im Text genannte Stichworte sind zu Oberbegriffen zusammengefasst, auf ähnliche wird verwiesen.

Heilmittelindex

Heilpflanzen sind i.d.R. mit ihrem deutschen Namen aufgeführt, gebräuchliche Homöopathika und Mineralien mit ihrem Fachbegriff.

Danksagung

Ein Buch dieser Art ist ohne die unschätzbare Hilfe und Unterstützung von Freunden und Kollegen undenkbar.

Von ganzem Herzen bedanken sich die Autoren bei dem Team des AT Verlages für die kompetente und konstruktive Zusammenarbeit.

Christian Rätsch bedankt sich bei Jochen Schlüter, Kustos im mineralogischen Museum der Universität Hamburg (siehe Mineralien Seite 81, 246/5, 247/4), bei Carl-Christian Lyncker für die Mineralienabbildungen sowie bei Jonathan Ott, einem der großen Geister des Laudanums.

Patricia Ochsner dankt Rebecca, Sandra, Florian und all den unsichtbaren Götterboten für Inspiration und konstruktive Kritik.

Max Amann, Margret Madejsky und Olaf Rippe bedanken sich insbesondere bei Michael Schmid, der ihnen beim Durcharbeiten des sehr umfangreichen Schrifttums zur Alchimie, zu Paracelsus und insbesondere beim Studium der Werke des Meisters eine große Hilfe war. Michael Schmid unterstützte insbesondere auch Max Amann durch seine unentbehrliche Mitarbeit bei der Ordnung von dessen Manuskript und machte durch seine Kenntnisse der Alchimie die Diskussionen zu diesem Thema nicht nur hilfreich, sondern auch zu einem Genuss.

Hertha Amann † danken wir für ihre unermüdliche Unterstützung unserer Arbeit.

Weiter geht unser Dank an Dietmar Foth für seine Internetkünste, Michael Aigner für seine pharmazeutischen Ratschläge, Dr. Fred Weidmann für seine künstlerischen Visionen und Riki Allgeier für ihre tatkräftige Hilfe und Inspiration.

Ferner danken wir Ingrid und Karl Friedrich Liebau (Zeitschrift »Naturheilpraxis«), Karin Proeller (Firma Soluna), Dr. Cornelius Otto (Firma Staufen-Pharma), Gerhard Stöhr und Dr. Peter Beyersdorff (Firma Pekana) sowie Dr. Holger Ehrhard und Dr. Wolfram Engel (Firma Weleda) für Bildmaterial und kollegiale Beratung.

Bedanken möchten wir uns auch bei unseren zahlreichen Kursteilnehmern sowie Patientinnen und Patienten, die uns die eigentliche Motivation für dieses Buch gaben.

Schließlich gilt unser besonderer Dank den Paracelsisten aller Zeiten und den »Großen Baumeistern« dieser Welt.

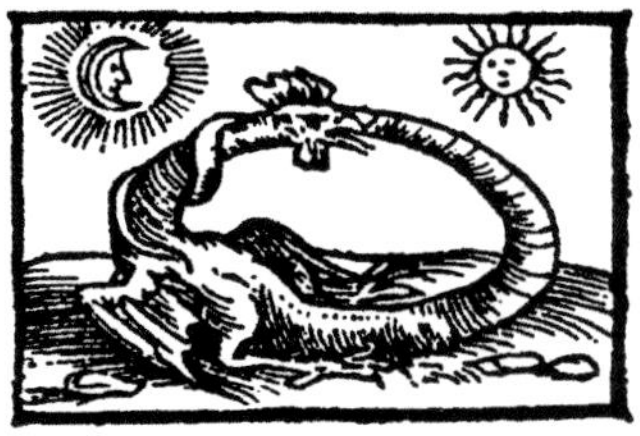

Die Autoren Max Amann, Margret Madejsky und Olaf Rippe veranstalten regelmäßig Vorträge, Seminare, Exkursionen und Ausbildungen im Raum München. Informationen können Sie anfordern bei:
NATURA NATURANS, c/o Olaf Rippe/Margret Madejsky, Barerstrasse 77, 80799 München, oder im Internet unter www.natura-naturans.de

In der Schweiz wenden Sie sich für Information, Beratung und Herstellung von Naturheilmitteln an: Apotheke Ryser, Peter Ryser, Lyssachstrasse 17, 3400 Burgdorf, Tel. 0041(0)34 422 20 13, info@apotheke-ryser.ch, www.apotheke-ryser.ch

Informationen zu den Aktivitäten und Publikationen von Christian Rätsch finden Sie unter www.christian-raetsch.de.